総論	患者の診かた	1
	基本となる検査	2
疾患篇	耳疾患	3
	鼻・副鼻腔疾患	4
	口腔・咽頭疾患	5
	喉頭・気管・食道・頸部疾患	6
	頭頸部疾患	7
	免疫・アレルギー疾患，特殊感染症	8
全般篇	機能を代償する医療機器	9
	リハビリテーション	10
	付録	付

今日の耳鼻咽喉科・頭頸部外科治療指針

第4版

監修
森山　寛　東京慈恵会医科大学名誉教授

編集
大森孝一　京都大学教授・耳鼻咽喉科・頭頸部外科
藤枝重治　福井大学教授・耳鼻咽喉科・頭頸部外科
小島博己　東京慈恵会医科大学教授・耳鼻咽喉科
猪原秀典　大阪大学教授・耳鼻咽喉科・頭頸部外科

医学書院

ご注意

　本書に記載されている治療法に関しては，出版時点における最新の情報に基づき，正確を期するよう，著者，編集者，監修者ならびに出版社は，それぞれ最善の努力を払っています．しかし，医学，医療の進歩から見て，記載された内容があらゆる点において正確かつ完全であると保証するものではありません．

　したがって，実際の治療，特に新薬をはじめ，熟知していない，あるいは汎用されていない医薬品，保険適用外の医薬品の使用にあたっては，まず医薬品添付文書で確認のうえ，常に最新のデータにあたり，本書に記載された内容が正確であるか，読者御自身で細心の注意を払われることを要望いたします．

　本書記載の治療法・医薬品がその後の医学研究ならびに医療の進歩により本書発行後に変更された場合，その治療法・医薬品による不測の事故に対して，著者，編集者，監修者ならびに出版社は，その責を負いかねます．

株式会社　医学書院

今日の耳鼻咽喉科・頭頸部外科治療指針

発　行	1992 年 6 月 25 日	第 1 版第 1 刷
	2003 年 5 月 15 日	第 2 版第 1 刷
	2007 年 6 月 15 日	第 2 版第 2 刷
	2008 年 6 月 15 日	第 3 版第 1 刷
	2015 年 11 月 15 日	第 3 版第 3 刷
	2018 年 6 月 15 日	第 4 版第 1 刷©
	2021 年 6 月 1 日	第 4 版第 2 刷

監　修　森山　寛（もりやま　ひろし）

編　集　大森孝一（おおもりこういち）・藤枝重治（ふじえだしげはる）・小島博己（こじまひろみ）・猪原秀典（いのはらひでのり）

発行者　株式会社　医学書院
　　　　代表取締役　金原　俊
　　　　〒113-8719　東京都文京区本郷 1-28-23
　　　　電話　03-3817-5600（社内案内）

印刷・製本　三美印刷

本書の複製権・翻訳権・上映権・譲渡権・貸与権・公衆送信権（送信可能化権を含む）は株式会社医学書院が保有します．

ISBN978-4-260-03452-4

本書を無断で複製する行為（複写，スキャン，デジタルデータ化など）は，「私的使用のための複製」など著作権法上の限られた例外を除き禁じられています．大学，病院，診療所，企業などにおいて，業務上使用する目的（診療，研究活動を含む）で上記の行為を行うことは，その使用範囲が内部的であっても，私的使用には該当せず，違法です．また私的使用に該当する場合であっても，代行業者等の第三者に依頼して上記の行為を行うことは違法となります．

JCOPY　〈出版者著作権管理機構　委託出版物〉
本書の無断複製は著作権法上での例外を除き禁じられています．複製される場合は，そのつど事前に，出版者著作権管理機構（電話 03-5244-5088，FAX 03-5244-5089，info@jcopy.or.jp）の許諾を得てください．

第4版 序

　耳鼻咽喉科学・頭頸部外科学の領域は確固たる専門性を有し，関連領域との連携を保ちつつ，高いレベルの診療を維持し，医療を取り巻く環境の厳しい時代においても信頼を保持できる専門領域といえます．

　1992年に刊行された初版はこの領域の初めての治療指針であり，当時の最先端の医療を紹介し非常な好評を得ました．医学の進歩と医療技術の向上は目覚ましく，2003年には第2版を刊行し，読みやすく信頼のおける治療指針として多くのご支持・ご好評をいただきました．その後，最新の医療を紹介すべく2008年に第3版を刊行し，多くのトピックス，進歩を盛り込みました．

　さらに10年が経過し，検査や治療などに関する医療革新は驚異的なものがあり，また医療に対する社会のニーズや要求も高まっています．また難治疾患，希少疾患も増え，日常診療においてはさまざまな課題も山積しており，これらの状況に対応するためにこのたび第4版を刊行することとなりました．

　本書に掲載されている内容は，本邦における経験豊かな筆者らの経験と考え方に基づいた治療指針です．治療の考え方と進め方について，必要な要点や陥りやすい盲点，患者説明に必要なポイント，薬の使い方などがわかりやすく解説されています．

　また，本書は今日的診療レベルの王道を示す羅針盤として「第一線の診療にすぐに役立つ総合診療事典」であると確信しています．毎日の診療に役立つ必携書としての役割はもとより，ご好評をいただいた第3版の方針を踏まえ，診療現場での参照に応える，充実・洗練した内容の治療指針となっています．

　最後に，本書を編集するにあたり，多忙な時間を割いてご寄稿くださった先生方に深く感謝申し上げるとともに，本書が今後の耳鼻咽喉科学・頭頸部外科学の医学・医療の向上に少しでも役に立つことを念願する次第です．

2018年5月

監修者・編集者一同

第1版編集者
中井義明・鳥山　稔・形浦昭克・齋藤　等
第2版・第3版編集者
森山　寛・岸本誠司・小林俊光・川内秀之
第3版編集協力者
春名眞一・中溝宗永・須納瀬　弘

第1版 序

　医学書院より全科を包含した内容の「今日の治療指針」が毎年出版され定着している．一方，より詳細に記載されたものとして各科領域別の治療指針があるが，これも非常に好評を得ている．本書はそのシリーズの一つで耳鼻咽喉科，頭頸部外科に関するものである．

　耳鼻咽喉科，頭頸部外科領域の疾患に対する診断，治療に関する成書は，学生への教科書から専門書に至るまで多数みられる．本書は診断とともに標題のごとく治療を主としたものである．現実に患者に接し，具体的に処置，投薬をする場合，その参考となるものに，従来よりみられる成書では不完全なことが多い．本書では，処置においては指導者が手をとって教えるがごとく記載され，投薬も，具体的な商品名，用法，用量ならびに投与法が述べられているので，未経験な疾患に対してはもちろんのこと，一般的な疾患に対してもより有効な治療法を具体的に知ることが，本書によって可能である．

　耳鼻咽喉科，頭頸部外科領域に関する一般的な疾患とともに，稀な疾患ならびに他科との境界領域に関する各疾患に対する診断，治療はもちろんであるが，それとともにプライマリケア，総論的に病状の診かた，対症療法，治療手段，形成，再建外科，合併症患者への治療，特殊な問題をもつ患者のケアなど，従来の成書にはみられない，しかも現実には非常に必要とされる知識，手技も記載している．一方，医学医療は，日進月歩，ときには秒進分歩といわれるごとく進歩が著しいので，現時点でのトピックスも掲載した．各項目についても出版の時点でより秀れた治療法もあり得ると考えるが，極力最新の知見を収載した．

　総論に属するが「付」としての薬剤一覧も，本書の領域以外の薬剤が含まれているので，臨床の場において有用であろう．

　執筆は各領域において活躍されている専門家にお願いしたが，本書の主旨をよく理解され，それに沿った，内容の濃い最新の知見を具体的に記載していただいた．御多忙の折に心よく御協力いただいた各執筆者に心より感謝する．

　本書が日常診療に最大限活用され，耳鼻咽喉科，頭頸部外科医療の発展に寄与できれば編者としても本望である．

1992年3月

編集者一同

初版発行から50年
──小児診療に関わるすべての人へ

今日の小児治療指針

第17版

総編集
水口　雅　東京大学大学院発達医科学・教授
市橋　光　自治医科大学附属さいたま医療センター小児科・教授
崎山　弘　崎山小児科・院長
伊藤秀一　横浜市立大学大学院発生成育小児医療学・主任教授

Today's Therapy in Pediatrics

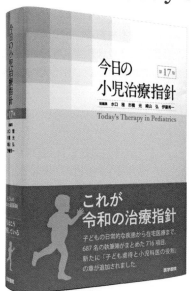

日常的な疾患から在宅医療、子ども虐待まで、小児に関わるすべての領域に対し、第一線のエキスパートが実践的な治療方針を具体的に解説。今版では、近年注目が高まり問題視されている「子ども虐待と小児科医の役割」の章を新設。また、小児に関するガイドライン一覧や役立つウェブサイトの情報など付録資料もより充実している。小児科医はもちろん、小児診療に携わるすべての人必携の1冊。

■目次
救急医療／治療手技／小児診療にあたって／新生児疾患／染色体異常,奇形症候群／先天代謝異常／内分泌疾患／代謝性疾患,栄養障害／リウマチ,膠原病,免疫不全／アレルギー疾患／感染症／呼吸器疾患,胸部疾患／消化器疾患,肝疾患／循環器疾患／血液腫瘍疾患・凝固異常／腎・泌尿器疾患／婦人科疾患／神経・筋疾患／精神疾患,心身医学的問題,発達障害／小児保健／学校保健／運動器疾患／皮膚疾患／眼疾患／耳鼻咽喉疾患／小児歯科・口腔外科疾患／小児在宅医療／子ども虐待と小児科医の役割

●A5　頁1008　2020年　定価:17,600円（本体16,000円＋税10%）［ISBN978-4-260-03946-8］

医学書院
〒113-8719　東京都文京区本郷1-28-23　［WEBサイト］https://www.igaku-shoin.co.jp
［販売・PR部］TEL:03-3817-5650　FAX:03-3815-7804　E-mail:sd@igaku-shoin.co.jp

目次

総論

1 患者の診かた

1. めまい　東京医科大学前学長　鈴木 衞　4
2. 難聴　東京大学教授　山岨 達也　7
3. 耳鳴　慶應義塾大学教授　小川 郁　11
4. 聴覚過敏，自声強聴　滋賀県立総合病院研究所所長　伊藤 壽一　13
5. 耳閉塞感　福岡大学教授　坂田 俊文　15
6. 耳痛　東京慈恵会医科大学名誉教授　森山 寛　17
7. 耳漏　東京北医療センター科長　飯野ゆき子　19
8. 顔面神経麻痺　名古屋市立大学教授　村上 信五　22
9. 顔面の知覚異常　帝京大学講師　安井 拓也　25
10. 鼻閉　東京女子医科大学教授　野中 学　26
11. 鼻漏　弘前大学教授　松原 篤　28
12. 後鼻漏　藤田医科大学前教授　内藤 健晴　30
13. 鼻出血　埼玉医科大学総合医療センター教授　菊地 茂　32
14. くしゃみ　広島大学教授　竹野 幸夫　34
15. 嗅覚障害　金沢医科大学主任教授　三輪 高喜　35
16. 頬部腫脹　筑波大学講師　田中 秀峰　37
17. 頭痛，頭重感　京都大学　中川 隆之　39
18. 眼球運動障害　大阪母子医療センター診療主任　遠藤 高生　41
19. 眼球突出　大分大学教授　鈴木 正志　44
20. 視力・視野障害　福井大学教授　稲谷 大　46
21. 口臭　奈良県立医科大学教授　桐田 忠昭　49
22. 口腔乾燥　関西医科大学特命教授　鈴鹿 有子　52
23. 味覚障害　兵庫医科大学講師　任 智美　55
24. 舌の痛み　関西医科大学准教授　八木 正夫　56
25. 咽頭痛，嚥下痛　愛知医科大学教授　藤本 保志　58
26. 舌・咽頭の運動障害　愛知医科大学特任教授　小川 徹也　60
27. 開口障害　香川大学教授　星川 広史　62
28. いびき　太田総合病院記念研究所太田睡眠科学センター所長　千葉伸太郎　64
29. 咽頭の異常感　横浜市立大学主任教授　折舘 伸彦　67
30. 構音・言語障害　北海道医療大学教授　西澤 典子　69
31. ことばの遅れ　みみ・はな・のどまついクリニック院長　松井 隆道　72
32. 嗄声，失声　防衛医科大学校教授　塩谷 彰浩　73
33. 呼吸困難，気道閉塞　北海道医療大学特任教授　福田 諭　75

#	項目	所属	著者	頁
34.	咳嗽	名古屋市立大学教授	新実 彰男	79
35.	血痰	順天堂大学先任准教授	松本 文彦	82
36.	嚥下・咀嚼障害	杏林大学准教授	唐帆 健浩	84
37.	頸部腫瘤	国立がん研究センター東病院科長	松浦 一登	86
38.	耳下腺腫脹	東京医科大学主任教授	塚原 清彰	88

2 基本となる検査

#	項目	所属	著者	頁
1.	音叉検査,純音聴力検査	埼玉医科大学教授	伊藤 彰紀	92
2.	語音聴力検査	東京通信病院部長	八木 昌人	94
3.	インピーダンスオージオメトリー	旭川医科大学特任教授	林 達哉	97
4.	乳幼児聴力検査	新潟大学医歯学総合病院講師	泉 修司	99
5.	耳音響放射	慶應義塾大学専任講師	大石 直樹	100
6.	補聴器適合検査	昭和大学客員教授	杉内 智子	101
7.	耳鳴検査	済生会宇都宮病院主任診療科長	新田 清一	102
8.	聴性脳幹反応,聴性定常反応	信州大学准教授	工 穣	104
9.	耳管機能検査	杏林大学准教授	増田 正次	105
10.	体平衡検査	岐阜大学教授	伊藤 八次	108
11.	注視眼振検査,頭位眼振検査,頭位変換眼振検査	東京医科歯科大学教授	堤 剛	109
12.	電気眼振図	東海大学准教授	五島 史行	111
13.	HIT	名古屋市立大学教授	岩﨑 真一	112
14.	前庭誘発筋電位	新潟大学教授	堀井 新	113
15.	シェロング試験	富山大学教授	將積日出夫	115
16.	温度刺激検査	東海大学教授	飯田 政弘	116
17.	顔面神経機能検査	大阪警察病院部長	松代 直樹	117
18.	中耳内視鏡検査	東京慈恵会医科大学講師	山本 和央	119
19.	鼻腔通気度検査	このはなクリニック院長	小林 隆一	122
20.	アレルギー検査	名古屋市立大学教授	鈴木 元彦	123
21.	味覚検査	兵庫医科大学病院病院長	阪上 雅史	124
22.	嗅覚検査	金沢医科大学主任教授	三輪 高喜	126
23.	咽喉頭内視鏡検査	東海大学教授	大上 研二	127
24.	喉頭ストロボスコピー	杏林大学教授	齋藤康一郎	129
25.	音響分析	県立広島大学名誉教授	土師 知行	131
26.	発声機能検査	久留米大学主任教授	梅野 博仁	133
27.	嚥下内視鏡検査	福島県立医科大学講師	今泉 光雅	135
28.	嚥下造影検査	聖隷佐倉市民病院部長	津田 豪太	136
29.	頸部超音波検査	神奈川県立がんセンター医長	古川まどか	139
30.	穿刺吸引細胞診	福井大学准教授	成田 憲彦	141
31.	細菌培養検査	東京慈恵会医科大学講師	中澤 靖	142
32.	ウイルス検査	東京慈恵会医科大学	清水 昭宏	144

疾患篇

3 耳疾患

1. 鼓膜の外傷 　自治医科大学附属さいたま医療センター教授　吉田 尚弘　150
2. 耳癤, 外耳道炎 　山形大学准教授　伊藤 吏　151
3. 外耳瘙痒症 　三井記念病院特任顧問　奥野 妙子　152
4. 耳介軟骨膜炎, 耳介血腫 　北九州市立医療センター主任部長　竹内寅之進　153
5. 外耳道閉鎖症 　岡山大学名誉教授　西﨑 和則　155
6. 耳垢栓塞, 外耳道異物 　岩手医科大学准教授　平海 晴一　157
7. サーファーズイヤ 　耳鼻咽喉科サージクリニック老木医院　中西 悠　158
8. 外耳道骨腫 　京都大学准教授　山本 典生　159
9. 先天性耳瘻孔, 耳介奇形 　東邦大学前教授　枝松 秀雄　161
10. 外耳道真菌症 　日本赤十字社和歌山医療センター部長　三浦 誠　163
11. 鼓膜炎 　みのだ耳鼻咽喉科クリニック院長　蓑田 涼生　164
12. 外耳道真珠腫, 閉塞性角化症 　北野病院部長　金丸 眞一　165
13. 悪性外耳道炎 　大阪医科大学専門教授　萩森 伸一　167
14. 急性中耳炎 　アリス耳鼻咽喉科医院長　工藤 典代　169
15. 急性乳様突起炎 　福島県立医科大学会津医療センター教授　小川 洋　171
16. (急性)錐体炎 　愛知医科大学名誉教授　植田 広海　173
17. 滲出性中耳炎 　自治医科大学教授　伊藤 真人　175
18. 耳管狭窄症 　守田耳鼻咽喉科 大阪駅前耳管クリニック院長　守田 雅弘　177
19. 耳管開放症(耳管閉鎖不全症) 　日本大学主任教授　大島 猛史　181
20. 慢性穿孔性中耳炎 　帝京大学医学部附属溝口病院主任教授　白馬 伸洋　183
21. 中耳真珠腫 　宮崎大学教授　東野 哲也　184
22. 先天性真珠腫 　東京慈恵会医科大学教授　小島 博己　188
23. 錐体部真珠腫 　神戸市立医療センター中央市民病院副院長　内藤 泰　190
24. 癒着性中耳炎 　長崎みなとメディカルセンター市民病院　髙橋 晴雄　192
25. 鼓室硬化症 　山形大学教授　欠畑 誠治　195
26. コレステリン肉芽腫 　慶應義塾大学専任講師　神崎 晶　197
27. 側頭骨グロムス腫瘍 　東京慈恵会医科大学教授　山本 裕　198
28. 結核性中耳炎 　昭和大学主任教授　小林 一女　200
29. 好酸球性中耳炎 　弘前大学教授　松原 篤　202
30. 耳小骨奇形 　兵庫医科大学病院病院長　阪上 雅史　204
31. 耳硬化症 　織田病院小宗神経耳科学研究所所長　小宗 静男　206
32. 中耳外傷 　やぐち耳鼻咽喉科クリニック院長　谷口雄一郎　208
33. 外傷性顔面神経麻痺 　高知大学准教授　小林 泰輔　209
34. 外リンパ瘻 　埼玉医科大学教授　池園 哲郎　210
35. 耳性髄液漏 　獨協医科大学埼玉医療センター教授　田中 康広　212
36. 側頭骨骨折 　兵庫医科大学教授　三代 康雄　213

37.	メニエール病	奈良県立医科大学教授	北原 糺	215
38.	めまい症	徳島大学教授	武田 憲昭	217
39.	化膿性内耳炎，ウイルス性内耳炎	東北大学准教授	日高 浩史	219
40.	良性発作性頭位めまい症	聖マリアンナ医科大学教授	肥塚 泉	223
41.	前庭神経炎	埼玉医科大学客員教授	坂田 英明	225
42.	上半規管裂隙症候群	東邦大学	鈴木 光也	226
43.	椎骨脳底動脈循環不全	帝京大学医学部附属溝口病院教授	室伏 利久	228
44.	聴神経腫瘍	東京女子医科大学東医療センター教授	須納瀬 弘	229
45.	小脳橋角部腫瘍	秋田大学名誉教授	石川 和夫	232
46.	中毒性内耳障害（薬物による内耳障害）	香川大学名誉教授	森 望	235
47.	ワレンベルグ症候群	山口労災病院部長	下郡 博明	237
48.	突発性難聴	山口大学教授	山下 裕司	238
49.	音響外傷，騒音性難聴	筑波大学准教授	和田 哲郎	239
50.	内耳気圧外傷	耳鼻咽喉科坂口クリニック院長	坂口 博史	241
51.	後迷路性難聴	国際医療福祉大学教授	加我 君孝	244
52.	頭部外傷性難聴	浜松医療センター中耳手術センター長	水田 邦博	246
53.	内耳奇形	東京医科大学教授	河野 淳	247
54.	言語習得期前難聴	早島クリニック耳鼻咽喉科皮膚科院長	福島 邦博	249
55.	遺伝性感音難聴	信州大学名誉教授	宇佐美真一	253
56.	特発性両側性感音難聴	茅ヶ崎中央病院	喜多村 健	256
57.	前庭水管拡大症	国立病院機構東京医療センター臨床研究センター部長	松永 達雄	257
58.	老人性難聴	名古屋大学教授	曾根三千彦	259
59.	機能性難聴	岩手医科大学教授	佐藤 宏昭	260
60.	全身疾患と難聴	赤坂虎の門クリニック科長	熊川 孝三	263
61.	ベル麻痺	愛媛大学教授	羽藤 直人	265
62.	耳性帯状疱疹（ハント症候群）	愛媛大学教授	羽藤 直人	267
63.	顔面神経鞘腫	東海大学教授	濱田 昌史	268
64.	顔面痙攣	東北大学教授	川瀬 哲明	270

4　鼻・副鼻腔疾患

1.	急性・慢性鼻炎（肥厚性鼻炎）	諏訪中央病院部長	増山 敬祐	274
2.	薬物性鼻炎	日本医科大学教授	大久保公裕	276
3.	アレルギー性鼻炎	名古屋市立大学教授	鈴木 元彦	279
4.	本態性鼻炎（血管運動性鼻炎）	国際医療福祉大学教授	岡野 光博	283
5.	鼻前庭湿疹	川崎医科大学名誉教授	原田 保	285
6.	鼻癤	兵庫医科大学教授	都築 建三	286
7.	萎縮性鼻炎	東京大学准教授	近藤 健二	288
8.	鼻腔異物	北里大学メディカルセンター教授	大木 幹文	290
9.	後鼻孔閉鎖症	国立成育医療研究センター診療部長	守本 倫子	292
10.	鼻茸（鼻ポリープ）	三重大学准教授	小林 正佳	293
11.	急性鼻副鼻腔炎	和歌山県立医科大学教授	保富 宗城	295

12.	慢性副鼻腔炎（好酸球性副鼻腔炎を含む）	福井大学教授	藤枝 重治	297
13.	小児副鼻腔炎	広島大学名誉教授	平川 勝洋	301
14.	乳幼児上顎骨骨髄炎	千葉県こども病院部長	有本友季子	304
15.	歯性上顎洞炎	鳥取赤十字病院副院長	竹内 裕美	305
16.	アレルギー性真菌性副鼻腔炎	滋賀医科大学教授	清水 猛史	306
17.	慢性非浸潤性副鼻腔真菌症	産業医科大学講師	大淵 豊明	308
18.	浸潤性副鼻腔真菌症	児玉耳鼻咽喉科クリニック院長	児玉 悟	310
19.	術後性上顎嚢胞	島根大学名誉教授	川内 秀之	312
20.	副鼻腔嚢胞	東京慈恵会医科大学	大村 和弘	314
21.	鼻性眼窩内合併症（眼窩蜂窩織炎）	東京慈恵会医科大学	鴻 信義	316
22.	鼻性頭蓋内合併症	東邦大学教授	吉川 衛	319
23.	歯原性嚢胞	日本歯科大学新潟生命歯学部教授	五十嵐文雄	322
24.	オスラー病に伴う鼻出血	東京みみ・はな・のどサージクリニック名誉院長	市村 恵一	324
25.	血瘤腫	東邦大学医療センター大森病院教授	和田 弘太	326
26.	外鼻変形	児玉耳鼻咽喉科クリニック院長	児玉 悟	327
27.	鼻中隔弯曲症	日本医科大学武蔵小杉病院教授	松根 彰志	330
28.	鼻中隔穿孔	東邦大学講師	牛尾 宗貴	332
29.	鼻中隔血腫・膿瘍	杏林大学准教授	横井 秀格	333
30.	先天性鼻嚢胞	東北医科薬科大学教授	太田 伸男	334
31.	鼻骨骨折	大阪医科大学准教授	寺田 哲也	336
32.	外傷性鼻中隔骨折	京都第二赤十字病院副院長	出島 健司	338
33.	眼窩壁骨折	秋田大学教授	山田武千代	340
34.	上顎骨骨折	聖路加国際病院部長	柳 清	342
35.	下顎骨骨折	福井大学名誉教授	佐野 和生	344
36.	頬骨骨折	順天堂大学主任教授	池田 勝久	346
37.	髄液鼻漏	横浜市立大学附属市民総合医療センター客員准教授	佐久間康徳	347
38.	副鼻腔気管支症候群	神尾記念病院鼻・副鼻腔診療部長	比野平恭之	349
39.	原発性線毛運動不全症候群	北円山耳鼻咽喉科アレルギークリニック院長	白崎 英明	350
40.	鼻涙管閉塞症	鳥取赤十字病院副院長	竹内 裕美	351

5 口腔・咽頭疾患

1.	急性・慢性咽頭炎	滋賀県立総合病院科長	藤野 清大	354
2.	急性扁桃炎	神戸市立医療センター中央市民病院部長	篠原 尚吾	355
3.	慢性扁桃炎（反復性扁桃炎）	大分大学准教授	渡辺 哲生	356
4.	病巣感染が関与する疾患	福島県立医科大学教授	山本 俊幸	358
5.	IgA腎症患者と扁桃	札幌医科大学講師	黒瀬 誠	361
6.	扁桃肥大	名古屋市立大学病院睡眠医療センター副センター長	佐藤慎太郎	362
7.	扁桃周囲炎,扁桃周囲膿瘍	天理よろづ相談所病院部長	堀 龍介	363

8.	ワンサン・アンギナおよび血液疾患を伴うアンギナ	ヨナハ総合病院院長	鈴木 賢二	365
9.	伝染性単核球症	鹿児島大学名誉教授	黒野 祐一	367
10.	特殊な咽頭炎（ジフテリア，結核）	東京女子医科大学准教授	山村 幸江	370
11.	口腔内真菌症	九州大学教授	中村 誠司	371
12.	舌炎，歯肉炎，歯周炎	京都大学教授	別所 和久	373
13.	舌小帯短縮症	滋賀県立小児保健医療センター副部長	中井 麻佐子	375
14.	アフタ性口内炎	佐藤クリニック耳鼻咽喉科・頭頸部外科院長	佐藤 公則	376
15.	難治性口腔咽頭潰瘍	藤田医科大学ばんたね病院教授	中田 誠一	377
16.	口腔咽頭の性感染症	東京女子医科大学東医療センター准教授	余田 敬子	379
17.	特殊な口内炎	鹿児島大学准教授	大堀 純一郎	381
18.	口腔アレルギー症候群	札幌医科大学教授	高野 賢一	382
19.	口腔底蜂窩織炎（Ludwig アンギナ）	近畿大学教授	森 一功	384
20.	大唾液腺の急性・慢性炎症	東都文京病院部長／東京医科大学客員教授	吉原 俊雄	385
21.	唾石症	名古屋市立大非常勤講師	濱島 有喜	387
22.	口腔内の囊胞性疾患	朝日大学教授	松塚 崇	389
23.	流行性耳下腺炎	関西医科大学教授	岩井 大	391
24.	睡眠時無呼吸症候群	兵庫県立尼崎総合医療センター部長	森田 武志	394
25.	顎関節症	京都大学教授	別所 和久	397

6 喉頭・気管・食道・頸部疾患

1.	急性・慢性喉頭炎	東京大学	山内 彰人	400
2.	急性喉頭蓋炎	京都大学	岸本 曜	401
3.	急性声門下喉頭炎（クループ症候群，仮性クループ）	東京慈恵会医科大学附属第三病院診療部長	小森 学	405
4.	喉頭の特殊炎症	日本大学准教授	松﨑 洋海	407
5.	咽喉頭異常感症	国際医療福祉大学東京ボイスセンター教授	渡邊 雄介	409
6.	喉頭アレルギー	旭川医科大学准教授	片田 彰博	412
7.	喉頭軟弱症（先天性喘鳴）	福岡山王病院音声・嚥下センター部長	梅﨑 俊郎	413
8.	声帯ポリープ	京都大学教授	大森 孝一	416
9.	声帯結節	地域医療機能推進機構大阪病院部長	小川 真	417
10.	喉頭肉芽腫	東北大学教授	香取 幸夫	419
11.	ポリープ様声帯（ラインケ浮腫）	東海大学医学部付属東京病院教授	田村 悦代	422
12.	声帯囊胞	太田総合病院院長	太田 史一	424
13.	声帯溝症	国立病院機構東京医療センター臨床研究センター部長	角田 晃一	424
14.	喉頭横隔膜症	杏林大学教授	齋藤 康一郎	427

#	項目	所属	著者	頁
15.	反回神経麻痺（混合性喉頭麻痺を含む）	名古屋市立大学准教授	讃岐 徹治	429
16.	痙攣性発声障害	高知大学教授	兵頭 政光	432
17.	心因性発声障害	新宿ボイスクリニック院長	渡嘉敷亮二	434
18.	喉頭痙攣	福島県立医科大学教授	村川 雅洋	435
19.	喉頭・気管外傷（薬物・熱傷を含む）	埼玉医科大学総合医療センター准教授	二藤 隆春	436
20.	喉頭狭窄（声門下狭窄）	福島赤十字病院部長	多田 靖宏	439
21.	喉頭・気管・気管支異物	藤田医科大学岡崎医療センター教授	櫻井 一生	442
22.	気管狭窄	獨協医科大学特任教授	平林 秀樹	445
23.	気管・食道の奇形	にこにこハウス医療福祉センター部長	前田 貢作	448
24.	過換気症候群	近畿大学教授	東田 有智	451
25.	吃逆	北里大学教授	山下 拓	453
26.	胃食道逆流症	長崎大学教授	金子 賢一	455
27.	プラマー・ヴィンソン症候群	久留米大学准教授	千年 俊一	457
28.	食道異物	大原綜合病院副院長	鹿野 真人	459
29.	腐食性食道炎	東海大学医学部付属大磯病院教授	島田 英雄	461

7 頭頸部疾患

#	項目	所属	著者	頁
1.	頸部蜂窩織炎，壊死性筋膜炎	倉敷中央病院主任部長	佐藤 進一	464
2.	咽後膿瘍，副咽頭間隙膿瘍	新潟大学特任教授	本田 耕平	465
3.	側頸嚢胞，側頸瘻	浜松医科大学教授	峯田 周幸	467
4.	正中頸嚢胞，正中頸瘻	大阪母子医療センター前主任部長	廣瀬 正幸	468
5.	下咽頭梨状陥凹瘻	群馬大学准教授	高橋 克昌	469
6.	亜急性・慢性甲状腺炎	伊藤病院部長	吉村 弘	470
7.	甲状腺機能亢進症（バセドウ病），甲状腺機能低下症	伊藤病院部長	吉村 弘	472
8.	頸部リンパ節結核	大阪市立大学元教授	井口 広義	473
9.	特殊炎症による頸部リンパ節炎	宇治徳洲会病院部長	田中 信三	475
10.	亜急性壊死性リンパ節炎	旭川医科大学講師	高原 幹	477
11.	外耳癌	近畿大学准教授	大月 直樹	478
12.	中耳癌	九州大学教授	中川 尚志	480
13.	鼻副鼻腔乳頭腫	琉球大学教授	鈴木 幹男	482
14.	鼻副鼻腔良性腫瘍（乳頭腫を除く）	東京大学准教授	近藤 健二	484
15.	上顎癌	自治医科大学教授	西野 宏	486
16.	鼻副鼻腔癌（上顎癌を除く）	静岡県立静岡がんセンター部長	鬼塚 哲郎	488
17.	嗅神経芽細胞腫	国際医療福祉大学三田病院教授	三浦 弘規	490
18.	口腔良性腫瘍（歯原性腫瘍を含む）	大阪大学教授	古郷 幹彦	492
19.	舌癌	東京医科歯科大学教授	朝蔭 孝宏	494
20.	舌以外の口腔癌	がん研究会有明病院部長	三谷 浩樹	497
21.	咽頭の良性腫瘍	岐阜大学教授	小川 武則	499
22.	若年性鼻咽腔血管線維腫	大阪労災病院部長	西池 季隆	501
23.	上咽頭癌	金沢大学教授	吉崎 智一	502
24.	中咽頭癌（悪性リンパ腫を除く）	大阪大学教授	猪原 秀典	505

25.	下咽頭・頸頸部食道癌	国立がん研究センター東病院副院長	林　隆一	509
26.	喉頭良性腫瘍（アミロイドーシスを含む）	藤田医科大学教授	楯谷一郎	512
27.	喉頭血管腫	京都府立医科大学教授	平野　滋	514
28.	喉頭乳頭腫	福島県立医科大学教授	室野重之	515
29.	喉頭白板症	京都府立医科大学教授	平野　滋	517
30.	喉頭癌	大阪国際がんセンター部長	藤井　隆	518
31.	唾液腺良性腫瘍	大阪医科大学教授	河田　了	522
32.	耳下腺癌	千葉ろうさい病院副院長	岡本美孝	524
33.	顎下腺・舌下腺・小唾液腺癌	埼玉県立がんセンター部長	別府　武	528
34.	甲状腺良性結節	日本医科大学病院講師	岡村律子	530
35.	甲状腺癌	近畿大学医学部奈良病院教授	家根旦有	532
36.	副甲状腺腫瘍	京都医療センター科長	安里　亮	535
37.	頸部リンパ節転移（頸部郭清を含む）	埼玉医科大学国際医療センター教授	菅澤　正	536
38.	原発不明頸部リンパ節転移	佐賀大学教授	倉富勇一郎	539
39.	頭頸部領域の悪性リンパ腫	旭川医科大学学内講師	長門利純	540
40.	頭頸部領域の肉腫	亀田総合病院部長	岸本誠司	542
41.	頭頸部領域のメラノーマ	愛知県がんセンター中央病院部長	花井信広	544
42.	副咽頭間隙腫瘍	兵庫県立がんセンター部長	岩江信法	546
43.	頸部神経鞘腫	国立病院機構九州がんセンター科長	中島寅彦	547
44.	頸動脈小体腫瘍	岩手医科大学教授	志賀清人	548
45.	頭頸部領域のリンパ管腫（リンパ管奇形）	国立成育医療研究センター医長	藤野明浩	549
46.	頭頸部癌の放射線療法	国立がん研究センター東病院科長	秋元哲夫	551
47.	頭頸部癌の薬物療法	国立がん研究センター東病院医長	岡野　晋	554
48.	頭頸部癌の化学放射線療法	北海道大学教授	本間明宏	558
49.	頭頸部癌の分子標的薬	神戸大学特命准教授	清田尚臣	561
50.	頭頸部癌の免疫療法	群馬大学教授	近松一朗	563
51.	頭頸部の再建手術	岡山大学	松本　洋	566
52.	頭頸部癌の緩和医療	手稲渓仁会病院副院長	古田　康	568

8　免疫・アレルギー疾患，特殊感染症

1.	再発性多発軟骨炎	聖マリアンナ医科大学講師	宮本康裕	572
2.	多発血管炎性肉芽腫症（ウェゲナー肉芽腫症）	旭川医科大学講師	岸部　幹	574
3.	好酸球性多発血管炎性肉芽腫症（チャーグ・ストラウス症候群）	湘南鎌倉総合病院免疫・アレルギーセンター　センター長	谷口正実	578
4.	シェーグレン症候群	東都文京病院部長/東京医科大学客員教授	吉原俊雄	580
5.	ベーチェット病	帝京大学病院准教授	菊地弘敏	582
6.	軟部好酸球肉芽腫症（木村病）	同愛記念病院部長	齊藤孝夫	584
7.	IgG4関連疾患	札幌医科大学教授	高野賢一	585
8.	サルコイドーシス	はたのクリニック院長	波多野篤	588

9.	血管性浮腫（クインケ浮腫）	九州大学病院別府病院教授	堀内 孝彦	589	16.	頸部放線菌症	富山大学診療准教授	石田 正幸	603
10.	遺伝性血管性浮腫	三重大学教授	竹内 万彦	591	17.	敗血症，播種性血管内凝固症候群	公立丹南病院部長	藤林 哲男	604
11.	内耳自己免疫病	神戸大学特命教授	柿木 章伸	592	18.	インフルエンザ	福井大学教授	岩﨑 博道	606
12.	原発性免疫不全症候群	国立成育医療研究センター診療部長	守本 倫子	594	19.	アナフィラキシー	横浜市立みなと赤十字病院アレルギーセンター長	中村 陽一	608
13.	後天性免疫不全症候群	山梨県立中央病院院長補佐	霜村 真一	595					
14.	成人T細胞性白血病・リンパ腫	鹿児島大学講師	永野 広海	597	20.	金属アレルギー	東京医科歯科大学教授	三浦 宏之	612
15.	院内感染としてのMRSA感染症	国立がん研究センター中央病院部長	岩田 敏	600					

全般篇

9 機能を代償する医療機器

1.	補聴器	昭和大学客員教授	杉内 智子	618	3.	人工内耳のリハビリテーション	神田 E・N・T 医院院長	神田 幸彦	639
2.	人工内耳	近畿大学教授	土井 勝美	620	4.	めまいのリハビリテーション	東京医科大学前学長	鈴木 衞	642
3.	人工中耳	国際医療福祉大学三田病院教授	岩崎 聡	623	5.	耳鳴のリハビリテーション	慶應義塾大学教授	小川 郁	643
4.	気管カニューレ(Tチューブを含む)	獨協医科大学特任教授	平林 秀樹	624	6.	口蓋裂による言語障害	大阪保健医療大学客員教授	藤原 百合	645
					7.	知的障害の言語障害	東京都立東部療育センター院長	加我 牧子	647
5.	CPAP：経鼻的持続陽圧加圧装置	名古屋市立大学睡眠医療センターセンター長	中山 明峰	627	8.	言語発達遅滞	神戸市立医療センター中央市民病院	前川 圭子	648
					9.	構音障害	北里大学教授	堀口 利之	649
6.	顎顔面補綴装置	大阪大学特任教授	前田 芳信	629	10.	吃音（どもり）	国立障害者リハビリテーションセンター局長	森 浩一	650

10 リハビリテーション

					11.	失語症	京都大学	下竹 昭寛	652
1.	聴能訓練，聴覚学習	静岡県立総合病院副院長	高木 明	634	12.	音声治療（ボイスセラピー）	県立広島大学准教授	田口 亜紀	653
					13.	喉頭摘出後の代用音声	東京慈恵会医科大学客員教授	加藤 孝邦	655
2.	補聴器のリハビリテーション	ばばクリニック副院長	馬場 陽子	637	14.	嚥下障害のリハビリテーション	宮下病院院長	横山 秀二	657

15. 頸部郭清術後の QOL とリハビリテーション　神戸大学教授　丹生　健一　659

16. 頭頸部癌術後の嚥下障害とリハビリテーション　久留米大学主任教授　梅野　博仁　662

付録

A　耳鼻咽喉科研修カリキュラム　666

B　用語・手引き・診断基準など　667

1. 日本耳科学会用語委員会報告　667
2. 突発性難聴診断基準　670
3. 突発性難聴・聴力回復の判定基準　670
4. 突発性難聴の重症度分類　670
5. 特発性両側性感音難聴診断基準　671
6. ムンプス難聴診断基準　671
7. 成人人工内耳適応基準　672
8. 小児人工内耳適応基準　672
9. 残存聴力活用型人工内耳 EAS(electric acoustic stimulation)ガイドライン　673
10. メニエール病診断基準(簡易版)　674
11. 外リンパ瘻の診断基準　674
12. 顔面神経麻痺の評価法—顔面運動採点法　675
13. 顔面神経麻痺の評価法—House-Brackmann's grading systems　675
14. Hunt 症候群による難聴の診断の手引き　676
15. ESS の術式分類　676
16. 頭頸部癌の UICC 臨床病期分類要約　677
17. 悪性腫瘍患者の performance status (PS) score　680
18. 頸部リンパ節のレベル分類　680
19. 耳鼻咽喉科・頭頸部外科に関連する主なガイドラインなど　681
20. 耳鼻咽喉科・頭頸部外科に関連する指定難病　684

C　予防接種　685

D　公的文書　686

1. 身体障害者障害程度等級表—聴覚・平衡・音声言語・そしゃく機能障害　686
2. 要介護認定基準　691
3. 身体障害者診断書・意見書の例　692

和文索引　693

欧文索引　706

【薬剤情報査読協力】
北村　正樹　東京慈恵会医科大学附属病院薬剤部医薬品情報室

世界をリードする、最先端のESS手技を詳説！

Peter-John Wormald
Endoscopic Sinus Surgery
Anatomy, Three-Dimensional Reconstruction, and Surgical Technique 4th edition

ウォーモルド
内視鏡下鼻副鼻腔・頭蓋底手術

監訳 本間明宏・中丸裕爾
訳者代表 鈴木正宣

トップサージャンによる臨床解剖，術前CT読影，最新手術手技の解説
付録ビデオつき
医学書院

内視鏡下鼻副鼻腔・頭蓋底手術の世界標準ともいえる術式を開発した原著者Wormaldが，その手技を詳細に解説している書の原書第4版。1000を超えるカダバー写真やイラストと約70の手術動画を収載しており，世界最先端の内容をアップデートしている。原著者の意図を汲んだ訳文は平易でわかりやすく，本術式に関する読者のより深い理解への一助となるだろう。すべてのESS術者にとって待望の翻訳書，堂々の刊行！

● A4 頁328 2020年 定価：22,000円（本体20,000円＋税10%）
［ISBN978-4-260-04200-0］

ウォーモルド
内視鏡下鼻副鼻腔・頭蓋底手術

原 著 **Peter-John Wormald**
監 訳 **本間明宏**
　　　北海道大学 耳鼻咽喉科・頭頸部外科・教授

監 訳 **中丸裕爾**
　　　北海道大学 耳鼻咽喉科・頭頸部外科・准教授
訳者代表 **鈴木正宣**
　　　北海道大学 耳鼻咽喉科・頭頸部外科・助教

■目次

1. ESSのセットアップとエルゴノミクス
2. ESSの術野
3. ESSの画像診断
4. 下甲介切除術と内視鏡下鼻中隔矯正術
5. 鉤状突起切除，上顎洞開放，犬歯窩トレフィン
6. building blockによる前頭洞の三次元再構成
7. 前頭洞手術
8. 篩骨胞，中甲介，後部篩骨洞，蝶形洞手術
9. 拡大前頭洞手術 frontal drillout（Draf Ⅲ）
10. 蝶口蓋動脈結紮とVidian神経切断術
11. 内視鏡下涙嚢鼻腔吻合術
12. 内視鏡下髄液漏閉鎖術
13. 内視鏡下下垂体腫瘍手術
14. 内視鏡下眼窩減圧術
　　─眼球突出，急性眼窩内出血，眼窩骨膜下膿瘍への対処
15. 内視鏡下視神経減圧術
16. 上顎洞，翼口蓋窩，側頭下窩進展腫瘍に対する内視鏡手術
17. 耳管および後鼻腔の内視鏡切除
18. 内視鏡下頭蓋底手術に必要な蝶形洞周囲の臨床解剖
19. 斜台・後頭蓋窩腫瘍に対する内視鏡下切除
20. 内視鏡下前頭蓋底腫瘍摘出術
21. 頭蓋頸椎移行部の内視鏡手術
22. 内視鏡手術中の内頸動脈・大血管損傷への対応

 医学書院　〒113-8719　東京都文京区本郷1-28-23　［WEBサイト］https://www.igaku-shoin.co.jp
［販売・PR部］TEL:03-3817-5650　FAX:03-3815-7804　E-mail:sd@igaku-shoin.co.jp

豊富なカラー写真とイラストが好評の口腔咽頭領域の定番書、最新の手術手技の内容も盛り込み、充実の改訂！

好評を博した第2版と同様、簡潔な解説と豊富なカラー写真、イラストをふんだんに盛り込んだ口腔咽頭領域の定番書。第3版ではIgG4関連疾患、口腔アレルギー、咽喉頭逆流症に関する項目を追加するとともに、唾液腺内視鏡、ELPS、TOVS、経口的ロボット支援手術などの最新の手術手技に関する項目を設けるなど、臨床にすぐに役立つことを意識した構成としている。耳鼻咽喉科医のみならず内科医、歯科医などにも有用な書。

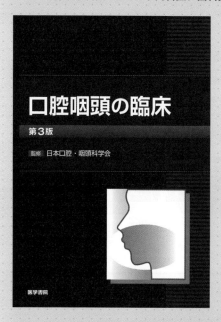

目次

基礎編
- 第1章　発生・解剖・機能
- 第2章　検査法

臨床編
- 第3章　口腔疾患
- 第4章　咽頭疾患
- 第5章　扁桃疾患
- 第6章　唾液腺疾患
- 第7章　いびきと睡眠時無呼吸症候群
- 第8章　摂食嚥下障害
- 第9章　構音障害
- 第10章　腫瘍
- 第11章　その他の疾患，周辺疾患

●A4　頁224　2015年　定価：16,500円
（本体15,000円＋税10%）[ISBN978-4-260-02163-0]

口腔咽頭の臨床
第3版
監修　日本口腔・咽頭科学会

医学書院　〒113-8719 東京都文京区本郷1-28-23
[販売部] TEL：03-3817-5657　FAX：03-3815-7804
E-mail：sd@igaku-shoin.co.jp　http://www.igaku-shoin.co.jp　振替：00170-9-96693

総論

病状説明
ケースで学ぶハートとスキル

病状説明は「説得」でも「同意を得る」だけでもありません。患者と医療者がそれぞれの情報と価値感を共有し、ともに意思決定をしていく場です。本書は、説明全体を組み立てるフレームワークや、すぐに使える会話上の技をたくさん掲載しました。さらにケーススタディを通して実践的に学ぶことができます。

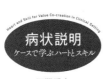

天野雅之 南奈良総合医療センター 総合診療科／教育研修センター

A5 頁310 2020年 定価：3,960円
（本体3,600円＋税10%）[ISBN978-4-260-04170-6]

説明前に読むシカない!!

SNSはこちら！

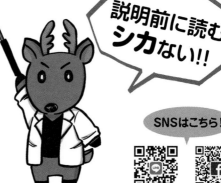

目次

実践編 オリエンテーション／入院説明／心肺停止時の意向確認／帰宅説明／お看取り説明（ER編）／検診異常、検査提案／病名告知／小児への説明／退院説明／転院説明／院内急変／お看取り説（病棟編）／感情的な相手／Advance Care Planning／在宅診療への退院支援カンファ

理論編 Part1 CUP：Support Activities
Circumstance 説明環境を整えよう／U (You) あなたの考えを整理しよう／Partner 相手の状況を分析しよう

理論編 Part2 SOUP：Bedside Activities
Share スタートラインを揃える／Offer 評価項目と選択肢を提示する／Unite 優先順位をチームで決める／Plan 具体的な行動と全体のまとめ

理論編 Part3「病状説明」をさらに深く学びたい人のために
事実と解釈のギャップのマネジメント／非合理的な判断のマネジメント／チームとしての意思決定のマネジメント／病状説明アップデート

医学書院 〒113-8719 東京都文京区本郷1-28-23　[WEBサイト]https://www.igaku-shoin.co.jp
[販売・PR部]TEL:03-3817-5650　FAX:03-3815-7804　E-mail:sd@igaku-shoin.co.jp

1 患者の診かた

1. めまい
vertigo, dizziness

鈴木 衞　東京医科大学・前学長

　めまいの原因は多様で，患者は耳鼻咽喉科，内科をはじめ種々の科を受診する．また，ストレスの多い社会環境の変化や高齢化などにより患者数も増加している．体の平衡は，前庭眼反射，前庭脊髄反射，脳幹や小脳などの中枢機能，さらに視覚や深部知覚などの諸機能が協働して維持されており，これらのどこかが障害されるとめまいが起こる．めまいは日常生活活動（ADL）に直接影響するだけなく，高齢者では転倒すると骨折などの重篤な事態も招くので，診断と治療の確立は今後ますます重要になってくる．めまいの種類は多いが，原因によって末梢性，中枢性，その他に大きく分けると理解しやすい．その他のめまいには，いわゆるめまい症，起立性調節障害，心因性めまい，視性めまいなどがある．

症状（患者）の診かた

■ 原因
　末梢前庭器が原因となるめまいは多く，全めまいの60%ほどを占める．良性発作性頭位めまい症（benign paroxysmal positional vertigo：BPPV），メニエール病，前庭神経炎，外リンパ瘻のほかに，内耳炎，中毒性前庭障害，外傷なども末梢性めまいの原因となる．中枢性疾患には循環障害，腫瘍，変性疾患，外傷などさまざまな原因があるが，耳鼻咽喉科で診察するめまいの10%以下と多いものではない．ただ，生命を左右する疾患があるので見落とさない意識が重要である．前庭障害の原因となる薬物（内耳毒性薬物）以外に，降圧薬，抗糖尿病薬，精神安定薬，抗てんかん薬などもめまいの原因となる．

■ 性状
　末梢性めまいでは，前庭障害のみの場合はめまいのみ，前庭障害と蝸牛障害が両方ある場合はめまいと蝸牛症状が出る．回転性めまい，またはぐらぐらするめまいで持続が数分以内と短く，頭位の変化で起こり，随伴症状がなければまずBPPVを考える．臥床時，寝返り時，頭部を上下に動かしたときなどが多い．強い回転性めまいで，持続が数時間から数日と長く，原因がはっきりせず，随伴症状がなければ前庭神経炎を考える．数週から1か月でめまいは治まるが，軽度のふらつきは長期間続くことがある．
　蝸牛症状を伴うめまいで過去に反復していればメニエール病を考える．突発性難聴は半数ほどでめまいを伴うが一般に反復しない．外耳道の圧迫でめまいや眼振が起これば，真珠腫性中耳炎による半規管瘻孔が疑われる．外リンパ瘻では患側下頭位でめまい症状が出やすく蝸牛症状もある．突然発症するがきわめて短期間に消失するタイプの末梢性めまいがあり，病態はいまだ確定していないが内耳の一過性循環障害が疑われる．内耳毒性薬物投与の既往があれば，中毒性前庭障害が疑われる．めまいはフラフラ感や浮遊感が多い．
　中枢性疾患では循環障害によるものが多く，繰り返す回転性めまいや持続する浮遊感もありうる．顔面知覚障害，ことばのもつれ，上下肢の筋力低下・運動障害，嚥下障害・嗄声などの下部脳神経症状が出ることもある．
　検査で異常がなく原因も明らかでないが，めまいを主訴とするものをめまい症と呼ぶ．めまい症では持続性あるいは軽度変動するめまいや浮遊感が多く，頭重感，肩こり，疲労感もよく伴う．

診断手順

■ 必要な検査とそのポイント
① 問診（図1）
　糖尿病，高血圧，心疾患，貧血，結核，甲

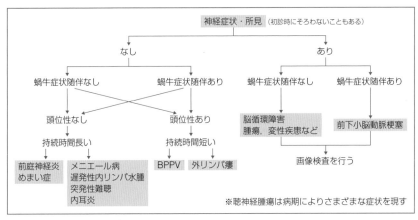

図1 問診と疑うべき疾患のフローチャート

状腺疾患,中耳炎,頭部外傷などの既往歴の聴取が重要である.また,高齢者が増えている関係から薬物服用に関する情報も必須である.内耳毒性薬物のほか,降圧薬,抗糖尿病薬,精神安定薬,抗てんかん薬に注意する.末梢性めまいが疑われるときは,前庭系のみに病巣があるか,あるいは前庭系,蝸牛系双方にあるかを考えながら問診と検査を進めるとよい.まず,めまいの性質,ついで,めまいの持続,めまい発症の誘因,随伴症状を聞く.問診しながら病態を考えていき,必要性の高い順に検査を行う.問診で診断の見当をつけやすいのは,BPPV,メニエール病,突発性難聴などである.メニエール病と類似の病像を呈する疾患として遅発性内リンパ水腫がある.これは一側の高度感音難聴罹患ののち,数年から数十年を経てメニエール病様のめまい発作を反復する疾患で,問診内容で推定できる.

長期の耳漏や難聴があれば慢性中耳炎に伴うめまいを考え,特に外耳道の圧迫でめまいや眼振が起これば,真珠腫性中耳炎による半規管瘻孔が疑われる.

重いものを持ち上げる,力む,ダイビング,強い鼻かみなどの動作後からめまいや難聴が現れた場合は外リンパ瘻を疑う.患側下頭位で症状が出やすい.発症のきっかけと症状の経過を聞き出すことが重要である.

内耳毒性薬物投与の既往があれば,中毒性前庭障害が疑われる.両側性前庭障害が起こるほか,ふらつきの原因になる薬剤は多く,特に高齢者には注意する.

動脈硬化や糖尿病,高血圧などの背景があって回転性めまいを繰り返したり,持続する浮遊感があったりする場合は循環障害が考えられる.複視,ことばのもつれ,顔面知覚障害,上下肢の筋力低下・運動障害,下部脳神経症状について聞く.前下小脳動脈の梗塞では難聴,めまい,三叉神経・顔面神経症状などが起こるが,初期には難聴,めまいで発症し,突発性難聴やメニエール病と診断されることがある.神経症候や眼振を追っていくと中枢性所見が揃ってくることが多い.小脳障害,特に虫部の障害ではめまい感はなくても起立障害,歩行障害,体幹動揺がよくみられる.激しい頭痛は脳内出血を疑わせる.

脳腫瘍では小脳や脳幹部の腫瘍が主だが,めまいを訴えない腫瘍も多い.めまい症状としては頭位性めまいや平衡失調感が多い.

めまい症では末梢前庭性,中枢性,さらにその他の原因が疑われ,心因性の要因もしばしば認められる.持続性あるいは軽度変動す

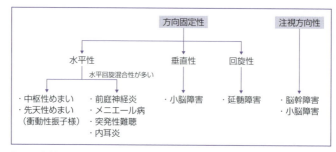

図2　坐位での注視眼振所見で疑われる疾患のフローチャート

るめまいや浮遊感が多く，頭重感，肩こり，疲労感もよく伴う．

その他のめまいとしては，起立性調節障害，視性めまい，心因性めまいなどがある．これらはシェロング試験以外は異常ないことが多く，問診が一層重要になる．

② 視診

診察室に入ってきて着座するまでの間に，顔色，歩行状態，失調の有無を観察するよう努める．これで全身状態，中枢性失調などを大まかにチェックする．

③ 検査

まず診察台で脳神経の異常をスクリーニングする．耳鼻咽喉科的局所所見と眼球運動，自発眼振，注視眼振(図2)，顔面知覚障害，上下肢の筋力低下・運動障害，偏倚現象などの神経学的検査を行う．小脳症状としては，指鼻試験，変換運動，眼球運動をみておく．これらはごく短時間で施行できる．

聴力検査は必須で，初診日に行いたい．メニエール病では聴力が変動するので一度の検査で明らかでないときは，日を変えて検査を行う．めまいも変動するので眼振検査を反復する必要があることを初診時に伝えておく．

一般的な平衡機能検査としては，立ち直り検査，スペースがあれば足踏み検査を行う．起立障害や歩行障害などは小脳障害の唯一のサインのこともあり重要である．頭位眼振・頭位変換眼振検査は耳鼻咽喉科医が適切に施行，評価できる検査で必須である．BPPVや一側前庭障害の診断に有用性が高い．下眼瞼向き眼振は脳幹・小脳障害により生じることがあるので注意する．全身検査としては血液検査(血算，肝腎機能，電解質)，シェロング試験，場合により甲状腺機能検査を行う．中耳炎が疑われるときはCT，聴神経腫瘍や中枢性の原因が疑われるときはMRI，MRAなどの画像検査を行う．温度刺激検査も一側の半規管機能検査として必要である．電気眼振図(electronystagmogram：ENG)による視運動性眼振検査(optokinetic nystagmus test)，視標追跡検査(eye tracking test：ETT)も眼振の定量化や中枢所見の抽出に有用であるが事前予約が必要で，後日行うことが多い．最近では外来で簡便に行うことができ，半規管機能の左右差が検出できるhead impulse test(HIT)が普及し始めている．

■ 診察上の注意点

患者は，「めまい」は回転性めまいを意味すると解釈していることが多い．ふらつきをめまいと考えないことがあるので，用語の使い方に注意する．

1) 画像検査で異常がないから中枢障害がないとは必ずしもいえない．機能検査による評価を心がける．

2) めまいの症状や病態は日によって変化するため，初回の検査で診断できるとは限らず，検査を繰り返す必要があることを説明しておく．

3) 診察の時点での病態をわかった範囲で

平易に説明する．急性めまいの場合は特に頭蓋内疾患を心配していることが多い．疑いがないときはそれを早く伝え，安心させる．

4) めまいやふらつきはつらい症状であるが，病変自体は見えず第三者にも認識されにくい．このような疾患認識度が低いことへの不満感をもっていることが多い．病態の説明にはできる範囲で時間をかけたい．

■ **診療マネジメント**

1) 問診しながら原因に検討をつけていき，必要度の高い検査から始める．
2) 原因を末梢性，中枢性，その他に分け，さらに末梢性めまいは前庭のみの障害か，蝸牛も含んだ障害かを考える．
3) 頻度は低いが，中枢性の原因を否定することを優先する．
4) 末梢性めまいを多く経験しておくことが中枢性病変を疑うのに役立つ．

■ **クリニカル・ポイント**

☆赤外線CCDカメラ下では健常者でも微細な頭位眼振が出ることがある．眼振の有無だけで異常と判断しないようにする．

☆懸垂頭位での下眼瞼向き眼振は中枢性病変で出やすい．側臥位での方向交代性水平性眼振はBPPVと即断せず，まず中枢性病変を否定したい．

☆外リンパ瘻では耳閉感を訴えることが多いが，耳管通気は内耳障害を起こすことがあるため禁忌である．

☆患者がうつ状態や非活動的にならないよう家族が支援することの大切さを説明する．

2. 難聴

hearing loss

山岨達也　東京大学・教授

　難聴は「聞こえにくい」という症状が代表的であるが，単に「音が聞こえない」というだけでなく，「言葉が聞き取りにくい」，「音楽などが昔と違うように聞こえる」など，さまざまな不自由を伴う．

　難聴は，外耳・中耳の病変による「伝音難聴」と内耳および聴覚中枢経路の病変による「感音難聴」に分けられる．伝音難聴では純音聴力検査で骨導聴力閾値は正常で気導聴力閾値が上昇し，一側性の場合ウェーバー試験で難聴側に偏倚する．感音難聴では純音聴力検査で骨導・気導聴力閾値が同程度に上昇し，一側性の場合ウェーバー試験では健側に偏倚する．聴覚中枢の障害では純音聴力検査の閾値は正常であるが，「言語が理解できない」状態となる．伝音難聴では難聴のほかに耳漏・耳痛などを伴うこともある．感音難聴では耳鳴を伴いやすく，またまいを合併する疾患もある．耳閉感はどちらのタイプでもみられる．

症状（患者）の診かた

　患者の診察においては，ほかの疾患と同様に問診が重要であるが，鼓膜所見が鑑別診断に重要な役割をもつ．また通常の純音聴力検査が可能になるのは4〜5歳からであり，それ以下の小児では他覚的聴力検査も併用して診断を行う．

■ **原因と性状**

① 伝音難聴

　外耳から中耳，前庭窓，蝸牛窓までの間を伝音器とよび，この経路に起こった障害が伝音難聴である．例えば，耳垢などによる外耳道の閉塞，鼓膜の穿孔や肥厚，中耳内の貯留液，耳小骨の可動制限（固着や周囲の炎症）や欠損（奇形など）が原因となる．例外的なものとして前庭水管拡大症や上半規管裂隙症候群など前庭窓・蝸牛窓のほかに内耳の特に前庭階側に第三の窓がある場合にも生じ，典型例では特に低周波数領域において骨導閾値が低下し，気導閾値が上昇する．この機序は明らかではないが，気導では伝わった音エネ

表1 代表的疾患

伝音難聴	外耳道狭窄・閉鎖,耳垢栓塞,急性中耳炎,滲出性中耳炎,慢性中耳炎,真珠腫性中耳炎,耳硬化症,耳小骨奇形
感音難聴 (内耳性)	突発性難聴,急性低音障害型感音難聴,外リンパ瘻,メニエール病,遅発性内リンパ水腫,ウイルス性内耳炎,騒音性難聴,音響外傷,薬剤性難聴,遺伝性難聴,内耳奇形,老人性難聴
感音難聴 (後迷路性)	腫瘍性疾患(聴神経腫瘍,小脳橋角部腫瘍など),虚血性病変(椎骨脳底動脈・前下小脳動脈領域の梗塞など),脱髄・変性・炎症性疾患(多発性硬化症など),auditory neuropathy

ギーが前庭階から第三の窓に抜けて減少するために閾値が上昇し,骨導では前庭階側のインピーダンスが減少することで鼓室階と前庭階のインピーダンス差が増加することにより閾値が低下すると考えられている.

伝音難聴における純音聴力検査のオージオグラムでは気導聴力閾値が上昇し,骨導聴力は原則として正常に保たれる.したがって気導骨導差があり,その傾向は低音域においてより著しいことが多い.一般に伝音機構のみの障害で発現する難聴の程度は最大でも60dB程度であり,語音聴力検査による最高明瞭度は100%に近い.

② 感音難聴

蝸牛では外中耳から伝わった音を電気信号に変換し,その信号が聴覚中枢に伝わる.この過程の障害により生じるのが感音難聴であるが,大半は内耳障害である.

内耳障害の例としては,アミノ配糖体抗菌薬やシスプラチンなどの耳毒性薬剤や強大音の曝露による有毛細胞の障害,コネキシン26遺伝子(*GJB2*)異常による支持細胞ギャップ結合の障害,虚血などによる内リンパ電位維持に重要な血管条の障害,メニエール病による内リンパ水腫などが挙げられる.

内耳障害での語音弁別能は難聴が軽度の場合はほぼ100%であり,中等度以上では閾値が上昇するにつれて悪化し,重度難聴では0%にまでなる.耳音響放射は聴力に応じて障害され,軽度難聴では振幅が低下し,中等度以上の難聴では消失する.補充現象は陽性のことが多い.

後迷路障害による難聴は,内有毛細胞と求心性神経の間に存在するシナプス,蝸牛神経,ラセン神経節,脳幹の伝導路の障害により生じる.耳音響放射は正常で,補充現象はなく,一方,疲労現象がみられる.語音弁別能は聴力が比較的良好な場合でも著明に悪い.

③ 混合難聴

上述した伝音難聴と感音難聴が同時に存在する場合にみられる.

難聴をきたす代表的疾患を表1に示す.

診断手順

① 簡単な問診と視診

まず簡単な問診を行い,難聴のほかの付随症状(耳閉感,耳痛,耳漏,自声強聴,耳鳴,めまいなど)の有無を聞く.耳痛や耳漏などの症状がある場合はまず中耳炎をはじめとする伝音難聴を疑う.続いて鼓膜所見をとる.鼓膜の穿孔,陥凹,癒着,滲出液の貯留などを確認する.耳垢が充満している場合,その除去で難聴症状が消えることもある.

鼓膜所見が正常で伝音難聴を呈するものに耳硬化症や中耳先天性奇形などがある.耳硬化症では鼓膜を通して岬角の発赤が見える(Schwartze徴候)ことがある.ツチ骨柄の固着や異常な動きは顕微鏡下にSiegel拡大耳鏡で加圧減圧して観察する.急性中耳炎や滲出性中耳炎などでは鼻副鼻腔,上咽頭(アデノイド)なども診察する.

② 聴力検査

まず標準純音聴力検査を行う.これにより,難聴の程度および難聴の種類(伝音難聴,感音難聴,混合難聴)の鑑別がほぼできる.伝音難聴の場合は鼓膜所見の異常と矛盾しな

ければほぼ診断が確定する．

小児の場合，年齢に応じて，聴性行動反応聴力検査（behavioral observation audiometry：BOA），条件詮索反応聴力検査（conditioned orientation response audiometry：COR），ピープショウ検査，遊戯聴力検査を行い，他覚的検査として，歪成分耳音響放射（distortion product otoacoustic emission：DPOAE），聴性脳幹反応（auditory brainstem response：ABR），聴性定常反応（auditory steady-state response：ASSR）を適宜追加する．これらの検査では難聴の有無や聴力の推定はできるが，伝音難聴と感音難聴の鑑別はできない（骨導を用いた ABR などの併用が必要）．

③ 問診

伝音難聴の場合，付随症状も含めて発症時期，経過，治療（手術）歴などを主に問診する．

感音難聴の場合，経過（発症が急性か緩徐か，難聴は単発性か反復・変動性か，先天性か後天性か，など）の問診が鑑別診断に重要である．難聴が急性発症で単発性の場合はまず誘因の有無を確認する．強大音の曝露があれば音響外傷が疑われる．薬剤性難聴はアミノ配糖体抗菌薬，白金製剤，ループ利尿薬，などの治療後に発症する．ムンプスなどウイルス感染後に急性高度感音難聴をきたすことがあるが，不顕性感染の場合もあり，家族などに発症者がいないか確認する．気圧の急激な変化や力むなど脳圧亢進をきたす動作後に突然のめまい，難聴をきたした場合は外リンパ瘻を疑う．外リンパ瘻では発症時にポップ音（破裂音）を聴取したり，水の流れるような音の耳鳴を訴えたりすることも手掛かりとなる．

難聴が急性発症し，その後反復・変動を認める場合は，メニエール病，遅発性内リンパ水腫などを疑う．メニエール病は発作性のめまいに変動する感音難聴を反復する内耳疾患である．遅発性内リンパ水腫は一側性の高度感音難聴の遅発性続発症として 2 次的に内リンパ水腫が生じメニエール病様の臨床症状を呈するもので，先行する高度な一側性感音難聴の有無の問診が重要である．頭部外傷を契機に聴力変動を示す症例では前庭水管拡大症を疑う．内耳梅毒では慢性進行性，急性変動性のどのタイプの感音難聴もきたすことがあり，常に念頭におく必要がある．

緩徐に進行する感音難聴には老人性難聴，特発性難聴，騒音性難聴，遺伝性難聴などがある．騒音性難聴は職場などで騒音に長年曝露されることで進行する難聴である．明らかな誘因がなく若年より難聴が進行する場合には遺伝性難聴の可能性が高く，その遺伝様式（常染色体優性・劣性，X 連鎖性，母系遺伝など）から疾患が推測できる場合もある．原因のわからない進行性感音難聴は特発性難聴として扱うが，特発性難聴では急性感音難聴を反復する階段状の難聴進行パターンもある．

先天的の難聴では遺伝子異常，胎児期のウイルス感染，周産期異常，内耳奇形などが原因である．先天性高度難聴児は新生児の 1,000 人に 1 人に認められ，約 50％ が遺伝性難聴，約 20％ がサイトメガロウイルス感染症による．

例外的な難聴として，器質的疾患がないにもかかわらず難聴を呈する機能性難聴がある．トラブルや事故などの心理的ストレスが背景にあるかどうかを問診していく．また，難聴の訴えと比較して小声での会話が可能であったり，症状と検査所見に一貫性がなかったりすることも特徴的である．

④ 追加の聴覚検査

滲出性中耳炎ではティンパノメトリーも有用である．鼓膜正常な伝音難聴ではティンパノメトリーと耳小骨筋反射を行う．低音障害型難聴で骨導閾値が安定せず，感音難聴か伝音難聴か診断に迷う場合はティンパノメトリーやウェーバー試験が補助になる．

感音難聴の場合，内耳機能検査〔自記オージオメータ，short increment sensitivity index（SISI），alternate binaural loudness balance（ABLB），耳音響放射などにより，難聴

表2 内耳性・後迷路性難聴の鑑別

	内耳性難聴	後迷路性難聴
補充現象（ABLB）	陽性	陰性
補充現象（SISI）	陽性	陰性
補充現象（Metz検査）	陽性	陰性
疲労現象	なし	あり
Jerger分類	II（時にIまたはIV）	III（まれにIV）
耳音響反射	反応低下・消失	正常
語音明瞭度	聴力相当に悪化	聴力に比べて著明に悪化
ABR	軽度難聴：正常またはI波以降の遅延　中等度難聴：III波以降またはV波以降のみ出現　高度難聴：消失	障害部位以降の消失または遅延

の責任部位を推測する．一側性感音難聴の場合，ABRによる聴神経腫瘍の鑑別も行う．機能性難聴では自記オージオメータでV型，耳音響放射が正常などの所見を示す．

　語音明瞭度検査は聴取能を反映し，難聴による生活上の不具合が推測され，補聴器装用の参考となる．純音聴力検査とくらべて語音明瞭度が悪化している場合は，後迷路障害が示唆される．

⑤ **画像診断**

　鼓膜正常な伝音難聴や混合難聴では側頭骨高分解能CTが鑑別に必要となる．水平断のみでなく冠状断でも撮影する．耳小骨連鎖の連続性，周囲との固着の有無，周囲の軟部組織，蝸牛周囲（特に前庭窓前方）の骨吸収像，内耳の形態異常（上半規管裂隙，前庭水管拡大症）などに注意して読影する．

　原因不明の一側性感音難聴や後迷路障害が示唆される場合はMRIにより，聴神経腫瘍や脳幹の病変を鑑別する．

⑥ **遺伝子検査**

　先天性高度感音難聴など，人工内耳医療も考慮する場合は原因精査が重要であり，家族の同意があれば遺伝子検査を行う．若年発症型両側性感音難聴は，若年（40歳未満）で発症し両耳とも徐々に難聴が進行する病気であり，原因となる遺伝子（ACTG1遺伝子，CDH23遺伝子，COCH遺伝子，KCNQ4遺伝子，TECTA遺伝子，TMPRSS3遺伝子，WFS1遺伝子）の変異が同定され，良聴耳の4分法平均が70 dB以上である場合に指定難病の対象となる．

■ **その他に必要な検査とそのポイント**

　鼓膜穿孔の場合，中耳機能検査（パッチテスト）を行う．聴力が改善する場合，耳小骨連鎖は正常であり，改善しない場合は離断か周囲の病変（肉芽など）による可動制限である．なお慢性中耳炎の手術に際しては耳管機能検査も行う．

　感音難聴の場合，語音明瞭度検査や内耳機能検査（自記オージオメータ，SISI，ABLB），耳音響放射などにより，難聴の責任部位を推測する．内耳性と後迷路性難聴の鑑別ポイントを**表2**に示す．

■ **診察上の注意点**

　難聴の診断には鼓膜所見を正しくとることが必須であり，聴力検査は鼓膜所見を参考になされる．また純音聴力検査ではマスキングが重要であり，シャドーヒアリングなどをきたさないよう，至適なマスキングを行う．両側性の高度混合難聴などマスキングが困難な場合があることも理解する．

■ **診療マネジメント**

　診断手順に示したように，簡単な問診で症状の概要を把握する．次に鼓膜所見をとることで，鼓膜が正常でない伝音難聴の多くは診断できる．鼓膜が視認上正常な伝音難聴では，ティンパノメトリーと耳小骨筋反射を行い，またツチ骨の可動性も確認する．耳小骨筋反射で逆フレやon-off反応の場合は固着を疑う．側頭骨高分解能CTで耳小骨の状態を確認することが鑑別診断に重要であるが，細かな固着や離断などは試験的鼓室開放術で

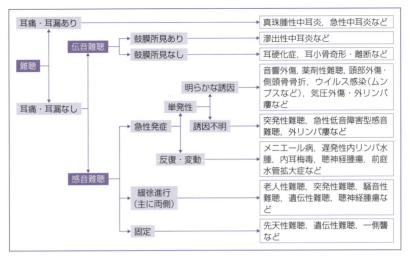

図1 鑑別診断のフローチャート

ないと確認できないこともある．感音難聴では難聴の誘因や経過が鑑別診断に重要であり，問診を詳細に行う．語音明瞭度が聴力レベルに比べて明らかに悪い場合は後迷路性を疑い，閾値上聴力検査などの精密検査を進める．原因不明の一側性難聴では聴神経腫瘍の可能性を常に念頭におくことも重要である．図1に鑑別診断の思考過程のフローチャートを示す．

■ クリニカル・ポイント

☆小児では年齢に合わせた聴力検査が必要であり，他覚的検査を併せて総合的に診断する．難聴児には早期介入が重要であり，診断に苦慮する場合は早期に専門医療施設に紹介する．

☆成人の難聴では問診と鼓膜所見が重要であり，鑑別診断を念頭におきながら，図1のフローチャートに従って必要な検査を進めることが重要である．

3. 耳鳴
tinnitus

小川　郁　慶應義塾大学・教授

　耳鳴は臨床の現場で頻繁に遭遇する症状であり，これまでの疫学調査では，人口の約15%が何らかの耳鳴を有しており，そのうちの約20%が激しい耳鳴に悩まされていると報告されている．わが国の人口を1億2千万人とすると，約360万人の耳鳴患者がいることになる．しかし，このような激しい苦痛を伴う耳鳴がある一方で，多くの耳鳴は特に治療が不要であることを意味しており，このことは耳鳴の対処法を考えるうえで最も重要なデータである．

症状（患者）の診かた

■ 原因

① 他覚的耳鳴か自覚的耳鳴か？

　耳鳴の定義は「明らかな体外音源がない状態で感じる音覚」である．耳鳴は体内に音源

がある他覚的耳鳴と体内にも音源がない自覚的耳鳴に分類される.

他覚的耳鳴はさらに血管性耳鳴と筋性耳鳴に分類され,それぞれ何らかの方法で第三者が聴取することが可能であり,血管性耳鳴は拍動性で,心拍とも同期している.鼓室内のグロムス腫瘍や頭蓋内の動静脈瘻などが原因となる.筋性耳鳴は耳小骨を制御する鼓膜張筋やアブミ骨筋の異常な収縮による耳鳴で,カチカチするような耳鳴であることが多い.口蓋ミオクローヌスなどが代表的な原因である.このように他覚的耳鳴の耳鳴音は特徴的であり,問診で他覚的耳鳴が疑われた場合は音源の検索を行う.

一方,症状(患者)の診かたで難しいのは体内音源がない自覚的耳鳴である.自覚的耳鳴(以下,耳鳴)は外耳より聴覚中枢に至る聴覚路のいずれの部位の障害でも生じうると考えられるが,臨床的に問題になるのは蝸牛より中枢の感覚器障害,神経障害による耳鳴である.

② **難聴があるかどうか,あれば難聴の原因は?**

一般に,耳鳴は難聴の裏腹の現象であり,耳鳴患者の90%以上に何らかの難聴がある.よって,難聴の原因を調べることで,耳鳴の原因を推測することができる.難聴が末梢性(内耳性)である場合は末梢性耳鳴,難聴の原因が中枢にある場合は中枢性耳鳴と分類される.難聴がない場合は無難聴性耳鳴と診断されるが,この場合の難聴はあくまでも純音聴力検査で検出されるものであり,検査音以外の周波数でマイクロdip型難聴や,125 Hzよりも低い周波数や8,000 Hzよりも高い周波数での難聴がある可能性を考える必要がある.

■ **発症のメカニズム**
① **耳鳴の中枢発生説**

耳鳴は蝸牛から中枢聴覚路のいずれかの部位に生じた異常興奮であると考えられるが,中枢聴覚路が耳鳴発生の主役を担っているというのが最近の考え方である.蝸牛神経を切断しても耳鳴が変化しない例があることや,

新たに耳鳴が生じる例があることも中枢発生説を支持するものである.蝸牛や蝸牛神経の障害により求心性信号が途絶えると,中枢聴覚路の抑制系の活動が低下し,このため中枢聴覚路に過剰興奮が生じることが耳鳴の発生に関与すると考えられる.蝸牛障害後に中枢聴覚路の細胞活性が増加することや,各種転写因子が発現することからも,末梢からの求心性信号減少が中枢聴覚路に影響することは明らかである.

② **悪循環形成の要因はあるか?**

近年の耳鳴治療としては耳鳴再訓練療法(Tinnitus Retraining Therapy:TRT)が広く行われている.TRT開発のもととなった耳鳴の神経生理学的モデルでは,何らかの原因による耳鳴を感じても,多くの場合,中枢性順応(habituation)が生じ,耳鳴を意識上は感知しないようになる.しかし,この過程で不安や焦燥,緊張などのネガティブな情動反応が生じると耳鳴を持続的に感知するようになると説明している.この経路には睡眠障害やさまざまな自律神経反応(肩こりや頸こり,頭痛など)も関与し,悪循環の形成を促進するが,耳鳴の発生を中枢聴覚野における耳鳴の感知と情動反応・自律神経反応とによる悪循環の形成から考え,この悪循環を断つ治療法がTRTである.したがって,問診ではこのような情動反応や睡眠障害,さまざまな自律神経反応の有無を確かめる必要がある.

診断手順

■ **耳鳴治療の必要性を見極める**
① **耳鳴患者が求めるものは?**

耳鳴患者が求めるものは大きく2つあり,1つは耳鳴による不安の解消であり,「耳鳴を放置することによってだんだん聞こえなくなるのではないか」,「耳鳴の原因が脳の病気によるものではないか」といった漠然とした不安を抱えて受診する.このような場合はMRIを含めた検査を行い,脳には異常はな

いこと，耳鳴が何故生じるのかを説明するだけで満足する患者も多い．一方，耳鳴の苦痛度が高く，どうしても耳鳴を何とかしたいと考え受診する患者も多い．その判断基準として THI (Tinnitus Handicap Inventory) という質問紙法が最も汎用されている．THI が100点満点中20点程度であれば治療の必要性はないが，それ以上の場合は何らかの治療を要する場合が多い．

② TRT を行うに際して

現時点での TRT を含めた耳鳴治療は耳鳴の消失ではなく，耳鳴による苦痛や生活障害を軽減させるのが第一の目的となるため，前もってその説明を十分に行う必要がある．TRT は指示的カウンセリング (directive counseling) と音響療法 (sound therapy) を組み合わせて施行する治療法であり，特に sound generator または補聴器を使用する点が特徴である．THI が100点満点中50点以上の場合を，sound generator または補聴器装用の目安と考え，それ以下の患者は指示的カウンセリングと環境音による音響療法によって，軽快することが多い．

なお，原因疾患の治療を優先すべき変動性感音難聴，急性感音難聴に伴う耳鳴は，一般には音響療法の適応ではなく，発症後6か月以上の慢性耳鳴を適応とする．しかし，急性の耳鳴であってもなるべく静かな環境は避けるようにして，耳鳴の悪循環形成を防止する必要がある．前述の目的からもほとんど苦痛や生活障害がない場合は当然のことながら TRT の適応とはしない．

しかし，TRT 単独では満足できる効果が得られない場合も多く，うつや不安傾向が強い場合は精神神経科と協力して適切な抗うつ薬，抗不安薬を併用し，ストレスに対する否定的評価傾向が強い場合には認知行動療法を，緊張や疲労感，不眠が強い場合は自律訓練法などのリラクゼーション法を併用すべきである．

■ クリニカル・ポイント

☆「耳鳴は治らない」，「年のせいだからしょうがない」，「一生つきあっていくしかない」，「起こってからすぐ来れば治ったかもしれない」，「気にしないように」といった日常診療における何気ない病状の説明は誤った情報に基づいた説明ではないが，時に耳鳴による不安や焦燥を増悪させ，耳鳴の苦痛度をむしろ増強する可能性も考える必要がある．耳鳴の原因や性格，予後を正確に伝え，その時点で患者が抱える心理的要因，苦痛度を把握したうえで，大脳聴覚野の re-organization や可塑性によって時間とともに耳鳴の自覚的大きさや苦痛度が軽快していくことを説明することが，耳鳴という症状または耳鳴患者の診かたとして最も重要である．

4. 聴覚過敏，自声強聴

hyperacusis, autophony

伊藤壽一　滋賀県立総合病院研究所・所長

聴覚過敏，自声強聴ともにいわゆる「聴覚異常感」としてまとめられる自覚症状の1つである．聴覚異常感は聴覚系の種々の異常により生じ，聞こえの質を悪化させるだけでなく QOL に影響を与えることも少なくない．聴覚異常感の代表的な自覚症状である耳鳴に関しては，その原因・病態，治療法などに対しさまざまな検討が加えられている．一方聴覚過敏，自声強聴に対しては原因，検査法，治療法などは必ずしも明確ではない．

■ 定義

① 聴覚過敏

音に対する感度の亢進 (不快閾値の低下) であり，通常の環境音に対しても苦痛・嫌悪感を伴う反応を示す．聴覚過敏は音により引き起こされる信号が異常に増幅され，聴覚路で神経活性が異常に亢進することによって生じ

ると考えられている．聴覚過敏は同じ聴覚異常感に分類される耳鳴との鑑別が重要である．耳鳴は音響刺激のない環境で音感覚を受容するのに比べ，聴覚過敏は上記のように音に対して異常な反応を示すものである．

② 自声強聴（調）

発声した際に自分の声が頭の中で響くような，割れるように響く，こもって聞こえるなどの不快な症状を示す．骨導による自声が気導による自声より大きくなった場合に生じるとも考えられている．自声強聴は耳管開放症などで，自声の伝播が大きくなった場合などにも生じる．類似の症状である耳閉感とは発生機序が異なるが，原因疾患は共通のものがある．原因疾患は，外耳道を閉塞する疾患，鼓膜疾患，耳管障害（主に開放症），滲出性中耳炎，慢性・急性中耳炎などが考えられる．なお類似の症状として自声共鳴があるが，これは体内由来の音を強調して自覚する症状である．体内由来の音としては血管雑音，耳管の開閉音，呼吸音，顎関節や頸椎の軋轢音などが想定される．これらの音を第三者が聴取できる場合は他覚的耳鳴に分類される．

症状（患者）の診かた

■ 原因

聴覚過敏，自声強聴などの聴覚異常感には種々の原因疾患が想定される．

① 外耳道，中耳，耳管，内耳の障害に起因

自声強聴は耳垢栓塞など外耳道を閉塞する疾患，鼓膜穿孔，急性中耳炎，滲出性中耳炎，慢性中耳炎，耳管開放症，耳管狭窄症などの中耳疾患に起因することが多い．

聴覚過敏の原因として中耳障害に分類されるものは顔面神経障害（顔面神経麻痺，特にアブミ骨筋麻痺）が多い．その他，耳管障害，内耳障害（内耳補充現象）なども聴覚過敏の原因として想定される．

② 咽頭，顎関節の障害に起因

特に自声強聴は耳管の状態と関連して咽頭の疾患（上咽頭腫瘍など），顎関節症などもその原因になることがある．

③ 中枢疾患に起因

中枢聴覚路の障害で聴覚過敏，自声強聴も起こりうるが，これらの聴覚異常感は中枢レベルで増悪し，症状の悪循環を起こすことがある．さらにこれらの聴覚異常感が他の神経精神疾患に対し悪影響を及ぼし，増悪をきたすことが問題となる．

診断手順

■ 必要な検査とそのポイント

① 問診

聴覚過敏，自声強聴などの聴覚異常感は患者本人しか自覚しない（他覚的検査で検出が困難な）症状であるので，詳細な問診が必要である．

聴覚過敏は「普通の環境音などに異常な反応（感度の亢進）・苦痛」を示す症状であるので，「どのような音に対して苦痛を感じるのか」を問診する必要がある．聴覚過敏を引き起こす音には，例えば「金属の擦れ合う・ぶつかりあう音，動物の鳴き声，車の騒音」などさまざまなものがある．また聴覚過敏を感じる患者自身の（精神）状態，周辺の環境要因（騒音下か静寂下か，1日のうちどの時間帯か，天候・季節要因）も重要である．

自声強聴は「自分の声が頭の中で響くような，割れるように響く，こもって聞こえるなどの不快な症状」を示すものであるので，まず「自声強聴が常時起こるのか，起こらないこともあるのか」を確かめる必要がある．常時でないのであれば，自声強聴を感じるときは何か特別な要因（環境要因，患者自身の精神的要因，1日のうちの時間的要因，立位・坐位・仰臥位など体位要因）を問診する．

慢性的な聴覚異常感では精神疾患，職場・家庭での精神的負荷，睡眠障害の有無を問診する．また既往症の有無も問診する．詳細な問診により，代表的な聴覚異常感である耳鳴

と聴覚過敏, 自声強聴は鑑別可能である.

② 検査

一般の外耳道, 鼓膜の視診のほか, 内視鏡下に咽頭(特に耳管咽頭口, 上咽頭)部の視診を行う. 通常の聴覚検査(純音聴力検査, インピーダンスオージオメトリー)のほかに精密聴力検査, 特に補充現象検出検査を行い内耳障害の有無を推測する. また, 必要に応じて中耳 CT で乳突洞病変, 中耳病変を精査し, 顔面・頸部 CT で咽頭部の腫瘍病変を精査する. また聴覚異常感の病変が中枢部にも想定される場合は頭部 MRI を撮影する. 特に自声強聴を訴える患者には種々の耳管機能検査を行い, 耳管の開大・閉塞状況を精査する. 聴覚過敏の原因が顔面神経麻痺にあることが多く, 顔面神経関連検査も必要である.

聴覚異常感の苦痛度を評価するために視覚的アナログ尺度(Visual Analogue Scale:VAS)や患者の状況に応じて各種心理検査を行う. 特に聴覚過敏に関しては Khalfa の聴覚過敏質問票(Khalfa Hyperacusis Questionnaire:KHQ)は苦痛の程度を推測するのに有用である.

■ 診療マネジメント

まず原因疾患を特定することが必要である.

自声強聴は上記の耳疾患で生じることが多く, その場合は各疾患に応じた処置を行う. 自声強聴は耳管開放症に付随することもあり, その場合は耳管開放症に対する処置を行う. 具体的には耳管咽頭口に各種薬物(グリセリンなど)や充填物(アテロコラーゲンなど)を注入する方法, 耳管鼓室口に耳管ピンを挿入する方法などがある.

聴覚過敏は顔面神経障害(アブミ骨筋反射の障害も含む), 内耳障害(内耳補充現象)に起因することもあるが, 一般には原因疾患の特定が困難なことが多い. その場合は中枢疾患も考慮に入れる必要があるが, これも特定の疾患を鑑別することが困難なことが多い.

問題になるのは原因不明の聴覚過敏が種々の神経精神疾患に悪影響を及ぼし, 増悪の悪循環に陥ることである. 各種向精神薬が有効であることもある. 耳鳴に対する心理療法, カウンセリング, 耳鳴再訓練療法(Tinnitus Retraining Therapy:TRT)と同様の心理療法などが有効なこともあるが, 苦痛の程度により治療方針を決める必要がある.

■ クリニカル・ポイント

☆聴覚異常感に関しその代表である耳鳴以外の聴覚過敏, 自声強聴をとり上げた. いずれも患者本人のみが自覚する症状であり, 種々の検査で検出することが困難なこともある. 治療に関してはまず原因疾患を特定し, それに対する適切な処置をするのが原則であるが, 聴覚異常感には原因疾患を特定できないことも多い. その場合は治療の焦点は現在の症状を寛解させることが理想であるが, むしろ増悪による悪循環を断ち切ることも必要である. そのためには各種心理療法, カウンセリングなどが重要になることもある.

5. 耳閉塞感

ear fullness

坂田俊文　福岡大学・教授

症状(患者)の診かた

■ 原因

耳閉塞感の発現機構については不明な点も多いが, およそ次のような説がある.

症状への馴化を促す際, 発現機構が不明なままでは受け入れてもらえない症状があるため, 仮説であっても説明の意義はある.

① 体性感覚への刺激

中耳・耳管疾患などで中耳腔に気圧変化が生じる場合は, 鼓膜の緊張変化が体性感覚を刺激し耳閉塞感の成因となる. また, 気圧が

±200 daPaを超えると中耳粘膜の体性感覚も耳閉塞感に関与しうる．

② 低音域の聴取能低下

突発性難聴において，耳閉塞感の発現は高音部よりは低音部の聴力レベルと強く関連する．聴力が低音部を中心に障害された場合には，鼓膜の体性感覚に関係なく耳閉塞感が惹起される可能性がある．

③ 幻影感覚(phantom sensation)

哺乳動物には，聴覚路と体性感覚路との間に脳幹や皮質レベルで交通路をもつものがある．一方，突発性難聴で耳閉塞感がある例では，ない例に比べ，鼓膜の体性感覚が鈍麻する割合が高いとの報告がある．これらの知見から以下のような仮説が見出された．

すなわち末梢聴覚入力の減衰により脱抑制が生じると，交通路の活性化を通じて体性感覚路が変調され(異種感覚相互作用)，あたかも鼓膜が刺激されたように知覚される(幻影感覚)というものである．低周波数の音ほど鼓膜に同心円振動を惹起するため，鼓膜の体性感覚は刺激されやすいと思われる．つまり，平時から低周波数の聴覚と体性感覚は同時に入力する中枢領域をもつ可能性がある．後述の無響室で感じる耳閉塞感も音入力の減衰による幻影感覚と推測される．

④ その他

いかなる検査を行っても機序が不明な場合がある．脳や後迷路に器質的疾患がなく末梢聴覚器にも異常がなければ，中枢レベルで何らかの機能変調が起こったと考えられる．顎関節や頸肩部からの入力や，不安やうつなどが関与する可能性もある．

■ 耳閉塞感の性状

「耳がつまった」，「耳がふさがった」，「何かに覆われた」などと表現される聴覚異常感である．中耳・耳管疾患をはじめ感音難聴でも訴えられるが，疾患を問わず，「気圧変化を受けたときの感じ」あるいは「水が(に)入ったような感じ」と表現する例が多い．顎関節症など，耳疾患以外でも訴えられる．また，健常者を無響室に入れると耳鳴に加え耳閉塞感や類似した違和感を訴える．

診断手順

■ 必要な検査とそのポイント

① 詳細な問診

自声強聴，聴覚過敏，複聴などをあたかも耳閉塞感のように訴える例があり，問診での鑑別を要す．

② 原因疾患や病態の把握

多くの例では難聴や耳鳴など耳閉塞感以外の症状や諸検査によって比較的容易に診断できる．しかし耳閉塞感が唯一の症状である場合は診断が困難となることから，原因になりうる疾患や病態について広く把握しておく(表1)．診断困難例としては耳管機能不全，急性低音障害型感音難聴(acute low-tone sensorineural hearing loss：ALHL)の純音聴力検査正常例，急性乳突蜂巣炎後の滲出液貯留例などがある．また，顎関節症なども見逃されやすい．

③ 疾患別の検査と注意点

a) 急性低音障害型感音難聴(ALHL)：自覚症状の推移とオージオグラムは必ずしも同期しない．つまり，症状はあってもオージオグラムは正常という時期がある．よって継続的な聴力検査を要す．また低音性の耳鳴や聴覚過敏の合併もALHLを疑う所見である．

b) 耳管機能不全：典型的な耳管開放症ならば，呼吸の中断や臥位，耳管咽頭口への薬物散布などで耳閉塞感は消失する．しかし耳管機能不全で狭窄と開放の2相が混在する場合は，人為的に耳管を閉鎖しても耳閉塞感が残ることがあり，診断に苦慮する．患者自身は狭窄の耳閉塞感と開放のそれを区別して表現できないことが多い．鼻すすりの癖などに着目するほか，耳管咽頭口に先を曲げた湿性の綿棒を密着させるなど，一時的な閉鎖状態をつくり，呼吸音聴取や自声強聴の変化を確認する．自声強聴の性状が「響く」，「割れる」

表1 耳閉感を起こす疾患・病態

外耳疾患	中耳疾患	内耳疾患	後迷路疾患	その他
耳垢栓塞	耳管狭窄症	急性低音障害型感音難聴	小脳橋角部腫瘍	機能性難聴
外耳道異物	耳管開放症	メニエール病		無難聴性耳鳴
外耳道真珠腫	耳管機能不全	遅発性内リンパ水腫		顎関節症
外耳道湿疹	滲出性中耳炎	突発性難聴		顎肩腕部痛
鼓膜炎	外傷性鼓膜穿孔	外リンパ瘻		不安障害
	耳硬化症	上半規管裂隙症候群		うつ病
	乳突蜂巣炎			脳脊髄液の減少

より,「こもる」,「つまる」と表現し,自声のラウドネスが健常時と比べて大きくない場合には狭窄状態を反映している可能性がある.

c) 乳突蜂巣の炎症性病変:鼓室は良好に含気していても,乳突蜂巣に炎症産物が残存していると自覚されることがある.骨伝導の変化が関与すると思われるが,沈黙していても自覚する例があり,体性感覚の関与も否定できない.CTで軟部陰影を確認する.

d) 耳小骨筋反射:顔面に触れたときなどに生じる非音響性耳小骨筋反射,あるいは音響による反射閾値の低下(原因不明)などで生じる.鼓膜と耳小骨が発する微細な音や,鼓膜の緊張変化を耳閉塞感として訴えることがある.耳小骨筋反射検査のディケイモードで刺激音を最小値に設定し,通常の音響反射が起こらないようにして,途中で顔面に触れるなどの刺激を与えて反射をとらえる.

e) 顎関節症:下顎の動揺や顎関節のクリック音があれば診断しやすいが,それらがなくとも顎関節症の場合があり,専門医への紹介が必要である.顎関節周囲の三叉神経系への入力が耳閉塞感を誘発すると思われる.

f) 小脳橋角部腫瘍:多くは難聴や耳鳴,めまいを合併するが,耳閉塞感のみの例もあり,MRIで鑑別する.

■ 診療マネジメント

原因が確定できないとき,重篤な疾患を除外しても耳閉塞感に苦痛を訴える場合は,患者同意のもと,診断的治療として鼓膜チューブ留置を試みる.感音難聴がある場合は補聴器装用で耳閉塞感が緩和する例がある.うつ傾向が強いときは向精神薬や認知行動療法も考慮する.

■ クリニカル・ポイント

☆ルーチンの諸検査で原因を確定できない場合は,診断までに時間を要することを予告し,診断的治療の有用性も説明しておく.

☆聴覚異常感の患者は,中枢疾患への恐怖と失聴の恐怖を抱えていることが多い.したがって,原因疾患不明の場合や診断できても難治の場合は,MRIで中枢疾患を除外し,根拠のない失聴恐怖を払拭させる.

☆確定診断できない場合,慢性耳鳴同様,耳閉塞感に束縛されず普段どおりに生活する意義を理解させる.耳閉塞感への不適切な認知が是正されれば受け入れやすくなる.

☆根拠なく「治らない」と宣告することや,方法論の提示なしに「慣れなさい」と告げることは避けるべきである.消失がなくとも克服しうることを説明する.

6. 耳痛

otalgia, earache

森山 寛　東京慈恵会医科大学・名誉教授

耳痛は,①外耳・中耳などの耳疾患や,②耳周囲臓器(顎関節・耳下腺)疾患などの局所的原因のみでなく,③関連痛すなわち

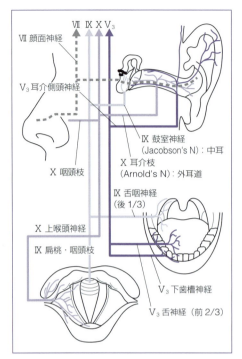

図1 外耳・中耳の知覚神経支配と関連神経支配
V₃：三叉神経第3枝（下顎神経），Ⅶ：顔面神経（中間神経，頸神経），Ⅸ：舌咽神経，Ⅹ：迷走神経.

口腔，咽頭の炎症や腫瘍性病変など他部位の疾患が神経支配の関係から惹起されることも特徴である．頭頸部の広い知識をもって診断と治療にあたる．一般的には，急性の場合は細菌やウイルス感染をはじめとした炎症が主体となり，慢性の場合は腫瘍性病変を念頭におくべきである．

症状（患者）の診かた

■原因

耳は狭いareaに数多くの神経が分布しているため，耳痛の原因は多岐にわたることを認識する必要があり，次の3つに大別できる．

①耳介，外耳道，中耳など

耳介軟骨膜炎，外耳道炎，耳癤，悪性外耳炎，急性中耳炎，急性乳突洞炎などの炎症性疾患をはじめ，水痘・帯状疱疹ウイルスによる耳性帯状疱疹，腫瘍性疾患である外耳癌，中耳癌また外耳道腺様嚢胞癌などがある．一方，外耳道真珠腫や中耳真珠腫など慢性の疾患でも急性感染を伴うことで耳痛が現れる．幼小児では急性中耳炎が主であるが，まれに外耳道異物が原因になることもある．

②顎関節症，耳下腺炎などの耳周囲疾患

顎関節症はしばしば見逃されることがあるが，大きな開口や強く咬んだときなどに症状が増悪することにより疑うことができる．

③放散痛，関連痛，神経障害性疼痛など

遠隔臓器の疾患が原因となるので，外耳道や中耳に分布する神経支配の認識が重要となる．図1のように，三叉神経（Ⅴ）第3枝の下顎神経，迷走神経（Ⅹ）の耳介枝（Arnold's nerve），舌咽神経（Ⅸ）の枝の鼓室神経（Jacobson's nerve），顔面神経（Ⅶ）の中間神経，頸神経の一部が外耳・中耳に分布し，口腔，舌，中咽頭や下咽頭の炎症や腫瘍性疾患で耳痛が起こる．すなわち急性咽頭炎，急性扁桃炎，扁桃周囲炎，咽頭潰瘍，う歯，歯周病，舌癌，中・下咽頭癌による放散痛である．また舌咽神経痛や三叉神経痛でも耳痛が出現する．

■痛みの性状，経過

痛みの性状や強さ，経過（急性・慢性）あるいは随伴症状の有無などが重要で，それを念頭におきながら患者の診察にあたる．

耳痛といってもさまざまであり，鋭い痛み，激痛から鈍痛，深部痛まで多くの痛みがある．悪性外耳炎では頑固な強い痛みを伴うことがあり，外耳道腺様嚢胞癌では腫瘤の圧痛が特徴で，長期間にわたり刺すような痛みがある．また外耳道炎では，耳介牽引で痛みが増強するが，中耳炎ではみられず，両者の鑑別は比較的容易である．耳の奥の痛みは咽頭炎，扁桃炎や下咽頭疾患など関連痛が多いので，嚥下時に増悪するという特徴がある．嚥下時痛のみでなく耳漏，耳出血，難聴などの随伴症状の有無も鑑別診断に役立つ．

診断手順

■ 必要な検査とそのポイント
① 詳細な問診
　痛みの性状，経過，疼痛時の状況，随伴症状など詳細な問診は診断上のキーポイントである．感冒の先行などがあれば急性中耳炎が疑え，耳漏，耳出血や難聴などの耳症状があれば外耳，中耳疾患が推測できる．飛行機搭乗に関係すれば航空性中耳炎（鼓膜陥凹）による痛みが推察できる．嚥下時に痛みが増強すれば咽頭疾患，開口と関連すれば顎関節の疾患などが推測できる．急性の痛みは細菌やウイルス感染による炎症が多く，慢性的に徐々に増悪する痛みは腫瘍性病変を疑う．

② 視診・触診
　耳介，外耳道，鼓膜のほか，舌，歯肉の所見，う歯の有無，咽頭の視診のほか，ファイバーによる上咽頭，舌根，下咽頭の精査を行う．舌の潰瘍や扁桃肥大では必ず触診を行う．限局性の硬結や左右非対称で，硬いものであれば生検が必要となる．耳介や外耳道に発赤や水疱を認める耳痛例では耳性帯状疱疹の疑いがあり，顔面神経麻痺などの予防のため，抗ウイルス薬の投与を行う．耳に異常のない例では，顔面・頸部の触診によるリンパ節腫脹や腫瘤の検索を行う．

③ 検査
　炎症の把握のための血液検査（CRP，白血球数など）や耳漏の細菌培養，肉芽や潰瘍病変および腫瘍性病変に対する細胞診や生検などの病理学的検査をはじめ，症状の持続するときはCTなどの画像検査を行う．中耳CTで乳突洞病変や外耳道，中耳の骨破壊の状況，顔面・頸部CTで腫瘍性病変などの精査が可能である．必要があれば造影CTを追加する．また腫瘍性病変以外でも炎症の波及範囲のチェックなどにMRIが有用なときもある．

■ 診察上の注意点
　顕微鏡やファイバーなどで詳細に観察する．顕微鏡下の外耳道，鼓膜の観察により，軽度の発赤や水疱など初期病変が把握でき，早期の治療に役立つ．耳や耳周囲に異常所見が認められないときは，口腔・咽頭の視・触診はもとより，喉頭ファイバーにより舌根や下咽頭の所見をチェックする必要がある．

■ 診療マネジメント
① 原因の絞り込み
　問診や理学的検査から原因の特定を行う．炎症であれば抗菌薬，抗ウイルス薬，消炎鎮痛薬などを投与し，腫瘍性病変が疑われれば細胞診や生検を行う．

② 原因の特定や診断が容易でない例
　例えば糖尿病が基礎にあり緑膿菌などの感染による悪性外耳炎では，抗菌薬が進歩した現在でも患者の状態によっては治癒が遷延し脳神経障害を惹起することもあり，細菌同定，画像診断，病理検査などの綿密な診断手順が必要である．

■ クリニカル・ポイント
☆中・下咽頭癌などの腫瘍性病変による放散痛としての耳痛の存在も念頭におき，耳に病変のない例では，口腔・咽頭の精査を行う．
☆治療をしても耳痛が数週間以上にわたり改善しない例では，腫瘍性病変を考える．特に外耳道の腺様嚢胞癌は，耳痛の経過が年余にわたり，圧痛が特徴である．
☆上記を念頭におき，あらゆる疾患を否定して初めて，舌咽・三叉神経痛など考慮する．

7. 耳漏
otorrhea

飯野ゆき子　東京北医療センター・科長

　耳漏は外耳道から排泄される分泌物の総称である．性状から漿液性，粘液性，膿性，水様性，血性，ニカワ状などに分類される．その原因はさまざまであるが，外耳道や中耳の

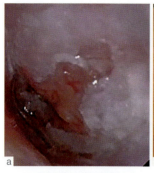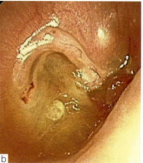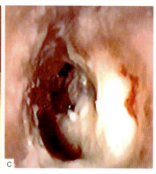

図1 難治性耳漏の鼓膜所見
a：ANCA関連血管炎性中耳炎(左耳)：鼓膜の発赤膨隆とともに漿液性耳漏が認められる．
b：好酸球性中耳炎(右耳)：鼓膜穿孔からあふれるニカワ状耳漏がみられる．
c：結核性中耳炎(左耳)：中耳粘膜の壊死を伴ったチーズ様膿性耳漏がみられる．

疾患によるものが多い．また感染性か，外傷性か，腫瘍性かを鑑別することも必要である．顕微鏡や内視鏡下で，耳漏が出てくる部位を同定するとともに，関連症状としての耳痛，耳閉感，瘙痒感，難聴，めまいの有無を知ることが重要である．

症状(患者)の診かた

■ 原因
① 外耳道疾患
耳垢が非常に軟らかい場合，耳漏と誤られることがある．その他感染性ではびまん性外耳道炎，外耳道真菌症，外耳道湿疹，悪性外耳道炎(頭蓋底骨髄炎)，ハント症候群，慢性鼓膜炎，急性水疱性鼓膜炎，外耳道真珠腫などが原因となりうる．外傷性では耳かきなどによる外耳道損傷で血性耳漏が生じることもあり，腫瘍性では外耳道癌によるものがある．

② 中耳疾患
感染性では急性中耳炎(細菌性，ウイルス性)で鼓膜に穿孔が生じたための耳漏，慢性穿孔性中耳炎，真珠腫性中耳炎によるものが多い．外傷性では外傷性鼓膜穿孔，側頭骨骨折による髄液耳漏や外リンパ瘻がある．腫瘍性では聴器癌を考慮する．その他細菌感染の有無にかかわらず，ニカワ状の耳漏が特徴の好酸球性中耳炎や，ANCA関連血管炎性中耳炎，コレステリン肉芽腫症でも難治性耳漏が生じる．

③ その他の疾患
中耳手術などの原因により頭蓋底骨欠損から髄膜脳瘤が生じ，水様性の髄液耳漏が起こることがある．

■ 耳漏の性状，経過
① 漿液性耳漏
外耳道湿疹，びまん性外耳道炎で細菌感染が伴わない場合は漿液性耳漏がみられる．また急性中耳炎の初期で水疱性鼓膜炎が破れた際も漿液性耳漏が生じる．成人の滲出性中耳炎に対し鼓膜換気チューブを留置した際，チューブからの漿液性耳漏が停止せず，抗菌薬にも反応しない場合はANCA関連血管炎性中耳炎(滲出性中耳炎型)を疑い，精査する必要がある(図1a)．

② 粘液性耳漏
慢性穿孔性中耳炎で細菌感染が軽度の場合は，粘液性耳漏が認められる．コレステリン肉芽腫症や遷延性滲出性中耳炎で鼓膜換気チューブを留置した場合，チューブから褐色の粘液性耳漏が認められることがある．また好酸球性中耳炎では非常に粘稠なニカワ状と

称される黄色耳漏が特徴的である（図1b）．

③ 膿性耳漏

最も多くみられる耳漏である．急性中耳炎で自壊した場合は大量の耳漏のため，鼓膜の観察ができない場合もある．乳幼児に多い．種々の慢性中耳炎，すなわち穿孔性中耳炎や癒着性中耳炎で肉芽を生じている場合にも膿性耳漏が認められる．真珠腫性中耳炎に伴う耳漏では悪臭を伴う．いずれも細菌感染が生じているために起こる．また特殊な中耳炎として，中耳結核でも膿性耳漏が認められるが，鼓室粘膜が壊死を起こしチーズ様耳漏を伴うことが多い（図1c）．好酸球性中耳炎で細菌感染が合併すれば，耳漏の性状はニカワ状から膿性となりその粘度は減少する．長期にわたる外耳道異物で感染が生じれば膿性耳漏が出現することがある．慢性鼓膜炎，癒着性中耳炎，真珠腫性中耳炎で肉芽が生じた場合も難治性膿性耳漏となる．外耳道真菌症では膿性耳漏に真菌塊が混在していることもある．また酵母菌による外耳道真菌症では外耳道内に大量の落屑を伴う膿性耳漏が特徴である．

④ 水様性耳漏

側頭骨骨折後の出血を伴った水様性耳漏は髄液耳漏を意味するため，CTなどの画像診断が必要である．また直達性外傷性鼓膜穿孔後の水様性耳漏では，外リンパ漏の可能性がある．純音聴力検査，平衡機能検査などの精密検査が必要である．

⑤ 血性耳漏

側頭骨骨折の初期，真珠腫性中耳炎で上鼓室から肉芽が生じた際，血性耳漏が生じることがある．また聴器癌でも肉芽様腫瘍からの血性耳漏がみられる．

診断手順

■ 必要な検査とそのポイント

① 問診

発症の時期，既往歴（幼小児期の中耳炎の有無，頭部外傷の有無，耳手術の既往など），基礎疾患（気管支喘息，糖尿病など），上気道感染の有無，耳いじりの頻度，鼻すすりの癖の有無なども重要なポイントとなる．また随伴する症状，すなわち耳痛，瘙痒感，発熱，難聴，めまい，頭痛，耳鳴などを把握することが大切である．

② 視診

顕微鏡あるいは内視鏡下で観察する．耳垢はきれいに除去する．また耳漏を吸引管などで清掃したのち，外耳道の状態，鼓膜の状態を観察し，耳漏が出てくる部位を同定する．すなわち外耳道全体なのか，外耳道の一部の病変なのか，鼓膜の表面からか，あるいは穿孔があり中耳内から出ているのかを同定する．

③ 検査

耳漏の細菌検査は必須である．診断のみならず，抗菌薬などを選択する際の治療法にかかわってくる．一般細菌と真菌の塗抹検査，培養検査，感受性検査を行う．通常の抗菌薬治療に反応しない難治性耳漏では結核菌の塗抹検査，PCR，培養検査を行う．また耳漏の細胞診は好酸球性中耳炎の診断に重要である．そのほか純音聴力検査，側頭骨CT，肉芽組織があれば病理組織検査が必要となる．水様性耳漏で髄液耳漏が疑われる場合は直ちに尿試験紙を用い，糖が検出されるか否かを調べる．

■ 診察上の注意点

耳漏を除去しての詳細な観察が必要である．耳漏が生じてくる部位を同定したうえで，必要な検査への手順を考える．頻度の高いのは幼小児であれば急性中耳炎，成人であれば慢性外耳道炎や種々の慢性中耳炎である．特に成人で通常の治療に抵抗する難治性耳漏で内耳障害を伴う場合は前述したような疾患を念頭において，検査を進める必要がある．

■ 診療マネジメント

① 原因の絞り込み

耳漏が発生している場所，細菌検査結果，画像診断から原因を特定する．細菌感染による中耳炎，外耳炎であれば感受性のある抗菌

薬の全身投与，局所投与を行う．耐性がある緑膿菌，MRSA感染などの場合は入院加療が必要なことがある．これらの耐性菌や真菌による外耳炎ではブロー液を用いた局所治療が有効である．

② 原因の特定や診断が容易ではない例

難治性耳漏を呈し診断，治療が容易ではない疾患として，悪性外耳道炎（頭蓋底骨髄炎），ANCA関連血管炎性中耳炎，好酸球性中耳炎，コレステリン肉芽腫症，結核性中耳炎，非定型抗酸菌性中耳炎などが挙げられる．前述したような手順，あるいは各疾患の診断基準を用いて診断し，早期に治療を開始する必要がある．ANCA関連血管炎性中耳炎では鼓膜の怒張した血管が特徴的であり外耳道常在菌による耳漏の場合が多い．

■ クリニカル・ポイント

☆幼小児期で上気道感染を伴った耳漏は急性中耳炎が多い．ガイドラインにそった治療と耳漏の細菌検査が必要である．
☆学童期以降の小児，成人で耳いじりの習慣があれば外耳道炎や外耳道真菌症などの外耳疾患が多い．局所治療がメインとなる．
☆成人で通常の抗菌薬治療が無効な中耳炎では前述した難治性中耳炎を疑い，必要な検査をすみやかに行う．
☆外傷の既往のある水様性耳漏では髄液耳漏を疑い，直ちに画像診断を行う．

8. 顔面神経麻痺
facial nerve paralysis

村上信五　名古屋市立大学・教授

顔面神経麻痺とは，一側あるいは両側の顔面神経が何らかの原因で障害され，顔面の表情筋運動が麻痺する状態である．大脳皮質から脳幹の顔面神経核に至る経路で障害される中枢性麻痺と顔面神経核から末梢で障害される末梢性麻痺に分類される．

症状（患者）の診かた

■ 原因

中枢性顔面神経麻痺の主たる原因は脳腫瘍や脳出血，脳梗塞などの脳血管障害であるが，頻度は低く90％以上が末梢性顔面神経麻痺である．末梢性顔面神経麻痺の原因は多彩で，頻度の高いものから順にベル麻痺，ラムゼイ・ハント症候群（以下，ハント症候群），外傷性麻痺，耳炎性麻痺，手術損傷性麻痺，腫瘍性麻痺，先天性麻痺などがある．

ベル麻痺の多くは単純ヘルペスウイルス，ハント症候群は水痘・帯状疱疹ウイルスの再活性化により発症し，両疾患で末梢性顔面神経麻痺の約70％を占める．外傷性麻痺は転倒・転落や交通事故による側頭骨骨折が多く，耳炎性麻痺は急性中耳炎や真珠腫性中耳炎により発症する．手術損傷性麻痺は聴神経腫瘍手術や中耳手術，耳下腺腫瘍手術によるものが多い．また，頻度は少ないが，顔面神経鞘腫や癌の転移で発症する腫瘍性麻痺，自己免疫的な機序で発症するギラン・バレー症候群やサルコイドーシス，多発性硬化症，さらにはHIV感染やボレリア感染によるライム病などもある．

■ 麻痺の性状

顔面神経麻痺のほとんどは一側性であるが，まれに両側性のことがある．末梢性麻痺と中枢性麻痺の鑑別は，末梢性麻痺では一側の顔面全体がほぼ均一に麻痺するのに対し，中枢性麻痺では上眼瞼や前額に麻痺がみられないことである．また，麻痺の程度はさまざまで，発症当日は軽微でも，数日で急速に悪化することも少なくない．また，顔面神経鞘腫などの腫瘍性麻痺では顔面痙攣を伴っていることが多い．

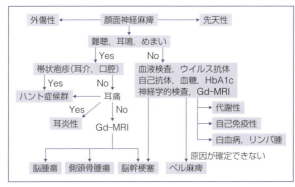

図1 顔面神経麻痺の鑑別診断フローチャート

診断の手順

■ 問診

先天性麻痺や側頭骨骨折による外傷性麻痺，手術損傷性麻痺は問診と病歴から容易に診断できる．他の原因に関しては，発症時の状況や麻痺の経過，前駆症状，家族歴，難聴・めまいの有無，糖尿病や高血圧などの合併，既往症に関する十分な問診が重要である．特に難聴，耳鳴，めまい，耳痛，耳介帯状疱疹は耳炎性麻痺，ハント症候群，小脳橋角部疾患の鑑別に重要である（図1）．

■ 所見のとり方

麻痺が一側性か両側性か，どの部位に強いか，痙攣を伴っているか，耳介や口腔粘膜に帯状疱疹がないかなどのチェックが重要である．また，麻痺の重症度は40点法（柳原法）で評価する．

■ 必要な検査とそのポイント

① 血液・髄液検査

原因ウイルスの検索目的で，水痘・帯状疱疹ウイルスや単純ヘルペスウイルス，エプスタイン・バー（EB）ウイルスなどの血清抗体価，糖尿病や自己免疫，白血病などの検索目的でHbA1c，血糖値，白血球分画，CRPなどをチェックする．両側性麻痺でギラン・バレー症候群が疑われる症例では髄液検査を行い，蛋白細胞乖離の有無をチェックする．

② 顔面神経麻痺の機能検査

詳細は，「顔面神経機能検査」の項（→117頁）に譲るが，顔面神経機能検査は薬物治療の選択，手術適応の判断，予後診断のために必要である．麻痺の重症度は40点法（柳原法）で，神経変性の評価はアブミ骨筋反射や神経興奮性検査，誘発筋電図（electroneurography：ENoG）などの電気神経生理学的検査で行う．

③ 画像検査

MRIやCTは側頭骨や頭蓋内病変の診断に有用である．ベル麻痺やハント症候群では，急性期にガドリニウム（Gd）造影MRIで顔面神経の膝部から迷路部が特異的に造影増強され，時間の経過とともに消退する．しかし，造影MRIでベル麻痺とハント症候群を鑑別することは困難である．顔面神経鞘腫や血管腫はCTで顔面神経管の骨破壊，Gd造影MRIで腫瘍自体が造影増強される．CTやMRI検査で重要なことは，顔面神経をターゲットに薄切で撮影すること，MRIは必ずGd造影を行うことである．

■ 診療上の注意点

ベル麻痺とハント症候群の鑑別はやさしいようで難しい．耳介帯状疱疹や難聴・めまいなど第Ⅷ脳神経症状を随伴する典型症の診断は容易である．しかし，これら三主徴を伴う

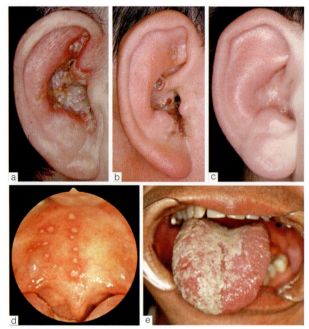

図2 顔面神経麻痺における帯状疱疹の所見
耳介全体に水疱と発赤・腫脹がみられる症例(a), 外耳道周囲に限局して水疱と発赤・腫脹がみられる症例(b), 水疱がなく, 耳介の発赤・腫脹のみの症例(c). 舌, 口蓋に帯状疱疹が発現した症例(d, e). 口腔や舌に発現する帯状疱疹の特徴は正中を越えないことと痂皮を形成しないことである.

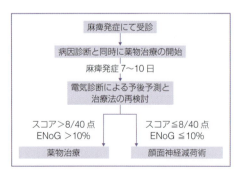

図3 検査と治療手順

典型例は約60%しかなく, 耳介帯状疱疹や難聴・めまいを欠く症例も少なくない. また, 帯状疱疹は重度の水疱から発赤だけのも

の, また, 帯状疱疹が耳介には発現せず口腔粘膜や軟口蓋, 舌に発現する症例などバリエーションが多い(図2). 三主徴の発現時期にも時間差があり, 帯状疱疹や難聴・めまいが顔面神経麻痺に遅れる症例では初診時にベル麻痺と診断されることがある. さらに, 耳介の帯状疱疹や難聴・めまいを欠き, 血清ウイルス抗体価でしか診断できない不全型ハント症候群(zoster sine herpete：ZSH)も存在するため, 診断は慎重に行わなければならない. したがって, 耳介帯状疱疹や難聴・めまいを伴わない症例でも, 耳痛や味覚障害を強く訴える症例は不全型ハント症候群を疑う必要がある.

一方, 難聴やめまいを合併する顔面神経麻

痺には，ハント症候群以外に聴神経腫瘍や小脳腫瘍，脳幹梗塞などがあり，耳痛や帯状疱疹を欠く症例ではこれら疾患も考慮して検査を進める必要がある．また，耳下腺悪性腫瘍による顔面神経麻痺も少なくない．耳下腺深葉由来の小腫瘍では耳下腺部に腫脹がみられない場合もあるので，診察においては必ず耳下腺部の触診を行うことが大切である．また，高度麻痺にもかかわらずアブミ骨筋反射検査が陽性の場合には耳下腺悪性腫瘍の可能性が高く，腫瘤が触知できなくても造影CTまたはMRIを施行することが肝要である．一般的に麻痺が進行性，あるいは発症3か月以上経過しても回復傾向を示さない症例ではベル麻痺やハント症候群よりはむしろ腫瘍を疑って精査する必要がある．

■ 診療マネジメント

ベル麻痺やハント症候群では，初診時は比較的麻痺が軽くても数日で急速に悪化する症例がある．麻痺は通常発症4〜7日で最悪になるため，麻痺発症数日後に再度診察を行い，麻痺の進行や帯状疱疹の有無を確認することが肝要である．麻痺の重症度は40点法（柳原法）とアブミ骨筋反射検査で診断し，重症度に応じた薬物治療を1週間行い，10日前後にENoGを実施し予後診断を行う．そして，40点法で8点以下（完全麻痺），ENoG値が10%以下であれば顔面神経減荷術を考慮する（図3）．

■ クリニカル・ポイント

☆"All that glitters is not gold, all that palsies is not Bell's"（すべて光るものが金でないと同様にすべての顔面神経麻痺がベル麻痺ではない）．これは，英国の耳鼻科医Terence Cawthorne（1902〜1970）がわれわれに残した戒めの言葉である．ベル麻痺はあくまで他の原因を除外したのちに診断される除外診断で，安易に末梢性麻痺をベル麻痺と診断してはならない．

9. 顔面の知覚異常
paresthesia

安井拓也　帝京大学・講師

I．顔面痛（三叉神経痛）

顔面の痛みの代表的な原因としては，三叉神経痛や帯状疱疹/帯状疱疹後神経痛といった神経障害や，副鼻腔炎や蜂窩織炎，う歯といった炎症，上顎癌など腫瘍によるものなどがある．その原因疾患は顔面表面から中枢まで多岐にわたるため，問診などを通して行う検査の絞りこみが重要となる．

症状（患者）の診かた

顔面の知覚は三叉神経が担っており，眼神経・上顎神経・下顎神経の3枝で支配領域が異なっている．神経痛では障害が出ている神経の支配領域に鋭い痛みを生じ，炎症・腫瘍では病変のある部位に生じる．そのため各枝の支配領域の把握が重要である．また痛みの持続時間にも違いがあることから痛みの部位や性状の確認も重要である．

■ 原因別の痛みの特徴

① 三叉神経痛

通常片側性で短時間（2分以内）の鋭い痛みを特徴とする．痛みの範囲が3枝の神経支配領域に一致しており，食事，発声，洗顔などにより痛みが誘発される．大多数の特発性三叉神経痛は血管による圧迫と考えられているが，10%程度は脳腫瘍などによる症候性のものであるため，神経を刺激する病変がないかどうか画像などによる頭蓋内の検索も必要となる．

② 副鼻腔炎，蜂窩織炎，腫瘍

病変の位置に一致して鈍痛を生じる．副鼻腔炎では歯の違和感・膿性鼻汁，蜂窩織炎で

は皮膚の発赤・腫脹など痛み以外の症状を伴う．腫瘍はその部位に関連した痛みとなる．

診断手順

■ 必要な検査とそのポイント
① 問診
　痛みの性状，持続時間，範囲，トリガーの有無，随伴症状（発熱・鼻汁など）を詳細に確認する．片側性で短時間の鋭い痛みで随伴症状が乏しければ三叉神経痛を第一に考え，両側性の鈍痛で鼻汁などを伴えば副鼻腔炎を第一に考える．鈍痛で片側性である場合は歯性上顎洞炎など炎症性のこともあるが，腫瘍性の場合もあり注意が必要である．
② 視診・触診
　蜂窩織炎では痛みの部位の発赤・腫脹がみられたり，帯状疱疹では水疱・発赤などの皮疹がみられたりする．一方，三叉神経痛では視診では異常がみられない．
③ 検査
　三叉神経痛では症状が典型的ではなく，はっきりしないこともある．消炎鎮痛薬が無効であれば診断的治療としてカルバマゼピンの内服を試してみる．効果があった場合は三叉神経痛の可能性が高くなる．また神経痛を疑った場合は脳腫瘍などによる症候性の可能性についての確認が必要であるためCT/MRIが必要となる．
　副鼻腔炎や腫瘍性の場合は鼻咽腔ファイバースコープ検査による鼻内所見の観察に加えCT/MRIなどの画像検査が有用である．また痛みの場所が歯に近い場合は歯科でう歯などのチェックも必要な場合がある．

II．顔面のしびれ

症状（患者）の診かた

　顔面のしびれでは三叉神経から中枢にかけての神経回路のどこかが障害されている可能性が高い．末梢では悪性腫瘍などによる神経浸潤，中枢では脳腫瘍・脳梗塞などによるものの場合がある．

診断手順

■ 必要な検査とそのポイント
① 問診・触診
　感覚障害がいつからか，範囲がどこまでかの確認をまず行う．3分枝の支配領域に一致していれば末梢性の可能性が高く，すべて障害されていれば中枢性の可能性が高い．
② 検査
　CT/MRIによる頭蓋内病変の検索は末梢性，中枢性のいずれの場合でも必要である．末梢性の場合は障害枝によってはより下方まで検索が必要となり，副鼻腔や下顎までの画像検索を行う．

10. 鼻閉
nasal obstruction

野中　学　東京女子医科大学・教授

　鼻閉は鼻から上咽頭にかけて空気の通過を妨げる要素が生じ鼻呼吸がうまくいかない状態，普通に呼吸をしている状態で鼻を通る空気量が不十分と感じる自覚と定義されている．

症状（患者）の診かた

　鼻閉は，鼻腔や副鼻腔および鼻中隔に発症する種々の疾患が原因になっていることが多い．時に上咽頭に原因疾患が存在するほか，薬剤の影響で鼻閉が生じることがある．問診においては，まずはじめに両側性か片側性かを聞く．両側性の場合は炎症性疾患であることが多い．また，上咽頭の病変（アデノイド増殖症，上咽頭悪性腫瘍，先天性後鼻孔閉鎖

症)も両側性鼻閉の原因になる．次いで鼻漏など随伴症状の有無を聞く．鼻漏の性状(漿液性，粘液性，膿性，血性)まで聞くことは疾患を絞るうえで参考になる(表1)．

■ 起こり方
① 両側性鼻閉
　急性鼻炎，急性副鼻腔炎，慢性(肥厚性)鼻炎，アレルギー性鼻炎，血管運動性鼻炎，慢性化膿性副鼻腔炎，好酸球性副鼻腔炎，薬物性鼻炎，多発血管炎性肉芽腫症，悪性リンパ腫，アデノイド増殖症，上咽頭悪性腫瘍，先天性後鼻孔閉鎖症などがある．薬物性鼻炎は向精神薬，抗うつ薬，抗パーキンソン薬，利尿薬，降圧薬，抗ヒスタミン薬で報告がある．

② 片側性鼻閉
　鼻腔，副鼻腔の腫瘍(良性，悪性)，歯性上顎洞炎，副鼻腔真菌症，アレルギー性真菌性副鼻腔炎，上顎洞性後鼻孔ポリープ，血瘤腫，鼻中隔弯曲症，鼻内異物，先天性後鼻孔閉鎖症などがある．

■ 随伴症状
① 鼻漏
　1) 漿液性鼻漏：アレルギー性鼻炎に特徴的である．その他急性鼻炎の初期，血管運動性鼻炎，薬物性鼻炎でみられる．特殊なものとして，外傷後に鼻の変形による鼻閉に漿液性鼻漏を生じた場合の髄液鼻漏がある．

　2) 粘液性・粘膿性・膿性鼻漏：粘膿性あるいは膿性鼻漏は，急性副鼻腔炎，慢性化膿性副鼻腔炎，歯性上顎洞炎，副鼻腔真菌症，鼻内異物でみられる．粘液性鼻漏は慢性(肥厚)鼻炎やアレルギー性真菌性副鼻腔炎，好酸球性副鼻腔炎でみられる．

　3) 血性鼻漏：血瘤腫，悪性腫瘍，多発血管炎性肉芽腫症(ウェゲナー肉芽腫症)，悪性リンパ腫，時に上咽頭悪性腫瘍でみられる．

② 疼痛
　1) 前額部痛(眼痛)：急性副鼻腔炎(前頭洞炎)でみられる．

　2) 頭痛：急性副鼻腔炎(蝶形骨洞炎)でみられる．

表1　鼻閉をきたす主な疾患

鼻閉	鼻漏	疾患
両側性	漿液性	アレルギー性鼻炎，急性鼻炎(初期)，血管運動性鼻炎，薬物性鼻炎
	粘液性	慢性(肥厚性)鼻炎，好酸球性副鼻腔炎
	膿性	急性副鼻腔炎，慢性化膿性副鼻腔炎
	血性	多発血管炎性肉芽腫症，悪性リンパ腫，(時に)上咽頭悪性腫瘍
	なし	アデノイド増殖症，先天性後鼻孔閉鎖症
片側性	漿液性	髄液鼻漏(外傷性)
	粘液性	アレルギー性真菌性副鼻腔炎
	膿性	歯性上顎洞炎，副鼻腔真菌症，鼻内異物
	血性	血瘤腫，鼻腔・副鼻腔あるいは鼻咽腔の悪性腫瘍
	なし	鼻中隔弯曲症，鼻腔・副鼻腔あるいは鼻咽腔の良性腫瘍，上顎洞性後鼻孔ポリープ，先天性後鼻孔閉鎖症

　3) 頬部痛：急性副鼻腔炎(上顎洞炎)，歯性上顎洞炎などでみられる．

診断手順

　問診にて疑われる疾患を考え，視診(前鼻鏡検査，ファイバースコピー)，画像検査，組織検査を適宜行い診断する．

① 視診
　前鼻鏡検査は，鼻腔前方の病変の同定に有用である．総鼻道や中鼻道，下鼻甲介，鼻中隔の病変を確認する．そののち必要に応じて，ファイバースコピーを行う．鼻腔後方の病変の同定に有用で，特に中鼻道の後半や下鼻甲介後端の病変および上咽頭の観察に優れている．

　下鼻甲介の所見は，急性鼻炎や薬物性鼻炎では発赤腫脹，慢性(肥厚性)鼻炎では表面不整の腫脹，アレルギー性鼻炎では一般に蒼白

腫脹，血管運動性鼻炎では暗赤色あるいは青紫色，多発血管炎性肉芽腫症では肉芽様で痂皮形成を特徴とする．さらに鼻漏の性状を加味して疾患を考える．炎症性の粘膜変化（浮腫，発赤など）と異なる病変を認める場合には腫瘍性病変を考える．特に癌の場合には白苔の付着，潰瘍・壊死，角化・増殖性変化を伴うことが多い．

② 画像検査

単純 X 線検査〔後頭前頭撮影法と後頭頤法（ウォータース法）〕は簡便に撮影でき，画像診断の基本である．軟部組織病変と骨病変，石灰化病変，あるいは軟部組織病変と骨との関係が検出可能な CT は大変有用である．一方，MRI は骨や気体から信号が得られないが，コントラスト分解能が高く軟部組織病変の質的診断に優れている．炎症性粘膜肥厚，囊胞，腫瘍の鑑別診断に有効である．特に，悪性腫瘍や副鼻腔真菌症を疑う場合には CT に加え MRI を行う．

③ 組織検査

腫瘍性病変が疑われる場合には組織検査を行う．血管新生の豊富な腫瘍性病変がしばしばみられるので，生検時の出血に対応できる準備をしてから組織検査を行う．

■ クリニカル・ポイント

☆血管収縮薬の頻用による薬物性鼻炎，向精神薬，抗うつ薬の内服による副作用としての鼻閉を念頭におき問診を行う．
☆ファイバースコピーによる鼻腔内の詳細な視診は大変重要である．

11. 鼻漏
rhinorrhea, nasal discharge

松原　篤　弘前大学・教授

鼻汁は本来生理的なものである．正常な鼻汁は，鼻腔・副鼻腔粘膜上皮の杯細胞や上皮下の鼻腺から1日に1L以上も分泌され，粘膜上皮を覆う粘液層を形成する（図1）．この粘液層は，吸気への加湿や粘液線毛輸送による異物の吸着に重要な役割をはたし，最終的には嚥下により処理される．これが種々の原因により過剰に分泌され，症状として自覚されるようになった場合を鼻漏とよび，咽頭へ落ちる場合は後鼻漏となる．

症状（患者）の診かた

■ 原因と鼻漏の性状

鼻漏は，その性状から漿液性（水様性），粘液性，膿性，血性などに分けられ，各々原因により鼻漏の性状が異なる．

① 漿液性鼻漏

a) 鼻過敏症に起因：アレルギー性鼻炎，血管運動性（本態性）鼻炎，好酸球増多性鼻炎では漿液性鼻漏を呈する．アレルギー性鼻炎では，抗原抗体反応によって肥満細胞からヒスタミンが遊離され，粘膜の三叉神経のヒスタミン受容体に結合する．求心性の神経刺激は分泌中枢に伝わり，副交感神経を経て神経終末からアセチルコリンが放出され鼻腺を刺激し鼻汁の分泌が亢進する．また一部には，ヒスタミンやロイコトリエンなどによる鼻腺の直接の刺激や，血管透過性亢進による血漿の漏出なども鼻汁の形成に関与する（図1）．血管運動性鼻炎および好酸球増多性鼻炎では，抗原が同定されずⅠ型アレルギーとは機序が異なるが，鼻腺からの鼻汁が過剰に分泌される状態である．

b) 急性鼻炎に起因：ウイルス感染により初期には漿液性の鼻漏を呈する．

c) 鼻性髄液漏に起因：外傷による頭蓋底骨折や手術時の頭蓋底損傷により生じた髄液漏では，持続する漿液性鼻漏が特徴的である．まれながら特発性の鼻性髄液漏もある．

② 粘液性鼻漏，膿性鼻漏

a) 慢性炎症に起因：慢性鼻炎では，鼻腔の急性炎症が反復，あるいは炎症が持続する

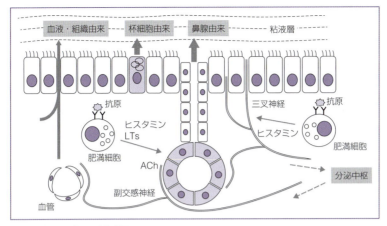

図1 鼻汁の成因の模式図
鼻腺(粘液腺・漿液腺)と杯細胞由来の分泌液，および血管や組織からの滲出液が鼻汁となり，粘膜上皮を覆う粘液層(mucous blanket)が形成される．アレルギー性鼻炎では，肥満細胞から化学伝達物質腺細胞が放出され，鼻腺からの鼻汁分泌が亢進する．
LTs：ロイコトリエン，ACh：アセチルコリン．

ことにより，粘液性の鼻漏を呈する．慢性副鼻腔炎は，副鼻腔の持続的な細菌感染などによる慢性炎症に起因するもので，その病態は鼻・副鼻腔粘膜の腺細胞の増加であり，鼻漏は粘膿性であることが多い．

　b) 急性炎症に起因：急性鼻炎の後期では，経過とともに上皮の障害が進行するため，漿液性から粘膿性〜膿性鼻漏に変化する．急性副鼻腔炎は，ウイルス感染に引き続き副鼻腔に細菌感染をきたした状態で，中鼻道の粘膿性から膿性の鼻漏が特徴的である．歯性上顎洞炎や副鼻腔真菌症でも同様の所見をとる．

　c) 鼻腔異物に起因：小児では異物を挿入した側の膿性鼻漏の原因となる．

③ 血性鼻漏

　a) 悪性腫瘍に起因：上顎癌などの悪性腫瘍では膿性〜血性鼻漏をきたし悪臭も伴う．

　b) 特異性炎症に起因：多発血管炎性肉芽腫症(granulomatosis with polyangiitis：GPA)を含めた特殊な肉芽腫形成性の疾患では膿性〜血性鼻漏を呈する．

診断手順

■ 必要な検査とそのポイント
① 問診
　鼻漏の性状，発症の時期と経過，随伴症状，悪臭の有無，および片側か両側かなどをよく聴取する．感冒症状に伴うものであれば，急性鼻炎または急性副鼻腔炎を考慮し，くしゃみ・鼻閉・鼻のかゆみを伴えば鼻過敏症を疑って，症状が誘発される状況について聞きとり，原因の検索を進める．

② 視診
　前鼻鏡検査により，鼻漏の性状と位置を確認する．鼻漏が充満していれば吸引後に，ファイバースコープを用いて精査を行う．中鼻道に膿性鼻漏を認めれば副鼻腔炎が疑われる．上方からの漿液性鼻漏の流出が確認できれば鼻性髄液漏を疑う．また粘膜の性状が肉芽様であれば，腫瘍性病変や特殊炎症に留意して検査を進める．

③ 検査

鼻過敏症の診断には，鼻汁好酸球染色と，皮膚テストあるいは血液検査による特異的IgE抗体検査が必要である．両者が陽性であればアレルギー性鼻炎，両者が陰性であれば血管運動性鼻炎，鼻汁好酸球染色のみ陽性であれば好酸球増多性鼻炎の診断となる．粘膿性鼻漏では細菌検査および単純X線検査を行う．一側性病変の場合や症状が持続する場合には鼻・副鼻腔CTにより精査する．さらに，腫瘍性病変が疑われる場合には造影MRIが有用であるが，腫瘍および特異性炎症の確定診断のためには生検による病理学的検査が必要である．鼻性髄液漏を疑う場合にはテステープによる糖の検出を行い，CTとMRIにより部位の同定を行う．

■ 診察上の注意点

鼻咽喉ファイバースコープを活用することにより，鼻漏の性状や位置を把握し，副鼻腔炎や鼻性髄液漏の鑑別を行う．また粘膜の性状にも注意して腫瘍性疾患や特異性炎症を見逃さないように努める．

■ 診療マネジメント

問診と視診による鼻漏の性状によって原因疾患を絞り込み，必要な検査を追加する．アレルギー性鼻炎では，特異的IgE抗体検査の結果が必ずしも原因抗原を特定しているとは限らない．症状の誘因などに関する丁寧な問診が何よりも重要である．

■ クリニカル・ポイント

☆早期の上顎洞癌は，単純X線検査だけでは診断が困難なことがある．一側陰影や，疑わしい随伴症状があれば積極的にCTおよびMRIによる精査を行う．

☆鼻性髄液漏では，髄膜炎発症のリスクがあり早期診断が重要である．テステープによる糖の検出，確定診断としてのβ-2トランスフェリンを早期の時点で考慮する．

12. 後鼻漏
postnasal drip

内藤健晴　藤田医科大学・前教授

後鼻漏とは鼻咽腔に何かがあると感じ，これを繰り返しの嚥下などの意図的な排除運動で除去できない状態をいう．耳鼻咽喉科診療で一般にみられる後鼻漏は，鼻汁が鼻腔より咽頭に流下することが原因として最も多く，これを狭義の後鼻漏とよんでいる．この場合は慢性の湿性咳嗽をきたすことが多い．意図的に排除できない頑固な後鼻漏では後鼻孔ポリープを代表とする腫瘍性病変が考えられる．

症状（患者）の診かた

■ 原因

慢性副鼻腔炎が最も多い．アレルギー性鼻炎や血管運動性鼻炎も原因となるが分泌液の性状からか苦痛が少ない．その他，後鼻孔ポリープ，鼻咽腔腫瘍，鼻咽頭管遺残，振子様扁桃，胃食道逆流症（gastroesophageal reflux disease：GERD），心因性などがある．

■ 経過

原因がわかれば，それぞれに見合った治療を行う．それでも改善しない場合は原因の重複（例：アレルギー性鼻炎とGERDの合併）や心因性を考える．

診断手順

■ 必要な検査とそのポイント

① 問診

副鼻腔炎のことが多いので，鼻閉，頭重感など副鼻腔炎を疑う症状や夜間にひどくなる湿性咳嗽の有無を尋ねる．アレルギー性鼻炎の場合はくしゃみ，水様性鼻漏などの症状と症状の起こる状況を聞く（例：屋外で，掃除のとき，ネコを触るときひどくなるなど）．

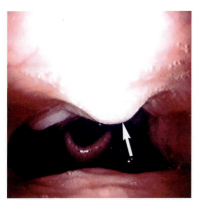

図1　鼻咽腔ファイバースコープ所見
咽頭後壁を流下する粘膿性の後鼻漏(矢印).

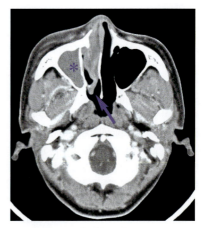

図2　副鼻腔 CT 画像(軸位断)
右上顎洞内に陰影を認め(*), 上顎洞から鼻腔内に流出している分泌物が後方に流下している(矢印).

腫瘍やポリープの場合は症状が持続的で頑固となる. GERD では胸やけ, 呑酸, げっぷの有無を聞き取る.

② 視診

舌圧子で舌奥を下げ, 口腔咽頭後壁に存在する粘膿性や粘液性の分泌物や腫瘍性病変を直視する. しかしこれで所見が得られないことも多いので, 鼻腔・鼻咽腔ファイバースコープ検査の施行が推奨される.

具体的には鼻腔・鼻咽腔ファイバースコープ検査により, 鼻腔から後鼻孔を経由して鼻咽腔に流下する粘膿性, 粘液性, 漿液性の分泌物を確認する(図1). 粘膿性分泌物の場合, 前頭洞, 前部篩骨洞, 上顎洞炎では中鼻道から, 後部篩骨洞, 蝶形洞炎では上鼻道からそれぞれ後鼻孔に流下する. 1回の検査では分泌物がたまたま観察できないことがあるので, 慢性の症状の場合は繰り返しの検査が必要となる. また, 分泌物ばかりではなく後鼻孔ポリープや鼻咽腔の腫瘍性病変の存在も観察する. GERD が疑われる場合は喉頭までファイバースコープを入れて披裂間ヒダの肥厚の存在を確認することが有用である.

③ 検査

副鼻腔, 上咽頭の画像検査を行う. ファイバースコープで後鼻漏がみられなくても副鼻腔炎が疑われる場合は副鼻腔 CT が有用である(図2). 鼻咽腔の腫瘍の場合には腫瘍の範囲や性質を知るために造影 CT や MRI が必要となる. 膿性の分泌物があるときは細菌検査も治療法の選択上, 重要となる(例:嫌気性菌, 耐性菌, 真菌).

■ 診察上の注意点

副鼻腔炎の原因として歯性, 真菌性, 腫瘍の合併の場合もあるので, 漫然と単純な副鼻腔炎として治療をするのではなく, 原疾患の治療を考慮すべきである. 時に後鼻漏と痰との区別がつかずに下気道病変〔慢性閉塞性肺疾患(chronic obstructive pulmonary disease:COPD)など〕からの分泌物と混同している症例があるので, COPD や副鼻腔気管支症候群, 嚥下性肺炎の存在も忘れてはならない.

■ 診療マネジメント

① 原因の絞り込み

代表的な検査の鼻腔・鼻咽腔ファイバースコープ検査で鼻腔, 後鼻孔, 鼻咽腔, 喉頭を観察し, 後鼻漏の存在あるいは後鼻漏の原因となりそうな病変の確認をすることでかなり絞り込める. 副鼻腔炎や鼻咽腔の画像検査は

その助けとなる．原因が想定されたらそれぞれに見合った治療を行う．例えば，副鼻腔炎ではマクロライド系抗菌薬や粘液溶解薬の投与，アレルギー性鼻炎であれば抗ヒスタミン薬の投与，GERDであればプロトンポンプ阻害薬（proton pump inhibitor：PPI）の投与，後鼻孔ポリープであれば手術などを行う．

② 原因の特定や診断が容易でない例

後鼻漏で最も困るのが原因が特定できないときである．副鼻腔炎，アレルギー性鼻炎，後鼻孔ポリープ，鼻咽腔の腫瘍性病変，GERDなどが否定された場合，心因性の原因を疑いCornell Medical Index（CMI）やうつ問診票検査を行い，抗不安薬，抗うつ薬などを投与してみる．時には精神科医の協力を得ることも有益である．

■ クリニカル・ポイント

☆後鼻漏の一般的な原因は副鼻腔炎だが，時にアレルギー性鼻炎でも注意が必要である．
☆分泌物による後鼻漏でない場合は後鼻孔ポリープや鼻咽腔腫瘍など腫瘍性の原因も考慮する．鼻腔，副鼻腔，鼻咽腔など近傍の原因だけではなくGERDも念頭におく．
☆いずれも該当しないときには心因性も考慮する．

13. 鼻出血
nasal bleeding, epistaxis

菊地　茂　埼玉医科大学総合医療センター・教授

鼻出血は日常診療で遭遇することの多い耳鼻咽喉科救急疾患の1つである．鼻中隔前方のキーゼルバッハ部位からの出血では出血点の確認や圧迫・焼灼などの局所処置が容易であるが，鼻腔後部からの出血では出血点の確認や止血処置が困難なため，入院や手術的治療を要する重篤な鼻出血症例も少なくない．

■ 鼻腔の血管と出血部位

鼻腔の血管は大きく内頸動脈系と外頸動脈系に分けられる．鼻腔上部約1/3は内頸動脈系の眼動脈から分枝した前篩骨動脈，後篩骨動脈から主として血流を受けている．一方，残りの部位は外頸動脈の分枝である顎動脈，顔面動脈から血流を受ける．顎動脈の主要分枝である蝶口蓋動脈は翼口蓋窩から蝶口蓋孔を経て鼻腔に入る．蝶口蓋動脈は鼻中隔に分布する中隔後鼻動脈と鼻腔側壁に分布する外側後鼻動脈に分かれる．前者は大口蓋動脈，上口唇動脈，前篩骨動脈と鼻中隔前方のキーゼルバッハ部位にて吻合する．

症状（患者）の診かた

■ 原因

鼻出血の原因が鼻・副鼻腔の局所的なものに由来するものと，全身疾患に由来するものに大別できる．局所的な原因では，鼻いじりや鼻かみなどの機械的な鼻粘膜への刺激，鼻粘膜の乾燥，鼻中隔弯曲，アレルギー性鼻炎や急性鼻炎などの炎症によるものが多いが，まれに鼻副鼻腔の悪性腫瘍，出血性鼻茸，血管腫などが原因となることもある．一方，全身的な要因としては，高血圧，血液疾患（血小板減少症，白血病など）や高度の肝機能障害に起因する凝固異常などが原因あるいは誘因となることがある．

■ 鼻出血患者の診かた

出血点の確認と，鼻出血に対する処置に入る前に行うべきことは，全身状態の確認と詳細な問診であるが，出血が激しい場合には，止血処置を行いながらこれらの手順を並行しなければならない場合もある．

① 全身状態の確認

患者の意識状態，脈拍，血圧などのバイタルサインを確認し，必要に応じて血管確保と血液学的検査を施行する．

② 問診

問診すべき事項としては，鼻出血の誘因・

原因，出血側，出血量と持続時間，基礎疾患（特に高血圧，肝機能障害，血小板減少症，血液凝固異常など）や服薬歴（特に抗凝固薬使用の有無）などを聴取する．

診断手順

■ 出血点の確認

患者に坐位をとらせ，膿盆を持たせてやや前屈にし，前鼻孔から出血するか，咽頭にも大量に出血がまわるかをまず観察する．咽頭にまわる出血の量が多いときは，鼻腔後部からの出血である場合が多い．血圧低下や貧血が高度である場合には，側臥位にしながら出血点を確認するが，いずれの場合にも血液や凝血塊の誤嚥や嚥下を避けるようにする．最も頻度の高い部位であるキーゼルバッハ部位からの出血では，前鼻鏡検査にて出血部位の確認は容易であるが，鼻腔後部からの出血ではファイバースコープや硬性内視鏡による確認が必要となる場合が多い．鼻腔や上咽頭に腫瘍性病変などがないかどうかも確認する必要がある．

診察時にすでに出血が止まっている場合には，凝血塊を除去後に，鼻腔粘膜に存在する細かな損傷や血管の怒張，拍動，凝血塊の存在部位などから出血部位を推定する．

■ 診察上の注意点

十分な精査を行っても出血部位が特定できない場合には，副鼻腔からの出血も考えられるため，副鼻腔のX線撮影，CT，MRIなどの画像診断も必要に応じて施行する．

■ 診療マネジメント

鼻出血の止血法は，化学的腐食薬や電気凝固による焼灼，ガーゼタンポンなどによる圧迫止血，内視鏡下止血術，動脈結紮術，動脈塞栓術などの外科的止血術に大別できるが，出血部位や難治度によって止血法を選択する．鼻出血の部位はキーゼルバッハ部位を含む鼻腔前部，鼻腔上部(嗅裂，中鼻道)，鼻腔後部(中鼻甲介，下鼻甲介，下鼻道)に大別す

ると考えやすい．

通常は外来で十分に止血できていれば帰宅させる．しかし帰宅させると再び著明な出血をきたす可能性が高いとき，後鼻孔バルーンやベロック（Bellocq）のタンポンを挿入したとき，ショック状態や高度の貧血（血清 $Hb<8\,g/dL$）があるなど全身状態が不良なときは入院治療に切り替える．

■ 具体的な止血法

① 鼻腔前部（キーゼルバッハ部位など）からの出血

鼻腔前部，特にキーゼルバッハ部位からの出血の場合には，出血が少量であればエピネフリンとリドカインを浸したコメガーゼで止血し，出血点に対して電気凝固または化学剤（硝酸銀など）による焼灼を行う．確実に止血されていれば，綿栓を前鼻孔に挿入し，帰宅させる．出血が多いときや焼灼によって止血に至らない場合にはガーゼタンポンを挿入する．ガーゼタンポンの挿入後，通常3日ほどしてパッキングガーゼを抜去し，十分に止血されているかどうか確認する．鼻腔前部からの出血では，ほとんどの場合，以上の処置にて止血できる．

② 鼻腔上部からの出血

出血点が明らかで電気凝固，化学剤による焼灼が可能であれば，これらの対応のみでよい．中鼻道上部や嗅裂で出血点が確認しづらいときは，ガーゼタンポンなどによる圧迫止血を行う．この部位は前篩骨動脈など内頸動脈由来の血管によって支配される領域を含むため，動脈塞栓術は困難であり，顎動脈や蝶口蓋動脈の結紮も無効なことが多く，ガーゼによる止血が不可能な場合は内視鏡下または鼻外法による前篩骨動脈結紮術を考慮する．

③ 鼻腔後部からの出血

下鼻甲介の後端付近など鼻腔後部から出血では，一般に出血量が多く，かつ出血点の確認や止血処置が難しいので，入院加療になる症例が多い．出血点が確認でき，内視鏡下に止血操作可能な部位では，電気凝固やレー

ザー焼灼を行う(半導体, KTPなど). なお, 炭酸ガスレーザーは止血作用が弱いため, 鼻出血の止血にはあまり適さない.

出血部位では内視鏡下に血液を吸引しながら止血操作を行うことは容易でない. そのときは吸引管とモノポーラを組み合わせて, 血液を吸引しながら出血点を凝固する方法が便利である. 出血部位が鼻腔後部の場合, 正確な出血部位が特定できない場合, 内視鏡下に止血しづらい場合では, 後鼻孔バルーンを留置し, 軟膏ガーゼによる圧迫も併用する. 以上の処置を施行しても多量の鼻出血を反復する症例では, 内視鏡下に蝶口蓋動脈をクリッピングする方法がとられる. 何らかの理由でクリッピングができない場合には, 動脈塞栓術または顎動脈結紮術, 外頸動脈結紮術といった術式を選択する方法もある.

■ クリニカル・ポイント
☆鼻出血患者を診る際に重要なのは, 全身状態の確認, 丁寧な問診, 出血点の確認の3点である.
☆止血に際しては, 出血部位を鼻腔前部, 鼻腔上部, 鼻腔後部に分けて考えると対応しやすい.
☆鼻腔前部や鼻腔上部からの出血では電気凝固やガーゼタンポンによる圧迫止血でほとんど対応可能である.
☆鼻腔後部からの出血に対しては, 内視鏡下に電気凝固を行って止血するが, 止血困難な場合や出血点が不明確な場合には後鼻孔バルーンやベロックのタンポンを使用する. それでも止血困難な場合には蝶口蓋動脈のクリッピング, 顎動脈の結紮などを考慮する.
☆鼻出血の部位, 重症度に応じて, さまざまな止血手技を身につけておく必要がある.

14. くしゃみ
sneezing, sneeze

竹野幸夫　広島大学・教授

くしゃみはヒスタミンなどによる三叉神経知覚神経終末刺激による神経反射が, 遠心性インパルスとして顔面表情筋(顔面神経)や呼吸筋(迷走神経, 横隔神経)に伝達することにより生じる不随意反射運動である. また特殊な例として, 視覚に対する強い光刺激などでも同様の反射経路でくしゃみが生じることがある(光くしゃみ反射).

なお, くしゃみ発作自体はきわめて生理的な現象である. 鼻腔粘膜が本来有する異物除去作用の変調現象ともとらえることができ, 生体防御と恒常性の維持に重要な役割を有している. しかしながら, 数十回以上に及ぶ連日のくしゃみ発作は, 大気汚染物質などによる環境因子, アレルギー炎症に伴う上皮障害, 粘膜バリア機構の破綻に伴う軸索反射の亢進などの因子が複雑に絡み合っている.

症状(患者)の診かた

くしゃみは鼻汁分泌(鼻漏)とともに種々の鼻疾患における代表的な主要症状である. 鼻腔内の知覚伝達は三叉神経が支配しており, 三叉神経節由来の求心性線維(有髄のAδ神経線維と無髄C線維)が分布している. 機械的刺激, 寒冷・温熱刺激, 物理化学刺激(高張食塩水, ヒスタミン, ブラジキニン, プロスタグランジン, カプサイシンなど), さらには種々のアレルゲンなどによる刺激を受けると, 求心性線維はこれらの知覚刺激を求心性に中枢に伝達する. 同時に, 神経終末の軸索反射(axon reflex)によって神経物質(tachykininsなど)を放出する. 結果として神経原性炎症とよばれる粘膜の過敏性亢進が生じる. さらに炎症細胞浸潤の誘導と上皮障害による

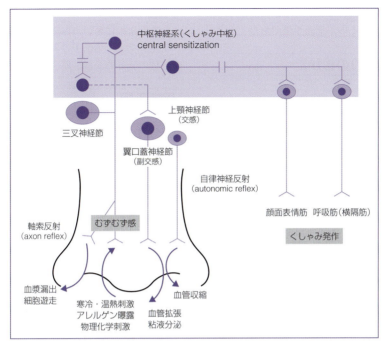

図1 鼻腔の神経支配とくしゃみ・むずむず感の模式図

神経終末の露出が生じ，炎症の悪循環サイクルを生じることとなる(図1)．さらにこれらの神経物質は中枢神経とのシナプスでも放出され，中枢感作(central sensitization)とよばれる通常の刺激に対しても過剰な遠心性投射を生じる(例：アレルギー性鼻炎患者におけるくしゃみ・咳反射の亢進など)．

診断手順

くしゃみ発作を誘発する代表的な疾患として，感冒に伴う急性(ウイルス性)鼻炎，アレルギー性鼻炎(花粉症)，原因抗原が同定できない血管運動性鼻炎(本態性鼻炎)などがある．いずれも鼻粘膜の過敏性が亢進している病態である．これらの鑑別には，問診による鼻症状の発症経過と併発症状の有無の聴取，下鼻甲介粘膜の色調や腫脹程度など鼻内所見，鼻汁好酸球検査，アレルギー検査などが有用である．

15. 嗅覚障害
olfactory dysfunction

三輪高喜　金沢医科大学・主任教授

嗅覚障害は，嗅覚低下，嗅覚脱失を主訴とする量的障害と，異嗅症や嗅覚過敏，嗅盲などの質的障害とに分けられる．また，障害部位からは，嗅粘膜までにおい分子が届かないために起こる気導性嗅覚障害，嗅粘膜と嗅神経の障害による嗅神経性嗅覚障害，嗅球から中枢の障害による中枢性嗅覚障害とに分けられる．最も多い原因は慢性副鼻腔炎であり，

耳鼻咽喉科としては鼻から中枢に向かって診断を進めていくのが常套手段である.

症状(患者)の診かた

■ 原因
① 気導性嗅覚障害
慢性副鼻腔炎, アレルギー性鼻炎, 鼻中隔弯曲症など鼻副鼻腔疾患により嗅粘膜への気流が途絶えるために起こる嗅覚障害である. 外傷や手術で気流障害が発生しても起こる.
② 嗅神経性嗅覚障害
感冒後嗅覚障害が代表的であり, ウイルスにより嗅細胞が傷害され発生するとされている. 中高年の女性に発生頻度が高いがその理由は明らかにされていない. 薬物ならびに有毒ガスなどでも嗅神経が傷害されて嗅覚障害を引き起こす.
③ 中枢性嗅覚障害
嗅球から嗅索, 大脳基底部, 眼窩前頭皮質などの頭蓋内の嗅覚伝導路の障害によって発生する. 原因として最も多いのは頭部外傷である. アルツハイマー病, パーキンソン病などの神経変性疾患において, 発症前期あるいは早期に嗅覚障害が高頻度に発生する.

■ 質的嗅覚障害
① 異嗅症
嗅いだにおいが以前と異なって感じる, 何のにおいを嗅いでも同じにおいとして感じるなどの刺激性異嗅症と, においがないところでも常ににおいを感じる, においが突然, 鼻や頭の中に現れるなどの自発性異嗅症とに分けられる. 異嗅症は量的障害に合併して現れることが多く, 前者は嗅神経性嗅覚障害の回復期に出現し, 後者は外傷性嗅覚障害で現れることが多い.
② 嗅覚過敏
常ににおいが鼻について不快であると訴える. 異嗅症と似た症状であるが, 嗅覚低下や脱失を合併することはなく, 心因性あるいは精神疾患の一症状と考えられる.

③ 嗅盲
ある特定のにおいのみ感じることができない状態を指す. 遺伝子の異常による, におい受容体の部分的脱落が原因とされている.

診断手順

■ 必要な検査とそのポイント
① 詳細な問診
感冒後嗅覚障害, 外傷性嗅覚障害, 薬物性嗅覚障害などは, 問診が原因特定のための唯一の手段といっても過言ではない.

発症時期あるいは気づいた時期, 思いあたる原因, 発症様式(突然か徐々にか), 発症後の変動の有無, 既往歴, 薬物服用歴, 障害の程度, 異嗅症の有無, 味覚障害の有無, 喫煙歴, 鼻閉, 鼻漏など他の鼻症状の有無, 鼻疾患の既往について尋ねる.
② 視診
内視鏡による観察が不可欠である. 嗅粘膜は鼻腔深部上方の上鼻甲介とそれに対向する鼻中隔に存在するため, 上鼻甲介まで観察する必要がある. 同時に鼻茸を含め, 副鼻腔炎の有無も確認する. 内視鏡での観察に際し, 局所麻酔薬や粘膜収縮薬を使用すると, その後の嗅覚検査の結果に影響を及ぼすため, 診断手順に配慮が必要である.
③ 画像診断
単純X線検査では嗅裂や篩骨洞の状態の診断は困難であり, CTを撮影する. 冠状断撮影により嗅裂までの気道の状態が観察できるとともに, 副鼻腔炎, 鼻中隔弯曲症の有無が診断できる. 中枢性嗅覚障害が疑われる場合はMRIを行う. 外傷性嗅覚障害では, 前頭葉下方の状態を観察するとともに, 反衝損傷により発生することも多いため, 後頭部の損傷の有無を確認する.
④ 嗅覚検査
「嗅覚検査」の項(➡ 126頁)参照.

■ 診察上の注意点
感冒, 外傷などの明らかな誘因がなく, 鼻

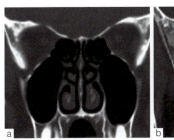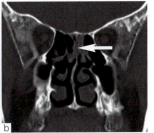

図1　鼻副鼻腔 CT 画像
a：正常例，b：嗅裂炎症例．矢印は嗅裂閉鎖．

腔内に鼻茸など慢性副鼻腔炎の所見を認める場合は診断は容易である．しかし，誘因がなく鼻腔内にも一見，異常を認めない場合には原因解明が困難となる．その場合，内視鏡検査あるいは画像診断により，嗅裂の開存の有無の確認が必要であり（図1），嗅裂が閉鎖しなおかつ静脈性嗅覚検査で嗅感が出現するようならば，呼吸性嗅覚障害の可能性が高く，粘膜収縮薬やステロイドの点鼻を試みる．

■ 診療マネジメント

① 原因の絞り込み

問診により感冒後嗅覚障害，外傷性嗅覚障害，薬物あるいは有害物質による嗅覚障害は診断が可能である．次に内視鏡検査を行うことにより，原因として最も多い副鼻腔炎の診断ができる．それでも原因がわからない場合は，CT，MRI などの画像診断を行う．

② 原因の特定や診断が容易でない例

内視鏡検査で嗅裂が開放しており，画像診断で中枢病変も認めない場合にはさらに原因特定は困難である．高齢者で発症機転が明らかでない場合は加齢性嗅覚低下とし，急性発症の場合は特発性とせざるをえないが，真に特発性嗅覚障害例は少なく，詳細な病歴聴取が重要である．また，嗅覚障害が神経変性疾患の前駆症状であることから，認知機能の低下を問うとともに，精神科，脳神経内科へのコンサルトも考慮する必要がある．

■ クリニカル・ポイント

☆嗅覚障害患者は QOL が低下するとともに，日常生活での危険にもさらされる．嗅覚が低下すると味覚も低下し，食欲の低下や調理の困難さをきたす．調理人にとっては深刻な問題である．また，日常生活の危険としては，食品の腐敗に気づかない，煙やガスに気づかないなどの問題が挙げられる．さらに衛生に無頓着になったり，逆に過度に気にするようになり香水やコロンの使用量が増えることもあるため，患者にはそれらの点について注意喚起が必要である．

16. 頬部腫脹

swelling of buccal region

田中秀峰　筑波大学・講師

眼角より下方，口角より上方，耳前部より前方の主に顔面前部の腫脹を示す．腫脹の原因には，頬部の皮膚軟部組織，鼻副鼻腔，上顎歯牙，顎関節，耳下腺をはじめとする唾液腺組織，眼窩周辺組織など局所が原因となる場合や，全身疾患の一部として発症する場合もある．病歴聴取から視診・触診を含めた診察，そして画像検査や血液検査などを通して診断を進めていく．

症状(患者)の診かた

頬部腫脹をきたして来院する患者には，外傷によるもの，炎症を伴うもの，囊胞や腫瘍を原因とするもの，全身性疾患の一部症状として受診されるものなど原因はさまざまであり，このことを念頭におき診察をする.

腫脹の時間的経過を問診しておくことは，腫脹の原因を推察するうえで大切である．数時間での腫脹であれば，外傷による変化や浮腫などを念頭におく．2, 3日で腫脹してきたのであれば，炎症性病変を中心に考える．3, 4週間以上の経過で腫脹してきたのであれば，腫瘍性病変や囊胞性疾患を念頭におくと，鑑別すべき疾患をある程度絞って診察することができる．ただ，典型的な経過を示さない症例もあるので注意は必要である.

患者の診察において，何が腫脹しているかを見極めることが最も重要である．患者を正面から診察しただけでは腫脹がわかりにくいことがあるが，側面や斜め，頭部上方から観察すると，頬部の左右非対称性がわかりやすくなり，腫脹の程度や範囲を把握しやすくなる．左右対称性に腫脹した場合は，眼窩縁からの突出の程度や触診による判断が必要となる.

腫脹しているものとして，頬部皮下組織，顔面骨(上顎骨や頬骨)，歯肉・頬粘膜，耳下腺，側頭下窩組織，涙囊，眼窩組織などが挙げられ，この判断には触診が有用である．わかりにくいときは左右を同時に触診することで，頬部の皮膚軟部組織の厚みの違いや弾力などの性状の違い，上顎骨の形状の違いなどが認識しやすくなり参考になる.

■ 原因疾患
① 外傷
顔面骨(上顎骨や頬骨)の骨折，頬部皮下の浮腫，皮下血腫，皮下気腫，皮下膿瘍など.

② 炎症性疾患
急性副鼻腔炎の頬部皮下への炎症波及，副鼻腔囊胞感染，副鼻腔真菌症，頬部蜂窩織炎，丹毒，頬部皮膚の粥瘤，歯肉炎・涙囊炎・眼窩蜂巣炎の波及，耳下腺炎など.

③ 囊胞性疾患および液体貯留
術後性上顎囊胞，原発性上顎囊胞，鼻前庭囊胞，歯性上顎囊胞(歯根囊胞，濾胞性歯牙囊胞)，唾液腺管囊胞，唾石症による耳下腺腫脹など.

④ 腫瘍性疾患
上顎癌などの上顎腫瘍，歯肉癌やエナメル上皮腫など歯原性腫瘍，頬粘膜腫瘍，悪性リンパ腫，耳下腺腫瘍，涙囊・鼻涙管腫瘍，線維性骨異形成症，骨腫，咬筋肥大症，咬筋内腫瘍，血管腫，リンパ管腫など.

⑤ 全身性疾患
血管性浮腫(クインケ浮腫)，遺伝性血管性浮腫(hereditary angioedema：HAE)，丹毒，ステロイド長期投与による満月様顔貌など.

診断手順

■ 診察・検査とそのポイント
① 問診
年齢，手術歴(特に鼻副鼻腔手術歴)，家族歴(全身性疾患や浮腫など)，急性腫脹か慢性腫脹か，反復性か，疼痛・発熱の有無，全身疾患の有無，視力障害や複視の有無，眼脂の有無など.

② 視診
さまざまな方向からの顔面の観察が必要である．頬部皮膚の色調，顔面の運動麻痺の有無，開口障害の有無，眼瞼の腫脹，眼球結膜の色調や性状，眼脂の有無，口腔内からの観察で頬粘膜・口蓋・歯肉粘膜の腫脹やびらん・潰瘍性病変の有無，う歯の有無など.

③ 触診
腫脹部位の弾力・硬さ・圧痛・感覚麻痺・握雪感・浮腫の有無，上顎骨の変形，耳下腺腫脹，歯の叩打痛など.

④ 眼症状
眼痛，眼球突出，眼球偏倚，視力障害，眼球運動障害，眼脂の有無など.

⑤ 鼻咽腔ファイバースコープ検査

総鼻道や上・中・下鼻道の観察，下鼻甲介や鼻堤部の腫脹，後鼻漏の有無，血性鼻漏の有無，腫瘍などの鼻副鼻腔疾患の有無など．

⑥ 画像検査

体表エコー検査では，腫脹した頬部皮下の状態や頬部嚢胞性病変や腫瘍性病変，副鼻腔の状態もある程度観察できる．

単純X線検査では，副鼻腔の観察にはコールドウェル法やウォータース法，歯牙や歯槽の観察にオルソパントモグラフィー，頬骨の観察に頭部軸位撮影法など，症状に応じて撮影法を選択する．

単純CT検査は，総合病院においては比較的容易に施行可能である．thin-slice CTで撮影すればMPR（多断面再構築）像の作成により，軸位断，冠状断，矢状断，または3Dの画像が得られ診断に有用である．特に3D画像は，顔面骨骨折の診断に有用である．またWL（ウィンドウレベル）とWW（ウィンドウ幅）を変えることで，骨病変から軟部組織までの変化がわかり，副鼻腔疾患や深部組織の腫脹の場合でも，腫脹の部位診断に大変有用である．また，炎症や腫瘍性病変が疑われるときは，必要であれば造影検査も追加する．

MRI検査は，腫瘍性病変や嚢胞性病変などの質的鑑別，腺組織や筋組織など腫脹した軟部組織の鑑別に有用である．

■ 診療マネジメント

頬部腫脹の原因として，炎症性のものと腫瘍性のものを見逃さないことが最も大切である．炎症性の場合は，発赤・腫脹・圧痛を伴うことが多く，患者も苦痛を伴っているので，診断を早期につけて治療を開始したい．血液検査で，白血球数・血液像・CRP値などを参考に炎症の程度を把握し，抗菌薬や抗炎症薬，鎮痛薬などの投与を検討する．また，腫瘍性の場合も，炎症が加わり圧痛を呈することがあるので注意が必要で，血液検査や画像検査など他の検査も組み合わせて判断する必要がある．万一，炎症性病変を考えて投与した抗菌薬初回投与の反応が悪いときは，常に腫瘍性病変を考慮しておく必要がある．

腫瘍性病変の場合は，上顎骨前壁を破壊して，病期が進行している場合が多い．頬部腫脹の患者を診察するにあたり，このことは常に念頭においておく必要がある．手術歴が無かったり，発赤・圧痛などの炎症所見に乏しかったりしたときは，特に腫瘍性病変の有無を十分確認し，CT・MRI検査などでの画像評価を迅速に進めていく．また，鼻咽腔ファイバースコープによる鼻内の観察だけでなく，歯肉・口蓋への浸潤や皮膚浸潤による癒着，眼球運動障害の有無の確認は組織検査のための生検部位や，手術加療の際に問題になるので重要である．

■ クリニカル・ポイント

☆視機能障害は日常生活で重大な支障をきたすため，頬部腫脹では頬部の近くにある眼窩への影響として，視力障害や複視の有無を確認しておく必要がある．また，急激な腫脹では気道の確認をしておくことが大切である．

17. 頭痛，頭重感
headache, dull headache

中川隆之　京都大学

生命予後に関連する頭痛の除外診断や片頭痛などの1次性頭痛に関する基本的事項を整理し，耳鼻咽喉科領域疾患による頭痛・頭重感に関する診断を適切に行う必要がある．

症状（患者）の診かた

■ 原因

頭痛は，頭痛自体が疾患である1次性頭痛と原因疾患が存在する2次性頭痛，三叉神経痛などの神経痛の3つに大別される．1次性頭痛の代表的な疾患として，片頭痛，緊張型

頭痛，群発頭痛がある．2次性頭痛の原因となる疾患は多岐にわたるが，代表的な疾患として，くも膜下出血，髄膜炎，高血圧，副鼻腔炎を挙げることができる．留意すべき点は，生命予後にかかわる頭痛・頭重感を見逃さないことと2次性頭痛の原因となる耳鼻咽喉科領域疾患を適切に診断することにある．耳鼻咽喉科領域の感染症，腫瘍性病変は，すべて2次性頭痛の原因となりうるため，耳鼻咽喉科領域全体に注意を払う必要がある．

■ 痛みの性状，経過

頭痛の鑑別診断で重要な点は，まず2次性頭痛のなかでも危険な（致命的な）頭痛を除外診断することにある．具体的にはくも膜下出血のように「見逃されると死につながる頭痛」を除外診断する必要がある．「今まで経験したことがないひどい頭痛」や頭痛もちの患者でも「普段の頭痛とは様子が異なる頭痛」など急激な変化を伴う強い頭痛では，危険な頭痛の可能性を念頭におくべきである．髄膜炎では髄膜刺激症状に注意しなければならない．

1次性頭痛の代表疾患である片頭痛では，めまいや鼻痛を伴うことがあり，群発頭痛では鼻漏などの鼻症状を伴う．また，緊張型頭痛では耳鳴や頭重感を伴うことが少なくない．すなわち，1次性頭痛の随伴症状には，耳鼻咽喉科領域の症候が多く，耳鼻咽喉科を受診する患者が少なくないことに留意する．一方，国際頭痛学会による頭痛分類における2次性頭痛の分類には，耳疾患による頭痛，鼻，副鼻腔疾患による頭痛が挙げられており，耳鼻咽喉科領域の炎症性疾患および腫瘍性病変が2次性頭痛の要因としてしばしば認められる．顎関節異常や特発性低髄液圧も2次性頭痛の要因となる．したがって，1次性頭痛は耳鼻咽喉科領域の症候を随伴することが多く，耳鼻咽喉科領域疾患は2次性頭痛の原因であることが少なくないといえる．

診断手順

■ 必要な検査とそのポイント
① 詳細な問診

頭痛・頭重感の診断においては，問診が最も重要な意味をもつ．頭痛の起こり方と経過を問診する．随伴症状についても，注意深く問診することが不可欠である．第1に，生命予後に関連する2次性頭痛の鑑別を行い，頻度の高い1次性頭痛である片頭痛に留意しながら，耳鼻咽喉科領域疾患による2次性頭痛を考慮する．生命にかかわる頭痛として，くも膜下出血による2次性頭痛では，突然発症する重度の頭痛が特徴的であり，一般的に鑑別が容易であるが，軽症例では，悪心，めまいを伴う頭痛として耳鼻咽喉科を受診することもあることに留意する．髄膜刺激症状である項部硬直は，発症初期には認められない場合がある．既往症についての問診も重要な役割をはたす．血圧の管理状態に留意する．

片頭痛の診断は，国際頭痛分類第2版の診断基準にそって行うことが推奨されている．前兆の有無によりサブタイプ分類が行われている．前兆としては，視覚症状，感覚症状，言語症状があり，可逆的であることが特徴的である．感覚障害には，聴覚過敏が含まれている．片頭痛の特徴は，4〜72時間持続，片側性，拍動性とされており，日常動作により増悪する点が，日常動作でまぎれることが多い緊張型頭痛との鑑別点とされている．悪心，嘔吐，あるいは光過敏，聴覚過敏を伴うことが少なくない．

② 視診・触診

視診・触診は，耳鼻咽喉科領域疾患による2次性頭痛の診断に重要な役割をはたす．耳鼻咽喉および頸部の視診・触診をルーチンに行い，炎症性疾患，腫瘍性病変のスクリーニングを行う．頻度的には，鼻副鼻腔の炎症性疾患の頻度が高いことから，鼻腔の視診は注意深く行う．鼻副鼻腔炎を除外するために

は，ファイバースコープを用いた中鼻道，嗅裂，後鼻孔の観察が必要である．併せて上咽頭の観察も行い，上咽頭腫瘍性病変の有無を観察する．顔面の触診による圧痛の有無，顎関節の触診，頸部触診も診断的価値が高い．

③ 検査

問診および視診で大筋の診断を行い，追加すべき検査を考慮する．一般的なバイタルのチェックはルーチンに行うべきである．

くも膜下出血を含めた中枢疾患が疑われた場合，直ちに画像診断を行う．単純CTで多くのくも膜下出血は診断可能である．CTで異常所見が認められない場合，MRIのfluid-attenuated inversion recovery（FLAIR）法が有用である．

耳鼻咽喉科領域疾患による2次性頭痛の場合，各疾患の診断，治療に応じた追加検査を行う．副鼻腔炎については，鼻内所見の乏しい前頭洞や蝶形骨洞の単洞性病変でも頭痛・頭重感の原因となることから，単純CTを行い，前頭洞，蝶形骨洞病変を検索する．

■ 診療上の注意点

頭痛・頭重感の診療は，1次性頭痛と2次性頭痛の鑑別からスタートする．まず，危険な2次性頭痛を鑑別することに留意した問診を行う．疫学調査によると，本邦における片頭痛の有病率は約8%であり，耳鼻咽喉科に関連する随伴症状が多く，最初に耳鼻咽喉科を受診する患者が少なくない．また，耳鼻咽喉科領域のすべての炎症性疾患および悪性腫瘍が頭痛の原因となりうることから，耳鼻咽喉科領域全般をスクリーニングする．

■ 診療マネジメント

頭痛診療の基本は，1次性頭痛と2次性頭痛を鑑別し，数多く存在する2次性頭痛の原因のなかで生命の危険につながる頭痛を見逃さないこととされている．耳鼻咽喉科医にとっても，危険な2次性頭痛を除外診断することは重要である．このためには，問診で，突然の頭痛，今まで経験したことのない頭痛といった頭痛の時間的な特徴を逃さないこと

と随伴症状に注意を払うことが大切となる．しかしながら，くも膜下出血は誤診されていることが少なくないとの報告もあることから，画像診断として直ちにCTを行うことも考慮に値する．

片頭痛や緊張型頭痛の随伴症状には，耳鼻咽喉科領域に関連する随伴症状が多く，耳鼻咽喉科疾患が2次性頭痛の原因であることが少なくないことから，耳鼻咽喉科領域の適切な診断が頭痛診療においても重要な役割をはたすことを認識すべきである．

■ クリニカル・ポイント

☆耳鼻咽喉科における頭痛診療においては，多くの場合，すでに救急外来などでくも膜下出血など危険な頭痛が除外診断されたうえで，耳鼻咽喉科にコンサルトされてくるケースが多い．しかしながら，診療にあたっては，常に生命予後に関連する頭痛を念頭におき問診を心がけるべきである．また，耳鳴や鼻漏といった耳鼻咽喉科の一般的な症状に頭痛が伴う場合，片頭痛などの1次性頭痛の可能性を考慮することが必要である．

18. 眼球運動障害

disorder of eye movement

遠藤高生　大阪母子医療センター・診療主任（眼科）

眼球には眼球運動を行うための6つの外眼筋があり，この筋肉の作用により両眼が共同的に動いて目的物を見ることができる．外眼筋の神経支配は大脳皮質から始まり，脳幹，眼球運動神経核，眼球運動神経，神経筋接合部を経て外眼筋へと至る．この経路のどこに障害が発生しても眼球運動に異常をきたし，複視などの症状が発現する．眼球運動障害のために複視や頭位異常が発生すればQOLを大きく損なうだけではなく，脳腫瘍など生命

にかかわる疾患が隠れている場合もあるため，適切な原因検索と治療が重要である．

症状（患者）の診かた

■ 原因

眼球運動障害は，障害の発生部位により次の6つに大別される．

① 核上性眼球運動障害

核上性眼球運動障害は脳幹にある眼球運動神経核より上位の経路の障害である．眼球運動には衝動性眼球運動，滑動性追従運動，輻輳性眼球運動，固視，前庭動眼反射，視運動性眼振という6つのシステムがあり，相互に作用し合っている．これらはそれぞれ別の経路を通るため，核上性障害ではある機能の運動のみが選択的に障害される解離現象がみられる．例えば，対側の外転神経核から同側の動眼神経内直筋核をつなぐ内側縦束（medial longitudinal fasciculus：MLF）が障害される核間性眼筋麻痺（内側縦束症候群）では，一側の内転障害が生じるが輻輳（両側の内転）は可能である．

② 核および核下性眼球運動障害

眼球運動神経には，動眼神経（Ⅲ），滑車神経（Ⅳ），外転神経（Ⅵ）の3つがあり，その運動神経核は脳幹に存在する．核下性麻痺は脳幹，くも膜下腔，海綿静脈洞，眼窩のいずれの部位の障害でも起こりうるため，障害部位の推定には神経麻痺と付随する神経症状で行う．例えば，動眼神経が大脳脚部で障害された場合，交叉する前の皮質脊髄路（錐体路）もそこを通っているため，反対側の片麻痺を伴う〔ウェーバー（Weber）症候群〕．核上性，核下性眼球運動障害の原因としては，多発性硬化症やフィッシャー（Fisher）症候群，進行性核上性麻痺といった全身疾患に加え血管病変（梗塞・出血），腫瘍，外傷などで起こることが多く，頭部画像検査は必須である．

③ 神経筋接合部障害

神経筋接合部障害としては重症筋無力症が知られている．神経筋接合部の筋側に存在するアセチルコリン受容体に対する自己免疫疾患であり，抗アセチルコリン受容体抗体がこの受容体に結合することで伝達障害を生じる．症状としては，眼瞼下垂や眼球運動障害で初発することが多く，朝よりも夕方以降に症状が増悪する日内変動が特徴的である．

④ 外眼筋障害

外眼筋自身の病変による眼球運動障害で，甲状腺機能亢進症に伴い外眼筋肥大・伸展障害を起こす甲状腺眼症や，ミトコンドリアDNA異常が原因の外眼筋ミオパチー（慢性進行性外眼筋麻痺）などがある．診断には画像検査や採血検査だけではなく，筋電図や筋生検が必要な場合もある．

⑤ 眼球周囲組織の障害

眼窩周囲組織の障害により物理的に直接眼球運動が障害されるパターンである．眼窩底骨折，副鼻腔疾患などは，眼科と耳鼻科，口腔外科などが共同して治療に当たらなければならないことも多い．

⑥ 斜視特殊型

上記の経路に直接当てはまらない場合にも眼球運動障害をきたす疾患もある．外直筋あるいは内直筋の背理性神経支配によって起こるデュアン（Duane）症候群や，強度近視に伴う長眼軸により眼球運動障害を起こす固定斜視などがある．

■ 症状，経過

問診は非常に重要である．発症時期，病側，症状の内容，症状の動揺，随伴症状の有無，既往歴（手術歴）や全身疾患の有無など．これらの聴取だけでもある程度原因が絞れることも多い．

主訴として最も多いのは複視である．複視には単眼複視と両眼複視があり，片眼を隠した状態でも複視があれば単眼複視である．単眼複視の原因のほとんどは眼球そのものにあり，乱視など一見してもほとんど異常はないため眼科以外の医師が診断することは困難である．一方，両眼複視は両眼のずれによって

発生する複視であり，片眼を隠すと複視は消失する．両眼複視の存在は眼球運動障害を強く疑わせる症状である．ただし，幼少時からの斜視などにより両眼視の発達が不良であった場合，片眼の視力が著しく低い場合などには，明らかな眼球運動障害があっても複視の自覚がない場合があり，注意が必要である．

診断手順

■ 必要な検査とそのポイント
① 角膜反射法（Hirschberg法）
被検者の眼前33cmにペンライト光源を置いた状態で光源を見てもらい，角膜反射の位置を観察する．両眼の瞳孔の中央に反射光があれば，ある程度以上大きな角度の顕性の斜視はないと判断できる．このとき，少なくとも片眼は反射が瞳孔の中心にあることが検査上のポイントである．

② 遮蔽-遮蔽除去試験（cover-uncover test）
遮蔽-遮蔽除去試験は一眼ずつを遮蔽，あるいは遮蔽除去したときの眼球の動き（一眼を遮蔽したときの覆われていない眼の動き，遮蔽を外したときのそれぞれの眼の動き）で眼位ずれがあるかどうか，斜位（両眼視をしているときは両眼の視線が固視目標に向かうが，一眼を遮蔽して融像を妨げると初めて眼位のずれがみられるもの）か斜視か，内斜視か外斜視か，また上下斜視があるかを知ることができる．例えば外斜視（右眼固視）の場合，右眼を遮蔽した場合，左眼が固視点へと向かって内側へと動く．遮蔽除去した場合，右眼は外側を向いており左眼は固視点を見たまま（交代視可能の場合），あるいは右眼が外側から固視点へと向かって動き，左眼は固視点から外側へと動く（交代視不能の場合）．通常は患者から30cmと5mの2か所で行う．

③ 9方向眼位検査
患者の顔の位置をしっかりと正面に固定させ，検者の指を視標に9方向に動かして眼球運動を観察する．その眼球の動きから眼筋の麻痺，あるいは過動がどの筋が原因かを推定する．検査はまず両眼で行い（むき運動），もし運動に障害があれば一眼ずつ検査（ひき運動）を行う．

④ Bielschowsky頭部傾斜試験
頭部を傾斜させたときの眼の上下偏位により上下斜視・回旋斜視における麻痺筋を同定するための検査法である．頭部を傾斜させた場合，正常であれば眼球は逆方向に回旋し網膜像の変化を最小限に抑えようとする耳石-眼反射が起こる．眼球の回旋は内旋において上直筋と上斜筋，外旋において下直筋と下斜筋が共同して回旋運動を起こしている．例えば，上斜筋麻痺（滑車神経麻痺）においては麻痺眼側に頭部を傾斜させると麻痺眼は内旋するが，上斜筋の下転作用が得られないため上直筋の上転作用により眼位は上方偏位する．

⑤ 牽引試験（forced duction test）
機械的な制限による眼球運動障害の有無を検査する方法である．非検査眼を遮蔽し，点眼による局所麻酔下，あるいは全身麻酔下に球結膜・上強膜を鑷子で把持し，運動制限の方向へゆっくりと動かす．抵抗がなければ神経麻痺，あれば機械的な制限と判断する．

これらの基本検査に加え，視力・屈折などの眼科一般検査，交代プリズム遮蔽試験（alternate prism cover test：APCT）やHess赤緑試験といった斜視・眼球運動障害の詳細な定量検査，必要であればMRIなどの画像検査，血液検査など予想される原因に応じた検査を行っていく必要がある．

■ 診察上の注意点
複視は眼球運動障害を示唆する重要な自覚症状であるが，「二重に見える」という表現をしない患者は意外と多い．「何となく見づらい」，「ぼやける」，「かすむ」などという場合があるので，患者の見え方を詳しく聞くことは重要である．

■ 診療マネジメント
眼球運動障害の治療では，原因が明らかであればまず原疾患の治療を行う．例えば腫瘍

があれば腫瘍の摘出，甲状腺眼症ならば甲状腺機能の正常化を行い消炎のためステロイド内服などである．それらの治療を行っても眼球運動障害が改善せず，複視が残存した場合には眼科的治療の対象となる．眼科的治療のendpointは，第一眼位（正面位），あるいは下方視においての複視の消失，眼位の修正による整容性の改善である．

複視が残存した場合，斜視角が比較的小さければ，まずプリズム眼鏡の適応を考える．プリズムは光学的に視線の方向をずらすことで斜視角を補正することができるが，プリズム度数が上がるにつれて視力，コントラスト感度が下がるためあまり大きな斜視角の場合は使用することができない．特発性の眼筋麻痺の場合，3か月程度で症状が改善することが多いため，姑息的に片眼遮蔽（アイパッチ，片眼つむり）を行う場合もある．ある程度以上の斜視角が一定期間（目安としては6か月以上）残存する場合は斜視手術を考慮する．斜視手術は，眼球運動を制御する外眼筋の付着位置，長さを変えることにより眼位，眼球運動を整える手術である．これら手術も眼筋麻痺が改善するわけではないため，すべての眼位で複視が消失するわけではないことを術前に十全に説明するべきである．

■ クリニカル・ポイント

☆眼球運動障害を診たときにまず考えなければいけないことは，緊急に対応が必要な疾患かどうか，ということである．核上性眼球運動障害，核および核下性眼球運動障害では血管病変（梗塞・出血），腫瘍などで早期の脳外科的治療を要することがある．例えば，動眼神経麻痺において半分ほどは経過観察のみで自然軽快が望める虚血性・原因不明であるが，1，2割において致死的なくも膜下出血を引き起こす内頸動脈・後交通動脈分岐部（IC・PC）動脈瘤が原因となる．IC・PC動脈瘤では虚血性と比較して早期から瞳孔異常が出現しやすいという鑑別点があるが，必ずしもそのようにならない場合が存在するため，瞳孔異常がなくとも頭部MRI（できれば造影MRI）およびMR血管造影（MR angiography：MRA）を検討するべきである．

19. 眼球突出
exophthalmos

鈴木正志　大分大学・教授

眼球突出度の測定にはヘルテル眼球突出計を用いる．眼球突出度は，日本人では10〜15 mm（平均13 mm）で左右差は2〜3 mm以内とされ，これを超えるものが眼球突出とされている．日常診療において眼球突出を目にする機会はそれほど多くはない．しかし原因疾患は多岐にわたり，いずれも何らかの治療を要する疾患である．片側性，両側性ともにバセドウ病によるものが最多であるが，耳鼻咽喉科疾患による眼球突出には手術を要するものが多い．

症状（患者）の診かた

■ 原因

① 眼窩内の病変によるもの

神経，内眼筋の障害，眼窩内の腫瘍性病変，外傷，異物，眼窩蜂巣炎などによって生じる．

② 眼窩外の病変によるもの

副鼻腔の腫瘍性病変や炎症性病変によって生じることが多い．

③ 全身疾患に起因するもの

内分泌性疾患が代表的である．甲状腺眼症はバセドウ病の40〜50%，橋本病の2〜5%に生じる．通常は両側性であるが，およそ15%では非対称性あるいは片側性に生じる．

■ 関連症状

① 眼球運動障害，複視

視力が残存して眼球運動障害が片側に生じ

た場合には，運動制限のある側を見させるとわかる．

② **視力障害**

後部副鼻腔の炎症や囊胞などに由来するものが多い．必ず眼科の診察が必要である．

③ **流涙**

涙液の分泌が亢進するか，排泄路が閉塞するかのいずれかで生じる．悪性腫瘍，副鼻腔の外傷，副鼻腔の術後などによって生じる．

診断手順

■ 必要な検査とそのポイント

① 問診

鼻副鼻腔の手術歴があれば，まず第一に術後性上顎囊胞などの副鼻腔囊胞が疑われるためCT，MRIが必要である．

視力障害を合併していれば，後部篩骨洞，蝶形骨洞の囊胞性，炎症性疾患，鼻副鼻腔腫瘍，癌，眼窩内感染症を疑う．視力障害は緊急で適切な対応をしないと失明する可能性もあり，眼科受診依頼と緊急CT，MRIが必要である．

流涙があれば上顎囊胞，鼻副鼻腔腫瘍，癌や眼窩腫瘍，ANCA関連血管炎などが鑑別に挙がる．CT，MRIの画像精査と，病変を認めれば生検が必要である．

眼瞼腫脹や発赤，疼痛や発熱，全身倦怠感，頭痛，不機嫌など激しい炎症症状があれば，眼窩内蜂窩織炎，眼窩骨膜下膿瘍，眼窩内膿瘍が代表的である．画像診断に加えて血液検査，髄液検査などが必要になる．

② 視診・触診

眼球だけでなく，その周囲の視診や触診をすることも大事である．眼球突出が片側性か両側性かを確認する．両側性であれば，全身性疾患の症候として起こることが多い．びまん性甲状腺腫脹や体重減少があれば，バセドウ病を強く疑い，fT₃，fT₄，TSH，TSHレセプター抗体の測定を行う．その血液検査で異常がなければ，器質的病変の有無の精査のためCT，MRIが必要である．頻度は高くないが悪性リンパ腫の可能性もある．

鼻腔内に腫瘤性病変を認めれば，病変の性状，易出血性などの有無をみる．悪性などが疑われれば生検を試みる．鼻腔内の膨隆を認めれば，対応する副鼻腔の病変が示唆される．画像診断後，囊胞性疾患が疑われれば穿刺し貯留液を確認する．

口腔内の歯根部の膨隆があれば上顎洞に病変があることが示唆される．またANCA関連血管炎では口腔内にアフタや潰瘍を認めることがある．

顔面の隆起性病変や骨欠損があれば，その部位に対応する副鼻腔の悪性腫瘍などが示唆される．

③ 検査

上述のように問診，視診，触診で鑑別すべき疾患はある程度絞り込まれてくるので，その後は「問診」，「視診・触診」で前述したような検査を追加していく．

■ 診察上の注意点

眼球突出のある患者を診察した場合，最も緊急性が高い症状は視力障害であり，これを見逃さないことが最も重要である．眼窩と副鼻腔は隣接し，その隔壁の骨は菲薄している．先天性の骨欠損，ハバース(Havers)管の存在などにより，副鼻腔病変が直接眼窩内に，また神経，血管などに波及して，鼻性眼合併症を生じる可能性がある．特に後部篩骨洞や蝶形骨洞の病変では，視神経管周囲の骨吸収と視神経への圧迫により視力・視野障害を生じやすい．囊胞による視器障害の病態は，囊胞による神経への機械的圧迫と，感染による神経の浮腫，循環障害が原因として考えられる．治療前後に視力，視野，眼球突出度，眼圧，眼底などの評価が必要となるので，眼科対診は必須である．

■ 診療マネジメント

問診や上述の必要な検査で確定に至らない場合は以下も鑑別疾患として考慮する．

① **特発性眼窩炎症（眼窩炎症偽腫瘍）**

眼窩および眼窩付属器に原因不明の炎症が発生する疾患である．進行は亜急性であり，眼部の発赤，疼痛，腫脹は認めるが画像検査で副鼻腔炎や眼窩骨破壊像などは認めない．通常はステロイド治療が奏効するものの減量によって再燃する場合もある．

② **IgG4 関連疾患**

眼窩内に病変を認める場合もある．眼科では涙腺炎の報告が多いが，特発性眼窩炎症との鑑別が困難な症例もあり，病理診断が必要である．

③ **トロサ・ハント症候群**

正確な原因は不明であるが，海綿静脈洞に生じた非特異的炎症性肉芽腫が関連していると考えられている．主な症状は片側の頭痛，眼痛，外眼筋麻痺であるが，片側または両側の眼球突出を認めることもある．

④ **視神経膠腫**

画像では視神経の腫大と屈曲が描出される．神経線維腫症1型（NF-1：neurofibromatosis type 1）に合併する頻度が高く，特に両側性の場合は NF-1 の可能性が高い．視力の低下を認める．

⑤ **内頸動脈海綿静脈洞瘻**

症状としては拍動性の耳鳴や頭痛を自覚する．海綿静脈洞の異常な血流や逆流により上眼静脈の著明な拡張を伴い眼球突出が生じる．

■ **クリニカル・ポイント**

☆眼球突出の原因はさまざまであるので，原疾患に応じた保存的治療もしくは外科的治療を行う．炎症性疾患であれば早期より十分な抗菌薬の投与，場合によってはステロイドの投与が必要である．視力障害が出現していれば，発生後1週間以内ならば手術により視力が改善する可能性がある．完全に視力が消失していなければ1か月以内でも視力回復の可能性があるという報告もあるが，48時間以内に手術をすることが望ましい．急性副鼻腔炎による眼窩合併症が，眼窩膿瘍さらには海綿静脈洞血栓症まで進行すると後遺障害の可能性も十分にある．診断および治療に際しては，患者および家族に病態，予後を説明するなど十分なインフォームド・コンセントが重要である．

20. 視力・視野障害
visual impairment, visual field defect

稲谷　大　福井大学・教授（眼科）

視力障害，視野障害を伴う疾患の診断の手順は，片眼性か両眼性，急性か慢性，全身合併症の有無を問診し，視力検査，視野検査，対光反応検査，眼圧検査，細隙灯顕微鏡検査，眼底検査などを行い，屈折異常，透光体（角膜，前房，水晶体，硝子体）の異常，網膜疾患，視神経疾患，外側膝状核から大脳皮質視覚野までの視覚伝導系の異常，機能性視力視野障害を鑑別し，診断を進めていく．

症状（患者）の診かた

視力障害，視野障害をきたした患者の問診で重要なのは，片眼性の障害なのか両眼性なのかを聴取するとともに，急激に生じたのか緩徐に進行したのかを聴取することである．急激な視力障害，視野障害であれば，網膜中心動脈閉塞症などの網膜循環障害や脳梗塞による上位中枢の病変，急性緑内障発作，硝子体出血，網膜剥離などが考えられる．緩徐に進行するものであれば，老人性白内障や老視による屈折異常などの可能性が高い．片眼性の視野欠損であれば，網膜や視神経の病変，両眼性の場合には視交叉以降の病変が疑わしい．高血圧や糖尿病などの全身疾患による合併症の可能性もあるので合併症の有無についても聴取することが必要である．問診を行い，鑑別診断を挙げながら，必要な検査を行っていく．

診断手順

■ 必要な検査とそのポイント

① 視力検査

一般的に，視力が悪いという訴えは，裸眼視力の低下，つまり屈折異常を訴えている場合が多い．裸眼視力だけでなく，矯正視力を測定する必要がある．もし，すでに眼鏡を持っている場合には，眼鏡をかけた状態でも視力を測定してみる．視力表に近づいて行い，見え方が改善する場合には，眼鏡の矯正不足が考えられるので，レンズを変え再度視力を調べる．特に，読書の際に文字が見にくい場合には，老視による近見視力の低下が考えられるので，近方用の眼鏡を装用した状態で近見視力を測定してみる．一般的に，視力表は，5m離れたところに設置し，ランドルト環の切れ目の方向を答えさせる．

② 視野検査(図1)

視野検査には，対座検査で行う方法と視野計で行う方法がある．対座検査では，検者と患者とが向かい合い，右眼を検査する場合には，検者は右眼を隠し，患者は左眼を隠してもらい，互いに眼を注視する．検者は手に持った指標を周辺から中心に向かって動かすことで，患者がどのあたりの視野が見えているのかをスクリーニングすることができる．視野計で行う視野検査には，動的量的視野計であるゴールドマン視野計と，静的量的視野計であるハンフリー視野計とオクトパス視野計がある．ゴールドマン視野計は手動で行う視野計で，ハンフリー視野計とオクトパス視野計は自動視野計ともよばれ，コンピュータで解析し，視野を数値化することができる．

③ 対光反応検査

通常，瞳孔の大きさは左右対称であるが，瞳孔の大きさに左右差がある場合は瞳孔不同と呼び，瞳孔癒着や瞳孔括約筋・瞳孔散大筋の異常，動眼神経麻痺などを考える．瞳孔不同がないことを確認したのち，片眼にペンラ

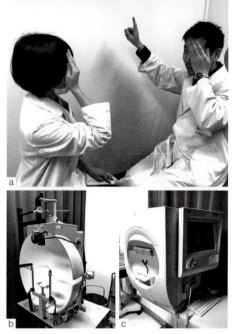

図1 さまざまな視野検査法
a：対座検査で行う視野検査．b：動的量的視野検査で用いるゴールドマン視野計．c：静的量的視野検査で用いるハンフリー視野計．

イトの光を当てて，瞳孔の動きを観察する．片眼にペンライトの光を当てると縮瞳するが，もう片眼も同様に縮瞳する．素早くペンライトを動かし，ペンライトの光をもう片眼に当てたときに，瞳孔が散瞳してくる場合は，その眼の視神経障害が考えられる．これを相対的入力瞳孔反射異常(relative afferent pupillary defect：RAPD)陽性とよぶ．

④ 眼圧検査(図2)

ゴールドマン圧平眼圧計，非接触式眼圧計，トノペン，リバウンドトノメーターなどがある．21 mmHg以下が眼圧の正常値である．ゴールドマン圧平眼圧計が最も正確であるが，手技が難しく煩雑である．非接触式眼圧計は感染のリスクが少なくスクリーニングに有用である．トノペンは乳幼児に用いられ

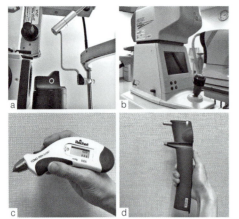

図2　さまざまな眼圧計
a：ゴールドマン圧平眼圧計．b：非接触式眼圧計．
c：トノペン．d：リバウンドトノメーター．

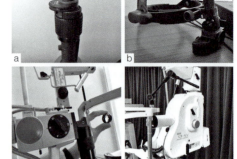

図3　さまざまな眼底検査法
a：単眼倒像鏡．b：双眼倒像鏡．c：細隙灯顕微鏡と前置レンズを用いた観察法．d：眼底カメラ．

るがかなり信頼性が低い．リバウンドトノメーターがトノペンの代わりに最近使われるようになってきた．

⑤ 細隙灯顕微鏡検査

眼瞼，結膜，角膜，前房，虹彩，水晶体などを拡大して立体的に観察することができる．前置レンズを用いると，眼底に焦点が合い，眼底の構造を立体的に観察することもできる．ゴールドマン圧平眼圧計が付属しており，眼圧も測定できる．

⑥ 眼底検査（図3）

直像鏡を用いて観察する方法，倒像鏡を用いて観察する方法，細隙灯顕微鏡と前置レンズを用いて観察する方法がある．直像鏡では散瞳薬を用いずに眼底を観察するが，観察できる範囲が非常に狭く，網膜周辺部を観察することは不可能である．一方，拡大率が高いので，視神経乳頭の状態を観察するときに適している．倒像鏡は，20ジオプターの凸レンズを用いて観察する．倒像鏡には単眼倒像鏡と双眼倒像鏡がある．倒像鏡を用いると，観察できる範囲が広いので網膜周辺部の観察も可能である．ただし，拡大率が低く，詳細に観察するのが難しい．また，見た像は倒像になる．細隙灯顕微鏡と前置レンズを用いて眼底を観察すると拡大率が高いうえに立体的に観察することができるので，倒像鏡で網膜全体を把握したのちに，詳細に観察したいときに用いるとよい．倒像鏡と細隙灯顕微鏡での眼底検査では散瞳薬を用いることが多い．眼底カメラで眼底を撮影すれば無散瞳でも眼底を観察することが可能である．これまでは眼底の後極部しか撮影できなかったが，最近では180度の画角を撮影できる広角の眼底カメラも発売されている．

⑦ 光干渉断層撮影

網膜の断層撮影によって，網膜のどの層に病変があるのかを確認することができる．最近では，人間ドックにもオプションで組み入れている施設もあり，網膜疾患のスクリーニングにも有用である．

■ 診察上の注意点

視力障害，視野障害を診察し，疾患を鑑別するための検査には，自覚的検査と他覚的検査がある．それぞれの検査には，診察室にて簡易的ですぐに行える検査と，高価な診断機

器を必要とするために施設によってはできない検査もある．自覚的検査で容易に行える検査は，視力検査と対座検査で行う視野検査，他覚的検査で容易に行える検査は，対光反応検査と直像鏡を用いた眼底検査である．トノペンやリバウンドトノメーターを用いた眼圧検査や眼底カメラを用いた眼底検査も施設によっては比較的取り組みやすい．

■ 診療マネジメント

視力低下をきたす疾患として，屈折異常，透光体の異常，網膜疾患，視神経疾患，外側膝状核から大脳皮質視覚野までの視覚伝導系の異常，機能性視力障害（心因性や詐病）がある．また，視野障害をきたす疾患として，網膜疾患，視神経疾患，外側膝状核から大脳皮質視覚野までの視覚伝導系の異常，機能性視力障害がある．屈折異常は視力検査で診断することができ，透光体の異常は細隙灯顕微鏡検査で診断できる．網膜疾患に関しては，眼底検査が必要である．視神経疾患であることの判定には対光反応検査と視野検査が有用である．上位中枢の視覚伝導系の異常や機能性視力障害では特徴的な視野障害を伴う．

■ クリニカル・ポイント

☆鼻性視神経症や上顎癌の浸潤など耳鼻咽喉科領域の疾患による視神経疾患で視力障害や視野障害が生じる場合の判定に簡便で有用な検査法は対光反応検査である．RAPDが陽性であれば，視力障害，視野障害は視神経疾患であることが確定であり，耳鼻咽喉科疾患による随伴症状である可能性を疑う．RAPDが陰性であれば，視神経疾患以外の疾患に診断を絞り込んでいく．また，瞳孔不同がある場合は，動眼神経麻痺やホルネル症候群を診断候補に挙げるとともに，急性緑内障発作で瞳孔が中等度散瞳で固定されていることもあるので，眼圧測定を行ってみる．

21. 口臭
bad breath

桐田忠昭 奈良県立医科大学・教授（口腔外科）

口臭とは，本人あるいは第三者が不快と感じる呼気の総称であり，口臭症とは，生理的・器質的（身体的）・精神的な原因により口臭に対して不安を感じる症状とされている．有病率は，男性で21.7%，女性では35.3%という報告があるが，一般的に加齢とともにその頻度や程度が増すといわれている．口臭症は，① 真性口臭症と② 仮性口臭症，③ 口臭恐怖症に分類され，さらに真性口臭症は，1) 器質的変化や，原因疾患がない生理的口臭と2) 口腔に由来する病的口臭および全身由来の病的口臭に分類される．それぞれの病態に応じた治療が必要とされる（表1）．

症状（患者）の診かた

■ 原因

口臭の80〜85%は口腔内の状態に起因するとされている．唾液中には蛋白分解酵素を有する多数の細菌が生息し，それらが剥離上皮細胞や唾液などの分泌物，血球成分，食物残渣などを分解する過程において発生する．主にグラム陰性菌の歯周病菌が産生する揮発性硫黄化合物（volatile sulfur compounds：VSCs）が原因物質とされ，なかでも硫化水素（H_2S），メチルメルカプタン（CH_3SH），ジメチルサルファイド〔$(CH_3)_2S$〕などが主要物質で，この3種類のガスが単独もしくは混合して認められ，特にメチルメルカプタン濃度と口臭には強い相関性が認められている．

口臭には起因により以下の種類が存在する．

① 生理的な現象に起因する口臭

1) 飲食や生活習慣・一時的な体調変化に伴う口臭

a) 起床時口臭：睡眠中の唾液分泌量・流

表1 口臭症の分類と定義および必要治療内容

分類	定義	治療必要性(TN)
1. 真性口臭症 (genuine halitosis) 　1) 生理的口臭 (physiologic halitosis)	社会的容認限度を超える明らかな口臭が認められるもの 器質的変化，原因疾患のないもの	TN-1：説明および口腔清掃指導(セルフケア支援)
2) 病的口臭 (pathologic halitosis)		
(1) 口腔由来の病的口臭 (oral pathologic halitosis)	口腔内に原疾患があり，器質的変化，機能低下によるもの(舌苔，歯周病，口腔乾燥などを含む)	TN-1 ＋ TN-2：専門的清掃，口腔，歯，歯周疾患治療
(2) 全身由来の病的口臭 (systemic pathologic halitosis)	耳鼻科疾患，呼吸器科疾患，その他(糖尿病，肝硬変，尿毒症など)	TN-1 ＋ TN-3：医科での治療
2. 仮性口臭症 (pseudo-halitosis)	患者は口臭を訴えるが，社会的容認限度を超える口臭は認めず，カウンセリングなどにより改善が期待できるもの	TN-1 ＋ TN-4：カウンセリング，説明，指導・教育
3. 口臭恐怖症 (halitophobia)	真性口臭症，仮性口臭症に対する治療では改善が期待できないもの	TN-1 ＋ TN-5：精神科，心療内科での治療

TN：treatment needs
〔Yaegaki K, et al：Examination, classification, and treatment of halitosis；clinical perspectives. J Can Dent Assoc 66：257-261, 2000 より〕

量低下，口腔乾燥によるもの．
　b) 空腹時口臭：空腹時の唾液量低下による口腔内環境の悪化によるもの．
　c) 緊張時口臭：緊張，ストレスに伴う口腔生理機能の低下によるもの．
　d) 飲食，喫煙による口臭：飲食物残渣，喫煙によるタールなどの口腔内残留物によるもの．
　e) 嗜好物，飲食物，薬物による口臭：ニンニク，アルコール，一部の薬物の摂取によるもの．
　2) ホルモンの変調などに起因する口臭：妊娠時口臭，月経時口臭，思春期口臭，更年期口臭などであり，月経やホルモン変調により口腔内の VSCs 量が上昇することによる．

② **疾患に起因する口臭**
　1) 歯科疾患に起因する口臭
　a) 歯周病：深い歯周ポケットが形成され，高い蛋白分解能を有する嫌気性菌が増殖し，最も高い頻度で口臭の原因となる．
　b) 特殊な粘膜疾患：粘膜疾患による上皮の剥離や出血，壊死による．
　c) 舌苔：舌苔は口腔細菌や剥離上皮細胞，血球成分などを多量に含み，口臭の大きな原因となる．
　d) 清掃不良な義歯：口腔内細菌，食物残渣，唾液などが吸着，残留することによる．
　e) う蝕症：多数歯のう蝕や歯髄壊死による．
　f) 悪性腫瘍：組織壊死による腐敗臭による．
　2) 耳鼻咽喉科疾患，呼吸器科疾患に起因する口臭：鼻炎，副鼻腔炎，口蓋扁桃の炎症疾患，咽頭炎，咽頭膿瘍，睡眠時無呼吸症候群による胃酸逆流，悪性腫瘍などであり，口腔外由来の口臭原因としては最も多い．また，最近では *Helicobacter pylori* 感染との関連についてもいわれている．

3) 全身疾患に起因する口臭：糖尿病，腎不全，肝硬変，尿毒症，肺癌，トリメチルアミン尿症などに起因し，呼気に排出され口臭と認識される．

診断手順

■ 必要な検査とそのポイント
① 問診
問診内容は身体症状だけでなく，患者の不安の程度や，より専門的な対応の必要性（心療内科や精神科）の手がかりとなるツールとして用いられる．網羅すべき内容としては「口臭に気づいたきっかけ」，「口臭を感じる時間帯」，「他科受診歴」，「口臭を意識するとき・困ること」，「口臭について相談できる家族や友人がいるかどうか」などであり，必要に応じて心理検査や生活習慣調査票などを併用する．

② 官能検査法
検者の嗅覚により臭いの強度を判定する口臭検査法である．UBC式官能検査装置は直径2.0〜2.5 cm，長さ10 cmのチューブを挿入する穴をあけてある縦80〜100 cm，横50〜60 cmのスクリーンからなっており，患者はチューブの一端をくわえ口腔内空気を吹き込み，他端から検者が鼻をチューブに近づけて実施する．鼻臭については直径1 cm程度のチューブに交換し実施する．複数者による評価のほうがより客観性が高まる．判定基準は表2に示す通りで，通常，スコア0，1であれば仮性口臭症，口臭恐怖症であり，スコア2以上が真性口臭症と診断される．

③ 機器分析法
1) ポータブル口臭測定器：ハリメーター®，オーラルクロマ®などが代表的で，VSCsなどの限られた臭気物質の定性・定量に有利で，小型で短時間での判定が可能である．

2) ガスクロマトグラフィー：VSCsに専用器化したもので再現性も高いが，よくトレーニングされた測定スタッフが必要である．

表2 官能検査法の判定基準

スコア	判定基準（強さと質）
0. 臭いなし	嗅覚閾値以上の臭いを感じない
1. 非常に軽度	嗅覚閾値以上の臭いを感じるが，悪臭と認識できない
2. 軽度	かろうじて悪臭と認識できる
3. 中等度	悪臭と容易に判定できる
4. 強度	我慢できる強い悪臭
5. 非常に強い	我慢できない強烈な悪臭

〔宮崎秀夫，他：口臭症分類の試みとその治療必要性．新潟歯誌 29：11-15, 1999 より〕

■ 診察上の注意点
口臭の臭気判定には，官能検査法と機器分析法の併用が必須とされ，総合的に判断する必要がある．また，生理的口臭は，健常者でも普通にみられるものであること，口臭には日内変動があり，起床時・空腹時や緊張時に強くなり，口腔清掃や食事により軽減することを説明し，患者の不安を和らげることがまず重要である．

■ 診療マネジメント
口臭治療のマネジメントとしては以下の手順にまとめられる．

1) 問診：口臭に対する理解とこだわりなどを把握する．

2) 検査：口臭検査，う蝕，歯周疾患検査，細菌検査，唾液検査などによる口臭の有無，程度を把握する．

3) 口腔清掃指導，舌清掃指導，歯，歯周疾患の治療，医科疾患が原因と疑われる場合は医科専門医（精神科，心療内科を含む）へ紹介し治療する．

4) 対話による援助（ガイダンス，カウンセリング，コンサルテーション，認知行動療法など）による問題解決への自覚と行動による自立を促す．

5) 医療者への依存から自己での予防，対処法を確立する．

■ クリニカル・ポイント
☆口臭診療に標準的な方法はなく，受診する患者が自己の口臭に対してどのような思いを

もち，医療者に何を期待しているのかをよく理解する必要がある．治療の基本はわかりやすい説明と舌清掃を含めた歯科での口腔清掃指導が第一であり，治療によっても口臭が軽減しない場合や口臭が軽減したにもかかわらず訴えが持続する場合は，精神科を含めた関連他科領域との連携が必要である．

22. 口腔乾燥
dry mouth, xerostomia

鈴鹿有子　関西医科大学・特命教授

　口腔乾燥は唾液の分泌減少による障害である．唾液は 99.5% が水分で，pH は平均 6.8 で唾液の量が減少すると pH は低くなる．耳下腺，顎下腺，舌下腺の 3 つの唾液腺から 1 日 1〜1.5 L 分泌される．安静時では 1 時間当たり平均 19 mL であるのに対して，睡眠時には平均 2 mL と減少する．つまり睡眠時は唾液の役割が期待できない．唾液分泌機能低下の診断基準として，約 0.15 mL/分が提唱されている．分泌量は耳下腺では約 20%，顎下腺 75%，舌下腺 5% で，交感神経と副交感神経の二重支配を受ける．

　唾液分泌の低下の原因は種々あり，局所によるもの以上に全身的なもの，加齢に起因するものが多い．800 万人以上と患者の数が多いので，「ドライマウス」とよばれ疾患として確立された．項目にあてはめるとセルフチェックもできるので，自己管理の点でも注目されている．

　症状や程度はいろいろで，軽度であれば口が渇く，口腔内のネバネバ感，喋りにくい，味覚低下や飲み込みにくいといった不快感が，重度の場合，口内炎，口角炎，歯周病，舌痛症や重度の口臭，嚥下障害，構音障害などがみられる．

症状（患者）の診かた

■ 原因

　唾液には多数の重要な働き（表1）があるので，減少すれば多方面に障害が出現する．

① 加齢

　ドライマウスは，男女比 1：3 と比較的女性が多く，女性ホルモンの減少が唾液分泌量の低下を招いていると考えられている．実際 70 歳以上では男性の 16%，女性の 25% に唾液量の減少が認められ，80 歳以降では唾液分泌量が半分以下に減少する．一方，唾液腺の萎縮は 70 歳くらいから始まるが，サイズと分泌量の減少との関係は明瞭ではない．さらに刺激唾液の場合は加齢による減少は認められず，加齢による影響というより習慣性の多剤服用との関係が示唆されている．

② ストレス，心因性

　唾液の分泌をコントロールしているのは自律神経であるが，過度のストレス，緊張感が続くことで交感神経が優位に働き，ネバつきのある唾液が出現し量自体も減少していく．水分不足からくる喉の渇きとは違い，実は，現代社会において「ドライマウス」になる成人の一番の原因はストレスといわれている．

③ 偏食

　偏食の多くは甘い物や柔らかい物が好意的に食される場合が多く，その習慣が重なると，プラークを増殖させてしまい歯周病につながる．ネコの実験から咀嚼することにより上位中枢が反射唾液分泌に修飾作用を及ぼすとともに，食物を咀嚼するために視床下部，扁桃体および大脳皮質が活動し，同時に口腔内からの感覚情報がこれらの上位中枢に達するとそこでの活動が高められ，その結果唾液分泌が促進されると考えられる．現代の食事事情からファストフードや柔らかい食べ物などは，あまり咀嚼せずに飲み込んでしまうので，唾液の分泌量が少なくなり，口内細菌の抑制があまりできなくなる．そうすると必然

的に歯周病にかかる可能性も高くなってしまう．ということで，なるべく歯応えのある物を食べ，または咀嚼回数を増やすようによく噛んで食べることで，唾液の分泌量を増やすように心がけることが大切である．義歯や咬み合わせの不都合が適正な咀嚼を妨げている場合も多くみられる．

④ 喫煙

唾液腺ではニコチンは交感神経刺激に働きやすいので，唾液の分泌量が減少し粘稠度が増す．ニコチンの血流阻害作用により，唾液の分泌が悪くなることで口腔内の自浄作用が弱まり，プラークが沈着しやすく歯周病の原因にもなりやすい．

⑤ アルコール，カフェイン摂取

過度なアルコールやカフェインの摂取は利尿作用から脱水状況を作るので，唾液減少の一因となる．

⑥ 水分量の不足

唾液の分泌量は1日約1～1.5Lといわれていて，維持するために必要な水分摂取量は2～2.5Lである．しかしダイエットでの過度な食事制限，偏食による水分摂取量の不足は，唾液の分泌を抑制してドライマウスを起こすことがある．

⑦ 全身疾患

1）シェーグレン症候群：1：13.7の割合で圧倒的に女性に多い自己免疫疾患であり，40～50歳代に発症することが多いことから，性ホルモンの影響が示唆されている．また，閉経に伴う女性ホルモンの減少によって口腔乾燥症が起こり，ホルモン補充療法によって唾液分泌量が増加したという報告もある．

2）糖尿病，甲状腺機能障害，貧血，サルコイドーシス，腎障害など：特に人工透析患者の50%が口腔乾燥感を訴えている．

⑧ 薬剤

原因の第一といえる．一般的に処方される内服薬剤のおよそ80%が口腔乾燥を引き起こすと考えられている．特に降圧薬，抗うつ薬，鎮痛薬，利尿薬，抗パーキンソン薬や抗

表1 唾液の役割

- 円滑作用：舌の動きを滑らかにして，発声を助ける．
- 保護作用：緩衝剤として口腔粘膜の保護．
- 抗菌作用：口の中の細菌の増殖を抑制．
- 自浄作用：口の中の残渣物や細菌を洗い流す．
- pH緩衝作用：酸を中和して，口の中を中性に保つ．
- 消化作用：唾液に含まれる消化酵素により，デンプンを分解して消化を助ける．
- 溶解作用：食べ物をとかし，味物質を舌の味蕾に届け味覚を刺激する．
- 再石灰化作用：歯の表面から失われたカルシウムやリンを補って修復する．

ヒスタミン薬の影響は大きい．抗うつ薬や抗不安薬などは神経の受容体に働き，唾液量を低下させる作用がある．降圧薬や利尿薬は体内の水分を減少させる働きがあり，結果として唾液の分泌を抑制することになる．常用する薬剤の量は高齢者になるほど多くなる傾向にある．たとえ唾液腺の機能が正常に働くことができても常用する薬剤の量が多くなるにつれ唾液分泌量が減少することになり，加齢とともに減少するといわれるゆえんである．

⑨ 放射線

頭頸部癌治療に放射線治療を用いた場合，粘膜唾液腺の機能低下が引き起こされ，口腔乾燥が発生する．唾液分泌量の低下は放射線治療開始早期より出現し，発現時期は10～20グレイとの報告がある．30グレイ以上照射の場合，約半数のものは回復困難である．さらに60グレイの根治線量を照射した場合，唾液腺組織では腺細胞の崩壊や間質結合織の増加といった著明な退行性変化が生じ，漿液腺と粘液腺ともに不可逆性の変性が生じる．そのため安静時および刺激時唾液分泌ともに治療後長期間にわたって低下すると考えられ，不可逆的で永続的な唾液分泌障害を受けるとされている．

表2 唾液流量検査の種類

検査名		方法	異常値
安静時検査		唾液を10分間自然に排出させ，採取し量を測定する．	正常　2～10 mL/10分 異常　1 mL/10分以下
刺激時検査	ガムテスト	シュガーレスガムを10分間噛み，その間に分泌された唾液量を測定する．	正常　10 mL/10分 ガムテスト陽性 　軽度異常　　7～10 mL/10分 　中等度異常　3～7 mL/10分 　重度異常　　3 mL/10分以下
	サクソンテスト	乾燥したガーゼを2分間一定の速度で噛み，ガーゼに吸収される唾液の重量を測定して分泌量を測定する．	サクソンテスト陽性 　重量増加2g以下の場合

表3 セルフチェックのポイント

1. 口が渇く
2. 口が渇いて話がしにくい
3. 食事のときに飲み物が必要である
4. 夜間，飲水のために起きる
5. 舌がひび割れる
6. 味覚が変わった
7. 口角炎を起こしやすい
8. 口臭が気になる
9. 虫歯がたくさんある

9項目のうち3個以上の該当があればドライマウスの可能性が高いといえる．

診断手順

■ 必要な検査とそのポイント

① 詳細な問診

現病歴と既往歴，嗜好品，特に服用中の薬剤

② 視診・触診

口腔粘膜：変色，萎縮性変化，乾燥性変化，白苔の有無

歯牙，歯肉，義歯，咬み合わせ

舌の形状：発赤，アフタ，潰瘍，舌乳頭の萎縮，溝状舌，舌苔の有無

頸部の触診：顎下腺，耳下腺，甲状腺など

③ 検査

1) 血液検査：一般項目に加えアミラーゼ値，糖尿の精査，自己抗体など．シェーグレン症候群では，血中「抗 Ro/SS-A 抗体」，「抗 La/SS-B 抗体」などの自己抗体が比較的高率で検出される．

2) 唾液流量検査：唾液腺検査法の一般的なものは唾液流量検査(表2)である．

3) 唾液分泌機能検査唾液腺シンチグラフィー：放射性物質である $^{99m}TcO_4^-$ を静注してから集積状態をシンチグラフィーで観察する．左右の耳下腺，顎下腺に集積していく様子を経時的にガンマカメラで撮影する．さらにレモン汁やクエン酸などの唾液分泌刺激物を投与し，刺激への反応もみることができ，大唾液腺の機能評価に使う．シェーグレン症候群では両側耳下腺，顎下腺にほとんど集積が認められず，酸味刺激に対する反応もみられないので，唾液腺の機能障害を画像で診断することができる．

4) 唾液腺造影：造影剤をステノン管開口部から注入して管の走行状態をX線撮影する．

5) 唾液腺生検：口唇の小唾液腺生検はシェーグレン症候群の診断に有用である．

6) 口腔内細菌検査

7) 咽喉頭の内視鏡検査

■ セルフチェックのポイント(表3)

口腔の違和感が3か月以上続くならドライマウスの可能性が高く，セルフチェックを勧める．

■ クリニカル・ポイント

☆口腔乾燥は徐々に進行するので，なかなか異常として認識することが難しく，症状が高度であっても内視鏡の検査では異常を認めることがほとんどない．ではどうしたらよいのか．まず丁寧な問診により診断を導くことから始める．また病態をつかんだとしても，薬剤などによる治療の効果は十分には期待できないし，常用薬を中止することも困難である．唯一口腔ケアは高齢者に限らず有効である．さらに歯周病の治療，正しい歯磨き方法，咬み合わせの矯正，水分補給や服薬に関するアドバイスなどを介した改善方法は十分あると考えられる．

23. 味覚障害
taste disorder

任 智美　兵庫医科大学・講師

症状（患者）の診かた

■ 症状

味覚異常とは，「食物の味が薄い・わからない（味覚減退・消失）」，「ある特定の味質のみがわからない（解離性味覚障害）」などの量的異常と「何も食べていないのに苦味を感じる（自発性異常味覚）」，「本来の味と異なる（異味症）」，「酸味と塩味を間違える（錯味症）」，「食物が何ともいえない嫌な味に感じる（悪味症）」などの質的異常に分けられる．患者の訴える味覚異常に対して味覚検査を施行し，病態を把握することで味覚障害と診断される．

■ 原因分類

味覚障害は原因が特定されない特発性，亜鉛欠乏性，感冒後，舌粘膜障害性，全身疾患性，薬剤性，心因性，中枢性，医原性などに原因分類される．障害の部位として受容器（味蕾），末梢神経，中枢神経，心因性があり，頻度は受容器障害が最も多い．内因性の受容器障害は亜鉛欠乏が関与することが多い．味細胞は通常，細胞分裂をして新生交代されるが，体内の亜鉛が欠乏すると細胞のターンオーバーが延長し，機能低下を起こす．特発性味覚障害は血清亜鉛値が $80\,\mu g/dL$ 以上で明らかな原因を認めないものとされているが，加齢や潜在性亜鉛欠乏が原因の1つとして考えられている．

薬剤性の場合，味覚障害を引き起こす薬剤は多種多様である．亜鉛とキレート化合物を形成し，亜鉛の吸収を阻害することにより味覚障害を惹起するもの，またゾピクロン（アモバン）のように薬剤自体が苦みを有し，唾液とともに分泌されることで口内苦味を引き起こすものもある．そのほかに細胞破壊，細胞新生阻害，レセプター阻害，神経伝達の障害などが考えられている．

診断手順

■ 必要な検査とそのポイント
① 詳細な問診

問診において味覚異常はいつからか，どのような味覚異常かなど詳細に問診をとる．背景に契機となるような心因性ストレスが隠れていることもあり，話を傾聴する姿勢も大切である．必要であれば心理検査を施行する．薬剤については1つひとつ，いつからいつまで内服しているか，味覚異常が発現した3か月前くらいまでの服薬歴は詳細に聞く必要がある．確定診断は疑わしい薬剤を中止して改善すること，再開して再発することが確認できた段階で行われるがやさしいことではない．原因として疑われる服用薬剤の添付文書に味覚異常が明記されている場合，また過去に味覚異常の報告がある場合は，薬剤性味覚障害の範疇に入れるとされており，変更・中止が可能なら試みる必要がある．

② 舌観察

味覚障害患者を診察する際に舌苔，乾燥状態，舌溝の表面の把握と舌乳頭，特に茸状乳頭の観察が重要である．鉄欠乏性貧血やビタミン B_{12} 欠乏，葉酸欠乏などに特徴的な茸状乳頭の萎縮(赤い平らな舌)や舌真菌症の有無をチェックすることも必要である．

③ 味覚機能検査(➡ 124 頁)

本邦で保険適用があるのは電気味覚検査，濾紙ディスク検査である．両者は良好な相関を示すが，頭部外傷後などの中枢性，心因性，早期の受容器障害例などでは乖離を示すこともあるので両者を行うことが望ましい．質的味覚異常では味覚検査は正常範囲であることも多い．

④ 採血

血清亜鉛値を測定し，亜鉛欠乏の有無・程度を評価する．正常値は午前中の測定で 80 μg/dL 以上を目安とする．血清中の亜鉛値は安定した値として出にくく，1 日で約 20 μg/dL の変動があるため，測定はなるべく時間を一定に決めて評価していくことが必要である．

同時に鉄，銅を測定し，補足的診断や亜鉛欠乏の治療効果判定に役立てる．

■ 診察上の注意点

味覚低下を訴える患者のなかには嗅覚障害による風味障害が原因であることも多い．味覚障害か嗅覚障害か，または感冒後などに多い嗅覚味覚同時障害なのかを客観的に評価する必要がある．

■ 診療マネジメント

病態の把握に性別，年齢も考慮する必要がある．閉経後の女性では口腔内不定愁訴が増加することなどからエストロゲンの関係も示唆される．味覚異常も口腔内不定愁訴の 1 つとして出現する．原因として，高齢者では若年者と比較して感冒後や頭部外傷後が少なく，薬剤性が多くなる傾向にある．また味覚異常に舌痛や口腔乾燥を伴いやすい．

■ クリニカル・ポイント

☆味覚障害は時に全身疾患ととらえることが必要である．時に味覚異常が初発となり，後に貧血やクロンカイト・カナダ症候群などの消化器疾患，シェーグレン症候群などの自己免疫疾患，ベーチェット病などの全身疾患，中枢性疾患などが判明することもある．初診時のみで判断せず，経過を観察するなかで採血，消化器精査など随時必要な検査を追加施行することが必要である．

24. 舌の痛み
pain of tongue

八木正夫　関西医科大学・准教授

日常診療において舌を含めた口腔の痛みは珍しくなく，視診にて病変部位を確認できればよいが，明確な器質的所見に乏しいにもかかわらず症状を訴える舌痛症や粘膜下腫瘍などがあり注意が必要である．また全身や皮膚疾患の部分症状として，あるいは薬剤の副作用として口腔の痛みを訴えている場合があることを念頭に診断を進めることが大切である．

症状(患者)の診かた

■ 原因と診断のポイント

舌痛を生じる疾患は多岐にわたるが，以下の 5 つに大別し，それぞれの診断上のポイントを述べる．

① 腫瘍性病変

舌癌は舌縁に生じる場合が多いが，舌縁後方に生じている場合，口腔底，臼後三角や舌根など周辺の腫瘍性病変，小唾液腺や舌下腺由来の粘膜下腫瘍，悪性リンパ腫を含めたリンパ増殖性疾患などがあり，舌のみでなく，口腔全体と咽頭の視診，内視鏡下の咽頭観察，口腔および頸部の触診が重要である．病

悩期間が長いものや痛みが増強してきたものほど腫瘍性病変の存在を念頭におく.

② **物理的, 化学的刺激**

直接的な外傷(義歯の刺激, 歯牙鋭縁を含む), 熱傷, 腐食, 補綴, 放射線により生じる痛みは問診で明らかな場合もあるが, 高齢者などでは注意深い問診と口腔環境の視診が重要である.

③ **感染症および膠原病など自己免疫疾患**

ウイルス性として, 単純ヘルペスウイルス, 水痘・帯状疱疹ウイルス, コクサッキー・エンテロウイルス(手足口病, ヘルパンギーナ), HIVなど, 細菌性としてはレンサ球菌(小児のイチゴ舌)など, そのほかに口腔カンジダ症, 結核, 梅毒などが挙げられる. 感染症の流行への留意と家族歴・既往歴を含めた問診が鍵を握る.

膠原病など自己免疫疾患として, ベーチェット病, 全身性エリテマトーデス, クローン病, 多発血管炎性肉芽腫症, シェーグレン症候群などがあり, 天疱瘡群, 扁平苔癬などの皮膚疾患などを含めて, 再燃を繰り返すことが多く全身症状に留意が必要である.

④ **薬剤およびアレルギー性疾患**

固定薬疹, スティーブンス・ジョンソン症候群, 中毒性表皮壊死症などは, 薬物歴と眼および全身皮膚の視診が重要になる. また薬物による口腔乾燥も少なくない. 口腔アレルギー症候群は, 花粉症との関連があることも多く, 原因となる食物を特定するために問診が重要であり, 居住歴(シラカンバ花粉症は北日本優位であるなど)が診断の一助となる場合がある.

⑤ **その他**

栄養障害(鉄欠乏やビタミン欠乏), 口腔乾燥, 三叉神経痛, 舌咽神経痛, 情緒障害, 舌痛症などは器質的所見に乏しいあるいは欠ける場合が多く, 摂食時や発声時などに痛みが増強するのか, むしろ減弱するのかなどの問診が重要になる.

診断手順

■ 必要な検査とそのポイント

① **詳細な問診**

視診が容易なことから, 問診がおろそかになりがちだが, 痛みの部位, 性状, 経過, 外傷であればその状況, 既往歴, 随伴症状などを聴取する.

痛みの程度表現(刺すような痛み, ピリピリとした痛みなど), 摂食時あるいは安静時に生じる痛みか, 摂食不良を生じているか, などに留意する. 持続したピリピリとした痛みなどは, 口腔カンジダ症や舌痛症などでよく聞かれる. また舌癌など悪性腫瘍は, 病変の割に痛みの程度が軽いことがある.

② **視診・触診**

痛みの部位が漠然としている場合でも, 口腔内をくまなく視診あるいは触診して, 痛みの部位と病変が一致するか確認することが重要である. また写真などで記録しておくと再診時の比較が容易で, 位置や治療後の変化などの観察のために可能な限り考慮する.

繰り返す口内炎や異なる部位に多発する潰瘍性病変などは感染症や膠原病, 天疱瘡群などを考慮し, 全身皮膚の視診が重要であり, 注射部位の視診(ベーチェット病の針反応, 川崎病のBCG接種部位の発赤腫脹)など思わぬところが診断の助けになることがある.

③ **検査**

びらんあるいは潰瘍性病変などは, 病悩期間により生検を行うか判断する. 特に進行性のものは積極的に生検を考慮する. 多発病変や繰り返すびらんや潰瘍などは, 各種抗体検査により膠原病および天疱瘡群の鑑別を行う. クローン病や潰瘍性大腸炎などの部分症状として口腔内病変を伴う場合があることから, 消化器症状を伴う場合は上部下部消化管内視鏡検査も考慮する. 口腔内真菌症に対しては培養検査が必要であるが, KOHによる検鏡は早期診断に有用である. HIV感染症

も口腔内病変をきたしやすく，発熱に多彩な病変を伴いかつ治療抵抗性の場合にはHIV抗体価検査などを考慮する必要がある．CTやMRIなどの画像検査は腫瘍性病変の病期診断以外に必要となる場合は少ないが，長期にわたる痛みの場合に粘膜下病変をみつけるため，また患者への説明時に納得してもらうためなどの場合に考慮する場合がある．

■ 診察上の注意点

頸部特に顎下部，頤下などの触診は，腫脹の程度，圧痛の有無が炎症性病変と腫瘍性病変の鑑別上重要である．

■ 診療マネジメント

外傷性など原因が明らかな場合を除いて，鎮痛以外の対症的な治療は安易には行わず，症状・所見の変化を確認する姿勢が大切で，特にステロイド軟膏や内服は鑑別診断途中で投与することは避けるほうがよい．

■ 原因の特定や診断が容易でない例

舌痛症については，あくまで除外診断となるため，詳しい問診に加え，理学的所見，培養検査，画像検査などで原因となる疾病がないことを説明すると症状の軽減をみることがある．舌痛症は舌の先端，次いで舌縁に痛みを生じる場合が多く，味覚異常や口腔乾燥を訴える場合も多い．

■ クリニカル・ポイント

☆口腔真菌症は，典型的な剥離可能な偽膜を呈しておらず，萎縮して全体に発赤あるいは硬い白色病変を認める場合もあり，義歯使用やステロイド吸入，免疫抑制薬の使用などに加え，抗菌薬投与が誘因である場合が多いため，最近の抗菌薬投与の有無を確認する．

☆舌の痛みが年余にわたるものでも粘膜下腫瘍などの腫瘍性病変がある．

☆多発する病変や徐々に増悪する粘膜病変については自己免疫疾患以外にHIV感染症や梅毒などがあるため，踏み込んだ生活歴の聴取や検査を丁寧に行う．

25. 咽頭痛，嚥下痛
pharyngodynia, odynophagia

藤本保志　愛知医科大学・教授

咽頭痛の原因にはいわゆる「風邪」から，膿瘍形成など重症感染症，悪性腫瘍とさまざまな病態がある．問診と基本的診察による鑑別診断を整理する．嚥下時に増悪する場合は嚥下痛と表現し，器質的疾患をより疑う．

症状（患者）の診かた

■ 原因

急性炎症性疾患，慢性炎症性疾患，腫瘍，異物，神経痛に分類される．発症様式，痛みの性状と局在，随伴症状に留意する．生活習慣と既往歴，家族歴も診断の一助となる．

■ 発症様式

症状発現から数日なのか，数週間か，月単位か，遷延するだけか増悪傾向かなどにより急性/慢性疾患，進行する疾患かを判断する．

■ 痛みの性状・局在

左右差，嚥下痛や開口時痛などが原因部位の手がかりとなる．左右差があれば器質的変化を伴うことが多い．腫瘍，魚骨などの異物がその例である．自発痛は軽く，嚥下痛のみの場合がある．腫瘍では鈍痛が多く，緩徐に増悪する．神経痛はしばしば電撃痛と表現され，アセトアミノフェンや非ステロイド系抗炎症薬で鎮痛不十分なことが多い．

■ 随伴症状

発熱，全身倦怠感，咽頭つまり感，嗄声，嚥下困難，開口制限，血痰などに留意する．経口摂取状況，体重減少も重要である．

■ 生活習慣と既往歴・家族歴

頭頸部癌の多くはタバコ発癌であり，喫煙歴は不可欠である．飲酒歴も重要で，口腔・咽頭・食道多発癌のハイリスク因子として2型アルデヒド脱水素酵素（ALDH2）ヘテロ欠

損者における多量飲酒がある．日本人の30～40%はヘテロ欠損型であり，一般的には飲酒に弱いが「鍛えて強くなる」場合がある．若い頃に飲酒で赤くなったか問う．鉄欠乏性貧血の既往はプラマー・ヴィンソン症候群を念頭におく．喫煙も飲酒もしない女性の下咽頭輪状後部癌，頸部食道癌の要因である．飲酒習慣は胃食道逆流症（GERD）もきたしやすく，食事習慣もあわせ問診する．

診断手順

■ 必要な検査とそのポイント

① 視診・触診・聴診

軟口蓋に小水疱・アフタを認める場合はヘルパンギーナを疑う．コクサッキーウイルス感染で夏季の小児に流行し，手掌や足底，殿部などの皮疹を伴うと手足口病と診断される．

口蓋扁桃に偽膜形成を認める場合は要注意で，血液検査が必須である．無顆粒球症の場合は原因薬剤（抗甲状腺薬やカルバマゼピンなど）の中止が必須である．伝染性単核球症は，血液像で異型リンパ球増多，頸部リンパ節腫大，肝機能障害などにより診断できる．

片側性の口蓋扁桃・口蓋弓腫脹を認めたら，扁桃周囲炎，扁桃周囲膿瘍を疑うが中咽頭癌との鑑別も重要である．開口制限や開口時痛は副咽頭間隙への病変波及による症状である．頸部リンパ節触診も重要で，リンパ節の硬さ，圧痛などの情報を得る．

② 鼻腔・咽頭ぬぐい液採取

鼻咽頭ぬぐい液の迅速診断キットとしてA群β溶連菌，インフルエンザウイルス，アデノウイルスなどが使用できる．また，問診から性行為感染症を疑う場合，クラミジアや淋菌などの分離・培養を考慮する．

③ 血液検査

急性炎症性疾患でも症状が強い場合には血液検査は重要である．白血球数，血液像などは細菌感染とウイルス感染との鑑別に有用である．生化学検査により栄養状態，脱水や電解質異常の有無も把握できる．

④ 内視鏡

1) 気道狭窄のリスク評価，2) 異物や腫瘍性疾患（粘膜病変）の鑑別，3) 舌咽・迷走神経領域の機能評価の観点を意識する．

⑤ 画像検査

CT，MRIは器質的疾患の診断に有用で，腫瘍を疑うときは造影が役立つ．扁桃周囲膿瘍，副咽頭間隙膿瘍，咽後膿瘍などでは迅速な切開排膿を要するが，CTは正確な診断，安全な処置に役立つ．茎状突起過長症，石灰沈着性頸長筋腱炎などの鑑別にも有用である．

■ 診察上の注意点

① 気道狭窄

中咽頭側壁や後壁に目立った所見がないが，嚥下痛が強い場合には急性喉頭蓋炎を念頭におく．外来での喉頭内視鏡で一目瞭然である．喉頭・下咽頭癌の進行例でも気道狭窄が危惧される．高度の気道狭窄があれば診察時に喘鳴で気づくが，頸部聴診を行えば，より早期に気道狭窄を診断できる．急激な呼吸困難増悪・窒息に至ることがあり，緊急気管切開の要否の検討など迅速に対応する．

② 慢性的な経過

口腔・咽頭に水疱や潰瘍，アフタがみられ，増悪・寛解を繰り返す場合にはベーチェット病や尋常性天疱瘡，難治性口腔咽頭潰瘍などを疑う．

舌咽神経痛ではあくびや嚥下運動などで電撃痛と表現される突発性の痛みが誘発される．原因には茎状突起過長症，頭蓋底・頭蓋内疾患，血管走行異常がみられることがあり，CT，MRIなど画像評価が必要である．

③ 悪性腫瘍の検索

舌根・喉頭蓋谷は舌突出や頸部前屈により観察が容易となる．唾液を除去しなければ粘膜表面は観察できない．頸部回旋で左右の梨状陥凹を選択的に広げられる．食道入口部の観察には修正キリアン（modified-Killian）体位が優れ，バルサルバ（Valsalva）法の併用も有用である．体位を変えることで貯留した唾

液をクリアできることがある．空嚥下や飲水，吸引なども組み合わせて粘膜病変を探索する．

輪状後部や梨状陥凹尖端，頸部食道病変の存在を疑うも外来では視認できない場合，全身麻酔下での弯曲型喉頭鏡検査も考慮する．

④ 咽頭・喉頭の生検

慢性炎症性疾患を疑う場合にはステロイド治療開始前に生検する．

抗凝固療法・抗血栓療法の有無に留意する．高齢者では重症脳血管障害や心臓疾患の既往がなくても予防投与されうる．舌・頰粘膜など圧迫止血容易な部位と，喉頭・下咽頭など圧迫止血不可能な部位では対応は異なる．

■ 診療マネジメント

① 感染症サーベイランス

地域における代表的な感染症情報は国立感染症研究所や地方自治体から発信される．診療時に起炎病原体を予測する一助となる．

② 明らかな異常所見がないとき

痛みの原因が特定できないことがある．「どうせ咽頭炎だからとりあえず抗菌薬処方」が耐性菌を増加させる．慢性疾患は適切な経過観察により初めて所見を得ることができることがある．「悪いところがない」と決めつけることも危険である．

■ クリニカル・ポイント

☆「舌圧子で舌背を圧排し，中咽頭側壁と後壁だけをみる」診療では舌根，舌・口腔底，頰粘膜は死角となる．口腔内は触診も容易である．硬結や圧痛など悪性腫瘍の所見は触診しなければ気づかない．また，内視鏡を用いても声門周囲のみで満足せず，鼻腔内から食道入口部までをくまなく観察する意識が必要である．

26. 舌・咽頭の運動障害

disorder of tongue and pharyngeal movement

小川徹也　愛知医科大学・特任教授

舌・咽頭の運動障害の原因として，①舌・咽頭自体の障害，②舌・咽頭の運動神経の障害，などが考えられる．①②には悪性腫瘍や頭蓋底疾患，頸静脈孔症候群など患者の生命予後に影響する病態も含まれる．舌・咽頭の運動障害を確実に見出し，適切な診断治療を行うことは，これら重要な疾患を早期に発見し，治療を進めていくことにほかならない．舌・咽頭の運動障害の病態・診断についての深い理解が求められる．

症状（患者）の診かた

■ 原因

① 舌・咽頭自体の障害が原因

舌や咽頭自体に障害が生じ運動障害をきたす．舌は外舌筋（オトガイ舌筋，舌骨舌筋，茎突舌筋），内舌筋（上縦舌筋と下縦舌筋，横舌筋と垂直舌筋）から，咽頭は口蓋帆挙筋，口蓋垂筋，口蓋舌筋，口蓋咽頭筋などから構成される．これら筋肉や表層粘膜に腫瘍や炎症が存在すると運動障害をきたす．舌癌，咽頭癌，広範な舌炎・咽頭炎などが原因となる．

② 舌・咽頭の運動神経の障害が原因

舌の運動神経は舌下神経である．舌下神経は中枢部位が延髄から後頭蓋窩底の舌下神経管まで，末梢部位は舌下神経管から頭蓋外に出て舌筋群に至るまでである．これら走行部位に腫瘍やリンパ節腫脹，血管腫などが生じると舌下神経が障害され運動障害をきたす．

咽頭の運動神経は咽頭神経叢（主に舌咽神経，迷走神経）である．延髄から頭蓋底の頸静脈孔までが中枢部位で，頸静脈孔から頭蓋外に出て咽頭筋群に至るまでが末梢部位となる．頸静脈孔は舌咽神経，迷走神経だけでな

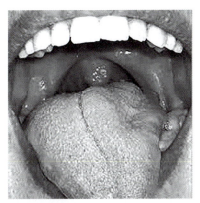

図1 左舌下神経麻痺（末梢性麻痺）
挺舌により舌は麻痺側の左に偏倚している．左舌は萎縮し筋線維が確認できる．

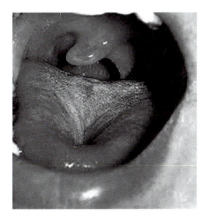

図2 カーテン徴候
アーと発声することで，軟口蓋が右に偏倚している．左舌咽神経・迷走神経麻痺により生じている．左頸静脈孔症候群の可能性も示唆される．

く副神経，内頸静脈も走行する．この部位の障害は頸静脈孔症候群といわれ，内頸静脈血栓などが原因となり，咽頭の運動障害（カーテン徴候）を生じる．また神経走行部位付近に生じた腫瘍は舌咽神経，迷走神経を障害し，咽頭運動障害の原因となる．

舌・咽頭の運動障害が同時にみられる場合，頸静脈孔から舌下神経管まで大きく広がる頭蓋底腫瘍や頭蓋底リンパ節転移（上咽頭癌など頭蓋底部癌，他の癌の転移）などが原因となる．また両方の神経を同時に障害する副咽頭間隙腫瘍なども原因となる．

延髄より中枢部位での神経障害でも舌・咽頭の運動障害をきたす．ギラン・バレー症候群，多発性硬化症，多発性脳血管障害，脳炎，脳腫瘍などが原因となる．

■ 舌・咽頭の運動障害の性状，経過
① 舌・咽頭自体の障害の性状

舌・咽頭自体の腫瘍や炎症が原因で，疼痛や拘縮により障害側で運動障害が出現する．腫瘍では改善しないが，炎症は軽快もある．

② 舌・咽頭の運動神経の障害の性状

末梢性舌下神経麻痺の場合，患側舌の麻痺により挺舌にて舌が患側に偏倚する（図1）．患側舌筋が萎縮し細動がみられることがある．

末梢性舌咽神経・迷走神経麻痺の場合，カーテン徴候（患側軟口蓋挙上が妨げられ，軟口蓋が健側に引き上げられ，カーテンを健側へ吊り上げたようになる）がみられる（図2）．頸静脈孔症候群では患側副神経麻痺も出現する．

舌・咽頭の運動神経障害が同時の場合，舌の患側偏倚や萎縮，カーテン徴候だけでなく，他の脳神経麻痺が存在していないか注意する．

延髄より中枢部位での障害では，球麻痺や仮性球麻痺などにより構音障害，嚥下障害などが出現する．

診断手順

■ 必要な検査とそのポイント
① 詳細な問診

構音障害や開鼻声の有無を確認する．自覚症状があるなら発生時期や持続期間，性状の変化などを確認する．他の脳神経症状の有無を聞き出すことも大切である．

② 視診・触診

　口腔内視診では軽微な異常を見逃さないよう，挺舌やアーという発声の指示で，舌・軟口蓋挙上の左右差をみて観察する．触診は舌や咽頭全体を触れ，硬結の有無や炎症の存在を探る．頸部リンパ節触診も頭蓋底疾患に関連するリンパ節転移確認のため重要である．頸静脈孔症候群を疑う場合，肩の挙上の左右差をみて副神経麻痺を確認する．その他脳神経症状についても確認する．

③ 検査

　画像検査は，舌・咽頭の運動障害との関連が疑われる疾患や病態を描出するよう，造影CTやMRI，必要に応じて血管撮影も含め撮像する．神経の走行や解剖学的位置関係などを考え確実に読影する．神経炎などを疑う場合は一般採血やウイルス関連採血などを施行する．

■ 診察上の注意点

　舌・咽頭の運動障害は軽微なことも多い．口腔内視診で左右差をしっかりみることで，少しの変化も見逃さないよう診察する．口腔内視診の結果によっては，悪性腫瘍や頭蓋底疾患など，患者の生命予後に影響する疾患・病態を見落としてしまう危険性があるので注意を要する．

■ 診療マネジメント

　ごく軽微な舌・咽頭の運動障害や，画像に写らない軽微な異常などをも見逃さないようにする．舌・咽頭の運動障害を包括的な病態診断学としてとらえ，確実に異常を見つけ出すよう心がける．

■ クリニカル・ポイント

☆舌・咽頭の運動障害の原因となる多くの疾患や病態を，耳鼻咽喉科・頭頸部外科のみで確定診断・治療していくことは難しい．関連する諸科（神経内科，脳神経外科など）と連携し，科の垣根を越えた診療間チーム医療で舌・咽頭の運動障害に関し，診断治療を行っていくべきである．

27. 開口障害
trismus

星川広史　香川大学・教授

　開口障害とはなんらかの原因で下顎の下方への運動が制限される状態である．自身の指，人差し指から薬指の3本分が縦にして口に入るのが通常の開口度で，健常成人の場合40 mm以下であれば顎関節，咀嚼筋など開口に関与する組織になんらかの異常があると考えられる．開口に直接的に関与するものとしては顎関節と咀嚼筋（閉口：咬筋，側頭筋，内側翼突筋，開口：外側翼突筋）があり，関節の動きに制限やずれ，痛みを生じる，開口，閉口に関与する咀嚼筋に機能異常や痛みを生じれば開口に支障をきたす．分類の仕方には進行の速さによって分けるなどいろいろあるが，本項では関節性，非関節性に分けて，どのような疾患があるか**表1**に示す．

症状（患者）の診かた

　急性か慢性で大別し，あとは関節性か非関節性かを鑑別する．

■ 急性の場合

　症状の出現が急速に進行する場合，外傷の場合は問診で受傷の有無を確認すれば鑑別可能なため，それ以外はおおむね炎症性である．関節そのものに原因がある場合とそれ以外の場合の鑑別がまず必要で，非関節性の場合は感染による炎症が開口に関与する筋群に波及して起こるため，口腔，咽頭，頸部など感染源となる部分を見逃さないようにする．痙攣性であれば破傷風や神経性のてんかんやヒステリーも念頭においておく．関節外の要因を認めないときは，関節自体の炎症や顎関節症などが考えられるため歯科・口腔外科への紹介を考慮する．

■ 慢性の場合

　症状の出現が持続的あるいは緩徐に進行する場合は，顎関節周囲組織や顎関節に影響を及ぼす可能性のある腫瘍性疾患を見逃さないことが肝要である．その他，放射線治療，顎顔面の外傷，手術など，顎関節やその周辺組織の瘢痕形成をきたすような既往にも注意する．関節性のものとしては関節由来の腫瘍性疾患や変性疾患，顎関節症などがあるが，非関節性の疾患を除外できれば専門診療科にコンサルトする．

診断手順

■ 必要な検査とそのポイント

① 問診

　発症の起点，症状，随伴症状，既往など問診から関節性，非関節性，炎症性，神経性など，ある程度の鑑別が可能であり，詳細な病歴聴取が診断上のキーポイントとなる．

② 視診・触診

　非関節性，特に炎症性や腫瘍性の要因に関しては，通常実施する頭頸部の視診，触診を行えばよい．炎症の原因となる部位は口腔，咽頭，唾液腺が多いため，口腔では臼後部・智歯周囲の炎症・腫脹，頰側歯肉の発赤・腫脹，下顎骨部の腫脹，口腔底の腫脹など，咽頭では口蓋扁桃やその周囲の発赤・腫脹，唾液腺では耳下腺，顎下腺の腫脹，圧痛などを観察する．炎症に起因して開口制限をきたす場合，傍咽頭間隙，顎下間隙，咀嚼筋間隙，副咽頭間隙などいわゆる深頸部への炎症波及から膿瘍形成をきたし，開口障害に至る場合があるため，重症度の判定には後述する血液検査，画像検査も重要である．腫瘍に起因して開口障害をきたす場合は，下顎歯肉癌や舌癌は痛みも相まって開口制限をきたすことが多く，耳下腺癌や外耳道癌では顎関節への直接的な浸潤や咬筋・翼突筋への浸潤，炎症の波及で開口に支障をきたす可能性がある．その他，上顎癌，上・中咽頭癌でもかなり進行

表1　開口障害をきたす疾患

関節性疾患による分類

1. 発育異常
   下顎関節突起　欠損，発育不全，肥大
2. 外傷
   脱臼，骨折，捻挫
3. 炎症
   化膿性，リウマチ関連，外傷性
4. 退行性あるいは変形性関節症
5. 腫瘍
   骨軟骨腫，軟骨芽細胞腫，骨腫，骨芽細胞腫，滑膜軟骨腫，軟骨肉腫，骨肉腫，転移性腫瘍
6. 全身性疾患に関連した顎関節異常
   痛風性
7. 顎関節強直症
8. 顎関節症

非関節性疾患による分類

1. 外傷
   顎骨骨折，頰骨骨折，上顎骨折，下顎骨折
2. 炎症
   下顎骨骨髄炎，顎放線菌症，智歯周囲炎，扁桃周囲炎，扁桃周囲膿瘍，化膿性耳下腺炎，副咽頭間隙膿瘍
3. 腫瘍
   上顎・下顎歯肉癌，舌癌，頰粘膜癌，耳下腺癌，外耳道癌
4. 瘢痕
   外傷後，放射線治療後，手術後
5. 筋性
   多発性筋炎筋ジストロフィー，低カルシウム性テタニー
6. 神経性
   破傷風，てんかん，ヒステリー，ALS*，ジストニア，脳腫瘍

*筋萎縮性側索硬化症（amyotrophic lateral sclerosis）

すれば開口障害をきたすことがあるが，視診により診断は容易である．

　関節性疾患の臨床検査としては，開口量の測定，下顎頭の圧痛，下顎頭の滑走障害の有無などがあるが，臨床的によく遭遇する顎関節症の主症状は疼痛，関節雑音，運動障害である．所見として顎関節部に圧痛があり，聴診にて開閉運動時に関節雑音が聴取できることが多い．症例によっては頰部，側頭部などにも痛みを訴える場合や，心身症的なさまざまな不定愁訴を伴う場合もあり，器質的な側

表2　顎関節症の代表的な自覚症状

・顎関節やその周辺に異常を感じる．食べ物を噛むときに痛みや異常を感じる．
・食事をしているとあごがだるい，口を動かしたり噛みしめると痛い．
・口を開けたり閉じたりするときにカクン，という音がする．
・口が開けにくくなったり，口の開閉がスムーズにできなくなる．
・口が左右にうまく動かない，外れそうになる．

面と，心理的な側面の両方を念頭に，慎重に病歴や所見をとる必要がある．顎関節症の代表的な症状を表2に示す．

③ 検査

炎症の把握のためには血液検査(CRP，白血球など)や細菌培養検査，腫瘍性病変が疑われる場合は細胞診や生検などの病理検査を要する．

画像検査は，顎関節の硬組織診断として，① 単純X線撮影，② 断層撮影法，③ パノラマ撮影法，④ CTが挙げられる．CTは外傷などの骨の変化や，関節外の腫瘍や炎症性変化の診断にも有用である．深頸部への炎症波及が疑われる場合には必須の検査である．軟組織診断としてはMRIが適しており，関節円板の評価，円板後部組織の変化，関節腔の貯留液の判定や，翼突筋や側頭筋といった筋肉の瘢痕，変性，また炎症や腫瘍の軟部組織への進展を把握するのにも有用である．

■ 診察上の注意点

破傷風菌による開口不全は頻度は少ないものの今でも年間100例程度の報告がある．痙攣性の開口障害をきたす場合は，念頭においておく必要がある．頻度は少ないが，粘表皮癌などの耳下腺悪性腫瘍では，表面の腫脹は目立たないが深部への炎症の波及によって開口障害をきたす場合もあり，痛みなどの随伴症状にも注意し，見落とさないようにする．

■ 診療マネジメント

関節性，非関節性，急性，慢性に分類しながら，鑑別すべき疾患を絞り込んでいく．

■ クリニカル・ポイント

☆耳鼻咽喉科・頭頸部外科医としては非関節性の疾患を見逃さないようにする．関節性を疑う場合や，視診・触診や血液検査，画像検査に引っかかってこない症状に関しては経過や随伴症状から心因性，神経性なども考慮し，関連諸科にコンサルトしつつ診断する．

28. いびき
snoring

千葉伸太郎　太田総合病院記念研究所太田睡眠科学センター・所長[神奈川県]

症状(患者)の診かた

明確な定義は存在しないが，いびきは睡眠中の呼吸異常音であり，流体力学的にその発生メカニズムは自励振動(その1つであるフラッター現象)で説明される気流→振動音のエネルギー変換現象である．1970年代以前，いびきは騒音として扱われていたが，1976年にGuilleminaultが睡眠時無呼吸症候群(sleep apnea syndrome：SAS)を提唱し，いびきはSASを疑う徴候の1つとして重要視された．なぜならSASでは間欠的低酸素曝露，睡眠の分断が，酸化ストレス，全身炎症，交感神経の活性化をきたし脳血管，心循環疾患を含む全身疾患へ影響し，日中の眠気や認知機能への影響が社会的にも大きな問題となるからである．現在では，SASは「睡眠障害国際分類第3版」において睡眠関連呼吸障害の1つである閉塞性睡眠時無呼吸障害(obstructive sleep apnea disorders：OSA)に分類されている．一方，OSAを伴わない単純いびきは睡眠関連呼吸障害の正常亜型に分類され詳細な診断基準などは定義されておらず，時に習慣性いびき症，原発性いび

き症，単純性いびき症などとよばれている．いびきを診療するうえで最も大切なのは，OSAを含む睡眠関連呼吸障害との鑑別となるが，小児では終夜睡眠ポリグラフ（polysomonograph：PSG）で診断された習慣性いびき症においても，血圧上昇や認知機能へ影響するとの報告があり，また，OSAの有無にかかわらず，騒音としての聴力への影響も報告されており，いびきの診察では治療の必要性について慎重に考える必要がある．

■ 原因（いびきの増悪要因）

いびきは軟口蓋-舌後部レベル，時に喉頭までの上気道狭窄が原因となる．いびきを自励振動と考えると①流速，②弾性体の弾性力，③弾性体の長さ（流れの向きに対する）により影響される．肥満，小下顎・上顎劣成長など顎顔面形態，アデノイド・口蓋扁桃肥大，開口による下顎の後方移動，仰臥位における重力の影響などによる気道の狭小化，さらに，鼻閉による気道上流での陰圧発生は，ベルヌーイの定理により咽頭気道での流速を上昇させる．口蓋垂（長さ・大きさ）・軟口蓋・後口蓋弓（膜様状）などの咽頭形態（図1），喉頭蓋（薄い形状・Ω形）などの振動しやすい形状．入眠後の上気道筋活動の減少，飲酒・薬物による影響，開口によるオトガイ舌筋・オトガイ舌骨筋-甲状舌骨筋・胸骨舌骨筋など気道拡大筋の牽引力低下など，診察時には上記した増悪要因の有無に注意する．

診断手順

■ 必要な検査とそのポイント

いびきと睡眠関連呼吸障害との正確な鑑別は在宅で行う携帯型装置（通称簡易モニター）か，専門施設で行うPSGが必要となる．OSAとの鑑別は無呼吸低呼吸指数（apnea hypopnea index：AHI）で行われ，AHI 5未満でいびき症と診断される（小児ではAHI 1未満）．

■ 診療マネジメント，治療

検査により睡眠関連呼吸障害と診断された場合は専門の医療機関での治療が必要となる．詳細は「睡眠時無呼吸症候群」の項（➡394頁）に譲り，いびきの治療について述べる．インターネット上でいびき対策グッズを検索するとさまざまなものがヒットするが，このうちいびきを感知し，覚醒刺激を利用するものは睡眠を分断させるという点で推奨できないので本項では記載しない．

① 鼻閉治療

鼻呼吸をサポートする点鼻薬（血管収縮薬），nasal dilator，ノーズピン，口テープ，チンアップベルト，口腔内装置（マウスピース）などがある．特に，鼻呼吸に依存しやすい小児は鼻閉治療のみで軽快する場合が多い．

② 体位治療

体位依存OSAとは仰臥位では側臥位に比較し呼吸イベントが2倍以上に増加する場合と定義される．OSA患者の20〜30%は側臥位をとるだけで，一般的に特別な治療を必要としないAHI<10となる．いびきも同様に減少が期待され，専用のボディピローも市販されている．

③ 口腔内装置（oral appliance：OA）

下顎の前方移動により気道を拡大するprosthetic mandibular advancement（PMA）や舌を前方に牽引・維持し気道狭窄・閉塞を防ぐtongue retaining device（TRD）などがある．米国睡眠学会の臨床指針では，OAは無呼吸を伴わない原発性いびき症，あるいはCPAP不耐のOSA患者に対し，有資格の歯科医が作成することが標準治療とされている．

④ 口腔機能訓練（myofunctional therapy：MFT）

orofacial myofunctional disorders（OMD）は，顔面と口腔・咽頭の機能障害で，鼻呼吸障害，口呼吸習慣に起因し，MFTは矯正歯科の治療補助として応用されてきた．近年ではOSA，いびきへの効果が報告されている．

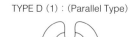

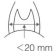

図1 池松による軟口蓋形態の分類
〔池松武之亮：いびきの研究 第4報 いびきの1治療法．日耳鼻 64：434-435，1961より〕

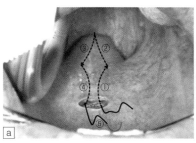

図2 suture technique
a：an absorbable thread suture technique, b：lifting velo-uvulo-faringeo
〔a：Kwon JW, et al：An absorbable thread suture technique to treat snoring. Eur Arch Otorhinolaryngol 273：1173-1178, 2016／b：Mantovani M, et al：The velo-uvulo-pharyngeal lift or "roman blinds" technique for treatment of snoring：a preliminary report. ACTA Otorhinolaryngologica Italica 32：48-53, 2012 より〕

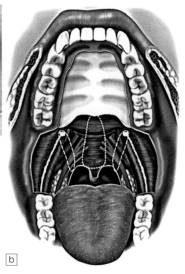

⑤ 手術

　本邦では1940年代にはいびきに対する軟口蓋へのパラフィン注入が，1950年頃からは軟口蓋手術が行われ，池松は咽頭形態を分類（図1）したうえで palatoplasty & partial uvulectomy を報告している．一方，Kamami は CO_2 laser を使った laser assisted uvuloplasty を低侵襲の外来手術として報告したが，熱侵襲後の瘢痕狭窄などの術後合併症が問題となっている．近年は低侵襲の軟口蓋へのアプローチとして suture technique（図2）がいびきに対する安全な手術として期待され

ている．軟口蓋筋層への過剰な切開なしに，縫合による牽引で咽頭腔拡大を期待するもので，侵襲が軽度で，術後の変形が少ない．いずれにせよ，OSAでは周術期リスクが格段に高まるため，正確ないびき症の診断のもとに，また安全な手術を担保するため，設備の整った施設で安全に，行うことが必須となる．

29. 咽頭の異常感
globus pharyngeus

折舘伸彦 横浜市立大学・主任教授

表1 「咽頭の異常感」をきたす疾患

胃食道逆流 gastroesophageal reflux
咽喉頭逆流 laryngopharyngeal reflux
転換性障害 conversion disorder
異所性胃粘膜 heterotopic gastric mucosa
食道運動障害 esophageal dysmotility
頸椎骨棘 cervical osteophyte
頭頸部癌 aerodigestive tract neoplasm/malignancy
輪状咽頭筋機能不全 cricopharyngeal dysfunction
甲状腺腫大 thyroid enlargement
舌根扁桃肥大 lingual tonsil hypertrophy
喉頭蓋変形 epiglottis abnormality
茎状突起過長 elongated styloid process
喉頭蓋谷囊胞 vallecular cyst

症状（患者）の診かた

咽喉頭異常感症は「患者が咽喉頭に異常感を訴えるが，通常の耳鼻咽喉科的視診によっては，訴えに見合うような器質的病変を局所的に認めないもの」と定義される．異常感の訴えは主観的なものであり「のどがイガイガする」，「何か異物があるような感じがある」，「なんとなくつまった感じがする」というものが多く，症状の特徴として痛みを伴わないこと，食事により症状が改善すること，摂食時の嚥下では自覚されないことなどがある．症状は間欠的であったり持続的であったりさまざまで，自然経過によって症状の増悪，改善がみられることもある．問診・視診・頸部触診・喉頭ファイバースコピーまで行って訴えに見合うような器質的病変（腫瘍性病変，慢性咽喉頭炎，口腔内乾燥，後鼻漏など）を見出せないときにつけられる病名である．有病率は不明であるが，外来患者の5～10%を占めるとの報告もある．

診断手順

異常感を惹起する疾患が多彩（表1）で，有効なスクリーニング法がないため，診断法が確立されていないのが実際である．除外診断なので，まずは器質的疾患の除外に努める．通常の耳鼻咽喉科の視診以上の画像検査（単純X線/超音波検査/CT/MRI），血液検査にて症状を説明しうる病変があれば，当該病変の診断・治療を行うことになる．咽喉頭異常感症患者699人の経過観察から，典型的症状で外来での検査がきちんと行われていれば追加検査は不要との報告もある．

異常感の原因となる疾患は，局所的要因，全身的要因，精神的要因によるものに大別される．最も多いとされる局所的要因は80%を占める．そのなかでは胃食道逆流は最も多い原因で40～55%，喉頭アレルギーが12～16%，甲状腺疾患が10%，精神的疾患が5%といわれている．

見逃せない悪性腫瘍の患者を含め腫瘍性病変がみつかる頻度は2～4%程度であるといわれ，咽喉頭異常感が主訴で受診した患者にみつかった悪性腫瘍の内訳は喉頭癌15%，上咽頭癌14%，中咽頭癌50%，下咽頭癌27%との報告がある．咽喉頭異常感を主訴に受診された患者で診断される悪性腫瘍は90%がT1・T2であるといわれており，早期発見，早期治療につながるために重要である．1,000人以上の咽喉頭異常感の患者にバリウム検査をした報告では食道癌や咽頭癌が

みつからなかったといわれ，バリウム検査は悪性腫瘍の検索には役に立たないとされる．

胃食道逆流症は $H. pylori$ 感染率の低下や食生活の欧米化により最近増加しているといわれている異常で，日本でのその頻度は4～19.9%でありロサンゼルス分類ではgrade A，grade Bの軽症患者が多い．コホート研究で胃食道逆流症状あり群のほうが咽喉頭異常感を訴えるリスクが高いとされることから（リスク比：1.9～3.9），両者には関連があると考えられている．

喉頭アレルギーについては季節性鼻アレルギーであるスギ，ヒノキ，シラカンバなど花粉症の患者には60%程度の咽喉頭異常感をきたすことが報告されており頻度が高い．通年性のアレルギー性鼻炎は咽喉頭異常感の要因の4～20%であるといわれている．喉頭アレルギーにより咽喉頭異常感を発症するきっかけとして疲労やストレスが関与しているという報告もあり，複合的な要因もありうる．

甲状腺疾患を認めた患者では慢性甲状腺炎の約半数，結節性甲状腺腫の40%の主訴が異常感であったと報告されており，頸部エコーや採血を行い甲状腺疾患の検索も必要である．

その他頸椎疾患では，咽喉頭異常感症の患者と中等度以上の骨棘との関連が指摘されており，症状のない患者は5%以下の出現率なのに対し，咽喉頭異常感を認める患者の10%以上に中等度以上の骨棘を認め有意な差があったと報告がある．

全身的要因は15%といわれる．主な疾患は鉄欠乏性貧血，プラマー・ヴィンソン症候群，糖尿病，重症筋無力症，大動脈瘤，虚血性心疾患，唾液分泌低下による口腔乾燥などさまざまある．

5%といわれる精神的疾患の多くはうつ病や，心身症，神経症で，耳鼻咽喉科領域においての初診患者のうち22.7%が心身症に相当するともいわれており，特に咽喉頭異常感症のうち52.9%の患者は心身症に該当するといわれる．また，うつ病患者のうち3.8%は初診が耳鼻咽喉科といわれ，うつ病と思われる患者には精神科の受診を勧め，専門的な治療が受けられるよう診察を進めていく必要がある．一方で，咽喉頭異常感は精神的な要因があるといわれているが，健常者との比較をすると，患者のヒステリー神経症スコアに差がないとの報告もある．

■ 必要な検査とそのポイント

通常の耳鼻咽喉科検査，問診・視診・頸部触診・喉頭ファイバースコピーを行う．特に喉頭ファイバースコピーが重要である．できれば電子内視鏡を用いた検査が望ましい．これらの検査あるいは画像検査（単純X線/超音波検査/CT/MRI）・血液検査によって症状を説明しうる病変があれば，当該病変の診断・治療を行うことになる．

■ 診察上の注意点

特に悪性疾患の除外は重要であり，下咽頭癌の約1割はその早期に咽喉頭異常感のみを自覚している時期があるという報告もあり注意が必要である．

■ 診療マネジメント

主観的な症状であるため症状の定量的な評価や重症度の評価は容易ではなく，治療効果の判定は時に困難である．標準治療が確立されておらず，単一治療法での対処は現実的でない．悪性疾患の可能性を常に考えておくこと．可能性を否定できないときは，1回の外来診察で終診とせず，外来経過観察を行うことも考慮する．悪性腫瘍の存在が否定され，GERD，喉頭アレルギー，甲状腺疾患の可能性が高い場合には当該疾患の精査，治療を行う．さらにこれらの疾患も否定される場合，十分に説明して安心させることが肝心であり，悪性疾患による症状ではないこと，症状は長く続く可能性があること，現時点では効果的な薬物療法はないことをよく説明する．

■ クリニカル・ポイント

☆繰り返しになるが，咽喉頭異常感を惹起する疾患が多彩であること，診断法が確立され

30. 構音・言語障害
speech and language disorder

西澤典子　北海道医療大学・教授（リハビリテーション科学部）

　言語機能とは，ことばを用いて行われる受信，発信機能の総称である．耳鼻咽喉科を受診する患者がことばの障害を訴える場合は，ことばを話す機能（発話）の異常であることが多い．「発音が悪い」，「話し方がおかしい」，「舌がもつれる」，「滑舌が悪い」などと表現される．背景には，機能性，器質性の「構音障害」とよばれる病態，非流暢な発話を中核症状とする「吃音」などを想定する必要がある．発話の異常にとどまらず，ことばの理解の障害をも合併する場合は，背景として内言語の障害である失語などの高次脳機能障害を想定する必要がある．

症状（患者）の診かた

■ 原因，症状，経過
① 構音障害
　以下に大別される．
　1）運動障害性構音障害：神経筋系の障害に起因する構音器官の運動障害により起こるもので，脳血管疾患，中枢神経系の変性疾患（筋萎縮性側索硬化症やパーキンソン病など），末梢神経障害（ギラン・バレー症候群など），筋・シナプス疾患（重症筋無力症，進行性筋ジストロフィーなど）などが原因となる．構音症状は原疾患の運動障害を反映し，語音の歪み，話速やイントネーションの異常など

が現れる（表1）．
　2）器質性構音障害：構音器官の形態異常により起こるもので，腫瘍，外傷，外科的切除による疼痛・変形（舌癌，口腔咽頭癌とその術後など），形成異常（口蓋裂など）などが原因となる．形態異常により構音操作が障害されて生成が困難となる音の歪みのほかに，小児期に器質的問題が存在すれば，構音を習得する過程で代償的な異常構音操作が習慣化し，形態的な問題が解消したのちにも遷延することがある．
　3）機能性構音障害：構音器官に形態・運動の異常がないのにもかかわらず，特定の音について誤った構音操作が定着している状態である．運動の拙劣さや環境など，小児が構音を獲得する過程における何らかの要因が影響し，誤った構音操作が学習され固定したものがほとんどであるが，正常な構音操作の獲得後に発症するものもある．

② 吃音
　音の繰り返し，引き延ばし，発話の停止などが文頭・語頭を中心に多発することが症状の中核をなし，非流暢な発話となる．情動によって症状が変化することが知られているが，心理的問題は促進要因の一部に過ぎず，発症には認知・言語系から発話運動の協調にいたる多元的なレベルでの要因が複合的にかかわると考えられている．小児期に発症するものは発話困難の自覚がないまま自然治癒する場合も多い．一方，学童，成年期にまで遷延する場合は，発話場面への不安，回避などにより情緒や社会的適応の障害にも発展する．

③ 失語症など高次脳機能障害
　脳血管疾患後遺症などによる高次脳機能障害では，発話の異常とともに言語理解の障害が出現する．特に失語症は，概念を言語化し音韻に分解する，あるいは逆経路で音声を音韻として記号化し，言語として理解する過程の障害である．音韻処理の障害が発話の異常として現れ，さらに損傷部位によって復唱，聴理解，読み書き，語想起など，言語機能の

表1 運動障害性構音障害の疾患例と特徴的な運動・構音障害の例

運動障害の型	疾患例	特徴的な運動・構音障害の例
弛緩性麻痺	筋・シナプス疾患，末梢神経障害	筋の脱力による構音操作の弱化（音の歪み，開鼻声）
痙性麻痺	脳血管障害による仮性球麻痺	深部反射亢進を伴う協調障害による歪み，分節化の乱れ，話速低下
小脳失調	多系統萎縮症（SCA6）*	位置，時間の測定障害を伴う協調障害による発話リズム，速度の異常（断綴言語）
錐体外路障害	パーキンソン病，ジストニア	運動低下性と運動過多性に分けられ，多彩な構音症状を呈する
混合性	運動ニューロン疾患**，多系統萎縮症*	上記の運動・構音障害が混在する

* 多系統萎縮症は錐体路，錐体外路，小脳系，自律神経系などにわたり，多彩な症状を呈する．このうち脊髄小脳変性症6型（SCA6：spinocerebellar ataxia type 6）ではほぼ純粋な小脳症状を呈することが知られている．
** 運動ニューロン疾患では，1次運動野から筋肉に至る上位下位運動ニューロンが系統的に障害される．

さまざまな側面の障害を合併する．また，発話運動のプログラミングレベルの障害である「発語失行」における一貫性をもたない音の誤りや韻律の異常，認知障害における発動性の低下を背景とする発話の異常なども鑑別の対象として念頭におくべきである．

診断手順

■ 必要な検査とそのポイント

① 問診

主訴が発話の異常であるのか，理解の障害を合併しているのか，障害による生活上の不便の程度（どのような場面でどの程度の発話/理解の不自由があるか）など，主訴の詳細ならびに現病歴を聴取する．さらに構音言語機能に影響を与えうる異常にかかわる既往歴を詳細に問診する．病歴聴取に当たって特に着目すべき点は，急性発症か，症状は進行/変動するか，痛みを伴うか，特定の音/場面における症状の顕在化があるか，嚥下障害・四肢体幹の運動障害があるか，認知障害・言語理解の障害があるか，高血圧・糖尿病・アルコール摂取・薬剤など，神経原性の運動障害を起こしうる問題があるかなどである．

構音・言語障害における問診は，単なる病歴の聴取にとどまらず，患者の発話を耳で確認する過程でもある．このことを念頭において症状の概要を把握し，発話に影響しうる全身症状や言語・認知の障害の有無を確認したのちに，構音・言語症状の診査に進む．

② 全身所見

運動障害性構音障害が疑われた場合は，上位下位運動ニューロン障害，失調，錐体外路障害などについて，四肢体幹の症状を確認する．また，認知，失語，失行など，発話に影響しうる高次脳機能についても確認を行い，神経内科，脳神経外科など精査の必要性を判断する．

③ 構音症状

自由会話の所見に加えて，母音の持続，音節，単語，文の復唱などの課題を試みる．母音の持続では，開鼻声などによる共鳴の歪みを検出するほか，音声障害の合併を評価する．音韻の歪みが固定的に出現する場合は単音節の発話課題で症状を確認できる．単語，文，会話と進み，音韻連鎖と語の意味的連鎖が複雑になるほど単音節課題では見出せない浮動的な歪みの発現頻度が高くなる．文，会話の発話では，話速，リズム，イントネー

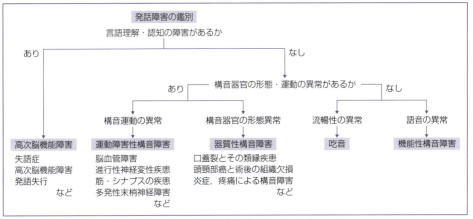

図1 はなしことばの異常(発話障害)の鑑別と主な疾患例

ションを合わせ評価する．発話課題と評価法については，日本音声言語医学会が検査法を提案している．

④ 構音器官の形態・運動

構音運動は概略すると，顎の開閉による開口度の調節，口唇の開きの調節，舌による口腔形態の調節と子音の生成，軟口蓋による鼻咽腔閉鎖にまとめられる．発話にはこれに加えて喉頭による音源の生成が不可欠である．これらの器官の形態，運動を評価する．安静位での顔面，口腔の形態をみる．対称性，萎縮の有無などのほか，ヘルペス疹や潰瘍などの皮膚粘膜病変，義歯装着例では歯肉の炎症などに注意する．つぎに，顎，口唇，舌，軟口蓋などにおける構音類似運動すなわち，開口，閉口，口唇の突出や横への開き，舌の突出や左右への運動，軟口蓋の挙上などをみる．舌運動の評価では，片側麻痺における麻痺側の萎縮と突出時の偏倚などにより脱力を評価し，目標(口角，口唇など)を舌尖でなめる動作をさせることにより運動協調障害を評価することができる．鼻咽腔閉鎖不全に対する鼻腔側からの軟口蓋運動の観察や，喉頭下咽頭の観察には，軟性内視鏡を用いることが必要になる．

■ 診察上の注意点

見落とされやすい疾患の例を挙げる．

脳血管発作，重症筋無力症，球麻痺型筋萎縮性側索硬化症などの運動障害性構音障害は構音障害を初発症状として耳鼻咽喉科を受診する可能性がある．小児構音障害では，粘膜下口蓋裂や先天性鼻咽腔閉鎖不全など一見してわかりにくい形態・運動の異常が見逃されて学齢期に至ることがある．成人の鼻閉を伴わない閉鼻声は，耳管開放症による自声強聴を遮断するために軟口蓋を挙上して鼻咽腔閉鎖のまま通鼻音を生成することが習慣化している場合がある．

■ 診療マネジメント(図1)

発話の異常を訴える患者については，構音・言語症状の特徴を把握したうえで，それが担当器官の形態・運動の障害から説明できるか否かを判断することが耳鼻咽喉科医の役割である．耳鼻咽喉科医は診断手段として，内視鏡，頭頸部画像精査，造影下の動画解析などを診断に活用することができる．また，言語聴覚士による構音・言語・認知に関する評価を参考にすることは非常に有用である．腫瘍，炎症性疼痛など耳鼻咽喉科においてマネジメント可能な疾患に対しては，適切な加

療を行う．脳血管疾患，進行性神経筋疾患，粘膜下口蓋裂など，「見逃してはいけない疾患」の徴候をとらえ，脳神経外科，神経内科，形成外科など専門医との連携につなげることが必要である．

■ クリニカル・ポイント
☆構音・言語障害は，耳鼻咽喉科単独よりも，リハビリテーションを含む多科連携への参加が必要とされる領域である．パートナーとして言語聴覚士を活用しながら，障害を耳鼻咽喉科的視点から理解し，診断・治療への方向付けを行う態度が求められる．

31. ことばの遅れ
delayed speech

松井隆道　みみ・はな・のど まつい クリニック・院長［福島県］

通常，子どもは生後6か月には喃語が始まり，1歳前後には始語，いわゆることばを話し始める．ことばの遅れには「ことばが出ない・少ない・はっきりしない」，「会話ができない」などさまざまな訴えがある．

症状（患者）の診かた

■ 原因
ことばの発達は，臨界期までに良好な聴力でのことばのコミュニケーションを通して言語理解が進み，話しことばの表出として認められる．これらの過程で障害があるとことばの遅れが生じる．

①聴覚障害
先天性難聴が最も多いが，まれに後天性難聴もある．

②精神発達遅滞
ことばの聞きとりに問題がなくても，その認知や理解に障害がある．

③精神心理的問題
自閉症やアスペルガー症候群，ADHD（注意欠如・多動症）などが含まれ，ことばの聞き取りや理解に興味や集中力がないために遅れの原因となる．

④言語環境
ことばの獲得には臨界期があり，その時期までにことばによるコミュニケーションがなされなければ遅れを生じる．

⑤脳神経疾患
脳性麻痺やてんかんなどではことばを聞き取り理解し発語する機能が障害される．ランドー・クレフナー（Landau-Kleffner）症候群では後天性の聴覚失認や失語をきたす．

⑥生理的範囲の遅れ（発達性言語障害）
聴力正常で行動も異常ないが，ことばのみが遅い．就学前頃には正常となる．これは言語理解には遅れがないものの表出言語が遅れている状態ともいえる．

診断手順

■ 必要な検査とポイント
①問診
どんなことが気になっているか，表出言語のレベル（単語，二語文，三語文），構音の異常，言語理解のレベルを詳細に聞き取り，ことばの遅れの程度と問題点を判断する．

②精密聴力検査
聴覚障害の有無を評価する．難聴が認められればすみやかに原因の精査を進め，療育や聴覚補償を始める．聴覚障害によることばの遅れは早期に対応すれば治療可能である．

③発達検査
全般的な発達検査は遠城寺式幼児分析的発達検査表，新版K式発達検査，WISC（ウェクスラー児童用知能検査）-Ⅳなど．言語発達の検査は〈S-S法〉言語発達遅滞検査，ITPA（言語能力診断検査），PVT-R（絵画語い発達検査）など．小児科医，言語聴覚士などと連携して検査を進める．

■ 診察上の注意点
　乳幼児の検査では正確な評価が困難なケースも多く，検査や療育を担当する言語聴覚士などと話し合いのうえ，複数の検査を行い療育や聴覚補償へつなげていく．
■ 診療マネジメント
　まず聴覚障害の有無を評価するが生理的範囲の遅れの可能性も説明を忘れないこと．
■ クリニカル・ポイント
☆ことばの遅れを訴えて受診した場合に耳鼻咽喉科として聴覚障害の検査を的確に進めること，他の原因については小児科医や言語聴覚士らと連携し正しく評価を行うことが大切である．

32．嗄声，失声
hoarseness, aphonia

塩谷彰浩　防衛医科大学校・教授

　嗄声は，音声障害のなかでも特に音質が変化した場合をいい，音声障害のなかでは最も多く，声帯の振動に何らかの異常があり，その結果として声帯から異常な音声が生成されている状態といえる．失声は，声の有響成分が消失し，ささやき声のような雑音成分のみが聴かれる状態である．

症状（患者）の診かた

■ 原因
① 声帯自体の病変によるもの
　声帯の炎症や器質的病変の存在により，声帯の物性が変化し，声帯振動が阻害されることにより嗄声を生じるものであるが，原因となる疾患はさまざまである．
　炎症性疾患では，急性喉頭炎は細菌やウイルス感染，慢性喉頭炎は喫煙や乾燥などの慢性的刺激が主な原因となる．喉頭結核は，声帯に喉頭癌と類似した腫瘤を形成する．肺結核に続発することが多い．
　良性腫瘤性病変では，声帯ポリープはカラオケや大声などの急激な音声負荷により生じることが多い．声帯結節は歌手や教師などの恒常的に音声酷使をする職業に多く，また元気のよい小児にもみられる．ポリープ様声帯は長期間の喫煙による声帯の浮腫性変化が原因となる．喉頭肉芽腫は声門後部に生じる炎症性腫瘤であるが，咳払いの習慣，気管挿管，胃酸逆流などの刺激による声門後部粘膜の損傷が原因とされている．
　高齢者の嗄声においては加齢による声帯萎縮が原因となることも多い．萎縮により声帯に溝状のくぼみを認める場合は声帯溝症とよばれる．
　良性腫瘍では喉頭乳頭腫が代表的であり，ヒトパピローマウイルス（human papilloma virus：HPV）の感染が発症に関与する場合が多い．特に，同じ型のHPVが原因である尖圭コンジローマに罹患した母親からの垂直感染が原因の1つになるといわれる．乳幼児における喉頭乳頭腫は増殖が速いことも多く，呼吸困難を呈する場合もある．
　悪性腫瘍では，喉頭癌のうち声門癌では初期の段階から嗄声を生じる．声門上癌や声門下癌では初期には嗄声を認めず，進行して声帯に浸潤してから嗄声をきたす．喉頭と隣接する下咽頭から生じる下咽頭癌も進行すると嗄声を生じる．
② 声帯運動障害によるもの
　反回神経麻痺が代表的である．反回神経の走行領域の手術による外傷や悪性腫瘍の浸潤などにより声門の開閉を行う内喉頭筋の麻痺を生じるものである．原因として，甲状腺，肺，心臓，縦隔，食道などの術後，甲状腺癌，肺癌，食道癌などの悪性腫瘍の浸潤，大動脈瘤の圧迫，挿管チューブのカフによる圧迫，上気道炎に伴う神経へのウイルス感染など，原因にはさまざまなものがある．原因が特定できない特発性のものもある．一側性の

反回神経麻痺では，一側の声帯の開閉運動が行われないために，声門が完全閉鎖せず，嗄声を生じる．声門間隙が大きい場合には失声状態となる．両側性の反回神経麻痺では，両側の声帯の開閉運動が行われなくなるが，嗄声は軽度かあるいは認めないことも多く，呼吸困難が前面に出る．

披裂軟骨脱臼もまれであるが，声帯運動障害の原因となる．喉頭部に外力が加わった外傷時などにみられる．

③ 声門閉鎖の調節の障害によるもの

声帯には異常はないが，声門の閉鎖が強すぎたり弱すぎたりするために嗄声を生じるものである．機能性発声障害とよばれる病態である．声門閉鎖が強すぎるものとしては痙攣性発声障害，本態性音声振戦症，声門閉鎖が弱すぎるものとしては，時に失声を呈することもある心因性発声障害が代表的である．その他，変声期障害や，男性ホルモンや蛋白同化ホルモンを投与された女性にみられるホルモン音声障害（男性化音声）も機能性発声障害に含まれる．

診断手順

■ 必要な検査とそのポイント

① 問診

嗄声がいつから起こったのか，上気道炎とともに数日前から起こったのであれば，急性喉頭炎の可能性が高く，炎症の消退とともに嗄声も改善する可能性も高い．おおむね2週間以内に軽快傾向を示す．2週間以上続く嗄声では，慢性喉頭炎，良性腫瘤性病変，良性・悪性腫瘍が疑われる．喫煙，飲酒の習慣がある場合は特に悪性腫瘍を念頭におく必要がある．全身麻酔や呼吸管理のための挿管後から起こった嗄声では，反回神経麻痺か披裂軟骨脱臼の可能性がある．甲状腺，肺，心臓，縦隔，食道領域の手術の術後からみられる嗄声は，反回神経麻痺を疑う．音声酷使を伴う職業（歌手，保育士，教師など）や元気のよい小児では，声帯結節などが疑われる．精神的ストレス負荷後に起こった嗄声では，痙攣性発声障害や心因性発声障害などの可能性があり，女性で音声の低音化がみられるときは，ホルモン製剤服用歴の問診が必須となる．

② 視診・触診

甲状腺の腫脹を伴う嗄声では，甲状腺癌の浸潤による反回神経麻痺を疑う．頸部リンパ節の腫脹を伴う場合は，感染症による腫脹も考えられるが（特に圧痛がある場合），喉頭癌などの悪性腫瘍の転移も疑う必要がある．

③ 検査

1）喉頭の観察

a）喉頭内視鏡検査：この検査によりほとんどの音声障害をきたす疾患は鑑別可能である．観察の際は，声帯の病変の有無に注意することはもちろんであるが，声帯運動障害の有無，声帯のみでなく喉頭全体および喉頭に隣接する下咽頭の病変の有無などを観察することが重要である．観察には喉頭ファイバースコープや喉頭ビデオスコープを用いるが，後者のほうが鮮明な画像が得られ，強調画像処理なども可能であり，微小な悪性変化を検出するのに有利である．間接喉頭鏡検査は，以前はよく行われていたが，喉頭の詳細な観察には適していない．

b）喉頭ストロボスコピー：声帯は通常の発声時には約 100〜300 Hz の周波数で振動するので，肉眼的にはこの振動を視認することは困難であるが，この検査では声帯の振動と少し周波数をずらしたストロボ光を声帯に当てることにより，声帯振動をゆっくりとした振動として可視化できる．声帯振動を観察することで，微小な病変であっても癌や瘢痕などにより粘膜物性が変化している場合，声帯振動の乱れとして検出できる．

2）音声検査：音声検査は，嗄声の原因診断には補助的な役割をはたし，障害の程度や治療効果の評価などに役立つ．

a）最長発声持続時間：ひと息で最長に連続して発声できる時間のことで，できるだけ

たくさん息を吸い込んでから，完全に息を吐き終わるまで発声させる．10秒以下なら声門閉鎖不全が疑われ，反回神経麻痺では著明に短縮する．

　b）聴覚心理的評価（GRBAS 尺度）：音声の主観的な評価法であり，日本音声言語医学会により提唱されているものに GRBAS 尺度がある．GRBAS は G（grade，程度），R（rough，粗糙性），B（breathy，気息性），A（asthenic，無力性），S（strained，努力性）のそれぞれを表す．G は嗄声の性状ではなく全体的な重症度を評定する尺度であり，RBAS は嗄声の性状を表す．これらの5項目のそれぞれの程度を 0～3 の4段階（0：正常，1：軽度，2：中等度，3：高度）で評価する．

　c）発声機能検査：声帯は呼気流から音へのエネルギー変換器という考えに基づき，その効率を測定するもので，正常な声帯ほど効率がよい結果となる．発声機能検査装置を用い声の高さ，声の強さ，呼気流率を測定する．

　d）音響分析：音声の基本周波数，振幅，高周波成分，雑音成分などについて，音響分析装置を用いて解析し，音声障害の程度を評価するものである．

　e）喉頭筋電図：内喉頭筋の筋電図検査により，声帯の運動障害が反回神経麻痺などの神経障害によるものか否かの鑑別，反回神経麻痺などの程度，障害部位，予後を判断することができる．

　3）画像診断：嗄声の診断自体に必ずしも必要ではないが，外傷，腫瘍性病変の鑑別や反回神経麻痺の原因検索の際には CT が有用である．腫瘍性病変の診断には造影 CT を施行する．

■ 診察上の注意点
　声帯の器質的病変や声帯運動障害の診断は，内視鏡を用いて喉頭を観察すれば比較的容易であるが，声帯に器質的病変も運動障害もない機能性発声障害の診断は，詳細な問診と特徴的な音声所見が決め手となる．

■ クリニカル・ポイント
☆発見が遅れると予後を悪化させる悪性腫瘍を見逃さないようにする．2週間以上続く嗄声は，悪性腫瘍除外のために必ず喉頭内視鏡検査が必要である．また，反回神経麻痺による嗄声が初発症状として発見される甲状腺癌，肺癌，食道癌は少なくないので注意が必要である．

33．呼吸困難，気道閉塞
dyspnea, airway obstruction

福田　諭　　北海道医療大学・特任教授

　呼吸困難とは他覚的にも自覚的にも呼吸が困難な状態を指す．救急医療の立場からは，古くより救急の際の ABC として，Airway，Breathing，Circulation が最重要項目とされてきており，呼吸困難，気道閉塞の基本知識ならびにその対応は大変重要である．
　呼吸困難の原因は耳鼻咽喉科・頭頸部外科領域のもののみならず内科的なものを含み非常に多彩である（表1）．主として上気道を扱う当領域だけで分類しても表2のように多岐にわたる．また発症の経過を頭のなかに整理することも肝要である（表3）．

症状（患者）の診かた

　視診，触診，バイタルサインにより緊急度を判定する．年齢，発症の状況を確認する．

診断手順

　1つの目安として例えば図1などを参考に，自分なりの手順を頭のなかで平常時から整理しておき，実際の症例が来ても，落ち着きながらも素早く対応する．

表1　呼吸困難の分類

1. 上気道および下気道の閉塞性疾患
2. 肺疾患
3. 胸膜，横隔膜など胸郭運動の障害
4. 心，循環器疾患
5. 脳性，神経系疾患
6. 血液異常（貧血，血液ガス組成の変化，CO中毒）
7. 代謝異常（甲状腺，腎疾患，糖尿病）
8. 心因性疾患（過換気症候群）

〔福田　諭：耳鼻咽喉科・頭頸部外科の救急医療—呼吸困難．日耳鼻 109：754-758, 2006 より〕

表3　発症経過による呼吸困難の分類

1. 突然の発症
    - 気道異物
    - アナフィラキシーショック
    - 巨大な喉頭ポリープや喉頭肉芽腫の嵌頓
    - 喉頭外傷
    - 喉頭痙攣
    - 過換気症候群
2. 急に発症
    - 喉頭急性炎症
        急性喉頭蓋炎，仮性クループ，深頸部膿瘍などによる喉頭浮腫
    - 両側反回神経麻痺
    - 口腔・中咽頭炎症性疾患
        口腔底蜂窩織炎，扁桃周囲膿瘍，咽後膿瘍
3. 徐々に発症
    - 腫瘍
        喉頭癌，下咽頭癌，甲状腺癌，喉頭乳頭腫，喉頭肉芽腫
    - 舌根部囊胞，喉頭蓋囊胞（場合により急激に発症）
4. 長期間持続
    - 両側反回神経麻痺
    - カニューレ抜去困難症
    - 喉頭軟化症
    - 先天性後鼻孔閉鎖症
    - 先天性奇形（まれ）
        喉頭横隔膜症，声門下狭窄

〔福田　諭：耳鼻咽喉科・頭頸部外科の救急医療—呼吸困難．日耳鼻 109：754-758, 2006 より〕

表2　耳鼻咽喉科・頭頸部外科領域における呼吸困難の分類

1. 鼻，上咽頭疾患

特に新生児では鼻閉塞も呼吸困難を起こす．

2. 口腔疾患

舌膿瘍，口腔底蜂窩織炎，舌根沈下，巨舌症，巨大な舌腫瘍．

3. 咽頭疾患

巨大な咽頭扁桃，口蓋扁桃では肺性心を生ずることがある．咽後膿瘍，上咽頭腫瘍，囊胞，扁桃腫瘍．

4. 喉頭疾患

1) 先天性奇形；喉頭横隔膜症，先天性喘鳴（咽頭気管軟骨軟化症，Pierre Robin 症候群）．2) 外傷；気道熱傷，喉頭外傷，血腫，肉芽腫，手術操作による腫脹．3) 異物，喉頭内および巨大な食道異物．4) 炎症性疾患；急性喉頭蓋炎，喉頭蜂窩織炎，喉頭軟骨膜炎，喉頭浮腫，仮性クループ，喉頭ジフテリア，巨大喉頭ポリープ，再発性多発性軟骨炎，瘢痕性狭窄．5) 神経疾患；両側反回神経麻痺，声門痙攣．6) 腫瘍；乳頭腫，癌，肉腫．

5. 気管・気管支疾患

気管食道瘻，外傷（直達鏡，気管内チューブ，気管カニューレ）や炎症による肉芽腫，瘢痕性狭窄，異物，良性腫瘍，甲状腺腫瘍や頸部リンパ節腫大の圧迫・浸潤，癌，肉腫など．

〔福田　諭：耳鼻咽喉科・頭頸部外科の救急医療—呼吸困難．日耳鼻 109：754-758, 2006 より〕

■ 必要な検査とそのポイント
① 全身状態の素早いチェック

視診，バイタルサインのチェックと緊急度の把握を行う．自力で対応可か上級医にすぐに連絡するか，自科で対応可か麻酔・救急医に連絡して一緒に診るかを判断する．状態によるが，可能ならば下記の検査を施行する．

1) 頸部の触診，聴診
2) ファイバースコープによる検査：鼻咽腔・喉頭ファイバースコープによる炎症，腫瘍の確認，責任部位の同定を行う（急性喉頭蓋炎の1例を図2に示す）．
3) CT，MRI検査

■ 診察上の注意点

胎児（ex-utero intrapartum treatment：EXIT など），新生児，小児，成人，高齢者など年齢や発症状況をよく考慮する．これらにより推定しうる疾患，責任部位をしぼりやすくなる．

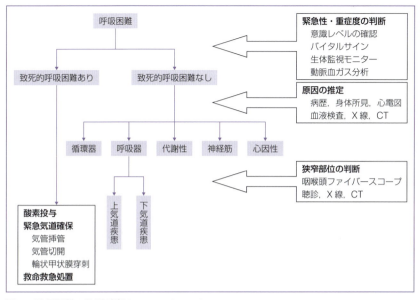

図1 呼吸困難の診断手順のフローチャート
〔福田 諭：耳鼻咽喉科・頭頸部外科の救急医療—呼吸困難．日耳鼻 109：754-758, 2006 より〕

■ 診療マネジメント

以下に気管切開術について記す．主として緊急気道確保を目的とした気管切開術は耳鼻咽喉科・頭頸部外科医が習得，習熟すべき手技である．なお，半永久的に気管皮膚瘻を作成する場合（長期に呼吸管理が必要な症例）には気管を開窓し，喉頭全摘術における気管断端と皮膚の縫合のごとく，皮膚を気管粘膜にかぶせるようにして縫合する．このときは気管開窓術となる．

① 適応

気管切開術の適応として，①気道閉塞において気管挿管が不可能，②気道確保の長期化，③呼吸中枢麻痺，④下気道における分泌物貯留，⑤嚥下性肺炎防止や薬液の気道注入療法，⑥摘出困難な気管・気管支異物，⑦頭頸部領域の手術，⑧その他が挙げられる．

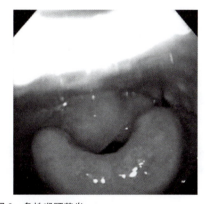

図2 急性喉頭蓋炎
〔福田 諭：耳鼻咽喉科・頭頸部外科の救急医療—呼吸困難．日耳鼻 109：754-758, 2006 より〕

② 気道確保を行う目的，時機，タイミングによる分類

1）緊急気管切開術；輪状甲状膜切開（coniotmy，図3a）：厳密には喉頭切開であり気管切開ではない．輪状甲状間隙は触診でよく

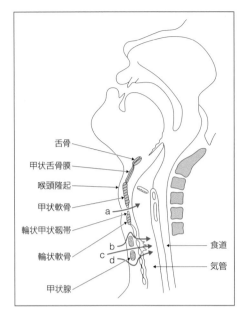

図3 気管切開術
a：輪状甲状膜切開，b：上気管切開，c：中気管切開，d：下気管切開
〔福田 諭：耳鼻咽喉科・頭頸部外科における手術の危険度—気管切開術. 耳喉頭頸 74：159-162, 2002 より〕

わかる．皮膚直下に皮下組織と浅頸筋膜があるのみで，輪状甲状靱帯，弾性円錐および粘膜の下は喉頭下腔である．上甲状腺動脈の分枝の輪状甲状動脈が走るが，切開時に輪状軟骨に接して入れば出血は少ないとされる．

病棟，挿管時のトラブルのときにこの手技で救命しえた症例を自験例で経験している．切迫しているので思い切って入っていくしかない．

2) 非緊急(待機的，予防的，選択的)気管切開：全麻，手術室では，できる限りこの選択を試みる．局麻，非挿管，病室ベッド上では，やむをえないときはこの設定で行わざるを得ないが，時に難しい症例もあり，このときは教育などの概念は無視し，できるだけ熟練者が行う．

③ **手術手技による分類**

以下に記す甲状腺峡部との位置関係による分類がある．

実際には第2気管輪から第4気管輪を開孔するため，甲状腺が無理なくよけられればどの方法でも構わないとされるが，中気管切開を行うことが多い．

1) 上気管切開(図3b)：甲状腺峡部の上で気管切開する．
2) 中気管切開(図3c)：甲状腺峡部を結紮，切断して気管を露出し切開する．
3) 下気管切開(図3d)：甲状腺峡部の下で気管切開する．

④ **注意点・留意点**

1) 気管切開は迷ったときは踏み切るほうがよい．
2) 前頸部の解剖を熟知する．
3) 気管は下方になるにつれて位置が深くなることを念頭におく．
4) 通常，仰臥位で行う．
5) 適当な高さの肩枕を入れて前頸部を伸展させる．ただし本来呼吸困難のある患者に行う手技であり，過伸展は呼吸困難を増強させるので必要以上には伸展しない．
6) 皮膚切開：横切開か縦切開か．術者の好み，教育された環境にもよる．筆者は緊急のときは輪状軟骨の指南のしやすさから縦切開を選ぶし，また思い切って大きく切開する．後続治療もよく考慮し，例えば喉頭全摘の可能性を残している患者であれば横切開を選択する．
7) Jackson の三角(気管切開三角，安全な部位)を念頭におく．
8) 前頸静脈：呼吸困難でうっ血，静脈怒張がある場合は，損傷すると思いのほか止血に手間取るので注意を要する．時によっては止血を後回しにしながら強引に気管に向かって進む決断も要求されることがある．
9) 前頸筋の処理(胸骨舌骨筋，胸骨甲状筋)：正中(白線 Linea alba)を道標に正中で深部に入り，左右に分離し甲状腺峡部を露出

する．
　10）当科では気管は逆U字切開にして皮膚と縫合する．
　11）正中をはずれないよう，はずさないようにする．正中線上，真ん中で進む．少しのずれでわきに深く入ってしまうことがあるので時々指頭で気管を触る．左右に移動しやすいので指頭で気管の存在を確かめながら操作を進める．
　12）迷ったときは輪状軟骨を指南とし，輪状軟骨と甲状腺上端からきっかけをつかむ．
　13）手術場で施行できず，他科病棟ベッド上などで施行するときは，可及的無菌的に操作を行う．また，えてして暗く，止血に難渋する場合もあるのでヘッドランプ，バイポーラーの有無を確認し，ないときは持参する．
　14）助手の牽引鉤のかけ方も重要で，左右均等にできるだけ視野を大きく正中で出すべく引く．勝手に自分の判断で動かしてはならない．

⑤ **危険度**
　1）一般的に短頸猪首，脂肪の厚い患者には行いづらい．
　2）腕頭動脈が気管右側で高位にあることがあり注意を要する．指頭で触診しておけばまず問題はない．緊急気管切開時にこれを損傷し訴訟になり，医師側の敗訴例がある．
　3）気管カニューレ抜去困難症：乳幼児，特に新生児での適応と選択は慎重に行う．
　4）皮下気腫：呼気が切開創面より皮下組織に入り込む不快な合併症である．皮膚創を縫合しすぎたり，過剰に皮下組織を剥離しすぎた場合に起きる．皮膚面が腫脹し，押すと独特のピチピチとした捻髪音が聞こえる．創を少し緩めるか，放置すれば自然に吸収されることが多い．
　5）胸膜高位：幼小児での損傷ならびに気胸に注意する．

⑥ **術後管理**
　1）空気調整：温度，湿度に注意する．
　2）喀痰：声門下圧がかかりにくく痰の喀出が不良となるので，頻回に痰の吸引を行う．
　3）感染防止対策を施す．
　4）嚥下困難に注意する．
　5）発声障害によるストレスに注意する．
　6）通常気管切開孔は自然閉鎖するが，感染などがある場合は肉芽を除去し，縫合閉鎖する．

■ **クリニカル・ポイント**
☆原因，責任部位を可及的速やかに特定して，患者の状態に応じて呼吸困難を治めるまで，耳鼻咽喉科・頭頸部外科医として最善を尽くす．
☆「おかしいな，変だな」と感じたら，ビデオカメラで例えるならズームアウトして少し広い視野で見ること〔正中はどこか，甲状軟骨喉頭隆起（アダムのリンゴ），胸骨上陥凹などを指標に〕，指頭による触診を大事にすることなど，基本に返ることがきわめて重要である．

34. 咳嗽
cough

新実彰男　名古屋市立大学・教授（呼吸器・免疫アレルギー内科学）

　咳は本来気道に侵入する異物や病原体などに対する生体防御反応であるが，過剰な（病的な）咳は患者の苦痛，消耗をもたらす．咳は患者の受診動機として最も頻度が高い症状であり，特に近年は持続する咳で受診する患者が増加している．内科疾患では，ほぼすべての呼吸器疾患に加え，循環器疾患（心不全，肺血栓塞栓症，心室性期外収縮），消化器疾患〔胃食道逆流症（gastroesophageal reflux disease：GERD）〕などが原因になりうる．

症状(患者)の診かた

■ 原因
　咳受容体は喉頭，下気道(気管以下)のほか，下部食道，胸膜，心外膜，外耳などに存在するため，それらの臓器への機械的・化学的刺激は咳を生じうる．耳鼻咽喉科疾患では咽喉頭腫瘍，慢性副鼻腔炎(副鼻腔気管支症候群)，喉頭アレルギー，外耳異物などが原因となる．鼻・副鼻腔への機械的刺激では咳は生じないと理解されているが，鼻粘膜の炎症に伴う咳感受性亢進や，後鼻漏の下気道への流下などの機序で咳に関与する．

■ 性状
　咳は痰を伴わない乾性咳嗽と痰を伴う湿性咳嗽に分類される．前者は種々の機械的・化学的刺激などによって生じる咳感受性亢進，気道攣縮で生じるのに対し，後者は痰による機械的刺激が主体であり(痰を出すための咳)，咳そのものの抑制よりも痰の制御が治療の主眼となる．咳は持続期間によっても分類され，3週以内の咳は急性咳嗽，8週以上持続する咳は慢性咳嗽，中間の3~8週の咳は遷延性咳嗽とよぶ．

診断手順

■ 必要な検査とそのポイント
① 初期診療の進め方
　胸部X線所見，発熱・血痰・呼吸困難などの随伴症状や身体所見，血液検査上の炎症反応などから，まず肺炎，肺癌，肺結核などの重篤化しうる疾患を慎重に除外する．もう1つ重要な点は喘息を見落とさないことである(後述)．

② 病歴のポイント
　上記した疾患が否定的な場合の原因疾患は咳の持続期間によって異なり，急性咳嗽では急性気道感染症(上気道炎)や上気道炎軽快後に咳だけが残る感染後咳嗽が多く，遷延性咳嗽では感染後咳嗽が最多である．慢性咳嗽では，咳喘息(咳のみを症状とする喘息：最多で約半数を占める)，GERD(下部食道までの逆流による迷走神経反射や，上下気道への逆流による直接刺激で咳を生じる)，副鼻腔気管支症候群(上下気道の好中球性炎症)，喫煙による慢性気管支炎など多彩な疾患が主な原因となる．その鑑別は，各疾患に特徴的(特異的)な病歴(表1)を中心に，可能な範囲で行う検査も参考にして行う．副鼻腔気管支症候群と慢性気管支炎が湿性咳嗽，その他の原因は乾性咳嗽を呈することが多い．

③ 主要な疾患の検査所見
　咳喘息では末梢血・喀痰好酸球増多，呼気中一酸化窒素濃度上昇(2013年に機種限定で保険収載)，スパイロメトリーでの末梢気道閉塞所見，GERDではGERD症状問診票高値，食道内視鏡での逆流性食道炎の存在(感度は高くない)，副鼻腔気管支症候群では副鼻腔炎の画像所見，喀痰好中球増多など．

■ 診察上の注意点
　喘息を見落とさないために，特に喘息が悪化する夜間や早朝の喘鳴症状の有無を丁寧に問診する．咳に対する対策を求めている患者自らが合併する喘鳴の存在を訴えることは少ないため，積極的に聞き出すことが重要である．また肺の聴診においても強制呼出を行わせ，呼気終末の軽微な喘鳴を聴き取る努力をする．これらで喘鳴が確認されれば喘息を疑うことができる(心不全やCOPDなどの可能性にも留意する)．喘息があっても昼間の来院時には症状は軽快していることが多く，聴診で喘鳴がないことを根拠に喘息を除外してはならない．

■ 診療マネジメント
　咳は症候名であり病名ではない．慢性咳嗽の原因診断は，病歴と可能な範囲で行う検査所見から疑い診断(治療前診断＝目星)をつけるが，それで確定できるわけではない．疑った疾患に対する特異的な治療を行いそれが奏効したら初めて診断が確定する(治療後診

表1 慢性咳嗽の各原因疾患に特徴的(特異的)な病歴

咳喘息	夜間～早朝の悪化(特に眠れないほどの咳や起坐呼吸)，症状の季節性・変動性
アトピー咳嗽	症状の季節性，咽喉頭のイガイガ感や瘙痒感，アレルギー疾患の合併(特に花粉症)
副鼻腔気管支症候群	慢性副鼻腔炎の既往・症状，膿性痰の存在
胃食道逆流症	食道症状の存在，会話時・食後・起床直後・上半身前屈時の悪化，体重増加に伴う悪化，亀背の存在
感染後咳嗽	上気道炎が先行，徐々にでも自然軽快傾向(持続期間が短いほど感染後咳嗽の可能性が高くなる)
慢性気管支炎	現喫煙者の湿性咳嗽
ACE阻害薬による咳	服薬開始後の咳

〔日本呼吸器学会：咳嗽に関するガイドライン，第2版，p10，2012より〕

表2 慢性咳嗽の各原因疾患の特異的治療薬

咳喘息	気管支拡張薬(β刺激薬)*
アトピー咳嗽	ヒスタミンH_1受容体拮抗薬**
副鼻腔気管支症候群	マクロライド系抗菌薬(エリスロマイシンの少量長期療法)
胃食道逆流症	プロトンポンプ阻害薬またはヒスタミンH_2受容体拮抗薬
慢性気管支炎	禁煙
ACE阻害薬による咳	薬剤中止

* 咳喘息と確定診断したら，必ず吸入ステロイドによる抗炎症治療を行う(β刺激薬には抗炎症作用はない)
** ヒスタミンH_1受容体拮抗薬は非特異的な鎮咳作用を有するが，アトピー咳嗽で著効例が多いことも事実で，アトピー咳嗽の特異的治療薬として挙げた．

断)．例えば食道内視鏡で逆流性食道炎が証明されてもGERDが咳の原因とは限らず，原因診断確定には抗逆流療法により咳が軽快する必要がある．主要な原因疾患の診断的治療に用いる特異的治療薬を表2に示す．

■ クリニカル・ポイント

☆診療所では，例えば咳喘息患者が発症1～2週後に受診することも多く，持続期間が短くても遷延性・慢性咳嗽の原因疾患を念頭におく必要がある．実際には急性上気道炎が先行する短期間の咳で，発症早期の咳喘息と感染後咳嗽の鑑別がしばしば問題となる．

☆慢性咳嗽の原因はしばしば2疾患以上が合併しており，特にGERDは他疾患に合併しやすい．その理由として他疾患による咳が経横隔膜圧の上昇などにより逆流を惹起し，それがさらに咳を悪化させて悪循環を招く可能性が想定される．

☆咳嗽治療薬は中枢性鎮咳薬(麻薬性・非麻薬性)と末梢性鎮咳薬に分類されるが，現時点で使用できる疾患特異的な治療薬はすべて末梢性の薬剤である．咳はそもそも気道に侵入する異物や病原体などを排除する生体防御反応であるが，中枢性鎮咳薬は原因とは無関係に中枢レベルで咳を抑え込む非特異的治療薬であり，防御機構として「必要な咳」をも抑制する．また便秘や眠気といった副作用が多い．さらに，咳喘息やGERDなどの咳にはコデインの最大量もしばしば無効である．したがって，できるだけ原因を見極め，原因に応じた特異的治療を行う必要がある．

☆患者の消耗やQOL低下をもたらす病的な咳の制御は重要であるが，中枢性鎮咳薬には上述した限界や問題点がある．原則として，少なくとも初診時からの中枢性鎮咳薬の使用は明らかな上気道炎や感染後咳嗽や，胸痛，頭痛，肋骨骨折などの合併症を伴い患者のQOLを著しく低下させる乾性咳嗽に留める．湿性咳嗽では痰の喀出を障害して感染症や気道閉塞を悪化させるリスクもあるため使用しない．湿性咳嗽の対症療法は去痰薬である．また脳梗塞などの脳血管障害では咳反射や嚥下反射が障害されて誤嚥を生じやすくなるため，不顕性のものも含めて脳血管障害合併が多い高齢者では誤嚥のリスクを高める中枢性鎮咳薬の使用には特に注意する．

35. 血痰
hemosputum

松本文彦　順天堂大学・先任准教授

症状（患者）の診かた

血痰では耳鼻咽喉科受診例の大部分が，「痰に赤いものが混じる」，「回数は1，2回」といった訴えで少量例が多い．しかし，鮮血の喀出や大量例では緊急入院が必要なこともあり，遅滞なく専門病院への移送が必要である．また，耳鼻咽喉科領域に明らかな原因がなく，血痰が持続する場合や症状が強い場合には呼吸器科や消化器科へのコンサルテーションを行う．

■ 原因と性状
① 鼻出血

鼻出血は一般的には鼻中隔前方のキーゼルバッハ部位からの出血であるが，血痰を主訴に来院する患者では後方からの出血が咽頭側に流れ，これが唾液・喀痰と混じり合っていることが多い．機械的刺激が誘因となっていることが多いが，上気道炎，アレルギー性鼻炎が背景にあることもある．

② 咽頭炎

咽頭からの出血は上気道炎に伴うことが多い．咽頭粘膜に炎症を生じると表面の毛細血管から咳嗽などを契機に出血するが，出血量は多くなく痰に少量の血液が混じる程度となる．咽頭を観察しても粘膜の発赤を認めるのみで明らかな出血点がわからないことが多いが，多くは咽頭痛，嚥下痛などの症状を伴う．

③ 歯肉出血，歯槽膿漏

口腔粘膜病変により粘膜のびらんや潰瘍を形成し，血痰の原因となる．また，歯槽膿漏，歯根嚢胞など歯肉からの出血もしばしば原因として認められ，口腔内の詳細な視診が重要である．

④ 悪性腫瘍

上顎癌などの鼻副鼻腔癌では鼻出血を主訴とすることも多く，病変が後方に位置している場合には血痰を主訴とすることもある．上咽頭癌は観察しにくい部位であるため早期発見が難しい．腫瘍は易出血性のことが多く，鼻出血や血痰を訴えることも多いが，腫瘍が増大すると滲出性中耳炎や耳管狭窄症状をきたす．高齢者でこれらの症状を訴える場合，上咽頭のファイバースコープによる観察は必須である．口腔癌が出血の原因になるような場合には視診で腫瘍が確認できることがほとんどと思われる．中下咽頭・喉頭癌が存在するときには咽頭痛や咽頭違和感，のどのひっかかり感を同時に訴えることが多く，視診でわかるような腫瘍が存在することが多い．また喫煙や飲酒歴は悪性腫瘍のリスクファクターなので，それらの習慣がある患者では悪性腫瘍の存在を疑い詳細に観察する必要がある．甲状腺癌でも高度に局所進展している例では気管内腔に腫瘍が浸潤し，血痰を訴える場合がある．前頸部に腫瘤を触知する際は声門下まで観察する必要がある．

いずれも悪性腫瘍により血痰を主訴とするような場合は比較的しっかりと腫瘍があることも多いのでファイバースコープで観察することで，病変を確認できる．

⑤ 魚骨・異物・外傷

魚骨やPTPシートなどの異物による粘膜損傷や外傷が原因の症例では，明らかなエピソードののちに咽頭痛を伴って血痰を生じる．比較的明確に痛みの部位を自覚することが多い．

診断手順

■ 必要な検査とそのポイント
① 詳細な問診

まず大切なことは痰の性状や程度，頻度をよく聴取することである．痰にわずかに赤いものが混じる程度なのか，比較的赤みの強い

新鮮血なのか問診する．自発痛や嚥下時痛，咳嗽など随伴症状の有無や出血時に怒責するなどの契機がないかも重要である．症状を自覚し始めてから，それが時間経過とともに増悪しているかどうかは悪性腫瘍を鑑別するうえで非常に大切なポイントである．悪性腫瘍が原因である場合には増悪の速度に差はあるものの徐々に悪化することが特徴である．外傷のエピソードや食事で何を食べたかなどはそれだけで診断をつけることができるので必ず確認する．喫煙歴や飲酒歴に関しては直接的な誘因とはならないが，上気道粘膜の状態や悪性腫瘍の有無を想起することができるので必ず聴取する．抗凝固薬や抗血小板薬に関して，特にワルファリンなどの抗凝固薬を内服している場合には比較的軽度の誘因で出血をきたすので注意を要する．実際の臨床では，抗凝固薬を患者自身が降圧薬と認識して服用していることをよく経験する．そのためできるだけ薬剤名まで確認する必要がある．

② 視診・触診，ファイバースコープ検査

鼻腔では，鼻出血の有無，副鼻腔炎，鼻副鼻腔腫瘍などにつき観察する．ファイバースコープを用いて鼻腔，副鼻腔入口部を詳細に観察し，特に後方からの出血は本人に鼻出血の自覚なく血痰を生じるので必ず確認する．鼻腔内に血液を認めた場合には，それがどこから流れて来ているのか，血液をたどって出血源を捜索する．咽頭・喉頭では炎症や腫瘍性病変などをファイバースコープにて観察する．喉頭蓋谷や梨状陥凹，輪状後部などは通常の状態では観察しにくい．頭部の回旋や後屈，前屈など体位の工夫と発声，息こらえを組み合わせて視野を確保し観察する．喉頭蓋谷は頭部の後屈や舌を挺舌することにより観察しやすくなる．梨状陥凹は対側方向に頭部を回旋した状態で発声や息こらえをすることで視野が確保できる．輪状後部と下咽頭後壁の間は患者自身の臍をみるように上半身を前方にまるめた状態で頭部回旋し息こらえを併用することにより診察しやすくなる．最後に反射に注意しながら慎重にファイバースコープを声門に接近させ声門下や気管から血液が流れてこないか観察する．一度，咳嗽反射を起こすと，それ以上の観察が困難になるので慎重に行う必要がある．これにより下気道からの出血をある程度鑑別することができる．

血痰患者では，鼻腔や咽喉頭の観察で診察を終了してしまいがちだが，顔面，頸部などの観察，触診も忘れてはならない．頸部リンパ節が腫大している場合は悪性腫瘍の転移リンパ節の可能性があり，再度念入りな診察やCTなどの画像検査を検討する必要がある．

③ 画像検査

初診の段階では明らかに所見を認めない限りは画像検査まで行うことは少ない．症状が増悪ないし持続する場合には所見がなくてもCTなどの画像検査を手間をおしまず行う．

■ 診察上の注意点

血痰を訴えている場合には，まずは悪性腫瘍の鑑別が肝心である．特に自覚症状を有して，それをもとに医療機関を受診している症例では，悪性腫瘍を見落とすことはトラブルにつながりやすいので注意する．悪性腫瘍を疑う場合には遅滞なく生検や画像検査を行うべきである．

■ 診療マネジメント

原因となるような疾患を念頭において何らかの疾患があるだろうと思いながら診察を行う．原因が特定できない場合には1,2週間程度の観察期間を設けて再度診察を行うのもよい方法である．症状が持続し，年齢や生活習慣など重篤な疾患のリスクファクターを抱えている場合には高度医療機関への紹介や画像検査などを行う．

■ クリニカル・ポイント

☆臨床で多く経験するのは，起床時に茶褐色の痰が出ると訴える症例である．これらの症例では実際には出血はないが痰や鼻粘が加齢や夜間の唾液分泌低下により粘稠となり血液が混じっているように感じる．血痰を訴える多くの症例では問題となるような疾患がない

が，そのなかに紛れている重篤な疾患を見落とさないようにしなくてはならない．

36. 嚥下・咀嚼障害
dysphagia

唐帆健浩　杏林大学・准教授

　嚥下・咀嚼障害は，口に入れた食物を咀嚼し，形成した食塊を口腔から咽頭と食道を経て胃まで移送する運動が障害された状態（症状）であり，咀嚼機能の異常や口腔・咽頭・喉頭・頸部の疾患だけではなく，中枢性疾患や神経筋疾患など，さまざまな原因疾患から生じるため，その原因を診断（原因診断）し，現在の摂食嚥下機能を評価（病態診断）して，治療計画の立案が可能になる．

症状（患者）の診かた

■ 原因
　咀嚼障害は，歯牙欠損や顎（顎関節を含む），口蓋，舌または咀嚼筋などの咀嚼器官の器質的または機能的な異常によって生じる．
　嚥下障害は，その原因によって以下の3つに分類される．

① 器質性嚥下障害
　食塊の搬送路の問題のために送り込めない状態で，口腔・咽頭・喉頭・頸部の腫瘍・腫瘤や外傷，異物，瘢痕狭窄，奇形などが原因となる．

② 運動障害性嚥下障害
　食塊を搬送する機能の問題で，脳血管障害，脳腫瘍，神経筋疾患（パーキンソン病，多系統萎縮症，筋ジストロフィーなど），多発性筋炎・皮膚筋炎などが原因となる．

③ 機能性嚥下障害
　痛みや心理的要因で嚥下が困難となるもので，急性咽頭喉頭炎や心因性障害などがある．

　頭頸部癌手術では，切除部位や範囲に応じて，組織欠損や機能障害による嚥下・咀嚼障害が生じる．

■ 嚥下・咀嚼障害の病態
　嚥下・咀嚼障害の病態として，以下のような障害がある．
　1）食物の十分な咀嚼が困難で，適切な食塊を形成できない．
　2）食塊を口腔から咽頭へ移送できない．
　3）嚥下反射惹起のタイミングが遅延する．
　4）喉頭蓋の倒れ込みや喉頭閉鎖が不十分．
　5）咽頭収縮が不足し，食塊を食道へ駆出できない．
　6）食道入口部が十分に開大（弛緩）しないため，食塊が通過できない．
　7）食道入口部を通過した食塊を，下部食道まで搬送できない（食道蠕動低下や食道狭窄性病変）．
　8）誤嚥したものを，喀出できない．
　高度の障害では，摂取可能な食物は限られ，嚥下性肺炎を繰り返す場合もある．

■ 加齢に伴う嚥下・咀嚼機能の低下
　健康な高齢者においても，加齢に伴う嚥下機能の低下（presbyphagia）は生じる．歯牙の減少，唾液分泌低下，咀嚼能力の低下，食塊形成能の低下，喉頭の下垂，嚥下反射の惹起遅延，食道蠕動の低下などである（表1）．加齢に伴う機能低下と，病的障害の判断は，必ずしも容易ではない．咽頭収縮の軽度低下による下咽頭の唾液・食塊残留や，嚥下反射惹起の軽度遅延による飲水時のむせは，高齢者によくみられる所見である．

診断手順

■ 必要な検査とそのポイント
　まず詳細な問診を行い，精神機能・身体機能を評価する．次いで口腔・咽頭・喉頭・頸部の診察を行う．歯の診療や咀嚼能力の評価は，歯科に依頼する．さらに，嚥下内視鏡検査や嚥下造影検査にて機能診断を行う．

① **詳細な問診**

嚥下障害の経過が急激か慢性か，嚥下困難な食物の物性，嚥下痛や発熱などの随伴症状，体重減少，既往歴と基礎疾患，服薬内容（特に向精神薬），日常生活活動（ADL）などの情報を確認する．特に，嚥下機能に影響する薬剤の服用情報（増量や種類の変更など）には注意が必要である．

② **精神機能・身体機能の評価**

意識レベルや認知機能を，容貌や会話，挙動から把握する．認知機能のスクリーニングとして改訂長谷川式簡易知能評価スケールなどを使用する場合もある．身体機能は移動が歩行か，車椅子か，処置台に座れるか，四肢麻痺，顔面神経麻痺の有無はどうか，姿勢保持は可能かを確認する．また歩行の際には小刻み歩行，前傾姿勢などパーキンソニズムの有無をみておく．

③ **口腔・咽頭・喉頭などの診察**

口腔内の状態を観察する．口腔の衛生状態と，湿潤の程度を評価する．軟口蓋挙上の様子や，咽頭反射の有無を観察し，喉頭内視鏡にて下咽頭および喉頭を診て，腫瘍，炎症，声帯麻痺などの異常がないことを確認する．器質的異常を認めれば，その精査を計画する．さらに，唾液嚥下の可否と，喉頭挙上の様子を観察する．

④ **嚥下内視鏡検査**

嚥下内視鏡検査は撓性内視鏡を用いて，主として咽頭期嚥下を評価する嚥下機能検査である．下咽頭の唾液残留や咽頭収縮の様子，咽頭クリアランスや，検査食の誤嚥の有無とその喀出能力をみる．

⑤ **嚥下造影検査**

嚥下造影検査は，造影剤を嚥下する様子を，X線透視下に観察し口腔期から食道期までの評価を行う機能検査である．X線透視装置とビデオ録画装置が必要である．嚥下の口腔期や咽頭期のみならず，食道期も観察する．可能であれば，腹臥位にて食道蠕動能の観察も行う．口腔内移送，嚥下反射の惹起

表1 加齢に伴う嚥下機能の変化

準備期	歯牙の減少，唾液分泌低下，咀嚼能力の低下，食塊形成能の低下
口腔期	舌の運動性の低下，等張性最大舌圧の低下，嚥下時の最大舌圧に達するまでの時間の延長
咽頭期	喉頭の下垂，舌骨・喉頭の前上方運動の減少，嚥下反射の惹起遅延，口腔咽頭移送時間の延長，食道入口部開大の低下，食道入口部弛緩時間の短縮，喉頭閉鎖時間の延長，食道入口部静止圧の低下
食道期	食道蠕動の低下，下部食道括約機能の低下

〔唐帆健浩：高齢者の嚥下障害．耳喉頭頸 88：330-336，2016 より改変〕

性，咽頭収縮や食道入口部開大の状態，咽頭クリアランス，誤嚥の有無，そして誤嚥した際の喀出能力などは重要な観察項目である．

⑥ **嚥下圧検査**

圧センサーを備えたカテーテルを経鼻的に挿入し，嚥下時の咽頭収縮圧や食道入口部弛緩，食道蠕動など嚥下圧をみる検査である．舌根レベルの食塊駆出力を示す咽頭収縮圧や食道入口部の弛緩状態を観察可能である．

⑦ **その他の検査**

咽頭・喉頭に器質的疾患がみられた場合は頸部CT検査が必要である．また嚥下障害の原因として中枢性病変の特定には頭部MRI検査を行う．嚥下造影検査で食道内の粘膜不整や胃食道逆流などがみられたときには上部消化管内視鏡検査も考慮する．

■ **診察上の注意点**

向精神薬など嚥下機能を増悪させる可能性のある薬物について，最近増量した，あるいは種類を変更したなどの情報は重要であり，薬剤性嚥下障害の可能性も考慮する．「通過障害」の訴えが強い場合には，上部消化管内視鏡検査を消化器内科に依頼する．迷走神経麻痺や舌咽神経麻痺があれば，頭部MRIを行う．

■ 診療マネジメント
① 原因診断
　嚥下・咀嚼障害の原因疾患自体が治療可能なこともあるので，原因診断は確実に行う．脳血管障害など，すでに原因疾患が判明している場合もあるが，たとえば重症筋無力症や食道癌の患者が，嚥下障害を主訴に耳鼻咽喉科を初診することもある．原因診断が容易でない場合は，嚥下以外の症状から神経内科や消化器内科，歯科などにも相談する．

② 病態診断と治療計画
　嚥下・咀嚼障害の病態や重症度を評価し，保存的治療（嚥下指導・嚥下訓練）や手術的治療などの治療計画をたてる．機能回復の可能性がある場合，一定期間は嚥下訓練を行う．

■ クリニカル・ポイント
☆中枢神経疾患や神経筋疾患，食道疾患の除外診断を確実に行う．

37. 頸部腫瘤
neck mass

松浦一登　国立がん研究センター東病院・科長

　「首が腫れた」と訴えて外来受診をする患者の関心事は，① どこが悪いのか，② なぜ悪くなったのか，③ このあと何が起こるのか，ということである．こうした疑問に答え，診断を確定することが求められる．

症状（患者）の診かた

　Skandalakis の 80％ の法則では「甲状腺以外の頸部腫瘤は 80％ が腫瘍性であり，その 80％ が悪性．悪性の 80％ が転移性で，その 80％ が頭頸部癌の転移である」とされている．すなわち，成人の頸部腫瘤の 6 割強は何らかの悪性腫瘍であり，4 割が頭頸部癌の頸部リンパ節転移である．本邦においても同様で（図 1），日常臨床で頸部の腫脹や腫瘤を認めたときは，慎重な対応が必要となる．

診断手順

■ 必要な検査とそのポイント，診察上の注意点
① 問診
　キーワードは「世代（年齢）」，「部位」，「期間」である．世代別にみると，小児では炎症性疾患や先天性疾患，発育異常が上位になるが，大人では腫瘍が第 1 位となる．部位別に発生する疾患を図 2 に示す．期間では，「炎症 7 日，腫瘍 7 か月，先天性奇形 7 年」とされる Skandalakis の 7 法則が有名である．

② 視診
　腫脹は転移リンパ節の可能性があるため，原発巣の有無を確認することが必須である．口腔内の観察では義歯を取り外し，舌や軟口蓋の動きを確認する．鼻腔，上中下咽頭，喉頭，頸部食道はファイバースコープを用いて観察することが望ましい．梨状陥凹や輪状後部，後壁の観察時にはバルサルバ法を用いて咽頭腔を拡げるが，唾液の貯留は梨状陥凹などに腫瘍が存在することを疑わせる．詳細な観察を要するときは，消化器内視鏡医による狭帯域光観察（narrow band imaging：NBI）検査や拡大内視鏡検査が勧められる．

③ 触診
　腫瘤の大きさ，硬さ，表面の凹凸，可動性，位置，圧痛の有無，周囲との癒着の状況（特に頸動脈との関係）を把握する．以下のごとく，手順を決めて行うとよい（図 3）．① 後頸三角部：副神経の走行を意識（乳様突起〜鎖骨上窩），② 側頸部：第 1 指と第 2・3・4 指で挟む（胸鎖乳突筋前縁），③ 頸動脈三角部：舌骨傍のチェック，④ 顎下三角部：口腔底に指を入れ双手診を行う，⑤ 舌根部：最後に触診．

④ 超音波検査と穿刺吸引細胞診
　超音波検査では頸部腫瘤の存在診断能が非

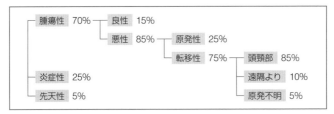

図1 成人の頸部腫瘤の内訳(甲状腺,唾液腺腫瘤を除く)
〔岸本誠司:頭頸部腫瘤とその臨床像. JOHNS 24:563-567, 2008 より改変〕

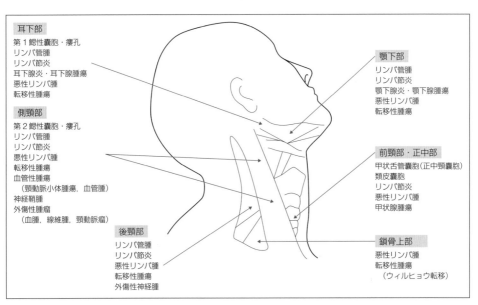

図2 頸部に発生する疾患

常に高い.甲状腺,耳下腺,顎下腺などの実質臓器内の腫瘤や腫大リンパ節は検出しやすく,これらが境界不明瞭で不整な形状を示す場合は癌を疑うことになる.

悪性腫瘍の最終診断には細胞診や組織診断が必要となる.細胞診では穿刺吸引細胞診(fine needle aspiration cytology:FNAC)が広く行われており,血管原性の腫瘤以外は適応である.

⑤ CT と MRI

CT は空間分解能(小さいものの認識能)と時間分解能(短時間での撮像能)に優れ,撮像範囲が広い.より正確な評価のためには造影検査を行う.体動によるアーチファクトが少ない点も MRI に比して優れている.

MRI は組織分解能(正常組織と病変との識別能)が優れており,骨・軟骨浸潤の評価や軟部組織(神経浸潤の有無など)の評価に診断能が高い.腫瘍の血行動態の把握には MR 血管造影(MR angiography:MRA)〔MR デジタル・サブトラクション血管造影(MR digital subtraction angiography:MR-DSA)〕が勧められる.撮像範囲は CT よりも狭く,体動によるアーチファクトを大きく受ける.

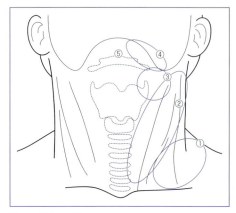

図3　触診の手順
① 後頸三角部，② 側頸部，③ 頸動脈三角部，④ 顎下三角部，⑤ 舌根部

腎障害や副作用歴にて造影CTが行えない患者に対して有用である．
⑥ PET
　PETの意義は，機能診断であることと全身検索が容易なことにある．Gaシンチと比較すると空間分解能・定量性の点で優れている．しかし，炎症や甲状腺腫やワルチン腫瘍，多形腺腫などの良性腫瘍でも高い集積を認めることから，他の検査と組み合わせての判断が求められる．保険上はすべての悪性腫瘍（早期胃癌を除く）に適用となっている．
■ 診療マネジメント
　悪性疾患の可能性があるため，いたずらに経過観察を引き延ばしたり漫然と抗菌薬などを投与することは厳禁である．診断がつかなければ，専門病院への紹介をためらわない．
■ クリニカル・ポイント
☆頸部腫脹の診断では，神経系，脈管系，リンパ系，内分泌系などの諸臓器が狭い部分に集中しているため発生部位と原因が多岐にわたるが，悪性腫瘍を見落とさないことが大きなポイントであり，そのためには頭頸部の解剖知識，系統だった視診・触診が欠かせない．

38. 耳下腺腫脹
swelling of parotid gland

塚原清彰　東京医科大学・主任教授

　耳下腺腫脹の原因は多岐にわたる．大きくは腫瘍性と非腫瘍性に分かれる．腫瘍性はさらに良性と悪性に，非腫瘍性は炎症や自己免疫疾患などに細分される．多くの疾患が原因となるがゆえに正確な診断を下すのは容易ではない．適切な検査を行い，正確な診断を行うためには幅広い知識が必要である．

症状（患者）の診かた

■ 原因
大きく次の4つに大別できる．
① 急性炎症
　ムンプスウイルスが原因の流行性耳下腺炎，急性化膿性耳下腺炎がある．
② 慢性炎症
　小児では反復性耳下腺炎が多く，流行性耳下腺炎との鑑別を要する．成人では自己免疫疾患であるシェーグレン症候群やIgG4関連疾患，局所好酸球増多性リンパ濾胞増生を特徴とする慢性肉芽腫性疾患の木村病，器質的閉塞をきたす唾石症がある．ほかに線維素性唾液管炎，サルコイドーシスがある．
③ 良性腫瘍
　小児ではリンパ管腫，血管腫，動静脈奇形などが多い．成人では多形腺腫，ワルチン腫瘍が大部分を占める．まれではあるが顔面神経鞘腫も発生する．
④ 悪性腫瘍
　上皮性では耳下腺癌，非上皮性では悪性リンパ腫が重要である．耳下腺癌は2017年に改訂されたWHO分類で19種類に分かれている．また乳腺相似分泌癌は改訂に伴い分泌癌に変更となった．しかし，重要なのは組織型よりも悪性度である．低悪性度，中悪性

度，高悪性度のいずれになるかで治療方針が異なる．悪性リンパ腫ではMALTリンパ腫も発生する．関節リウマチでメトトレキサートを内服している患者ではメトトレキサート関連リンパ増殖性疾患も考える．

■ 性状，経過

症状出現までの時間的経過，疼痛や顔面神経麻痺などの随伴症状の有無，既往歴，内服薬の詳細な問診が重要で，それを念頭におきながら患者の診察に当たる．急性炎症では数日から1週間程度で急速に症状が悪化する．急性炎症の大部分は疼痛を伴う．疼痛は流行性耳下腺炎では軽微であるが，急性化膿性耳下腺炎では比較的強い自発痛である．反復性耳下腺炎は小児に多く，4〜6日程度で軽快する．思春期を過ぎると腫脹はみられなくなる．慢性炎症では数年以上無痛の経過もまれではない．木村病は柔らかい皮下腫瘤として触知し，皮膚表面の瘙痒も伴う．良性腫瘍の多くも数年から10年以上の間，腫脹以外の症状なく経過する．

高悪性度癌は数か月で急速増大傾向を示し，皮膚の発赤，疼痛，顔面神経麻痺を伴うことも少なくない．一方，低悪性度癌やMALTリンパ腫のような低悪性度リンパ腫は月単位での増殖がみられないことが多い．進行速度のみで良悪性を判断することは危険である．

診断手順

■ 必要な検査とそのポイント

① 詳細な問診

腫脹が出現してからの時間的経過，増大軽快傾向，随伴症状の有無，既往歴などが問診のポイントとなる．急性炎症は経過が短く，疼痛，発熱を伴うため問診の時点で推測可能である．流行性耳下腺炎では同疾患の既往，ワクチン接種の有無，周囲に罹患者がいないかなどが重要となる．1.5万〜2万人に1人が感音難聴を続発するため，難聴の有無も確認する．小児反復性耳下腺炎は流行性耳下腺炎再発と誤診されやすい．過去に同様の症状があったか，ムンプスウイルス抗体価を測定したことがあるかなどを確認する．問診では自己免疫疾患の有無，内服薬の確認が必要である．シェーグレン症候群は関節炎，眼の乾燥，口渇，IgG4関連疾患は口腔乾燥，味覚障害，涙腺腫脹を生じるため，それらを確認する．内服は関節リウマチなどで使用するメトトレキサートが重要である．

腫瘍性病変では増大速度，痛み，顔面神経麻痺の有無を確認する．それらがある場合は悪性を疑うが，高悪性度癌であっても認めない症例も多い．長期経過の腫瘤が突然大きくなった場合は多形腺腫由来癌を考える．

■ 視診・触診

炎症性疾患では皮膚発赤，熱感，圧痛などがみられる．触診は腫瘍性病変の確認に用いる．硬く，可動性不良な腫瘤は悪性を考える．ワルチン腫瘍では両側の耳下腺や顎下腺にも腫脹を触れることがある．小さな病変は触診で不明なこともある．触診のみでなく，画像検査を併用するほうが安全である．

■ 検査

疑った疾患に応じて血液検査を行う．炎症疾患では白血球数，白血球像，CRP，血清アミラーゼ測定を行う．細菌感染か非感染性炎症かの診断にプロカルシトニンが有用である．流行性耳下腺炎ではムンプスウイルス抗体価，シェーグレン症候群では自己抗体である抗SS-A抗体，抗SS-B抗体，IgG4関連疾患では血清IgG4，木村病では末梢好酸球数，血清IgEの測定を行う．画像検査は造影CT，造影MRI，超音波が中心である．造影CTにより膿瘍や腫瘍の有無は比較的簡単に診断できる．唾石では単純CTが有効である．造影MRIは撮像時間の問題もあり第一選択となることは少ない．一方，腫瘍の性状や進展範囲を知るうえでは造影CTより優れている．特にダイナミックMRIは腫瘍の性状を知るのに有用である．超音波は低侵襲であり，解像度も上がり有効性を増している．

耳下腺のみならず周囲リンパ節診断にも有効で，形状，リンパ門の有無により転移性か反応性か診断できる．これらの画像精度上昇により，近年は耳下腺造影，テクネチウムやガリウムなどのRIシンチグラムおよびシアロCTが行われることは少なくなっている．

診断の確定には生検が必要である．シェーグレン症候群では口唇腺生検を行う．IgG4関連疾患では唾液腺組織へのIgG4陽性形質細胞浸潤を確認する．腫瘍性病変ではまず穿刺吸引細胞診(fine needle aspiration cytology：FNAC)，次に針生検を検討し，むやみな開放生検は避けるべきである．

■ 診察上の注意点

最も見落としていけないのは悪性疾患である．ワルチン腫瘍は組織学的には腺リンパ腫であり，悪性リンパ腫が鑑別となる．MALTリンパ腫のような低悪性度リンパ腫は進行も比較的緩徐である．問診，画像からワルチン腫瘍を疑った場合でも一度はFNAC，できれば針生検を検討する．FNACで多形腺腫であっても，切除標本で多形腺腫由来癌と確定診断されることもある．多形腺腫で経過観察を希望する症例では悪性化，あるいはすでに悪性病変が含まれている可能性を十分に説明する必要がある．

■ 診療マネジメント

シェーグレン症候群やIgG4関連疾患を疑った場合，膠原病科などとのチーム医療が重要となる．

■ クリニカル・ポイント

☆耳下腺腫脹の原因は多岐にわたるため，1つの疾患にとらわれることなく，幅広い視野が必要である．

☆耳下腺癌の組織診断は容易ではない．組織型より悪性度が治療方針決定に重要である．

内視鏡下鼻副鼻腔・頭蓋底手術 第2版
CT読影と基本手技
手術動画・3DCT画像データ DVD-ROM付

[編集] 中川　隆之　京都大学大学院・耳鼻咽喉科・頭頸部外科学
[執筆] 中川　隆之　京都大学大学院・耳鼻咽喉科・頭頸部外科学
　　　児玉　　悟　児玉耳鼻咽喉科クリニック・院長
　　　坂本　達則　京都大学大学院講師・耳鼻咽喉科・頭頸部外科学
　　　小林　正佳　三重大学大学院准教授・耳鼻咽喉・頭頸部外科学
　　　田中　秀峰　筑波大学講師・耳鼻咽喉科・頭頸部外科
　　　丹治　正大　京都大学医学部附属病院・脳神経外科特定助教
　　　阿久津博義　筑波大学講師・脳神経外科
　　　堀口健太郎　千葉大学医学部附属病院・脳神経外科助教
　　　花澤　豊行　千葉大学大学院准教授・耳鼻咽喉科・頭頸部腫瘍学

手術動画と3DCTを用いることで、より具体的にわかりやすく手術手技を解説

初心者でも行えるわかりやすいプランニングと安全かつシンプルな手術テクニックをコンセプトにした鼻科手術書。今改訂では特に内視鏡下経鼻頭蓋底手術の解説を充実させている。また付録DVD-ROMには新たに手術動画61本(計2時間超)を収載することで、手術手技の解説がさらにわかりやすくなった。さらに読者自身が三次元的にCT画像の読影ができる3DCT画像データを、初版より症例を増やして拡充している。

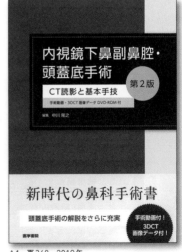

目次
1. セットアップ
2. 基本操作（手術器機の基本的使用方法）
3. 鼻副鼻腔炎に対する手術―基本編
　ポリープ切除／鈎状突起切除／前頭洞とagger nasi cell／篩骨胞とsupra bulla cell (recess)／中鼻甲介基板と上鼻道／後篩骨洞と蝶形骨洞／下鼻道から上顎洞へのアプローチ／鼻中隔矯正術／下鼻甲介手術／後鼻神経切断術／嗅覚温存のための工夫
4. 鼻副鼻腔炎に対する手術―応用編
　拡大前頭洞手術 (Draft type IIb・III手術)①inside-outアプローチ ②outside-inアプローチ／endoscopic medial maxillectomy (EMM)／涙嚢鼻腔吻合術／蝶形骨洞自然口からの蝶形骨洞アプローチ／髄液漏閉鎖術／視神経管開放術
5. 頭蓋底手術における鼻副鼻腔操作
　副鼻腔炎手術と頭蓋底腫瘍手術の違い／良性腫瘍と悪性腫瘍の違い／経鼻内視鏡頭蓋底手術のセットアップ／経蝶形骨洞アプローチ／拡大蝶形骨洞アプローチ (transplanum transtuberculumアプローチ)／海綿静脈洞・メッケル腔アプローチ／経斜台アプローチ／経上顎洞アプローチ①翼口蓋窩 ②側頭下窩／前頭蓋底アプローチ／経眼窩アプローチ・眼窩減圧術／有茎鼻粘膜弁と頭蓋底再建

A4　頁368　2019年
定価：16,500円(本体15,000円＋税10%)
[ISBN978-4-260-03839-3]

医学書院
〒113-8719　東京都文京区本郷1-28-23　[WEBサイト]https://www.igaku-shoin.co.jp
[販売・PR部]TEL:03-3817-5650　FAX:03-3815-7804　E-mail:sd@igaku-shoin.co.jp

検査値の推移と組み合わせから、「病態を読み解く力」を身につける

検査値を読む トレーニング

ルーチン検査でここまでわかる

[編集]
本田 孝行
信州大学教授・病態解析診断学

検査値の推移と組み合わせから、「病態を読み解く力」を身につける本。「RCPC」の手法では、病歴や身体所見の情報なしで、検査所見のみから病態を推論する。本書はこれに時間軸と複数検査値の組み合わせを加え、患者の病態を13の基本項目に分け、全39症例の検査値の推移から病態の変化を読み解いていく。

「患者の体に何が起こっているのか?」を推論する力を磨きたいすべての医師、臨床検査技師に。

目次 Contents

本書の使い方
序論
Ⅰ　栄養状態はどうか
Ⅱ　全身状態の経過はどうか
Ⅲ　細菌感染症はあるのか
Ⅳ　細菌感染症の重症度は
Ⅴ　敗血症の有無
Ⅵ　腎臓の病態
Ⅶ　肝臓の病態
Ⅷ　胆管・胆道の病態
Ⅸ　細胞傷害
Ⅹ　貧血
Ⅺ　凝固・線溶の異常
Ⅻ　電解質異常
ⅩⅢ　動脈血ガス

● B5　頁352　2019年
定価：4,950円（本体4,500円＋税10%）
[ISBN978-4-260-02476-1]

医学書院
〒113-8719　東京都文京区本郷1-28-23　[WEBサイト] https://www.igaku-shoin.co.jp
[販売・PR部] TEL:03-3817-5650　FAX:03-3815-7804　E-mail:sd@igaku-shoin.co.jp

2 基本となる検査

1. 音叉検査，純音聴力検査
tuning fork tests, pure tone audiometry

伊藤彰紀　埼玉医科大学・教授(神経耳科)

I．音叉検査

音叉検査は簡易聴力検査として，救急外来をはじめ，特に純音聴力検査が施行できない一般診療部門で行われる機会が多い．この音叉検査は，医学教育モデル・コア・カリキュラムの頭頸部診察法にも「音叉を用いて聴力試験を実施できる」の項目で掲げられており，学生時代から基本的な臨床検査として理解し，実施できることが望まれている．

■ 検査手順
- 通常，検査に用いる音叉を図1に示す．図1aはルーツェ音叉(fis[4]，2,896 Hz)，図1bは調節子付きルーツェ音叉(c，128 Hz)である．調節子付きルーツェ音叉はバランスウエイトの位置を変化させることで，128 Hz, 144 Hz, 160 Hz, 170.7 Hz, 213.3 Hz, 240 Hz の各周波数音を発生する．操作方法は，本体を傷つけないように，打腱器などで音叉を叩くことが推奨されている．さらに叩く場所は音叉の平面部より角のほうが純音を発生しやすいとされている．

■ 検査所見
次に通常頻用される2つの音叉検査のポイントを述べる．

① ウェーバー検査
1834年にEH Weberによって提唱された．音叉に振動を与え被検者の前額部正中にあて，音がどこから聞こえるかを問う．両耳が等しい聴力の場合(正常聴力，あるいは左右対称性難聴)，「正中」，「頭全体」，または「両耳」から音が聞こえる．一側聴力低下，あるいは左右異なる両側聴力低下の場合，感音難聴では健側，伝音難聴では患側に聞こえる．

② リンネ検査
1885年にA Rinneによって提唱された．音叉に振動を与え被検者の乳様突起部にあて，まず骨導音を聞かせる．音が減衰して聞こえなくなったところで合図をさせ，次に音叉を外耳孔付近にもっていき気導音を聞かせる．聞こえれば陽性とし正常か感音難聴，聞こえなければ陰性とし伝音難聴と判定する．

　上記のウェーバー検査とリンネ検査の結果を総合し，難聴の有無，患側の決定，そして伝音難聴か感音難聴の判定を行う．

■ 検査上の注意点
☆ウェーバー検査では，聴力の左右差がある程度大きくないと音の偏倚は示さないので注意が必要である．感音難聴の場合，左右差が20 dB以上であれば難聴の検出率が高いとされている．

☆リンネ検査で気導骨導差が10 dB以下ではすべて陽性，40 dB以上ではすべて陰性，10〜40 dBの間については結果にばらつきありと報告されている．

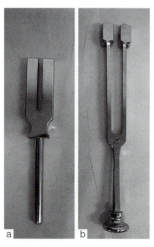

図1　音叉
a：ルーツェ音叉(fis[4]，2,896 Hz)．
b：調節子付きルーツェ音叉(c，128 Hz)．

Ⅱ．純音聴力検査

　純音とはその波形が正弦波で示され，1秒間の波形の反復が周波数であり，その単位はHz(Hertz)で表される．健常人の可聴域は約20〜20,000 Hzとされている．日本工業規格(JIS)による純音聴力検査では，125 Hz, 250 Hz, 500 Hz, 1,000 Hz, 2,000 Hz, 4,000 Hz, 8,000 Hzの低音から高音に至る7周波数を測定する．一方，音圧はデシベル(decibel：dB)単位で示す．周波数ごとに健常人の聴覚閾値を基準レベルとしたdB値を聴力レベル(hearing level：HL)という．その他の音の大きさの単位としては，音圧レベル(sound pressure level：SPL)，感覚レベル(sensation level：SL)，健常者における聴力レベル(normal hearing level：nHL)などがある．そして，検査装置はオージオメータであり，測定結果をオージオグラムとよぶ．聴力検査は十分換気された防音室内で行うことが望ましい．また，使用する純音オージオメータに関しては定期的に校正を行う必要がある．

■検査手順

- まず耳鏡を用いて外耳，鼓膜を視診し，聴力検査の妨げになる外耳炎や耳垢の有無など確認する．次に眼鏡，補聴器，イヤリングなどを被検者に外させる．気導検査はヘッドホンで経鼓膜的に音を呈示し，一方，骨導検査は骨導端子を乳様突起に当て(骨伝導で)検査音を呈示する．
- 閾値測定方法は原則として上昇法(音圧を上げていく方法)で行う．まず予備検査として両耳の1,000 Hzの閾値を測定し，両耳間の聴力に左右差がないかを確認する．それに基づいて良聴耳に聞こえてしまう陰影聴取(shadow hearing)，または交叉聴取(cross hearing)を防ぐためのマスキング(非測定側にノイズを入れる)の必要性を検討する．気導音の両耳間移行減衰量は50〜60 dBとされている．したがって，気導聴力検査では，難聴耳の気導閾値と良聴耳の骨導閾値との差が40 dB以上の場合には，難聴耳の閾値を測定する場合の良聴耳にマスキングを掛ける必要がある．
- 気導聴力検査では，1,000 Hzの測定のあと，2,000 Hz, 4,000 Hz, 8,000 Hzと順次高い周波数を測定し，その後再び1,000 Hzを測定し，さらに500 Hz, 250 Hz, 125 Hzと順次低い周波数の測定を行う．
- 次に骨導聴力検査を行う．検査音の呈示は気導聴力検査と同様に行うが，骨導測定の場合125 Hzと8,000 Hzは通常検査を行わない．骨導音の両耳間移行減衰量は0〜5 dBでほとんど減衰せずに対側に伝えられるため，骨導聴力検査の際にはマスキングは必ず行う必要がある．紙面の関係上，気導ならびに骨導測定の際のマスキングの具体的な方法に関する詳細は成書に委ねる．

■検査所見

　図2に難聴例のオージオグラムを示した．右耳の気導が○の記号を実線で結び，左耳の気導が×の記号を破線で結ぶ．一方，右耳の骨導は⊏の記号，左耳の骨導は⊐の記号で表す．骨導は記号同士を線で結ばない．

　難聴の種類には3つのタイプがある．気導聴力が正常で骨導聴力が低下している場合には伝音難聴，気導聴力ならびに骨導聴力の両者が低下している場合には感音難聴，また気導聴力と骨導聴力がともに低下しているが，気導・骨導差(air-bone gap)がある場合には混合性難聴と診断する．オージオグラムにはさまざまな型があるが，代表的なものとしては，正常，低音障害型，高音漸傾型，高音急墜型，c^5 dip型(4,000 Hzの低下)，山型，谷型，水平型，聾などがある．

■検査上の注意点

☆聴力検査のポイントはマスキングである．マスキングを適切に行うことができれば正確な聴力を得ることができる．陰影聴取を防ぐため，非検査耳にマスキング雑音を負荷するが，マスキング量が少なければ陰影聴取が起

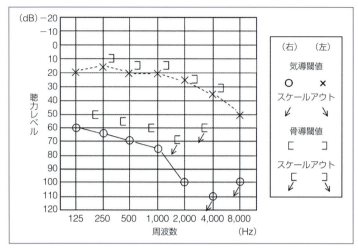

図2 純音聴力検査で得られたオージオグラムの例
横軸は周波数，縦軸が聴力レベル．症例は74歳，男性，右耳に突発性難聴後遺症としての高音漸傾型感音難聴を認める．左耳は老人性難聴．記号の解説を右側に示す．

こり，大きすぎると検査耳の閾値を上昇させてしまう(オーバーマスキング)．したがって，マスキング量はこれらを考慮して決定しなければならない．ただし，非検査耳に伝音難聴があるとマスキングが難しい．伝音難聴では骨導値が比較的良好に保たれているため，陰影聴取が起こりやすい．さらに気導聴力が低下しているため，マスキング量を大きくしなければならないので，それによりオーバーマスキングとなりやすい．

☆聴力検査で測定値がばらついて正確な閾値が測定できない被検者のなかには，心因性難聴や詐聴などが含まれていることも念頭におく必要がある．

2. 語音聴力検査
speech audiometry

八木昌人 東京逓信病院・部長

聴力の評価において，言語要素をもたない純音での検査のほかに，言葉の聞き取りの程度を評価する語音聴力検査は，コミュニケーション能力をみるうえできわめて重要であり，語音弁別能の程度は社会適応性の指標となる．語音聴力検査の意義としては，①難聴の責任部位の推定，②聴力改善手術の適応の有無，③聴覚リハビリの計画，評価，④補聴器の選択，評価，適合などが挙げられる．語音聴力検査には閾値を求めるための語音了解閾値検査と閾値上検査である語音弁別検査がある．

I. 語音了解閾値検査

言葉が聞き取れる最小の閾値(語音了解閾

2. 語音聴力検査

値)を求める検査である．検査語音は誰でも理解できる有意語音(日本では1桁数詞)が用いられる(表1)．

■ 検査手順
- 純音聴力検査での閾値上30あるいは15 dB上のレベルで，数字語音表の1行目から開始する．2列，3列と進めるに従い，音を10ないし5 dB弱くしていく．そして6列目までいったら2行1列に戻って同様のことを繰り返す．

■ 検査所見
検査結果をスピーチオージオグラムに記入して，破線でむすび，正答率が50%の線を横切るレベルで「語音了解閾値」とする．通常「語音了解閾値」はほぼ純音聴力閾値と一致する(図1)．

■ 検査上の注意点
☆聴力閾値の測定は通常純音聴力検査で行われ，純音聴力閾値の結果に疑問がある場合に語音了解閾値検査が行われることが多い．

II. 語音弁別検査

言葉の聞き取りを調べる検査である．検査語表は，「子音+母音」の組み合わせによる無意味の単音節語音で形成される．単音節語音は日本語音の頻出率の高い濁音を含む50音節から選ばれ，50語からなる57-S語表，および50語から選択された20語からなる67-S語表が用いられている(表2)．

■ 検査手順
- 通常閾値上40～50 dB上のレベルで開始し，1つの語表は同じレベルで検査を進め，途中で呈示レベルの変更は行わない．1つの表が終わったら，呈示レベルを下降法で10～15 dB弱くして異なる語表を用いて検査を進める．

■ 検査所見
各レベルでの正答率(%)をスピーチオージオグラムに記載して，実線で結んだ曲線を語

表1 検査語表(有意語音)

数字語音表[語音了解閾値測定用]					
5	2	4	3	7	6
7	4	6	5	2	3
2	7	3	6	5	4
3	5	2	4	6	7
6	3	7	2	4	5
4	6	5	7	3	2

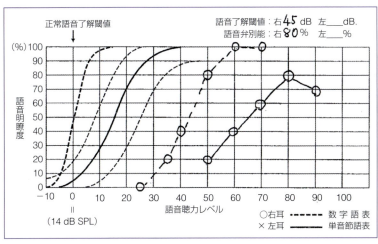

図1 スピーチオージオグラムの例
　右耳の所見を示す．語音了解閾値は45 dB，語音弁別能は80%である．

表2 検査語表（子音＋母音）

	57-S 語表 単音節の語音表（語音弁別検査用）		67-S 語表 単音節の語音表（語音弁別検査用）
1表	ジラホオワエアニトテ バリカコケルロツヒミ メドシネクイウスユレ ソキズセヨガムナタサ ゴノヤモダフハマデチ	1表	アキシタニヨジウクス ネハリバオテモワトガ
		2表	キタヨウスハバテワガ アシニジクネリオモト
2表	ラヤハサエアカムクチ ルワオシバジテトダユ ケメイガゴツソミレウ ロヒマスヨドネモセズ タナキフコリニホノデ	3表	ニアタキシスヨクジウ オネバハリガテトワモ
		4表	テネヨアキジハモシウ リワタクバトニスオガ
3表	ソワフヤイヒクゴヨア ガマツエノケミチサタ ニナリキモトルコダユ ドレジハバラズデムネ シメカホスセテウロオ	5表	ネアテヨハキモジリシ ワウバタトクオニガス
		6表	ニクリモテアジハトガ ワネウオバスヨシタキ
4表	バネマデホワムノニハ ミウアクコヤフタジオ ソモキナケダシガレチ ズユリトカルドヨテセ メエヒゴスライロツサ	7表	ワバスタニトリジアキ モネウシヨガハオテク
		8表	テキワタガアモシトニ ヨハウバスネジリクオ
5表	ミヒダヤエソドニバコ ユモッズワクルスフメ レナホオトリケセシイ ヨハアマロタサガキカ ムチデウテジゴラノネ		

音明瞭度曲線と呼ぶ．正常耳では 50 dB 以上で最大明瞭度が 90% 以上となる(図1)．

■ 検査上の注意点

☆聴取した語音を書き取ることが困難な場合は，被検者に聞こえた通りに復唱してもらい，検者が代筆してもよい．また感音難聴耳では聴取レベルの上昇により逆に語音弁別能が低下する場合があり，ロールオーバー現象とよばれる．

☆純音聴力検査と同様に検査語音の聴力レベルと対側耳の骨導閾値の差が 40 dB 以上ある場合には陰影聴取の可能性があるため，マスキングが必要である．語音聴力検査では広帯域雑音であるスピーチノイズが用いられる．

III．臨床的意義

後迷路や聴覚中枢路に原因のある聴覚障害では，純音聴力検査の結果に比して語音聴力検査の結果が非常に悪くなる．手術前後の聴力の評価や補聴器装用効果の判定にも用いられる．機能性難聴の場合，純音聴力検査の結果と語音明瞭度との間に乖離がみられることがある．また，両耳による普通和声の最良の語音明瞭度が 50% 以下の場合，身体障害者障害程度 4 級に該当する．

3. インピーダンスオージオメトリー

impedance audiometry

林 達哉 旭川医科大学・特任教授

インピーダンスオージオメトリーは中耳の音響インピーダンスの測定を行う検査の総称であり，臨床的にはティンパノメトリーとアブミ骨筋反射検査からなる．中耳の音響インピーダンスは中耳の音の伝わりづらさの指標であり，226 Hz の低周波の検査音を用いて測定した場合，中耳コンプライアンス（鼓膜の動きやすさ）と逆比例の関係にある．

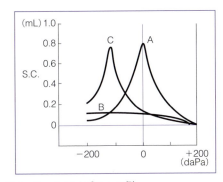

図1　ティンパノグラムの例
A 型：ピークが±100 daPa 以内．
B 型：明らかなピークを形成しない．
C 型：−100 daPa 以下にピークを形成．
S.C.：（スタティック）コンプライアンス．

I．ティンパノメトリー

ティンパノメトリー（tympanometry）は，外耳道圧を変化させながら中耳コンプライアンスの変化を測定する検査である．コンプライアンスは音響等価空気容積（mL）を用いて表される．横軸に外耳道に負荷した空気圧，縦軸に中耳コンプライアンスを図示したのがティンパノグラムである．ティンパノグラムのピーク位置は中耳腔圧を反映し，中耳腔に含気がない場合にはピークを形成せず平坦となる．

■ 検査手順
- 耳垢を除去し，鼓膜穿孔の有無など，鼓膜の状態を評価する．
- 耳介を後方に牽引しながら，適切なサイズのイヤープローブを外耳道に挿入する．

■ 検査所見（図1）

① **A 型（ピーク位置が±100 daPa 以内）**

正常パターンだが，感音難聴でも A 型を呈する．ピークが低い A_S 型は耳硬化症，アブミ骨固着症などで，ピークが高い A_D 型は耳小骨離断（先天性，外傷性），鼓膜萎縮などでみられる．

② **B 型（ピークなし）**

滲出性中耳炎，急性中耳炎，癒着性中耳炎

など．

③ **C 型（ピークが−100 daPa 以下）**

耳管狭窄症，滲出性中耳炎など．

■ 検査上の注意点
☆検査結果が鼓膜所見，他の聴覚検査と矛盾する場合には再検査も考慮し，総合的に診断する．

II．アブミ骨筋反射検査（図2）

一側の耳に強大音刺激を与えるとアブミ骨筋が収縮する．この反射をアブミ骨筋反射（stapedius reflex：SR）とよび，求心路は蝸牛神経，遠心路は顔面神経である．蝸牛神経核から顔面神経核に至る伝導路が交叉と非交叉の二系統に分かれるため，一側の音刺激で両側のアブミ骨筋が収縮する．アブミ骨筋の収縮は鼓膜コンプライアンスの減少として記録される．

■ 検査手順
- 「I. ティンパノメトリー」の「検査手順」を実行する．
- 測定プローブ側と逆側に反対側刺激用のヘッドセットを装着する．
- 測定プローブから強大音刺激も行う同側刺

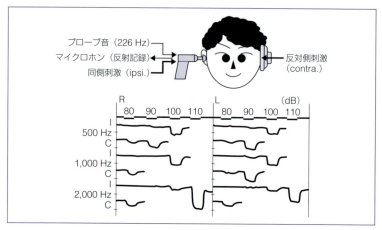

図2 アブミ骨筋反射検査の模式図と正常例
強大音によるアブミ骨筋の収縮がコンプライアンスの低下として記録される.
上段：右アブミ骨筋反射検査の模式図. 右耳に測定用プローブ, 左耳に反対側刺激用のヘッドセットを装着する. ipsi.：同側刺激, contra.：反対側刺激.
下段：アブミ骨筋反射正常例. アブミ骨筋の収縮が下向きの矩形波（コンプライアンスの減少）として記録される. R：右記録, L：左記録, I：同側刺激, C：反対側刺激.

表1　右アブミ骨筋反射検査の結果と障害部位

障害部位	右アブミ骨筋反射記録[注1]	
	同側（右）刺激	反対側（左）刺激
右蝸牛神経	×	○
左蝸牛神経	○	×
右耳小骨連鎖異常	×	×
右顔面神経[注2]	×	×
左顔面神経	○	○
脳幹正中部	○	×

×：反射陰性, ○：反射陽性
注1）中耳コンプライアンスの変化を記録できない病変（中耳貯留液, 鼓膜穿孔など）の有無を検査前に確認する.
注2）顔面神経の障害部位がアブミ骨筋よりも末梢の症例を除く.

激（ipsilateral stimulation）と反対側のヘッドセットから行う反対側刺激（contralateral stimulation）に対する反射を各周波数で記録する.

■ **検査所見**（表1）
　同側刺激と反対側刺激に対する反射の有無の組み合わせから, 障害部位を診断する. また, 純音聴力検査で高度難聴を示すが, 本検査の反応が良好な場合, 詐聴や機能性難聴が疑われる（「検査上の注意点」参照）.

■ **検査上の注意点**
☆中耳コンプライアンスの変化を記録できない病変（中耳貯留液, 鼓膜穿孔など）があると反射の記録ができないことに注意する.
☆同側刺激の刺激強度は音圧レベル（sound pressure level：SPL）, 反対側刺激は聴力レベル（hearing level：HL）とする機器が多い. 同じdB表示なら反対側の音圧のほうが大きくなるため, 一見反対側刺激の閾値が低くみえることに注意する.
☆耳小骨連鎖異常などで, 通常とは逆向きのコンプライアンスの変化（reversed reflex）が記録されることがある. 音響性のアーチファクトと考えられている.
☆内耳性難聴では, 補充現象のため純音聴力60 dB程度まで反射が記録できる. 詐聴や機能性難聴の診断には慎重を要する.

4. 乳幼児聴力検査
pediatric audiometry

泉 修司　新潟大学医歯学総合病院・講師

　乳幼児の難聴は，音声言語の獲得に大きな支障となり，早期発見・介入が重要である．出生した児は全例，新生児聴覚スクリーニングを受けることが望ましい．要再検と判定された児は，精密聴力検査機関（日本耳鼻咽喉科学会Webサイトを参照）を受診する．

Ⅰ．新生児聴覚スクリーニング

　主に分娩施設で出生後早期に行う．自動聴性脳幹反応（automated auditory brainstem response：AABR）または耳音響放射（otoacoustic emission：OAE）を用いる．

■ 検査手順
- 結果は正常（pass）または要再検（refer）と表示される．両側passの場合はスクリーニング終了としてよいが，一側でもreferであった場合は数日おいて再検する．

■ 検査上の注意点
☆OAEは，AABRより偽陽性率がやや高い．また，オーディトリーニューロパチーを見逃す危険もあるため，可能であればAABRが望ましい．
☆片側refer症例の約10%に両側難聴が発見される．安易に「もう片方は大丈夫」と説明してはならない．

Ⅱ．乳幼児聴力検査

　本項では自覚的聴力検査について解説する．他覚的検査には聴性脳幹反応（auditory brainstem response：ABR），OAE，聴性定常反応（auditory steady state response：ASSR）などがある（➡104，100頁参照）．

■ 検査手順
① **聴性行動反応聴力検査（behavioral observation audiometry：BOA）**
　「見えないところの音に反応するかどうか」をみる．太鼓・鈴などの楽器や，オージオメータの震音（ウォーブルトーン）などを用いる．楽器の場合は，大まかな周波数と音圧を把握しておくとよい．主に6か月未満の児が対象となるが，年長児へのスクリーニング検査や発達障害児の検査としても有用である．

② **条件詮索反応聴力検査（conditioned orientation response audiometry：COR）**
　「音が聴こえたら興味のあるものが見える」ことを児に覚えさせ，条件付けができたら，音のみの呈示で探索反応が生じるかどうか観察する．スピーカーを用いた音場検査であり，呈示音は震音を用いる．生後6か月から2,3歳までが対象となる．

③ **遊戯聴力検査，ピープショウテスト**
　「音に応答したら，報酬がもらえる」検査である．ピープショウテストでは，聴こえたときだけボタンを押すとおもちゃが見える．
　CORより信頼性が高く2,3歳以上が対象となる．原則として音場での検査となるが，4,5歳以降では受話器を用いた左右別の検査も可能である．ただ，マスキングや左右別の骨導聴力検査は就学期以降でないと難しい．

■ 検査上の注意点
☆結果は，1回のみで判断すべきではない．複数回の検査，他覚的検査の併用について，事前に保護者へ説明しておくとよい．
☆乳児期は，実際の聴力より検査結果が悪く出ることがある．特に，軽度〜中等度難聴の診断は慎重に行う．
☆いずれの検査でも，児はすぐ検査に飽きてしまうので，短時間で終わらせるよう工夫をする．
☆一側聾の幼児は，クロスヒアリングのためマスキングをせずに左右別の検査を行うと，聾側に残聴があるようにみえることがあるので注意する．

5. 耳音響放射
otoacoustic emission : OAE

大石直樹 慶應義塾大学・専任講師

耳音響放射は，無侵襲かつ短時間で施行可能な他覚的蝸牛機能検査法である．乳幼児の聴覚評価や難聴の障害部位診断，機能性難聴の鑑別などを中心に実臨床で頻用されている．外有毛細胞の能動的運動に伴い発生した音響を外耳道内で測定する検査で，中耳・蝸牛機能が正常であれば検出される．

■ 対象
- 難聴の疑われる乳幼児が対象となる．
- 感音難聴全般：特に急性発症した感音難聴における機能性難聴との鑑別，先天性難聴における部位診断〔オーディトリーニューロパチー（auditory neuropathy）の鑑別〕，聴神経腫瘍における内耳機能評価などに利用される．

■ 検査手順
- 防音室で行うことが望ましい．
- 被検者に体動，嚥下，発声などを控えてもらう．
- 外耳道内にプローブを留置し，測定を開始する（機器の画面操作のみである）．

■ 検査所見
実臨床では以下の2つが行われる．

① **誘発耳音響放射**（transient evoked otoacoustic emission : TEOAE）（図1）

クリック音などの短時間刺激後，5〜20ミリ秒程度の潜時で音響が記録される．クリック音を用いると，周波数領域によらず蝸牛全般の機能を評価できる．測定を2つの異なる2組で加算平均して，時間波形を周波数分析すると周波数帯域ごとのレベルが得られ，雑音レベルよりも6dB上回れば，一般に有意な反応とみなす．また，得られた波形において，2組の反応の類似性をreproducibilityとしてパーセント表示し，この値が大きければTEOAEの検出と判定する（スクリーニング検

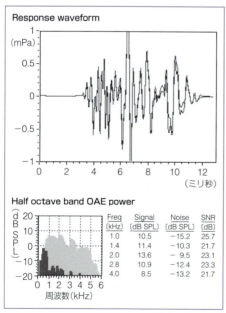

図1 TEOAEの例
上段：刺激後20ミリ秒以内の外耳道内の音響を加算平均したもの．
下段：時間に対する周波数解析結果で，灰色が耳音響放射レベル，黒色が雑音レベルを示す．

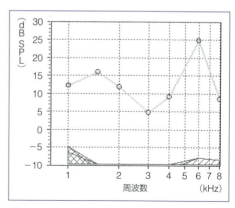

図2 DPOAEの例
横軸がf2の周波数，縦軸がf2に対する歪成分耳音響放射の大きさと，雑音レベルを示す．

査では，50％以上を有意な検出としている）．

② **歪成分耳音響放射（distortion product otoacoustic emission：DPOAE）（図2）**

2つの異なる周波数の純音で持続的に刺激した際に歪成分が発生する．刺激音の周波数をf1，f2とした場合，2f1-f2周波数成分が最も大きくなる．周波数比（f2/f1）が1.21〜1.22，刺激音圧差が10 dB程度のときに歪成分が最大となる．刺激音圧を変化させ，周波数領域ごとの蝸牛機能を評価する．周波数別のDP-gramが測定できる．通常6 dB以上雑音レベルより大きい値となった場合，そのf2に対して有意な反応が検出されたとみなす．

■ **検査上の注意点**

☆有意な検出が得られた場合は，中耳・蝸牛機能が良好なことが示唆されるが，OAEのレベルと蝸牛機能低下の程度との関連については，評価が定まっていない．

☆検出が良好でも，聴覚機能が良好であることを必ずしも意味しない（例：オーディトリーニューロパチー）．

☆雑音レベルを低下させることが最も重要であり，雑音レベルが高い場合には周囲の騒音，プローブの状態，被検者の体動などに注意を払い，再検査が望ましい．

6. 補聴器適合検査
evaluation of hearing aid fitting

杉内智子　昭和大学・客員教授

補聴器適合検査は，補聴効果の評価・適合判定を目的とする．「補聴器適合検査の指針（2010）」は，さまざまな評価法が必須検査と参考検査に分けて提唱され，基本となる方法として広く用いられている（表1）．

表1　補聴器適合検査の指針(2010)の検査項目

1. 語音明瞭度曲線または語音明瞭度の測定
2. 環境騒音の許容を指標とした適合評価
3. 実耳挿入利得の測定(鼓膜面音圧の測定)
4. 挿入形イヤホンを用いた音圧レベル(SPL)での聴覚閾値・不快レベルの測定
5. 音場での補聴器装用閾値の測定(ファンクショナルゲインの測定)
6. 補聴器特性図とオージオグラムを用いた利得・装用閾値の算出
7. 雑音を負荷したときの語音明瞭度の測定
8. 質問紙による適合評価

SPL：sound pressure level

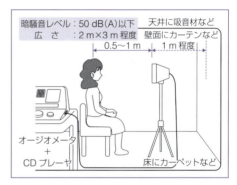

図1　音場聴覚検査の検査室の環境・機器
スピーカと被検者頭部は，同じ高さとし，壁面との距離は，それぞれ1 m程度離れていることが望ましい．
〔日本聴覚医学会：補聴器適合検査の指針(2010)．Audiol Jpn 53：710，2010より改変〕

音場聴覚検査を行うための環境

表1の項目1，2，5，7は音場聴覚検査となる．一般臨床での実施を考慮した，指針による検査条件を図1に示す．

必須検査項目(表1の1，2)

両項目ともに適合判定であれば，その補聴器は適合していると評価される．

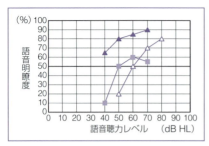

図2　(表1の1)語音明瞭度曲線の測定例(音場)
▲装用時：適合例，■装用時：適合不十分例，△非装用時．
〔日本聴覚医学会：補聴器適合検査の指針(2010)．Audiol Jpn 53：712，2010 より〕

■ 語音明瞭度曲線または語音明瞭度の測定

① 検査手順

装用時の語音弁別能力を非装用時と比較して判定する．

明瞭度曲線では67-S語表を用い，連続した3レベル以上(40～80 dB HL)で測定する．明瞭度の測定では57-S語表を用い，音圧レベルは，非装用時が平均聴力レベル+30 dB，装用時が60 dB HLを目安とする．

② 検査所見

明瞭度曲線では，装用時のほうが良好であり，音圧の上昇とともに明瞭度が低下しないこと，最良語音明瞭度が非装用時と比べて15%以上低下していなければ，適合と判定する(図2)．明瞭度の測定では，装用時が非装用時と比べて，10%以上低下していれば，適合不十分と判定する．

■ 環境騒音の許容を指標とした適合評価

① 検査手順

朗読音と環境騒音を同時に聴取させ(検査用CD：朗読音の提示音圧65 dB)，騒音許容について，下記②の「　」から回答させる．

② 検査所見

「補聴器を使用できる」が適合，「装用するのは困難」なら適合不十分とする．調整変更後は，語音明瞭度曲線または語音明瞭度(表1の1)を再検査して確認する．

参考項目(表1の3～8)

- **補聴閾値・調整確認の検査**(表1の3～6)　3～5は実耳での測定として有用であり，6は外来での問診時などに便利である．
- **雑音負荷時の語音明瞭度**(表1の7)　雑音(+)時の語音明瞭度を測定し，雑音(-)時の明瞭度が保たれているか，評価する．
- **質問紙による適合評価**(表1の8)　聞き取りにくさについて，主観上，どの程度に改善されたかを評価する．

■ 検査上の注意点

☆補聴器の進化は著しい．その一方で，音声はよく聞こえてもうるさい音が増えたり，高機能で快適でも高価格であったり，補聴器適合は二律背反する要因のなかにある．進歩する機能もとらえ，補聴効果を適切に評価するには，必須検査を基本とし，カウンセリングを重ね，その他の検査も組み合わせ，総合的に判断することが重要である．

7. 耳鳴検査
tinnitus examination

新田清一　済生会宇都宮病院・主任診療科長

耳鳴の検査には，①耳鳴の自覚的表現を分析しようとする検査，②検査機器を用いて耳鳴の性状を評価する検査，③耳鳴による心理的苦痛・生活障害の検査，がある．本項では臨床上有用で頻用する，②のピッチ・マッチ検査(pitch match test)，ラウドネス・バランス検査(loudness balance test)，③のTinnitus Handicap Inventory(THI)の概略について述べる．

表1 Tinnitus Handicap Inventory (THI)

"この検査は，耳鳴があなたにどのような障害を引き起こしているか調べるためのものです．各質問について，あてはまる番号に○をつけてください．"

		よくある	たまにある	ない
1	耳鳴のために物事に集中できない．	4	2	0
2	耳鳴の音が大きくて人の話が聞き取れない．	4	2	0
3	耳鳴に対して腹が立つ．	4	2	0
4	耳鳴のために混乱してしまう．	4	2	0
5	耳鳴のために絶望的な気持ちになる．	4	2	0
6	耳鳴について多くの不満を訴えてしまう．	4	2	0
7	夜眠るときに耳鳴が妨げになる．	4	2	0
8	耳鳴から逃れられないかのように感じる．	4	2	0
9	あなたの社会的活動が耳鳴により妨げられている．（例えば，外食をする，映画を観るなど）	4	2	0
10	耳鳴のために挫折を感じる．	4	2	0
11	耳鳴のために自分がひどい病気であるように感じる．	4	2	0
12	耳鳴があるために日々の生活を楽しめない．	4	2	0
13	耳鳴が職場や家庭での仕事の妨げになる．	4	2	0
14	耳鳴のためにいらいらする．	4	2	0
15	耳鳴のために読書ができない．	4	2	0
16	耳鳴のために気が動転する．	4	2	0
17	耳鳴のために家族や友人との関係にストレスを感じる．	4	2	0
18	耳鳴から意識をそらすのは難しいと感じる．	4	2	0
19	自分一人で耳鳴を管理していくのは難しいと感じる．	4	2	0
20	耳鳴のために疲れを感じる．	4	2	0
21	耳鳴のために落ち込んでしまう．	4	2	0
22	耳鳴のために体のことが心配になる．	4	2	0
23	耳鳴とこれ以上つき合っていけないと感じる．	4	2	0
24	ストレスがあると耳鳴がひどくなる．	4	2	0
25	耳鳴のために不安な気持ちになる．	4	2	0

I．ピッチ・マッチ検査，ラウドネス・バランス検査

　耳鳴の性状をオージオメータ（もしくは耳鳴検査装置）で調べる検査であり，ピッチ・マッチ検査では耳鳴の周波数を調べ，ラウドネス・バランス検査では耳鳴の大きさを調べる．

■ 検査手順

① **ピッチ・マッチ検査（固定周波数ピッチ・マッチ検査）**

　125 Hz と 12,000 Hz 純音を交互に聴かせてどちらに似ているかをたずねる．似ていないほうを1段階ずつ似ているほうに近づけていって最も似ている音（周波数）を選ぶ．どれも似ていないとき，あるいは純音よりもバンドノイズのほうが似ているときはバンドノイズにて同様に行う．さらに同定できないときはホワイトノイズを用いて行う．

② **ラウドネス・バランス検査**

　ピッチ・マッチ検査で得られた周波数音を用いる．耳鳴周波数で，その聴力閾値レベルから5 dB ステップで上昇・下降を繰り返し，耳鳴音の大きさと検査音の大きさとが等しくなる強さを求める．

■ 検査所見

　オージオグラム上の該当する強さのところに右耳鳴は○印，左耳鳴は×印でマークし，そのそばにTという文字を記入する．バンドノイズのときはアンダーライン（○，×）を

つける．ホワイトノイズのときは WN と記載する．

II．THI(表1)

THI は耳鳴患者の心理的苦痛や生活障害を評価する自記式の問診票で，耳鳴診療において，本邦のみならず世界中で最も頻用されている評価法である．THI は 25 問からなり 0～100 点の得点をとりうる質問紙で，点数が高いほど耳鳴による心理的苦痛・生活障害度が高いことを意味する．

■ 検査所見

合計点である THI 値により重症度が分類されており，0～16 点が no handicap(正常)，18～36 点が mild handicap(軽症)，38～56 点が moderate handicap(中等症)，58～76 点が severe handicap(重症)，78～100 点が catastrophic handicap(最重症)，である．

8. 聴性脳幹反応，聴性定常反応

auditory brainstem response : ABR,
auditory steady state response : ASSR

工　穣　信州大学・准教授

聴性脳幹反応 (auditory brainstem response : ABR) と聴性定常反応 (auditory steady state response : ASSR) は，他覚的聴力検査の代表格であり，特に新生児聴覚スクリーニングが開始となってからは，その後の精密聴力検査法として必要不可欠なものとなっている．ABR と ASSR の結果に条件詮索反応聴力検査 (conditioned orientation response audiometry : COR) の結果を加え，乳幼児の聴力を推定して補聴器装用を開始するのがスタンダードな流れとなっている．

I．聴性脳幹反応

■ 検査手順

・学童以上では覚醒状態か自然入眠で行うが，乳幼児は体動による筋電図が入りやすいためトリクロホスナトリウム製剤内服などにより睡眠下で検査を行う．頭頂部に関電極を，耳垂に不関電極を，前額部に接地電極を貼付し，4 kHz クリック音を用いて気導 ABR 検査を行う．1,000 回のクリック刺激によって得られる反応を加算平均すると，図1のような I～V 波のピークとそれに続く陰性波が得られる．

■ 検査所見

入力音圧を下げて行き，V 波が確認できる最小音圧を閾値としており，20 dBHL 以下で反応が認められれば正常と判定する．なお，各波の起源も図1に示した．

■ 検査上の注意点

☆ABR で反応不良であった場合，再検査や耳音響放射 (otoacoustic emission : OAE)，ASSR での確認が必要である．乳児で髄鞘化不全がある場合には生後半年頃まで ABR の反応が得られないことがあるが，おおむね1歳頃には正常化する．オーディトリーニューロパチーでは，ABR 無反応にもかかわらず OAE で良好な反応が得られ，COR でもある程度反応が得られることがある．また，低中音域に残存聴力がある場合には ABR と COR に乖離がみられるため，ASSR での確認が必要である．

II．聴性定常反応

ここでは 80 Hz ASSR がデフォルト設定である Navigator Pro® について述べる．

■ 検査手順

・ASSR では周波数特異性の高い正弦波的振幅変調音 (SAM 音) によって誘発される変調周波数追随反応 (amplitude modulation fol-

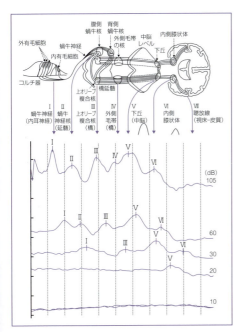

図1 正常 ABR 波形と起源

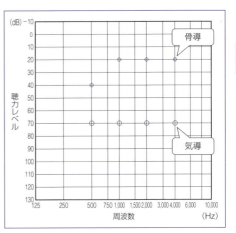

図2 伝音難聴の ASSR 例

lowing response：AMFR)を測定することで閾値が得られる．ABR 同様，乳幼児は体動による筋電図が入りやすいためトリクロホスナトリウム製剤内服などにより睡眠下で検査を行う．電極の装着は ABR とほぼ同様である．

■ 検査所見

　Navigator Pro® では，MASTER® とよばれるソフトウェアで測定時間の短縮がはかられている．500・1,000・2,000・4,000 Hz の搬送周波数を 4 種類の変調周波数で振幅変調し，それらをまとめた複合 SAM 音を刺激音とすることで，各周波数の反応の有無が一度に測定できる．また骨導端子を用いて，左右ごとに 50 dB までの骨導閾値の測定も可能であり，**図2**のような伝音難聴の推測も可能である．

■ 検査上の注意点

☆ASSR 閾値は睡眠の深さによって 15 dB 程度変化することが報告されているため，実際の聴力を推定する場合には注意が必要である．また，生後 3 か月以内の ASSR 閾値は，その後の成長で改善する例があるため，正常でない場合は生後 6 か月程度での再検査による確認が必要である．

9. 耳管機能検査
eustachian tube function test

増田正次　杏林大学・准教授

　耳管機能は日により変化する．型通りの正常・異常結果が出ないこともある．複数の検査を繰り返し行い，問診，鼓膜所見とともに耳管機能を総合的に評価する．耳閉感，自声強聴などの聴覚異常感の病因解明や，鼓膜穿孔閉鎖術の術後に顕在化しうる耳管狭窄・開放症状の予測など，施術前の患者説明に有用である．正常値というものは規定されておらず，本項に書かれている値も参考値である．

　鼻孔と外耳道に何を測定するためのプローブを装着しているか，装置の原理を理解することで，検査結果の解釈と検査が適切に行われているか判断できる(**図1**)．いずれの検査

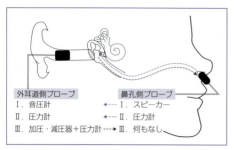

図1　各耳管機能検査で使用されるプローブ
Ⅰ．音響耳管法(sonotubometry)．Ⅱ．耳管鼓気流動態法(tubo-tympano-aerodynamic graphy：TTAG)．Ⅲ．加圧・減圧法(inflation-deflation test)．

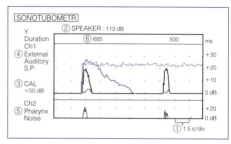

図2　音響耳管法の例
①記録速度．②スピーカー音量．100 dB 未満の場合開放症を疑う．③安静時外耳道音圧．④外耳道音圧変化．⑤嚥下動作に伴う咽頭雑音．⑥耳管開放時間．正常型2回分の値を例示してある．④の黒：正常型．④の灰：狭窄型．④の濃色，淡色：開放型．

も耳内，鼻内の分泌物を除去しておく必要がある．また，鼻孔，外耳道に装着するプローブを音または圧の漏れがないように装着し，頭部が動かないようヘッドレストに固定する必要がある．

Ⅰ．音響耳管法

　鼻孔部スピーカーから7 kHzバンドノイズを一定音圧(baseline sound level：BSL)で提示する．BSLは，外耳道音圧計に55 dB SPL(機器の設定により50 dB SPLのこともある)で到達するよう，症例ごとに検査機が自動調節する(通常100〜120 dB SPL)．嚥下動作で耳管が開大した瞬間に外耳道音圧計へ到達する音圧が増大し，この音圧変化を記録する．鼓膜穿孔があっても検査ができる．
■ 検査手順
・検査スタート後，約20秒に3回の嚥下動作を行わせるよう被検者へ合図を送る．
■ 検査所見(図2)
　外耳道音圧の経時的変化とともに咽頭雑音が記録してあり，嚥下動作が行われているか確認できる．
① 正常型
　嚥下動作とともに外耳道音圧が上昇し(5 dB 以上)，すみやかに(1秒以内)に元に戻る．

② 狭窄型
　外耳道音圧の上昇が小さいか，もしくは認められない．
③ 開放型
　外耳道音圧の上昇が延長する．ただし，安静時から著明な耳管開大が存在する場合，嚥下しても外耳道音圧が変化しないことがある．そのような場合でも，BSLが非常に小さい(<100 dB)ときは，開放型を疑う．
■ 検査上の注意点
☆正常成人でも約10%で狭窄型となる．

Ⅱ．耳管鼓室気流動態法

　鼻咽腔圧の変化が耳管・中耳を経由し，外耳道圧を変化させる様子を経時的に記録している．鼻咽腔圧を変化させる方法として①鼻から勢いよく息を吐くバルサルバ法，②鼻深呼吸法，③鼻すすり法を用いる．鼓膜穿孔があっても検査ができる．
■ 検査手順
・非検査耳側の鼻孔は被検者に指でふさいでもらう．
■ 検査所見
① バルサルバ法(図3)
　1) 正常型：鼻咽腔圧が250〜650 daPa で

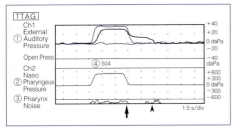

図3 TTAG バルサルバ法の例
① 外耳道圧変化．② 鼻咽腔圧変化．③ 咽頭雑音．④ 耳管開放時鼻咽腔圧．正常型の値を例示してある．①の黒：正常型．バルサルバ手技を止めると(矢印)外耳道圧は低下するが元には戻らず，嚥下動作(矢頭)によって元に戻る．①の灰：狭窄型．①の濃色：開放型．

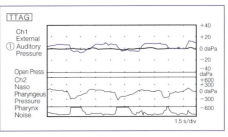

図4 TTAG 鼻深呼吸法の例
① 外耳道圧変化．①の黒：正常型または狭窄型．①の濃紫：開放型では鼻深呼吸による鼻咽腔圧の変化に同期した外耳道圧の変化がみられる．同期していない外耳道圧変動波形は顎関節運動や頭部の揺れによるプローブのずれの可能性がある．

耳管が開大し外耳道の変化が生じる．バルサルバ手技を止めても(非検査耳側の鼻孔閉鎖を解除する)すぐに外耳道圧は元に戻らないが，嚥下動作で元に戻る．

　2) 狭窄型：鼻咽腔圧が 650 daPa でも外耳道圧の変化が生じない．またはバルサルバ手技終了後，嚥下動作をしても外耳道圧が元に戻らない．

　3) 開放型：鼻咽腔圧が 200 daPa 以下でも外耳道圧の変化が生じる．またはバルサルバ手技を止めたと同時に外耳道圧が元に戻る．

② 鼻深呼吸法(図4)，鼻すすり法

　1) 正常型，狭窄型：外耳道圧が変化しない．

　2) 開放型：鼻咽腔圧の変化に同期した外耳道圧の変化がある．

■ **検査上の注意点**
☆バルサルバ手技ができていない症例があるため，鼻咽腔圧が十分上昇しているかを確認する．
☆食いしばりによる外耳道変形や，頭部の動きによるわずかな外耳道プローブのずれが敏感に外耳道圧変化として記録されてしまうので注意を要する．

Ⅲ．加圧・減圧法

　鼓膜穿孔がないと検査ができない．① 外耳道から中耳腔へ陽圧を加え耳管が開大するかを調べる通過性テスト，② 外耳道から中耳腔へ ＋200 daPa または －200 daPa の一定圧負荷をかけた状態で嚥下動作を行うことにより，この中耳圧負荷を解除できるかを調べる加圧・減圧テストがある．

■ **検査所見**
① 通過性テスト(図5)

　1) 正常型：200～500 daPa の圧負荷で耳管が開大し圧負荷が解除されることを確認できる．

　2) 狭窄型：500 daPa 以上の圧負荷をかけているにもかかわらず耳管開大による圧負荷解除が生じない．

　3) 開放型：200 daPa 以下の圧負荷で耳管が開大する．もしくは，中耳にかけた圧がすみやかに鼻咽腔に抜けるため圧負荷がかけられない．

② 加圧・減圧テスト

　嚥下動作により ＋200 daPa の陽圧負荷を半分以下，－200 daPa の陰圧負荷を少しでも解除できれば正常である．

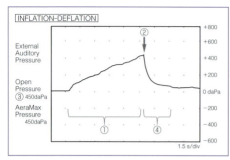

図5 加圧・減圧法通過性テストの正常例
①検者により外耳道から中耳への圧負荷を徐々に上げていくと，②その圧に耐えかねた耳管が開き〔③受動的耳管開大圧(passive opening pressure：POP)〕，圧が耳管を通って鼻咽腔へと解除され，④外耳道圧が低下する様子が観察できる．

■検査上の注意点
☆機器により過剰な圧が負荷されないよう設定されているか機器の確認をする．
☆内耳への圧外傷を避けるため，医師がゆっくりと圧負荷を行う．

10. 体平衡検査
body balance test

伊藤八次　岐阜大学・教授

　体平衡検査は平衡障害の把握と診断補助を目的とする．めまい・平衡障害例のほぼ全例が検査対象となる．
■体平衡検査における検査上の注意点
☆検査中は常に転倒に注意する．発達と加齢，四肢・体幹の整形外科的障害の影響を念頭におく．

I．直立検査

　平衡障害を肉眼的に観察する．両脚直立検査，マン検査，単脚直立検査と直立支持面積を変化させ，平衡障害を軽度，中等度，高度障害に分類評価する．
■検査手順
・両脚直立検査では両足のつま先を接して直立させる．
・マン検査では両足を一直線上におき，足尖と踵を接して直立させる．
・単脚直立検査では単脚で直立し他側の足を軽く挙上させる．開眼，閉眼で30秒間ずつ観察する．
■検査所見
　両脚直立検査，マン検査，単脚直立検査のすべてに異常を認めるものを高度障害，マン検査と単脚直立検査で異常を認めるものを中等度障害，マン検査か単脚直立検査の1つのみ異常を認めるものを軽度障害と判定する．閉眼で顕著に平衡障害が増強するものをロンベルグ徴候陽性といい迷路障害や脊髄障害を示唆する．

II．重心動揺検査

　重心動揺計を使用して平衡障害の程度や動揺の性質を客観的に評価する．
■検査手順
・重心動揺計上に閉足で立ち，重心動揺を60秒間記録する．開眼，閉眼の順に検査する．
■検査所見
　動揺の面積，軌跡長を計測し平衡障害を定量的に評価する．疾患の経過観察，治療効果判定に有用である．重心動揺図，パワーベクトル分析などの定性的評価で特徴的な動揺がみられた場合は診断の一助となる．

III．足踏み検査

　迷路障害，中枢障害に起因する身体偏倚を動的状態で把握する．直立検査で検出できない程度の偏倚現象を検出可能である．

■検査手順
- 遮眼して同心円の中心に立ち，その場で足踏みを100歩行う．足踏み中の姿勢観察，足踏み前後の身体軸の回転角度を測定し身体の偏倚を評価する．

■検査所見
回転角度が91度以上を異常とする．一側迷路障害の急性期は患側へ回転（偏倚）するものが多い．両側迷路障害では足踏み中に著明な動揺，転倒傾向を示す．後方への移動や失調性足踏みは中枢障害を疑う所見である．

Ⅳ．歩行検査

歩行検査は日常生活動作での平衡障害を評価できる．

■検査手順
- 6 m（10 m）を開閉眼で自由歩行させ，定性的・定量的に評価する．歩行リズム，円滑さ，歩行速度，偏倚などを測定する．身体障害の等級判定には10 m歩行が必要である．

■検査所見
6 m歩行では前進で1 m以上，後進で1.4 m以上の偏倚は異常とされる．一側迷路障害では患側への偏倚を認める．一側，両側迷路障害ともに歩行の安定さ，リズムは乱れる．

11. 注視眼振検査，頭位眼振検査，頭位変換眼振検査

gaze nystagmus test, positional nystagmus test, positioning nystagmus test

堤　剛　東京医科歯科大学・教授

めまい疾患の診療において，病歴聴取後に行う最も基本的な神経耳科学的検査である．基本的にすべてのめまい疾患を対象として行うべきものである．

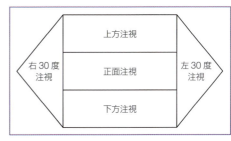

図1　注視眼振記録用のシェーマ

Ⅰ．注視眼振検査

指標を注視した際の眼振の有無と性状を調べる．注視眼振は一般的には固視点を注視した際に観察されるすべての眼振所見を指すが，病態生理学的には「注視によって誘発される眼振」を指すため，厳密な定義を好む医師の解釈と一般的に受け入れられている解釈との間で齟齬が生じることがある．厳密には橋の側方注視中枢の障害により惹起される注視方向性眼振は注視眼振であり，末梢前庭眼振の急性期に注視下に観察されるのは注視眼振ではなく固視下の自発眼振ということになるが，一般的には後者も含め注視眼振とされることが多い．学会を中心とした共通のコンセンサスの形成が望まれる．

■検査手順
- 眼前50 cmの距離をおいて注視点（正面，上下左右30度の計5点）を設定し，注視時の眼振所見を観察・記録する．

■検査所見
図1のシェーマ中に図2のごとく記録する．

■検査上の注意点
☆注視点が近すぎると輻輳の影響が入ってしまう．また，注視点が左右上下に外れすぎると極位眼振となってしまうため注意が必要である．

II．頭位眼振検査

異なる静止頭位を負荷することで惹起される眼振を観察・記録する．負荷されるのは耳石器に対する重力（直線加速度）の方向の変化である．
■検査手順
・フレンツェル眼鏡もしくは赤外線CCD付きゴーグルなどで遮眼した状態で，下記静止頭位下での眼振を観察・記録する．
①坐位での頭位眼振検査
坐位にて正面，右下，左下，背屈，前屈の静止頭位をとらせ，その際の眼振を観察・記録する．
②仰臥位での頭位眼振検査
仰臥位にて正面，右回旋，左回旋，さらに懸垂頭位として正面，右回旋，左回旋の静止頭位をとらせ，その際の眼振を観察・記録する．また，頸部捻転の影響を排除するため，右側臥位，左側臥位での観察・記録も行う．
■検査所見
図3のシェーマ中に図2のごとく記録する．
■検査上の注意点
☆懸垂頭位時，高齢者や頸椎疾患を有する症例などでは過度の後屈を避ける必要がある．

III．頭位変換眼振検査

急激な頭位変化を負荷することで惹起される眼振を観察・記録する．負荷されるのは主に頭位変換面での回旋角加速度（および直線加速度）である．
■検査手順
・フレンツェル眼鏡もしくは赤外線CCD付きゴーグルなどで遮眼した状態で，下記の頭位変化を負荷する．頭位変換の最中は前庭動眼反射と眼振が惹起される．頭位変換終了後はこれらは正常では消失するが，良性発作性頭位めまい症や小脳・脳幹障害症例などでは頭位変換終了後も眼振が惹起される．

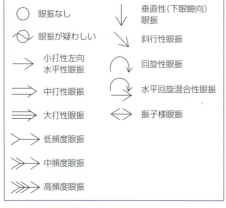

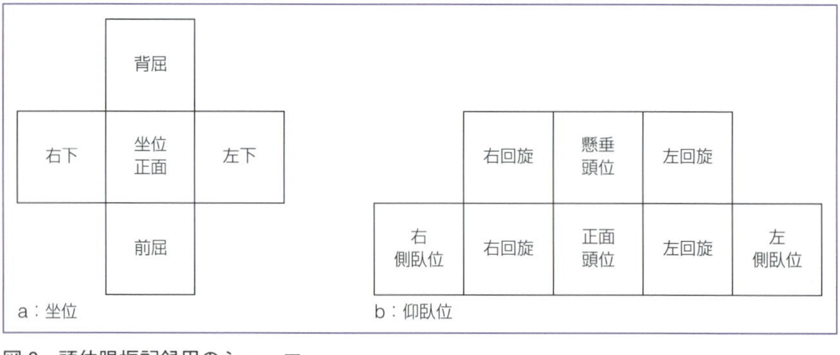

図2 眼振の記録法

図3 頭位眼振記録用のシェーマ

① ステンゲル法
　坐位から仰臥位・懸垂頭位へ，また仰臥位・懸垂頭位から坐位へ頭位変換を負荷し，その直後からの眼振所見を観察・記録する．

② ディックス・ホールパイク法
　右45度および左45度の回旋頭位の状態で，坐位から仰臥位・懸垂頭位，および仰臥位・懸垂頭位から坐位へと頭位変換を負荷し，直後からの眼振所見を観察・記録する．頭位変換の面が前後半規管に一致するため，右45度では坐位から懸垂頭位とする際に右後半規管が刺激，左前半規管が抑制され，懸垂頭位から坐位とする際にはその逆となる．左45度では坐位から懸垂頭位とする際に左後半規管が刺激，右前半規管が抑制され，懸垂頭位から坐位ではその逆となる．

■ 検査所見
　図4のシェーマ中に図2のごとく記録する．

■ 検査上の注意点
☆ステンゲル法，ディックス・ホールパイク法とも懸垂頭位となるが，高齢者や頸椎疾患を有する症例では過度の後屈を避ける必要がある．

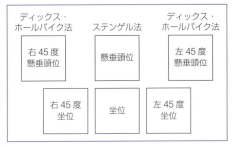

図4　ステンゲル法，ディックス・ホールパイク法記録用のシェーマ

12. 電気眼振図
electronystagmography : ENG

五島史行　東海大学・准教授

　電気眼振図（ENG）により眼球運動を記録として保存でき，かつ客観的に診断できる．また閉眼，暗所開眼のような観察できない状況の情報を得て診断に役立てることができる．通常眼球の水平の動きと垂直の動きを記録する．この水平と垂直の誘導に対して原波形と微分波形を記録する．原波形とは眼球の動きを，そして微分波形は眼球の動きの速さをみている．ENGは，視運動眼振検査，温度刺激検査などの誘発検査において定量的に判断するために用いられている．眼球運動の記録手段にはENG以外にも赤外線CCDカメラによるビデオ記録，それをデータ化したvideo nystagmography（VNG）があり近年は広く利用されている．

■ 検査上の注意点
　以下の検査は集中して検査を受けてもらうと結果はよい．そのため患者の了解を得て再度検査するとよい結果を得ることができる．

I．追跡眼球運動検査

　動いている物体をみている場合にその姿，形を認識できるのは指標の動く速度と追跡する眼球運動の角速度が一致しているからである．追跡眼球運動検査（eye tracking test：ETT）はこの追跡機能をみる検査である．主に小脳機能を反映している．最も簡単な視刺激はメトロノームである．検査の際に注意深く指標をみるように指示することが重要である．結果の判断は滑らかな正弦曲線が再現性をもってみられるかどうかである（図1）．原則として本検査の様式から診断に直接結びつくことはない．ただし臨床的にまた他の検査結果から小脳障害が推察される場合にはその

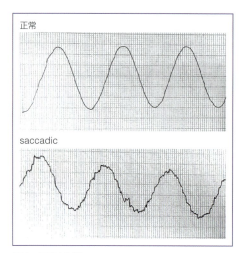

図1 ETTの例

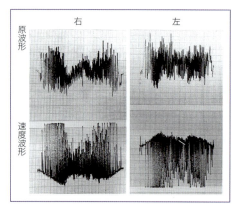

図2 OKNの正常例

裏付けとなる．

II．視運動性眼振検査(図2)

加速減速法が用いられることが多い．Ohm型ないしJung型刺激装置を用いる．+4度/秒²の等角速度で160～180度/秒直ちに加速 −4度/秒²の等角速度で減速する．ENGの紙送り速度を1mm/秒とする．視野の左送りで右視運動性眼振パターン(optokinetic nystagmus pattern：OKP)，右送りで左OKPを得る．視運動性眼振(optokinetic nystagmus：OKN)検査は眼底の刺激にはじまり，視索核，橋被蓋毛様体核，前庭神経核などを経由する．視力の他覚的検査としても利用される．小脳脳幹障害では緩徐相上昇がみられなくなる．内耳障害は左右差として現れる．

III．視運動性後眼振検査

視運動性後眼振(optokinetic after nystagmus：OKAN)検査は，自発ならびに誘発眼振検査と実験的眼振の間に位置する．温度眼振や回転眼振のように非生理的かつ強い刺激によって誘発されるものではない．開眼正面固視で眼振が観察されない場合，本検査によって微細な左右差が発見されることが多い．

13. HIT
head impulse test

岩﨑真一　名古屋市立大学・教授

HITは急速に頭部を動かしたときの眼球運動を観察して前庭動眼反射の評価を行う検査であり，ベッドサイドでも簡単に行うことが可能である(図1)．
■対象
半規管障害を疑うめまい患者すべてが対象となる．末梢性めまいと中枢性めまいを鑑別する際にもきわめて有用な検査である．
■検査手順
・HITの検査法は，まず被検者に固定した指標を注視するよう示したうえで，被検者の頭部を急速に10～20度程度，通常は左右に回転させる．このとき，外側半規管機能が正常であれば，前庭動眼反射が働くため，指標を固視したままでいられる．しかしながら，

半規管障害を有する患者では，患側方向へ頭を回転させると，前庭動眼反射が働かず，指標と眼位にずれを生じ，指標をとらえるための急速眼球運動が直後に生じる．この眼球運動は corrective saccade とよばれ，この運動が観察される場合に，半規管機能低下と判定される．頭部を回転させる方向により外側半規管だけでなく前・後半規管の機能評価も可能であるが，肉眼での評価には習熟を要する．

・HIT の定量評価には，以前はサーチコイルの設備が必要であったが，近年高速度のビデオカメラを使用した HIT の記録装置(video head impulse test:vHIT)が商品化され，簡便な定量評価が可能となっている．HIT 検査においてみられる corrective saccade には，肉眼で確認可能な overt saccade と肉眼では確認できない covert saccade があり，vHIT ではこれら両方の saccade の確認が可能である．また，vHIT では，肉眼での HIT では判定困難な，前・後半規管の機能評価も容易に行えるという利点がある．vHIT に前庭誘発筋電位(vestibular evoked myogenic potential:VEMP)を組み合わせることで，理論的には末梢前庭障害のすべての障害部位を診断することが可能である．

■ 検査上の注意点

☆頭を動かす角度は，10〜20度の小さな範囲で，できるだけ速い速度で行う(少なくとも 100度/秒以上)必要があり，検査技術にある程度の習熟を要する．また，頸椎に異常のある患者には行わない．

☆本検査は，温度刺激検査よりも高周波成分の半規管機能を反映することから，必ずしも温度刺激検査の結果とは一致しない．

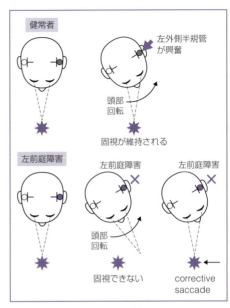

図1 head impulse test の原理
健常者の場合，頭部を急速に回転させても，回転させた側の外側半規管が興奮し，前庭動眼反射によって固視は維持される．一方，一側前庭障害患者では，頭部を患側に急速に回転させると，患側の半規管が十分に興奮しないため，前庭動眼反射が不十分で，固視を維持できず，corrective saccade を生じる．
〔Barraclough K, et al: Vertigo. BMJ 339:b3493, 2009 より〕

14. 前庭誘発筋電位

vestibular evoked myogenic potentials:VEMP

堀井　新　新潟大学・教授

　VEMP は強大音刺激によって誘発される耳石由来の筋電位で，同側の胸鎖乳突筋から記録される cervical VEMP(cVEMP)と，反対側の外眼筋(下斜筋)から得られる ocular VEMP(oVEMP)に分けられる．それぞれ，球形囊-下前庭神経，卵形囊-上前庭神経の機能検査である．前庭神経炎，聴神経腫瘍，メニエール病，上半規管裂隙症候群での臨床応用が報告されている．

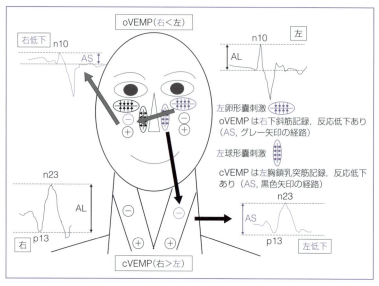

図1　左耳石障害の VEMP

■ 検査手順

- 記録には脳波や筋電図検査で使用する誘発電位測定装置を用いる．皿電極を使用し，cVEMP では関電極を胸鎖乳突筋の筋腹中央に，不関電極を胸骨上端外側に貼付する．記録は臥位または半坐位で行うが，cVEMP は抑制性の筋電位であるため頸部を前屈あるいは反対側へ捻転して同筋を収縮させた状態で行う．oVEMP では関電極を下眼瞼直下に，不関電極はその 2 cm 下方に貼付する．oVEMP は興奮性の筋電位であるため，上方視させ下斜筋を伸展した状態で記録する．
- 音刺激には 105 dB SPL のクリック音（0.1 ミリ秒）あるいは 500 Hz のトーンバースト（4 ミリ秒）を 5 Hz の頻度で与える．oVEMP では骨導刺激器（Mini Shaker®，Bruel & Kjaer 社など）を用いて，前額部へ骨導音として与えたほうが安定した反応が得られる．刺激回数は多すぎても疲労により反応が安定しないことがあり，50～100 回程度とする．

■ 検査所見（図1）

cVEMP では 13 ミリ秒潜時の陽性波（p13）と 23 ミリ秒潜時の陰性波（n23）からなる 2 相波が記録される．p13-n23 の頂点間の振幅を測定する．振幅の左右差の評価には以下の asymmetry ratio（AR）を用いる．AL，AS はそれぞれ大きいほうおよび小さいほうの振幅を示す．

$$AR\% = 100 \times (AL - AS)/(AL + AS)$$

正常値は各施設で設定すべきであるが，一般的には 35～40% 以上で左右差ありと判定される．

oVEMP では 10 ミリ秒潜時の陰性波（n10）が記録され振幅の左右差で評価する．前述のごとく，oVEMP は反対側の卵形嚢由来であるため，右眼の oVEMP は左卵形嚢，左眼の oVEMP は右卵形嚢由来の電位であることに注意する．

15. シェロング試験
Schellong test

將積日出夫　富山大学・教授

　能動的に臥位より立位に体位変化させたときの血圧や脈拍の変化から自律神経機能を評価する起立検査の一種である．仰臥位から急に立ち上がると重力によって血液が下半身に溜まり，静脈還流の低下，心拍出量の減少，動脈血圧の低下が起こる．これに対して圧受容器反射により血圧低下が抑えられて脳循環が維持される．この圧受容器反射の障害により起立時に血圧の異常な低下（起立性低血圧）が起こり，立ちくらみ，眼前暗黒感などの症状が現れる．起立性低血圧などの起立性調節障害の診断に必須の検査である．

■ 検査手順
- 被検者の上腕に血圧計測定用のマンシェットを巻き，ベッド上で10分間安静臥床させ，数分間隔で血圧と脈拍を測定する．その後，素早く（3秒程度）楽な姿勢で起立させる．マンシェットは巻いたままで腕を注射台などの支えで水平に保ち，起立後10分間，数分間隔で血圧と脈拍数を測定する．非観血的血圧測定装置として一般的には自動血圧計や水銀血圧計が用いられる．

■ 検査所見
　シェロング試験ではさまざまな判定基準が発表されている．シェロング自身は，臥位10分後に比べて起立時収縮期血圧低下20 mmHg以上を病的，15～20 mmHgを境界域と判定した．小児起立性調節障害研究班による診断基準では，小症状として脈圧狭小16 mmHg以上，収縮期血圧低下21 mmHg以上，脈拍数増加21回/分以上が採用されている（表1）．自律神経学会で起立性低血圧（OH）は，initial OH，classical OH，delayed OHの3型に分類されている．initial OHは，起立15秒以内の収縮期血圧40 mmHg以上，拡張期血圧20 mmHg以上の低下を示すもので，測定には非観血的連続血圧測定装置（Finapres®）が必要である．classical OHは，起立3分以内に収縮期血圧20 mmHg以上，拡張期血圧10 mmHg以上の低下を示すもので代表的なOHである．なお，臥位の収縮期血圧160 mmHg以上の場合には，OHは30 mmHg以上の収縮期血圧低下がみられる場合に限られる．delayed OHは起立3分後以降にclassical OHの基準を満たす場合に診断される．

■ 検査上の留意点
☆起立時の血圧調節は薬剤，食事，周囲環境などの影響を受ける．降圧薬などの薬剤は可能な限り中止し，食事性低血圧の影響を避けるため空腹もしくは食後2時間以上あけ，また，検査直前1時間程度は絶飲とする．検査時の雑音は検査に影響するため静かな部屋で

表1　起立性調節障害（OD）診断基準

大症状
- A）立ちくらみあるいはめまいを起こしやすい．
- B）立っていると気持ちが悪くなる．ひどくなると倒れる．
- C）入浴時あるいはいやなことを見聞きすると気持ちが悪くなる．
- D）少し動くと動悸あるいは息切れがする．
- E）朝なかなか起きられず，午前中調子が悪い．

小症状
- a）顔色が青白い．
- b）食欲不振．
- c）強い腹痛を時々訴える．
- d）倦怠あるいは疲れやすい．
- e）頭痛をしばしば訴える．
- f）乗り物に酔いやすい．
- g）起立試験で脈圧狭小16 mmHg以上．
- h）起立試験で収縮期血圧低下21 mmHg以上．
- i）起立試験で脈拍数増加21回/分以上．
- j）起立試験で立位心電図のTⅡの0.2 mV以上の減高．その他の変化．

判定：大1＋小3または大2＋小1または大3以上で器質性疾患を除外できた場合をODとする．

〔大国真彦：起立性調節障害．新小児医学大系10D小児循環器病学．p397-407，中山書店，1984より改変〕

実施し，検者，被検者とも会話は最小限にする．小児では血圧測定が初めてであることが多いため，血圧測定が疼痛を伴わないことをあらかじめ説明する．10分間の安静臥床中に血圧や脈拍が測定値間で大きな変動がみられる場合，被検者が落ち着いていないことを確かめて安定するまで待つ．検査中，被検者に気分不良，顔色変化などの症状がみられたら直ちに検査を中止する．

16. 温度刺激検査
caloric test

飯田政弘 東海大学・教授

外耳道に体温と異なる温水または冷水を注入すると半規管に刺激を与えることができる．すなわち温度刺激により半規管のなかでも外耳道に一番近い外側半規管に内リンパ流動が生じる結果，眼振が誘発されることとなる．温度刺激検査とはその眼振を指標として外側半規管の機能を左右別に調べる検査である．さらに温度眼振の誘発中に固視抑制(visual suppression：VS)検査を行うことで中枢前庭機能を評価することができる．刺激法としては，注水による冷温交互刺激検査，少量注水法，そして送風によるエアーカロリック検査がある．冷温交互刺激検査では左右2回ずつ計4回の刺激が必要となるため患者の負担が大きい欠点がある．また注水法は臨床検査技師法により臨床検査技師は施行できないが，送風するエアーカロリック検査は可能である．エアーカロリック検査を行っている施設はまだ少なく，少量注水法が最も多くの施設で行われている．

評価において，半規管麻痺(canal paresis：CP)は内耳機能すべてではなく，外側半規管，上前庭神経の機能のみを反映していることに注意が必要である．

■ **検査手順**
- 被検者を仰臥位にして，枕やタオルなどで頭部を30度前屈した状態にする．検査する側の耳が上になるように頸部を回旋する．

① **冷温交互刺激検査**
先端に軟性チューブをつけた注射器を用いる．44℃の温水と30℃の冷水を交互に左右の外耳道の後壁に向けて注水する．50 mLを20秒間で注水する方法と20 mLを10秒間で注水する方法がある．検査手順は30℃左耳，30℃右耳，44℃左耳，44℃右耳の順で行い，各々5分以上の間隔をあける．

② **少量注水法(20℃，5 mL，20秒法)**
先端に軟性チューブをつけた18ゲージ鈍針を装着した5 mLの注射器を用いる．20℃の冷水を左右の外耳道の後壁に向けて注水する．5 mLを10秒間で注水し，同じ頭位を10秒間保ったのちに元の頭位に戻す．原則，患側から行う．左右の注水刺激の間隔は5分以上あける．

③ **エアーカロリック検査**
冷温交互検査では26℃以下の冷風と46℃以上の温風を流量6〜8 L/分で60秒間送風する．冷風刺激法では15℃以下で流量6〜8 L/分で60秒間送風する．検査手順は注水による冷温交互刺激検査，少量注水法に準じる．

④ **固視抑制検査**
注水もしくは送風による温度刺激開始約1分後には眼振の緩徐相速度が最大に達する．そのとき10秒間を明所開眼とし眼前約50 cmの指標を固視させる．その後，再び暗所開眼または遮眼とする．

■ **検査所見**
① **冷温交互刺激検査**
判定は最大緩徐相速度もしくは眼振持続時間を指標としてCP%を算出する．

$$CP\% = \frac{|(右30℃ + 右44℃) - (左30℃ + 左44℃)|}{右30℃ + 右44℃ + 左30℃ + 左44℃} \times 100$$

CP%が20%以上の場合CPと判定する．なおCPは末梢性前庭機能障害と診断する．
自発眼振を認める場合は電気眼振計(elec-

tronystagmograph：ENG)にて温度眼振の最大緩徐相速度を指標とすれば，自発眼振がキャンセルされ，CP％を求めることができる．

② 少量注水法(20℃，5 mL，20 秒法)
判定は最大緩徐相速度によって左右別に判定する．
1) 正常：最大緩徐相速度が 20 度/秒以上
2) CP 疑い：最大緩徐相速度が 10 度/秒以上から 20 度/秒未満
3) 中等度 CP：最大緩徐相速度が 10 度/秒未満
4) 高度 CP：無反応のもの

温度眼振が解発されない場合は氷水(5℃以下)20～50 mL を 20～30 秒で注水する．それでも温度眼振が解発されなければ無反応と判定する．外側半規管機能の高度低下を意味するが，内耳機能の廃絶とは判定できない．

自発眼振を認める場合は補正して最大緩徐相速度を推定する．しかし自発眼振は変化しやすいので正確な評価は困難である．自発眼振が消失した時点での再検査が望ましい．
1) 自発眼振が右向きの場合：
   右耳の最大緩徐相速度＝$(B+A)$ 度/秒
   左耳の最大緩徐相速度＝$(C-A)$ 度/秒
2) 自発眼振が左向きの場合：
   右耳の最大緩徐相速度＝$(B-A)$ 度/秒
   左耳の最大緩徐相速度＝$(C+A)$ 度/秒

   A：自発眼振の緩徐相速度の平均値
   B：右冷水刺激時の温度眼振の最大緩徐相速度の平均値
   C：左冷水刺激時の温度眼振の最大緩徐相速度の平均値

③ エアーカロリック検査
注水で行う冷温交互刺激検査および少量注水法に準じて同様に判定する．

④ 固視抑制検査
固視による眼振の緩徐相速度の抑制率(VS％)により，視覚系の抑制の程度を評価する．

$$VS\% = \frac{a-b}{a} \times 100$$

a：固視の直前 10 秒間の温度眼振の緩徐相速度の平均値
b：明所開眼で固視中 10 秒間の温度眼振の緩徐相速度の平均値

VS％ が 66±11％ の場合を正常とする．
1) VS の減少 (VS％＝40～10％)：小脳片葉，小脳小節の障害
2) VS の消失 (VS％＝10％ 以下)：小脳の広範囲の障害もしくは橋，下頭頂葉の障害の初期ないし回復期
3) 温度眼振の増強：橋，下頭頂葉の障害
4) VS の増強：末梢性前庭機能障害の前庭代償期，スポーツ選手

■ 検査上の注意点
☆めまいや嘔気が引き起こされるが，正常反応であることを事前に患者へ説明する．
☆検査前に耳内を確認し，耳垢がある場合は取り除き，鼓膜穿孔や中耳炎がある場合は生理食塩液を用いる．エアーカロリック検査では鼓膜穿孔があっても問題はない．
☆術後耳の場合は正常耳と比較して外側半規管が強く刺激されることに留意する．
☆外耳道や鼓膜を損傷しないように気をつける．特にエアーカロリック検査では熱傷を起こす可能性がある．
☆検査前の鎮暈薬，向精神薬，鎮静薬などは避ける．
☆温度眼振が解発されにくい場合は，眠気などで意識レベルが低下している可能性があるので，検査中の声かけや暗算負荷を行う．

17. 顔面神経機能検査
functional examination of facial disorder

松代直樹　大阪警察病院・部長

顔面神経麻痺における機能検査とは，麻痺が回復するか？ 病的共同運動や顔面拘縮などの後遺症は生じるか？ などを判定するも

のである．柳原法で12点以下の場合には治癒（36点以上かつ軽度の後遺症まで）とはならず非治癒となる可能性があるため，電気生理学的な予後診断が必須となる．麻痺スコアは発症1日目に最低になるとは限らず15%程度は発症3〜7日目まで悪化するので，病初期は2週間を超えるまで頻回に観察することが肝要である．

顔面神経の変性程度の判定はワーラー（Waller）変性が完了する発症7〜10日目に可能となる．神経障害の程度を診断するには，神経興奮性検査（nerve excitability test：NET）と誘発筋電図検査（electroneurography：ENoG）などの電気生理学的検査法を用いる．これらの検査によって判定できるのは神経無動作（neurapraxia）の有無であり，軸索断裂（axonotmesis）と神経断裂（neurotmesis）の鑑別はできない．NET・ENoGの結果をもとに顔面神経減圧手術など追加治療の対象となるか，麻痺の経過がどうなっていくか，を説明することが可能となる．

柳原法・電気生理学的検査法とも，発症数日では予後診断に適さない．またNET・ENoGはどの施設でも施行可能とはかぎらないことや，施設間で検査精度が一定ではないなどの問題点があるので，顔面神経麻痺の的確な診断は必ずしも容易とはいえない．

I．顔面神経麻痺の評価

世界的には，顔全体の動きを概括的にとらえて評価するハウス-ブラックマン（House-Brackmann）法と後遺症の評価に重点をおいたサニーブルック（Sunnybrook）法が用いられる．一方，柳原法は顔面の各部位における動きを評価する部位別評価法であり，麻痺の回復するさまをきれいな曲線で描ける点で優れている．

柳原法は，10表情項目（安静時非対称，額のしわ寄せ，軽い閉眼，強い閉眼，片目つぶり，鼻翼を動かす，頬をふくらます，イーと歯を見せる，口笛運動，口をへの字に曲げる）を0点（高度麻痺：収縮が全くみられない），2点（部分麻痺：明らかに左右差があるが，患側の筋収縮がみられる），4点（ほぼ正常：左右差がないorほとんどない）の3段階で評価する40点法である．ただし安静時非対称が0点であるのに2点，あるいは2点であるのに4点と誤って評点すると，あとに続く9表情項目が過大評価されることが多く，安静時非対称の評点には細心の注意を払わなければならない．この問題を回避するには，安静時非対称は最後に評点するなどの工夫をするとよい．

筆者は耳鼻咽喉科医でなくても的確に評価が可能となるトリアージ10点法を開発した．厳格な評価基準を明記し，「眉毛挙上」は0点・1点・2点，「強い閉眼」，「イーと歯を見せる」は0点・1点・2点・3点・4点で評価する．わずか3表情項目だけを用いる10点満点の評価法であるが，柳原法ときわめて強い相関（$r=0.94$）を有する．トリアージ10点法×4が柳原法と大きく異なる場合には，柳原法の採点が間違っていることにもなり，慣れの是正も可能となる．

II．神経興奮性検査（NET）

NETは0.3ミリ秒の電流を用いて，顔面神経本幹または末梢分枝を経皮的に刺激し，表情筋の収縮を視認できる最小の電流閾値を求める検査である．発症当初は障害部位より末梢の伝導性が保たれており，信頼できる結果を得るには発症後1週間以上を要する．

ジョンキーズ（Jongkees）の基準が用いられ，左右の閾値差（nerve excitability difference：NED）で判断する（正常値：0.4±0.2 mA）．一般的には，NED 3.5 mA未満の場合は神経変性がなく治癒率が高いとされ，3.5 mA以上20 mA以内であれば部分変性，20 mAを超える場合には完全変性と診断され治癒率がきわめて低い．

Ⅲ．誘発筋電図検査（ENoG）

　神経変性を免れた神経の割合を定量的にとらえることができる，最も信頼性の高い予後診断法である．目的とする表情筋の筋腹上に皿電極を設置し，茎乳突孔上で経皮的に顔面神経を刺激し，複合筋活動電位（compound muscle action potential：CMAP）を記録する．通常は6～8ミリ秒の潜時をもった二相性の波形が得られる．この波形を観察しながら刺激電流を強めると振幅は徐々に増大するが，次第に振幅の増大が飽和する．閾値上最大刺激により得られるCMAPの振幅を健側と患側で測定する．ENoG値とは左右の振幅比（患側CMAP／健側CMAP）を％表記したものである．

　刺激部位に関しては，安定した基線を有する波形が得られるように何度も微調整することが重要である．また耳下部が大きい場合には良好なCMAPが得にくいこともある．

　神経変性の程度に応じてENoG値は発症3，4日目から低下をはじめ，発症7～10日目で最低値に達し，それ以降は大きな変化はないとされる．顔面神経麻痺の予後と相関するのは，このENoG最低値である．しかしごく一部の症例において，発症2週間を超えてもENoG値が低下する症例もある．

　一般的にENoG最低値が40％以上であれば1か月，20～40％であれば2，3か月，10～20％であれば4～6か月で治癒が見込まれるとされる．しかしながら10％以下では回復するまでに数か月かかり，1年を経過しても柳原法で36点以上にならず，病的共同運動や顔面拘縮などの後遺症が出現することが多い．さらにENoGが5％以下ではきわめて予後不良であり，後遺症はほぼ必発であり治癒は見込めない．

■ 検査上の注意点

☆ENoGの波形は記録電極を設置する位置・刺激部位により，いとも簡単に変化する．記録電極は目的とする各表情筋に対し左右対称に設置するが，顔面神経麻痺の回復過程に最もよく相関するのは，鼻唇溝（口輪筋上）である．

☆多汗や検査室の温度・湿度により電極下のペーストが溶けてしまうこと，皿電極を大きく上回るペースト量を用いると関電極・不関電極がショートする危険性があることから，電極の設置には最大限の注意を払わなければならない．

18．中耳内視鏡検査
otoendoscopy

山本和央　　東京慈恵会医科大学・講師

　内視鏡は内部や深部を観察することを目的に開発された光学機器である．内視鏡は機器本体に光学系を内蔵し，画像をモニターに映し出し，それを記録することが可能である．使用する内視鏡は硬性内視鏡，軟性内視鏡に大別される（図1）．硬性内視鏡は直視鏡（0度）のみならず斜視鏡（30度，70度）も使用でき，CCDカメラに接続しモニターに映像を出力する．軟性内視鏡には対物レンズ面の画像をスコープ先端のCCDチップで直接撮影する電子内視鏡があり，解像度が非常に優れている．顕微鏡と併用して内視鏡を使用することにより，診療の信頼性が格段に向上し，画像の記録，提示が容易である．画像所見を共有できるため，患者のインフォームド・コンセント，他の医師たちとのディスカッションなどにも内視鏡はきわめて有用である．

　視野が限定され対象に接近ができない顕微鏡と異なり，内視鏡は広い視野が得られ，かつ対象や観察部位に近接した観察が可能である．外耳道や鼓膜の観察には局所麻酔は不要であるが，接触により痛みを感じるため注意が必要である．そのため，拡大耳鏡で外耳道

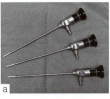
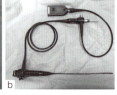

図1 内視鏡の種類
a：硬性内視鏡（0度，30度，70度）
b：軟性内視鏡（電子内視鏡）

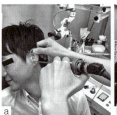
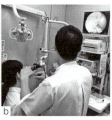

図2 硬性内視鏡の使い方
a：耳介を後方に引っ張り内視鏡をやさしく挿入する．
b：モニターの位置により患者にモニターを見せながら観察を行うことも可能である．

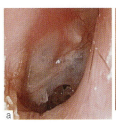
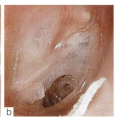

図3 慢性中耳炎（右耳）
a：外耳道の前壁から下壁がやや overhung しており，穿孔前縁が確認できない．
b：内視鏡を近接させることで穿孔の全体像が観察できる．

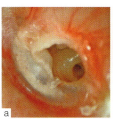
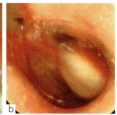

図4 2次性真珠腫（a）と先天性真珠腫（b）（左耳）
a：ツチ骨柄に接する穿孔縁から上皮が裏面に侵入している．穿孔辺縁は鈍角である．
b：closed 型の先天性真珠腫．鼓膜裏面に白色塊を認める．

内や鼓膜を観察する際と同様に，耳介の把持の仕方を工夫し，外耳道内を観察しやすいように展開する．硬性内視鏡の場合，片方の手で耳介を後上部に引っ張るように持ち上げると，内視鏡が挿入しやすくなる（図2a）．患者とモニターの位置によりモニターを患者に見せながら観察を行うことが可能である（図2b）．外耳道は閉鎖腔であること，体温上昇があることなどから観察中にレンズが曇る場合があるため，曇り止め剤が有効である．

■ 検査所見

外耳道内の所見，鼓膜全体を観察し，鼓膜の発赤・腫脹，光錐の減弱・混濁，毛細血管怒張の有無などを確認する．鼓膜の石灰化や菲薄化，陥凹，耳漏などの所見も確認する．一見，鼓膜の穿孔にみえても菲薄化した再生鼓膜の場合もあり，内視鏡の使用により鑑別が可能である．鼓膜の石灰化が存在する場合は鼓室内の所見が把握しづらいこともあるが，鼓膜に内視鏡を近接させることで鼓膜を透見し鼓室内を観察することができ，鼓室内貯留液や含気の有無を確認する．鼓膜緊張部の癒着や弛緩部陥凹などを詳細に観察する．

① 慢性中耳炎

鼓膜穿孔の大きさや部位，残存鼓膜の状態，穿孔から観察される鼓室内の状態などを観察する．特に外耳道の弯曲が強い症例では内視鏡は非常に有用となる（図3）．一見，単純穿孔にみえても，そうでない場合もあり，内視鏡による穿孔縁付近の詳細な観察により鑑別が可能となることも多い．穿孔縁から上皮が鼓膜裏面へ侵入する2次性真珠腫では，穿孔縁付近の debris の存在や穿孔縁の鈍角な所見，穿孔縁がかかるツチ骨柄付近の所見

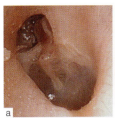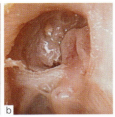 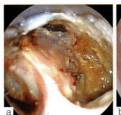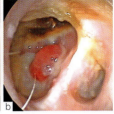

図5　弛緩部型真珠腫(左耳)
a：左鼓膜弛緩部に陥凹を認める．
b：内視鏡を近接させることで真珠腫上皮陥凹部の内部が観察でき，上皮の進展が上鼓室までであることが確認できる．

図6　外耳道後壁削除型鼓室形成術後の開放乳突腔(左耳)
a：術後乳突腔障害．大きな開放乳突腔に痂皮やdebrisが認められる．
b：斜視鏡や軟性鏡を用いることで，顕微鏡では死角となりやすい開放乳突腔末梢の観察が可能である．

が非常に重要である(図4a)．穿孔を通して鼓室内の粘膜の状態なども観察可能であり，耳小骨の所見が得られる場合もある．

② 先天性真珠腫

鼓室内の白色塊を指摘され発見される先天性真珠腫の場合，内視鏡を使用した鼓膜の所見が非常に有用である(図4b)．真珠腫の局在やopen型かclosed型か病型の鑑別など診断や術前の情報収集に役立つ．

③ 後天性真珠腫

鼓膜所見から観察される真珠腫上皮の進展度や，debrisの有無や程度，中鼓室への進展の有無などが観察可能である．また，上皮の陥凹部分からの内部の観察は顕微鏡と異なり，多くの情報を得ることができる(図5)．特に癒着性中耳炎と緊張部型真珠腫との鑑別には，癒着した鼓膜上皮の進展を詳細に観察することが重要である．

④ 術後乳突腔障害

外耳道後壁削除型鼓室形成術後の開放乳突腔の広さは症例により異なるが，顕微鏡での観察では死角となる部分も多い症例も少なくない．内視鏡は視野が広く，また直視鏡のみならず斜視鏡も使用できるため，開放乳突腔の観察には非常に威力を発揮する(図6)．後壁欠損の範囲，鼓膜，耳小骨の位置や状態など前回手術がどのように行われたかを内視鏡を用いることで推察する．また硬性内視鏡を用いて痂皮やdebrisの清掃も可能である．

■ 検査上の注意点

☆外耳道の狭い症例では細径のもの(直径1.9 mmもしくは2.7 mm)を使用する．内視鏡による外耳道や鼓膜の損傷などを防ぐために，患者が動かないように協力を得ることが重要である．特に小児の場合は，助手に頭部を固定させ，急な動きにも対応できるよう心がけ，細心の注意が必要である．

☆内視鏡の先端は光ファイバーの熱により熱くなっているため，内視鏡を近接させる場合は注意する．

☆電子内視鏡では不要であるが，硬性鏡では内視鏡挿入前にあらかじめ内視鏡先端から対象物までの距離約5 mmの位置でフォーカスを合わせておく．内視鏡を外耳道に挿入後にフォーカスを合わせようとすると，鏡筒が揺れ外耳道や鼓膜に内視鏡が接触する危険性がある．骨部外耳道に内視鏡があたると疼痛を引き起こし，容易に血腫を形成するため注意が必要である．

☆必要以上に時間をかけずに短時間での観察を心がけ，詳細な観察は再生画像や静止画像で確認する．

19. 鼻腔通気度検査
rhinomanometry

小林隆一 このはなクリニック・院長[香川県]

　鼻腔通気度検査は鼻閉の客観的指標であり，結果は鼻腔抵抗で評価する．本邦で標準的に採用されている測定法はアクティブ・アンテリオール法で，結果の再現性に優れている．アクティブ法は安静鼻呼吸下に流速($\dot{V}$)と鼻腔前後の圧差(ΔP)を測定し鼻腔抵抗(R)を計算で求める方法で，アンテリオール法は測定していない側の前鼻孔を経由して鼻腔後方圧を導出する方法である．

■ 対象
　鼻腔内所見は問題ないが，鼻閉を訴える患者(心因性鼻閉)，鼻疾患の術前，術後の評価，あるいは閉塞性睡眠時無呼吸症候群が疑われる患者が対象である．

■ 検査手順
・安静坐位10分後，ノズル法は測定側鼻孔にノズルをあて，非鼻腔測定側鼻孔に後方圧導出用嘴管をあてる．マスク法は非鼻腔測定側鼻孔に固定スポンジを巻き付けたプレッシャーチューブを挿入し，上からマスクを鼻にあてる．被検者に鼻呼吸をしてもらい左右ずつ測定を行う．
・両側鼻腔抵抗値は自動算出される($1/T = 1/R + 1/L$，T：両側抵抗値，R：右側抵抗値，L：左側抵抗値)．

■ 検査所見
　ΔP 100 Paの鼻腔抵抗値で評価し，測定曲線がΔP 100 Paに到達しない場合は被検者に少し大きく呼吸してもらい，それでも到達しない場合は最大流速点($\dot{V}$max)の抵抗値を使用する(表1)．

　日本人成人健常者の両側鼻腔抵抗の平均値は0.25 ± 0.10 Pa/cm³/秒で参考値とよび，参考値より大きい値を鼻閉と評価する．

　小児参考値の決定は現在検討中であるが，正常小児の両側鼻腔抵抗の平均値は年齢，身長が高くなるに従い低くなり，成人に近づいていく(表2)．

■ 検査上の注意点
☆片側鼻腔の完全閉塞，鼻中隔穿孔例はアンテリオール法で測定できないため，鼻腔後方

表1　鼻腔抵抗測定結果

吸気		$\dot{V}$	R	G
右側	P：50	77.37	0.65	1.55
	P：100	131.89	0.76	1.32
	P：150	173.40	0.87	1.16
	$\dot{V}$max：	293.40	1.44	0.69
左側	P：50	72.62	0.69	1.45
	P：100	121.03	0.83	1.21
	P：150	158.51	0.95	1.06
	$\dot{V}$max：	280.20	1.52	0.66
両側	P：50	149.99	0.33	3.00
	P：100	252.91	0.40	2.53
	P：150	331.90	0.45	2.21
	$\dot{V}$max：	568.96	0.74	1.35

表2　正常小児の両側鼻腔抵抗の平均値(年齢別，身長別)

学年(年齢)	n(=494)	平均±標準偏差 (Pa/cm³/秒)
小学1年(6〜7歳)	88	0.44±0.17
小学2年(7〜8歳)	76	0.37±0.11
小学3年(8〜9歳)	80	0.36±0.23
小学4年(9〜10歳)	93	0.36±0.14
小学5年(10〜11歳)	65	0.30±0.08
小学6年(11〜12歳)	92	0.29±0.11

身長(cm)	n(=494)	平均±標準偏差 (Pa/cm³/秒)
〜120	97	0.43±0.16
120〜130	156	0.37±0.19
130〜140	130	0.34±0.12
140〜	111	0.28±0.09

[Kobayashi R, et al：Nasal resistance in Japanese elementary schoolchildren：Determination of normal value. Acta Oto-Laryngologica 132：197-202, 2012 より改変]

圧を口腔から導出するポステリオール法を考慮する（後鼻圧導出困難例が多いため，通常はこの方法は用いない）．

20. アレルギー検査
allergy test

鈴木元彦 名古屋市立大学・教授

　アレルギー性鼻炎と診断するためには，問診，前鼻鏡検査（鼻内所見），鼻汁中好酸球検査，抗原の検査などが重要となる．実際の診療での手順を図1に示し，以下に記載する．

■ 問診

　問診は非常に重要である．症状がみられる時期を聞き，季節性アレルギー性鼻炎か通年性アレルギー性鼻炎かを推測する．また，発症時期によって抗原を推測することも可能である．さらに，感染性の鼻炎との鑑別においても問診は有用である．

■ 鼻内所見

　鼻粘膜（下鼻甲介）の蒼白・腫脹，水様性鼻汁が特徴的な所見として認められる（図2）．

I. 鼻汁中好酸球検査

　鼻汁をスライドグラス上に塗布，ハンセル染色（エオジノステイン）後，顕微鏡で好酸球の有無，程度を調べる．
　弱拡で目につく程度以上の好酸球を認めた場合を陽性とする（図3）．ただし，本検査にて好酸球が認められないとの理由で，アレルギー性鼻炎を否定することはできない．

II. 抗原の検査

　皮膚テスト（皮内テスト，スクラッチテスト），血清特異的IgE抗体検査，鼻誘発テストなどがある（表1）．

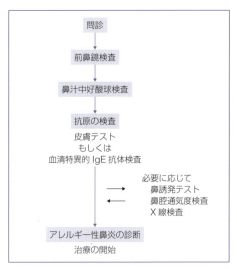

図1　アレルギー性鼻炎に対する検査手順

1 皮内テスト

　抗原を皮内に注射し，皮膚の膨疹径，紅斑径を測定する．
　20 mm以上の紅斑の場合を陽性とする．
　スクラッチテストと比較して，疼痛が強く，反応は敏感である．

2 スクラッチテスト

　皮膚表皮に浅く傷をつけたのちに抗原を滴下し，皮膚の膨疹径，紅斑径を測定する．
　施行後10～15分に膨疹または紅斑径が，対照の2倍以上，または紅斑10 mm以上もしくは膨疹が5 mm以上を陽性とする．
　皮内テストと比べて疼痛は少ないが，患者が疼痛を訴える場合もある．

3 血清特異的IgE抗体検査

　採取した血液中の抗原特異的IgE抗体を*in vitro*（生体外）にて定量する．皮膚テストと比較して侵襲が少ない．単項目を測定するシステムと多項目を同時に測定するシステムがある．

4 鼻誘発テスト

鼻粘膜に抗原を含んだ濾紙ディスクを置き，鼻粘膜の抗原に対する反応を調べるテストである．鼻粘膜の抗原に対する反応を直接評価できるという利点がある．①くしゃみ発作・鼻瘙痒感，②下鼻甲介粘膜の腫脹蒼白，③水様性分泌の3項目のうち2項目以上を認めた場合を陽性とする．

Ⅲ．X線検査

アレルギー性鼻炎に3割前後副鼻腔炎を合併することが指摘されている．副鼻腔炎の有無について調べるには単純X線検査（前後，ウォータース法）もしくはCT検査を用いる．

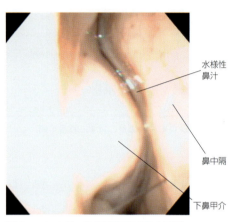

図2　アレルギー性鼻炎患者の鼻内所見

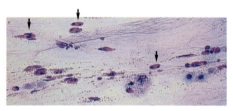

図3　鼻汁中好酸球検査における好酸球
好酸球の一部を矢印にて明示．

21. 味覚検査
taste test

阪上雅史　兵庫医科大学病院・病院長

味覚障害の診断のために，味覚機能検査を用いて味覚障害の程度や病態を評価する．一般的に行われているのは自覚的味覚検査であり，本邦では電気味覚検査と濾紙ディスク検査が保険適用となっている．各検査とも神経支配領域別に行うことができ，部位診断にも有用である．口腔内に味溶液を含んで全体で味わう全口腔法や，簡便な濾紙ディスク味覚検査としてソルセイブ®（食塩味覚閾値判定濾紙）も使用される．

Ⅰ．電気味覚検査

舌を陽極の直流電流で刺激すると，金属を

表1　皮内テスト，スクラッチテストと血清特異的IgE抗体検査

	皮内テスト	スクラッチテスト	血清特異的IgE抗体検査
疼痛	やや強い	弱い	弱い
検査前の薬物の制限	あり	あり	なし
感度，特異性	時に偽陽性，敏感	時に偽陰性	敏感（方法による）
結果判明時間	20分	20分	数日

〔鼻アレルギー診療ガイドライン作成委員会（編）：鼻アレルギー診療ガイドライン―通年性鼻炎と花粉症―2016年版（改訂第8版）．p 21，ライフ・サイエンス，2015より改変〕

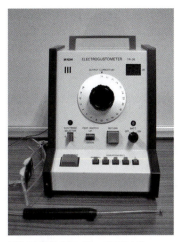

図1　電気味覚計（TR-06，RION 社）

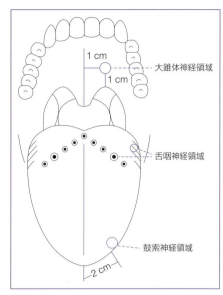

図2　味覚検査の検査部位
〔池田　稔：味覚障害診療の手引き．p 27-29，金原出版，2006 より〕

舐めたような独特の味がする．この現象を用いて定量的な評価を行う検査法である．味質による違いなどは把握できないが，支配神経別の障害判断や細かい味覚閾値の決定ができる．また検査時間が短いという利点がある．

■ 検査手順
- 電気味覚計（図1）を使用する．
- 被検者の頸部に不感電極を装着し，直径5 mm のプローブを検査部位にあてて通電し，味を感じたらボタンを押してもらう．
- 刺激部位は，左右の鼓索神経，舌咽神経，大錐体神経の6か所を測定する（図2）．
- 刺激時間は 0.5〜1 秒，刺激間隔は3秒以上とする．
- 低電流より刺激を開始し，上昇法で測定する．味を感じる最小電流量を測定値とする．

■ 検査所見
刺激電流の強さは正常者の鼓索神経領域の閾値とされる $8\,\mu A$ を 0 dB として，$-6〜34$ dB（$4〜400\,\mu A$）まで 2 dB ごとに可変できる．正常範囲閾値を表1に示す．左右の電気味覚閾値が 6 dB 以上の場合は有意な差と評価する．ただし 60 歳以上では加齢の影響で 10 dB 程度閾値が上昇する．

表1　電気味覚検査の正常範囲閾値

領域	正常範囲閾値
鼓索神経	≦8 dB
舌咽神経	≦14 dB
大錐体神経	≦22 dB

■ 検査上の注意点
☆電流を強くしていくと三叉神経刺激が起こりピリピリとした痛みを感じるので，味覚との区別に注意する．
☆電流を使用するためペースメーカーや人工内耳装用者には行わないほうが安全である．

II．濾紙ディスク検査

濾紙に味溶液を浸して一点に置き，感じた味を答えてもらう方法である．濃度が5段階しかないため定量性は十分とはいいがたいが，定性的な評価が可能で，神経支配領域別に障害されている味質を特定できる．

表2　濾紙ディスク法による味覚障害の重症度

重症度	総平均値
正常	総平均値＜3.5
軽症	3.5≦総平均値＜4.5
中等症	4.5≦総平均値＜5.5
重症	5.5≦総平均値

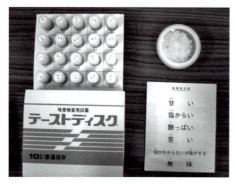

図3　濾紙ディスク検査(テーストディスク®，三和化学製)と味質指示票

■ 検査手順
・テーストディスク®(図3)を使用する．
・直径5mmの円盤状濾紙に味溶液を浸して測定部位に置き，味質指示票(図3)を被検者に見せて感じた味を指さしてもらう．
・上昇法で行い，何かの味を感じる最小濃度(検知閾値)と味質を正しく判断できる最小濃度(認知閾値)を記録する．
・苦味は後味が長く残るので，検査の順序を最後にする必要がある．
・味質を変えるときは水で含嗽し，1分以上の間隔をあける．ピンセットは味質ごとに変えることが望ましい．

■ 検査所見
　甘味(ショ糖)，塩味(食塩)，酸味(酒石酸)，苦味(塩酸キニーネ)の基本4味質をそれぞれ5段階の濃度で評価する．舌では濃度2を正常者の中央値，濃度3を上限とし，濃度4以上を味覚減退とする．60歳以上では濃度4を正常上限とする．軟口蓋では正常値は1段階上昇し，加齢による変化が顕著で60歳以上では測定不能となることが多い．味覚障害の重症度を，全検査閾値を平均して評価した基準を表2に示す．

■ 検査上の注意点
☆ピンセットでつまんだ濾紙に味溶液を1滴落とすが，この際に液が濾紙面から盛り上がる場合は振り落としてから測定する．
☆検査の際には舌を突き出してもらうが，味を答えさせる際に舌を戻さないよう指示する．
☆濾紙が口腔内の他の部位に接触することを避けるため，味質指示票は被検者の目の高さに置き，目線を下げないように注意する．

22. 嗅覚検査
olfactory test

三輪高喜　金沢医科大学・主任教授

　嗅覚検査は自覚的検査と他覚的検査に分けられるが，後者は臨床で用いられていない．自覚的検査は閾値検査，同定検査，識別検査に分類され，刺激の与え方から前鼻検査と後鼻検査とに分類される．
　本邦で保険適用があるのは，T＆Tオルファクトメーターを用いる基準嗅力検査と，アリナミン注射液を用いる静脈性嗅覚検査のみである．

I．基準嗅力検査

　T＆Tオルファクトメーターは5種の基準臭からなり，各嗅素は0を正常嗅覚者の域値濃度とし，10倍希釈でBを除いてにおいが−2〜5までの8段階に，Bのみ−2〜4までの7段階に分けられており，−2が最も薄い濃度である．

■ 検査手順
・専用濾紙の一端10mmまで嗅素液に漬け，

被検者に手渡し，においを嗅がせる．嗅素Aから順に，薄い溶液から濃い溶液へと上昇させ，最初ににおいを感じた番号を検知域値とし，最初にどのようなにおいかわかった番号を認知域値とする．5種の平均をもって，平均検知域値，平均認知域値とする．

■検査所見

障害程度は，平均認知域値により正常から嗅覚脱失までの5段階に分類する（表1）．検知域値と認知域値とに乖離がみられる場合は中枢性嗅覚障害を疑う．

■検査上の注意点

☆におい汚染は検査結果に影響を及ぼすのみならず，環境にもよくないため，脱臭装置を用い，液だれに注意し，使用後の濾紙は即座にビニール袋に入れ，使用後は装置をアルコール綿などで清掃する．

II．静脈性嗅覚検査（アリナミンテスト）

アリナミン注射液（プロスルチアミン，10 mg/2 mL）を用いる．アリナミンFはにおい濃度が薄いため，本検査には適していない．

■検査手順

- アリナミン注射液を被検者の左上肢正中静脈から20秒かけて注入する．注入開始からニンニクまたはタマネギのようなにおいが感知されるまでの時間を潜伏時間，においを感じ始めてから消失するまでの時間を持続時間として測定する．被検者にはほぼ2秒間に1回の安静鼻呼吸をしてもらい，においの消失判定は安静鼻呼吸の状態を続けて2～3呼吸の間においがしなくなった時点で行う．

■検査所見

潜伏時間が8秒以下，持続時間が約60秒以上の場合，嗅覚正常とし，嗅覚低下者では潜伏時間が延長し，持続時間が短縮する．本検査に全く反応が認められない場合は嗅覚脱失とする．本検査は慢性副鼻腔炎例において嗅覚予後の推測に有用である．

表1　平均認知域値による嗅覚障害の程度分類

障害程度	平均認知域値
正常	～1.0
軽度低下	1.2～2.4
中等度低下	2.6～4.0
高度低下	4.2～5.4
脱失	5.6～

■検査上の注意点

☆静脈注射時に注射部位から肩にかけての疼痛を訴えることがあるため，事前に疼痛出現の可能性を説明する．

23．咽喉頭内視鏡検査

endoscopic examination

大上研二　東海大学・教授

撓性内視鏡（flexible endoscope）での喉頭観察は1968年SawashimaとHiroseによる報告が最初であるが，以来1970年代から80年代にかけて咽喉頭領域のファイバースコープは急速に普及した．80年代前半に登場したビデオ内視鏡（電子内視鏡）により，頭頸部診断における内視鏡検査の重要性はより大きなものとなり，現在では咽喉頭の診察には内視鏡検査が不可欠である．現在はハイビジョンシステム，narrow band imaging（NBI）など数種類の画像強調機能，画像処理機能と高画質化が耳鼻咽喉科領域にも普及しつつある．

以上をふまえて，特に癌の見逃しをしないための咽喉頭内視鏡検査について述べる．

I．経口的中咽頭観察方法

■検査手順

- 通常の経鼻的内視鏡挿入による観察では中咽頭上側壁は観察できず，また後壁は接線方

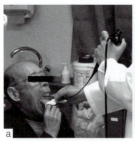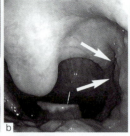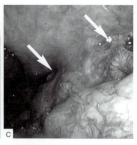

図1　transoral NBI による中咽頭の観察
a：経口的な内視鏡挿入により軟口蓋，前後口蓋弓，扁桃窩，咽頭後壁などを観察する．検者の指で内視鏡先端を固定している．
b：左扁桃のわずかな発赤と粘膜の凹凸不整がみられる（矢印）．
c：transoral NBI によって不規則な形状の血管増生が明瞭に視認され（矢印），同部位の生検で扁平上皮癌（p16 陽性）と診断された．

向となるため，経口的な内視鏡挿入，中咽頭の詳細な観察（図1a）を行う．
・被検者または助手によりガーゼで舌を前方へ牽引し，発声させながら経口的に内視鏡を挿入し軟口蓋や扁桃窩，舌扁桃溝，後壁を観察する．
・原発不明頸部転移の原発巣検索や，HPV陽性の中咽頭癌の診断では，経口的内視鏡検査にNBIによる観察を併用し（transoral NBI）微細な病変を視認，診断する．

■ 検査所見
・白色光の観察では色調の変化と表面の性状に注意する（図1b）．わずかな発赤，正常な網状血管像の途絶，表面の凹凸不整などは重要な所見である．NBIでは境界明瞭なbrownish area と，血管ループの拡張，蛇行や口径の大小不同，不規則性などの異型血管が特徴的な所見である（図1c）．

■ 検査上の注意点
☆内視鏡をもつ検者の指を被検者の頬に固定するなどして，内視鏡先端が被検者の咽頭粘膜に触れないようにし，嘔吐反射を起こさないよう注意する．

II．喉頭・下咽頭内視鏡検査

　下咽頭は通常閉鎖している管腔臓器のため，内腔を拡げないと十分に観察できない．
■ 検査手順
・経鼻的に内視鏡を挿入し，鼻腔，上咽頭，軟口蓋と口蓋垂の咽頭面を観察する．
・鼻腔から息を吸ってもらい中下咽頭と喉頭へ内視鏡を進める．イーと発声させつつ声帯，声門上部，下咽頭を観察する．
・下咽頭梨状陥凹には唾液が貯留し観察困難な場合もあるが，被検者に水を一口ないし二口飲んでもらい観察すると唾液が除かれ下咽頭の観察がしやすくなる．
・被検者に頸部を左右に捻転してもらうと，頸部捻転と逆方向の梨状陥凹が広がり観察しやすくなる．
・下咽頭後壁や輪状後部の観察のためにバルサルバ法を行う．被検者に口を閉じて頬を膨らませてもらう動作により，下咽頭梨状陥凹が拡がる．
・Killian の頭位は被検者に頸部前屈，顎引き頭位をとらせる方法で，輪状後部や後壁が見やすくなる．
・上記2つの方法では観察困難な例も多い

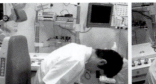
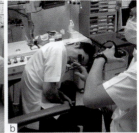
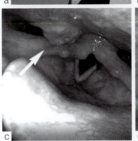
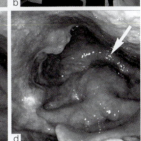

図2　modified Killian's method と下咽頭癌の所見
a：顎を引き，背中を離してお辞儀をし，足を見るような体位をとらせる（modified Killian's position）．
b：続いて頸部捻転とバルサルバ法を加える（modified Killian's method）．
c：下咽頭後壁の腫瘍（矢印）が確認できるが尾側方向の進展範囲は不明．
d：modified Killian's method により下咽頭から頸部食道（矢印）までが拡がり，腫瘍が下咽頭後壁に限局していることが確認できた．

が，さらなる改良を加えた modified Killian's method で，より下咽頭を大きく広げて観察する．

- Killian の頭位をより極端にし，背中を離してお辞儀をさせるよう上体を大きく前屈させる（modified Killian's position，**図 2a**）．この体位でさらに頸部を左右に捻転させ，発声やバルサルバ法を加えて観察する（modified Killian's method，**図 2b**）．
- 舌根部や喉頭蓋谷もルーチン検査では見逃されやすい部位である．舌を前方に搬出させて喉頭蓋谷と舌根部を観察し，この部位の病変がないか確認する．

■ 検査所見

所見の見方は「Ⅰ．経口的中咽頭観察方法」と同様である．modified Killian's method では下咽頭梨状陥凹，後壁，輪状後部が大きく展開され，外来診察室で得られる視野としては過去の検査法に比し格段に広がり，頸部食道まで視認できる症例も多い（図 2c, d）．輪状後部癌や後壁癌の発見のみならず，腫瘍進展の判断や放射線治療後浮腫のある喉頭・下咽頭の観察にも有用である．

■ 検査上の注意点

☆検者は患者の正面で椅子に座って検査を行い，患者には前屈位を強くとらせ，起き上がってしまわないように助手が強制的に前屈位をとらせたり，左右捻転時には患者に後上方を見上げるような頭位をとらせたりすることがコツである．

24. 喉頭ストロボスコピー

laryngeal stroboscopy

齋藤康一郎　杏林大学・教授

音声障害患者を対象に，その病因・病態を明らかとする目的で行われる．音声障害に対する何らかの治療を行った場合，治療効果の検証にも有効である．軟性鏡を用いれば，小児の検査も可能である．

■ 検査手順

- 喉頭ストロボスコピーは，鼻咽喉ビデオスコープ（電子内視鏡）などの軟性鏡でも，前方

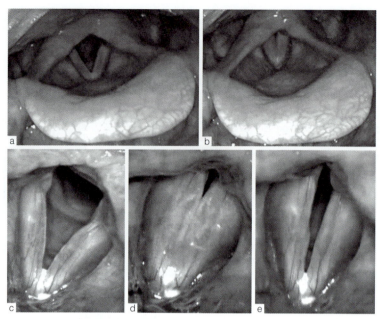

図1 音声障害の病態把握
46歳,男性:嗄声を主訴に受診.職業上の音声酷使はないが,少年野球のコーチを週に1度務めている.喫煙歴20本/日×20年+10本/日×6年.ビデオスコープ(電子内視鏡)による観察では,安静時(a),発声時(b)とも両側声帯膜様部の軽度発赤を認める程度である.前方斜視型喉頭鏡でのストロボスコピーにより,両側声帯のポリープ様声帯(米川分類I型)を認め(c),無関位発声(d)だけでなく高音発声(e)させることで,右優位の声帯下唇の結節性病変も明らかとなった.

斜視型喉頭鏡(硬性鏡)でも施行可能である.硬性鏡は解像度が高く,録音・録画を同時に行うシステムを用いると,詳細な病態把握ならびに患者へのフィードバックに有効である.無関位発声だけではなく,高音,裏声や強い呼吸といったタスクを課すことで病変を描出し,音声障害の病態を把握する(図1).小児症例や,咽頭反射が強く硬性鏡での検査が不可能な場合には,軟性鏡の光源をストロボ光とすることで検査を行う.

■ 検査所見

発声時の声帯振動をスローモーション画像として幻視する検査であり,声帯振動の振幅と位相,閉鎖期の有無と長さ,粘膜波動の左右対称性・前後均一性,振動の規則性を中心に観察する.声帯ポリープや声帯結節が存在する場合,病変を挟んで前後に砂時計状の発声時声門閉鎖不全を視認できる.声帯の白色病変はさまざまな病理組織の可能性があるが,病変部分の粘膜波動が消失している場合には,悪性腫瘍が深部浸潤をきたしている可能性を示唆する.

■ 検査上の注意点

☆さまざまな条件で発声させることで,微細な病変を見逃さず,患者の訴えを説明可能な病変を描出するよう努める.片側声帯に病変が存在する場合,対側に反応性の病変が存在することが多い.

☆目立つ病変に目を奪われ,複数存在する病変を見逃さぬよう配慮する.例えば,声帯突起の肉芽腫が目立つ患者に,声帯萎縮や声帯溝症などの声門閉鎖不全が背景として存在す

る場合や，声帯にカリフラワー状の腫瘤性病変が目立つ患者で，粗大病変以外にも実際は複数の小病変がある喉頭乳頭腫の場合などが代表的である．

☆ヘビースモーカーの節煙〜禁煙や音声酷使をする職業の職場環境の変化などにより病状・ストロボスコピー所見は変化する．喉を診るだけでなく，その周辺事情の把握を忘れてはならない．

25. 音響分析
acoustic analysis of the voice

土師知行 県立広島大学・名誉教授

　音響分析とは音声信号を解析して音声障害の客観的評価を行う方法で，コンピュータの進歩や音声信号処理技術の発展とともに普及して現在に至る．臨床的には「診療報酬点数表」に示されているように，「音声・発音・構音障害のある患者に対して行う，音声パターン検査や音声スペクトル定量検査」を指す．具体的には，サウンドスペクトログラム分析，声の周期や振幅のゆらぎや喉頭雑音の分析，ケプストラム分析などがある．

　分析に先立って音声の録音を，防音室など周囲に雑音のない環境で，周波数特性の優れたマイクロホンを使って行う．PCやICレコーダーにデジタル化して録音するが，サンプリング周波数は44.1 kHz以上が望ましい．

I．サウンドスペクトログラム

　設定された時間窓内の音声信号を高速フーリエ変換によりスペクトル分析し，時間窓を少しずつずらすことで各周波数成分のエネルギーの時間的推移を視覚化したものである．縦軸に周波数，横軸に時間をとり，周波数成分の強弱は白黒の濃淡や色の違いで表し，擬似的に3次元表示される．長い時間窓を用いたものは狭帯域サウンドスペクトログラム，短いものは広帯域サウンドスペクトログラムという．前者は持続母音発声での嗄声の客観的評価や声の抑揚など周波数領域の変化をみるのに有用であり，後者は子音の解析やフォルマント周波数を観察するのに有用である．

■ 検査手順
- 解析用の機器やPC用のソフトウエアで録音した音声の関心部分を解析する．

■ 検査所見(図1)
　嗄声の分析には持続母音を用いることが多いので，通常は狭帯域サウンドスペクトログラムを用いる．

　正常音声では基本周波数および調波（倍音）成分が高い周波数領域まで線状に現れ，その間の雑音成分を表す陰影は少ないが，嗄声が強くなれば高域での調波構造の消失や不規則性の増加，雑音成分の増加が著明になる．

■ 検査上の注意点
☆声の状態を視覚的に示すもので直感的に理解しやすいが，定量的解析には適さない．

II．声の周期や振幅のゆらぎ（瞬時変動），喉頭雑音(図2)

　声の周期のゆらぎをjitter，振幅のゆらぎをshimmerという．病的音声では声帯振動の規則性が損なわれるため，音声波形も一周期ごとに変動し，基本周期や振幅にゆらぎが生じる．このゆらぎが大きいほど嗄声の程度が強いと考えることができる．ゆらぎの程度を数値化するにはいくつかの方法が提案されているが，周期では周期変動指数（pitch period perturbation quotient：PPQ），振幅では振幅変動指数（amplitude perturbation quotient：APQ）がよく用いられる．

　また病的音声では，声帯振動のゆらぎに起因する非周期成分に声門閉鎖不全などで生じる乱流雑音などが加わり，調波成分以外の雑音成分が増加する．喉頭雑音の分析では，調

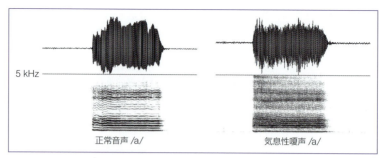

図1 サウンドスペクトログラム

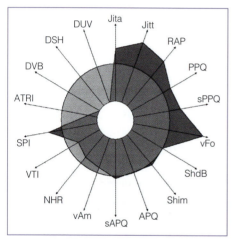

図2 Multiple Dimensional Voice Program
（MDVP, KayPENTAX 社）による音響分析のレーダーチャート表示
円内が正常範囲を示す．

波成分と雑音成分のエネルギー比を求め，嗄声の指標とする．代表的なものに調波雑音比（harmonics to noise ratio：HNR）がある．

これらを分析するには音声波形の基本周期を周期ごとに抽出する，ピッチ同期分析が正確に行われることが条件となる．

■ 検査手順
・解析用の機器やパソコン用のソフトウエアで録音した音声の関心部分を解析する．

■ 検査所見
　嗄声が強いと PPQ，APQ は増加し，HNR* は低下する．音声障害の治療効果の客観的評価に有用である．

　*嗄声が強いと数値が増大することにあわせ，noise to harmonics ratio（NHR）とすることもある．

■ 検査上の注意点
☆これらの指標は嗄声の客観的評価法として臨床上の意義が高いが，嗄声が強いと音声波形が不規則になり正確な分析ができなくなる．
☆使用するソフトウエアのアルゴリズムで数値が異なることがあり，正常・異常の判定には注意を要する．
☆正常値に男女差があることに留意する．

Ⅲ．ケプストラム

　ケプストラム（cepstrum）はスペクトラム（spectrum）の綴りを並び替えた造語であり，音声信号をフーリエ変換して得たパワースペクトルの対数をさらにフーリエ変換したものである．ピッチ同期分析を必要とせず，高度の嗄声や会話音声でも分析することができる．ケプストラムでは音声の周期性を示す情報がピークとして表れるが，正常な音声ではこのピークが明瞭で高く，嗄声が強くなるとピークが低くなる．このピークの高さ（卓立度）が cepstral peak prominence（CPP）であり，嗄声の程度をよく反映するとされる．

■ 検査手順
・解析用の機器やパソコン用のソフトウエア

で録音した音声の関心部分を解析する．

■ 検査所見

CPP が組み込まれた音響分析ソフトでは，その他の指標と組み合わせて総合的な嗄声の評価を行うものが多く，その数値により嗄声の程度を判断する．

■ 検査上の注意点

☆欧米ではケプストラムを用いた嗄声の評価が普及しつつあるが，PPQ や APQ などの指標と比べ，わが国ではまだ一般的ではなくエビデンスの蓄積がさらに必要である．

26. 発声機能検査
phonatory function test

梅野博仁 久留米大学・主任教授

発声機能検査は，声の高さ，強さ，持続の状態を客観的な数値でとらえる評価方法の1つである．臨床では，嗄声の重症度の把握，治療方針の決定，治療効果の判定などに使用される．発声機能検査は声の高さと強さを測定する検査と声の持続を測定する空気力学的検査に分けられる．これらの検査を同時に記録できる発声機能装置があり，侵襲なく短時間で測定できる．

Ⅰ．声の高さと強さの検査

1 声の高さの検査

声の高さは声帯の振動数(基本周波数)で決定され，声帯の長さや質量，緊張を変化させることで調節されている．検査では，通常の会話で最も多く出現する声の高さ(話声位)，最も低い声から最も高い声の範囲(生理的声域)，喉頭調節により可能となる低中音域の地声(胸声，表声)と高音域の頭声(裏声，ファルセット)の2つの声区の変換点の測定を行う．

■ 検査手順

① 話声位
・会話音声や文章を読ませたときの最も頻度の多い声の高さをピッチメータなどを用いて計測する．あるいは単語の語尾を引き延ばし，その声の高さを計測する．

② 生理的声域
・出しうる最も低い音と最も高い音を測定する．下限および上限の音は，2秒以上持続できることを原則とする．

③ 声区
・音階を上昇させ，明らかに音質が変化した高さを声区の変換点とする．

■ 検査所見

話声位の正常値は，成人男性では 90～160 Hz，成人女性では 190～280 Hz である．生理的声域は平均 2.5～3 オクターブであり，個人差がある．ポリープ様声帯では話声位が低くなる．嗄声が著しいと安定した話声位がとれず測定ができない．多くの声帯の疾患で声域の上限は下がり，声域は狭くなる．声帯麻痺では声域の上限は下がり，下限は上がり，声域は一層狭くなる．

■ 検査上の注意点

☆心理状態によって声の高さは影響を受ける．緊張させないようにする．プロフェッショナルな歌手の声区の変換に気づくことは難しい．

2 声の強さの検査

声の強さは，声門閉鎖力，声門下圧，声帯振動様式により調節される．通常の声の強さの測定と，出しうる最も弱い声と最も強い声の範囲(声の強さ域)の測定を行う．

■ 検査手順
・自然な強さ，高さの声で2～5秒間母音/a/を発声する．
・マイクロホンを用いるときは口唇から 20 cm のところにおく．

■ 検査所見

声の強さの正常値は，70〜80 dB である．声の強さ域の正常値は，ここから ±23〜28 dB である．声の強さ域はほとんどの器質的疾患で狭くなる傾向があり，特に進行喉頭癌や反回神経麻痺では異常に狭い例が多い．

■ 検査上の注意点

☆マウスピースを加えて検査を行うと，自然な声の大きさから外れることがある．加えない状態で発声させ，自然な声の大きさで発声できるように導く．

II. 空気力学的検査

声は肺から呼気流として発せられる空気力学的なエネルギーが発声発語器官を通して音響エネルギーに変換されることで聴取される．空気力学的なエネルギーの評価には，最長発声持続時間，発声時平均呼気流率，声門下圧などが使用される．

1 最長発声持続時間

呼吸と喉頭が効率よく調節されるとより長い持続発声が可能となる．その持続時間の最長を計測する．声門閉鎖不全の程度を示すものとして有用である．

■ 検査手順

- 自然な強さ，高さの声でできるだけ長く母音/a/を発声する．
- 3回測定し，その最大値を採用する．

■ 検査所見

日本人の正常成人の平均値は，男性 25〜30 秒，女性 17〜20 秒である．10 秒以下であれば，会話時に頻回に息継ぎが必要となり支障をきたす．発声持続時間が短くなるのは，声門閉鎖の障害，肺活量の少なさ，呼気の調節不良が考えられる．

■ 検査上の注意点

☆呼吸機能に異常があると発声持続は必然的に困難となり，声門閉鎖の評価に直接的に影響する．呼吸機能検査を行い，他検査と併せて総合的に評価する．

2 発声時平均呼気流率

発声中の単位時間あたりの呼気量の平均値を表す．声門閉鎖の程度を示す指標となる．

■ 検査手順

- 自然な強さ，高さの声で，2〜5秒間母音/a/を発声する．
- 3回測定し，中間値を採用する．

■ 検査所見

正常値は 250 mL/秒以下である．呼気流率が大きければ声門閉鎖の障害を疑う．反回神経麻痺がその典型である．その他さまざまな喉頭疾患で呼気流率の増大がみられるが，病変の部位によっても呼気流率の値は異なってくるので一概にはいえない．呼気流率が小さい声には vocal fry や過緊張性発声がある．

■ 検査上の注意点

☆呼気が鼻からもれないようにする．

3 声門下圧

気道を上昇する呼気流が閉鎖された声門を通過する際の声門下での気圧を測定する．この声門下圧の測定方法は直接法と間接法とがある．直接法には気管穿刺法や経声門チューブ挿入法があるが侵襲が大きく臨床検査には適さない．間接法には食道内圧法，気流阻止法があるが，主に用いられるのは気流阻止法である．気流阻止法では，発声中の呼気流を強制的に瞬時に遮断することで気流を阻止し装置回路内の呼気圧を測定する．その値を声門下圧の近似値として採用している．非侵襲的で検査が容易であることから有用性は高い．

■ 検査手順

① 間接法（気流阻止法）

- マウスピースをくわえ口唇，鼻腔を密封した状態で発声する．
- 発声途中で円筒内を流れる呼気流を付随したシャッターで瞬間的(約 400 ミリ秒)に遮断する．
- 複数回実施し，安定した値の平均値を採用

する．

■ 検査所見
　声門下圧は発声方法や喉頭調節により値は変化する．音圧が高くなると，声門下圧も高くなる傾向がある．一般的な楽な発声や話声では数〜10数 cmH_2O とされている．声門下圧の異常値の境界線を定めることは難しい．

■ 検査上の注意点
☆呼気流量測定が正確に行われるよう口唇や鼻腔の閉鎖がしっかりなされていることが重要である．
☆数秒程度安定した発声ができないと測定は困難である．

27. 嚥下内視鏡検査
fiberoptic endoscopic evaluation of swallowing

今泉光雅　福島県立医科大学・講師

　嚥下内視鏡検査は，内視鏡を用いて実施する嚥下機能検査である．日本耳鼻咽喉科学会が監修する「嚥下障害診療ガイドライン　耳鼻咽喉科外来における対応　2012年版」のアルゴリズムにも含まれ，嚥下障害の診断，治療に対して重要な役割をはたす検査である．嚥下造影検査と異なり，機動性が高く，移動困難な対象に対してベッドサイドでの検査が可能である．さらに被曝もないため，繰り返し検査を実施できる利点もある．

■ 対象
　問診，口腔，咽喉頭，頸部の診察後，嚥下障害の疑いのある対象者に対して行う．意識が清明で，検査への協力や指示に対する対応が可能である対象者への検査が原則である．Japan Coma Scale（JCS）で意識レベルが2桁以上や嚥下性肺炎による発熱時など，意識状態や全身状態が不良の際は，窒息や誤嚥の危険性が高くなるため，避けることが望ましい．

■ 検査手順
● 検査手順は喉頭内視鏡に準じるが，痛みや不快感を予防するため，鼻腔の表面麻酔を行う．麻酔液が咽頭に流入することに伴う感覚鈍麻は，嚥下運動に影響を及ぼす可能性があるため注意を要する．所見の詳細な把握や見直し，共有が可能となるため録画および録音することが望ましい．

● 坐位での検査を基本とする．移動が困難な対象者に対してベッド上で検査を行う際は，仰臥位での所見の確認は困難となるため，半坐位など上体を起こして検査を行う．

● 検査食を用いない状況，および検査食を用いた状況での観察を行う．検査食を用いる際は，看護師や言語聴覚士などに介助を依頼し，医師は内視鏡操作や検査対象者の状況把握に意識を集中させる．

■ 検査所見
　内視鏡先端の位置によって視野が異なるため，観察したい項目・部位に合わせて微調整するのが望ましい．舌根から下咽頭全体を観察できる視野が，嚥下の全体像の把握に有用である．

① 検査食を用いない状態での観察
　上咽頭から下咽頭，喉頭まで観察し，嚥下や通過障害の原因となりうる形態異常や，腫瘍性病変などの器質的疾患の有無を確認する．
　鼻咽腔の閉鎖不全や，咽頭麻痺，声帯麻痺，不随意運動の有無を観察する．声帯の閉鎖不全は誤嚥に直結するため，きちんと評価する必要がある（図1）．
　喉頭蓋谷や梨状陥凹での唾液貯留の有無や程度，左右差を観察する．唾液の喉頭侵入や誤嚥が認められる場合は，喀出可能であるかも判断する．
　内視鏡先端を喉頭蓋喉頭面や披裂部に軽く接触させ，咽喉頭部の感覚低下の有無や咳反射が誘発されるかを左右差含め確認する．

② 検査食を用いた状態での観察
　早期咽頭流入，嚥下反射の惹起遅延，咽頭残留，喉頭侵入・誤嚥の有無を確認する．

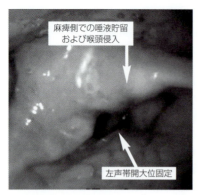

図1 食道癌術後の反回神経麻痺に伴う唾液の喉頭侵入および声門閉鎖不全

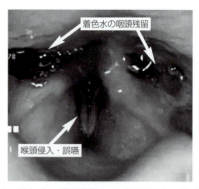

図2 着色水の咽頭残留および喉頭侵入・誤嚥

　嚥下を指示する前に着色水が咽頭に流入する場合は、早期咽頭流入と判断し、口腔内の食塊保持能力の低下を疑う。

　嚥下反射の惹起遅延は、着色水の咽頭への流入状況とホワイトアウトのタイミングから判断する。正常であれば着色水の流入をほとんど観察することなくホワイトアウトに至る。着色水が、喉頭蓋谷や梨状陥凹に流入する像が観察される場合は、嚥下反射の惹起遅延と判断する。

　嚥下後に喉頭蓋谷や梨状陥凹に検査食の残留が認められる場合を咽頭残留と判断し、部位や左右差、残留の程度を観察する。残留感の有無や、複数回の空嚥下によって残留が解消されるかもあわせて評価する。

　喉頭内や声門下(気管内)への着色水の侵入の有無を確認する。着色水が声門上まで侵入する場合を喉頭侵入、声門を越えて気管内に侵入する場合を誤嚥と定義するが、厳密に区別が困難な場合もある。嚥下反射が高度に遅延しているまたは惹起されない場合は、喉頭侵入や誤嚥が直接観察できることがある。嚥下運動終了後に、声門から気管内を観察し喉頭侵入や誤嚥を確認する。嚥下後に咳嗽が確認される場合は、喉頭侵入や誤嚥が疑われるが、知覚が低下している場合は、咳嗽が生じないこともある。喉頭侵入や誤嚥が確認された場合は、随意的な喀出が可能かも判断する(図2)。

　着色水を用いた嚥下状態の観察が評価の基本ながら、ゼリーやとろみ水、咀嚼を伴う検査食を用いた嚥下状況の変化も確認する。

■ 検査上の注意点

☆咽頭期はホワイトアウトにより直接の観察が困難となる。そのため、適宜嚥下造影検査を実施することが望ましい。

☆高度な唾液誤嚥や発熱を認める場合は、対象者の全身状態に応じて、検査食を投与しないで、検査を終了することも考慮する。

☆誤嚥の危険性が高いと予測される際は、吸引や酸素設備を準備して検査に臨む。

28. 嚥下造影検査
videofluorography : VF

津田豪太　聖隷佐倉市民病院・部長[千葉県]

■ 検査の目的

　嚥下造影検査(VF)は、検査室への移動や内容の制限、被曝量への配慮などが必要であるが、やはり嚥下を一連の流れとして観察でき多くの医療情報を与えてくれる優れた嚥下

機能検査法である．なお，VFには大きく2つの目的がある．誤嚥の有無とそのタイミングや誤嚥の量，そしてムセの有無や誤嚥物の喀出能力などを精査することで危険性を評価する目的と，嚥下機能の障害された部位の同定とともに，姿勢，食内容や量・タイミング，代償機能などをチェックして，経口摂取できる方法や手術療法の可能性を探る目的である．

■ 検査の準備

まず，検査中の誤嚥や全身状態の変化により血中酸素濃度が下がる可能性もあるので，パルスオキシメーターによる計測や，非常時のための酸素投与ラインや誤嚥物を排出するための吸引装置の準備も忘れてはならない．

VF直前にチェックが必要なものとして経鼻胃管，気管カニューレ，義歯がある．経鼻胃管は通過障害や感覚障害になったり，嚥下運動の妨げ（喉頭蓋閉鎖不良）になったりするので，抜去するかせめて細径（8F程度）のチューブで検査するべきである．カフ付き気管カニューレ装着中は通常よりも慎重にタイミングを評価する必要があり，検査中にカフを脱気したりカニューレを一時的に抜去したりして咳嗽などの口呼吸ができる状態でのVFを試みることもある．義歯は正しい咀嚼のためにも口唇閉鎖のためにも必要なので，極力装着する必要がある．もし，不適合な義歯であれば歯科医・歯科衛生士へ対応をあらかじめ依頼する場合もある．また，当然ではあるが検査前には十分な口腔ケアを行わなければならない．

検査の姿勢は坐位で行うことが多いが，症例によってはリクライニング姿勢を必要とすることもある．そのような場合には嚥下造影専用チェアーを用いると，イスの高さや体幹・頸部の角度に加えて，頸部回旋や側臥位，体幹の捻転などさまざまな姿勢での検査が可能となり精度の高いVFが行える．

通常は造影剤として硫酸バリウムが用いられるが，誤嚥の有無を調べる場合には水で数倍に希釈した硫酸バリウムを用い，嚥下の可能性を求める場合には食品増粘剤を加えトロミをつけたり，ゼラチンで半固形化したバリウムを用いたりする．さらに，咀嚼を評価する際にはお粥や米飯にバリウムを混ぜて行うこともある．なお，高浸透圧性のガストログラフィンは誤嚥した際の肺胞障害性が高いので絶対に使ってはならない．

■ 観察手順（表1）

① 準備期

中枢性疾患や神経筋疾患で神経麻痺や筋力低下があると口唇閉鎖が不十分となり口角から造影剤の漏れが生じる．次いで，歯と舌を中心とした咀嚼運動を評価する．

② 口腔期

主に舌運動により造影剤は少しずつ咽頭へと移動するが，確実に口腔内で保持できるかどうかを調べるべきである．これが不十分で早期咽頭流入が生じると，嚥下運動前の誤嚥の大きな原因となる．早期咽頭流入が疑われる場合には，物性や量，姿勢を変化させて安全性を検討する．

表1 嚥下各期の観察項目

① 準備期	1)	口唇閉鎖（口角からのもれ）
	2)	咀嚼運動
② 口腔期	1)	造影剤の口腔内保持（早期咽頭流入）
	2)	造影剤の口腔から咽頭への送り込み
③ 咽頭期	1)	軟口蓋運動（鼻咽腔閉鎖）
	2)	喉頭挙上のタイミング・挙上距離・挙上方向
	3)	喉頭閉鎖（声帯，仮声帯，喉頭蓋）
	4)	食道入口部の開大
	5)	舌根と咽頭後壁の接触の状況
	6)	喉頭蓋谷や梨状陥凹の残留（咽頭クリアランス）
	7)	喉頭侵入
	8)	誤嚥の有無と程度（ムセの有無）
	9)	造影剤の喀出の可否
④ 食道期	1)	造影剤の通過状態および蠕動運動（逆流・停留）
	2)	食道およびその周囲の器質的疾患の有無

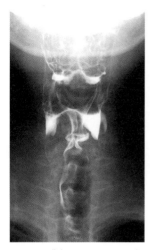
図1 誤嚥(silent aspiration)

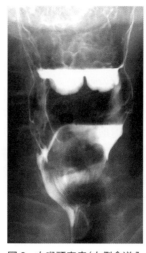
図2 左喉頭麻痺(右側食道入口部からのみ通過)

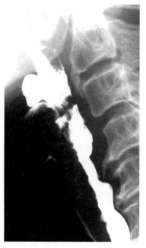
図3 フォレスティア病(強直性脊椎骨化過剰症)による頸部食道圧迫

③ 咽頭期

誤嚥に直結する咽頭期は当然ではあるが観察すべき項目が多い．造影剤の動きに合わせつつ鼻咽腔閉鎖，喉頭挙上(舌骨挙上)，喉頭閉鎖(声門閉鎖)，咽頭収縮(舌根と咽頭後壁の接触性)，食道入口部開大(輪状咽頭筋弛緩)などを観察しながら通過性を評価する．喉頭蓋谷や梨状陥凹への嚥下後に造影剤の残留がある状態が嚥下困難の程度を表しておりそれを咽頭クリアランスの低下とよぶ．さらに，造影剤の喉頭内腔への侵入や誤嚥がみられた場合には，そのタイミングと量，そして，その後のムセの有無と誤嚥物の喀出能を十分に評価しなければならない．たとえ誤嚥がみられても咳嗽反射が惹起され誤嚥物が全量喀出できるのであれば，何らかの代償嚥下方法や食内容変更で対応できるが，いわゆる咳嗽反射が惹起されないムセのない誤嚥〔無症候性誤嚥(silent aspiration)〕が顕著な症例では経口摂取継続はほぼ不可能である(図1)．耳鼻咽喉科医として理解しやすい喉頭麻痺(反回神経麻痺)の症例では咽頭収縮や輪状咽頭筋の弛緩などに明らかな左右差が生じることが多い(図2)．

④ 食道期

食道期こそVFでしか観察できない部分である．高齢者を中心に長期絶食症例や神経筋疾患などで食道蠕動が障害され，食道の生理的狭窄部位(食道入口部，大動脈弓，食道裂孔部)での食塊の停留・蛇行・逆流が比較的高頻度で認められる．そして，胃内に入った造影剤が噴門部から食道内へ逆流する胃食道逆流症(gastroesophageal reflux disease:GERD)がみられることも珍しくない．安定した経口摂取にもかかわらず発熱がある場合などは注意深く食道期を観察する必要がある．また，頻度は少なくなるが食道裂孔ヘルニアやアカラシア，食道憩室，食道癌などの器質的疾患の有無にも注意を払うべきである．

⑤ その他

消化管以外が原因となる嚥下障害として高齢者などでフォレスティア病(強直性脊椎骨化過剰症)が比較的頻度よく認められる(図3)．異常増生した頸椎骨棘によって背面から食道や咽頭が圧排され通過障害を生じ，特に第4頸椎レベルでの骨棘は喉頭蓋閉鎖の妨げ

にもなりやすい．ただし通常，異常骨棘は左右どちらかにずれて存在することが多く，その場合には頸部回旋などによって通過性が改善することが多い．

■ 検査上の注意点

☆VF はバリウム誤嚥の可能性が常にある検査であり，1口目や姿勢などを変更した直後に誤嚥しやすくなるので，2 mL 程度から少しずつ負荷を加えていくようにする．そして，もし誤嚥が確認された場合，基本的には検査を終了し，そののちに喀痰指示や吸引処置，さらには体位変換などを十分に行う．

☆また，できれば側面のみではなく正面からの検査が望ましい．

29. 頸部超音波検査
head and neck ultrasonography

古川まどか　神奈川県立がんセンター・医長

　頸部超音波検査は，主に頸部腫瘍や頸部腫脹をきたす疾患の診断や，頭頸部癌の頸部リンパ節転移検索を施行するときに用いられる．また，リアルタイムに動画像をみながら頸部臓器の動きを観察できることから，耳鼻咽喉科頭頸部領域のさまざまな機能評価にも応用できる．さらには，超音波ガイド下穿刺などのインターベンションも可能である．特別な前処置を要さず，放射線被曝もないことから，乳幼児や妊婦，合併症を有し全身状態が不良な患者にも施行することができる．繰り返し検査を行うこともできるため，病変の経時的変化の評価や治療効果判定にも有用である．

■ 頸部超音波検査の実際

　超音波検査で観察すべき主な頸部臓器として，耳下腺，顎下腺，甲状腺，リンパ節，総頸動脈・内頸静脈とその分枝のほか，舌，口腔底，喉頭，中咽頭，下咽頭，頸部食道などが挙げられる．実際の臨床では，これらの臓器を順番に確認し，異常所見や病変の有無を拾い上げていく．

■ 検査手順

- 頸部の超音波検査では 7.5 MHz 以上，視野幅が 40 mm 程度の探触子が使用される．系統的な頸部超音波検査では，ある特定の臓器だけをみるのではなく，頸部全体を走査しながら系統的に順序よく観察し，病変や異常の有無を確認する．
- 頸部全体を効率よく観察するために，各要所となる部位の画像を「基本画像」とし，必ず通過して観察する部位とし，異常所見や病変がなくても，この基本画像の所見を記録していくことが推奨される．
- 病変があった場合は，さらに詳細な所見を記録していく．被検者の体位は通常仰臥位とする．甲状腺の検査では肩枕などで頸部伸展位をとることが多いが，頸部全体の観察には頸部の筋緊張を取り除いた体位が適しており，膝を屈曲させ，低めの枕に患者の後頭部を載せる体位が推奨される．

■ 検査所見

　通常の検査，頸部の観察は B モード画像をみながら行う．病変の精査にあたっては，B モードに加え，カラードプラによる血流診断を行うことで，疾患の病勢，良悪性鑑別，周囲臓器への影響の有無など，より診断に役立つ情報が得られる．

　腫瘍性病変に関しては，病変の形状，境界の性状，内部エコーおよび血流所見を合わせて総合的に判断する．

① 唾液腺

　唾液腺のうち超音波で観察する対象となるのが耳下腺と顎下腺である．唾液腺疾患の超音波診断では1つの断面像で判断するのではなく，立体構造として唾液腺全体の所見と病変部位の所見を確実にとらえて診断することが重要である．耳下腺・顎下腺は，それぞれ下顎骨の表面，下顎骨の裏面に存在するため，超音波で正しく観察するためには，患者

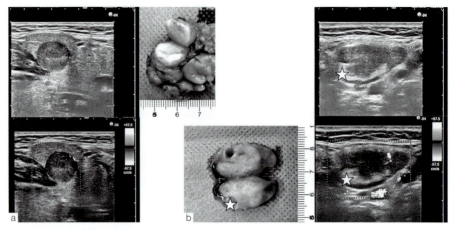

図1　頸部超音波診断の実際
超音波診断ではCTやMRIでは詳細な観察が困難な，小さい腫瘍やリンパ節の内部構造，血流をみて疾患を診断することが可能である．
a：顎下腺良性腫瘍(多形腺腫，左顎下腺)．形状整，境界明瞭で内部血流に乏しい腫瘍を顎下腺内に認める．
b：転移リンパ節(舌癌，扁平上皮癌，左頸部)．リンパ節門付近の脂肪組織(☆)が転移病巣によって圧排され偏在している．

体位と探触子の当て方が重要になる．CTやMRIで検出が難しい小さな腫瘍でも，超音波検査では検出可能である(図1a)．

超音波検査では，耳下腺良性腫瘍における多形腺腫とワルチン腫瘍の鑑別や，唾液腺悪性腫瘍の悪性度推定などが診断できる．

② 甲状腺

甲状腺は前頸部，気管の表層にあり超音波で描出しやすい臓器である．びまん性に病変が生じる内科的疾患から，腫瘍性病変まで多彩な病態があり，若年者にもさまざまな疾患が生じるため，放射線被曝の心配が不要な超音波検査が重要視されている．

③ リンパ節

頸部には多くのリンパ節が存在し，さまざまな原因で腫脹をきたす．癌の転移や悪性リンパ腫といった悪性疾患や頸部リンパ節結核のような取り扱いに注意が必要な疾患の可能性もある．

超音波検査では，小さなリンパ節においても個々の所見を詳細に観察することが可能で(図1b)，リンパ節疾患の鑑別が可能となる(図2)．

④ その他の頸部腫瘤

その他，先天性囊胞性疾患，神経鞘腫，脂肪腫，肉腫を含むその他の軟部腫瘍など，頸部には多彩な疾患が発生するため，それぞれの疾患に特徴的な超音波所見を見逃さずに診断することが重要である．

⑤ 口腔，咽頭，喉頭，頸部食道

超音波で観察することで，形態の変化をきたす疾患や，腫瘍性病変，運動機能障害などを検出する．動画像で全体の動きや構造を確認していくことが重要である．

■ 検査上の注意点

☆頸部超音波検査では，頸部の解剖と，多彩な疾患の臨床像を念頭におきながら，系統的な頸部超音波検査を施行し，動画像や血流をみながら診断を確定し，治療方針を決定していくことが重要である．超音波検査を有効に活用するためには，検査室に検査と読影を依頼しその結果を鵜呑みにするのではなく，解

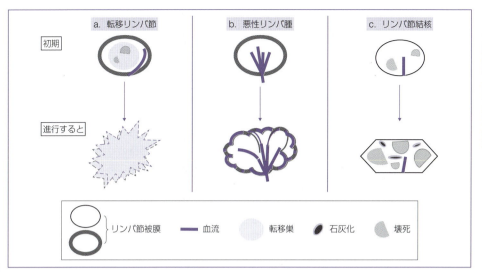

図2 リンパ節内部構造と血流による鑑別診断
a：転移リンパ節．初期の段階ではリンパ節内部にある転移巣によって正常リンパ節組織が圧排され，リンパ節門からの血流が偏在する．進行すると被膜外浸潤をきたし浸潤の先進部に血流が認められるようになる．転移巣内には壊死が認められることもある．
b：悪性リンパ腫．初期の段階ではリンパ節構造が保たれ，反応性リンパ節腫脹や感染によるリンパ節腫脹との鑑別が難しいが，進行するとリンパ節の形状にくびれが生じ，周囲のリンパ節も連続性に腫脹するとともに，リンパ節門の血流は直線的で太くなり，被膜にも血流が分布するようになる．
c：リンパ節結核．初期の段階ではリンパ節構造が保たれ，反応性リンパ節腫脹や感染によるリンパ節腫脹との鑑別が難しいが，リンパ節内部に壊死や石灰化を伴い，病状が進行するとリンパ節は壊死で潰れる．リンパ節構造を残して治癒し陳旧化した場合，リンパ節内に石灰化が残る．
〔古川まどか：超音波診断各論 頸部リンパ節．JOHNS 32：1455-1460，2016 より改変〕

剖や疾患の知識を有する耳鼻咽喉科・頭頸部外科医が実際の検査に関わり，あらゆる鑑別診断を考えながら診断を進めることと，診断結果を手術所見および最終診断と照合してフィードバックをかけることで超音波検査の診断精度を高めていくシステム作りが必要不可欠である．

30. 穿刺吸引細胞診

fine needle aspiration cytology：FNAC

成田憲彦 福井大学・准教授

　穿刺吸引細胞診（FNAC）は甲状腺腫瘍，耳下腺腫瘍，顎下腺腫瘍，頸部リンパ節腫脹，皮下腫瘤など頭頸部領域の腫瘤・腫瘍性病変が対象となる．良悪性を判別することにより手術適応や術式の決定に用いられる．

■ 検査手順

- 通常 22～23 G の注射針が用いられることが多い．細胞播種を避けるため 23 G またはより細径の注射針を推奨する意見もある．多

くの場合，超音波診断装置のガイド下で腫瘍に針を刺入し注射器で陰圧をかけ細胞を採取する．この際に針先を複数回往復かつ回転するように動かすことが多いが，回数，圧などの決まりごとはなく経験によるところが大きい．細胞播種や検体の注射器内への流入を防ぐため，陰圧を解除してから針を抜く．

■ 検査所見

FNACで採取された細胞検体は，従来法では直接スライドガラスに固定され，パパニコロウ染色およびギムザ染色で細胞学的形態から推定診断が行われる．各臓器の診断基準に従って，検体適正と不適正に分け，検体適正を良性，鑑別困難，悪性の疑い，悪性に判定する．近年，液状化細胞診（liquid-based cytology：LBC）が頭頸部領域にも普及し，保険収載された．LBCとは穿刺吸引で採取された材料をまず固定・保存液中に入れたのちにフィルター処理または遠心分離し，スライドガラス上に均一に細胞を塗抹する方法である．LBCでは穿刺針の洗浄液から複数のプレパラート標本が当日中に作製でき，免疫染色も含めより迅速な検査が可能である．またLBCは細胞回収率が高いため検体不適正率が減少する．従来のFNACの成績は，甲状腺腫瘍では正診率89～92％，感度78～96％，特異度79～100％，唾液腺腫瘍では正診率86～96％，感度53～90％，特異度91～98％である．今後LBCおよび免疫染色によってさらなる成績改善の可能性が見込めるが，2018年1月現在でLBCに付随する免疫染色は保険請求できない．

■ 検査上の注意点

☆甲状腺濾胞腺腫と濾胞癌の鑑別には被膜外浸潤や，脈管浸潤の有無が重要となるためFNACでは診断困難である．FNACの合併症としては血腫や感染，顔面神経麻痺，一過性のびまん性甲状腺腫脹などが報告されているが，通常問題となることは少ない．問題となりうるリスクとして穿刺部への細胞播種が議論されてきた．播種の頻度は頭頸部全体では良性悪性合わせて0.0001～0.15％程度とされている．したがって頭頸部におけるFNACによって播種が生じる可能性は非常に低く，患者の予後に影響を与えることは少ないと考えられている．例外的に副甲状腺悪性腫瘍は播種の可能性が高いためFNACは禁忌である．おおむね頭頸部領域におけるFNACの有益性は細胞播種のリスクを大きく上回ると考えられるが，播種の可能性がゼロではないことは留意すべき点である．

☆米国で2010年に発表された甲状腺細胞診ベセスダシステムは急速に普及し，現在では世界標準的報告様式となっている．本邦でも2015年11月に発刊された「甲状腺癌取扱い規約第7版」では，甲状腺FNACの報告様式がベセスダシステムを基に改訂された．すなわち検体不適正，囊胞液，良性，意義不明（良性・悪性の鑑別が困難），濾胞性腫瘍（濾胞腺腫または濾胞癌の疑い），悪性の疑い，悪性の7カテゴリーに分類される．

31. 細菌培養検査
bacteriological examination

中澤　靖　東京慈恵会医科大学・講師（感染制御部）

細菌培養検査は，原因菌の同定と薬剤の感受性の確認による適切な抗菌薬治療につながる，きわめて重要な検査である．特に耐性菌の問題が叫ばれる昨今では微生物学的検査の重要性は増しており，正しい検査方法，結果の解釈を理解しなくてはならない．本項では，各種感染症の主たる原因菌や治療薬は各論の記載に譲り，細菌培養検査を行ううえで一般的に知っておくべき総論的内容について述べる．

■ 検査手順

・細菌培養検査の第一歩は，適切な検体の準備である．そのためには「真の原因菌」を採取

することが重要であり，常在菌の混入（コンタミネーション）を可能な限り防ぐことを意識する．また可能な限り抗菌薬開始前に行うことが望ましい．

① 検体採取
1）耳漏：できるだけ病変に近い部位から滅菌スワブにて採取する．近年，耐性菌が原因の難治性の耳感染症が増加している．ペニシリン耐性肺炎球菌（PRSP），βラクタマーゼ非産生アンピシリン耐性インフルエンザ菌（BLNAR），メチシリン耐性黄色ブドウ球菌（MRSA），多剤耐性緑膿菌（MDRP）などの耐性菌が社会問題となっており培養検査は積極的に実施する．また真菌や結核菌が原因となる場合がある．結核菌の場合は抗酸菌培養や遺伝子検査が必要になる．

2）副鼻腔：上顎洞穿刺による検体が最も信頼性が高い．中鼻道からの膿性鼻漏の培養では常在菌が混入しやすい．

3）咽頭：舌を舌圧子で押し下げ，後咽頭や扁桃など炎症部位を滅菌スワブで擦過する．膿瘍を形成している場合は注射器で穿刺吸引を行い，嫌気培養も提出する．急性喉頭蓋炎を疑う症例では，刺激により気道閉塞をきたす危険性があるため禁忌である．なお厳密には培養検査ではないが，咽頭炎に対して行う A 群β溶連菌の迅速検査も，同様に後咽頭および扁桃の擦過検体を用いる．

4）その他：感染の重症度が強く菌血症に至っていると判断した場合は血液培養，膿性痰や咳嗽など下気道の感染を示唆する症状がある場合は喀痰培養など，病態に応じて適宜培養検査を行うことが大切である．

② 検体の搬送，保存，オーダー
嫌気培養を提出する際は嫌気性菌専用容器を用いる．専用容器がない場合は，可能な限り検体が酸素に触れないよう密封するなどの工夫をする．検体は採取後 2 時間以内に細菌検査室へ搬送する．不可能であれば室温で保存し，24 時間以内に細菌検査室へ提出する．細菌培養検査だけでなくグラム染色も併せてオーダーすることが，正しい微生物学的な判断に有用である．

■ 検査所見
① グラム染色
細菌の染色性（グラム陽性：青，グラム陰性：赤）や形態（球菌，桿菌など）から菌の推定が可能であり，迅速に情報を得られる利点がある．さらに菌以外の因子（白血球による菌の貪食があれば原因菌を示唆するなど）も参考にすることで，各細菌の病態への関与や検体の質も確認可能である．

肺炎球菌や嫌気性菌などの細菌は培養が困難で，グラム染色でのみ存在を確認できることがある．そのため培養検査と同様にグラム染色も軽んじてはならない．

② 培養検査
培養検査が陽性の場合は，菌種，菌量（定性 or 定量），各抗菌薬への感受性などが結果として得られる（**表 1**）．培養検査の結果を解釈する際にはいくつか注意すべき点がある．

1 つ目は検出された菌種に関する解釈で，真の原因菌か否か判定する必要がある．検出された菌が疑っている感染症の原因菌として矛盾しない場合（中耳炎の症例で中耳の穿刺培養液から肺炎球菌が検出されたなど）は，検出された菌が原因菌と判断する妥当性がある．一方，合致しない場合（咽頭培養で黄色ブドウ球菌が検出された場合など）には常在菌が混入した可能性も疑い，患者背景や臨床経過などを加味して総合的に判断しなくてはならない．

2 つ目は薬剤感受性の解釈である．細菌の感受性は S（Susceptible：感性），I（Intermediate：中間），R（Resistant：耐性）の 3 種類で表され，その隣に最小発育阻止濃度（minimum inhibitory concentration：MIC）が記載される．この表を参考に抗菌薬の選択を行うのだが，その際に MIC を比較して最も MIC の低い抗菌薬を選択する，いわゆる "MIC の縦読み" はしない．MIC はあくまで「試験管内」で細菌に対して効果を発揮するために

表1 一般細菌報告書例(一部略)
【同定検査】

菌名		菌量
Streptococcus pneumoniae(肺炎球菌)		2+

【薬剤感受性試験 S:感性, I:中間, R:耐性】

薬剤名		濃度 (μg/mL)	判定
PCG	ペニシリンG	0.06	S
ABPC	アンピシリン	≦0.06	S
⋮	⋮	⋮	⋮
AZM	アジスロマイシン	>4	R
⋮	⋮	⋮	⋮

必要な抗菌薬の濃度をみているに過ぎず,実際に抗菌薬を選択する際には薬剤の分布(感染局所への移行性)や吸収性(内服抗菌薬の場合)など多くの要素が絡む.具体的な抗菌薬の選択は各論を参照していただきたいが,MIC単独で判断してはならないことは念頭においていただきたい(表1).

③ その他

近年の技術の進歩により,一部の検査室では質量分析法を用いた迅速な細菌の推定が可能となった.質量分析法では感受性まではわからないが,早期から菌種を同定できることによる抗菌薬治療への貢献は大きい.また,ポリメラーゼ連鎖反応(polymerase chain reaction:PCR)法による遺伝子検査も感度が高く,質量分析と同様に有用な検査である.

■ 検査上の注意点

☆微生物学的検査では細菌検査室との連携が重要である.型通りに検査をオーダーし,返ってきた検査結果を確認するだけでなく,検体提出の際に患者の詳細な臨床情報を伝える,検査結果について自分から問い合わせるなど,細菌検査室との情報交換を密にすることが感染症診療の質を高めるために重要である.

☆耳漏や膿性鼻漏などの分泌物には多数の細菌が含まれている.次の診察患者に病原体を伝播させないように標準予防策を徹底する.

32. ウイルス検査
laboratory tests for viral infections

清水昭宏　東京慈恵会医科大学(感染制御部)

ウイルスは一般的には宿主細胞外では増殖できないため,細菌や真菌と異なり人工培地での培養は困難である.そのため,ウイルスの検出は,宿主細胞を用いたウイルス分離,ウイルス遺伝子(DNA, RNA)を特異的なプライマーで増幅させるポリメラーゼ連鎖反応(polymerase chain reaction:PCR)法,ウイルス抗原(蛋白)を検出する酵素免疫測定法(enzyme immunoassay:EIA),電子顕微鏡によるウイルス粒子の直接観察などの方法を組み合わせて行う.また,ウイルスに対する宿主の特異抗体を検出する血清学的検査として,EIA,補体結合反応(complement fixation reaction:CF),赤血球凝集抑制試験(hemagglutination inhibition test:HI),ウエスタンブロット法(Western blotting:WB),などが行われている.

臨床現場では迅速性や簡便さから酵素免疫測定法や血清学的検査が行われるが,検出目的のウイルスによっては商業ベースで遺伝子検査が行われているものもあり,PCR法も選択されることが多い.耳鼻咽喉科領域で重要なウイルスと各検査法を表1に示した.

① ウイルス分離

ウイルスの宿主特異性を利用し,継代細胞や発育鶏卵,乳飲みマウスなどを用いて,分離検体中の目的ウイルスだけを増殖させる.検体中のウイルスが少量でも,宿主細胞内で増殖するため検出感度が高い.また,生きたウイルスを分離できるため,ウイルスの性質そのものを調べる際や,ウイルスの型決めが必要な疫学的調査の際には重要な検査である.一方で検出同定までの時間は1〜3週程度を要するため,迅速診断には適さない.また,感染宿主で抗体が産生され始めるとウイ

表1 耳鼻咽喉科領域関連ウイルス感染症の検査法

臨床症状・疾患	原因ウイルス	ウイルス分離（提出検体）	PCR法[注]	抗原測定法（酵素抗体法）	抗体測定法（血清学的診断法）
上気道感染					
咽頭結膜熱	アデノ	咽頭ぬぐい液	○	EIA	CF, NT
ヘルパンギーナ	コクサッキー，エコー	咽頭ぬぐい液，糞便			NT(CF, HI)
その他	ライノ	咽頭ぬぐい液，鼻汁			NT
	レオ				CF, HI
	パラインフルエンザ				HI
下気道感染					
インフルエンザ	インフルエンザ	鼻咽頭ぬぐい液	○	EIA	CF, HI
その他	アデノ	咽頭ぬぐい液，喀痰，気管支洗浄液	○	EIA	CF, NT
	RS			EIA	
	ヒトメタニューモ				
	サイトメガロ		○		CF, NT, FA, EIA
水疱性発疹症					
口唇ヘルペス	単純ヘルペス	水疱内容	○	FA	CF, NT, FA, EIA
水痘	水痘・帯状疱疹	水疱内容	○	FA	CF, FA, EIA
手足口病	エンテロ71，コクサッキーA16, A10	咽頭ぬぐい液，糞便	○		NT
非水疱性発疹症					
麻疹	麻疹	咽頭ぬぐい液	○		CF, HI, NT, EIA
風疹	風疹	咽頭ぬぐい液			CF, HI, EIA
中枢神経系疾患					
ラムゼイ・ハント症候群	水痘・帯状疱疹	咽頭ぬぐい液，水疱内容	○	FA	CF, FA, EIA
リンパ節腫脹					
伝染性単核球症	EBV		○		FA, EIA
HIV感染症	HIV		○	EIA	WB, EIA
耳下腺腫脹					
流行性耳下腺炎	ムンプス	咽頭ぬぐい液	○		CF, HI, NT, EIA

注) RT-PCR, real-time PCRを含め，商業ベースで検査が行われているもの
EIA：酵素免疫測定法，FA：蛍光抗体法，CF：補体結合反応，NT：中和反応，HI：赤血球凝集抑制試験，WB：ウエスタンブロット法.

ルスの検出率が低下するため，感染早期に適切な部位から検体を採取せねばならず，さらに提出方法にも留意する必要がある．

② **PCR法**

　DNAポリメラーゼとウイルス遺伝子配列に特異的なプライマーを用いて，標的DNAを増幅させ，電気泳動やハイブリダイゼーションで検出する．感度が高く，比較的早期に結果を得られる．RNAを遺伝子にもつウイルスに対しては，逆転写反応でRNAに相補的なDNAを合成したのちPCRを行う（RT-PCR法）．また，real-time PCR法では

表2 耳鼻咽喉科領域関連ウイルス感染症で使用されているPOCT

原因ウイルス	検体
インフルエンザウイルス	鼻咽頭ぬぐい液
アデノウイルス	咽頭ぬぐい液，糞便
RSウイルス	鼻咽頭ぬぐい液，気管支洗浄液
ヒトメタニューモウイルス*	鼻咽頭ぬぐい液

* ヒトメタニューモウイルス感染症が疑われる6歳未満の患者で，画像診断により肺炎が強く疑われる患者のみ保険適用

目的ウイルス遺伝子を増幅とともに検出するため，より迅速に定量的なウイルス検出が可能であり，一部のヘルペスウイルスやHIVの定量的解析に応用されている．

③ ウイルス抗原測定法（酵素抗体法）

検体中のウイルス抗原を酵素と基質で標識した特異抗体を用いて検出する方法で，抗原を捕捉するための抗体には，ヤギやウサギ，マウスなどに免疫して得たモノクローナル抗体，ポリクローナル抗体が用いられる．検出系により enzyme-linked immunosorbent assay（ELISA）法，イムノクロマト法，蛍光抗体法（fluorescent antibody method：FA），ラテックス凝集法などがある．

④ 電子顕微鏡法

電子顕微鏡を用いて検体中のウイルスを直接観察する．特殊な施設が必要なため通常の検査室では行えず，国立感染症研究所や各都道府県の地方衛生研究所などで実施している．

⑤ 抗体測定法（血清学的診断法）

ウイルス感染症の際に産生される血清中の特異抗体を検出する．感染初期と発病後2～3週後のペア血清で抗体価の上昇を確認し，4倍以上の上昇を認めた際には確定診断とする．CFはウイルス群特異的に検出されるため，感染スクリーニング検査として利用される．中和反応（neutralization test：NT）は，感染性のあるウイルス粒子と血清抗体を反応させ，ウイルスの感染性が失われることで血清中の感染防御抗体を証明する検査であり，型特異性が高くウイルス株の同定に利用される．HIはエンベロープを有するウイルスが特定の動物の赤血球を凝集する能力を利用し，凝集能を抑制する血清中の抗体を検出する検査で，型特異性が高く，感染早期から検出され，持続することが知られる．

⑥ ウイルス迅速診断キット

検査時間の短縮や，被検者にみえる検査という利点を有する臨床現場即時検査（point of care testing：POCT）が外来診療を中心にさまざまな医療現場で導入されているが（表2），耳鼻咽喉科関連のウイルス感染症の診断にも迅速診断キットが利用可能である．イムノクロマト法で迅速にウイルス粒子の存在を確認できるため，抗菌薬の適正使用や，感染対策の観点からも有用な検査である．

疾患篇

すべてのESS術者のためのスタンダードテキスト

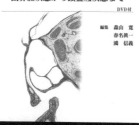

東京慈恵会医科大学耳鼻咽喉科およびそのグループが総力を挙げて編集・執筆した内視鏡下鼻内副鼻腔手術（endoscopic sinus surgery；ESS）および頭蓋底手術のスタンダードテキスト。書籍の解説と付録DVDを同時に活用することで、手術の実際をより詳細・確実に理解することができる。これからESSを学ぼうとする若手医師からESSに習熟するベテラン医師まで、すべてのESS術者に贈る。

● A4 頁336 2015年 定価：19,800円
（本体18,000円＋税10％）[ISBN978-4-260-02094-7]

内視鏡下鼻内副鼻腔手術
副鼻腔疾患から頭蓋底疾患まで　DVD付

編集　森山　寛
東京慈恵会医科大学名誉教授・耳鼻咽喉科学

春名眞一
獨協医科大学教授・耳鼻咽喉科学

鴻　信義
東京慈恵会医科大学教授・耳鼻咽喉科学

目次

総論 1
1. 内視鏡下鼻内副鼻腔手術（ESS）の基本概念
2. ESSの歴史
3. 鉗子類、光学機器
4. 手術支援機器と使用法
5. 術前の検査とケア
6. 鼻副鼻腔炎病態とESS
7. 好酸球性副鼻腔炎の取り扱い
8. 慢性副鼻腔炎に対する内視鏡下の鼻副鼻腔手術分類
9. 麻酔
10. パッキング資材
11. 術後のケア

第1章　鼻腔・鼻翼の手術
1. 鼻茸切除術
2. 下鼻甲介手術
3. 鼻中隔手術
4. 鼻中隔前方の弯曲に対する鼻中隔矯正術と外鼻形成術
5. 蝶口蓋孔へのアプローチ

第2章　副鼻腔の手術
1. 前篩骨洞手術
2. 後篩骨洞手術
3. 上顎洞手術
4. endoscopic modified medial maxillectomy（EMMM）
5. 前頭洞手術
6. 蝶形骨洞手術
7. 再手術症例への対応

第3章　その他の疾患に対するESS
1. 小児鼻副鼻腔炎

2. 上顎洞嚢胞
3. その他の副鼻腔嚢胞
4. 鼻性眼窩内・頭蓋内合併症
5. 鼻涙管閉塞
6. 外傷
   A. 眼窩壁骨折——鼻内的アプローチ
   B. 眼窩壁骨折——combinedアプローチ
   C. 視神経管開放
7. 腫瘍
   A. 乳頭腫
   B. 若年性血管線維腫
   C. 悪性腫瘍

第4章　副損傷の原因と対応
1. 篩骨動脈損傷
2. 頸動脈・蝶口蓋動脈損傷
3. 眼窩内側壁損傷
4. 視神経損傷
5. 内動脈損傷
6. 髄液漏

第5章　頭蓋底手術
1. 頭蓋底の臨床解剖
2. 頭蓋底へのアプローチ
   A. 鼻内法
   B. combined 法
3. 各種頭蓋底病変に対するESS
   A. 嗅神経芽細胞腫
   B. 下垂体腫瘍
   C. 錐体尖部コレステリン肉芽腫症
   D. 斜台病変

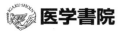

〒113-8719 東京都文京区本郷1-28-23
[販売部] TEL：03-3817-5657　FAX：03-3815-7804
E-mail：sd@igaku-shoin.co.jp　http://www.igaku-shoin.co.jp　振替：00170-9-96693

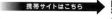

3

耳疾患

1. 鼓膜の外傷
trauma to the tympanic membrane

吉田尚弘 自治医科大学附属さいたま医療センター・教授

■ 病態・病因

直達性外傷，介達性外傷に分けられる．直達性外傷は，耳かき，綿棒などの直接鼓膜に接触した外力により生じ，昆虫，異物，溶接時の火花，落雷による電撃でも生じることがある．一方，介達性外傷として，頭部外傷，側頭骨骨折，殴打，エアバッグの展開，また外耳道，鼓室内の圧変化と耳管機能とが相まってダイビング，飛行機内の急降下・急上昇などが原因となる．

■ 症状

耳痛，耳出血，耳閉感，耳鳴，難聴が多い．直達性外傷では，耳痛，耳出血が多く，外耳道の損傷を伴っていることがある．鼓膜穿孔の大きさにより，難聴の程度は異なるが，耳小骨連鎖離断があると聴力低下は大きくなる．また，内耳に外力が及び，外リンパ瘻を生じると感音難聴，めまいを起こす．

■ 検査法と所見の把握(図1)

視診により，鼓膜の穿孔，出血を確認する．鼓膜の観察は，手術用顕微鏡や内視鏡下に行うことが大切である．他人の行為が外傷の原因である場合には特に受傷状況を詳細に記載しておくとともに，鼓膜所見を画像として残しておく．直達性外傷では外耳道損傷を伴っていることがあり，出血により鼓膜の観察が困難な症例もある．丁寧に凝血塊を除去して，鼓膜穿孔の有無，部位を確認する．標準純音聴力検査により難聴の種類と程度を確認する．多くは伝音難聴であるが，高音域を中心とした骨導閾値の上昇をみることもある．新鮮例での 30 dB 以上の気導骨導聴力差は鼓膜の穿孔と耳小骨連鎖離断の合併を疑う．ティンパノグラム，アブミ骨筋反射検査は鼓膜穿孔閉鎖例での耳小骨連鎖の状態を把握するうえで有用である．側頭骨 CT により耳小骨連鎖，内耳気腫の有無などを確認する．

■ 鑑別診断

菲薄・萎縮した鼓膜に介達性外傷が生じた場合は，以前から存在する穿孔との鑑別が必要になる．穿孔辺縁の状態を十分に確認する．

治療方針

■ 保存的治療

新鮮例で，鼓膜の小穿孔では約 80% で 1 か月以内に自然閉鎖が期待できる．

出血の多い症例では受診時には止血処置を行い，外耳道を丁寧に清掃する．中等度以上の穿孔で穿孔縁上皮が中耳腔側へめくれこんでいる際にはピックなどで戻しておく．感染を伴っている症例では抗菌薬を内服する．

■ 手術的治療

受傷後 1 か月以上しても穿孔閉鎖のみられない症例では，手術的治療を行う．手術は年齢，鼓膜穿孔の大きさ，菲薄化，瘢痕化の有無，耳小骨連鎖離断合併の有無などを考慮して麻酔法(局所麻酔あるいは全身麻酔)，術式(接着法あるいは鼓室形成術)を選択する．火花，落雷による鼓膜穿孔は自然閉鎖しにくく，鼓室形成術が必要となる．

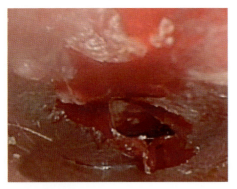

図1 鼓膜所見
耳かきによる鼓膜穿孔の新鮮例で，後上方の外耳道皮膚の損傷，出血を伴う．

■ 合併症
　外力の程度と方向により耳小骨連鎖離断，外リンパ瘻，顔面神経麻痺，感音難聴などが生じることがある．
■ 予後
　小穿孔症例の自然閉鎖率は約80%である．1か月以上たっても閉鎖しなかった穿孔に対しては鼓膜形成術を行う．しかし，閉鎖した鼓膜は，再穿孔しやすいことがある．
■ 患者説明のポイント
☆鼓膜穿孔は自然閉鎖する可能性が高いが，閉鎖しないとき，耳小骨連鎖離断がある場合には手術を要することを説明する．
☆鼓膜穿孔，耳小骨連鎖離断と骨導閾値の上昇など中耳，内耳障害を合併している症例では鼓室形成術後でも受傷前の聴力には必ずしも回復しないこと，耳鳴が残存する可能性などを説明する．

2. 耳癤，外耳道炎
otofuruncle, otitis externa

伊藤　吏　　山形大学・准教授

■ 病態・病因
① 耳癤（急性限局性外耳道炎）
　外耳道外側1/3の軟骨部外耳道にある毛囊，皮脂腺，耳垢腺に感染を起こし，皮膚の発赤・腫脹を伴う急性限局性炎症である．耳かきや水泳などが誘因となり，起炎菌は黄色ブドウ球菌が多い．
② 外耳道炎
　習慣性の耳かきや補聴器装用，シャンプーやパーマ液などの刺激により外耳道内側2/3の骨部外耳道皮膚に湿疹を生じる（外耳道湿疹）．この外耳道湿疹に感染を伴い，耳痛や耳漏を生じるようになったものが外耳道炎である．起炎菌としては黄色ブドウ球菌のほか，緑膿菌やメチシリン耐性黄色ブドウ球菌

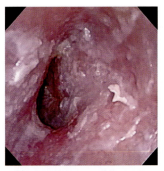

図1　外耳道炎の耳内所見（左耳）

（MRSA）などの耐性菌が検出されることも少なくない．
■ 症状
① 耳癤
　症状は激しい耳痛で，圧痛，耳介牽引痛も強く，発熱や耳介周囲リンパ節腫脹を伴うこともある．外耳道の著しい腫脹により伝音難聴を生じる．
② 外耳道炎
　外耳道湿疹の状態では瘙痒感が主症状ながら，感染を伴うと耳痛，耳漏，耳閉感を伴う．
■ 検査法と所見の把握（図1）
　顕微鏡や内視鏡を用いて耳内を観察すると外耳道の発赤，腫脹，耳漏の程度を把握することができる．耳漏がある場合には，細菌検査を行う．また，肉芽など腫瘤性病変を伴う場合には，組織生検を行う．
■ 鑑別診断
　外耳道炎が難治性の場合には組織生検も検討しながら，外耳道真菌症，外耳道真珠腫，悪性外耳道炎，外耳癌，小児ではランゲルハンス細胞組織球症などの合併について鑑別する必要がある．
■ 保存的治療
① 耳癤
　局所への抗菌薬含有軟膏の塗布，抗菌薬および消炎鎮痛薬の内服治療を行う．外耳道の腫脹が強い場合には，ステロイド含有抗菌薬軟膏を塗布したGottsteinの圧迫タンポンを

外耳道に挿入する.

【処方例】　下記1) 2) 3)のいずれかと4) 5)のいずれかを組み合わせる.

> 1) メイアクトMS錠(100 mg)　1回1錠　1日3回
> 2) ミノマイシン錠(100 mg)　1回1錠　1日2回
> 3) クラビット錠(500 mg)　1回1錠　1日1回
> 4) リンデロン-VG軟膏　1日1～2回　塗布
> 5) ゲンタシン軟膏　1日1～2回　塗布

② 外耳道炎

局所へのステロイド含有抗菌薬軟膏や点耳薬の投与, 瘙痒感が強い場合には抗ヒスタミン薬を投与する. 感染徴候が強い場合には抗菌薬内服を併用する. MRSAや緑膿菌による難治性外耳道炎の場合には, 生理食塩液で耳洗を行い細菌数を減らすとともに, ブロー液(酢酸アルミニウムが主成分)や1% ピオクタニンを用いた局所処置を行う.

【処方例】　1)を単独, または2) 3)を併用して局所投与する. 感染が強い場合には4) 5)のいずれかの内服を追加する.

> 1) リンデロン-VG軟膏　1日1～2回　塗布
> 2) タリビッド耳科用液　1回数滴　1日2回　耳浴
> 3) リンデロン点耳液　1回数滴　1日2回　耳浴
> 4) メイアクトMS錠(100 mg)　1回1錠　1日3回
> 5) クラビット錠(500 mg)　1回1錠　1日1回

■ 手術的治療

耳癤に膿瘍を伴う場合には, メスで切開排膿を行う.

■ 患者説明のポイント

☆治療には薬物療法のみならず, 局所処置が重要であることを説明する. 耳かき癖がある患者には,「耳かき刺激⇒湿疹⇒瘙痒感⇒さらなる耳かき刺激⇒湿疹の悪化⇒感染」という悪循環を断つことが重要であることを説明し, 耳を触らないように指導する.
☆ゲンタシン, リンデロン-VGを使用する場合, ミトコンドリア遺伝子異常によるアミノグリコシド製剤への毒性に留意し, 十分な問診を行う.

3. 外耳瘙痒症
pruritus of the external ear

奥野妙子　三井記念病院・特任顧問[東京都]

■ 病態・病因

日常外来診療で最も多く遭遇する耳疾患の1つである. 瘙痒症という症状とともに, 患者は耳を綿棒や耳かきで搔いてしまっているのが常である. 外耳道の皮膚に綿棒や耳かきで小さな傷を作り, 外耳炎の状態で耳鼻咽喉科を受診する. 痒いことが最初で耳を搔くのが原因か, 毎日入浴後など習慣で綿棒を使い, 傷をつけることから痒みがでるのか定かではない. 痒いから搔く, 搔き傷が痒いという悪循環を繰り返し, この輪を断ち切らないと治癒には至らない.

■ 症状

痒みと傷の痛みである. 外耳道は外側半分を占める軟骨部と内側の骨部に分かれる. 骨部は骨膜を薄い外耳道皮膚が覆っているだけなので痛みには敏感である. 軟骨部の傷に感染が生じた場合は, 外耳道の発赤・腫脹がみられ, 耳漏を伴うこともある. これに真菌の感染があると非常に強い痛みとなる.

■ 検査法と所見の把握

耳鏡検査が基本となる. 外耳道に傷があるか, 発赤・腫脹はないか, サーファーズイヤとよばれる外骨腫はないか, 鼓膜は正常か, 鼓膜穿孔があり, 耳漏を伴っていないか, 真菌の感染はないか, などである.

■ 診断と鑑別診断

慢性の皮膚炎がある場合は外耳道皮膚の肥

厚がみられる．強度になると外耳道閉鎖症とよばれる．肉芽と瘢痕組織で外耳道が閉鎖され難聴もきたす状態となる．

瘙痒のみでなく耳痛を伴う場合は，種々の耳疾患，耳周囲疾患，神経痛などの鑑別が必要である．

表1 外耳瘙痒症の修飾因子

1.	綿棒の習慣
2.	補聴器，耳栓の使用
3.	鼓膜炎，鼓膜穿孔，鼓膜チューブの装着
4.	外耳道狭窄，骨腫
5.	糖尿病
6.	免疫不全状態
7.	放射線治療の既往

治療方針

表1に外耳瘙痒症を修飾する因子を挙げた．これらが認められる場合は，まずその治療が優先される．補聴器使用の場合は，素材に対するアレルギーも考える必要がある．補聴器の終日使用も外耳道を湿潤した環境にするため，外耳道を乾燥させる工夫が必要である．

■ 保存的治療

米国の外耳炎のガイドライン(Otol-HNS, 2014)で，推奨されるのは痛みが強い場合の経口鎮痛薬の処方のみである．痒みに対する非薬物療法(熱，冷気，リラックス，意識のそらし)は未証明，点耳ステロイドの有効性は意見が分かれる．

7～10日の抗菌薬の点耳も勧められているが，いくつかの報告では抗菌薬なしの耳洗も有効といわれている．抗菌薬の全身投与に関しては，糖尿病，免疫不全状態などがある場合のみ推奨される．

■ 合併症

激しい耳かきの使用で外耳道に肉芽ができ，厚い瘢痕組織で外耳道が閉鎖してしまうことがある．結果的に伝音難聴も生じる．この場合は手術的に瘢痕組織をとり，外耳道を形成することが必要である．

基礎に糖尿病がある場合，緑膿菌感染から悪性外耳道炎に発展する場合がある．全身抗菌薬投与が必要である．

■ 予後

綿棒，耳かきの使用停止が可能かが大きく予後を左右する．

■ 患者説明のポイント

☆大半の患者では綿棒，耳かきの習慣的な使用が原因であり，これに対しては十分説明をして使用をやめてもらうことが肝心である．

4. 耳介軟骨膜炎，耳介血腫

auricular perichondritis, auricular hematoma

竹内寅之進　北九州市立医療センター・主任部長

I．耳介軟骨膜炎

■ 病態・病因

耳介軟骨膜に炎症が波及したもので，病因は外傷からの細菌感染，昆虫刺傷，ヘルペスウイルス感染や自己免疫性のものがある．

■ 症状

耳介に激しい痛み，灼熱感がある．炎症の程度に応じて，耳介の発赤や腫脹を認める．

■ 検査法と所見の把握

発症契機の問診が原因特定に有用である．細菌感染では穿刺により膿汁が吸引されることもあり，起炎菌の多くは黄色ブドウ球菌や緑膿菌である．再発性多発性軟骨炎(relapsing polychondritis：RP)を疑う場合はⅡ型コラーゲン抗体の測定が，病勢の評価にも有用である．

■ 鑑別診断

耳介血腫，丹毒．

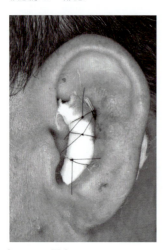

図1 ボルスター固定

治療方針

■ 保存的治療
抗菌薬投与による保存的治療が第一選択である．RPにはステロイド，NSAIDが用いられる．

■ 手術的治療
膿瘍を形成するようなら，切開排膿が必要となり，適宜ドレナージ，洗浄を行う．

■ 合併症
RPは眼や気管の炎症も合併し，気管軟骨炎では呼吸困難など緊急気道合併症をきたすこともあるので注意が必要である．

■ 患者説明のポイント
☆発症早期に抗菌薬により治療することが重要で，腫脹の程度によっては切開排膿を要する．両側性や抗菌薬抵抗例ではRPも念頭においた説明，検査が必要である．

II. 耳介血腫

■ 病態・病因
外傷などの外力により皮膚と軟骨が剝離し，耳介軟骨膜下に血液が貯留した状態．長期放置すると，軟骨壊死や線維化，軟骨新生により耳介変形をきたす．慢性化するといわゆるカリフラワー耳（あるいは餃子耳）となる．

■ 症状
格闘技やラグビーなどのコンタクトスポーツの際に，主に耳介前面にびまん性の腫脹をきたす．疼痛は比較的少ない．

■ 検査法と所見の把握
発症契機が明らかな場合が多く，問診が有用である．また穿刺により血性貯留液が吸引されれば，確定的である．

治療方針

■ 保存的治療
血腫が自然吸収することは期待しづらく，保存的治療は適応とならない．初期は冷却や圧迫で血腫範囲を抑えることが有効である．

■ 手術的治療
早期に穿刺もしくは切開による排液，デブリードマンを行う．シリコンやシーネによる固定は簡便だが，緩みやすい．枕縫合（ボルスター固定）による圧迫，固定が確実で，一般的である．抗菌外用薬付きのガーゼを俵状にして，血腫のある耳甲介，舟状窩，三角窩などに充填し，ナイロン糸で縫合固定する（図1）．固定は2週間を目安に行う．

■ 予後
早期に適切な治療ができれば，予後はよい．コンタクトスポーツによるものは再燃することが多い．

■ 患者説明のポイント
☆コンタクトスポーツはなるべく控える．ヘッドギアの装着を徹底させるなどの指導が重要である．

> **トピックス**
> 保険適用外使用ではあるが，溶連菌凍結乾燥粉末（OK-432）による癒着療法も有効性が報告されている．

5. 外耳道閉鎖症
aural atresia

西﨑和則　岡山大学・名誉教授

先天性外耳道閉鎖症の発症頻度は1万～2万人に1人で，人種差がある．男性，右側に多く，片側性は両側性の3～7倍である．非症候群性では片側性が，症候群性では両側性が多い．

外耳道閉鎖症（広義）には，外耳道が狭いながらも存在する狭窄症と完全に閉鎖している狭義の閉鎖症がある．狭義の閉鎖症では外耳道が全く形成されていないことが多いが，外耳道入口部が存在するときには，骨部で閉鎖する骨性閉鎖と軟骨部で閉鎖する膜性閉鎖に分類される（Altmann-Cremersの分類）．また，先天性と外傷や炎症によって生じる後天性に分類されるが，ここでは狭窄症を含む広義の先天性外耳道閉鎖症について述べる．

■ 病態・病因

外耳道の発生は，1次外耳道（鰓溝）が第1および第2鰓弓間に胎生6週の時点で形成されて始まる．1次外耳道内側端が胎生26週までには外耳道栓で閉鎖され，直ちに再管腔化することによって最終的な外耳道（2次）が形成される．発生過程が遺伝もしくは環境因子によって障害されると外耳道閉鎖症が起こる．外耳道閉鎖症が遺伝子異常から生じる場合には症候群の一表現型として存在することがほとんどでトレチャー・コリンズ症候群（*TCOF1*遺伝子）や鰓耳腎（BOR）症候群（*EYA1*遺伝子）が知られている．非症候群性は散発性に起こり，責任遺伝子は明らかにされていない．耳介は第1鰓溝を挟んで形成される耳介小丘から形成されるため小耳症を合併することが多い．

■ 症状

主な症状は難聴で，補聴がされていない両側性では言語発達遅滞が生じることがある．小耳症を合併している場合には審美的な問題に対する訴えがある．また，外表の先天異常であるため心理的な負担から生じる症状が現れることがある．骨導補聴器装用をしている場合は圧迫痛や不快感が生じる．症候群性では聴器以外の先天異常による症状が出現する．

■ 検査法と所見の把握および鑑別診断

外耳道閉鎖症（狭義）では視診で外耳道入口部を認めないことが多いが，入口部が存在する場合には狭窄症との鑑別のため耳鏡検査で外耳道が盲端であるか否かを確認する．狭窄症では平坦な鼓膜にツチ骨柄の形態異常を認める．鑑別に側頭骨CTが役立つことがある（図1）．狭窄症で耳垢が除去できなければ，いずれの検査においても狭窄症か閉鎖症かの鑑別は難しい．聴力検査では気導骨導差が40～60 dB程度の難聴を生じる．内耳の形態異常があれば，骨導低下を加えた混合性難聴を生じる．言語発達遅延を防ぐために見かけ上は片側性の場合でも他側の聴力が正常か否かを早期に調べる．

先天性外耳道閉鎖症に対する手術適応の基準として側頭骨CTから外耳，中耳の構成要素をスコア化するJahrsdoeferのgrading systemは名高いが，これに従うと非症候群性例では大多数が手術適応となり，術後成績を反映しているとはいえない．

先天性外耳道閉鎖症に先天性真珠腫や狭窄症の場合には後天性真珠腫が合併しやすいので，側頭骨CTで真珠腫を疑う所見すなわち骨破壊や鼓室腔内に孤立した軟部陰影の存在を確認する．

症候群性の可能性を小児科などと連携して診断にあたる．

治療方針

■ 保存的治療

外耳道造設術を予定するか否かにかかわらず，言語発達のため両側性の難聴があれば骨導補聴器を用いて聴覚代償をはかる．片側性

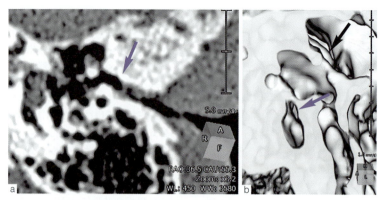

図1　左先天性外耳道狭窄症の側頭骨 CT 画像
a：多断面再構築像〔任意断面表示，multiplanar reconstruction（MPR）像〕，
b：3 次元再構築像．色矢印：外耳道，黒矢印：キヌタ骨．
耳鏡検査では外耳道が狭く鼓膜が確認しにくいが，外耳道が鼓膜まで存在している．

の場合にはさまざまな合併症が生じる危険のある外耳道造設術（長期の聴力予後が悪く，術中および術後合併症が生じやすい）を施行しないのも重要な選択肢の1つである．

■ 手術的治療

小耳症の合併によって手術時期が異なる．小耳症がある場合には，形成外科医と緊密に連携して手術スケジュールを決定する．外耳道造設術を耳介形成の後に施行するのが一般的であるが，並行して行う施設がある．外耳道造設術以外の選択として半埋込型骨導補聴器（Baha®）や人工中耳（Vibrant Soundbridge®）がある．外耳道造設術は上鼓室経由で鼓室へアプローチし，外耳道を正常に近い位置に形成する anterior 法と乳突洞経由で鼓室に到達する trans-mastoid 法がある．欧米では，外耳道造設術の長期聴力成績が不良のため，人工中耳が主流になりつつある．詳細は「人工中耳」の項（→ 623 頁）を参照．

■ 合併症

外耳道造設術の術中合併症として，顔面神経麻痺や内耳損傷がある．顔面神経走行異常を随伴することがあるが，ナビゲーションシステムや顔面神経のモニタリングの導入で合併症の危険は少なくなった．術後合併症としては，形成鼓膜の浅在化による聴力低下，形成外耳道の狭窄や肉芽形成による耳漏が挙げられる．

■ 予後

外耳道閉鎖症に対する外耳道造設術の予後は，上記のように聴力改善および合併症の面から優れているとはいえないのが現状である．外耳道狭窄症に対しては，手術による聴力改善や後天性真珠腫の予防などの効果が期待できる．

■ 患者説明のポイント

☆先天性外耳道閉鎖症では，患者が幼少のために保護者に対して説明を行うことになる．対側の聴力が良好な場合には，外耳道造設術の術後経過が必ずしも良好とはいえないため患者自身が手術の判断を下せる年齢になってから適応を決定するのも1つの考え方である．

☆外耳道閉鎖症では，一側性の場合には必ずしも手術適応とならないこと，外耳道造設術の術中合併症として，顔面神経麻痺や内耳障害，術後聴力成績，特に長期聴力成績が不良であること，造設外耳道の狭窄化や形成鼓膜の浅在化，耳漏などの術後合併症が起こることを説明する．外耳道造設術以外の外科的選択として Vibrant Soundbridge® 埋込術では

形態異常のある側頭骨を正円窓窩まで削開する必要があるため，顔面神経麻痺などの合併症が起こりうる難易度の高い手術であること，Baha®植込術では手術難易度は高くないが，審美的な問題，術後のケアの必要性，感染などによるインプラント脱落例があることを説明する．

トピックス

医療画像処理システムの導入により，診療末端での3次元再構築像を含めた任意の画像を作成することで，顔面神経など中耳および外耳の構造物を術前および術中に詳細に観察することが可能になった(図1)．先天性外耳道閉鎖症における手術適応の決定や術中合併症を避けるために医療画像処理システムの有用性は高い．

外耳道閉鎖症にBaha®やVibrant Soundbridge®の使用が本邦でも可能になった．Baha®植込術には年齢などの制限があるが，Vibrant Soundbridge®埋込術は早期から実施でき，審美的な問題や術後の継続的なケアの必要性が少なく，今後の外耳道閉鎖症の治療の中心をなすものと考えられる．

6. 耳垢栓塞，外耳道異物

impacted cerumen,
foreign body in the external auditory canal

平海晴一　岩手医科大学・准教授

■ 病態・病因

耳垢栓塞は耳垢が外耳道に充満し，自然には排泄されなくなった状態である．病因としては耳垢の質や不適切な耳掃除などがある．外耳道異物には昆虫など有生異物が入り込む場合，小児などが故意に入れてしまう場合，毛髪やピアスなどが偶然入り込んでしまう場合がある．

■ 症状

耳垢栓塞の主な症状は耳閉感と難聴であるが，無症状のことも多い．難聴をきたしても，高齢者や補聴器装用者，知的障害者では感音難聴などと判断されて受診しない場合もある．入浴や水泳で耳垢栓が水分を吸収して膨大すると，急激な難聴・疼痛をきたす．

外耳道異物は，有生異物では動くことで耳鳴や疼痛をきたす．非有生異物でも耳介を触ったり顎を動かした際にガサガサと音がすることがある．本人の申告がない場合，感染や炎症をきたして初めて受診することもある．

■ 検査法と所見の把握

大部分は耳内所見で診断がつく．耳垢栓や異物の位置・性状に加え，外耳道の状態や角度，鼓膜の深さを可能な限り把握する．耳垢栓が骨に食い込んでいる場合は閉塞性角化症の，外耳道異物で高度難聴や内耳症状を訴える場合は中耳外傷，外リンパ瘻の合併を疑う．

治療方針

■ 保存的治療

耳垢栓塞・外耳道異物ともに除去が必要である．除去の際には患者が急に動く可能性を念頭におく．安静が保てない場合は全身麻酔が必要となる．耳垢栓塞は耳用鑷子，耳小骨鉗子，異物鉤，吸引管などで少しずつ動かしながら除去する．疼痛が強い場合は点耳や洗浄で柔らかくしてから除去する．診察ユニットで処置する場合はスプレーも有効である．洗浄する場合，高圧洗浄は避ける．異物鉤を使う場合，耳垢栓が陥頓して抜けなくなる可能性を考慮して浅めに挿入する．

外耳道異物も大部分は鉗子や吸引管で摘出できる．動きまわる昆虫などはキシロカインスプレーで殺虫してもよいが，鼓膜穿孔がある場合はめまいを生じることがある．BB弾など球形の異物では異物鉤を最大径の部分より深く挿入し鉤の先端で転がしながら摘出する．鼓膜に強く癒着している異物は腐食性のないものに限り，自然排泄を期待してしばらく経過観察してもよい．

■ 手術的治療

合併症がなければ手術的治療を要することはまれである．接着剤やイヤーモールド用印象材などが骨部外耳道で固まった場合，手術的治療を要することがある．

■ 合併症

高齢者の耳垢栓塞は閉塞性角化症になっている例も多い．外耳道異物は外耳道や鼓膜の損傷を伴っていることもある．いずれも陳旧例では感染や炎症を合併してくる．また，治療の合併症としても外耳道や鼓膜を損傷することがある．異物などを押し込んでしまうと，中耳外傷や外リンパ瘻などをきたす可能性がある．

■ 予後

炎症があれば処置後に外耳道炎として治療する．耳垢栓塞は耳垢の質や耳掃除の仕方によって反復する例がある．

■ 患者説明のポイント

☆患者は耳垢がたまっている「だけ」，耳に物が入った「だけ」，と安易に解釈しやすい．放置すると感染や骨破壊をきたすため除去が必要であることを説明する．処置に伴う疼痛や外耳道損傷は避けられない場合があること，鼓膜損傷の可能性があること，場合によっては全身麻酔を要することも説明しておく．

☆耳垢栓塞は綿棒で耳垢を押し込んでいることが一因となる．耳垢を押し込まないようにすること，耳垢の質により個人差はあるものの頻回の耳掃除はよくないことを指導する．

7. サーファーズイヤ
surfer's ear

中西　悠　耳鼻咽喉科サージクリニック 老木医院
［大阪府］

■ 病態・病因

サーファーズイヤ（正式には外耳道外骨腫；exostoses of external auditory canal：以下，外骨腫）は，骨部外耳道に長期間反復して冷水，冷風刺激が加わることにより，骨増殖性隆起が生じた状態を指す（図1）．サーファーに好発するため1977年にSeftelによって命名された．

■ 頻度・好発年齢・性差

サーファーのほか，カヤックなどマリンスポーツ愛好家，ダイバーに多い．治療を要する状態に至るまでには長期間かかるので，高度狭窄例は40歳代以上に多い．サーフィン経験年数や頻度が多い人ほど，また水温の低い地域ほど病変が形成されやすい．高度狭窄例は男性に多い．

■ 症状

初期は症状に乏しい．中等度以上の外耳道狭窄になると，水が抜けにくい，耳痛，耳閉鎖感，難聴，耳鳴，痒みなどの症状を呈する．外耳道がわずかに開存していれば難聴は生じないが，外耳道炎や耳垢によって閉塞されると，急激な伝音難聴を生じる．

■ 検査法と所見の把握

外耳道の視診により，病変の形態を評価する．両側性，多発性であることが特徴的である．外耳道の上方，前方に基部をもつことが多く，形態は有茎性～広基性までさまざまである．外耳道外側の病変の深部に隠れるように別の隆起が存在することがあり，側頭骨CTによる評価が有用である．

■ 鑑別診断

良性疾患では色素性母斑，骨腫，軟骨腫，乳頭腫，線維性骨異形成症など．悪性疾患では外耳道癌，耳下腺癌の外耳道進展例など．

治療方針

■ 保存的治療

外耳道炎を生じた場合は「耳癤，外耳道炎」の項（➡151頁）の治療に準じる．

■ 手術的治療

外耳道炎を反復する，耳垢が貯留し難聴を

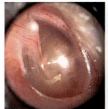
正常耳

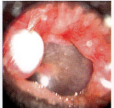
軽度：外耳道の1/3未満の狭窄

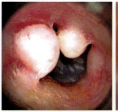
中等度：外耳道の1/3～2/3の狭窄

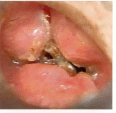
高度：外耳道の2/3以上の狭窄

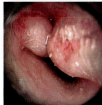
前方と上方から隆起したタイプ

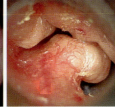
後方からも隆起したタイプ

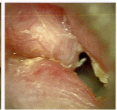
術前 44歳，男性
サーフィン歴24年

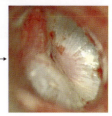
術後
（耳内切開）

図1　典型例（すべて右耳）

生じるなどの症状を伴う場合，手術適応となる．手術は耳内切開，耳後切開のいずれでも可能である．外耳道皮膚の温存に努め，骨病変をノミやバーで除去する．耳内切開では，外耳道入口部狭窄例や外耳道弯曲の強い例では難易度が高くなる．皮膚欠損を最小限にとどめれば，術後2～4週で上皮化が完了する．上皮化完了までサーフィンは控えさせる．

■ 合併症

鼓膜穿孔，強大音による感音難聴，めまい，ドリリングによる熱変性に起因する顔面神経麻痺，顎関節嚢損傷，術後感染，上皮化の遷延など．

■ 予後と患者説明のポイント

☆高度の外耳道狭窄に至らない限り治療を要しないので，予防が重要である．
☆ウエットスーツが必要となるような気温，水温環境では予防のため（術後再発予防にも）耳栓使用が望ましい．

8. 外耳道骨腫

osteoma of external auditory canal

山本典生　京都大学・准教授

■ 病態・病因

外耳道骨腫は外耳道に生じるまれな良性腫瘍である．骨腫は頭蓋顔面骨に生じることの多い骨原性腫瘍で緻密骨にも海綿骨にも生じうる．頭蓋顔面骨内では副鼻腔に最も多く，そのほかに眼窩，側頭骨，翼状突起，外耳道に生じる．外耳道骨腫は通常は一側のみに生じる単発の腫瘤で有茎性であり，鼓室乳突縫合あるいは鼓室鱗縫合に生じることが多いとされている．症状がなく患者が受診しないことも多いと予想されるのでその発生頻度は正確にはわかっていないが，手術的治療が行われる症例数は耳科手術の0.05％程度で，本疾患との鑑別に挙げられる外耳道外骨腫の1/5～1/20程度である．

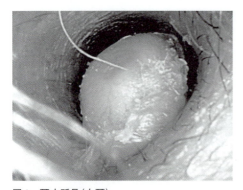

図1　耳内所見（右耳）
外耳道下壁から突出する腫瘍を認める.

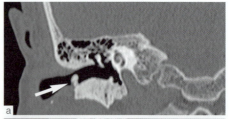
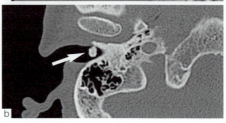

図2　CT画像
a：冠状断, b：軸位断. 有茎性の骨腫を前下壁に認める（矢印）.

■ 症状

大きさが小さければ無症状であるが，外耳道を閉塞する大きさであれば伝音難聴，外耳炎，耳垢の貯留などの症状をきたす．これらの症状が増悪して外耳道真珠腫を合併する状態になることもある．また，耳内の腫瘤を主訴に来院することも多い．

■ 検査方法と所見の把握

耳内の視診により外耳道内に骨性の腫瘤を認めた場合は本疾患を疑う（図1）．CTにて有茎性の骨性腫瘤の有無を確認する（図2）．また，骨腫よりも内側に存在する軟部組織陰影による骨破壊などがないかもCT画像を用いて確認する．難聴を訴える場合は純音聴力検査を行う．

■ 鑑別診断

本疾患と類似する疾患として外耳道外骨腫が挙げられる．両側性に多発する広基性の骨性隆起を認める点が臨床的な本疾患との相違点である．

海綿状の外耳道骨腫の場合は，軟組織の成分が多いため，画像上骨肉腫や巨細胞腫などとの鑑別が必要となる．

治療方針

■ 手術的治療

伝音難聴や耳漏などの症状がある場合は手術的治療が必要となる．大きなものでは耳後切開，小さなものでは耳内からのアプローチで手術を行い，外耳道皮膚をできるだけ保存して剝離したうえで，腫瘤部分をバーなどで削開する．

■ 合併症

手術の合併症として，術後外耳道狭窄，鼓膜穿孔，顔面神経損傷，顎関節の損傷などが挙げられる．外耳道狭窄を避けるためには外耳道皮膚の温存が肝要である．顔面神経損傷を避けるため，鼓膜輪を越えて外耳道後壁を削開しないよう留意する．

■ 予後

手術を適切に行えば予後は良好である．

■ 患者説明のポイント

☆手術的治療は症状のある場合あるいは症状を起こす可能性がある場合に行う．

9. 先天性耳瘻孔，耳介奇形
congenital aural fistel, auricular deformity

枝松秀雄　東邦大学・前教授

I．先天性耳瘻孔

■ 病態・病因
① 頻度
本邦では1〜14％にみられる．有色人種にやや多く，白色人種には少ないとされる．

② 部位
一側または両側の耳輪脚前上縁に瘻孔が開口する．明らかな左右差や性差はない．瘻管は皮下直下を前下方に向かい進み，単一または分岐し，耳介軟骨膜に達し盲端に終わる．

③ 病因
外耳の発生は胎生4週頃に第1鰓弓と第2鰓弓から各3個の耳介結節が癒合し形成される．耳瘻孔は結節の融合不全により生じる．

④ 症状
瘻孔自体が存在しても無症状で経過する例も多い．瘻管内腔に上皮分泌物が蓄積し感染すると，膿瘍が皮下に貯留し痛みが生じる．保存的治療で改善しても感染再発を繰り返し，皮膚に紅色の色素沈着が残り開口部に肉芽が生じる．

■ 検査法と所見の把握
耳前部の視診と触診で耳瘻孔の診断は容易である．感染例の手術時には皮下病変の広がりを涙管ブジーの挿入範囲と管腔内をピオクタニン染色して皮膚の濃染を確認する．

治療方針

■ 保存的治療
初回感染例で膿瘍形成がまだ生じていない場合には，抗菌薬の内服でコントロール可能である．膿瘍が形成され皮膚の腫脹が強い場合には小切開で排膿する．

■ 手術的治療
① 適応
瘻孔に感染を繰り返す症例が手術適応となる．

② 術式
手術開始時にピオクタニンを少量注入し皮下病変の範囲を確認する．皮膚切開は瘻孔部位を含めやや広めに紡錘状切開を行う．瘻管を中途で切断しないようにブジーを挿入しておき，皮下病変を肉芽や瘢痕部を含め軟骨膜まで清掃する．感染病変の手術になるため再発や術後の皮膚色素沈着などに注意する．

■ 予後
手術時に瘻管の確認が困難で遺残した場合には再発する．皮膚切開を大きめに行い皮下病変を広く切除すれば再発は少なくなるが，顔面神経の分枝損傷による閉眼が弱くなる，閉鎖部の瘢痕などの問題が生じる．

■ 患者説明のポイント
☆若い女性など美容的に瘻孔切除を希望する際には，耳瘻孔が存在しても無症状で経過する場合が多いことを第一に説明する．手術適応は感染を繰り返し，急性期に切開排膿を受け，瘻孔から分泌物が持続する場合である．
☆切除範囲の術前の説明は重要で，瘻孔を含め皮下の組織と軟骨の一部も除去することを確認する．再発例の存在や感染例での上皮治癒の遅れなどの可能性も十分に説明する．

II．耳介奇形

■ 病態・病因
① 頻度
本邦では，頻度の多い副耳は約1.5％，小耳症は5,000人に1人程度で，性差では男性に，患側では右耳に多く，両側性は8％と少ないと報告されている．

② 形態
奇形の形態と程度により，奇形が強く外耳道閉鎖を伴うことのある小耳症や無耳症か

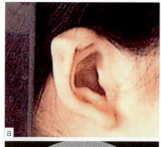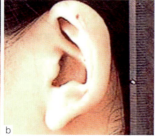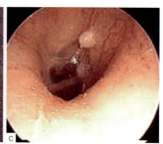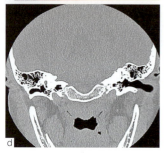

図1 中耳奇形を合併した耳介奇形
a：右袋耳・小耳症，b：左正常耳介，c：右鼓膜・耳小骨奇形による伝音難聴，d：冠状断CT画像では右外耳道狭小．

ら，耳介の軽度変形のみで難聴を伴わない聳耳症，埋没耳（袋耳），カップ状耳，副耳，耳垂裂などがある．

③ 病因

耳介の発生は，胎生4週に第1鰓弓と第2鰓弓から生じる6個の耳介結節が癒合し外耳孔を取り囲む高まりとなる．外耳道は胎生7週から形成が始まる．耳介奇形はこの発生過程の形成不全による．

■ 検査法と所見の把握

耳介奇形の症例では，外耳の観察に加えて外耳道閉鎖の有無や顔面奇形の合併を視診で確認する．聴力検査と側頭骨や顔面のCTとMRIなどの画像検査は必須である（図1）．

小耳症や無耳症は，1型（耳介の構造がかなり識別できる），2型（耳甲介の一部が残存），3型（甲介の欠損），4型（耳垂のみ残存），4型（無耳）などの荻野分類がある．

治療方針

■ 保存的治療

乳児や小児の埋没耳や袋耳では，splintな

どの矯正器具を使用し非観血的治療を試みてから手術治療を検討する．両側性の外耳道閉鎖（鎖耳）の場合には，言語聴覚機能のために出生後できるだけ早期に内耳機能の残存を画像検査と聴覚電気生理学的検査で確認し，生後半年までに骨導補聴器の使用を開始する．

■ 手術的治療

① 適応

耳介奇形に対する整容手術と，難聴合併時の聴力改善手術の2つに分類される．

② 術式

副耳では，小さい例では皮膚の腫脹部を単純切除し，基部に軟骨があれば含めて切除する．

小耳症に外耳道閉鎖を合併した場合には，肋軟骨による耳介埋め込み，形成耳介の挙上，外耳道の形成手術の3段階の手術が必要となる．耳介形成の時期は，6歳以降であれば必要となる量の肋軟骨の採取が可能である．外耳道形成はその後に予定されることが多い．手術前後の側頭骨の3次元画像は，手術適応の決定と術後の形態評価に重要である．聴力改善のためには中耳と内耳の形態が

正常であることが望ましい．

■ 予後

 軽度の耳介奇形の手術効果は良好である．小耳症や鎖耳では，外耳道の形態を広くし鼓膜面から離れた lateral healing にならないように注意する必要がある．また埋め込み肋軟骨手術では，術後感染を防止し生着できるように慎重に対応しなければならない．

■ 患者説明のポイント

☆副耳や埋没耳などの軽度奇形での整容的修復手術は比較的容易である．小耳症や鎖耳などの高度奇形での美容的整復は難しく，段階手術を形成外科と共同で行うのが望ましい．外耳道形成手術による聴力回復は中耳・内耳機能の残存が前提であるが，術後に補聴器使用が必要となることも多い．

10. 外耳道真菌症
otomycosis

三浦　誠　日本赤十字社和歌山医療センター・部長

■ 病態・病因

 外耳道の皮膚真菌症であり，真菌が皮膚内に留まる表在性真菌症と皮下組織に広がる深在性真菌症がある．耳かき癖やイヤホン・補聴器装用による微小な外傷が誘因になることが多いが，慢性化膿性中耳炎や中耳手術後に続発する場合もある．糖尿病や腎不全などの免疫不全，ステロイド長期服用者はハイリスク群となるほか，長期間のステロイド・抗菌薬点耳薬使用者も注意が必要である．小児には少なく，性別では女性に多いとされる．アスペルギルス属やカンジダ属が代表的な原因真菌となる．

■ 症状

 瘙痒感，耳漏が主体である．耳垢様落屑物が堆積すると耳閉感や伝音難聴をきたす．深

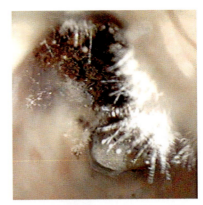

図1　右外耳道真菌症（アスペルギルス属）

在性となり皮下に肉芽形成などが起こると耳痛が生じやすくなる．

■ 検査法と所見の把握

 顕微鏡下に外耳道内を観察すると，頻度の高いアスペルギルス属では白色や黒色の分生子頭が観察されるため，診断が比較的容易である（図1）．カンジダ属では分生子頭を形成せず，細菌感染との混合感染も多いため，検鏡検査や真菌培養検査が必要になる．

■ 鑑別診断

 細菌感染による外耳道炎との鑑別が重要であるが，深在性真菌症で肉芽形成を伴う場合，外耳道真珠腫・悪性外耳道炎・外耳道癌などとの鑑別も必要になる．

治療方針

■ 保存的治療

 外耳道を顕微鏡下に観察し，皮膚を傷つけないように真菌や落屑物を丁寧に除去，清拭することが基本である．その後，抗真菌薬クリーム塗布やブロー液（13％酢酸アルミニウム溶液）塗布または耳浴を行う．外耳道真菌症に保険適用のある点耳薬はないが，下記処方が行われることがある．鼓膜穿孔がある症例では上述の耳浴・点耳は注意が必要である．

【処方例】

エンペシド外用液（1%）　1回2〜3滴　1日2回　点耳　保外　用法

難治性深在性真菌症の場合に限り，抗真菌薬全身投与が考慮される．

【処方例】　アスペルギルス属の場合1）を，カンジダ属の場合2）を投与する．

1）イトラコナゾール錠（200 mg）　1回1錠　　1日1回　朝食直後   2）ジフルカンカプセル（100 mg）　1回2〜4カプセル　1日1回　朝食後

■ 手術的治療

鼓膜穿孔を伴う慢性中耳炎に続発する場合は中耳炎に対する鼓室形成術などが必要になる場合がある．

■ 合併症

重篤なものはないが，難治な場合が多い．

■ 予後

一時的に寛解しても再発率が高い．

■ 患者説明のポイント

☆耳かき癖やイヤホン長期使用が原因の場合は頻度を下げるように指導する．
☆再発しやすい疾患であることも説明する．

11. 鼓膜炎

myringitis

蓑田涼生　みのだ耳鼻咽喉科クリニック・院長
　　　　　　［熊本県］

■ 病態・病因

鼓膜に炎症性病変をきたす疾患であり鼓膜単独に病変をきたすことも多いが，中耳，外耳の炎症性病変が関連して起こることもある．急性鼓膜炎は水疱性鼓膜炎と出血性鼓膜炎に分類される．急性鼓膜炎の病因はいまだ不明であるが，水疱形成には中耳の強い炎症が関連していることが示唆されており，急性中耳炎罹患患者の1〜16%が水疱性鼓膜炎を有すると報告されている．慢性鼓膜炎は鼓膜表面に肉芽増生をきたす肉芽性鼓膜炎と肉芽を伴わないびらん性鼓膜炎に分けられる．慢性鼓膜炎の病態形成には鼓膜上皮層の遊走能の障害，糖尿病，水泳が関連していると示唆されるが詳細な病因は不明である．耳鼻咽喉科受診患者の0.3〜0.4%にみられると報告されている．

■ 症状

急性鼓膜炎においては耳痛，発熱，鼻炎，咳などがみられ，水疱性鼓膜炎においては感音難聴をきたすことがある．慢性鼓膜炎においては耳漏，耳閉感，瘙痒感を認める．

■ 検査法と所見の把握

急性鼓膜炎についてはその特徴的な所見より診断は容易である．慢性鼓膜炎については，顕微鏡下に鼓膜表面を清掃後，肉芽の局在，鼓膜穿孔・陥凹の有無について注意深く観察し，細菌検査も行う．中耳病変の存在が疑われる場合にはCT，MRI検査を行う．

■ 鑑別診断

水疱性鼓膜炎においては，ハント症候群による水疱との鑑別に留意する．
慢性鼓膜炎において肉芽増生が強い場合には，真珠腫性中耳炎，慢性中耳炎との鑑別が困難なことがある．

治療方針

■ 保存的治療

急性鼓膜炎の病因は不明であるが上気道感染，急性中耳炎に伴い発症することが多いため，抗菌薬投与を1週間〜10日間行う．慢性鼓膜炎に対しては，顕微鏡下に局所の清掃を行う．肉芽を認める場合には除去を行うが，肉芽の基部が不明の場合には不用意に肉芽の除去は行わない．

① 急性鼓膜炎に対して
【処方例】

適切な抗菌薬の内服とタリビッド点耳，鎮痛薬投与を行う

② 慢性鼓膜炎に対して
【処方例】

適切な抗菌薬の内服とタリビッド点耳，鎮痛薬投与を行う

慢性鼓膜炎において薬物治療を行っても炎症所見が遷延する場合には，局所治療も併用する．

【処方例】 下記を併用する．

1) 生理食塩液による連日の耳洗浄
2) CO_2 レーザーによる蒸散

鼓膜穿孔がない場合は下記を用いる．
【処方例】

ブロー液（13% 酢酸アルミニウム） 10 分間点耳浴または綿球に浸して 15 分間留置，清掃後アスタット軟膏を塗布　週 1 回　院内製剤

■ 合併症
　水疱性鼓膜炎においてみられる感音難聴の予後は概して良好である．また難聴に対するステロイド治療効果のエビデンスはない．
■ 予後
　水疱性鼓膜炎患者の 25% は再発する．慢性鼓膜炎は，治療にもかかわらず治癒が遷延，反復することがある．
■ 患者説明のポイント
☆慢性鼓膜炎においては，自らの手による耳掃除は病変の増悪を招く可能性があるためしないこと，また，治療終了まで根気強い通院加療が必要な場合もあることを説明する．

12. 外耳道真珠腫，閉塞性角化症

external auditory canal cholesteatoma, keratosis obturans

金丸眞一　　北野病院・部長［大阪府］

■ 病態・病因
① 外耳道真珠腫
　重層角化扁平上皮からなる皮膚の上皮組織が，耳かきや外傷など何らかの原因で，本来上皮組織が存在しない間質組織や骨などに入り込み，これが増殖し角化上皮剥屑物が蓄積したもの．進行すると外耳道に充満し，外耳道および周囲の骨融解・組織破壊を伴う（図1）．鼓膜から外耳道入口への皮膚の移動である自浄機能（migration）の低下が原因という説もあるが，詳細は不明．
② 閉塞性角化症
　外耳道表皮から剥脱した剥屑物が異常に蓄積し，外耳道を閉塞する疾患で，蓄積した角化物により外耳道が拡大されることがある（図2）．migration の低下や副鼻腔炎や気管支拡張症を合併することが多いので，気管支拡張症による迷走神経刺激が耳垢分泌を亢進させ，表皮角化が亢進するというメカニズムも考えられている．
■ 症状
　両疾患ともに痒みや痛みが生じる．進行すると耳閉塞感，難聴のほか，真珠腫では感染による耳漏や出血，さらに開口障害，顔面神経麻痺，めまいなどを伴うことがある．
■ 検査法と所見の把握
　顕微鏡やファイバースコープなどによる観察で診断は容易．CT では，外耳道に充満する軟部組織陰影や外耳道骨表面の不整な像が見られることが多い．
■ 診断と鑑別診断
　真珠腫は周囲の骨破壊（下壁・後壁が多い）を伴い，外耳道外にも進展する．また，鑑別診断として外耳道癌がある．

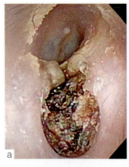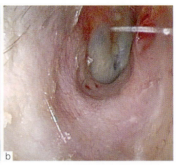

図1 外耳道真珠腫
a：外耳道下壁に骨破壊を伴う角化上皮剥屑物（真珠腫）を認める．
b：外耳道真珠腫除去，外耳道再生術後1年．正常な外耳道の再生が確認できる．

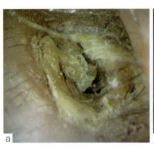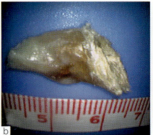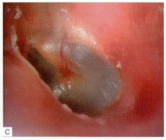

図2 閉塞性角化症
a：外耳道に充満する角化上皮剥屑物．b：摘除した角化上皮剥屑物．c：角化上皮剥屑物摘除後の外耳道と鼓膜．

治療方針

■ 保存的治療
両疾患とも定期的に堆積した表皮角化物の除去，ステロイド・抗菌薬軟膏などの塗布．

■ 手術的治療
真珠腫に対しては，真珠腫の除去，骨面の平坦化に続き，軟部組織移植による骨面の被覆などを行う．真珠腫進展の程度により乳突削開が必要なこともある．閉塞性角化症では通常，手術は必要ない．

■ 合併症
外耳道真菌症や外耳炎も合併しうる．

■ 予後
閉塞性角化症は難治性で，真珠腫は確実な除去により治癒するが再発がしばしばある．

■ 患者説明のポイント
☆定期的診察・処置が必要で，再発の場合も早期の処置が重要であることを説明する．

トピックス
組織工学的外耳道再生療法は，自浄機能の再生も可能な治療法である．

13. 悪性外耳道炎
malignant external otitis

萩森伸一　大阪医科大学・専門教授

■ 病態・病因
　悪性外耳道炎は主に緑膿菌によって生じる難治性の外耳道炎である．外耳道炎による炎症が周囲の軟骨や骨に拡大し，難治化する．浸潤性骨破壊を伴う，あるいは頭蓋底に沿って進展し頭蓋底骨髄炎を併発した例では顔面神経麻痺や下位脳神経障害，S状静脈洞血栓症などを合併し，予後不良となることがある．患者側の要因として高齢，糖尿病，慢性腎不全，悪性腫瘍などの基礎疾患に伴う免疫低下がある．特に糖尿病の合併は約8割と高率である．

■ 症状
　強い耳痛や頭痛，耳漏を訴える．頭蓋底骨髄炎の合併時は顔面神経麻痺や下位脳神経障害に伴う嚥下困難や嗄声，構音障害をきたす．

■ 検査法と所見の把握
　耳鏡検査では外耳道に高度の発赤・腫脹や肉芽と耳漏を認めることが多い（図1）．血液検査では炎症反応の上昇とともにコントロール不良な糖尿病の合併を高率に認める．微生物学的検査では緑膿菌が起炎菌として最多であるが，そのほかにアスペルギルスなどの真菌やMRSAが検出されることもある．CTでは外耳道軟部陰影の肥厚がみられるが，頭蓋底骨髄炎へと進行すると骨部外耳道にとどまらず錐体尖部や斜台に及ぶ骨吸収・骨破壊および膿瘍形成がみられ（図2），MRIでも頭蓋底に膿瘍形成が認められる（図3）．

■ 鑑別診断
　聴器癌，外耳道真珠腫，真珠腫性中耳炎，結核性中耳炎，好酸球性中耳炎，ANCA関連血管炎性中耳炎など，難治性外耳炎・中耳炎をきたす疾患との鑑別を要する．

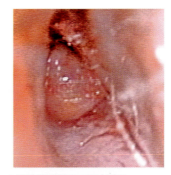

図1　左悪性外耳道炎の耳内所見
外耳道皮膚の腫脹と肉芽を認める．

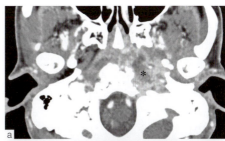

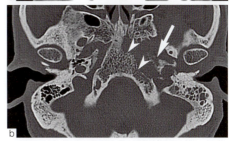

図2　左悪性外耳道炎のCT画像
a：造影CT．周囲に造影を伴う膿瘍形成（＊）を認める．
b：骨ターゲット．錐体尖（矢印）と斜台（矢頭）に骨破壊を認める．

治療指針

　標準化された治療は確立されていない．抗菌薬投与を基本に，必要に応じて手術治療が行われるのが現状である．

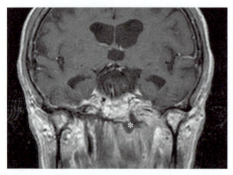

図3 左悪性外耳道炎のMRI（T1強調）
頭蓋底に膿瘍形成（＊）を認める．

■ 保存的治療

原因菌に対する抗菌薬投与と免疫低下を招いた疾患への治療が必要である．緑膿菌に対してペニシリン系〔ピペラシン（PIPC），タゾバクタム・ピペラシン（TAZ/PIPC）〕，セフェム系〔セフタジジム（CAZ），セフェピム（CFPM），セフトリアキソン（CTRX）〕，ペネム系〔メロペネム（MEPM）〕，ニューキノロン系〔レボフロキサシン（LVFX），シプロフロキサシン（CPFX），シタフロキサシン（STFX）〕などを多剤併用して治療することが多い．その際，感受性のある薬剤を選択することが肝要である．短期間の投与ではしばしば再発し，また耐性菌出現の可能性が高まるので，病状安定後もニューキノロン系抗菌薬の内服治療は少なくとも2か月，6か月～1年までを目安に行う．また高圧酸素療法も併用されることがある．

糖尿病合併例では血糖コントロールが特に重要である．内科と連携をはかり厳重な治療を開始・継続する．

■ 手術的治療

原因菌が未同定である例や頭蓋底に膿瘍を形成した例では，確定診断や膿瘍のドレナージ目的で手術的治療を行うことがある．壊死した組織や骨を可能な範囲で切除・削除する．

■ 合併症

頭蓋底骨髄炎や膿瘍が生じると顔面神経麻痺や第Ⅸ～Ⅻ脳神経症状が生じる．S状静脈血栓や髄膜炎，脳膿瘍が生じると重篤化し生命にかかわる．

■ 予後

近年の死亡率は10％ほどでいまだ低いとはいえない．また約10％に再発がみられ，長期にわたる経過の観察を要する．

■ 患者説明のポイント

☆外耳炎が重症化したもので，糖尿病や悪性腫瘍などに伴う免疫低下が関与する．

☆原因菌は緑膿菌やMRSAなどの多剤耐性菌，真菌症などであり，薬物治療に難渋することがある．

☆外耳炎が頭蓋底へ波及すると顔面神経麻痺や構音障害をきたし，また頭蓋内へ進展すると生命予後は不良となる．死亡率は10％と決して低くはない．

☆治療は抗菌薬の長期投与が中心であるが，手術が必要となることもある．

☆短期の抗菌薬投与ではしばしば再発する．長期にわたる抗菌薬治療を要するので，通院を自己中断してはならない．

☆誘因となった糖尿病などの基礎疾患の治療が重要である．

> **トピックス**
>
> 悪性外耳道炎については診断基準や標準治療，フォローアップ期間などいまだ確立したものはない．薬物治療では近年は多剤を併用することが多い．起炎菌は緑膿菌が最多であるが，真菌検出例では重篤化・予後不良が多いとする報告がある．抗菌薬投与の終了は自覚症状や画像診断，血液検査を参考に決定するが，海外ではGaシンチグラムが用いられることも多い．

14. 急性中耳炎
acute otitis media

工藤典代　アリス耳鼻咽喉科・院長［千葉県］

■ 病態・病因
① 感染症としての急性中耳炎

　急性中耳炎は小児，特に乳幼児に多くみられる中耳の感染症である．耳管を通じてウイルスや細菌などの病原体が侵入し，中耳に感染が生じ，炎症をきたした状態が急性中耳炎である．

　急性中耳炎の発症当初はウイルスが検出されることが多く，次第に細菌が検出されるようになり，ウイルスと細菌の混合感染もみられる．鼓膜切開後の中耳貯留液から検出される細菌は，肺炎球菌とインフルエンザ菌が多く2菌種で約80％を占め，2大起炎菌といわれる．以前はこの2菌種はほぼ同程度の検出率であったが，肺炎球菌ワクチンの定期接種化により，最近はインフルエンザ菌の検出率が若干増加してきている．

② 起炎菌の耐性化の現状

　1990年代から，起炎菌である肺炎球菌とインフルエンザ菌にペニシリン耐性菌が増加し，抗菌薬の感受性低下がみられる．

　肺炎球菌はペニシリンGへの感受性から，ペニシリン高度耐性（PRSP），中等度耐性（PISP），感受性肺炎球菌（PSSP）に分けられるが，ペニシリン系薬のみではなく，セフェム系薬や他の系統の抗菌薬に対しても耐性を示すことが治療を難しくしている．

　インフルエンザ菌はアンピシリン（ABPC）に対する感受性とβ-ラクタマーゼ産生の有無により，β-ラクタマーゼ産生ペニシリン耐性（BLPAR），β-ラクタマーゼ非産生ペニシリン耐性（BLNAR），β-ラクタマーゼ産生クラブラン酸耐性（BLPACR）の4種がある．現在はBLNARの増加が顕著であり，ペニシリン感受性インフルエンザ菌は50％程度

表1　急性中耳炎の臨床症状と鼓膜所見

症状
- 耳痛，耳閉感，難聴，耳漏，耳鳴
- 感冒様症状（鼻汁，咳など），発熱
- 乳幼児では機嫌が悪い，泣く，耳をさわる，夜何回も起きる，ぐずる，耳を傾けるなど

鼓膜所見
- 発赤，膨隆，光錐減弱あるいは消失，肥厚，混濁，水疱形成，鼓膜拍動
- 中耳貯留液，耳漏，鼓膜穿孔，中耳粘膜浮腫

となっている．

③ 反復性中耳炎と難治性中耳炎

　急性中耳炎を何度も繰り返す場合を反復性中耳炎，急性中耳炎の治療を行っていても治らない場合，おおむね2週間以上治療を行っても改善しない場合は難治性中耳炎ととらえる．これは「小児急性中耳炎診療ガイドライン」の第3段階でも治癒に至らない場合である．なお，反復性中耳炎は「過去6か月以内に3回以上，12か月以内に4回以上の急性中耳炎の罹患」との定義があるが，難治性中耳炎や遷延性中耳炎の定義は確立していない．

■ 症状

　耳痛，耳閉感，難聴が3大症状であり，時に耳漏をみる．上気道炎の罹患後に発症することが多いため，急性中耳炎発症前に鼻汁，咳など感冒様症状がみられる場合が多い．発熱は微熱程度から38℃台までさまざまである．幼小児は耳症状を訴えられないが，不機嫌，耳をさわる，夜何回も起きる，ぐずるなどして表情やしぐさで具合の悪さを訴えている（表1）．罹患側を上にするように首を傾けている患児もいる．なお，耳漏が生じる際，すなわち鼓膜が自潰する瞬間が最も耳痛が高度であり，耳漏が生じると耳痛は軽減する．

■ 検査法と所見の把握
① 検査について

　起炎菌を同定するために，中耳貯留液あるいは耳漏を細菌検査に提出する．耳漏がみられない場合や鼓膜切開を実施しない場合は，

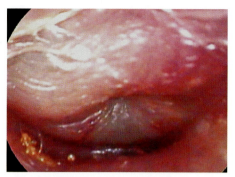

図1 鼓膜所見（電子スコープで撮影）
重症の急性中耳炎の右鼓膜．鼓膜臍部を中心にして全体が高度に膨隆し，発赤も鼓膜全体で高度である．鼓膜は混濁，肥厚し光錐は消失している．

```
┌─────────────────────────────────────┐
│ 臨床症状・鼓膜所見・年齢（2歳未満）スコア合計 │
└─────────────────────────────────────┘
┌─────────────────────────────────────┐
│ 軽症・中等症・重症に分類              │
│ ＊細菌検査を実施・鼻治療を行う        │
│ ＊鼓膜異常所見高度では鼓膜切開        │
└─────────────────────────────────────┘
┌─────────────────────────────────────┐
│ 第1段階                              │
│ ・軽症：抗菌薬非投与で3日間経過観察  │
│ ・中等症：AMPC（高）3日間投与         │
│ ・重症：AMPC（高），CDTR-PI（高），AMPC/CVA │
│   のいずれか3日間投与＋鼓膜切開       │
└─────────────────────────────────────┘
┌─────────────────────────────────────┐
│ 第2段階                              │
│ ・軽症：改善なければAMPC（高）3日間投与 │
│ ・中等症：抗菌薬変更（＋鼓膜切開）    │
│ ・重症：抗菌薬変更＋鼓膜再切開，あるいは │
│   鼓膜切開なしでTFLXかTBPM-PI投与    │
└─────────────────────────────────────┘
```

図2 急性中耳炎の治療の流れ

鼻咽腔の粘液か鼻汁を採取し細菌検査に提出する．ティンパノメトリーは中耳貯留液の有無を推測する機器として信頼性が高いとされている．

② **鼓膜所見の把握**（図1）

鼓膜は手術用（処置用）顕微鏡か内視鏡（硬性鼓膜鏡あるいは軟性内視鏡，電子スコープなど）で観察する．気密式拡大耳鏡も使用しうる．光学機器の使用は，鼓膜に十分な光を当て拡大して観察するためである．

鼓膜の発赤，膨隆，光錐，耳漏がある場合はその量と性状，水疱形成，鼓膜の肥厚や混濁，中耳貯留液などを確認し程度を把握する（表1）．発赤はツチ骨柄のみあるいは鼓膜の一部か，鼓膜全体かをみる．膨隆は部分的か，鼓膜全体かをみる．鼓膜の膨隆は，中耳貯留液の量を示し，高度の膨隆は鼓室に膿汁が緊満状態で貯留していることを示す．耳漏は鼓膜が観察できないほどの量か，鼓膜観察が可能な程度かをみる．耳漏がある場合は鼓膜穿孔も観察できることがある．

■ **鑑別診断**

耳痛を訴える場合に，外耳道炎や外耳道の癤がある．耳介をさわると痛みが増す場合は外耳道疾患と考えられるが，鼓膜観察により，鑑別は可能である．

治療方針

「小児急性中耳炎診療ガイドライン」が2006年に公表されて以降，2009年，2013年と改訂を行っている．最新版は2018年版の予定で，いずれもMindsのWebサイトから検索できる．

■ **診療ガイドラインに沿った治療**
① **抗菌薬治療の基本的事項**

急性中耳炎を臨床症状，鼓膜所見，年齢（24か月未満）をスコアリングし，合計スコアから軽症，中等症，重症の3段階に分け，治療アルゴリズムに従って治療を進める．

第一選択の基本的な抗菌薬はアモキシシリン（AMPC）である．高用量を3日間投与し，3日目か4日目に再診し，改善の有無をみる．改善している場合はそのまま抗菌薬の服用を続けるが，悪化または不変の場合は，抗菌薬を変更，あるいは鼓膜切開を行う．抗菌薬はAMPC高用量のほかに，アモキシシリン・クラブラン酸（AMPC/CVA），セフジトレンピボキシル（CDTR-PI）高用量が選択肢となる．重症の第2段階（あるいは中等症の

第 3 段階) ではトスフロキサシン (TFLX) やテビペネムピボキシル (TBPM-PI) が選択肢となるが，前者は主にインフルエンザ菌に，後者は肺炎球菌の際に使用する．

急性中耳炎治療の流れを図 2 に示す．

② 鼓膜切開

鼓膜異常所見や臨床症状が高度の際に行う．鼓膜切開は短期経過では症状の早期改善が期待できるが，2 週間程度の長期経過をみると鼓膜切開をしない例と変わらないといわれる．

③ 点耳薬

鼓膜穿孔がある場合，点耳により薬液が中耳に達するが，穿孔がない場合には効果はない．また，鼓膜小穿孔では耳珠を軽く抑えるなどして陽圧を加えないと小穿孔から薬液が中耳に達さない．

■ 合併症

最も遭遇する可能性が高いのは急性乳様突起炎である．ほかに S 状静脈洞血栓症，急性錐体尖端炎，顔面神経麻痺，内耳炎などがあり，内耳奇形を伴う場合は髄膜炎を生じる．

■ 予後

通常は 7〜14 日程度で完治するが，中耳貯留液が 2〜3 週間程度残存することがある．治療に抵抗し遷延する難治のハイリスク因子として，低年齢児 (24 か月未満)，集団保育，鼻副鼻腔炎の存在，中耳炎両側罹患，母乳栄養の短期化，家庭内の喫煙などが挙げられている．

また，特殊な免疫不全の状態として，原発性免疫不全症のなかに IgG サブクラスの IgG2 欠乏症 (あるいは低下症，IgG2 が 80 mg/dL 未満) があり，反復性中耳炎をきたすことが知られている．

■ 患者説明のポイント

☆ハイリスク因子の有無で経過が異なる．例えば 2 歳未満児では約 50％ が 3 回以上の通院が必要となるが，2 歳以上では 90％ が 3 回までの通院で治癒する．耳痛や発熱などの症状は治療開始後早期に改善するが，中耳炎症所見はすぐには改善しないため，自己判断で治療を中止しないことが大切であることを伝える．

> **トピックス**
>
> 診療ガイドラインの浸透で抗菌薬治療特に AMPC や CDTR-PI の高用量投与が行われるようになり，入院を要するほどの難治例は減少した．難治例のなかに IgG2 欠乏症の可能性があることに留意する．反復例や遷延例に対するガイドラインは設定されていないが，鼓膜換気チューブ留置などで中耳腔に含気をはかる，漢方薬内服により免疫賦活化をはかるなどの対処法がある．

15. 急性乳様突起炎
acute mastoiditis

小川 洋　福島県立医科大学会津医療センター・教授

■ 病態

進行した急性中耳炎または慢性中耳炎の急性増悪に続発するもので，鼓室内の炎症が乳突洞，乳突蜂巣に波及する炎症性疾患である．炎症の進行により，粘膜壊死，肉芽形成，骨膜炎を生じ，蜂巣隔壁が消失して乳様突起内に膿瘍を形成する．さらに進行すると周囲に炎症が波及し骨膜下膿瘍，皮下膿瘍，頭蓋内合併症を生じる．

■ 好発年齢・頻度

急性中耳炎に続発するものは小児に多い．慢性中耳炎の急性増悪に伴う場合には小児に限らない．米国における多施設共同 223 例の検討では 28％ が 1 歳未満，38％ が 1 歳以上 4 歳未満，21％ が 4 歳以上 8 歳未満であった．

■ 起因菌

肺炎球菌が最も多い．レンサ球菌，黄色ブドウ球菌，インフルエンザ桿菌が続く．慢性中耳炎の急性増悪に伴う場合にはさまざまな

菌が起因菌となる．米国では2000年に小児に対して7価の結合型肺炎球菌ワクチン（7-valent pneumococcal conjugate vaccine：PCV 7）を開始したことで，肺炎と髄膜炎の頻度が減少したが，入院加療を要した急性乳様突起炎の患者数には影響を与えなかったとする報告があり，PCV 7が中耳炎の起因菌となる肺炎球菌のサブタイプをカバーしていなかったためとされている．2010年には急性乳様突起炎の原因となっていた莢膜血清型19 AをカバーするPCV 13の投与が開始されている．本邦ではPCV 7の任意接種が2010年2月に始まり，2013年4月から全額公費負担の定期接種となり11月にはPCV 13に切り替えられている．

本邦において，肺炎球菌ワクチンの普及により肺炎球菌の耐性化率が減少傾向を示し，小児急性中耳炎の難治化の抑制に寄与している印象があるもののペニシリン耐性肺炎球菌（penicillin resistant *Streptococcus pneumoniae*：PRSP）率の高い非ワクチン株の増加が報告されており，ワクチン接種に伴う急性乳様突起炎の減少に関しては今後の評価が必要である．

■ 症状
① 疼痛
　急性中耳炎罹患後に乳様突起部の痛みや頭痛，眼，歯の痛みを訴える．
② 発熱
　特に小児では高熱が持続する．
③ 難聴，めまい
　炎症の波及により伝音難聴から感音難聴を生じる．内耳への炎症の波及はさらにめまいを訴える．
④ 耳漏
　鼓膜に穿孔が生じていれば拍動性の耳漏が確認できる．耳漏が停止したにもかかわらず疼痛が持続する場合には乳様突起内の病変が悪化したことを疑うべきである．
⑤ 耳周囲の変化
　骨膜下膿瘍，皮下膿瘍により耳後部が腫脹すると耳介の位置が変わり耳介聳立（じかいしょうりつ）の状態となる．炎症が乳様突起から下方に進展すると側頸部の腫脹をきたす．この側頸部の腫脹をきたした膿瘍をベツォルト（Bezold）膿瘍という．錐体尖に炎症が波及すると三叉神経症状として眼の奥周囲の神経痛様疼痛，羞明，流涙，上・下顎歯痛，牙関緊張が生じる．外転神経麻痺が生じ複視を訴える．三叉神経痛，外転神経麻痺，中耳炎が存在するものをグラデニーゴ症候群という（図1）．

■ 検査法と所見の把握
　急性中耳炎経過中に持続する発熱の有無を確認する．乳突部の持続痛，圧痛，発赤，腫脹を視診，触診で確認する．外耳道が腫脹して鼓膜が観察できない場合と，鼓膜が観察できる場合，鼓膜穿孔部，あるいは鼓膜切開部から拍動性の排膿を確認できる場合がある．
① 細菌培養検査
　一般細菌検査のほかに抗酸菌に対する培養検査をしておく．
② 画像診断
　単純CTは骨破壊の評価に有用である（図2）．
③ 造影CT
　軟部組織における病変の評価，特に皮下，深部に進展した膿瘍形成の評価に有用である．
④ MRI
　肥厚性硬膜炎の評価，膿瘍形成の評価などに有用である（図3）．

■ 鑑別診断
　耳癤，頸部リンパ節炎，頸部膿瘍などとの鑑別が必要となる．
　真珠腫存在の有無に関して画像検査により十分に評価する必要がある．
　成人例では特に，ANCA関連中耳炎，結核性中耳炎と鑑別が必要である．聴器癌，転移性側頭部腫瘍の存在はまれではあるが念頭におく．糖尿病合併例では悪性外耳道炎に続発する頭蓋底骨髄炎を考慮する．

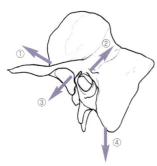 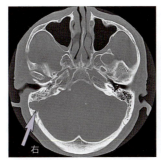 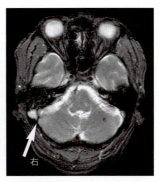

図1 左側頭骨を側面から観察した模式図
矢印①は錐体尖方向，②は外耳道前方から顎関節方向，③は側頭骨外側，④が下方進展への波及を示す．

図2 CT画像
67歳，男性．激しい右側頭部の痛み，耳漏を訴え受診．乳突蜂巣内は軟部組織陰影で充満し，S状静脈洞との境界骨は融解している（矢印）．

図3 図2と同症例のMRI T2強調画像
S状静脈洞との間に境界が認められS状静脈洞に炎症が波及していないことが確認された（矢印）．

治療方針

■ 保存的治療

入院のうえ，抗菌薬の全身投与を行う．
【処方例】 下記1) 2) いずれかを用いる．同定された菌により抗菌薬は適宜変更する．

> 1) ロセフィン注 1回60 mg/kg 1日1回
>   または1回30 mg/kg 1日2回 点滴静注
> 2) メロペン注 1回1g 8時間ごと，小児例1回10〜20 mg/kg 8時間ごと 点滴静注

■ 手術的治療

膿瘍が形成されていれば抗菌薬の全身投与に加え切開排膿が必要である．骨膜切開まで行ってもドレナージが不十分な場合，乳突削開術を考慮する．外耳道からは鼓膜穿孔が容易に閉鎖してドレナージが不十分な場合に鼓膜チューブを留置する．真珠腫の存在が疑われる場合にはすみやかに手術療法を行う．

■ 合併症

急性中耳炎の合併症として急性乳様突起炎が位置づけられている．炎症の波及が周囲に及ぶことで前述したベツォルト膿瘍，グラデニーゴ症候群，頭蓋内合併症を引き起こす．

■ 予後

急性中耳炎に続発した小児例において，内耳炎，髄膜炎に至らない例では予後は良好である．

■ 患者説明のポイント

☆入院加療が必要な病態である．
☆切開・排膿を行ったうえで十分な抗菌薬の投与が必要である．
☆上記の治療に抵抗性である場合，乳突削開が必要である．
☆髄膜炎などの重篤な合併症を引き起こす危険性のある病態である．

16. （急性）錐体炎
acute petrositis

植田広海　愛知医科大学・名誉教授

■ 病態・病因

錐体は，側頭骨岩様部のうち，乳突部を底として前内方に水平に突出する四角錐状の部位で，そのうち蝸牛の骨包を外側として内耳

道よりも前方の部を錐体尖と呼称する．錐体は内耳も含まれるが，ここでは主に錐体尖に炎症が及んだ場合を述べる．錐体尖は内面を外転神経が通る海綿静脈洞が形成し，先端部上面には三叉神経核が接している．側頭骨内の含気蜂巣が発達している例では，乳突蜂巣から連続し錐体尖まで含気蜂巣がみられる．

錐体尖炎は錐体尖部に炎症が起こる病態であるが，小児においてはこの含気蜂巣を通して急性中耳炎からの炎症波及で起こりうる．一方，成人においては含気蜂巣の発育の少ない例でも，真珠腫による骨破壊あるいは慢性中耳炎から錐体骨の骨髄炎を生じての発生例がある．錐体尖部は，コレステリン肉芽腫・先天性真珠腫などの非炎症性疾患もみられるが，炎症が加わり周辺に拡大しない限り無症状である．

■ 症状

炎症に伴う頭痛・発熱に加えて，錐体尖に近接する外転神経や三叉神経の障害により外転神経麻痺（複視）や三叉神経刺激症状（眼球深部や耳内深部の疼痛，羞明，歯痛）を生じうる．原因疾患である中耳炎の症状（耳漏）に加えて上記の外転神経麻痺，三叉神経痛を生じた場合グラデニーゴ症候群と呼称する．抗菌薬の発達した現在，本症の発症はきわめてまれとなったが，なお時々散見され念頭においておくべき疾患である．

■ 検査法と所見の把握

上記の症状を認めたら，錐体尖炎を疑い側頭骨 CT および MRI を施行する．CT では，錐体尖蜂巣の軟部陰影，隔壁の癒合，骨破壊の有無を確認する．MRI は質的診断に有効である．T1 では，錐体尖蜂巣に低～中信号域として，T2 では特に膿瘍で高信号域として認識される．また，造影 MRI では隣接した髄膜の肥厚，硬膜外膿瘍，海綿静脈洞血栓症などの有無を確認できる．

■ 鑑別診断

髄膜炎あるいはコレステリン肉芽腫，先天性真珠腫，粘液囊胞，非対称性錐体尖部骨髄などが錐体尖異常として鑑別されるが，前述の症状と画像で錐体尖部の炎症を疑わせる所見を考慮すれば診断は比較的容易である．

治療方針

■ 保存的治療

急性中耳炎からの波及なら，鼓膜切開と抗菌薬の投与が第一選択となる．細菌性髄膜炎のガイドラインに準じ，カルバペネム系〔メロペネム（MEPM）〕か第 3 世代セフェム系〔セフトリアキソン・セフォタキシム（CTRX/CTX）〕抗菌薬を投与する．

■ 手術的治療

保存的治療が無効あるいは重症例には，乳突削開術を施行し排膿をはかる．抗菌薬との併用により，ほとんどの例で治癒を期待できる．かつては，錐体尖までアプローチする手術法が行われたが，最近では乳突削開し強力な抗菌薬を投与することにより治癒したという報告が多い．ただし，錐体尖炎の原因が真珠腫や他の錐体尖部病変の場合は，消炎後種々の錐体尖アプローチを行い錐体尖部にある病変除去を心がける必要がある．

■ 予後

有効な抗菌薬投与および手術により，大部分の症例は完治が期待できる．ただし，病変が広がると，海綿静脈洞炎から内頸動脈閉塞などの致死的な合併症もきたしうるため細心の治療および観察が必要である．

■ 患者説明のポイント

☆耳疾患からの炎症の波及により，錐体尖に炎症が存在し症状を起こしているため，耳疾患の治療も必要なこと，予後は比較的良好であるが，進展すれば致死的な合併症を起こすこともあり適切な治療および厳重な観察が必要である．

17. 滲出性中耳炎
otitis media with effusion : OME

伊藤真人　自治医科大学・教授

■ 病態・病因
　滲出性中耳炎は"鼓膜に穿孔がなく，中耳腔に貯留液をもたらし難聴の原因となるが，急性炎症症状すなわち耳痛や発熱のない中耳炎"と定義される．しかし小児ではしばしば，鼓膜所見だけでは急性中耳炎との区別が難しいこともあり，発熱，夜泣き，むずかるなど急性症状の有無が鑑別のポイントとなる．さらに，中耳腔に貯留液が観察されなくても，鼓膜の強い内陥や接着・癒着がみられる場合を含んでおり，癒着性中耳炎や鼓膜の接着，鼓膜石灰化や鼓室硬化，真珠腫性中耳炎への移行などの後遺症に進展すると，不可逆的な難聴や耳漏を呈する場合がある．
　小児滲出性中耳炎は周辺器官の炎症病変との関連性のなかでとらえるべき疾患であり，治療の対象には単に中耳の貯留液や鼓膜の病的変化ばかりではなく，周辺器官の病変も含まれる．

■ 症状
　自覚症状は難聴，耳閉感が主体である．約50％は急性中耳炎を契機に発症，もしくはもともとあったものが発見されるが，特に小児においては症状に気づかれずに偶然発見されることも多い．罹患が長期にわたると言語発達や構音に異常をきたすことがある．

■ 検査法と所見の把握
　詳細な問診と，顕微鏡や内視鏡を用いた鼓膜の観察が重要であるが，気密耳鏡検査やティンパノメトリーは，客観的な中耳貯留液の診断に有用である．
　幼小児では聴力検査が施行困難なことも多いが，すべての耳鼻咽喉科専門医に求められていることは，診察時の聴覚印象や言語発達の観察，気密耳鏡検査，ティンパノメトリー，画像検査による側頭骨乳突蜂巣の発育程度の確認などによって，おおよその聴力域値を推定することである．そして，精査が必要な症例を選別して精密聴力検査が可能な施設に紹介することが望まれる．
　一方，成人の場合には病因・病態は大きく異なり，上咽頭癌などの腫瘍病変の初期症状のこともあるので，必ず鼻咽腔ファイバースコープ検査にて上咽頭の状態を確認する．

■ 鑑別診断
　滲出性中耳炎は小児ではしばしば，鼓膜所見だけでは急性中耳炎との区別が難しいこともあり，耳痛や発熱などの急性症状出現後48時間以内に受診した場合には急性中耳炎と診断される．滲出性中耳炎の確定診断において，米国版ガイドラインでは気密耳鏡による中耳貯留液の確認を重視しており，気密耳鏡で診断がつかない場合にはティンパノメトリーを推奨している．
　発症後3週間以上遷延するものが亜急性期，3か月以上遷延するものが慢性滲出性中耳炎であり，滲出性中耳炎として治療の対象となるのは亜急性期以後の症例である．

治療方針

　小児滲出性中耳炎の治療は，中耳貯留液や鼓膜の病的変化そのものへの対応と，周辺器官の病変への対応の両方を行う．さらに，治療の選択にあたっては年齢を考慮する必要があり，2～3歳未満ではしばしば反復する急性中耳炎(otitis prone)の関与が大きいので，この年齢では急性中耳炎としての対応を優先すべきである．鼓膜換気チューブ留置術の適応は慎重に検討すべきであり，単に中耳貯留液を認めるだけではなく，明らかな聴力障害を伴う症例や鼓膜の病的変化の強い症例を鑑別すべきである．さらに，中等度以上の聴力障害を有する場合には，難聴の原因が滲出性中耳炎だけではない可能性を含めて積極的に鑑別を進める．3～9歳では主に中耳貯留液

による難聴を重要視して聴力改善を目的とした治療が求められ，10歳以降は鼓膜の病的変化とそれに続く後遺症としての難治性中耳炎の予防が主な目的になる．

小児滲出性中耳炎は発症から3か月間は経過観察（watchful waiting）が原則となるが，この期間には周辺器官の病変に対する積極的な治療が推奨される．

しかし，当初から鼓膜の病的変化が強く認められるような場合や，難聴の程度が強いとき，すでに言語発達の問題がみられる場合には，より積極的な治療を検討してもよい．

■ 保存的治療

薬物治療ではわが国で保険適用となっているカルボシステイン以外のほとんどの薬物は，小児滲出性中耳炎そのものの治療を目的とした使用は推奨されない．しかし，周辺器官に小児副鼻腔炎などの炎症病変が存在するときは，その治療を行うことは重要である．

副鼻腔炎を合併しているときには，「急性副鼻腔炎診療ガイドライン」に準じ治療を行う．さらに，小児の副鼻腔炎合併例ではマクロライド（CAM）療法が選択肢の1つとなる．

【処方例】　小児例において副鼻腔炎の細菌感染所見が強い場合は，1)を用いる．急性の感染所見消退後も中耳貯留液が残存する場合には，2)に変更する．アレルギー性鼻炎を合併しているときには3)を併用する．

1) ワイドシリン細粒（200 mg/g）　1回10 mg/kg（力価）　1日3回
   ムコダインドライシロップ　1回5 mg/kg（成分量として）　1日3回
2) クラリスドライシロップ　1回3 mg/kg（成分量として）　1日2回
   ムコダインドライシロップ　1回5 mg/kg（成分量として）　1日3回
3) ザイザルシロップ　1歳以上7歳未満の小児には1回2.5 mL（レボセチリジン塩酸塩として1.25 mg）　1日2回

■ 手術的治療

発症から3か月以降も遷延する小児滲出性中耳炎では，外科治療（主として鼓膜チューブ留置術）の適応決定のためにすべての耳鼻咽喉科専門医に求められることは，正確な鼓膜所見の評価とおおよその聴力域値を推定することであり，必要な症例を選別して精密聴力検査が可能な施設に紹介することである．

3か月以上改善しない症例では，両側の中等度以上の聴力障害を示す場合，鼓膜換気チューブ留置術の積極的な適応症例であり，25〜39 dBの軽度難聴であっても鼓膜チューブ留置を治療の一環として検討することが勧められる．ただし，鼓膜のアテレクタシスや癒着などの病的所見がみられる場合や難聴の程度が強い場合には，3か月以内でもより積極的な手術的治療が必要となる場合もある．

アデノイド切除術は，上気道病変に対する明らかな手術適応（睡眠時無呼吸症など）がある場合には，初回チューブ留置手術時に同時に施行することも推奨される．さらにチューブ脱落後の再発症例では，チューブ留置術だけでは効果不十分と考えられることから，鼓膜チューブ再留置の手術時にアデノイド切除術も同時に行うことを検討すべきである．

鼓膜切開術は，慢性期（3か月以上遷延例）における小児滲出性中耳炎の治療目的では有効性のエビデンスに乏しいが，亜急性期の明らかな難聴例や手術の前段階として行うことを検討してもよい．

■ 患者説明のポイント

☆小児滲出性中耳炎の多くは自然治癒するが，一部は遷延して癒着性中耳炎や真珠腫性中耳炎に移行する場合もある．しかし自然治癒するからといって，発達期の小児の難聴を放置すべきではなく，特に難聴が関係する可能性のある発達期の症状がみられるときには，より積極的な治療が必要である．

18. 耳管狭窄症
tubal dysfunction

守田雅弘　守田耳鼻咽喉科　大阪駅前耳管クリニック・院長［大阪府］

■ 概念・定義

耳管狭窄症は，アレルギー性鼻炎や副鼻腔炎と同様，耳鼻咽喉科領域では，遭遇する機会が比較的多い疾患である．日常臨床でよく使われるいわゆる耳管狭窄の概念は換気作用，そのなかでも特にカテーテル通気圧を上げないと通らないことを意味する場合が多かった．しかし，耳管機能検査が普及するようになってからは，耳管狭窄は，耳管の開大が不十分な例として客観的に把握することが可能となった．

■ 病態・病因

表1に示すように，耳管狭窄症には，耳管の構造的な異常はなく耳管の開大が不十分な機能的狭窄と，耳管内の粘膜や耳管咽頭口部周囲の構造的な病変による狭窄がある場合の機械的(器質的)狭窄がある．また，おのおのグループは，Bluestoneらの提唱した耳管狭窄や閉塞の概念から，病因が，耳管内，耳管外，あるいは耳管内と外の両方にある場合に分けられる．口蓋裂患者では機能的障害となり，耳管軟骨外側板の異常や口蓋帆張筋の働きにより，耳管内，耳管外あるいはその両方の病因の関与も想定できる．幼小児では，特に嚥下時など耳管軟骨の支持の働きが不十分なために機能的な耳管内病因が主体となりやすい．

同じく耳管内因子として，機械的な狭窄を生じるのは，耳管内の器質的瘢痕狭窄，シェーグレン症候群や放射線照射後の耳管内線毛運動能の低下，耳管内粘膜の中耳炎などの感染症による炎症がある一方で，アデノイドや鼻咽頭腫瘍は，耳管外の機械的(器質的)狭窄に分類される．アレルギーや副鼻腔炎は機械的で耳管内と外の両方の病因が関与し，鼻咽頭炎は逆流性食道炎があると，耳管内と耳管外の両方の病因が関与することになる．

■ 症状

耳管狭窄症の症状は，耳閉塞感，難聴，耳鳴，自声強聴を主訴とし，特に耳閉感が強く，症状が持続的なことが多い．症状などの問診の段階で鑑別が必要となってくる疾患は，突発性難聴や初回発症時のメニエール病，耳管開放症である．

■ 検査法と所見の把握

① 耳管通気検査

耳管カテーテルを鼻腔より耳管咽頭口へ挿入して行う．このカテーテル耳管通気で全く通らない，いわゆる閉塞型においては，原則として鼓室形成術の適応にはならない．

表1　耳管狭窄症の病因

	耳管内因子	耳管外因子	耳管内・外両因子
機能的障害	1. 小児の耳管：耳管軟骨の支持の働き不十分 2. 口蓋裂患者：耳管軟骨外側板が未熟な例 3. 鼻すすり型耳管開放症	1. 口蓋裂患者：口蓋帆張筋の機能不全例 2. 口蓋帆張筋への腫瘍浸潤 3. 三叉神経障害	口蓋裂患者：耳管軟骨板未熟例で口蓋帆張筋の外側板への付着がないか，不十分例
機械的(器質的)障害	1. 器質的瘢痕 2. 耳管線毛低下(シェーグレン症候群，放射線照射など) 3. 中耳疾患(急性炎症)	1. 鼻咽頭腫瘍 2. アデノイド 3. 鼻咽頭炎	1. 副鼻腔炎 2. アレルギー性鼻炎 3. 鼻咽頭炎(逆流性食道炎を随伴時)

② 耳管機能検査

耳管機能検査には，①音響法（sonotubometry）と②鼓室中耳圧気流導態法（以下TTAG）の2つが汎用されている．耳管狭窄症には，③加圧減圧法（以下 I-D test）が，最も適切な検査法であるが，鼓膜穿孔がある例のみ施行可能な検査法である．

詳細は「耳管機能検査」の項（➡ 105 頁）を参照されたい．

- **音響法**　音響法にて反応を示さない陰性例は耳管狭窄タイプとされているが，嚥下をしていないときの音圧（提示音圧）が 100 dB 未満の場合は耳管開放症となるので除外する．
- **TTAG（インピーダンス法と圧測定法）**　バルサルバ通気では，650 daPa の鼻咽腔圧でも開かないものを耳管狭窄型と判断する．耳管が正常の圧で開大してもその後の嚥下で，通気後の中耳陽圧を解除できない場合も耳管狭窄型と診断する．
- **I-D test**
  1) 静的（受動的）な耳管機能検査：正常耳（外傷性鼓膜穿孔耳）は平均 355 daPa で，±2 SD（165～545 daPa）であり，耳管狭窄症では 550 daPa よりも大きい．
  2) 動的な耳管機能検査：加圧テスト（陽圧平衡能）では，半分以下しか平衡できないケースは耳管狭窄型，全くできないときは閉塞型となる．

③ 画像検査

CT 検査は原則座位で行い，軟骨部耳管レベルまでの下方まで撮影することで，耳管の開大状況や，開放症があるかどうかなど判断できる．耳管狭窄症などでは，耳管鼓室口部から耳管骨部にかけての粘膜肥厚など狭窄性病変の有無や疎通性を確認する．

■ 鑑別診断

鑑別すべき疾患として，中耳関連では，真珠腫性中耳炎，癒着性中耳炎，航空性中耳炎，外リンパ瘻などがある．内耳性疾患で鑑別すべきものは，突発性難聴や初回発症時のメニエール病，耳管開放症である．特に突発性難聴のうち低音障害型難聴では，耳管狭窄症とは骨導値の低下の有無や耳管機能検査でしか鑑別できないこともある．

治療方針

■ 保存的治療

昨今の耳管狭窄症は，副鼻腔炎やアレルギー性鼻炎を随伴していることが多く，これらの治療を同時に行うことで耳管狭窄症も一定の効果を得ることが多い．投薬による保存的治療では，表面活性剤や抗アレルギー作用を有する薬剤の全身投与が盛んに行われる．

① 随伴疾患としての副鼻腔炎や鼻咽頭炎において鼻漏あるいは後鼻漏が粘膿性あるいは膿性鼻汁などを伴うとき

「慢性副鼻腔炎」，「アレルギー性鼻炎」，それぞれの項（➡ 297，279 頁）の治療に準じる．ただし抗アレルギー薬はロイコトリエン受容体拮抗薬（シングレアなど）が効果的である．

② 随伴疾患としての副鼻腔炎や鼻咽頭炎において粘性鼻漏を認めるとき，あるいは後鼻漏が粘膿性・膿性が粘性鼻汁になったとき

すでに症候性の耳管狭窄に対するニューマクロライド系薬の一種であるクラリスロマイシンによる保存的治療の有効性が確認されているので，14員環マクロライド少量長期療法を行う．上記療法の投与量や期間などは，鼻副鼻腔病変の改善に伴い，耳症状や検査での耳管狭窄症の改善を認め始めるので，それらの疾患の診療とほぼ同様の期間（3～6か月）となる．

【処方例】　抗菌薬使用に関しては，「慢性副鼻腔炎」の項（➡ 297 頁）参照のこと．アレルギー性鼻炎を随伴時は，下記1)2)も投与する．

1) シングレア錠（10 mg）　1回1錠　1日1回　就寝前
2) エリザス点鼻粉末（200 μg）　1回各鼻腔に1噴霧　1日1回

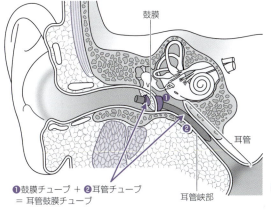

❶鼓膜チューブ＋❷耳管チューブ
＝耳管鼓膜チューブ

図1　鼓膜チューブ＋耳管内チューブ合体型(耳管鼓膜チューブ)

■ 耳管カテーテルによる通気治療

　耳管狭窄症に対する耳管処置は，耳管カテーテルやポリッツェル球による耳管通気処置が主体であることはいうまでもない．耳管狭窄症の治療にはいわゆる耳管通気が通常行われる．

　カテーテル耳管通気の場合は，耳管咽頭口部にきっちりと入っているかどうかの見極めが重要である．その要領として，①頭部骨格の大きさを把握することで深さを判断する，②鼻腔後部の鼻中隔の突出に注意し，無理に挿入しない，③通気操作直前に嚥下をさせカテーテルが動かないことを確認する，④通りにくいときは，カテーテル先端部の向きを微調節するか，一度抜いて先端部カーブを調整する，⑤通気ではパルス式に通気してみる，の5つが重要である．患者に痛みを与えないことは当然であるが，無理な通気圧の上昇は，皮下気腫や頭蓋内合併症のリスクを増加させるので絶対に行わない．

■ 手術的治療

① 鼓膜チューブ留置術

　滲出性中耳炎を併発した場合は，保存的治療に抵抗し，効果が上がらなかった不変例に対して鼓膜チューブ留置術を施行することがある．

② 耳管鼓膜チューブ手術

　鼓膜チューブと，その内腔に耳管の峡部を越えて軟骨部耳管まで達する耳管内チューブを組み合わせて装着し合体することで耳管鼓膜チューブ(以下，ETT)として手術治療に用いる(図1)．本手術では，まず鼓膜切開を行い，その後，独自に開発した耳管専用のガイドワイヤーを通したETTを耳管鼓室口から骨部耳管に挿入していき耳管峡部を先端部が越えたところで固定する．図2には，ETTを挿入した鼓膜写真を示す．鼓室部分は換気用の複数の孔があり耳管を生理的な換気に近づけることが可能である．原則的に，耳管狭窄症や耳管開放症，慢性中耳炎など耳管の換気不良のある疾患がすべて対象となる．

　ETTは，鼓膜チューブを挿入する手術と耳管内へ耳管内チューブを挿入する手術を同時に行うので，操作がやや煩雑で，鼓膜穿孔(遺残性)が最も頻度が高い合併症であった．ただし，AcuPulse 30 W CO_2 レーザとACUSPOT マイクロマニピュレーター(日本ルミナス製)による顕微鏡下に鼓膜をレーザで開窓する方法で鼓膜の遺残性穿孔のリスクを少なくできる．なお，保険算定は，鼓膜(排液，換気)チューブ挿入術の点数となる．

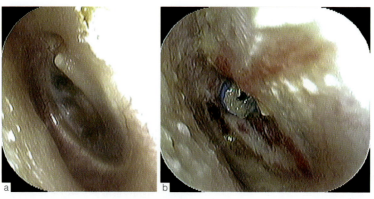

図2　耳管鼓膜チューブ装着前後の鼓膜所見
a:術前，b:術後3日目．いったん鼓膜チューブを留置し，聴力は改善したが，自覚症状，耳管機能が改善なかったため，耳管鼓膜チューブ挿入術を施行した．術後の自覚症状はなくなり，鼓膜所見では色調，陥凹は改善した．

■ その他の手術的治療（保険適応がない手術）

① 耳管レーザー手術

鼓膜チューブ留置術で効果のない症例に対して咽頭側からの CO_2 あるいは KTP レーザーによる耳管咽頭口部に近い耳管内粘膜の焼灼術を施行し，約半数に効果を認めたとの報告がある．Kujawski らは，経口的にレーザー器具を挿入し，経鼻的に硬性内視鏡で観察下に施行した．閉塞部位は通常バルブ（valve）と称され，耳管峡部のすぐ咽頭側に5mmほどの幅で存在する．

耳管のレーザー手術にはいくつかの問題点がある．第1に焼灼部位が少ないと再発をしやすい，第2には粘膜の焼灼により術直後はむしろ浮腫をきたし耳管内腔がつまりやすいなどである．

② balloon dilation

耳管狭窄症の治療として，耳管咽頭口部からのアプローチによる手術療法として，balloon dilation といわれている耳管の内腔をバルーンで膨張させる治療に関する論文が2010年から欧米で急に増加している．全身麻酔下に，バルーン付きのカテーテルを内視鏡による直視下に約20mm耳管咽頭口部より挿入し，軟骨部耳管内でバルーンを膨らませる．バルーンは，生理食塩水の注入にて直径2～5mm，10atm前後の圧まで膨らませて1～2分間そのままで保持する．ティンパノメトリーやバルサルバ法などで約70％の例で改善との報告がある．

本法の（欧米での）論文報告数は30件以上とかなり多いが，治療効果の評価もどれだけ耳管が開大するようになったかを示す客観的データがない．また，本邦での使用実績がなく，耳管開放症を生じたり，内頸動脈を損傷するリスクもあると考えられていることから，今後，慎重に検討する必要がある．

■ 患者説明のポイント

☆耳閉感などの耳症状が，耳管狭窄症からきている場合で副鼻腔炎やアレルギー性鼻炎が誘因となっていても鼻症状がないか軽いケースが多くある．このような例に保存的治療の薬物治療を行う場合は，鼻副鼻腔の病変の治療が重要であることと，治療期間が3か月以上の長期間必要な例もあることを理解させる．

☆耳管通気治療後に耳症状が改善する例では耳管通気治療も定期的に行うが，保存的治療での効果不良例では手術治療の対象となる．

19. 耳管開放症
（耳管閉鎖不全症）
patulous eustachian tube syndrome

大島猛史　日本大学・主任教授

■ 病態・病因

耳管の開放は嚥下時などに限られる．しかし，体重減少，加齢，妊娠，運動などを誘因とした持続的な開放に伴う症状が出現した状態が耳管開放症である．頻度は報告者によりまちまちだが1～2%程度と推定され，高齢者に多い．

耳管開放症の患者のなかには鼻すすり癖を有している例が2～3割存在し，通常よりも年齢が低い傾向がある．軟らかい耳管組織（floppy tube）が背景にあると考えられ，鼻すすり型耳管開放症，耳管閉鎖不全症といわれる．

■ 症状

① 自声強聴，耳閉感，呼吸音聴取

ほとんど無症状の症例から日常生活に著しい障害をきたす例まで症状の範囲が広く，重症例ではうつ状態，自殺企図の原因となる．自声強聴と呼吸音聴取は，開放している耳管を通って音が咽頭から中耳に到達することにより生じる．耳閉感は耳管を介した圧変化が関与していると思われるが，耳管狭窄症など他の多くの耳疾患でも生じる．自声強聴も耳管開放症以外の疾患でも少なからずみられる．これら症状の出現だけでは耳管開放症と診断することはできない．

② 体位による症状変化：診断上重要なポイント

立位や坐位の状態で出現していた症状は臥位・前屈位になるとすみやかに軽快，消失する．問診では日常生活でこのような現象がみられるか聴取し，さらに外来診察時では患者を診療用椅子に座らせたまま軽く背中を押し前屈位をとらせ症状の変化をたずねる．おおむね10秒以内に変化が現れる．頭部が下がると耳管周囲の静脈叢の容量が増え耳管を圧迫，閉塞するため症状が消失する．

■ 検査法と所見の把握

① 鼓膜の呼吸性動揺

開放耳管を介した鼻咽腔圧の変化によって鼓膜は動揺する．鼓膜の呼吸性動揺は耳管開放症の他覚的所見として最も簡便に得られる．患者自身の指で対側鼻腔を塞いでもらい患側鼻腔から大きく（呼吸音が大きく聞こえるくらい）深呼吸させると検出しやすい．鼓膜の後上象限の動きが最も顕著であるが，鼓膜全体が動く例もめずらしくない．鼻すすり癖のある例では鼻すすりによる耳管の閉鎖（ロック）のため呼吸性動揺が観察されにくい．また，弛緩部陥凹などの所見がある場合は鼻すすり癖の存在を疑う．

② 耳管機能検査

音響耳管法では嚥下に伴う耳管の持続的な開放（開放プラトー型）を検出する．しかし，検出率は低く，こうした所見が得られるのは患者の1割以下である．外耳道での提示音圧も確認し，十分に上昇しない（100 dB未満）所見も見逃してはならない．耳管鼓室気流動態法（tubo-tympano-aerodynamic graphy：TTAG）では鼻深呼吸時に鼻咽腔圧変化に同期した外耳道圧変動が検出できる．外耳道圧センサーが搭載されていない機種ではTTAGの代わりにインピーダンス法を行う．

③ 耳管閉塞処置

耳管咽頭口を綿棒，ジェルなどで閉塞させる処置は体位による症状変化と同様の意義がある．

④ その他

耳管通気のときに使用するオトスコープで患者の耳から発声音（「ナ・ニ・ヌ・ネ・ノ」というナ行，あるいはマ行の音がわかりやすい）を聞くと，耳管が開いている場合は大きく響いて聞こえる．また，坐位で撮像できるコーンビームCT装置を用いて耳管開放所見として耳管全長にわたる内腔の含気をとらえることができる．

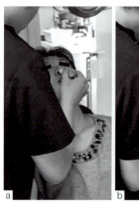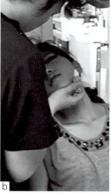

図1　生理食塩液点鼻の指導
右鼻腔に点鼻している（a）．直後に頭部を右に回旋する（b）．

治療方針

　疾患および対処法について十分に説明したうえで，まず保存的治療を行うのが原則である．無効な場合は手術的治療が検討される．

■ **保存的治療**
① **生理食塩液点鼻療法**（図1）
　仰臥位または座位にて頭部を後屈した体勢で点鼻し，直後に頭部を患側下に回旋する．1回の点鼻で数滴～数 mL，症状が消失するまで点鼻を行う．適切な点鼻法により点鼻直後から症状軽減を自覚できる．まれに点鼻した生理食塩液が中耳腔内に侵入し耳痛，違和感を訴えることがある．

② **漢方薬内服**
　最もよく普及している治療法である．末梢の血流増加作用，抗ストレス作用があるといわれる加味帰脾湯(カミキヒトウ)がよく処方される．有効な症例のほとんどは1週間で効果が現れるので，漫然とした長期投与は控える．加味帰脾湯や補中益気湯(ホチュウエッキトウ)は甘草（カンゾウ）を含むため，長期の使用，グリチルリチン製剤との併用では偽アルドステロン症に注意する．

③ **その他**
　耳管咽頭口よりゼリー・ルゴールなどを注入する方法，鼓膜パッチなど多くの治療法が試みられている．

■ **手術的治療**
　耳管開放症で生じる自声強聴は患者にとって耐えがたい症状である．そのため，保存的治療が無効であれば外科的治療の適応になりうる．鼓膜換気チューブ留置が有効なことがある．耳管腔内を充填する手術も行われる．シリコン製の「耳管ピン」は近く治験が行われる予定である．

■ **患者説明のポイント**
☆発症機序と対処法の説明：最も重要な点は患者に耳管開放症を理解してもらうことである．患者の多くはなぜ突然音が響くのかがわからず，もしかしたらこのまま聞こえなくなってしまうのでは，と強い不安をもっている．不安の解消により症状を自制でき治療が不要となることも少なくない．さらに突然の不快な症状への対処法を指示する．例えば突然の自声強聴，呼吸音は会話を妨げるが，頭部を下げる，あるいは頸部圧迫（用手圧迫，ネクタイ，スカーフ）が有効である．

☆鼻すすりの禁止：耳管開放症の鼻すすりは中耳病変形成に直結する．患者自身も自らの癖に気づいていないこともあり，これを発見しやめさせるように指導する．

トピックス

上半規管裂隙症候群は難聴，めまいを生じる．以前は耳硬化症との鑑別が問題となることが多かったが，耳管開放症と同様に仰臥位で改善する自声強聴があるため，最近では耳管開放症との鑑別が注目されるようになった．そのため，耳管開放症の他覚的所見のない例では本疾患の可能性を考慮する．

20. 慢性穿孔性中耳炎
chronic perforative otitis media

白馬伸洋　帝京大学医学部附属溝口病院・主任教授

■ 病態・病因
慢性穿孔性中耳炎は，細菌感染による急性中耳炎，外傷による鼓膜穿孔，滲出性中耳炎に対する鼓膜切開術や中耳換気チューブ留置後に鼓膜穿孔が持続するものである．中耳腔内に肉芽が充満する中耳肉芽腫症や，耳小骨周囲に石灰が沈着する鼓室硬化症を合併することもある．

■ 症状
自覚症状では難聴，炎症が持続すると耳漏を呈する．

■ 検査法と所見の把握
① 鼓膜穿孔の観察
顕微鏡や内視鏡，ファイバースコープを用いた観察が重要である．残存鼓膜の石灰化，残存鼓膜と耳小骨の癒着，鼓膜穿孔縁と中耳粘膜の癒着，後上象限（postero-superior quadrant：PSQ）部の穿孔では穿孔縁後方の下鼓室への進展，鼓膜穿孔縁やツチ骨柄先端の上皮の巻き込み，中耳粘膜の浮腫，耳漏や中耳腔の粘液貯留の有無を詳細に観察する．PSQ部の穿孔で穿孔縁後方が下鼓室に進展している場合は，穿孔を伴った緊張部型真珠腫を疑う（図1）．鼓膜穿孔縁やツチ骨柄先端に上皮の巻き込みがある場合には2次性真珠腫を疑う．耳漏は細菌検査を実施し，原因菌の同定と抗菌薬感受性を調べることが重要である．

② 純音聴力検査
鼓膜穿孔の大きさの割に A-B gap が大きい場合は中耳肉芽腫症や鼓室硬化症の合併を疑う．低音域で A-B gap が大きい（stiffness curve）場合は耳小骨の硬化病変を考える．ベスキチン膜で穿孔部を閉鎖し，A-B gap の改善をみるパッチテストが有用である．

③ CT 検査
乳突洞の発育・含気状態を確認する．また，中耳腔の肉芽様陰影，鼓膜裏面の2次性真珠腫様陰影，耳小骨周囲の石灰化様陰影の有無を確認する．

治療方針

■ 手術的治療
乾燥耳かつ残存鼓膜の癒着や穿孔縁に上皮の巻き込みがない単純穿孔で，パッチテストで A-B gap が十分に改善するケースでは，鼓膜閉鎖を目的とした手術法を選択する．

① 人工材料による鼓膜穿孔閉鎖術
経外耳道的に穿孔部を浸潤麻酔したうえで，穿孔部辺縁をトリミングし，鼓膜再生の足場となるアテロコラーゲンやジェルフォームを穿孔部に挿入する．さらに，再生を促す栄養因子の bFGF 製剤や自己血清液などを添加することで再生率が向上する．

② 鼓膜形成術簡易法および湯浅法
経外耳道的に穿孔部辺縁をトリミング後，耳後部より採取した側頭筋膜を underlay 法にて穿孔部に挿入し，ベスキチン膜で筋膜を被覆して鼓膜形成を行う．フィブリン糊を用いて underlay 法で挿入した筋膜を固定することも可能である（湯浅法）．

③ 鼓膜形成術
外耳道屈曲のため経外耳道的に穿孔縁全周の観察が困難，大穿孔で残存鼓膜が少ない，石灰化が著しく穿孔部辺縁のトリミングが困難などの場合は，耳後部切開により残存鼓膜の上皮層と粘膜層を剝離し，その間に筋膜を挿入する inlay 法での鼓膜形成術が勧められる．再穿孔予防のため，筋膜補強に薄切した耳介軟骨を同時に挿入することが有用である．

一方，繰り返す耳漏に対する長年の保存的治療の結果，耐性菌や中耳の肉芽性病変を伴う難治性中耳炎や，パッチテストで A-B gap の改善が少ない鼓室硬化症では，耳漏停止と聴力改善を目的に，乳頭洞削開を行い経

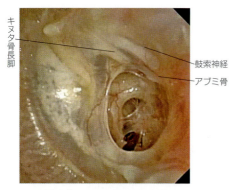

キヌタ骨長脚
鼓索神経
アブミ骨

図1　穿孔を伴った緊張部型真珠腫
PSQ部が深く陥凹してI-S jointに癒着した後，鼓膜穿孔が生じた症例．キヌタ骨長脚の先端が破壊され消失している．鼓膜はアブミ骨の上部構造に直接癒着している．鼓索神経も透見できる．

外耳道と経乳突洞から combined approach にて肉芽病変や石灰化病変の徹底清掃を行うことが必要である．特に，肉芽や石灰化病変が高度な場合は，耳小骨連鎖をいったん外したうえで徹底清掃を行うほうが内耳障害予防となり，聴力改善成績もよい．

■ **患者説明のポイント**
☆耳漏の停止と聴力改善を目的とした手術的治療が勧められる．
☆乾燥耳であっても，加齢に伴い免疫力が低下した場合に耳漏コントロールが困難となる可能性を説明することも重要である．

21. 中耳真珠腫
middle ear cholesteatoma

東野哲也　宮崎大学・教授

■ **病態**
① **定義**
　中耳真珠腫は鼓室〜乳突腔に侵入した角化扁平上皮が内部に角化物（keratin debris）を蓄積しながら進行性に拡大する病態である．

鼓膜や外耳道皮膚に起源を有する後天性真珠腫と胎生期の外胚葉組織の迷入や遺残に起源をもつ先天性真珠腫に大別される．いずれも囊状の塊として拡大することが多いが，進行速度や骨破壊の程度は多彩である．後天性真珠腫が蜂巣発育抑制側頭骨に生じることが多いことから，乳幼児期の中耳炎が真珠腫の要因とされてきたが，実際には含気化のよい側頭骨にも生じるし，耳管機能が悪い例にもよい例にも発生する．一元的な成因論で説明することが難しい病態である．

② **真珠腫の病態分類**
　真珠腫の存在部位や存在様式，発生起源など，さまざまな立場から分類されてきたが，2015年に日本耳科学会から報告された分類案では，わが国で代表的な4つの真珠腫病態について定義づけがなされた．このうち後天性真珠腫が，弛緩部の陥凹から生じる弛緩部型真珠腫，緊張部の陥凹から生じる緊張部型真珠腫，緊張部の穿孔から2次性に生じる2次性真珠腫であり，鼓膜の陥凹や穿孔のない先天性真珠腫と明確に区別される．ただ，以上の真珠腫病態が複合または炎症や骨破壊により弛緩部と緊張部の同定ができない例については複合型または分類不能型として取り扱うことが提案された．

③ **真珠腫進展度分類**
　このような真珠腫の進行過程を「中耳真珠腫進展度分類」(図1)というスケールで表記することにより，治療方針や術式選択に役立てることができる．日本耳科学会による真珠腫進展度分類案の要点は，① 中耳腔を前鼓室(P)，中・後鼓室(T)，上鼓室(A)，乳突洞・乳突蜂巣(M)に区分すること(PTAM区分)，② 真珠腫進展度をStage Ⅰ(真珠腫が初発区分に限局)，Stage Ⅱ(真珠腫が隣接区分に進展)，Stage Ⅲ(側頭骨内合併症を伴う)，Stage Ⅳ(頭蓋内合併症を伴う)とする，の2点である．この進展度分類は上述の4つの真珠腫病態に共通して適用される．

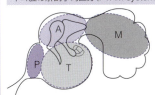

図1 中耳真珠腫進展度分類
〔東野哲也,他:中耳真珠腫進展度分類2015改訂案. Otol Jpn 25:845-850, 2015 より改変〕

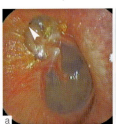 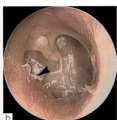 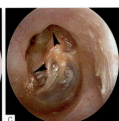 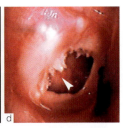

図2 後天性真珠腫の鼓膜所見(右耳)
a:弛緩部型真珠腫,弛緩部の陥凹(矢頭),b:緊張部型真珠腫,緊張部後上部の陥凹(矢頭),c:複合型真珠腫,弛後部〜緊張部の陥凹(矢頭),d:2次性真珠腫,緊張部穿孔縁の不整(矢頭).

■症状

Stage Ⅰのなかでも陥凹部上皮の自浄作用が保たれている間(Stage Ia)はほとんど無症状に経過するが,いったん陥凹内にkeratin debrisが蓄積する状態(Stage Ib)になれば骨破壊が進み,耳漏や伝音難聴を自覚するようになる.Stage Ⅱになれば耳小骨の破壊が進むが,一般に弛緩部型真珠腫よりも緊張部型真珠腫のほうが早期にキヌタ・アブミ関節部の離断が生じやすく,難聴の進行も速い.ただ,内陥鼓膜や真珠腫そのものが伝音効果を呈して比較的軽度の難聴のまま推移する例もある.さらに骨破壊が進行すれば迷路瘻孔による前庭症状(瘻孔症状)や感音難聴,顔面神経麻痺などの側頭骨内合併症(Stage Ⅲ),さらには頭蓋内合併症(Stage Ⅳ)へと進行することになる.

■検査法と所見の把握
①耳鏡検査

上述の病態分類は耳鏡所見により診断がなされる(図2).顕微鏡下の局所処置や広視野の内視鏡画像記録は,真珠腫進展度を評価するうえでも重要である.吸引操作でめまいを誘発する(瘻孔症状)ことがあり,耳内操作の前には必ず患者にそのことを伝えておく.

②聴覚検査

純音聴力検査は当然であるが,混合難聴例には語音聴力検査や補聴器装用効果も評価しておく.両側罹患例の術側決定には術前聴覚検査成績が重要な因子となる.

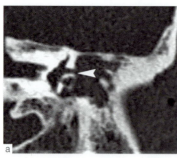
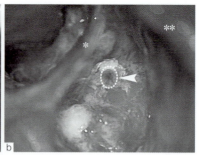

図3　外側半規管瘻孔(左耳)
a：冠状断CT，外側半規管瘻孔(矢頭).
b：手術所見(外耳道保存型乳突削開腔)，真珠腫母膜剝離前のくぼんだ瘻孔(点線).
　＊：外耳道後壁，＊＊：中頭蓋底

③ 画像診断

真珠腫に伴う異常軟部陰影や骨破壊，迷路瘻孔の描出，乳突蜂巣発育程度や含気状態の評価にはCT検査が不可欠である．異常軟部陰影の質的鑑別にはMRIが有用で，拡散強調像によりkeratin debrisの存在を直接描出することも可能となった．感染を伴うと急速に前述の合併症を生じる危険性があるため，肉芽の増殖や外耳道皮膚の腫脹のために鼓膜所見がとれない場合は画像診断を急ぐべきである．

■ 合併症

側頭骨内合併症として最も多いのは迷路瘻孔で，その多くは外側半規管である．高分解能CTの普及により症状のない瘻孔の画像検出が増えてきたが，臨床的に問題になるのは高度の瘻孔症状や迷路炎による激しいめまいや耳鳴，感音難聴である．ちなみにStage Ⅲ要件としての迷路瘻孔は，手術時に内耳障害を生じる危険性がある「大きくくぼんだ瘻孔(母膜を内骨膜から容易に剝離できない状態)」(図3)と記載されている．その他，顔面神経麻痺，頸部膿瘍(Bezold膿瘍)，広範な天蓋の破壊などの側頭骨内合併症や外耳道後壁の広範な破壊，鼓膜全面の癒着などの随伴病態がStage Ⅲ要件に盛り込まれている．

わが国では頭蓋内合併症の発生はきわめてまれとなったが，現在でも散発的に報告がある．生命予後にかかわる病態なだけに，化膿性髄膜炎，硬膜外膿瘍，硬膜下膿瘍，脳膿瘍，硬膜静脈洞血栓症などはStage Ⅳとして，側頭骨内合併症とは区別して取り扱われる．

■ 鑑別診断

真珠腫診断のための病理検査は不要であるが，骨破壊を伴う肉芽腫性病変に対しては，悪性腫瘍(中耳・外耳道癌)鑑別を目的とした組織検査が必要である．また，中耳腫瘍との鑑別には造影MRI検査が有用である．

治療方針

■ 保存的治療

弛緩部型および緊張部型真珠腫のStage Ⅰaは，臨床的にはそれぞれ弛緩部陥凹や癒着性中耳炎と同等の臨床病態であり，耳漏や難聴が軽度であれば保存的に経過観察を行う．陥凹内にkeratin debrisが蓄積しないよう，必要に応じて局所の消炎処置を行い，Stage Ⅰbへの進行を阻止することが目的となる．また，外耳道後壁欠損が大きいStage Ⅲ症例でも，経外耳道的な局所清掃を徹底することで，陥凹部がいわゆる「自然根治腔」の形に落ち着けば，真珠腫そのものに対する手術治療が回避できる場合もある．

■ 手術的治療

中耳真珠腫に対する根本治療は真珠腫母膜の完全摘出であるが，同時に聴力や外耳道形態の改善策が講じられる．術後の再形成真珠腫や遺残性真珠腫の発生を最小限にするためにさまざまな術式の工夫がなされているが，段階的鼓室形成術もその1つである．その場合真珠腫摘出と鼓室腔の形成を行った半年～1年後に第二期手術として遺残病巣の点検ならびに伝音再建が行われる．

中耳真珠腫の8割以上が乳突洞に進展しているため乳突削開型鼓室形成術が真珠腫手術の基本となる．その際，骨部外耳道を保存したまま真珠腫処理を行う外耳道保存型鼓室形成術（canal wall up 法）と，術野確保のために骨部外耳道後壁を削除する外耳道削除型鼓室形成術（canal wall down 法）があり，差は外耳道に開放される乳突削開腔の有無である．

canal wall up 法は術後の外耳道形態が正常に保たれ，術後の水中スポーツや補聴器装用にも有利である．欠点とされる術野の制限については，後鼓室開放術や前鼓室開放術，内視鏡の併用などにより克服できる．canal wall down 法では，上鼓室や乳突腔が広く開放されるため病巣郭清には有利な反面，開放された乳突腔の処理法が問題となる．外耳道削除・乳突開放型鼓室形成術の場合，術後に種々の程度の開放乳突腔障害が出現する可能性があるため，わが国では外耳道再建術や乳突腔充填術が併用されることが多い（外耳道削除・乳突非開放型鼓室形成術）．

上鼓室や鼓室に限局する Stage I 真珠腫であれば乳突洞を開放することなく経外耳道的に真珠腫の摘出が可能な場合もある（乳突非削開型鼓室形成術）．近年の内視鏡手術の普及により真珠腫に対する経外耳道的手術も積極的に試みられているが，長期成績はまだ明らかでない．いずれの術式も適切に施行される限り絶対禁忌はないが，乳突蜂巣発育良好例や小児例には外耳道保存術式が，硬化型側頭骨には外耳道削除術式が用いられる傾向がある．真珠腫手術の多くは術者の経験に基づいて決定されているのが現状である．

■ 予後

頭蓋内合併症（Stage Ⅳ）は生命予後にもかかわる病態なので緊急手術の対象である．脳外科と連携したうえで，耳鼻咽喉科医としてはできるだけ早期に乳突削開を行い感染源のドレナージに努める．側頭骨内合併症（Stage Ⅲ）のなかでは顔面神経麻痺や迷路炎なども同様で，ドレナージが遅れると永続性麻痺や高度感音難聴のリスクが高まる．迷路瘻孔例に対する不適切な母膜処理操作は術後の非可逆的な感音難聴につながるため，唯一聴耳や良聴耳の手術の際は特別な配慮を要する．

■ 患者説明のポイント

☆真珠腫は進行性の病態であり，感染を併発すれば顔面神経や内耳，頭蓋内の合併症をも引き起こす危険性がある．保存的治療では完治が望めないため，適切な時期に手術的治療を受けることが望ましい．安定した聴力を確保するために段階的な手術が必要な場合もある．真珠腫再発がないよう種々の工夫がなされるが，長期的にみれば再発をゼロにすることは難しい病態であり，最低でも術後5年間は CT や MRI などの画像診断を含めた注意深い経過観察が必要である．

☆唯一聴耳や良聴耳の真珠腫手術に対しては，術後に聴力が悪化する可能性について理解をえたうえ，必要に応じて補聴器装用や，将来的には骨導インプラント，人工中耳，人工内耳などの人工聴覚器をも視野に入れた聴覚管理についての情報提供も必要である．

> **トピックス**
>
> 中耳真珠腫進展度分類は，わが国における真珠腫治療の標準化を目指して，日本耳科学会から提案され，診療連携の際の情報共有や患者への手術説明など，さまざまな場面で活用されている．日本耳科学会 Web サイト上には英語版も掲載され，欧州をはじめとした真珠腫分類の国際的なコンセンサス作りに貢献している．

22. 先天性真珠腫
congenital cholesteatoma

小島博己　東京慈恵会医科大学・教授

■ 病態
① 定義
　鼓膜陥凹から発生する後天性真珠腫に対し，先天性に上皮が中耳腔に迷入して発生したものを先天性真珠腫とするが，その病態や病因については現在まで統一した見解はない．診断基準としては以下の Derlacki の診断基準が広く使用され，① 鼓膜が正常であること，② 中耳感染の既往がないこと，③ 胎生期の扁平上皮の迷入または未分化組織の扁平上皮化生によって発生すること，とされている．しかし中耳感染の既往がないことはまれであることから，この診断基準に異論を唱える報告も多い．
　2015 年に日本耳科学会は，先天性真珠腫を「中耳腔内に先天的に発生する鼓膜・外耳道と連続性のない真珠腫．鼓膜の穿孔や陥凹を伴う例は原則として含めない」と定義している．また進展度分類〔「中耳真珠腫」の項（➡184 頁）を参照〕も定義された．

② 発生部位
　先天性真珠腫の発生部位としては中鼓室に生じるものが多く，欧米では前上象限に位置するもの（図 1）（Stage Ia）が多いとされる．しかしわが国では後上象限に位置するもの（図 2）（Stage Ib）が多いとされており，この差異については明らかになっていない．また，上鼓室や乳突蜂巣に生じる例では成人になるまで症状が出現しないこともある．まれではあるが，錐体尖部に生じる場合もある．
　その他，耳小骨奇形の合併や自然消失する先天性真珠腫も一部存在することが明らかになっているが，詳細は明らかになっていない．

■ 症状
　先天性真珠腫は内視鏡などの医療光学機器の進歩に伴い，無症状のまま低年齢で発見される例が増加している．しかし，進行した場合には後天性真珠腫と同様に耳小骨の破壊を伴うため，伝音難聴，耳漏などが生じる．さらに進行すると，骨迷路破壊によるめまいや感音難聴，顔面神経麻痺などの側頭骨内合併症や髄膜炎，脳膿瘍など生命にかかわる頭蓋内合併症などを生じる．

■ 検査法と所見の把握
　診断は視診による鼓膜所見と CT や MRI などの画像検査で確定する．多くの症例では中鼓室に存在するため，鼓膜所見により疑われることが多い．CT では軟部濃度陰影として表出されるが（図 3），滲出性中耳炎などを併発している場合，明らかな骨破壊像がなければ CT での診断は難しくなる．その場合には MRI 拡散強調画像や non echo planar 法などで診断が可能となる．一般的に先天性真珠腫が後上象限に位置する場合，アブミ骨が破壊されている症例が多い．骨破壊が進んだ場合には伝音難聴を認めるが，幼小児では骨導検査が難しいため，総合的に判断する必要がある．

■ 鑑別診断
　鼓膜から透見できる白色病変として顔面神経鞘腫が挙げられる．CT・MRI で顔面神経の走行に沿った腫瘍陰影を認める．この場合，術後に顔面神経麻痺が出現することから，手術適応は慎重に判断したほうがよい．また，鼓膜の石灰化，鼓室硬化症なども鑑別として挙げられる．

治療方針

■ 保存的治療
　ごくまれに自然消失する場合もあるため，真珠腫塊が小さい場合や低年齢で発見された場合などは経過観察することも必要である．

■ 手術的治療
　治療の基本は手術による真珠腫塊の摘出となる．術式については各施設の教育方針，術者の経験にもよるが，小児の場合には外耳道

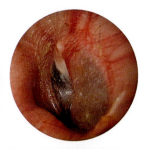
図1 先天性真珠腫（Stage Ia）：左耳

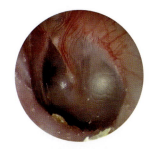
図2 先天性真珠腫（Stage Ib）：左耳

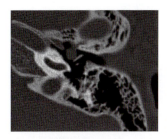
図3 CT画像（Stage Ia）：左耳

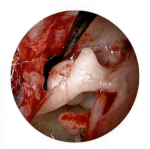
図4 内視鏡下耳科手術（TEES）での真珠腫摘出（Stage Ia）：左耳

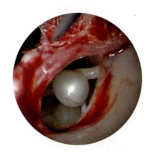
図5 TEESでの真珠腫摘出（Stage Ib）：左耳

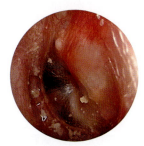
図6 鼓室洞へ進展した先天性真珠腫（Stage Ib）：左耳

形態を保つ外耳道後壁保存型鼓室形成術や外耳道削除・乳突非開放型鼓室形成術を選択することが多い．

　真珠腫が前上象限に存在する場合（Stage Ia），小さな真珠腫には内視鏡による摘出術（図4，5）は非常に低侵襲かつ視野がよく，よい適応と考えられる．逆に後上象限に位置し鼓室洞への進展が考えられる場合（図6）（Stage Ib）や混在した場合（図7）（Stage Ic），上鼓室や乳突蜂巣まで進展した場合（Stage Ⅱ）では，従来の顕微鏡手術に内視鏡を併用する手術を当科では標準的な術式としている．また，先天性真珠腫では乳突蜂巣発育が良好な場合が多く，真珠腫上皮が蜂巣内へ進展するため，Stage Ⅱでは遺残性真珠腫防止目的で段階手術を予定することも多い．

■ 合併症
　めまいや感音難聴，顔面神経麻痺などの側

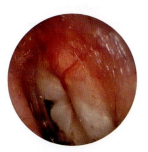
図7 中鼓室全体に進展した先天性真珠腫（Stage Ic）：左耳

頭骨内合併症（Stage Ⅲ）や髄膜炎，脳膿瘍など生命にかかわる頭蓋内合併症（Stage Ⅳ）の場合には，（準）緊急手術となることが多い．手術による合併症として，鼓膜穿孔，鼓索神経損傷，顔面神経損傷，硬膜損傷，めまい，感音難聴などが起こりうる．

■ 予後

初期に診断・治療された場合には再発は少ないとされるが，進行した状態で治療された場合には再発が問題となる．一般的に耳管機能は後天性真珠腫よりも正常に近いと考えられており，遺残性再発防止のための工夫が施される．しかし一部には術後に再形成再発が生じるため，より一層の病態解明が望まれている．また，長期間経過後に再発することもあるため，一定期間経過後も定期的な通院を要することが多い．

■ 患者説明のポイント

☆鼓膜の裏側に生まれつき皮膚の一部が入り込んで塊を作ってしまう病気で，今のところ原因は不明とされていること，初期の場合には無症状で進行も遅い場合がほとんどであるが，急性中耳炎などの感染などを契機に成長し周囲の骨を溶かしてしまうことを説明する．
☆進行した場合，難聴，めまい，顔面神経麻痺，頭蓋内合併症などが生じる可能性があるため，真珠腫の除去，再発の防止，（難聴がある場合）伝音再建を行うことを伝える．
☆手術は2回に分けて行うこともあり，その場合には初回手術から半年～1年程度あけた後に行うこと，聴力改善は状態にもよるが，進行した場合には聴力改善が望めないこともあること，手術により鼓膜穿孔，味覚障害，顔面神経麻痺，めまい，難聴，耳鳴などが生じることもあること，以上を説明する．

トピックス

再発症例防止目的で全例段階手術を行っていた時代もあるが，内視鏡などの光学機器や画像診断の進歩に伴って術式選択が変貌してきている．今後は術前の病態と進展度に応じた適切な術式選択が望まれる．

---

23. 錐体部真珠腫
petrous bone cholesteatoma

内藤　泰　神戸市立医療センター中央市民病院・副院長

■ 病態・病因

錐体部真珠腫は，真珠腫が側頭骨内で迷路骨包より内側に存在する状態を指す．錐体部病変の5～10%を占め，多くが後天性である．迷路の内側に真珠腫があると中耳，外耳道側への上皮角化物の排出ができず，錐体内で病変が増大し，重篤な合併症をきたす．通常の経乳突アプローチでは根治できず，放置すると生命予後にかかわる点が，本疾患が恐れられるゆえんである．

■ 症状

錐体部に真珠腫が存在するだけでは特に症状はない．真珠腫によって迷路骨包，顔面神経管や内耳道などが破壊されるとその部位に応じて神経症状が出現する．最も頻度の高い症状は難聴で，顔面神経麻痺，めまいがこれに次ぐ．本疾患による顔面神経麻痺は難治で，ステロイド治療などでいったん軽快しても再度悪化するなど，ベル麻痺と異なる経過を呈する場合が多い．重篤な感染から髄膜炎をきたす例もある．

■ 検査法と所見の把握

本疾患の診断には画像検査が有用である．第一選択は側頭骨高分解能CTで，迷路骨包，顔面神経管，内耳道とその周辺の軟部組織陰影と骨破壊の有無を観察する（図1）．MRI検査も必須で，真珠腫はT2強調画像で高信号，T1強調画像で中・低信号病変として描出されるが，肉芽や腫瘍，液貯留との鑑別には造影検査あるいは拡散強調画像の撮像が必要である．ガドリニウム造影T1強調画像では，高信号に造影される母膜層に包まれた低信号の真珠腫塊が観察できる（図2a）．拡散強調画像のなかでもecho planar（EP）法

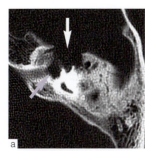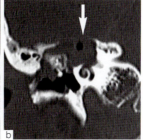

図1　CT 画像
a：軸位断．真珠腫は上半規管の前方(白矢印)から内側に向かって進展し，内耳道に至っている(色矢印)．
b：冠状断．真珠腫は前庭だけでなく蝸牛の頭側部も破壊して錐体部に広範に進展している(矢印)．

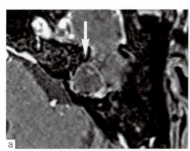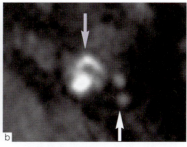

図2　MRI（遺残再発例）
a：ガドリニウム造影 T1 強調画像では塊状の中・低信号部分を包むように造影される上皮層が描出される(矢印)．
b：non-EP DWI では真珠腫塊が高いコントラストで観察される(色矢印)とともに，周辺の微小な再発巣も明瞭に描出されている(白矢印)．

を用いない non-EP 拡散強調画像（DWI）は，歪みが少なく真珠腫コントラストが高い画像が得られ（図 2b），最初の鑑別診断，治療後の経過観察ともにきわめて有用である．

本疾患の分類は種々報告されている．図3に体系的な Moffat らの分類を示す．

■ 鑑別診断

鑑別を要する病態としては，コレステリン肉芽腫，顔面神経鞘腫，中耳癌，錐体部含気蜂巣発育不良による非対称などが挙げられる．

治療方針

■ 手術的治療

病変の完全摘出以外に本疾患を根治する方法はない．実用聴力が残存しており，その保存を目指す場合は，側頭開頭による中頭蓋窩アプローチで骨迷路を温存して錐体部の真珠腫を摘出する．必要に応じて通常の経乳突アプローチも併せて行う．重度難聴で実用聴力が失われている例では経迷路アプローチも選択できる．伝音再建の適応がない例では，術後髄液漏の予防，外来での耳処置を不要にす

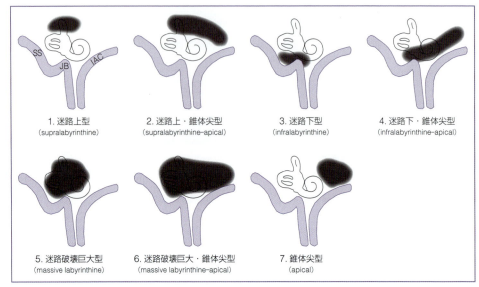

図3 錐体部真珠腫の分類
真珠腫を黒で示す．SS：S状静脈洞，JB：頸静脈球，IAC：内頸動脈．
〔Moffat D, et al：Petrous temporal bone cholesteatoma：a new classification and long-term surgical outcomes. Skull Base 18：107-115, 2008をもとに筆者作成〕

るという観点から，鼓膜と外耳道皮膚も完全摘出して軟骨部で外耳道を閉鎖するblind sac手術が勧められる．遺残再発の有無や経過観察にはMRI（non-EP DWI）を用いる．

■ 合併症

難聴，顔面神経麻痺，めまいが主要な合併症で，本症の感染が制御できず遷延すると髄膜炎や脳膿瘍など，頭蓋内合併症の可能性が高まる．

■ 予後

適切な手術治療と抗菌薬の使用により，通常，生命予後は良好である．顔面神経機能については，術前の麻痺が軽度の場合は術後も総じて良好であるが，神経移植を要するような高度麻痺例では術後も不完全治癒となる．迷路骨包の破壊で高度難聴となった例では，聴力回復は困難である．平衡機能は健側前庭の機能で代償されるが，高齢者では代償が不完全になり，ふらつきが残りやすい．

■ 患者説明のポイント

☆本症は，悪性腫瘍ではないが，その病変部位の特殊性から，放置すると命にかかわる危険な疾患である．この疾患で失われてしまった神経機能は，手術的治療でも回復できないことが多い．手術的治療以外では根治できないので，その効果とリスクを十分に理解したうえで，より重篤な合併症が生じる前に手術的治療に踏み切る決断が大切である．

24. 癒着性中耳炎
adhesive otitis media

髙橋晴雄　長崎みなとメディカルセンター市民病院

■ 病態・病因

病態は鼓膜が陥凹して鼓室岬角に不可逆

癒着した状態で，主な病因は小児期の長期にわたる中耳陰圧であろうが，生来のあるいは穿孔の既往による鼓膜の菲薄化も極度の鼓膜陥凹・癒着を助長する因子である．その中耳陰圧の原因は，耳管の機能不全（狭窄・閉塞を含む）や逆に耳管開放での鼻すすり癖などが多い．鼻すすりは繰り返し中耳に高度の陰圧もたらす点で意外に難治な経過をたどる原因となる．

時に感染を伴って耳漏を生じたり，感染を繰り返して真珠腫を形成することもまれではない．また成人例では骨導低下（内耳障害）をきたすことも多い．

■ 症状

鼓膜の可動性が障害され，またしばしば中耳貯留液や耳小骨離断・固着を伴うこともあるため，多くは難聴が主訴となる．また感染による耳漏が主訴となることもある．

■ 検査法と所見の把握

まず純音聴力検査は必須である．難聴の有無が治療の方針決定の重要な要素となる．上述のように多くの例で伝音難聴がみられるが，時に骨導聴力低下もみられる．また耳小骨連鎖が正常で中耳貯留液がない例では意外に良聴力を保っているケースもある．

次いで側頭骨CT検査も重要で，診るポイントとしては耳小骨の状態とともに，乳突腔，鼓室，耳管の含気（空間の有無）も重要である．全中耳腔に全く空間がなければ耳管狭窄・閉塞の可能性もあり，逆にすべてで空間があり軟部組織陰影がなければ中耳炎後遺症と解釈できる．

耳管機能検査（耳管通気を含む）も重要で，しばしば耳管が狭窄・閉塞している例がみられ，その場合はどんな手術を行っても長期的には成功しない．逆に耳管開放症の傾向があり鼻すすり癖があると，再発が多い．

耳管通気（カテーテル，ポリッツェル球）は2つの意味で重要である．1つは耳管機能検査で耳管狭窄・閉塞が疑われた場合に実際に耳管が閉塞しているかどうかを確認する意味

があり，もう1つは通気が通った場合に癒着鼓膜が浮いてくるかどうか，すなわち鼓膜の癒着が可逆的（接触）かどうかが鑑別できる点で，いずれも治療方針決定に有意義である．

治療方針

上記の検査で述べたように癒着性中耳炎の重症度はさまざまであり，それにより治療法の選択肢は多岐にわたる．

■ 経過観察

平均聴力が30 dB以内の場合は貯留液や耳小骨病変がある可能性は低く，経過観察とする．ただしCT所見により長期的展望をもって観察することが重要である．**図1**のような2例の癒着性中耳炎では鼓膜所見は同様に見えるが，症例Aは数年間にわたり進展のみられない乾燥した状態が続いており，症例Bは保存的治療にも抵抗してたびたび感染を起こし，数年後に癒着型真珠腫に進展した．症例AはCTでは上鼓室・乳突腔の含気は良好で，いわば小児期の中耳炎の後遺症として鼓膜癒着だけが残ったと考えられる例で，症例Bは上鼓室・乳突腔に含気がみられず，おそらく慢性炎症が残存している例で，乳突の換気・調圧機能も悪い状態である．このように経過観察中でもCT所見は重要で，1～2年ごとにCTを撮るのが得策である．

■ 代償的治療

耳管通気，耳管機能検査，CTでの中耳・耳管の含気状態などから総合的に判断して耳管の狭窄・閉塞があると診断した例では鼓室形成術による根治的治療は望めないが，聴力の改善は必要なので補聴器を考慮するのが最適である．補聴器使用が困難な例（外耳道湿疹，外耳炎など）では，骨導補聴器のほか，手術が必要であるが人工中耳や植込み式骨導補聴器なども治療の選択肢となる．

■ 手術的治療

まず耳管通気で狭窄・閉塞がなく，鼓膜が浮いてくれば鼓膜換気チューブ留置を試みる

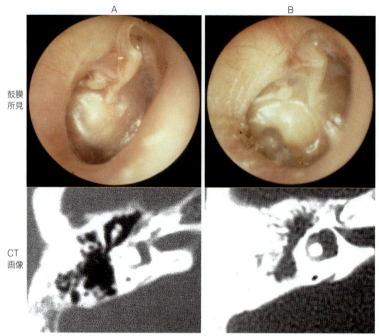

図1 癒着性中耳炎2例の鼓膜と側頭骨水平断CT画像
2例で鼓膜所見は酷似しているが，CTでの中耳・乳突の発育・含気は症例Aでは良好だが，症例Bでは不良である．

価値は十分ある．これにより貯留液が消失し鼓膜癒着が回復して聴力が改善する場合もある．ただし鼓膜癒着のためチューブを深く留置できず短期間に脱落することも多く，長期的には有効性は低い．

鼓室形成術を行う理由は聴力の改善であるが，その成績は術前の状態でかなり異なる．図1の症例Aのように乳突を含めた中耳の含気が良好な例は一期的に鼓膜癒着を剝離し必要なら伝音連鎖再建を行っても高率に良好な経過をたどる．一方，症例Bのように含気がない例では鼓膜換気チューブ留置を併用しても聴力改善は困難である．

耳管の面からみると，狭窄・閉塞例ではまず聴力改善は期待できない．また耳管開放傾向とともに鼻すすり癖がある例も再発のハイリスクグループであり，鼓膜換気チューブ留置に加えて鼻すすりをやめるよう繰り返しアドバイスが必要である．

鼓室形成術での鼓膜再癒着防止の工夫としては，0.5 mm 程度のシリコン板を留置して二期的手術とする，また耳介や耳珠軟骨を使って形成鼓膜を補強するなどがあるが，いずれも長期的に鼓膜陥凹・再癒着を確実に防げる確率は高くはない．

■ 合併症（手術を行った場合）
① 顔面神経麻痺

高度の癒着性中耳炎では後上部型真珠腫のように顔面神経水平部が広汎に露出していることがあり，周囲には瘢痕に近いような硬い肉芽があることも多いため，同部の清掃には十分な注意が必要である．

② 内耳障害

同様に高度の癒着性中耳炎では，アブミ骨

周囲にも肉芽が充満して術中のアブミ骨の固定が難しいことが多く，清掃には注意が必要である．アブミ骨上部構造が融解消失している例もまれではなく，さらに底板も吸収されて卵円窓が粘膜のみで覆われているような例もあるため，卵円窓の清掃には細心の注意が必要である．また鼓室に含気がない例では正円窓窩周囲にも肉芽が充満している例があり，その清掃により正円窓膜を損傷しないように注意が必要である．内耳障害や耳鳴の予防にはステロイドの術中投与（ヒドロコルチゾン 100～200 mg，静注）を行っている．

■ 予後

上記のように，軽症例では聴力予後はよいが重症例は鼓室形成術を行っても予後は必ずしもよいとはいえない．そのため少なくとも重症例に対しては，癒着性中耳炎＝鼓室形成術という短絡的思想はもたないことが得策である．多くの場合患者の主訴である難聴をいかに改善するかを，人工聴覚機器なども含めて広い発想で考える必要がある．

■ 患者説明のポイント

☆聴力に関しては耳管の状態，乳突を含めた中耳の含気の状態により手術を含めた治療成績にかなりの違いがあるので，術前の検査データから病態を的確に分析して予後を説明することが必要である．

☆鼻すすりがあれば，それが本疾患の原因であることを説明し，万難を排してやめるようにアドバイスする．

25. 鼓室硬化症

tympanosclerosis

欠畑誠治 山形大学・教授

■ 病態・病因

鼓室硬化症は，中耳炎の終焉産物である膠原線維が肥厚し融合・硝子化した物質や石灰

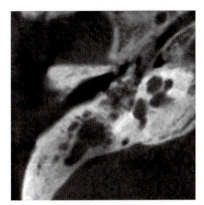

図1 CT 画像（矢状断）
耳小骨周囲に高度な鼓室内硬化病変を認める．

沈着した構造物が，鼓膜や耳小骨周囲に生じたものである．このことで，鼓膜や耳小骨の可動性が制限され伝音難聴の一要因となる．

■ 症状

一側性難聴が主訴として多く認められる．難聴を数年～数十年前より自覚していたが，耳漏を契機に医療機関を受診した際に鼓膜穿孔を指摘され，精査にて鼓室硬化症の診断に至ることもある．

■ 検査法と所見の把握

純音聴力検査では，気骨導差を伴う伝音難聴，または混合性難聴を認める．中耳 CT にて鼓室内耳小骨周囲に硬化性病変を認めれば，診断は比較的容易である（図1）．鼓膜穿孔を合併している症例では，パッチテストを施行しパッチゲインが十分に得られるか確認する．中耳 CT にて明らかな鼓室内硬化性病変を認めない場合も，パッチゲインが十分得られない症例では鼓室硬化症を疑う（図2～4）．

■ 鑑別診断

鼓膜穿孔を認めず，中耳 CT にて明らかな鼓室内硬化性病変を認めない症例では，耳硬化症が鑑別診断に挙げられる．耳硬化症との鑑別には，試験的鼓室開放術を行い耳小骨の可動性を術中に確認する．ツチ骨頭やキヌタ骨の固着は高分解能 CT にて術前診断が可能

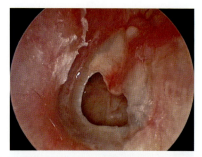

図2 鼓膜硬化性病変と穿孔を伴う鼓室硬化症（左耳）

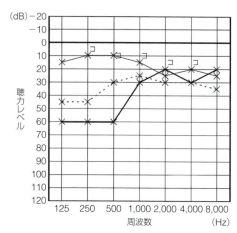

図3 聴力検査
太線：術前気導閾値，点線：パッチテスト，細線：術後気導閾値

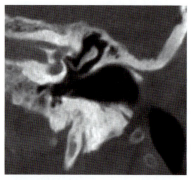

図4 CT画像（冠状断）
耳小骨周囲に明らかな硬化性病変を認めない．

なことが多い．

鼓膜穿孔を認める症例では，2次性真珠腫合併の可能性もあり注意が必要である．

難治性耳漏を繰り返す症例では，好酸球性中耳炎やANCA関連血管炎性中耳炎などの鑑別も必要である．

治療方針

■ 手術的治療

鼓膜穿孔を伴う鼓室硬化症例に対しては，硬化性病変の除去と必要に応じた伝音再建と鼓膜形成にて，聴力改善や耳漏停止が期待できる．鼓室硬化症は，中鼓室から上鼓室病変の手術操作が主体となるため，経外耳道内視鏡下耳科手術（transcanal endoscopic ear surgery：TEES）のよい適応疾患と考えられる．

① CTにて鼓室硬化性病変が明らかではない症例

外耳道鼓膜弁（tympanomeatal flap）を挙上し耳小骨の可動性を確認し，耳小骨可動制限を生じている病変部位をチェックする．必要に応じて上鼓室開放を行い，前ツチ骨靱帯の硬化やキヌタ骨固着の有無をチェックする．病因が前者の場合は，前鼓室棘（anterior tympanic spine）とともに前ツチ骨靱帯上の硬化病変をノミなどにて除去する．後者の場合はキヌタ骨を摘出して，Ⅲ型伝音再建を施行する．鼓膜形成は鼓膜硬化病変を除去してから施行する．

② CTにて鼓室硬化性病変を認める症例

硬化性病変が上鼓室主体の場合には，上鼓室開放を施行し硬化病変を除去する．耳小骨と硬化性病変の固着が強い場合や肉芽など炎症性病変を伴う場合には，キヌタ骨，ツチ骨頭を摘出しⅢ型伝音再建を施行する．

硬化性病変がアブミ骨周囲に認められる場合は，アブミ骨筋腱の付着している後脚側から前脚に向けて慎重にアブミ骨周囲の硬化病

変を除去する．アブミ骨底板脱臼の危険性も伴うため，アブミ骨手術が施行可能な体制で施行する．アブミ骨周囲硬化性病変が高度な場合には，有効な聴力改善が得られない場合も多いため，内耳障害が生じる危険性を考慮し無理をしない．

■ 合併症

硬化病変がアブミ骨周囲に認められる場合は，病変清掃時にアブミ骨底板脱臼や外リンパ瘻を生じる危険性がある．また，手術操作にて前庭窓への刺激が高度に加わると，感音難聴やめまいを生じる危険性がある．

■ 予後

鼓膜の硬化性病変や，上鼓室の耳小骨周囲硬化性病変が主体の場合には，手術による聴力改善が期待できる．アブミ骨周囲に硬化性病変を認める症例では，病変の除去を十分に施行できないことや術後肉芽増生により鼓室腔を確保できないことなどにより，聴力改善は決してよくない．

■ 患者説明のポイント

☆アブミ骨周囲に硬化性病変を認める症例に対しては，聴力改善について多大な期待を抱かせない．また，内耳障害が生じる危険性が高いと術中に判断した場合には，硬化性病変の除去を断念する可能性があることを十分説明する必要がある．

26. コレステリン肉芽腫

cholesterol granuloma : CG

神崎　晶　慶應義塾大学・専任講師

■ 病態・定義

コレステリン肉芽腫（CG）は，コレステリン結晶に対する異物肉芽腫で，側頭骨では鼓室，乳突洞，乳突蜂巣，錐体尖部のいずれにも発生する．慢性中耳炎や真珠腫性中耳炎などに合併する場合が多い．内容物に血液成分を含むという特徴がある．

錐体尖部 CG の発生仮説では，錐体尖部の骨皮質欠損に伴う骨髄の露出が成因とされている．

■ 症状

中耳 CG では青色鼓膜を示し，難聴を呈する．鑑別として，ANCA 関連血管炎性中耳炎，好酸球性中耳炎，結核性中耳炎，中耳腫瘍がある．治療は嚢胞の開放である．鼓膜換気チューブの挿入を行うこともある．鼓室形成術，乳突削開術を行うが聴力改善が期待通りにならない例もある．

錐体尖部では嚢胞が大きくなると難聴，めまい，頭痛が生じるが，画像診断で無症状のまま偶然発見される例も多い．

■ 検査法と所見の把握

MRI T1，T2 条件下でともに高信号を示す特徴的所見を有する（図1）．

治療方針

■ 手術的治療

錐体尖部へのアプローチとして，開頭を要する中頭蓋窩法，後頭蓋窩法，側頭骨を介し内耳機能温存をはかる蝸牛下法，迷路下法，迷路を破壊する経迷路法，経蝶形骨洞法が挙げられ，選択は内耳機能，顔面神経機能，大血管の位置，病変の位置と進展範囲により決まる．

■ 患者説明のポイント

☆本疾患は良性疾患であり，手術でのみ治療しうる．手術はコレステリンが貯留しないようにドレナージをつけるものであることを説明する．

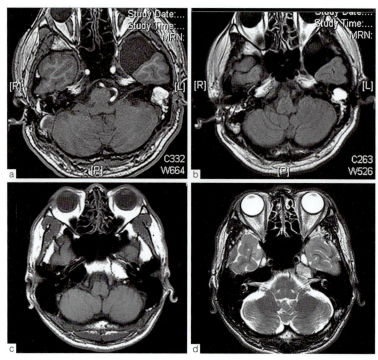

図1 コレステリン肉芽腫のMRI画像(T1, T2条件)
中耳(a:T1, b:T2)と錐体尖部[c:T1(FSPGR), d:T2(FLAIR)]をそれぞれ示す.

27. 側頭骨グロムス腫瘍
glomus tumor in the temporal bone

山本　裕　東京慈恵会医科大学・教授

■ 病態・病因

側頭骨グロムス腫瘍は側頭骨内に分布する傍神経節(paraganglion)から発生する傍神経節腫である. 良性腫瘍ではあるが, 血管が豊富なため易出血性で, 大血管や神経に沿って骨浸潤性に発育する傾向をもち, 進展例では重篤な神経症状や頭蓋内進展をきたす可能性がある. またまれではあるがカテコールアミン産生能を有する場合がある.

発生母地となる側頭骨内の傍神経節は, ①鼓室岬角粘膜中の鼓室神経叢付近, ②鼓室神経および下鼓室動脈を通す鼓室神経小管近傍, ③頸静脈孔の外側周辺などに分布し, そのいずれからもグロムス腫瘍は発生する. これらのうち, 主に①②から発生するものは鼓室型, ③から発生するものは頸静脈球型に分類されるが, 特に進展例では両者の判別が困難なことも多く, 両領域にまたがるものは頸静脈鼓室型と分類されることもある.

■ 症状

心拍に一致する拍動性耳鳴と耳閉感, 難聴が初期症状として多くみられる. 進展例では耳出血, 高度難聴, 顔面神経麻痺に加え, 嗄声, 嚥下障害などの下位脳神経障害が出現する. またカテコールアミン産生症例では, 高血圧, 動悸などがみられる場合がある.

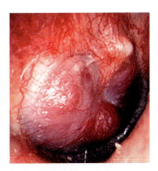 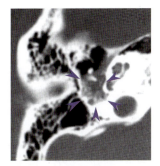 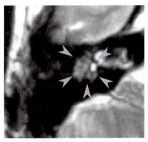

図1　鼓膜所見
右鼓膜裏面に表面不整な赤色腫瘤を認める．

図2　CT画像（軸位断）
鼓室腔に軟部組織（矢頭）がみられる．下鼓室の骨浸潤像を伴っている．

図3　MRI（T2強調，軸位断）
鼓室腔にflow voidを伴う等信号領域を認め，salt and pepper patternを呈している．

検査法と所見の把握

① 臨床所見

鼓室型では，鼓室腔に鼓膜への浸潤性の少ない赤色腫瘤が透見される（図1）．脈拍に一致し腫瘤が拍動する様子が確認されることも多い．進展例では外耳道後下壁の腫瘍による破壊がみられる．頸静脈球型では，進展すると下位脳神経麻痺や顔面神経麻痺の合併もみられる．聴力検査では初期には伝音難聴を呈するが，進行例では骨導聴力閾値の上昇も伴う．カテコールアミン産生症例では，血圧上昇，血中カテコールミン濃度の上昇がみられる．なお，前述したように本症は非常に血管に富む腫瘍のため，外来での鼓膜切開や生検は一般に禁忌である．

② 画像所見

CTでは鼓室腔，頸静脈孔周囲に存在する軟部組織陰影として腫瘍が描出される．骨に接する部位では浸潤性の骨破壊が認められ，造影効果はきわめて高い（図2）．

MRIでは，T1強調，T2強調ともに中等度の信号強度を呈し，著明な造影効果がみられる．2cm以上の病変ではいずれの条件でも豊富な血流を反映したflow voidによるsalt and pepper patternを呈することが多い（図3）．

本症の主な栄養血管は，上行咽頭動脈の分枝の下鼓室動脈，もしくは後耳介動脈の分枝の茎乳突動脈である．また前方進展例では内頸動脈から直接分岐する頸鼓動脈にも栄養されることもある．特に進展例では血管造影を施行し腫瘍の血流動態，大血管との関係を把握することが重要となる．

■ 鑑別診断

本症は耳症状が初発となり耳鼻咽喉科を受診し，赤色調の鼓室内腫瘤を指摘されることにより疑われる場合が多い．したがって，類似した色調をもつ鼓室内病変をきたす疾患との鑑別を要する．炎症性疾患ではコレステリン肉芽腫，腫瘍性疾患では顔面神経鞘腫が特に重要となる．加えて高位頸静脈球や内頸動脈の走行異常症例も挙げられる．

治療方針

増大が緩徐な良性腫瘍であること，一方周辺臓器を破壊する性質をもつことの両面を理解して治療方針を決定する必要がある．

初診時に急速に悪化する顔面神経麻痺や下位脳神経症状，頭蓋内合併症，頻回の耳出血などがなければ，まずは局所所見，および画像検査による経過観察を行い病変の増大速度を把握し，そのうえで治療方針を決定する．

鼓室腔から乳突腔に限局した鼓室型の腫瘍

で高齢者以外の症例では，基本的には耳鼻咽喉科での根治手術の適応となる．また主に頸静脈球型で下位脳神経麻痺や頭蓋内進展が危惧される症例では，脳神経外科との合同手術の施行を検討する．

上記以外の症例で，重篤な併存症のリスクが高くなく，腫瘍の増大が緩徐な場合はwait and scan を優先したうえで，手術による患者のメリットとデメリットのバランスを熟考しながら必要に応じて手術の適応を検討する．

術式の選択は腫瘍の進展度に応じて行われる．その際最も頻用される分類がFischの分類である．そこではタイプAを鼓室神経叢由来で鼓室腔に限局するもの，タイプBを鼓室神経小管由来で下鼓室骨を浸潤し乳突腔へ進展するが頸動脈管・頸静脈の骨壁に浸潤がないもの，タイプCを頸静脈球を起源とし，迷路下・錐体部へ浸潤するもの，タイプDを頭蓋内に進展するものとしている．

■ 手術的治療
① 術式の選択

鼓室腔に限局するタイプAでは経外耳道的に腫瘍を摘出，乳突腔進展がみられるタイプBでは乳突削開を併施し，顔面神経窩を下方に延長するように削開して視野を得る拡大顔面神経窩法が適応される．迷路下，錐体部へ進展があるタイプCでは側頭下窩法が，頭蓋内進展のあるタイプDではそれに開頭による硬膜内操作を加える必要が生じる．

特にタイプC，Dにおいては栄養血管からの出血の制御，大血管系の確保が重要となるため，術前の血管造影検査と血管塞栓術の併用が必要となる．また脳神経の確保，髄液のコントロールなどが必要なため脳神経外科との密接な連携が必須である．

またカテコールアミン産生腫瘍と判明した場合は麻酔下との連携による慎重な術中の循環管理が重要となる．

■ 患者説明のポイント
☆良性腫瘍ではあるが，進展例では重篤な症状をきたす可能性があるという本症の性質を患者によく理解してもらうことがまず必要となる．そのうえでwait and scan の意義，手術治療に踏み切った場合のメリット，デメリットを症例ごとに丁寧に説明することが重要である．

28. 結核性中耳炎
otitis media tuberculosa

小林一女　昭和大学・主任教授

■ 病態・疫学

結核菌の感染による経耳管感染（まれに血行性）による中耳炎である．

「結核登録者情報調査年報」（結核予防協会）によると日本における2015年の人口10万人あたりの結核の罹患率は14.4である．近年の結核の罹患率は70歳以上の高齢者で高く，20～29歳の新登録結核患者における外国生まれの割合が50.1％で，若年層では外国生まれの患者が多い．結核性中耳炎は肺外結核のうち「耳の結核」として登録されている．2011～2015年までの新登録者数は88名で，男性30名，女性58名で女性に多い傾向であった．2015年は19名，男性6名，女性13名が登録されている．肺結核，上咽頭結核を合併していることもある．結核と診断したら感染症法により直ちに保健所への届け出が義務づけられている．

■ 症状・所見

主訴は耳漏，難聴が多く，そのほか耳鳴，耳閉塞感がある．めまい，顔面神経麻痺などを合併する．耳漏は通常の抗菌薬投与に抵抗性であり，軽快しても再燃する．難聴は伝音難聴，混合性難聴を呈し，急に進行することがある．従来典型とされていた多発鼓膜穿孔はまれである．鼓膜，鼓室，外耳道への白苔の付着，鼓室内の肉芽，外耳道の腫脹などの

所見が認められる(図1).一方,鼓膜の発赤,肥厚や滲出性中耳炎様の所見を呈することもある.発赤が認められても疼痛がないことが特徴である.鼓膜切開を行うと穿孔が閉鎖せず,拡大することがある.小児では耳周囲のリンパ節腫脹が認められる.結核性中耳炎に固有の症状,所見はない.

■ 検査法と所見の把握

中耳炎として診断し,治療を開始したが治療に抵抗し,疑問をもつところから結核性中耳炎の診断が始まる.結核の診断は耳漏や肉芽組織などから結核菌を証明することが基本である.実際には結核菌の検出に長期間要することが多い.このような場合,病歴,局所所見は大切である.結核を疑った場合,感染源となる人との接触がないか,肺結核の既往,結核を誘発しやすい条件(糖尿病,透析療法,抗リウマチ薬の使用,副腎皮質ステロイドの使用)を聞いておく.

結核菌の検出には塗抹染色法,分離培養法,核酸増幅法,組織の生検による方法がある(表1).結核菌培養検査が陽性の場合は必ず,薬剤感受性検査を行う.潜在性結核感染症(結核菌が体内にあっても発病していない状態),診断困難な結核の補助診断として,免疫学的検査〔ツベルクリン反応,インターフェロンγ遊離試験(interferon-gamma release assay:IGRA)〕がある(表2).胸部X線,上咽頭の内視鏡検査も行う.

■ 鑑別診断

鑑別する中耳炎として好酸球性中耳炎,ANCA関連血管炎性中耳炎などがある.細胞診(好酸球の証明),MPO-ANCA,PR3-ANCAの測定,CT(側頭骨の破壊),MRI(肥厚性硬膜炎の存在)などの検査が必要である.

治療方針

基本的には肺結核の治療に準じて化学療法を行う.化学療法は結核菌が感受性を有する抗結核薬を3剤または4剤併用して使用することが原則である.2016年1月厚生労働省より「結核医療の基準」の一部改正としてレボフロキサシン(LVFX)を抗結核薬として追加

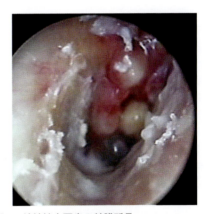

図1 結核性中耳炎の鼓膜所見

表1 結核菌検査

検査法	塗抹染色法	分離培養法	核酸増幅法	生検
利点	蛍光法,チール・ニールセン法があり,迅速で低コスト.	検出感度は塗抹法より高い.生菌と死菌の鑑別可能,薬剤感受性検査が可能である.	菌のDNAを増幅するPCR法,16SrRNAを増幅するMTD法がある.数時間で検出可能.	類上皮細胞肉芽腫の証明と結核菌が検出されると確定診断となる.
欠点	生菌と死菌の鑑別困難,非結核性抗酸菌との鑑別困難.	結果が判明するまでに1〜2か月かかる.非結核性抗酸菌との鑑別は不能.	生菌と死菌の鑑別困難,検体中の阻害物質による偽陰性の可能性がある.薬剤感受性検査できない.	一般細菌と比べ,菌量が少なく,培養による菌の証明が比較的得られにくい.

表2 免疫学的検査

検査法	ツベルクリン反応	IGRA クォンティフェロン®TB ゴールド(QFT-3G)，T スポット®.TB
利点	迅速に判定可能．スクリーニングに適する．	BCG 接種の影響を受けない．
欠点	BCG 接種により偽陽性となる．	感染してから陽性になるまで8〜10週かかる．*Mycobacterium Kansasii, M. marinum* の感染は偽陽性となる．

表3 抗結核薬

first-line drugs(a)	強力な作用がある．殺菌的作用をもつ．	RFP, INH, PZA
first-line drugs(b)	(a)と併用して使用する薬．	SM, EB
second-line drugs	first-line drugs より抗菌力は劣る．多剤併用で使用する．	KM, TH, EVM, PAS, CS, LVFX

RFP(リファンピシン)，INH(イソニアジド)，PZA(ピラジナミド)，SM(ストレプトマイシン)，EB(エタンブトール)，KM(カナマイシン)，TH(エチオナミド)，EVM(エンビオマイシン)，PAS(パラアミノサリチル酸)，CS(サイクロセリン)，LVFX(レボフロキサシン)

することが通知された(表3)．

結核性中耳炎の手術的治療については早期に行ったほうがよいという意見，化学療法後の補助手段という意見がある．結核は感染症であり，化学療法による治療が原則である．多剤耐性結核の場合，化学療法の治療効果が不十分であれば手術的治療を行う．

■ 患者説明のポイント

☆結核性中耳炎の感染は経耳管(鼻腔)からが多く，周囲に明らかな結核の人が見あたらないことも多い．結核の診断は難しく，時間を要することが多い．活動性肺結核，喉頭結核を合併していなければ，非感染性結核として扱われるが，保健所への届け出が必要である．
☆院内感染の予防として診療器具の扱いが別になる．
☆進行性の感音難聴，顔面神経麻痺は予後が悪いといわれている．
☆結核は感染症であり，先ず化学療法を行うことが原則である．抗結核薬の副作用(肝障害，末梢神経障害，アレルギー反応，第Ⅷ脳神経障害，胃腸障害など)については必ず説明する．
☆結核医療には公費負担(助成)制度があることも説明する．

29. 好酸球性中耳炎
eosinophilic otitis media

松原　篤　　弘前大学・教授

■ 病態・病因
① 疾患概念

好酸球性中耳炎は，気管支喘息や好酸球性副鼻腔炎に合併し，好酸球浸潤が著明なニカワ状の中耳貯留液を特徴とする難治性の中耳炎である．耳管開放症を伴った症例が多く，鼓室へのアレルゲンや真菌・細菌の侵入を契機として，Th2 サイトカインが誘導され多数の好酸球が中耳に遊走する．貯留液には好酸球由来の組織障害性蛋白が高濃度に含まれる．

発症年齢は 40〜50 歳前後が多い．病型は大きく慢性中耳炎型と滲出性中耳炎型の2つに分かれ，滲出性中耳炎型の初期には鼓膜か

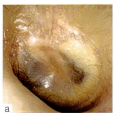 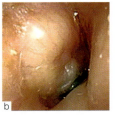

図1 鼓膜所見
a：鼓膜を透見して黄色の貯留液がみられる．
b：換気チューブ挿入後にもかかわらず，鼓膜後上象限の膨隆がみられる．

ら黄色の貯留液が透見される（図1a）．病変が進行すると鼓膜の後上象限が膨隆する（図1b）．さらに進行すると鼓膜が自壊して穿孔を形成し中耳粘膜に肉芽を形成する慢性中耳炎型を呈する．

② **診断**（表1）

気管支喘息や鼻茸（好酸球性副鼻腔炎）を合併する症例では，中耳貯留液がニカワ状で優位な好酸球浸潤を認めれば確定診断となる．非合併症例では，ニカワ状の貯留液への好酸球浸潤に加え，抗菌薬治療や鼓膜切開などの治療への抵抗性の確認が必須である．

■ **症状**

滲出性中耳炎型の初期は耳閉感を主訴とし，進行すると難聴が増悪する．慢性中耳炎型では，さらに耳漏を生じる．適切な治療が行われないと従来の中耳炎よりも骨導聴力が悪化するリスクが高く，聾となることもある．鼓膜が膨隆しても耳痛を訴えることはほとんどない．

めまいを訴える症例も少なくないが，比較的軽症なことが多く，中耳炎治療でめまいが改善するため診療上はほとんど問題にならない．また，好酸球性中耳炎の治療としてステロイドを使用するために，耐性菌による感染性中耳炎を併発することも少なくない．ごくまれに顔面神経麻痺を生じることもある．

■ **検査法と所見の把握**

顕微鏡または内視鏡を用いて鼓膜を丁寧に

表1 好酸球性中耳炎診断基準

大項目
中耳貯留液に好酸球が存在する滲出性中耳炎または慢性中耳炎
小項目
1) ニカワ状の中耳貯留液 2) 中耳炎の従来の治療(注) に抵抗性 3) 気管支喘息の合併 4) 鼻茸の合併
鑑別診断
・好酸球性肉芽腫性多発血管炎 ・好酸球増多症候群

大項目と小項目の2項目以上を満たし，鑑別疾病が除外できるものを確定診断とする．
注）慢性中耳炎における抗菌薬や，滲出性中耳炎における鼓膜切開など，ステロイド投与以外の治療を指す．

〔Iino Y, et al：Diagnostic criteria of eosinophilic otitis media. a newly recognized middle ear disease. Auris Nasus Larynx 38：456-461, 2011 より改変〕

観察し，中耳貯留液の性状を確認し，好酸球浸潤の有無を検査する．滲出性中耳炎型では鼓膜を切開して中耳貯留液を採取する．診断は中耳貯留液のスメアでも可能だが，ホルマリン固定標本だときれいな所見が得られる．

CTでは，初期には軟部組織陰影が耳管周囲に限局してみられ，進行とともに陰影が中耳から乳突蜂巣に広がる．純音聴力検査では伝音難聴から混合難聴を呈する．

■ **鑑別診断**

好酸球性肉芽腫性血管炎などのANCA関連血管炎に合併する中耳炎は，治療法が異なることや，難聴や生命予後の転帰が大きく異なることから鑑別が非常に重要である．鼓膜の後上象限が膨隆する症例では先天性真珠腫も鑑別に挙げられる．

治療方針

原則として手術は行われず，局所治療と抗アレルギー薬の全身治療による保存的治療で長期管理を目指す．

■ 保存的治療
① 局所治療
ニカワ状貯留液を除去する．ヘパリン製剤（ヘパリン Na 1 万単位/10 mL の生理食塩液 5 倍希釈）に用いて耳浴，吸引や鉗子により丁寧に除去する．続いて局所ステロイドを使用する．

【処方例】
> リンデロン点眼・点耳・点鼻液（0.1%，5 mL/本）　1 回 3～4 滴　1 日 3～4 回　点耳

効果が不十分な場合には，ケナコルト-A 筋注用関節腔内用水懸注（40 mg/mL）1 回 0.2 mL の鼓室注入を行う．1～2 週ごとから開始し，経過を見ながら間隔をあける．穿孔が拡大することがあるので注意を要する．滲出性中耳炎型では痛覚が低下し，無麻酔で経鼓膜的な投与が可能な症例が多い．

② 内服治療
好酸球性中耳炎に適応のある薬剤はない．合併する気管支喘息およびアレルギー性鼻炎に対する治療である．

【処方例】　下記の 1) に 2) または 3) を併用する．効果不十分なら 4) を追加する．

> 1) シングレア錠（10 mg）　1 回 1 錠　1 日 1 回　就寝前　(保外)　適応症
> 2) ケタスカプセル（10 mg）　1 回 1 カプセル　1 日 2 回　朝食後，就寝前　(保外)　適応症
> 3) バイナス錠（75 mg）　1 回 1 錠　1 日 2 回　朝食後，就寝前　(保外)　適応症
> 4) ザイザル錠（5 mg）　1 回 1 錠　1 日 1 回　就寝前　(保外)　適応症

必要に応じ，適宜，鼻噴霧用局所ステロイドも併用する．

③ 感音難聴進行時
ステロイド投与が必須である．聴力像と血中好酸球数の変動をみながら数週間かけてゆっくり減量する．消化性潰瘍対策や骨粗鬆症対策も必須である．

【処方例】
> プレドニン錠（5 mg）　1 回 0.5 mg/kg　1 日 1 回　朝食後

■ 手術的治療
中耳炎の状態が管理された状態であれば鼓膜穿孔に対して鼓膜穿孔閉鎖術が可能である．聾となった症例では人工内耳挿入を検討するが，内耳が骨化する症例もある．

■ 予後
難治性の疾患であり，長期管理が必要な疾患である．適切な管理により中耳炎の再燃と難聴の進行を抑えることが可能である．

■ 患者説明のポイント
☆気管支喘息と同様に長期の治療が必要である．
☆気管支喘息の良好なコントロールは好酸球性中耳炎にも有益である．
☆保存治療で経過良好であっても再燃することがある．難聴増悪のリスク回避のためにも，すみやかな受診が必要である．

> **トピックス**
> 好酸球性中耳炎は指定難病ではないが，好酸球性副鼻腔炎の重症度分類において，好酸球性中耳炎合併症例は重症と判断され，指定難病申請の対象となる．

30. 耳小骨奇形
ossicular malformation

阪上雅史　　兵庫医科大学病院・病院長

■ 病態・病因
耳小骨先天異常は発生過程における遺伝的，環境的要因が複雑に関与して生じると考えられる．複合奇形に合併する場合には原因遺伝子が明らかな場合もあるが，耳小骨先天異常単独の場合には病因は不明なことが多

い．耳小骨の発生はツチ骨頭とキヌタ骨の体部は第1鰓弓から発生し，ツチ骨柄，キヌタ長脚，アブミ骨の上部構造と底板外側部が第2鰓弓から発生するとされている．アブミ骨底板の前庭側は迷路骨包に由来する．したがって，耳小骨先天異常は第1，第2鰓弓由来の耳介や外耳道の奇形を合併することが多く，トレチャー・コリンズ症候群，ピエールロバン症候群，アペール症候群，ディジョージ症候群などでは複合奇形と合併する．

また，染色体異常（ターナー症候群，ダウン症候群）や先天性風疹症候群，先天性梅毒によっても内耳障害と合併して耳小骨先天異常が認められる場合がある．

■ 症状

症状は難聴である．複合奇形を出生直後から認める場合には耳小骨先天異常を予測しやすく，早期に難聴に気づかれる場合が多い．一方，ほかに奇形の合併がなく軽度の外耳道狭窄のみ認めるような場合は，両側性であれば言語の遅れにより発見されることもあるが，片側性の場合には学校検診などで指摘される場合が多い．染色体異常（ターナー症候群，ダウン症候群）や先天性風疹症候群，先天性梅毒によって内耳障害と合併して耳小骨奇形が認められる場合がある．

■ 検査法と所見の把握

耳小骨先天異常が疑われる場合は詳細な問診が必要である．いつからの難聴か，中耳炎の既往，家族歴の有無，非進行性か否かなどを問診する．標準純音聴力検査では軽度から中等度の伝音難聴を認めるが，小児では標準純音聴力検査が困難な症例も多く，聴性脳幹反応検査（ABR）や聴性定常反応検査（ASSR）を必要とする場合もある．ティンパノメトリーは理論的には離断で Ad 型，固着で As 型を示すことが多いとされているが，必ずしも一致しない．アブミ骨筋反射は消失する症例が多いが，反対側刺激で反射が認められる場合もある．耳硬化症でもしばしばみられる逆向き波形は耳小骨先天異常でも認められることがある．

CT 検査は近年，高分解能 CT や 3DCT，コーンビーム CT が用いられるようになり離断の診断の精度は向上したが，固着の診断は困難である．また，耳小骨先天異常に先天性真珠腫を合併することもあるので，耳小骨周囲の軟部陰影にも注意する必要がある．

近年では経外耳道的にレーザーで鼓膜を開窓して診断する方法や，内視鏡で経耳管的に超微細ファイバースコープを用いて使用している施設もあるが，一般的な検査ではない．いずれの検査の場合も耳小骨先天異常の術前診断には限界があり，確定診断は鼓室開放術によってなされる．

治療方針

耳小骨奇形は手術による聴力改善が十分期待できるため，両側性の場合は積極的に，片側性の場合には患者と相談して手術を行うべきである．

■ 保存的治療

両側の場合はまず補聴器の装用から始め，伝音難聴が明確になり中耳腔の発育が完成に近づく 4～5 歳くらいになって手術を行うことが多い．片側性の場合，多くは中耳炎罹患の頻度の低下する小学校低学年以降に行うようにしているが，患者それぞれの生活環境や発育環境を考慮して手術時期を決定することが必要である．また，片側性の先天性アブミ骨固着が疑われる症例の場合は，アブミ骨手術後の激しい運動の制限を考慮して小児期は原則として経過観察し，将来的に患者が希望すれば手術を行うようにしている．

■ 手術的治療

① 鼓室形成術

最も高頻度にみられるキヌタ骨・アブミ骨の離断ではアブミ骨の上部構造があれば自家耳小骨，軟骨もしくは人工耳小骨を用いて Ⅲ 型コルメラで耳小骨連鎖再建を行う（図1）．またアブミ骨の上部構造がなく，底板の可動

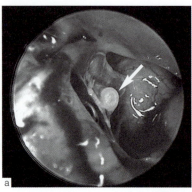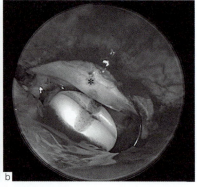

図1 耳小骨奇形（キヌタ骨長脚欠損例）の内視鏡所見（右耳）
a：アブミ骨頭の上の豆状突起（矢印）は認めるが，キヌタ骨長脚は消失している．
b：人工耳小骨を用いてⅢ型コルメラで連鎖再建した．鼓膜との間には薄切軟骨（＊）をおく．

性がある場合にはⅣ型コルメラ伝音再建を行う．ツチ骨・キヌタ骨の固着症例で固着を取り除くことで十分な可動性が得られる場合にはⅠ型とするが，固着の強い場合にはツチ骨頭，キヌタ骨を取り除きⅢ型コルメラ伝音再建にする．

②アブミ骨手術

アブミ骨に固着を認める症例はアブミ骨手術を行う．われわれは原則としてアブミ骨底開窓術（stapedotomy）を施行し，結果的にアブミ骨底板を摘出せざるを得なかった症例をアブミ骨摘出術（stapedectomy）としている．

■ 合併症

顔面神経の走行異常を伴うことがあるので，耳小骨先天異常の手術を行う際には顔面神経のモニタリングを行いながら手術をするほうがよい．先天性アブミ骨固着のアブミ骨手術の際には，gusher（脳脊髄液の流出）を認めることもあるのでそれを念頭において手術を行う．そのほか，内耳障害や味覚障害などは一般の鼓室形成術と同様に起こりうる．

■ 予後

一般に，耳小骨先天異常は非炎症耳であるので，慢性中耳炎などに比べて術後聴力成績は良好である．

■ 患者説明のポイント

★耳小骨先天異常は一般に術後聴力成績がよい症例が多いが，思いがけない顔面神経の走行異常や卵円窓の閉鎖によって伝音再建が完遂できない場合があることを説明しておく．
★アブミ骨固着があった場合にアブミ骨手術を行うのか，行わないのかをあらかじめ保護者，本人と相談しておく必要がある．

31. 耳硬化症
otosclerosis

小宗静男 織田病院小宗神経耳科学研究所・所長
［佐賀県］

■ 病態・病因

耳硬化症は卵円窓前上方にある胎生期遺残の小溝（fissura ante fenestram）からの骨増生がアブミ骨底板に進展し，アブミ骨の可動制限をきたすことにより進行性の伝音難聴をきたす疾患である．病変が蝸牛に及べば骨導低下を生じ，混合難聴を呈することもある．アブミ骨底板は病理学的には海綿状変化（otospongiosis)を示す．発症原因は不明である．ウイルス(麻疹)，遺伝などが考えられているが最近の研究で麻疹説はほぼ否定された．白人に多く，遺伝性が認められ家系内発症は50％を超えるが，日本人ではまれである．発症は成人以降にみられるが，小学生の頃から発症し進行する例もあるので注意が必要である．男女差は著明ではないが女性にやや多い．両側発症が多く片側性発症は10～15％といわれている．

■ 症状

一側性の難聴，耳閉感で気づく．原因不明として放置されていることも少なくない．

鼓膜が正常で年余にわたって進行する一側性難聴が診断のキーポイントとなる．この病歴に加えて，鼓膜正常で，伝音または混合難聴であれば本疾患を強く疑うべきである．成人で発見されることが多いが幼児期に発症しその後進行していく症例もあるので，鼓膜正常で伝音難聴がある場合には本疾患を念頭におき慎重な経過観察が必要である．

■ 検査法と所見の把握

鼓膜所見はほとんどの場合正常である．純音聴力検査では低音障害型の伝音難聴を示す．いわゆる耳小骨の固着のための弾性の減少によるstiffness curveである．しかし，耳硬化症の内耳障害が進んでいる症例では骨導低下も認め，混合性難聴を示す症例も少なくない．アブミ骨底板の固着により慣性骨導が失われるため2,000 Hzの骨導低下(Carhart's notch)がみられることが多い(図1)．ティンパノグラムでは硬化型であるAs型を示すといわれるが，必ずみられるわけでなくA型やAd型を示すものもある．アブミ骨筋反射では患側刺激(ipsi)では無反応か偽反応(コンプライアンスが上向きに振れる)，対側刺激(contra)では無反応となる．X線やCTでは中耳炎の既往をもつものが少ないため乳突蜂巣の発育や含気化は正常である．

典型所見としてはアブミ骨底板上縁蝸牛骨胞の前庭窓前小裂隙(fissura ante fenestram)

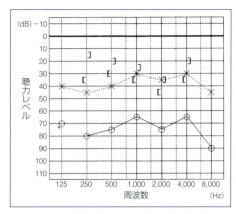

図1　両側耳硬化症の聴力図
左右ともに2,000 Hzに著明な骨導低下(Carhart's notch)を認める．左耳は良聴耳であるが低音域に大きな気骨導差を認める典型的なstiffness curveを示している．

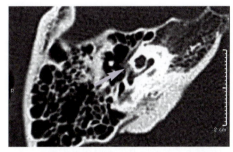

図2　右アブミ骨付近でのCT画像(水平断)
アブミ骨底板前方から蝸牛前庭窓骨胞に骨吸収によるlow density lesion(矢印)を認める．

を中心に小さな骨透亮像(low density lesion)を認める(図2)．蝸牛骨胞内に回転の走行に沿って同様の所見を認めることもある(double ring sign)(図3)．

■ 鑑別診断

耳小骨奇形，先天性真珠腫，三半規管裂隙症候群，耳管開放症，正円窓閉鎖．

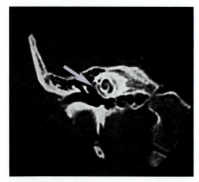

図3 double ring sign
蝸牛管回転方向に沿って蝸牛骨胞の骨吸収を認める（矢印）．

治療方針

■ 手術的治療

アブミ骨手術を行う．アブミ骨摘出術〔全摘出術（stapedectomy），部分摘出術（partial stapedectomy）〕とアブミ骨（底板）開窓術（stapedotomy）がある．術式間の治癒率に差はない．アブミ骨手術に使用する代用ピストンにはさまざまなものが市販されているが，MRI検査などを受けるときの内耳障害防止のためテフロンピストンの使用が望ましい．2010年耳科学会の聴力判定基準によればわれわれの施設での成功率は95.9％である．

■ 患者説明のポイント

☆手術によって高率に聴力改善が得られる疾患である．

☆放置すると進行する．骨導の進行が伴えば手術の有効性が低くなるため，骨導が保たれている状況での手術の実施がよりよい自覚的な聴力改善を得るためには大切である．

☆鼓索神経切断による味覚障害や内耳開窓のためめまいが生じることがある．耳鳴も起こりうるが予測は難しく生じた場合は完全治癒は難しい．聾になる可能性は皆無ではない．

☆術後半年間は重いものを持ち上げたり，飛行機の搭乗などは控える．

32. 中耳外傷
middle ear trauma

谷口雄一郎　やぐち耳鼻咽喉科クリニック・院長
〔神奈川県〕

■ 病態・病因

中耳の外傷性損傷は耳かきや綿棒などの挿入で外耳道を経由し，鼓膜から耳小骨を損傷する直達外力によるもの，頭部外傷や平手打ちなど頭蓋骨を介する介達外力によるものに分類できる．また医原性として異物除去や中耳換気チューブ挿入時あるいは耳内洗浄の際に生じることもある．外傷の程度により鼓膜穿孔，耳小骨離断，さらにアブミ骨への障害による外リンパ瘻を伴う症例に大別される．

■ 症状

ほとんどの症例で難聴，耳閉感を呈する．外耳道，鼓膜損傷に伴う出血，疼痛に加え，味覚障害を呈する場合もある．難聴に加えてめまいや耳鳴を伴う場合にはアブミ骨底板骨折や脱臼，あるいは外リンパ瘻の合併を疑う．側頭骨骨折に伴い顔面神経麻痺，髄液耳漏などを呈することもある．

■ 検査法と所見の把握

中耳外傷の診断は，病歴聴取をはじめとして標準純音聴力検査，鼓膜所見，ティンパノグラム，耳小骨筋反射に加え，側頭骨CTによる画像検査を行い，耳小骨離断や骨折の有無，外リンパ瘻の有無などを評価する．鼓膜損傷は鼓膜前部に生じることが多いが，この場合に耳小骨損傷をきたすことは多くない．外傷性鼓膜穿孔例のうち耳小骨離断を合併する例は，約2〜5％程度である．穿孔部位がツチ骨直上や，キヌタ・アブミ関節に近い鼓膜後上象限の場合は，より強く耳小骨への外力の到達を疑う．側頭骨骨折が生じた場合ではしばしば鼓室内に出血が認められ，耳小骨離断を伴う症例も多い．眼振が認められる症例では瘻孔現象の有無も確認する必要があ

る．鼓膜穿孔がない症例ではティンパノグラムがAd型を呈すれば耳小骨離断の診断の参考となる．耳小骨筋反射の消失は耳小骨離断の診断の参考となるが，アブミ骨と鼓膜の線維性結合やキヌタ骨長脚の線維性変化などがあると，耳小骨筋反射が陽性となる場合もある．側頭骨高解像度CTは診断の参考となり，耳小骨連鎖損傷の診断に有用である．3次元再構築を行うことにより，耳小骨の変位もさらに確認しやすくなる．

治療方針

外傷による(単純)鼓膜穿孔の場合には，基本的に自然閉鎖が期待できる．まずは局所の清掃や感染防止に努め，保存的に経過をみる．一般的には2～3か月以上経過して穿孔が残存する場合に鼓膜形成術の適応となる．まれではあるが熱傷，火花による鼓膜穿孔をきたす症例もあり，これらの場合には他の鼓膜穿孔に比して自然閉鎖率は格段に劣るため，多くは鼓膜形成術が必要となる．

耳小骨連鎖障害の部位としてはキヌタ・アブミ関節の離断，アブミ骨骨折，キヌタ骨長脚の骨折が多い．アブミ骨脚単独の骨折は少なく，多くはキヌタ・アブミ関節の離断を伴っている．

外傷性耳小骨損傷が疑われた際に問題となるのは手術時期と方法であるが，外リンパ瘻を伴わない症例では基本的に緊急手術の必要はない．緊急性がない症例では受傷3～6か月以降で鼓膜所見の改善を確認し，伝音難聴が残存する場合には手術を検討する．

外傷性耳小骨離断に対する治療は鼓室形成術であるが，キヌタ・アブミ関節の離断のみに限局し，アブミ骨に損傷のない症例では自家組織あるいは人工耳小骨を用いたⅢ型となる．アブミ骨の上部構造に損傷を伴う場合にはⅣ型が選択される．アブミ骨上部構造の損傷に加え，底板が骨折あるいは陥入しいる場合にはアブミ骨を修復あるいは除去してⅣ型の伝音再建を行う．

■ 患者説明のポイント

☆外傷性鼓膜穿孔，耳小骨離断による伝音難聴は経過中に自然治癒も期待できるため，緊急性がない症例ではまずは保存的に経過観察とする旨を伝える．受傷後一定期間を経過したのちに鼓膜穿孔，難聴が残存する場合には手術を検討する．

33. 外傷性顔面神経麻痺
traumatic facial palsy

小林泰輔　高知大学・准教授

■ 病態・病因

外傷性顔面神経麻痺はベル麻痺やハント症候群に次いで顔面神経麻痺の原因として多い．交通事故や転倒，転落などによる頭部外傷や顔面外傷，分娩時の産道の圧迫や鉗子による圧迫などにより生じる．側頭骨外で顔面神経が損傷されることもあるが，ここでは頻度の高い側頭骨骨折に伴う外傷性麻痺について述べる．

側頭骨骨折は，錐体骨の長軸に沿った縦骨折，錐体骨の長軸に対して直角方向の横骨折，および混合骨折に分類される．縦骨折は約7割を占め，横骨折は約2割であり，横骨折において顔面神経麻痺を生じる頻度が高い．病態としては，血腫による神経の圧迫，外傷時の衝撃による牽引，骨折片による挫滅や断裂と考えられている．

■ 診断
① 麻痺程度の評価

まず，麻痺が即発性か，遅発性(受傷後24時間以上経過)かを問診する．麻痺程度の評価は本邦では40点法(柳原法)が用いられることが多い．8点以下の完全麻痺の場合は，予後不良である．しかし，実際には意識障害や脳挫傷などの治療のため，受傷早期に判断

困難な場合もある．電気診断法では神経興奮性検査（NET）や誘発筋電図（ENoG）を用いる．前者はベッドサイドで実施可能である．後者は定量的評価が可能で，発症2週間以内のENoG最低値が10％以下であれば高度な神経変性と判断し，他の側頭骨内顔面神経麻痺と同様に，減荷術の適応とされる．

② 障害部位の診断

障害部位は流涙や電気味覚検査，アブミ骨筋反射などの機能的検査を行い診断することができる．アブミ骨筋反射による部位診断は耳小骨離断や鼓室内血腫のため必ずしも正確な情報を与えない場合がある．現在は側頭骨CTによる診断が最も有用であり，3DCTにより骨折線を立体的に把握することができる．神経断裂が疑われる場合にはMRIも撮影しておく．

治療方針

不全麻痺や遅発性麻痺に対しては，保存的治療を優先し，ステロイド漸減療法（成人であればプレドニン30～60 mg/日より漸減）を行い，併せてビタミンB_{12}や血流改善薬を投与する．髄液耳漏をきたしている場合には，安静とともに抗菌薬を投与し，感染予防に努める．

完全麻痺でかつ電気診断法で高度な神経変性が認められた場合，減荷術の適応となる．発症早期（発症2週間以内）に手術を行うことが望ましいが，発症後1か月以上を経た症例でも有効であった報告もあるため，麻痺回復が遷延した症例には減荷術を試みてみる価値がある．神経鞘の切開については統一した見解は得られていない．アプローチは，膝部より末梢側の障害ならば経乳突的に行い，迷路部より中枢側の場合は中頭蓋窩法または両者を組み合わせて行う．内耳機能を喪失している場合は経迷路法の選択が可能である．神経の断裂や挫滅が疑われる場合，術前に神経移植の準備と説明をしておく．

■ 合併症

髄液耳漏，外リンパ瘻，耳小骨離断，内耳障害（感音難聴，めまい）についても検査を行い，必要に応じて減荷術と同時に外リンパ瘻閉鎖術や耳小骨連鎖再建術を行う．

■ 予後

不全麻痺，遅発性麻痺の多くは予後良好である．一方，完全麻痺となった症例の治癒率は50％程度であり，また病的共同運動などの後遺症を残す例もある．

■ 患者説明のポイント

☆即発性麻痺で完全麻痺の場合，早くから外科的治療の可能性と，後遺症が残る可能性を説明しておく．また，合併症についても説明を怠ってはならない．

34. 外リンパ瘻

perilymph fistula

池園哲郎　埼玉医科大学・教授

■ 病態・病因

内耳リンパ腔と周囲臓器の間に瘻孔が生じ，生理機能が障害され，めまい，耳鳴，難聴などが生じる疾患である．瘻孔は蝸牛窓，前庭窓，骨折部，microfissure，炎症性骨迷路破壊部，奇形などに生じる．瘻孔から外リンパが漏出すると，さらに症状が増悪，変動する．難聴など蝸牛症状の経過は急性，進行性，変動性，再発性などである．前庭症状も変動する傾向があり，膜迷路の不安定性を反映している．蝸牛症状を呈さず，めまい・平衡障害が主訴の例があり，海外ではむしろこちらの病型の認知度が高い．難治性慢性めまいを呈する症例が外科的治療で完治する場合がある．

■ 検査法と所見の把握

従来の診断確定は「試験的鼓室開放術を行い瘻孔の確認か，外リンパ，髄液の漏出を確認すること」とされていた．しかし，陥凹し

た構造をもつ内耳窓窩には周囲から組織液，滲出液などが流入するため，内耳からの流出か否かを判別することは至難の業である．そこで，新しい診断基準では「瘻孔が確認できたもの，もしくは外リンパ特異的蛋白が検出されたもの」となった．瘻孔を明らかに確認できるケースは比較的まれであり，アブミ骨外傷，真珠腫による半規管瘻孔，アブミ骨底板の奇形などがある．外リンパ特異的蛋白で診断性能が報告されているものに cochlin-tomoprotein（CTP）があり，生化学的検査が臨床応用されている．安定していて変性しにくい CTP は種々の条件下で生化学的客観診断が可能である．疑い例は聴覚症状，めまい，平衡障害などが，さまざまな圧外傷などのイベントの後に生じたものである．

外リンパ瘻は発症の原因・誘因によりカテゴリー1～4まで分類（表1）されている．カテゴリー1は国際的に認められている原因だが，2～4の誘因は国によって術者によっていまだ異論がある．このようにカテゴリーごとに各症例を論じることでよりよいエビデンスが得られる．

治療方針

まず保存的治療を試みる．原因が明らかな場合や治療が無効，難聴が進行する，めまいが強い場合には早期に外科的治療に切り替える．CTP 検査は結果が出るまで数週間を要する場合もあるため，急性例では術後診断に，慢性例では手術適応判断に用いられている．カテゴリー1は，真珠腫瘻孔，外傷性外リンパ瘻，側頭骨骨折，アブミ骨外傷などさまざまな病態が含まれ，原因によって治療法はさまざまであり，その治療や手術適応の判断には豊富な臨床経験が必要である．頭部外傷後の症例は頭蓋内病変の治療が優先され難聴治療は遅れがちである．アブミ骨外傷では，感音成分の増悪が軽度であったり，CTで明らかな異常がみられないケースもあり注意が必要である．本項ではカテゴリー2～4の症例に対する保存的治療と瘻孔閉鎖術の適応について概説する．

■ 保存的治療

瘻孔は自然閉鎖の可能性があるので，頭を30度挙上した状態で安静を保ち，突発性難聴や急性めまい症に準じた処方を行う．プレドニゾロン（PSL）の使用は一般的であるが，瘻孔閉鎖を遅延するという説もある．悪心，嘔吐が強いときには制吐薬を用いる．いきみや鼻かみを禁止する．

【処方例】 1)～3)を併用する．

1) プレドニゾロン錠（5 mg）・散（1%） 60 mg から 5 mg まで 2 日間隔で漸減
2) メチコバール錠（500 μg） 1回1錠 1日3回 食後
3) アデホス顆粒（10%） 1回1g（製剤量として） 1日3回 食後

めまいの強いとき下記 4)，5)のいずれかを追加する．

4) メリスロン錠（6 mg） 1回2錠 1日3回 食後
5) トラベルミン配合錠 1回1錠 1日3回 食後

■ 手術的治療

内耳窓閉鎖術は，耳科手術専門医にとって難易度が高い手術ではない．保存的治療に反応しない例や所見の悪化，変動を示す例，安静解除で再び症状が出現する例，遷延する慢性めまい症例は内耳窓閉鎖術の適応となる．

瘻孔は自然治癒する場合もあり，急性の症状が生じてから1週間前後は安静を保ち自然

表1 外リンパ瘻の発症原因・誘因による分類

1. 外傷，中耳・内耳疾患（真珠腫，腫瘍，奇形，半規管裂隙など），中耳・内耳手術など
2. 外因性の圧外傷：爆風，ダイビング，飛行機搭乗など
3. 内因性の誘因：鼻かみ，くしゃみ，重量物運搬，力みなど
4. 明らかな原因，誘因がないもの（idiopathic）

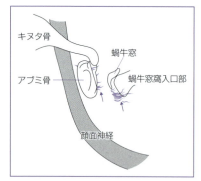

図1 再構築した21例のmicrofissure（右耳）
（側頭骨標本で観察された部位）
色の線（矢印）はmicrofissureを中耳側から見た位置を示しており，蝸牛窩後方と前庭窓下縁に多くみられる．
〔岩手医科大学佐藤宏昭先生よりご提供〕

治癒を待つ．安静によっても症状が軽快しない，あるいは症状が悪化する場合は手術的に瘻孔の閉鎖を行う．慢性症例では症状の経過や患者本人の希望を慎重に検討して手術適応を決定する．術後めまいは大多数の症例で消失，難聴は約半数に改善がみられる．

手術は全身麻酔，局所麻酔いずれでも可能である．耳内法で内耳窓を明視下に観察する．外リンパ漏出の確認目的で，頸静脈の圧迫，head down体位，低換気，呼気終末陽圧（PEEP）などで髄液圧を高め外リンパの流出を促す場合もある．蝸牛窓，アブミ骨の周囲を，時間をかけてよく観察する．奇形や，瘻孔の有無，瘻孔からの外リンパの漏出に注意する．瘻孔が確認できた場合，確認できない場合，いずれの場合も漏出の有無にかかわらず両窓を閉鎖する．fistula ante fenestramが開存している場合に瘻孔となりうるが，通常視認することは困難で前庭窓前方にやや大きめの閉鎖材料を置いて広くカバーするようにする．内耳窓周囲のmicrofissuresは外リンパが漏出するルートとなりうる（図1）．この図は術者の視点から描かれており術中所見をイメージしやすい．周囲の粘膜を掻爬あるいは剥離して瘻孔の有無を確認する．しかしこの操作自体が組織液の漏出を促し，瘻孔からの外リンパ漏出の観察を困難にし，さらには瘻孔を拡大する可能性もあることに注意する．閉鎖材料を当てて，生体糊で固定する．閉鎖材料は結合組織，軟骨膜，脂肪あるいは筋膜の小片が使われる．これらの組織と軟骨とを組み合わせて，より強固に蝸牛窓を塞ぐ"round window reinforcement"という方法も報告されている．

■ 患者説明のポイント

☆中耳炎，上気道炎症状があるときのダイビング，飛行は発症リスクである．
☆早期治療が望ましく，発症2週間以内に治療したいが，遅発例，慢性例でも治療が奏効することがあり悲観的な説明は慎むべきである．安静・保存治療による瘻孔自然治癒もありうる．
☆再発予防のため術後は頭部を30度上げ3日間ベッド上安静とする．
☆術後の日常生活では3か月間は鼓室圧，髄液圧が高まるような動作を避けるよう指導する．手術後に症状が再発したり，治療効果が得られない場合もある．

35. 耳性髄液漏
liquorrhea, cerebrospinal otorrhea

田中康広　獨協医科大学埼玉医療センター・教授

■ 病態・病因

耳性髄液漏は頭部外傷，腫瘍性疾患，中耳手術の合併症などが主な原因とされる．そのほかにこれらの既往のない特発性耳性髄液漏が存在し，内耳奇形を伴うことの多い小児型と伴わない成人型に分類される（表1）．一方，中耳真珠腫や中耳手術の合併症による髄液漏では中頭蓋底の骨欠損部より生じた脳髄膜瘤を伴うことも多い．

■ 症状

難聴（鼓室内貯留液による伝音難聴，小児型特発性耳性髄液漏では感音難聴），めまい，頭痛および反復する髄膜炎などが挙げられる．また鼓膜に穿孔がある場合は水様性耳漏を伴うが，穿孔のない場合は耳管経由で髄液鼻漏を認める．

■ 検査法と所見の把握

耳漏における髄液に特徴的なタウトランスフェリン（β_2 トランスフェリン）の測定が有用である．テステープによる糖含有の判定は偽陽性の可能性があり，参考程度にとどめる．画像診断では高分解能側頭骨 CT や造影 MRI を用い，MRI 冠状断にて頭蓋内から連続して逸脱する脳髄膜瘤の有無を確認する．脳槽シンチグラフィーや CT ミエログラフィーなどは侵襲性が大きく，適応を慎重に検討する．

■ 鑑別診断

滲出性中耳炎において鼓膜切開または鼓膜チューブ留置後より水様性耳漏が遷延し，本疾患の診断に至ることがある．また慢性穿孔性中耳炎による耳漏との鑑別が困難であり，診断が遅延しやすい．

治療方針

■ 保存的治療

頭部外傷（側頭骨骨折）ではスパイナルドレナージによる髄液圧の低下と安静臥床によって治癒することも多い．しかし，1 週間経過しても閉鎖傾向を認めない場合には早期に手術的治療に踏み切る．

■ 手術的治療

髄液漏閉鎖手術に関しては小児型特発性耳性髄液漏とそれ以外のものでは手術方法が異なる．小児型特発性耳性髄液漏は内耳奇形に伴い卵円窓から脳脊髄液が漏出するため，内耳充填術が主に用いられる．一方，その他のものは頭蓋底の骨欠損部を介するものであるため経乳突法，経中頭蓋窩法，および両者を併用する方法が行われる．これらの術式は骨・硬膜欠損部の大きさや数，部位などによって選択される．

■ 合併症

髄膜炎や髄膜脳瘤を合併することが多く，脳膿瘍や気脳症などもまれにみられる．

■ 予後

瘻孔部の確実な閉鎖により髄液漏は停止するが，瘻孔部位が多発性の場合には再発する頻度が上昇しやすい．

■ 患者説明のポイント

☆治療の必要性と治療を行わない場合のリスクや合併症を説明する．

☆頭部外傷では保存的治療をまず行うが，それ以外では基本的に手術治療が必要であり，手術による副損傷や合併症についても説明を怠らない．

表1 特発性耳性髄液漏の分類

	小児型	成人型
発症年齢	10 歳以下	40〜70 歳
症状	・反復性髄膜炎 ・蝸牛障害，前庭障害	・滲出性中耳炎 ・チューブ留置後の水様性耳漏
原因	内耳奇形	・脳圧亢進，局所の炎症 ・先天性硬膜菲薄と加齢性変化による硬膜欠損
頻度	まれ	きわめてまれ

36. 側頭骨骨折

temporal bone fracture

三代康雄 兵庫医科大学・教授

■ 病態・病因

側頭骨骨折は側頭骨に対する強い鈍的外傷で生じる骨折で，頭蓋骨骨折の 14〜22% を占めるといわれる．一般的には骨折線の方向

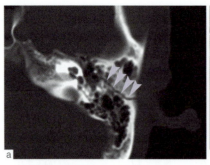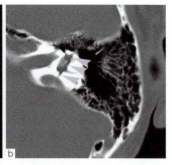

図1　左側頭骨骨折のCT画像
a：縦骨折．矢頭が骨折線．b：横骨折．矢頭が骨折線．

で，縦骨折（図1a），横骨折（図1b），混合骨折に分類される．骨折の種類や程度によりさまざまな症状をきたす．原因には交通外傷，転倒，スポーツ外傷，転落事故などがある．

受傷直後は急性硬膜下血腫などの頭蓋内合併症を伴うことが多く，まず脳神経外科や救命救急センターで治療を受けていることがほとんどであり，耳鼻咽喉科に受診するのは全身状態が落ち着いてからである．

診断には側頭骨CTが有用であるが，急性期に撮影した頭部CTはスライスが厚いことが多く，必要に応じて1mm以下のスライスで再撮影する．

■ 症状
① 頭蓋内合併症
　くも膜下出血，急性硬膜下血腫，急性硬膜外血腫，脳挫傷などを伴うことが多く，専門的な治療が必要である．
② 髄液漏
　髄液漏，特に耳性髄液漏を伴うことも少なくないが，ほとんどの場合1週間以内に自然停止する．長引く場合には髄膜炎の併発に注意が必要である．髄液漏の閉鎖に外科的処置を要することは少ない．
③ 聴力障害
　内耳骨包を横切る横骨折では高度の感音難聴をきたすが治療は困難である．また伝音難聴は鼓室内血腫・鼓膜穿孔・耳小骨離断など

で生じるが，まずは経過観察でよい．3か月以上経過して鼓膜穿孔が残存するか，気骨導差が残る場合は手術治療を考慮する．
④ 顔面神経麻痺
　一般に即時性の顔面神経麻痺は予後不良，遅発性は予後良好であるが，受傷直後は意識障害などを伴うことが多く，発症時期がはっきりしないことが少なくない．したがって手術適応はENoGなどの結果も含めて検討すべきであるが，顔面神経減荷術が有用であることが多い．

治療方針

頭蓋内合併症の治療を優先する．3か月以上持続する鼓膜穿孔や伝音難聴には鼓室形成術，予後不良の即時性顔面神経麻痺には顔面神経減荷術が適応である．

■ 患者説明のポイント
☆顔面神経麻痺に対する手術治療は時期を逸すると効果が期待できない．即時性顔面神経麻痺やENoGの反応が10%以下の症例では，①保存的治療では効果が期待できないこと，②手術の合併症（難聴，耳鳴，めまいなど）も含めてインフォームド・コンセントをとり，手術を受けるかどうか早めに決断してもらう．

37. メニエール病
Ménière's disease

北原 糺　奈良県立医科大学・教授

■ 病態・病因

メニエール病の側頭骨病理が内リンパ水腫であることは，1938年に剖検例から証明されている．有病率は人口10万人に対しておよそ20～50人，30～40歳代に発症，やや女性に多く，ストレスや不規則な生活がメニエール病の発症と因果関係をもつとされている．しかしながら，ストレスと内リンパ水腫発生，メニエール病発症のメカニズムはまだ解明されていない．両耳罹患率は10～40％，罹病期間の遷延化によりその率は上昇する．罹病期間の遷延化，両耳罹患により，神経症やうつ病の合併率も高まる．

■ 症状（図1）

メニエール病の診断基準は臨床症候的に定められている．難聴，耳鳴の増悪を随伴する回転性めまい発作が発現・消退を繰り返す．難聴は低音障害型感音難聴から始まる．もともと難聴がある場合は聴力の変動に着目する．進行すれば中高音域にも感音難聴が生じ，全音域に増悪していく．めまい発作は自発性で，10分以上続く回転性を基本とするが，浮動性の場合もある．

■ 検査法と所見の把握

グリセロールテスト（蝸牛水腫検出），蝸電図（蝸牛水腫検出），フロセミドテスト（半規管水腫検出），フロセミドVEMP（耳石器水腫検出），さらに最近では内耳造影MRIを用いて内リンパ水腫推定検査を行い，その結果を診断の参考にする．水腫検出率は，グリセロールテスト，蝸電図で60％前後，内耳造影MRIで90％前後である．複数の検査を組み合わせて診断するのがよい．

■ 鑑別診断

難聴患者にたまたまあるいは続発性に生じる良性発作性頭位めまい症は，メニエール病と注意深く鑑別する必要がある．メニエール病であれば，発作後の経過中に眼振方向の変化，聴力変動が認められることが多い．治療に抵抗して難聴および浮動感が増悪進行する場合，後頭蓋窩中心のMRIで小脳橋角部腫瘍（聴神経腫瘍を含む）を除外しておくと安心である．

治療方針（図2）

■ 保存的治療

① 生活指導

メニエール病はストレスとそれによる内耳水代謝異常に関連が深いとされる．そのため禁煙指導のほか，睡眠をよくとり，規則正しい生活を実践させる．水分摂取を意識させ，利尿を高める．週複数回の有酸素運動を勧め，発汗を高める．

② 急性期の治療

急性期治療は，めまい発作を軽減するための抗めまい薬（トラベルミン，ドラマミン），悪心・嘔吐などの自律神経症状を軽減するための制吐薬（プリンペラン，ナウゼリン），発作に対する精神的不安，高ぶりを抑える鎮静薬（セルシン，デパス）が用いられる．脱水傾向になるため，その補正には7％炭酸水素ナトリウム（メイロン）250 mL，10％グリセリン200 mLの静注や点滴を行う．急性期に難聴が悪化進行する場合，急性期から間欠期にかけて可能な限り聴力回復のため，リンデロンやプレドニンなどのステロイドの使用を考慮すべきである．

【処方例】

メイロン注7％（20 mL/管）　1管，アタラックス-P 注（25 mg/管）　1管，プリンペラン注（10 mg/管）　1管をめまい時に1回静注，基液をメイロン注7％（250 mL/袋）やソリタ-T3号注（200 mL/袋）にしてめまい時に点滴静注でもよい

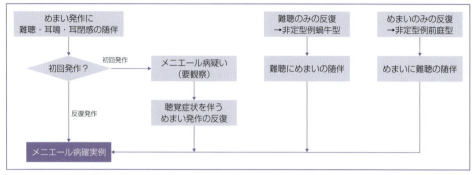

図1 メニエール病診断のフローチャート
〔厚生労働省難治性疾患克服研究事業/前庭機能異常に関する調査研究班(2008～2010年度)(編):メニエール病診療ガイドライン(2011年版).p12,金原出版,2011より〕

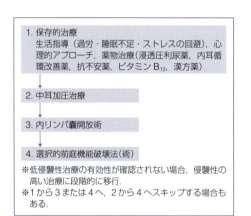

図2 メニエール病発作予防対策
〔厚生労働省難治性疾患克服研究事業/前庭機能異常に関する調査研究班(2008～2010年度)(編):メニエール病診療ガイドライン(2011年版).p13,金原出版,2011より〕

③ 間欠期の治療

間欠期治療は,内耳循環の改善のために内耳循環改善薬(セファドール,メリスロン,アデホス,カルナクリン)が用いられる.より原因に対する治療を考え,内リンパ水腫に対する利尿薬(イソバイド,ダイアモックス)の投与を考慮する.漢方薬である柴苓湯(サイレイトウ)には体内にうっ滞する余剰水分を調整するためのさまざまな薬物が存在し,内リンパ水腫軽減目的で使用することがある.一側メニエール病の場合には神経症・うつ病の合併は10%程度だが,両側メニエール病では50%を超える.ベンゾジアゼピン系の抗不安薬や選択的セロトニン再取り込み阻害薬の処方,場合によっては精神科,心療内科へのコンサルトが必要となる.

【処方例】 下記を併用する.

1) セファドール錠(25 mg) 1回1錠 1日3回
2) アデホス顆粒(10%) 1回1.0 g(製剤量として) 1日3回
3) イソバイドシロップ70% 1回30 mL 1日3回
4) デパス錠(0.5 mg) 1回1錠 1日3回

■ 手術的治療

少なくとも3～6か月間の生活指導,薬物療法に抵抗を示し,めまいが頻発し,難聴が進行する難治性メニエール病に対しては,手術治療を考慮する必要がある.

第一選択は機能温存術である内リンパ嚢開放術で,入院で全身麻酔下に行う手術である.機能温存術の長所は,内耳機能の温存,あわよくば改善が得られる点である.高齢者や両側メニエール病に対しても,症例を選べば行ってよい.短所として症状再発の可能性がある.難治例には,前庭機能の廃絶を考え

機能破壊術を選択する．局所麻酔下の簡便なゲンタマイシン鼓室内投与，全身麻酔下の開頭による前庭神経切断術の順に考慮する．実用聴力をもたない難治例には，全身麻酔下に迷路摘出術も選択肢の1つになる．機能破壊術の長所は，前庭機能廃絶により再発率がきわめて低いこと，短所は，前庭機能廃絶を中枢前庭系が代償できない場合，頭部運動や体動時のふらつきが残ることである．高齢者や両側メニエール病に対しての施行は避けるべきである．

■ 合併症・予後

5～10年のめまい完全抑制成績は前庭神経切断術90%以上，ゲンタマイシン80%以上，内リンパ囊開放術70～80%の順で(非手術例は25～70%)，聴力温存成績は内リンパ囊開放術60～80%，前庭神経切断術およびゲンタマイシン50～60%の順となる(非手術例は25～50%)．

■ 患者説明のポイント

☆ストレス，不規則な生活習慣がメニエール病の発症に関連していることを理解させる．可能な範囲で規則正しい生活を実践させる．
☆内耳水代謝の低下が内リンパ水腫の発生に関連していることを理解させる．可能な範囲で水分摂取，利尿・発汗を実践させる．
☆上記2つを実践させるためには，メニエール病は医師と患者が協力して治療していく疾患であることを理解させる．

トピックス

厚生労働省では新たに2016年度，メニエール病の亜型である遅発性内リンパ水腫(同側型)のみを指定難病とした．遅発性内リンパ水腫はメニエール病と同様の病態をもつが，罹患耳の聴力が長期にわたり高度感音難聴である症例に限定した指定ということになる．原因不明で長期療養が必要になるという意味ではメニエール病も指定されるべきであるが，対象症例が多数に及ぶと指定されない．メニエール病の重症度分類に従い対象症例数を限定しつつ，メニエール病を指定難病として申請中である．

38. めまい症
vertigo, dizziness

武田憲昭 徳島大学・教授

■ 病態・病因

各種めまい疾患の診断基準に合致せず，平衡機能検査で末梢性または中枢性前庭機能障害を認めず，めまいの責任病巣が不明なめまい患者に，めまい症と診断することがある．めまいを訴える患者の約20%は，めまい症と診断せざるをえない．

責任病巣が不明なめまい症に循環改善作用のある薬が有効であることから，めまいの発症機序としてストレスによる自律神経機能異常が椎骨動脈の血流の左右差を引き起こし，内耳・脳幹の循環不全からめまいが発症するとの仮説が提唱されている．めまい患者の全身的な自律神経機能異常は副交感神経機能の低下であり，またストレスに対する交感神経機能の反応性の低下が存在している．交感神経機能の反応性の低下は椎骨動脈の自動調節能の低下をきたし，ストレス負荷時に椎骨動脈血流の左右差を生じさせ，内耳・脳幹の血流の左右差による左右の前庭神経系の興奮性の違いがめまいを発症させる．さらに，めまい患者では潜在的に交感神経機能の左右差が存在しており，何らかの誘因により交感神経機能の左右差が大きくなると，椎骨動脈血流の左右差が増大し，めまいが引き起こされる．

なお，椎骨動脈血流の左右差に基づく内耳・脳幹の循環不全とは，椎骨動脈系の一過性脳虚血発作である椎骨脳底動脈循環不全とは異なり，めまい以外の神経症状は伴わない．同様の病態を血行動態性椎骨脳底動脈循環不全とよぶ提案もある．

■ 症状

浮動性めまいが多いが，回転性めまいを訴えることもある．聴覚症状を伴わないことが

多いが，伴うこともある．特徴的な症状はない．女性に多い．

■ 検査法と所見の把握

詳細な問診，耳鼻咽喉科的診察，平衡機能検査，聴覚検査，神経学的検査で明らかな異常を認めず，各種めまい疾患の診断基準に合致しない．ただし，平衡機能検査で病巣診断ができるカロリックテスト（温度刺激検査）は，外側半規管と上前庭神経の機能を評価していることに注意が必要である．最近，前庭誘発筋電位（vestibular evoked myogenic potential：VEMP）検査のうち，cervical VEMP（cVEMP）により球形嚢と下前庭神経機能が評価でき，ocular VEMP（oVEMP）により卵形嚢と上前庭神経機能が評価できるようになった．また，video head impulse test（vHIT）では，外側半規管だけでなく，前半規管と後半規管の機能も評価できるようになってきた．このような平衡機能検査を行えば，めまい症患者のめまいの責任病巣が明らかになる可能性がある．

画像検査は MRI を行う．ラクナ梗塞や慢性脳循環不全の所見を認めても，めまいの責任病巣と診断できないことが多い．めまい疾患における CT の役割は限定的である．Hospital Anxiety and Depression Scale（HADS）や Self-rating Depression Score（SDS）などの心理テスト，シェロング試験，心電図検査で異常を認める場合がある．

他覚的所見に乏しいため，めまいの自覚症状を Dizziness Handicap Inventory（DHI）などで評価し把握する．

■ 鑑別診断

めまい症患者に抗不安薬や抗うつ薬が有効なことがあることから，めまい症には心因性めまいが含まれている可能性がある．HADSやSDSなどの心理テストで異常を認めた場合には，専門医にコンサルトを行い鑑別する．脳循環改善薬が有効なめまい症患者では，慢性脳循環不全がめまいを引き起こしている可能性があり，専門医にコンサルトを行い鑑別する．降圧薬で厳密に血圧をコントロールしている患者や前立腺肥大症の治療薬を服用している患者では，起立性低血圧によるめまいを鑑別する．不整脈などの循環器系の異常によるめまいにも注意する必要がある．視覚刺激によりめまいが発症する視覚性めまい（visual vertigo）も鑑別する．

めまい症患者には自律神経異常が存在している可能性がある．耳鼻咽喉科外来で可能な自律神経検査としてシェロング試験がある．めまい症患者では，起立時に脈拍が異常増加することが多いと報告されている．

最近，持続性自覚性姿勢誘発ふらつき（persistent postural-perceptual dizziness）や前庭性片頭痛（vestibular migraine）などの新しいめまい疾患が提唱され診断基準が提案されているので，鑑別診断に含めて検討する．

治療方針

■ 保存的治療

めまい症に対しては，抗めまい薬または循環改善薬を用いる．抗めまい薬にはメリスロン，セファドール，イソメニール，アデホス，カリジノゲナーゼ製剤がある．メリスロンには内耳循環改善作用があり，セファドールやアデホスは椎骨動脈血流の増加作用やその左右差の改善作用が報告されている．脳循環改善薬であるセロクラールやケタスにも，椎骨動脈血流の増加作用やその左右差の改善作用が報告されている．めまい症の病態として自律神経異常による椎骨動脈血流の左右差が内耳・脳幹の循環不全を引き起こしてめまいが発症するとの仮説があり，めまい症の治療にこれらの循環改善作用のある薬物が用いられる．なお，循環改善作用のある薬物のめまいに対する効果は4週間以内に発現することが多いので，4週間投与で無効の場合は薬物を変更する．また，循環改善作用のある薬物の2剤以上の併用効果は証明されていない．

【処方例】 下記のいずれかを用いる〔1)～3)は抗めまい薬, 4)5)は脳循環改善薬〕.

1) メリスロン錠(6 mg) 1回2錠 1日3回 14日間
2) セファドール錠(25 mg) 1回1錠 1日3回 14日間
3) アデホス顆粒 1回1包(100 mg) 1日3回 14日間
4) セロクラール錠(20 mg) 1回1錠 1日3回 14日間
5) ケタスカプセル(10 mg) 1回1カプセル 1日3回 14日間

なお, セロクラールとケタスは「脳梗塞または脳出血後遺症に伴うめまい」に保険適用がある.

■ 予後
 めまい症患者は, 所見に乏しく確定診断がついてないことを意味している. そのため, 経過を観察して異常所見の検出に努める必要がある. 経過観察によりめまいの責任病巣が明らかになる場合がある.

■ 患者説明のポイント
☆めまい症患者は, 診断基準に合致せず平衡機能検査などで異常を認めないが, 検査結果を十分に説明し, 安心させることが重要である.「正常である」,「どこも悪くない」と説明すると医師と患者の信頼関係が構築できない. めまいの発症時にはあった異常が, 検査時には正常範囲になっている可能性などを説明し, 経過観察の必要性を説明する. 診断が確定しなくても治療を優先することを説明し, 治療を行いながら経過を観察する.
☆めまい症患者のめまいの発症にストレスが関与していることがある. その場合は, ストレスの軽減やストレス発散の方法についてアドバイスする. ライフスタイルの変更も含めた生活指導も行う.
☆多数の薬物, 特に抗不安薬, 抗うつ薬, 睡眠導入薬を服用しているめまい症患者には, これらの薬物がめまいを引き起こしている可能性を考え, 担当医と相談させ, 内服薬を整理することも必要である. 薬物の中止や減量によりめまいが改善する場合がある.

39. 化膿性内耳炎, ウイルス性内耳炎
purulent labyrinthitis, viral labyrinthitis

日高浩史 東北大学・准教授

■ 病態・病因
 内耳炎は, 中耳炎あるいは髄膜炎などによる炎症が内耳へ波及して, 蝸牛および前庭症状を呈する疾患である. 内耳の炎症性疾患は, その原因により化膿性内耳炎とウイルス性内耳炎の2つに大きく分類される.

① 化膿性内耳炎
 化膿性内耳炎は細菌感染によって引き起こされ, まれながら内耳炎から髄膜炎を起こし生命を危険にさらすリスクのある疾患である. 感染経路により, 中耳炎性内耳炎, 髄膜炎性内耳炎, 血行性内耳炎の3つに分類される.

 1) 中耳炎性内耳炎:急性または慢性中耳炎(chronic suppurative otitis media)が内耳に波及することで生じる. 蝸牛窓膜や前庭窓膜の輪状靱帯を経由, あるいは迷路骨胞を破壊して炎症が内耳に到達すると考えられている〔「中耳真珠腫」の項(→184頁)参照〕.

 2) 髄膜炎性内耳炎:細菌性髄膜炎の炎症が内耳道から蝸牛軸を経由して内耳に波及することで生じ, 両側性に内耳が障害されることもまれではない. また, 側頭骨骨折によって生じた髄膜炎も原因となる.

 3) 血行性内耳炎:血行性内耳炎は敗血症などの疾患により, 血流を介して内耳に炎症が波及したものである. 敗血症のために血栓が形成され, 血流の豊富な血管条および内リンパ腔に塞栓症による変化が現れるとされる.

② ウイルス性内耳炎
 いくつかのウイルスの全身感染をきたした際に内耳炎が惹起され, 内耳障害が生じる.

表1 ウイルス性難聴の種類・特徴

ウイルス	難聴の病態	聴力障害の程度	発生頻度	予防法	治療法	聴力改善の可能性
先天性						
CMV	両側性感音難聴,進行性	中程度〜高度	6〜23%（無症候性），22〜65%（症候性）	なし	ガンシクロビルの静脈投与	抗ウイルス薬で改善の報告あり
風疹	両側性感音難聴	高度	12〜19%	MRワクチン	なし	困難
後天性						
麻疹	両側性感音難聴	高度	0.1〜3.4%	MRワクチン，ヒト免疫グロブリンによる受動免疫	なし	困難
ムンプス	一側性感音難聴	高度〜重度	0.005〜4%	（MMRワクチン）	なし	困難
VZV	一側性感音難聴	軽度〜中等度	7〜85%	帯状疱疹ワクチン（VARIVAX®など）	アシクロビル，プレドニゾロン	治療で改善することが多い
先天性もしくは後天性						
HSV	両側もしくは一側性感音難聴	中程度〜重度	0〜33%（先天性の場合）	なし	アシクロビル	不明
HIV	感音難聴，伝音難聴，混合性難聴	多様	27.5〜33.5%	性感染症の予防に準ずる	HAART〔highly active antiviral therapy (for HIV)〕療法	多様

〔Cohen BE, et al : Viral causes of hearing loss : a review for hearing health professionals. Trends Hear 18 : 1-17, 2014 より改変〕

そのため，ウイルス感染は感音難聴の原因の1つとして重要なものである．

ウイルスの内耳への感染経路としては，①経中耳感染，②経脳脊髄液感染，③血行性感染，④神経節に潜伏したウイルスの再活性化，が挙げられる．ウイルス感染が内リンパ腔に波及する内リンパ型は難聴が高度で回復しない場合が多いが，ウイルスが脳脊髄液あるいは神経ルートを伝わり，神経線維，ラセン器，外リンパ腔に波及する外リンパ型は，難聴の程度もさまざまで治療に反応して難聴が改善することも多い．内耳炎の原因となる代表的なウイルスを表1に示す．

■ 症状

内耳障害として蝸牛症状（難聴・耳鳴など）と前庭症状（めまい，悪心，嘔吐など）がみられる．難聴は中耳炎が内耳窓の膜を経由した炎症の場合は高音域から発症することが多いが，急性の高度難聴が生じて聾になるケースもある．また，前庭症状のめまいについては，特に化膿性内耳炎の場合，自発性の激しい回転性めまいが生じる．

めまいは次第に軽快することが多いが，髄膜炎に伴う両側性の内耳炎の場合は高度の平衡障害をきたし，歩行時の動揺視（周囲の景色が揺れるジャンブリング現象など）や暗所の歩行困難が継続する可能性がある．

■ 検査法と所見の把握

内耳炎を疑うには，耳痛や耳漏，聴力低下などの症状がないか注意深く観察することが大切である．診察の際には鼓膜所見で中耳炎や真珠腫性中耳炎を疑う所見がないか観察す

るとともに，耳後部に発赤や腫脹など急性乳突洞炎の有無を確認する．また，髄膜炎などの併存にも注意する．

　聴力低下が疑われる場合は純音聴力検査で骨導を含む閾値の上昇がないか把握する．また，中耳CTが診断に有効である．もし，急性乳突洞炎など側頭骨周辺の膿瘍性病変や耳性頭蓋内合併症を疑う場合は造影MRIで頭蓋内への進展がないか確認する．また，近年，前庭蝸牛症状に一致してMRIによる3D fluid-attenuated inversion recovery (FLAIR)画像で内耳に高信号が認められるという報告もあり，内耳炎の診断に有用な情報が提供されると期待されている．

■ 鑑別診断

　鑑別すべき疾患として，骨導聴力低下をもたらす原因となる好酸球性中耳炎，めまいを伴う突発性難聴，聴神経腫瘍を含む小脳橋角部腫瘍，小脳膿瘍，多発性硬化症，ならびに近年注目されているANCA関連血管炎が挙げられる．

治療方針

① 化膿性内耳炎

　原病巣の治療を第一に行う．急性中耳炎が原因の場合には鼓膜切開による排膿を行い，可能であれば鼓膜換気チューブを留置する〔「急性中耳炎」の項（➡ 169頁）参照〕．髄膜炎や敗血症などが原因の場合，その原疾患の治療が優先される．原因菌が同定されるまでは，予想される原因菌をカバーする広範なスペクトラムを有する抗菌薬の全身投与を行う．

　炎症が頭蓋内に波及している場合は，手術治療を考慮することがあるが，その施行時期を判断するのは非常に困難である．まず中耳根本術を行い，患側の内耳機能の廃絶と判断されたのちに内耳摘出術を行う場合と，一期的に行う場合がある．髄膜炎の併発が疑われる場合は後者を選択するが，早期に手術を行うとかえって髄膜炎を増悪させる危険があ

る．しかし，時期を逃がすと非髄膜炎性の内耳炎から髄膜炎へ進展する可能性もあるため，手術の選択には慎重を要する．

　もし，両側聾となった症例では消炎治療後，人工内耳の適応も考慮する．真珠腫を伴う慢性限局性内耳炎では，手術により原発巣を摘出し，瘻孔を閉鎖する．

② ウイルス性内耳炎

　ヘルペスウイルスでは抗ウイルス薬の使用を考慮するが，その他のウイルスではワクチン接種による予防が重要である．以下，ウイルスごとに特徴と治療方針を述べる（表1）．

- 先天性

① サイトメガロウイルス（cytomegalovirus：CMV）：風疹ウイルスとならび，子宮内感染により出生後難聴をきたす代表的なウイルスである．難聴以外に精神発達遅滞，血小板減少，肝機能障害などを伴うことがある．胎生期に経胎盤感染により子宮内で感染する場合と，既感染の母が妊娠した際に再活性化したCMVが頸管に排出され感染する場合があるが，難聴は主に前者の機構で生じるといわれている．病理学的には内リンパ迷路炎の型が多い．両側性難聴をきたし，中程度〜高度難聴が多い．難聴が進行することも多く，生後数か月〜数年を得てようやく難聴が指摘される例もあり，聴力の経過観察が重要である．

　診断には羊水が検体としてよく用いられるが，母体感染から胎盤を経由して胎児の尿中へ排泄されるまでに6〜9週かかるため，妊娠21週以前では偽陰性となる可能性がある．先天性CMV感染の診断は2〜3週間以内の尿からウイルスの分離またはPCRで確定される．最近では臍帯血や新生血のCMV IgMを診断に用いる方法が探求されている．

　CMV感染症には，有効なワクチンはまだないのが現状である．先天性CMV感染症は抗ウイルス薬の保険適用はないものの，神経学的予後を考えるとその適応も考慮する必要がある．重症例に対してガンシクロビルの静注療法を行い，神経学的後遺症発現の減少や

16％に難聴の改善または進行抑制を認めたとの報告もある．ただし，ガンシクロビルの副作用としての骨髄抑制，不妊症の問題について十分かつ慎重な検討が必要とされる．
② 風疹ウイルス（rubella）：先天性風疹症候群（congenital rubella syndrome：CRS）の一症候として内耳炎による難聴がある．胎児の器官形成が完了しない妊娠3か月以前に免疫のない母体が風疹ウイルスに感染した場合，死産することが多い．一方，生まれても重篤な障害（先天性白内障，心奇形，低体重，精神発達遅滞，聴力障害）を伴う（CRS）ことが多く，難聴はCRSでも高頻度（58％）の症候である．CRS児の内耳病変はScheibe型内耳奇形で蝸牛球形嚢変性（cocholeo-saccular degeneration）の所見を呈する．一般に両耳性で高度難聴が多いとされる．

近年の風疹の減少は1994年予防接種法改正後の幼児期の予防接種導入によることが多いが，一方で2003年までの経過措置以降に入った空白の世代の接種率低下が問題となっている．妊娠可能年齢の女性で風疹抗体がない場合には，積極的にワクチンの接種で免疫を獲得しておくことが望まれる．2006年4月からは新たにMRワクチン（麻疹・風疹混合ワクチン，2回接種）が導入された．

・後天性
③ 麻疹ウイルス（measles）：両側性に起こり，高度難聴を示す．感染経路として，中耳炎から内耳への炎症波及と血行性感染の2つがある．また，近年，耳硬化症との関連が指摘されている．
④ ムンプスウイルス（mumps, epidemic parotiditis）：流行性耳下腺炎による合併症の1つとして内耳炎が起こり，多くは一側性で高度感音難聴あるいは聾を示し，改善はしない．一過性に浮動感や平衡障害を伴うことがある．好発年齢は幼児・学童で小児の感音難聴の原因としてよく知られるが，免疫をもたない場合には成人でも罹患する可能性はある．不顕性感染が30〜40％あるので，罹患歴のない者が感受性者であるとは必ずしも限らない．厚生省（当時）研究班の報告では"突発性難聴"におけるムンプスIgM抗体陽性例は5〜7％とされる（ムンプス不顕性感染による突発難聴）．特異的な経過を示すものとして，①両側性（14％程度），②高度難聴でない例，③再発する例，④聴力が改善する例，⑤髄膜炎の併発する例などがある．

感染経路は血行性内耳感染と考えられており，発症頻度は成書では1：15,000とされているが，局地的な調査結果では1：200〜500と決して低率ではない．ワクチン接種で予防可能である．
⑤ 水痘・帯状疱疹ウイルス（varicella zoster virus：VZV）：水痘が治った後もいろいろな神経節のなかに潜伏感染しており，種々の刺激や免疫力低下によりVZVが再活生化して帯状疱疹を引き起こす．50歳以上，妊娠あるいは出産後，免疫不全状態がリスクファクターとされている．顔面神経膝神経節で再活生化すると耳性帯状疱疹となり，内耳道内で近接した第Ⅷ脳神経に炎症が波及すると内耳炎を随伴する．外耳帯状疱疹，顔面神経麻痺，感音難聴，めまいなどの内耳障害を伴うときはハント症候群といわれる．なお，外耳帯状疱疹は他の症状からやや遅れて出現することがある．

診断は上記症状と血清学的診断で行われるが，近年はMRIによる画像診断で内耳の高信号や，内耳道の造影所見を認めることが報告されている．

難聴の程度は症例によりさまざまであるが，顔面神経麻痺の程度とは必ずしも相関しないとされている．治療は抗ウイルス薬（アシクロビル）と副腎皮質ステロイドの内服や点滴が用いられる．ハント症候群で感音難聴が改善しないのは約5％と報告されている．

・先天性もしくは後天性
⑥ 単純ヘルペスウイルス（herpes simplex virus：HSV）：HSVは単純疱疹の原因ウイルスである．新生児ヘルペスは，性器ヘルペス

をもつ母親から分娩時に産道を通過する際の感染(HSV-2が多い)、あるいは生後に(多くは唾液経由で)HSV-1の初感染を受けて起こる。新生児では細胞性免疫が未熟なため、全身の播種性感染症(肝臓・副腎・肺・脳など)になることが多く、重篤な疾患である。

動物実験ではHSVにより内耳炎が生じることは知られているが、新生児期のHSV感染による難聴に関しては十分なエビデンスはない。また、突発性難聴でHSVによる内耳炎が疑われる症例が存在するが、確立されたものではない。

⑦ ヒト免疫不全ウイルス(human immunodeficiency virus:HIV):HIV は、血清学的に1型と2型に分けられる。いずれも $CD4^+$ 細胞、主にヘルパーT細胞に感染してこれを破壊するため、徐々に免疫機能の低下が進み、後天性免疫不全症候群(AIDS)などのHIV感染症を引き起こす。

聴覚障害の発生率は30%前後と報告され、30歳以降に多いとされるが、幼児の発生例もある。HIVによる直接の内耳障害以外に、易感染性に起因した中耳や中枢への障害も考えられる。さらに他のウイルス感染の修飾なども受けるため、その病状は多彩である。

■ 予後

化膿性内耳炎では、めまいは改善する場合が多いが、炎症が高度な症例では聴力は聾となり、耳鳴が残存することがある。内耳障害が可逆性である場合は、ステロイドなどの治療により骨導聴力が改善する可能性がある。炎症が頭蓋内に波及して髄膜炎や脳膿瘍を併発する可能性はあるが、現在では抗菌薬の進歩や手術により、以前と比較し激減している。

■ 患者説明のポイント

☆ウイルス性内耳炎の多くは、回復しないものが多い。予防が大切で、ワクチンがあるものではワクチンを勧める。麻疹・風疹ではワクチン接種が普及しているが、ムンプスに関してはそうでないのが現状である。ムンプスに感染していない一側性高度難聴症例では、ワクチン接種が勧められる。

☆生後に難聴が進行する先天性サイトメガロウイルス感染症は近年注目されているが、有効なワクチンはまだない。抗ウイルス薬の治療に関しては今後の知見の集積が待たれる。

☆小児の両側高度難聴症例で聴力の改善が見込めない場合は、補聴器や人工内耳による療育を検討する。

40. 良性発作性頭位めまい症

benign paroxysmal positional vertigo : BPPV

肥塚 泉　聖マリアンナ医科大学・教授

■ 病態・病因

めまい疾患のなかで最も頻度が高く、めまい疾患全体の3～4割を占め、中高年(更年期以降)の女性に好発する。本症の発症には、炭酸カルシウム($CaCO_3$)からなる耳石(otoconia)が大きく関与していることから、骨粗鬆症と同様、閉経に伴うカルシウム代謝異常がその発症要因の1つと考えられている。生活習慣も関係し、あまり寝返りを打たず、同じ頭位で睡眠をとる人に多いことが知られている。同様のメカニズムで、疾病や外傷後などによる長期臥床も、本疾患を誘発する1つの原因となる。

■ 症状

「めまい頭位」とよばれる特定の頭位(寝返りを打ったとき、美容院での洗髪、歯科治療の際など)をとると、回転性ないし動揺性のめまいが出現する。めまいは、めまい頭位にて次第に増強し次いで減弱ないし消失する。引き続き同じ頭位をとると、めまいと眼振は軽くなるか起こらなくなる。聴覚症状や中枢神経症状などは随伴しない。

■ 検査法と所見の把握

良性発作性頭位めまい症(BPPV)の確定診断ならびに患側の決定には、頭位変換眼振検

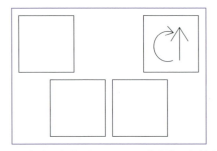

図1 左後半規管型 BPPV の頭位変換眼振検査所見（ディックス・ホールパイク法）
回旋成分が強い上眼瞼向き眼振を認める．

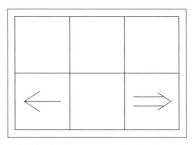

図2 左外側半規管型 BPPV（半規管結石症）の頭位眼振検査所見
方向交代性向地性（下行性）頭位眼振を認める．

査（ディックス・ホールパイク法）および頭位眼振検査の施行が必須である．

頭位変換眼振検査にて，数秒〜数10秒の潜時を有する回旋成分が強い上眼瞼向き眼振が出現し，これが30秒以内に消失する場合は，後半規管型 BPPV（半規管結石症）と診断する（図1）．眼振が出現する頭位で下になる側が患側である．右下，左下の両懸垂頭位とも眼振が生じる場合は，眼振持続時間の長いほうが患側である．

頭位変換後，潜時がないかあっても数秒以内に眼振が出現し，その後これが長く続く場合は後半規管型 BPPV（クプラ結石症）である．後半規管型 BPPV においてはほとんどが半規管結石症で，クプラ結石症の頻度は低い．

また，回旋成分が強い下眼瞼向き眼振が出現する場合は前半規管型 BPPV であるがまれである．

頭位眼振検査で方向交代性向地性（下行性）眼振を認めた場合は外側半規管型 BPPV（半規管結石症）（図2），方向交代性反地性（上行性）眼振を認めた場合は外側半規管型 BPPV（クプラ結石症）と診断する．外側半規管型 BPPV（クプラ結石症）では，眼振が出現するまでの潜時は短いかほとんどなく，眼振の持続時間が長いという特徴を有する．

■ 鑑別診断

BPPV と同様，聴覚症状を随伴しない前庭神経炎が挙げられる．前庭神経炎では，頭位眼振検査で方向固定性の眼振を認める．めまいの発現に先行して7〜10日前後に上気道感染症や感冒に罹患していることが多いので問診の際，これを確認すると鑑別に役立つ．

治療方針

■ 保存的治療

BPPV の急性期は，他のめまい疾患の急性期と同様，激しいめまいや平衡障害が出現する．めまい急性期はこれらに加え，前庭自律反射による悪心・嘔吐などの不快な症状が生じることが多く，治療に際しては心身の安静，薬物による対症療法が主体となる．めまい急性期を過ぎれば，BPPV に対しては，半規管内に迷入した小耳石片をもともとあった卵形嚢に戻すことを目的とした，浮遊耳石置換法を施行する．後半規管型 BPPV に対しては，Epley 法や Semont 法が施行される．外側半規管型 BPPV に対しては，Lempert 法，Vannucchi-Asprella 法，Gufoni 法，forced prolonged position（FPP）などがある．Epley 法のエビデンスについてはメタ解析が加えられている．めまい感の改善についてはオッズ比 5.12，ディックス・ホールパイク法時の眼振の消失についてはオッズ比 4.22 といずれも高い値を示している．他の手技の有効率に

ついては，エビデンスは示されてはいないが，おおむね良好とする報告が多い．

■ **手術的治療**

浮遊耳石置換法によっても治癒しない症例や再発を繰り返す症例に対しては，小耳石片が迷入しても内リンパ流動が生じないように，責任半規管を選択的に栓塞する半規管遮断術が施行されることがある．

■ **合併症**

本症の発症には，小耳石片の半規管への迷入が関与していることから，骨粗鬆症がベースにあると，発症や再発しやすくなる傾向を示す．頸部や腰部に整形外科的な疾患を有している症例では，浮遊耳石置換法の施行により，これらが悪化する可能性があるので，施行に際してはこれらに留意する．

■ **予後**

予後良好な疾患である．骨粗鬆症を有する例では再発が多いことが知られている．

■ **患者説明のポイント**

☆めまい症状が強く，患者は不安になりがちであるが予後に関しては良好であること，抗めまい薬などによる薬物治療を漫然と続けるのではなく，浮遊耳石置換法などの理学療法を早期に施行することが，患者の病悩期間を短縮するうえで有要であることを述べる．

> **トピックス**
>
> ・いわゆる light cupula について：外側半規管型 BPPV（半規管結石症）と同様に，頭位眼振検査で方向交代性向地性（下行性）眼振を認めるが，眼振の出現に潜時を有さず，眼振持続時間が長い症例が存在することが報告されるようになった．これらの症例では，クプラの比重が何らかの理由で小さくなり，半規管膜迷路内でクプラが浮遊する結果，眼振が生じていると考えられている．予後は良好とする報告が多い．

41. 前庭神経炎

vestibular neuronitis, vestibular neuritis

坂田英明　埼玉医科大学・客員教授

■ **病態・病因**

① **病態**

前庭神経炎は日常臨床でしばしば遭遇する回転性めまい発作の1つである．同義語に急性一側性前庭障害，一側性前庭麻痺，前庭血管性半側麻痺，神経迷路炎などがある．病態の鑑別は困難であるが臨床的にはきわめて特徴的である．すなわち自覚的には突然の回転性めまい，悪心，嘔吐，発作後のふらつき，頭重感などで，めまいに先行して上気道感染，感冒などがあることが多い．通常3〜7日程度で徐々に回復する．他覚的には，蝸牛症状なし，意識明瞭，神経学的所見なし，眼振は健側向き，温度刺激眼振は患側の温度反応高度低下あるいは無反応となっている．

② **病因**

病因論では先行する上気道感染，感冒が関係し単純ヘルペスウイルス（HSV）の前庭神経節への感染が確認されたとの報告がある．一方，血管障害による微小循環障害説もある．背景因子に高血圧，低血圧，糖尿病，脂質異常症，不整脈などがある場合，微小脳幹梗塞を起こすとの指摘もある．

■ **疫学**

10万人に3.5人，年間約20,000人（1993年）との報告がある．性差は特になく40〜70歳代に発症し50歳代に多い．小児での報告はほとんどない．

■ **鑑別診断**

① **末梢性疾患との鑑別診断**

前庭神経炎は回転性めまい発作の代表的疾患で，鑑別疾患として良性発作性頭位めまい症，メニエール病などがある．しかし，めまいの発作時間や眼振の方向と頭位，温度刺激眼振検査などから診断はきわめて容易である．

② 中枢性疾患との鑑別診断

比較的小児に多い小脳炎(急性小脳失調症)がある．成人では前庭神経炎と診断されたなかに，中枢性血管障害である前下小脳動脈塞栓症，後下小脳動脈塞栓症などが存在していることがある(ワレンベルグ症候群など)．

実際には症状は不全型がほとんどで，MRIやCTなどの画像検査では異常がないことが多い．したがって前庭神経炎の診断や経過観察がきわめて重要である．血管障害である場合は再発が多い．

■ 検査法と所見の把握

検査法の詳細は「温度刺激検査」の項(➡116頁)を参照されたい．

前庭神経炎の診断のための検査には温度刺激眼振検査が用いられるが，外側半規管の機能検査であり求心性線維は上前庭神経であることから限定的となる．cVEMPは前庭神経炎において下前庭神経領域にも障害が及んでいるかの鑑別に貢献しているという．

治療方針

■ 保存的治療
① 急性期の点滴
【処方例】下記のいずれかを用いる．

1) メイロン注(7%)　1回250mL　点滴静注
2) ニコリン注(5%)　1回4mL　点滴静注(中枢性も示唆された場合や高齢者，腎障害などでメイロンが使用できない場合) 保外 適応症
3) プリンペラン注(10mg/アンプル)　1回1アンプル　静注
4) アタラックス-P注(25mg/アンプル)　1回0.5アンプル　筋注(症状で適宜増減)
5) ブドウ糖液(20%)　1回20mL　維持補液に混注(糖尿病がない場合)

② 内服治療
【処方例】下記のいずれかを用いる．

1) メリスロン錠(12mg)　1回1錠　1日3回　毎食後　7日間
2) アデホス顆粒(10%)　1回1g(製剤量として)　1日3回　毎食後　7日間
3) グランダキシン細粒(10%)　1g(製剤量として)＋セルベックス細粒(10%)　1.5g(製剤量として)　混合して1日3回に分けて　7日間

③ 頓服
【処方例】下記の薬剤を症状に応じて適宜用いる．

1) ナウゼリン錠(10mg)　1回1錠(吐き気時)
2) アタラックス-P カプセル(25mg)　1回1カプセル(吐き気とめまいが強いとき)
3) トラベルミン配合錠　1回1錠(めまいが強いとき)

■ 合併症と予後

ほとんどの前庭神経炎は予後良好で代償される．しかし脳血管障害であった場合は脳のグリオーシスによる浮動性めまいが持続することもある．

■ 患者説明のポイント

☆回転性めまい発作の持続が数日持続することから患者はかなり不安となる．また脂質異常症，不整脈などの合併症を背景因子として併せもつ場合，画像診断で異常がないから全く問題ないと説明してしまうと，回転性めまい発作が再燃した場合に他の疾患の可能性が否定できなくなり苦慮することになる．常に血管障害による中枢性疾患の予備軍であることを念頭におく．

42. 上半規管裂隙症候群
superior canal dehiscence syndrome

鈴木光也　東邦大学・教授

■ 病態・病因

本症候群は，中頭蓋窩天蓋や上錐体洞近傍に上半規管の骨欠損が生じる疾患単位であ

る．欧米からの報告が圧倒的に多く人種差は明らかにある．成人例が大半であり後天的要因が関与していると思われるが，病因は不明である．

■ 症状

上半規管に生じた骨の裂隙部分が内耳窓に次ぐ第3の窓として働き，音刺激や圧刺激によりトゥリオ現象と瘻孔症状をきたす．これらの症状は裂隙のサイズが大きいほど認められやすい．

■ 検査法と所見の把握

① 標準純音聴力検査

伝音難聴(気導-骨導差)や感音難聴を生じる．気導-骨導差は，裂隙の存在によって，骨伝導が増幅されて骨伝導音に対する感度が増加して骨導閾値の低下が生じることと，裂隙を通じて音響エネルギーが消失して気導閾値が上昇することによると考えられている．本症候群では特に 250 Hz において気導-骨導差が認められやすい．

② 前庭機能検査

下記の誘発検査によって垂直性回旋性の眼球偏倚(眼振の緩徐相)が誘発される．

1) トゥリオ現象：500～2,000 Hz の周波数で 100 dB hearing level (dBHL) の音圧がしばしば用いられる．

2) 瘻孔症状：ポリッツェル球を用いて外耳道を加圧・減圧する方法やバルサルバ法による方法が用いられる．バルサルバ法による刺激には鼻をつまんで息こらえをする刺激 (nose-pinched Valsalva maneuver) と声門を閉じるように息こらえをする刺激 (glottic Valsalva maneuver) があり，両者では反対方向の回旋成分を伴った垂直性の眼球偏位が誘発される．

3) 前庭誘発筋電位 (cVEMP)：正常人の cVEMP (cervical VEMP) の閾値は 87.1 (SD 7.9) dB nHL，振幅は 98.2 (SD 35.9) μV である．本症候群では，cVEMP の振幅増大と反応閾値の低下が高率にみられる．

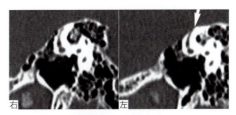

図1 左上半規管裂隙症候群のポーシェル面に沿って再構築された CT 画像
冠状断では両側に裂隙が疑われたが，ポーシェル面では左裂隙のみ(矢印)であることがわかる．

③ 画像所見

裂隙は，側頭骨の冠状断・軸位断 CT によって確認されるが，上半規管に沿った面〔ポーシェル面(Pöschl plane)〕で画像を再構築するとより評価しやすい(図1)．

■ 診断

臨床症状，VEMP などの生理機能検査と CT の結果から総合的に診断することが肝心である．

■ 鑑別診断

① otic capsule dehiscence syndrome で裂隙が CT によって同定できない症例 (no identified otic capsule dehiscence on imaging : no-iOCD)，② 耳管開放症，③ 耳硬化症．

治療方針

■ 保存的治療

保存的治療が第一選択である．耳栓による防音，鼓膜換気チューブ留置がある．

■ 手術的治療

側頭開頭下に骨パテを用いて上半規管内を plugging，裂隙部の表面を resurfacing または capping する．近年，軟骨や筋膜などによって蝸牛窓小窩を閉鎖する (RW reinforcement) 方法が報告されている．

■ 合併症

手術として plugging 法は治療効果の面では優れているが，感音難聴の進行，前庭機能高度低下などの合併症も生じやすい．

■ 患者説明のポイント
☆治療法に対する説明がポイントとなる．耳栓はトゥリオ現象に対してはある程度有効であるが，擤鼻，力みなどのバルサルバ刺激に対しては効果的ではない．
☆鼓膜換気チューブ留置は glottic Valsalva maneuver による刺激は回避できない．
☆plugging 法に比較して RW reinforcement 法は低侵襲であり，第一選択の術式として注目されている．

43. 椎骨脳底動脈循環不全
vertebro-basilar insufficiency : VBI

室伏利久　帝京大学医学部附属溝口病院・教授

■ 病態・病因
椎骨脳底動脈循環不全(VBI)は，基本的には，椎骨脳底動脈系の一過性脳虚血発作(TIA)である．椎骨脳底動脈系は，左右の椎骨動脈，脳底動脈や分枝である後下小脳動脈，前下小脳動脈，上小脳動脈などで構成される．これらの血管は，小脳・脳幹に血液を供給しているため，同部位の虚血発作によりめまいや平衡障害を主体とする神経症状が引き起こされる．
虚血の原因は，アテローム血栓，心原性・非心原性の塞栓，血行力学的な異常が主体であるが，このほか，大動脈炎症候群や頸椎異常による外的な圧迫も原因となりうる．

■ 症状
主たる症状は，回転性および非回転性(失神性めまいを含む)のめまい発作である．これに加えて，複視，霧視，温冷覚障害，耳鳴，脱力や構音障害が生じる場合もある．症状は数分〜数時間程度持続する．

■ 検査法と所見の把握
決定的な検査法はないが，一般的な神経耳科学的ならびに神経学的診察で眼振，眼球運動異常，体幹失調などの神経所見を把握する．注視方向性眼振や垂直性注視眼振，衝動性追従運動(saccadic pursuit)，強い体幹失調などの中枢性病変を示唆する所見が一過性に認められた場合には，可能性が高い．頸部の捻転により症状・所見が出現する場合にも本症を疑う．現在の TIA の診断基準では，TIA の診断にあたって画像上の梗塞の有無は問わないことになっており，VBI の診断においても MRI の拡散強調画像などで新鮮梗塞を認めても，24 時間以内に症状が消失する場合には VBI と診断できる．
発作間欠期には，神経症状・所見を認めないが，MRA で椎骨脳底動脈系の描出不良が認められることがある．また，頸部血管の超音波検査でプラーク形成などによる血管狭窄や血流速度低下が認められることもある．
また，基礎疾患として，高血圧や耐糖能異常，脂質異常症を示唆する血液生化学的異常の有無を把握する必要がある．

■ 鑑別診断
不可逆的な小脳脳幹梗塞や出血，神経血管圧迫症候群が主たる鑑別の対象となる．

治療方針

■ 保存的治療
基礎疾患のある場合，それらをコントロールしたうえで，発作が頻回である場合には，抗血小板薬や循環改善薬などの投与を行う．
【処方例】　下記のいずれかを用いる．
1) プレタール OD 錠(50・100 mg)　1回 100 mg　1日2回
2) ケタスカプセル(10 mg)　1回 10 mg　1日3回

■ 手術的治療
通常手術的治療の適応となる疾患ではないが，頸椎の異常が強い場合，脳血管の狭窄が強い場合には，手術的な介入が必要となる可能性がある．

■ 予後

基礎疾患のコントロールが悪い場合などに不可逆的な脳梗塞を生じる可能性がある.

■ 患者説明のポイント

☆脳のなかの小脳や脳幹という身体のバランス維持に重要な部位に血液を送る血管の一時的な血流の障害によるめまいであること，現時点では，脳梗塞には至っていないが，不可逆的な脳梗塞に移行するおそれがあり，それを予防するために，基礎疾患をきちんと治療し，抗血小板薬などの薬剤の服用が必要である場合もあることを説明する.

44. 聴神経腫瘍

acoustic neurinoma, vestibular schwannoma

須納瀬　弘　東京女子医科大学東医療センター・教授

■ 病態・病因

内耳神経のシュワン(Schwann)細胞から発生する良性腫瘍で，大多数が内耳道内の前庭神経核付近から発生するため vestibular schwannoma と称される．年間発生頻度は10万人に1〜2人と推測される．9割が下前庭神経，残りの大部分は上前庭神経由来で，蝸牛神経起源はまれである．3%前後は腫瘍を両側性に生じる神経線維腫症2型で，発症には22番染色体上の腫瘍抑制遺伝子であるNF2の変異が関与する．

■ 症状

緩徐に進行する前庭神経障害は中枢性に代償されるため，めまいを主訴とする例は1割前後である．浮動感が多いが，回転性発作の場合もある．症例の多くは蝸牛症状を呈し，約半数は難聴で発症する．難聴は緩徐に進行することが多いが，急性発症も10〜30%程度みられる．耳鳴は2番目に多く，顔面神経麻痺は2%前後とまれである．大腫瘍では三叉神経圧迫による同側顔面の知覚障害，外転神経や下位脳神経障害による複視や嚥下障害，嗄声，脳幹・小脳圧迫による小脳失調などが起こる．まれに水頭症による認知症や失禁，歩行障害がみられる．

■ 検査法と所見の把握

高音部の低下や谷型を呈する症例が多いが，聴力型に特徴がないことが特徴ともいわれる．他疾患の頻度が低い谷型は聴神経腫瘍の頻度が高くなる．蝸牛神経障害による語音弁別能低下は特徴的だが，むしろ循環障害のため内耳性難聴を発症することが多い．5%前後については聴力正常であり，一側性耳鳴やめまいがあれば聴神経腫瘍の可能性を排除してはならない．腫瘍による突発難聴は回復することがあり，経過がよくても疑う必要がある．ABR(聴性脳幹反応)の感度は高いが，1割前後は正常となる．上前庭神経機能が反映されるカロリックテストの陽性率については7割程度にとどまる．脳幹を圧迫する大腫瘍では，患側への注視で患側向きの粗大な眼振，健側への注視で健側向きの高頻度で小さな眼振を呈するブルンス眼振がみられることがある．

画像診断には撮像範囲を内耳道周辺に絞った造影 MRI が望ましい．腫瘍は T1 強調でやや低〜等信号，T2 強調で高信号を呈することが多く，不均一な造影効果を示す(図1)．単純撮影であっても，高度 T2 強調画像を軸位および冠状断の両者で検討した場合の検出率は 95% を超えるとされる．前庭・蝸牛の形態も確認し，迷路内神経鞘腫を見逃さないよう注意する．

■ 鑑別診断

聴神経腫瘍は小脳橋角部腫瘍の 70〜80% を占め，髄膜腫(10〜15%)と類上皮腫(5%)がこれに次ぐ．転移性腫瘍やリンパ腫なども鑑別の必要がある．内耳道内で発生した顔面神経鞘腫の鑑別は容易ではないが，内耳道矢状断高度 T2 強調画像で顔面神経の腫脹を確認できる場合がある．ハント症候群では炎症

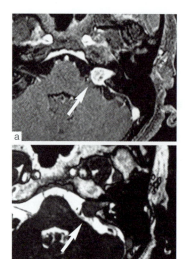

図1 左聴神経腫瘍(矢印)のMRI
a:Gd造影T1強調画像, b:高度T2強調画像

組織が内耳道底の腫瘤として造影されることがある．

治療方針

MRIの普及により小腫瘍の発見頻度が増え，フォローアップは容易になった．放射線治療や術中モニタリングを含む手術技術の発展により，機能温存を目指した治療の選択肢は増えている．

■ 保存的治療

平均増大速度は2mm/年以下と遅く，7割を超える症例で5年間の観察でサイズに変化がない．また5%前後が縮小するとされる．発見時の腫瘍径が小さいほうが増大速度は遅い傾向にあり，小腫瘍はMRIでの定期フォロー(wait and scan)が選択されることが多い．その後のMRI撮影は6～9か月後に計画し，変化がないとわかれば1年ごととする場合が多い．増大速度が速い症例は放射線治療ないし手術を考慮する．良好な聴力が10年後に保たれている率は5割程度であること，

小脳橋角部での腫瘍径が2cmを超えると手術での顔面神経機能温存率は低下することなども考慮し，慎重にフォローアップする必要がある．

■ 放射線治療

ガンマナイフやサイバーナイフなどの定位放射線治療装置が発達し，直接的リスクが小さい放射線治療を選択する患者は世界的に増加している．脳幹の圧迫が強い例や囊胞成分が多い例は適応外となる．増大しない腫瘍の自然経過を含む腫瘍の5年制御率は90～95%程度とする報告が多い．顔面神経機能温存率は95%を超え，手術より良好である．聴力温存率は60%程度とされるが，聴力低下は照射後も進行して10年後の長期成績は有効聴力25%前後と報告されている．手術など追加治療を要する例が5%程度あるが，再手術時の顔面神経温存率は瘢痕などのため低下する．悪性化はきわめてまれである．

■ 手術的治療

急速な増大を示す症例や脳幹が大きく変形する大腫瘍，放射線治療失敗例は手術適応となる．顔面神経機能の温存は最重要であり，癒着が顕著な症例は無理に剝離をせず，神経上に腫瘍を小さく残す術者が増えている．代表的開頭法として以下が挙げられる．

① 経迷路法(図2)

代表的経側頭骨的アプローチで，外耳道を保存しながら半規管と前庭の一部を削除し，中頭蓋窩および後頭蓋窩硬膜を露出して内耳道全長を開放する．脳組織の圧迫は不要で術野は広く，髄液漏発症率は低い．内耳道底に充満する腫瘍も操作でき，顔面神経を同定しやすい．迷路削開により失聴が必発だが，蝸牛神経を温存して一期的に人工内耳を埋め込む試みがヨーロッパを中心に行われている．

② 後迷路法(図2)

経迷路法に準じた術野で聴力を温存する術式である．経迷路法との違いは半規管と前庭，蝸牛神経の温存であり，前庭水管を切断し，迷路とS状静脈洞の間から小脳橋角部

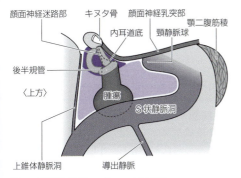

図2 経側頭骨的アプローチ(右耳)
経迷路法(濃色＋淡色))：迷路削開により内耳道底と顔面神経が明視下におかれる.
後迷路法(淡色)：迷路は保存されるが内耳道底を直視できず術野は狭い.

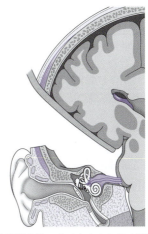

図3 中頭蓋窩法による上方からの内耳道開放
錐体骨の上方で開頭し，側頭葉を上方に圧排して術野を作る.

と内耳道を開放する．術野は狭く内耳道底は直視できない．

③ **中頭蓋窩法**(図3)
　錐体骨上方から開頭し，側頭葉を圧排して側頭骨上面から内耳道を開放する聴力温存術式である．内耳道は全長にわたって開放され，内耳道底での腫瘍操作と顔面神経同定が可能である．アプローチが狭く，小脳橋角部で5mmを超える腫瘍の摘出は難しい．中頭蓋窩は確実なランドマークに乏しく，蝸牛や上半規管が開放されると聴力障害が起こる，腫瘍が下前庭神経由来の場合は術者と腫瘍の間に顔面神経が介在するなど技術的困難が多く，適応症例は限られる．

④ **後頭蓋窩法**
　S状静脈洞よりも後方で開頭するため開頭が容易であり，脳神経外科で汎用される．大腫瘍への対応も可能で聴力温存の可能性がある．開頭技術の進歩により小脳を圧排する必要は減り，小脳の梗塞や出血は減少した．内耳道孔後方を削除するが，後半規管のため内耳道底は直視できず，また通常腫瘍の後方に位置する顔面神経の同定には技術を要する．

■ **合併症**
① **放射線治療合併症**
　聴力低下に加え，水頭症や顔面神経麻痺が起こる場合がある．
② **手術合併症**
　1)顔面神経麻痺：術前の顔面神経機能は正常なことが多く，顔面神経麻痺によるQOL低下は大きい．神経損傷の頻度は腫瘍の大きさに依存し，神経が断裂した場合はcable graftingが必要となる．遅発性の麻痺はベル麻痺に準じてステロイドなどで対処する．1年を経過して回復しない麻痺には舌下神経との吻合などが用いられる．
　2)聴力障害：聴力温存には術中モニタリングが必須である．従来は蝸牛の音刺激で得られる蝸牛神経電位が用いられていたが，最近では蝸牛神経核の活動電位を持続的にモニタリングする技術が発達してきた．
　3)平衡障害：腫瘍摘出により前庭神経は切断されるため，術前の機能が良好なほど術後のめまいは強い．腫瘍や手術による小脳の機能障害も平衡障害の要因となる．高齢者ではめまいが長期に残りやすく，術後のリハビ

4) 出血, 脳梗塞：小脳橋角部での出血は重篤となる場合があり, 合併症として最も留意しなくてはならない. 術後24時間は意識状態や瞳孔径などを十分に観察する必要がある. 脳梗塞は脳組織の圧排や術中の主要動脈焼灼などで起こる. 中頭蓋窩法で側頭葉障害による言語障害, 後頭蓋窩法で小脳障害による平衡障害が起こりやすい. 前下小脳動脈 (anterior inferior cerebellar artery：AICA) と橋穿通枝の不適切な焼灼は致命的な梗塞を起こしうる.

5) 髄液漏, 髄膜炎：皮膚切開部から漏れる場合と, 含気蜂巣を介して耳管から鼻腔へと漏れる場合がある. 髄液漏の頻度は10%前後とする報告が多いが, 経迷路法ではほとんど起こらないとする報告もある. 髄膜炎は開頭時の感染による場合と髄液漏を介する場合がある.

6) 頭痛：術後に頑固な頭痛を訴える症例は後頭蓋窩法に多い.

■ 予後

聴神経腫瘍が直接的に生死にかかわることはまれである. 実績ある施設での手術関連死は0.5%以下とする報告が多い. 死亡の最大の要因は出血だが, 麻酔合併症や長期臥床による塞栓などにも留意する必要がある.

■ 患者説明のポイント

☆高齢者の小腫瘍はまずwait and scanとし, 脳幹圧迫の強い大腫瘍には手術が選択されることに議論の余地はない.

☆増大傾向のある小〜中腫瘍, 特に若年者の場合には治療方針に議論の余地があり, 結論は得られていない.

☆各治療法には利点と欠点があり, 最新の知見に基づいた情報を患者に提供し, 最良の治療法をともに考える姿勢が必要となる.

45. 小脳橋角部腫瘍
cerebellopontine angle tumor

石川和夫　秋田大学・名誉教授

■ 病態・病因

小脳橋角部は, 上は三叉神経, 下は舌咽神経までの高低差を有し, 小脳, 橋外側と錐体骨の内側1/3により形成される部位である. この空間には, 小脳, 脳幹, 脳神経(Cr. V〜XI), くも膜, 硬膜, 動脈, 静脈, 静脈洞, 脳槽などがあって, 生命維持のうえできわめて重要な部位である. この部位には, 聴神経腫瘍を中心としたいろいろな腫瘍が出現する. 腫瘍の発生部位, その種類や性状と進展方向により, 耳鳴・難聴, めまい, 顔面知覚異常や頭痛などの多彩な臨床症状を呈する. 神経耳科的な各種臨床検査を中心に施行したうえで鑑別を進め, 最終画像診断につなげることになる(図1). しかし, 症状が軽微であったり, その出方が一様でないために, 小腫瘍のうちに診断することの難しい症例も多く, 最終診断が遅れることも少なくない.

本来小脳橋角部に存在する組織から腫瘍性病変が生じる場合と, 小脳橋角部周辺組織から発生した腫瘍性病変が小脳橋角部に進展するもののほかに遠隔臓器の腫瘍からの転移性病変もある. この領域にできる腫瘍の大半が前庭神経鞘腫であり, 次いで髄膜腫, 類皮嚢腫, 顔面神経鞘腫, その他という頻度であるが, ここでは, 聴神経腫瘍(➡229頁)以外を取り扱う.

■ 症状

耳鳴, 難聴(突発難聴も含む), めまい(自発性, 再発性)を中心とするが, 進展方向によっては, 顔面知覚障害や顔面麻痺が出現し, さらに進めば, 第Ⅵ・Ⅸ・Ⅹ脳神経症状としての複視, 発声障害や嚥下障害のほか肩挙上障害なども出現しうる. 腫瘍性病変が脳幹や小脳を圧迫することになれば, 同側の

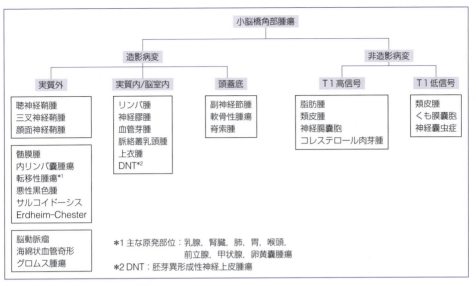

図1 部位・画像からみた疾患鑑別のフローチャート
〔Bonneville F, et al：Imaging of cerebellopontine angle lesions：an update. Part 1：enhancing extra-axial lesions. Eur Radiol 17：2472-2482, 2007／Bonneville F, et al：Imaging of cerebellopontine angle lesions：an update. Part 2：intra-axial lesions, skull base lesions that may invade the CPA region, and non-enhancing extra-axial lesions. Eur Radiol 17：2908-2920, 2007 より改変〕

注視機能の低下（注視不全麻痺性眼振）や四肢の企図障害が出現し，さらに悪化すると，失調性歩行，頭蓋内圧亢進，頭痛，乳頭浮腫もみられるようになる．

■ 検査法と所見の把握

　純音聴力検査では，聴力の左右差に注意し，感音系（骨導値）の左右差に注意する．しかし，聴力が正常（左右差がない）のことも少なくない．腫瘍の圧迫により蝸牛神経系に伝導障害が生じ耳音響放射が正常の感音性難聴を呈することもある．こうした場合には，自記オージオグラム（特にJerger Ⅲ，Ⅳ型）やReflex Decayなどの後迷路機能を調べる検査も有用である．蝸牛神経から上部脳幹までの機能を反映する聴性脳幹反応検査は検査としての有用性が高い．異常眼球運動検査を含む前庭系機能検査も参考にする．必要に応じて，下位脳神経領域の機能障害の有無を確認する必要がある．

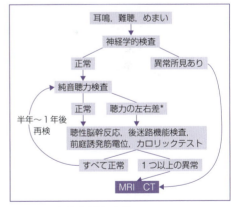

図2 小脳橋角部腫瘍診断のフローチャート
＊1周波数領域 10 dB 以上の左右差

■ 診断・鑑別診断

　診断フローチャートを図2に示した．代表例を図3，4に示した．

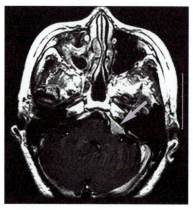

図3 再発性めまいを呈した左髄膜腫例（造影 MRI 画像）
59歳，女性．扇状に錐体に付着するような形状をしている．術後めまいは完治した．

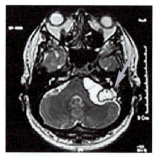

図4 内リンパ嚢腫瘍 MRI T2 強調画像
めまい発作を繰り返し，メニエール病として長期間フォローされ最終的に内リンパ嚢腫瘍と診断された．
〔山本昌彦先生ご提供〕

治療方針

腫瘍の部位と大きさ，増大速度とともにそれに伴う機能障害の程度，外科処置上の問題，術後合併症，年齢，性別，職業，社会的要因，患者の心理状態など総合的に考慮して，以下の治療法を具体的に検討する．

■ 経過観察

神経症状が軽微で腫瘍の増大速度の軽微なもの．症状の強さによっては，術中モニタリングを駆使して機能保存を前提とした外科処置も考慮しなければならない．

■ 手術的治療（全摘，部分切除，亜全摘）

多くの腫瘍はこの適応となるが，腫瘍の大きさと部位，臨床症状の程度，術後合併症とその対策などを考慮して手術アプローチ（後頭蓋窩法，中頭蓋窩法，経迷路法など）を定め，腫瘍摘出目標を設定する．しかし，全摘が基本である．

■ 照射療法

髄膜腫や神経鞘腫に対しては，γナイフ，サイバーナイフ，X-ナイフなどの照射療法の適応も考慮する．しかし，大きな腫瘍に対してはその有効性は定かでない．部分切除して照射を組み合わせる方法もある．

■ 合併症

機能保存のためには，術中のモニタリング（聴力と顔面神経）が必須である．難聴の病態によっては，腫瘍切除後難聴の回復も期待しうる．腫瘍のかかわっためまいは，腫瘍切除により解放されることが少なくない．部位により術後顔面麻痺の出現があるが，再建法，リハビリテーションの進歩によりHB-Ⅱ近くまで回復させることが可能となってきている．手術部位，腫瘍の種類や大きさ，手術アプローチにより術後の脳神経障害の可能性は個々の症例で異なる．

■ 予後

原疾患の性格にもよるが，当該領域の腫瘍は良性腫瘍が多く，おおむね良好である．しかし部位や手術の難易度により合併症など術後のQOLに影響を与えうる．

■ 患者説明のポイント

☆症状が再発性であったり強い場合には，腫瘍の大小にかかわらず外科処置を含む何らかの処置が必要である．治療に関してのオプションを丁寧に説明し，自身の考える最良の治療方針の提示とともに，患者に最終的に治療法の選択をしてもらう．いろいろな合併症などについては丁寧に説明しておかなければならない．

46. 中毒性内耳障害（薬物による内耳障害）
drug-induced ototoxicity

森 望　香川大学・名誉教授

■ 病態・病因

種々の薬物により内耳障害が引き起こされる(表1)．障害部位は蝸牛・前庭半規管の一方あるいは両者，また一過性の機能低下を示すものと永久的なものがある．アミノグリコシド系抗菌薬，白金製剤(抗癌剤)は内耳感覚細胞(有毛細胞)，特に蝸牛では外有毛細胞，前庭半規管ではⅠ型細胞の不可逆的な障害(変性，萎縮)を起こす．ループ利尿薬は血管条に対し一過性に機能低下を起こす．

■ 症状

蝸牛障害を起こすと聴覚障害，耳鳴が主症状となる．全身投与時には難聴は両耳同程度であり，難聴に先行して耳鳴(多くは高音性，両側性)を感じることが多い．難聴と耳鳴を同時に自覚する場合もあるが，難聴を自覚してから耳鳴を感じることは少ない．

全身投与時には両耳に前庭半規管障害を起こし，めまい(浮動感，回転性めまい，平衡障害)が起こる．急性期ではめまいに悪心，嘔吐を伴うことも多い．慢性期では安静時にはめまいは起こらないが，体位変換，頭位変換にて浮動感が起こり，閉眼にてめまいは増強する．体動時(歩行時，乗物乗車時など)に周囲が揺れてみえるジャンブリング現象が起こる．

■ 検査法と所見の把握

聴覚障害，耳鳴を訴えるときには，まず，標準純音聴力検査を行う．アミノグリコシド系抗菌薬，白金製剤では初期には8kHz，4kHzの高音部から感音難聴がみられ，進行すると，中音部さらには低音部の閾値上昇がみられるようになる．全身投与では両耳同程度の難聴がみられる．ループ利尿薬では全周波数の両側性中等度感音難聴がみられる．アスピリンでは全周波数の両側性軽度感音難聴がみられる．

前庭障害を生じる薬剤投与時には，眼振検査(自発眼振，頭位眼振，頭位変換眼振)，立ち直り検査(ロンベルグ検査など)，温度眼振検査を行い前庭機能異常の早期発見に努める．

治療方針

■ 予防

内耳障害の発症が疑われた場合には原因薬剤をすみやかに中止する．アミノグリコシド系抗菌薬，白金製剤のように不可逆な内耳障害をきたす薬剤の場合には，障害が生じてからの治療効果は期待できないため，早期発見，予防が重要になってくる．薬剤投与前から耳鼻咽喉科医による厳重な管理下におくことが

表1　内耳障害を起こす薬物

抗菌薬	アミノグリコシド系抗菌薬	ストレプトマイシン，カナマイシン，ゲンタマイシン，アミカシン，トブラマイシンなど
	グリコペプチド系抗菌薬	バンコマイシン，テイコプラニン
	その他	クロラムフェニコール，ポリミキシンB，コリスチン
抗癌剤	白金製剤	シスプラチン，カルボプラチン，オキサリプラチン，ネダプラチンなど
利尿薬	ループ利尿薬	フロセミド，ブメタニド，アゾセミドなど
その他	サリチル酸製剤	アスピリン，サリチル酸ナトリウムなど
	殺菌消毒剤	グルコン酸クロルヘキシジン
	その他	キニーネ

重要である．薬剤性内耳障害を生じやすい家系があり，家族歴にて近親者にみられる場合は投与は避けるべきである．ミトコンドリア遺伝子変異(m.1555 A→G など)をもつ患者ではアミノグリコシド系抗菌薬(ストレプトマイシンなど)に対する感受性が高く，少量投与や少ない投与回数でも難聴を生じるので，遺伝子検査が可能であれば，薬物投与前に遺伝子変異例は除外しておくことが望ましい．

■ 代表的な薬剤性内耳障害を起こす薬物

① アミノグリコシド系抗菌薬

聴覚障害を起こしやすい薬物が多いが，前庭障害のほうを起こしやすいものにはストレプトマイシン，ゲンタマイシンなどがある．聴覚毒性はフラジオマイシン(ネオマイシン)＞アミカシン，カナマイシン＞トブラマイシン，ゲンタマイシン，ストレプトマイシンの順で強く，前庭毒性はストレプトマイシン＞ゲンタマイシン＞トブラマイシン，カナマイシン，アミカシン，フラジオマイシンの順で強い．ジヒドロストレプトマイシンは聴覚障害が強いため，現在では使用されていない．フラジオマイシンは最も強い聴覚障害が生じるため，全身投与されることはないが，局所投与薬(軟膏，洗浄，点耳など)に含まれている場合には注意を要する．

ストレプトマイシンでは一般に1日1g注射で累積投与量20g前後で内耳障害が生じることが多いが，ミトコンドリア遺伝子変異をもつ患者では少量投与，少ない投与回数でも難聴をきたすため，本薬の使用は避けなければならない．

② ループ利尿薬

蝸牛血管条に作用し，Na^+，K^+，$2Cl^-$共輸送体を阻害して内リンパのNa^+，K^+濃度を変化させ，蝸牛内静止電位(endocochlear potential：EP)を低下させることにより，両側性に水平型または高音漸傾型の感音難聴を起こす．多くは投与開始後急速に症状が進行する．投与後数時間から数日かけて持続し，多くの場合回復する．腎障害の高度な症例や，アミノ配糖体系抗菌薬を併用している場合には回復しにくい．

③ サリチル酸製剤

大量服用にて耳鳴，難聴がみられることがある．多くは1日3g以上であり，血中濃度に依存している．耳鳴が最初に起こり，両側性で対称性の軽度から中等度の水平型または高音漸傾型の感音難聴を示す．投与中止によりすみやかに回復する．

④ 白金製剤

シスプラチンは1日投与量$80\ mg/m^2$以上で，総投与量では$300\ mg/m^2$を超えると難聴出現頻度は高くなり，1日投与量150 mgを超えるとほとんどの症例に難聴が出現するとされる．小児，高齢者，腎機能低下，頭部への放射線照射例，投与前の感音難聴の存在がリスク因子となる．

■ 局所投与により内耳障害を起こす薬剤

① リンデロン®A液

ステロイド(ベタメタゾン)とフラジオマイシンの合剤で，内耳毒性がきわめて強いため，点耳用は製造中止になり，点眼用，点鼻用として使用が許可されている．

② 軟膏塗布

アミノ配糖体系抗菌薬など内耳毒性の強い薬剤を含んでいる軟膏では熱傷などでの大量使用で内耳障害が生じたとの報告があるので，注意を要する．

■ 予後

不可逆性内耳障害を生じる薬剤では発症してからでは有効な治療効果は認められないため，リスク因子をもっている症例では他剤への交換あるいは慎重な投与が重要になる．

■ 患者説明のポイント

☆不可逆性内耳障害を起こすアミノグリコシド系抗菌薬，白金製剤では予防が大切なことを理解してもらい，初期症状の出現に気をつけてもらう．

☆難聴は高音域から始まるため電子音が聞こえないなどの自覚症状に注意してもらう．難聴自覚の前に耳鳴の自覚が先行することが多

47. ワレンベルグ症候群
Wallenberg syndrome

下郡博明 山口労災病院・部長

■ 病態・病因

ワレンベルグ症候群は延髄外側を栄養する血管（後下小脳動脈，椎骨動脈）が閉塞することで生じる脳梗塞の1つである．30～50歳代の働き盛りで高血圧症をもつ男性に多く発症するといわれており，その原因として椎骨動脈解離が指摘されている．

■ 症状

神経学的には，延髄外側にある神経核，神経路の障害により，同側の顔面温痛覚障害（感覚解離），ホルネル症候群，嗄声，嚥下障害，小脳失調，筋緊張低下，対側の体幹，四肢の温痛覚障害をきたす．高率に認める症状としては，頭痛，歩行障害，構音障害，めまい，嚥下障害などが挙げられる．

■ 検査法と所見の把握

頭痛の有無は必ず確認しておく．また，発症前の頸部への衝撃，過伸展の有無も聴取する．これは脳動脈解離をきたす誘因となりうる．脳卒中のリスクファクターである高血圧症，脂質異常症，喫煙歴を確認する．所見のとり方は，通常のめまいの急患への対応と同様である．歩行状態，構音障害，小脳症状の有無を確認する．また，顔面神経麻痺，顔面知覚の左右差，四肢運動・知覚障害の有無を確認する．上肢バレー（Barré）徴候をみる．次いで眼振を確認する．裸眼での注視眼振の有無，滑動性眼運動，衝動性眼運動を観察した後は，フレンツェル眼鏡，あるいは赤外線CCDカメラを用いる．ワレンベルグ症候群では典型例では患側が緩徐相方向と一致した回旋性眼振を認める．何らかの中枢神経症状があれば中枢性めまいとして後頭蓋窩の病変を考えMRI，MRAを行う．MRIの拡散強調画像で延髄外側に高信号領域を認め，MRAでは椎骨動脈の途絶などが確認できれば臨床所見と合わせてワレンベルグ症候群の診断が確定する．

■ 鑑別診断

脳幹・小脳障害の中枢性めまいを鑑別する．脳幹障害によるめまいは麻痺，感覚障害といった，めまい以外の神経症状を伴うため，ワレンベルグ症候群は神経学的所見から比較的診断がつきやすい．脳幹障害でも中脳レベルの障害であれば動眼神経由来の症状，橋レベルでは外転神経由来の症状を認める．小脳障害では小脳上部（上小脳動脈，前下小脳動脈領域）の障害では小脳性運動失調，構音障害をきたし，難聴や顔面麻痺を伴うことがある．小脳下部（後下小脳動脈領域）の障害では体感失調が強いことが多い．

治療方針

診断が確定すればすみやかに脳神経外科，あるいは神経内科の専門医へ紹介となり，耳鼻咽喉科医が直接治療に携わることはまれである．治療法には，超急性期であればアルテプラーゼ（t-PA）静注療法が行われることがある．発症から4.5時間以内に治療開始が可能な脳梗塞に用いられるが，いくつかの治療の適応項目があるため，専門医の判断となる．その他，治療には抗凝固療法としてヘパリンナトリウム，脳保護療法としてフリーラジカル消去薬であるエダラボン，抗脳浮腫療法として浸透圧利尿薬が用いられる．これらで可能な限り神経障害を最小限に止める．出現した神経障害に対してはできるだけ早期に機能回復のためのリハビリテーションを行う．

■ 合併症

脳動脈解離が原因の場合，解離部の動脈瘤形成によりくも膜下出血をきたすことがある．

■ 予後

生命予後は良好だが，神経障害の予後は個々により障害部位，範囲が異なるため個人差が大きい．

■ 患者説明のポイント

☆症状の回復には個人差が大きいこと，急性期治療後には神経障害に対するリハビリテーションを根気よく行うこと，以上2点を十分に説明する．

48. 突発性難聴
sudden deafness

山下裕司　山口大学・教授

■ 病態・病因

突発性難聴は突然発症する高度の感音難聴で，原因が不明または不確実なものと定義されている．欧米では，「隣接する3周波数域で30dB以上の感音難聴が3日以内に生じたもの」とされることが多い．好発年齢は30〜60歳代で，特に50歳代が多いといわれている．男女差や左右差はない．通常は一側性であるが，ごくまれに両側罹患例もある．

蝸牛循環障害やウイルス性内耳炎が最も有力な突発性難聴の病因として支持されている．循環障害の具体例としては，内耳動脈またはその分枝である内耳内の小血管の血栓，塞栓，出血，血管攣縮，スラッジなどが挙げられている．その理由として，突発性難聴の罹患率が食事習慣やアルコール摂取，睡眠時間などに影響されることが示されている．一方，突発性難聴発症時に感冒に罹患していた症例も多いことから，ウイルス感染説も有力である．実際に，突発性難聴の7%はムンプスの不顕性感染であるとする報告もある．しかし，突発性難聴は不完全ではあっても可逆性であることが多く，ムンプス難聴のように高度で不可逆的な障害とは一致しない．現時点では，循環障害とウイルス感染，さらには自己免疫難聴などを想定して，突発性難聴の診断および治療を考える必要がある．

■ 症状

主訴は難聴であるが，耳鳴(90%以上)や耳閉感(60〜70%)を訴える症例が多い．30〜50%の症例が，めまいを訴える．強いめまいを伴う症例の場合には，めまいのみを訴えて受診することがあるので，注意を要する．

■ 問診の要点

問診では，耳鳴や耳閉感，めまいなどの性状を詳細に聞く．さらに，発症に関連する既往歴や耳毒性に関する服薬歴を聞く．また，①睡眠不足や不規則な生活の人やストレスがかかる人に多い，②食生活が西洋型の人に多い，とされているので，生活習慣を詳細に聞く．

■ 検査法と所見の把握

標準純音聴力検査で難聴の程度を評価する．聴力型は予後や病態を予測するのに役立つ．補充現象の検査や歪成分耳音響放射(distortion product otoacoustic emission: DPOAE)も，内耳機能を調べるのに有用である．

外耳や鼓膜の観察も重要で，耳垢栓塞や帯状疱疹，鼓膜破裂などの急性難聴の原因となる疾患がないことを確認する．

顔面や軟口蓋の動きなどから，中枢神経症状のないことを確認する．

画像検査(CT，MRI)は脳梗塞や聴神経腫瘍が疑われる場合に必要で，特に高齢者や谷型聴力図を示す例は行ったほうがよい．

ムンプスや単純ヘルペス，帯状疱疹などの感染が疑われれば，抗体価を測定する．

■ 鑑別診断

鑑別すべき疾患と，鑑別のポイントを以下に記述する．

- メニエール病：発作を繰り返す．
- 急性低音障害型感音難聴：聴力型が異なる．
- ハント症候群：帯状疱疹や顔面神経麻痺を

認める．
- 脳血管障害：他の脳神経症状を認める．
- 聴神経腫瘍：内耳道の拡大を認める．
- 外リンパ瘻：問診にて誘因を認める．
- 自己免疫性難聴：大動脈炎症候群などの合併症を認める．
- 心因性難聴：他覚的聴力検査で鑑別する．

治療方針

　通常の治療としては，副腎皮質ステロイド，血管拡張薬，代謝改善薬，ビタミン製剤が使用され，高気圧酸素療法，星状神経節ブロックが施行されている．近年，鼓室内に投与した薬剤が，蝸牛内に比較的高率に吸収されることが報告されたことから，副作用の軽減や，内服や点滴治療の無効例に対するサルベージの目的で，副腎皮質ステロイドをはじめとする薬剤の鼓室内投与が行われるようになっている．しかしながら，その詳細については確立していない．

① 外来治療

【処方例】 下記を併用する．

1) プレドニゾロン錠またはプレドニン錠(5 mg) 6錠/日を3日，4錠/日を3日，2錠/日を3日
2) アデホス顆粒(100 mg/g) 1回1g(製剤量として) 1日3回
3) メチコバール錠(500 μg) 1回1錠 1日3回
4) ムコスタ錠(100 mg) 1回1錠 1日3回

② 入院治療

【処方例】 下記を併用する．

1) サクシゾン注 1回500 mg 1日1回 静注 2日ごとに100 mgずつ減量
2) ATP注 1回120 mg 1日1回 静注
3) メチコバール注 1回500 μg 1日1回 静注
4) ガスター錠(20 mg) 1回1錠 1日2回

■ 予後

　聴力予後が悪い要因としては，発症から治療までの期間が長い，高度難聴，めまいを伴うなどが挙げられる．聾型や高音急墜型の難聴も予後が不良である．
　聴力が固定した後は，長期的に観察しても聴力の回復は認められない．耳鳴は患者のQOLに関与する．聴力が回復した例では耳鳴の改善も期待できるが，聴力が回復しなかった例では長期的に耳鳴が残ることが多い．

■ 患者説明のポイント

☆すぐに治療を行う必要性を説明する．聴力が固定してからでは，治療効果が望めないことを説明する．
☆原因不明のため，病態に基づいた治療法がなく，経験的に効果のある治療法を行うことを説明する．最も用いられているステロイドは副作用があり，丁寧な説明が必要である．
☆外来治療も可能だが，安静を保ち十分な治療を行える入院治療を勧める．

49. 音響外傷，騒音性難聴

acoustic trauma, noise-induced hearing loss

和田哲郎　筑波大学・准教授

■ 病態・病因

　強大な音は蝸牛障害(音響性聴器障害)を起こす．音圧レベルと負荷時間で経過が異なり，大きく急性と慢性に分けられる(表1)．
　急性音響性聴器障害は音曝露に引き続き難聴が出現するもので，(狭義の)音響外傷とその他の急性音響性難聴に分けることができる．両者は音圧レベルと負荷時間が異なり蝸牛での病態に違いが生じる．音響外傷では，おおよそ130 dB(A)を超えるきわめて強大な音に曝露された蝸牛が瞬間的に物理的に障害され難聴を生じる．このような障害は銃火器や爆発に伴う音によってもたらされる．一

表1 音響性聴器障害の分類

分類	曝露音響の種類	曝露時間
急性音響性聴器障害		
音響外傷	銃火器 爆発音	瞬間的
その他の急性音響性難聴	コンサート その他の音響	数分〜数時間
慢性音響性聴器障害（騒音性難聴）		
職業性騒音性難聴	職業性の騒音に長期間曝露	5〜15年以上
非職業性騒音性難聴	職業以外の騒音に長期間曝露	症例による

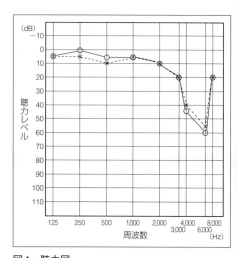

図1 聴力図
3,000 Hzや6,000 Hzも測定することでより詳細な聴力の評価ができる．

方，その他の急性音響性難聴では，おおよそ100〜120 dB(A)の音響に数分〜数時間曝露された後に難聴が生じる．コンサート難聴はその代表で，強大音による蝸牛の代謝障害と考えられる．

慢性音響性聴器障害は騒音性難聴と同義である．すぐには難聴をきたさない程度〔おおよそ85 dB(A)以上〕の騒音に長期間さらされることにより生じ，職業性のものが圧倒的に多い．ただし，本人の趣味や嗜好によっては職業以外でも難聴を起こす可能性はある．職業性と非職業性で病態は変わらないが，対策を職場や社会で考えなければいけないか本人の習慣の是正によるかの違い，ならびに労災判断の必要があり，両者を区別する．

■ 症状

急性音響性聴器障害の症状は難聴，耳鳴，耳閉感である．めまいや耳痛を訴える場合もあるが多くは一過性である．原則的にその他の症状は認めず，蝸牛症状も発症直後がピークでその後改善するか，あるいは変化しない．

慢性音響性聴器障害では蝸牛以外の症状は認めない．難聴があっても緩徐に生じるため自覚は乏しい．主に高音域の難聴に伴う聴き違いの増加や電子音が聴きとれないことで気づく場合が多い．耳鳴は症例によるが，dip型の難聴周波数に近い耳鳴のこともある．

■ 検査法と所見の把握

鼓膜所見は原則的に正常である．例外として，爆発などに伴う音響外傷では鼓膜に発赤や穿孔が生じ混合性難聴を呈することもある．

純音聴力検査は必須である．急性音響性聴器障害ではどのような聴力型の難聴も起こりうる．一側性の症例が多いが両側性のこともある．また，程度もさまざまである．騒音性難聴は原則として左右差はない．初期変化としていわゆる"c^5 dip"と呼ばれる4,000 Hz近傍のdip型聴力像がよく知られている．ただし，必ずしも4,000 Hzやc^5だけの障害ではないので，正確な評価のためには3,000 Hzや6,000 Hzも併せて測定するとよい（図1）．騒音性難聴が進行していくと8,000 Hzも障害され高音漸傾型の聴力像に変化し，さらに進行すると会話領域にも難聴が広がる．

音響による障害部位は蝸牛であるため，内耳機能検査で一般に補充現象陽性を示す．alternate binaural loudness balance (ABLB)検査やshort increment sensitivity index (SISI)検査など症例に応じて選択，併用し，補充現象の有無を確認しておくとよい．

■ 鑑別診断

急性音響性聴器障害と同様の受傷機転で

あっても，めまいや難聴の変動を繰り返す場合，圧外傷に伴う外リンパ瘻を鑑別する必要がある．また，突発性難聴をはじめ音曝露と直接因果関係のない急性感音難聴が偶然合併した可能性も念頭におく．

いわゆる"c^5 dip"をみたときに，それのみで騒音性難聴と診断するのは正しくない．頭部外傷あるいは原因不明の耳鳴症例でも認められることがある．騒音性難聴に矛盾しない騒音曝露歴があることを問診で確認する．

治療方針

■ 保存的治療

急性感音難聴に対して最も広く用いられている治療は可及的早期のステロイドである．急性音響性聴器障害についても同様にステロイドを中心とした治療が行われる．内服でも可能で，初回投与量はプレドニゾロン(プレドニン)に換算して 1 mg/kg/日(成人であれば60 mg/body)程度から漸減することが多い．

【処方例】

プレドニン錠(5 mg)　1回30 mg　1日2回　朝・昼 1日量として 60→40→20→10→5 mg のように3日ごとに減量し，2週間程度で終了する

ステロイドの吸収あるいは内耳への移行を高めるため，点滴投与や鼓室内投与も行われるが，現時点では急性音響性聴器障害に対する明確なエビデンスは示されていない．

ステロイド投与にあたっては副作用を避けるため既往歴の確認が必要である．特に，投与中止あるいは減量を考慮すべき major side effects として，結核を含む感染症の誘発・増悪，糖尿病，高血圧，消化性潰瘍，精神症状(うつ)，骨頭無菌性壊死，血栓塞栓症，緑内障，白内障が挙げられる．

騒音性難聴に対する有効な治療法はない．さらなる進行を防ぐため，予防の重要性を啓発する．職業性の騒音であれば，「騒音障害防止のためのガイドライン」(基発第546号)に沿って事業所全体で予防に取り組むよう指導し，非職業性の騒音であれば音楽その他の聴取習慣の改善を促す．

■ 予後

急性音響性聴器障害からの回復は症例によってさまざまである．たとえ初診時の聴力が同程度であっても，その他の急性音響性難聴に比べて音響外傷では一般に回復が不良である．両者を区別し，原因となった強大音の性状を確認することは予後推測に役立つ．

騒音性難聴は回復しない．騒音環境が改善されない限り，緩徐ではあるがさらなる進行の危険がある．騒音環境から離れれば，その後は通常の加齢性変化を超える進行は起こらない．

■ 患者説明のポイント

☆大きな音は耳に有害である．
☆難聴が起こるか否か(受傷性)には個人差が大きく，障害の程度もさまざまである．
☆急性感音難聴にはステロイドが最も広く用いられているが，治療効果はやってみないとわからない．
☆音響外傷は特に回復が悪い．
☆ステロイドには副作用もあり，関連疾患の既往がある人では効果とリスクを秤にかけて判断する．
☆騒音性難聴は回復しない．今後の予防が大事．騒音回避や耳栓などの使用を行う．

50. 内耳気圧外傷
inner ear barotrauma

坂口博史　耳鼻咽喉科坂口クリニック・院長[滋賀県]

■ 定義

耳の気圧外傷として，広義には ① 飛行や潜水などの環境圧変化，② 鼻かみ，くしゃみ，怒責などによる常圧下での体内の圧変化，

③耳への打撲や爆風などによる突発的な圧変化，などさまざまな原因で生じたものが含まれる．多くは中耳気圧外傷であるが，時に内耳気圧外傷を生じて感音難聴やめまいを呈することがある．

本項では特に環境圧変化により生じたものを狭義の内耳気圧外傷と定義して解説する．内耳気圧外傷は頻度としては少ないものの，診断・治療が遅れると恒久的な後遺症を残すこともあり，また治療法が全く異なる内耳減圧症との鑑別を要するため，耳鼻咽喉科医として疾患概念を十分に理解しておく．

■ 病態・病因

内耳気圧外傷の正確な発症機序は明らかになっていないが，多くの場合，内耳窓破裂による外リンパ瘻が関与すると考えられている．外リンパ瘻が発症する要因となる内耳圧変化の経路としては，環境圧の変化が中耳から内耳窓経由で内耳に伝わる implosive route と，潜水中の耳抜きなどに伴う脳脊髄圧の上昇が蝸牛小管や内耳道経由で内耳に伝わる explosive route が想定されている．

外リンパ瘻以外の病態として，蝸牛内出血（血流障害），ライスネル膜の破綻（内外リンパの混合）などが提唱されており，さらにこれら複数の病態が合併して発症するとの説もある．発症の誘因として飛行と潜水が挙げられるが，飛行の際には外気圧の変化が軽微かつ緩徐であるため，内耳気圧外傷に至ることはまれである．一方，スキューバダイビングなどの潜水は高度かつ急激な圧変化が生じうるため，内耳気圧外傷を生じるリスクが高い．

■ 症状

発症は飛行では下降時，潜水では上昇時に多いとされる．これは，中耳腔が環境圧に対して相対的に陽圧になる際には自然と耳管が開放し平衡に達するが，陰圧になる際にはこのような調節機構が働かないためと考えられている．特に潜水の場合は，水圧による気体の体積が変化しやすい水深5〜10 mから水面までがハイリスクな深度であるとされる．

また，内耳気圧外傷による難聴は比較的軽度の高音障害型感音難聴が多いとされるが，低音障害型，水平型，dip型など種々の聴力像を呈しうることも報告されている．

難聴がなくめまい症状のみで発症することはまれであり，逆にめまいを合併する例では高度難聴を伴うことが多い．外リンパ瘻を伴う症例では発症時のpop音，水流音の聴取，患側下頭位で増強するめまい，瘻孔症状などを伴うことがある．また，中耳気圧外傷を合併する場合には耳痛も生じるが，鼓膜穿孔に至った場合には内耳圧変化が解除されるため，内耳気圧外傷を生じることはむしろまれである．

■ 検査法と所見の把握

まずは純音聴力検査，ティンパノメトリー，歪成分耳音響放射（distortion product otoacoustic emission：DPOAE）などにより聴力および中耳・内耳障害の把握に努める．鼓膜の充血，鼓室内出血，鼓膜穿孔の有無などを中心に評価する．外リンパ瘻の有無についても確認する〔「外リンパ瘻」の項（➡ 210頁）も参照〕．また，めまいの急性期には確認が難しいが，前庭障害を伴った症例ではカロリックテストで患側の半規管麻痺を認めることがある．

■ 鑑別診断

潜水後の難聴とめまいを生じる疾患として，内耳型減圧症との鑑別が重要である．潜水後の内耳障害のうち80%が内耳気圧外傷，20%が内耳型減圧症により生じるとされる．減圧症は急速な減圧により組織の不活性ガス（主に窒素）の溶解度が低下して血管内に気泡が形成され，組織障害や血流障害をきたす疾患である．障害部位によってⅠ型とⅡ型に分類され，Ⅰ型は発疹などの皮膚症状やベンズとよばれる関節痛や筋肉痛を呈する軽症型であり，Ⅱ型はより重症で，Ⅰ型の症状に加えて意識障害，痙攣，片麻痺などの中枢神経症状，チョークスとよばれる前胸部痛や呼吸困難などの呼吸循環器症状，難聴やめまいなど

表1 内耳気圧外傷(外リンパ瘻)と内耳減圧症の比較

	内耳気圧外傷(外リンパ瘻)	内耳減圧症
発症時期	ダイビング直後	ダイビング後20～60分 数時間は経時的に悪化
耳抜き不良	自覚あり	自覚なし
減圧症リスクとなるエピソード	なし	深い・長い潜水，急浮上，脱水，高所移動など
内耳症状	めまい症状のみはまれ	めまい症状が多い
他の所見・合併症	pop音，流水音，瘻孔症状	他の減圧症を合併
CT所見	迷路気腫を生じうる	なし
治療	安静，薬物療法，内耳窓閉鎖術	高圧酸素治療

〔三保 仁：外リンパ瘻関連疾患 気圧外傷と外リンパ瘻．耳喉頭頸 88：742-749, 2016 より改変〕

の内耳症状を呈する．内耳型減圧症では可及的早期の高圧酸素療法が推奨されるが，外リンパ瘻では高圧酸素療法が禁忌であるため，慎重な鑑別を要する．

現在のところ決め手となる鑑別法はないが，鑑別に有用な所見として表1に記した点が挙げられる．内耳気圧外傷に比べて内耳型減圧症では遅発性・進行性の経過をとることが多い，めまいの頻度が高い，全身の他部位の減圧症を合併することが多い，といった点がポイントとなる．

治療方針

治療は保存的治療と手術的治療があり，難聴が軽度でめまいを伴わない症例ではまず保存的治療が推奨され，外リンパ瘻が疑われかつ症状が高度または遷延・悪化する症例は手術的治療の対象となる．また，中耳気圧外傷を生じたダイバーに対しては，より重篤な内耳気圧外傷を生じないための予防策について指導する必要がある．

■ 保存的治療

外リンパ瘻を生じている可能性があるため，まずは安静と頭部挙上を保ち，強い擤鼻や怒責を避ける．さらに突発性難聴に準じて以下のような薬物療法を行う．

【処方例】 1)～3)を併用する．めまいのある症例では4)5)のいずれかを併用する．

> 1) プレドニゾロン錠(内服)または水溶性プレドニン注(点滴) 60 mg/日×3日間→40 mg/日×3日間→20 mg/日×3日間で漸減
> 2) アデホス顆粒(10%) 1回1g(製剤量として) 1日3回
> 3) メチコバール錠(500μg) 1回1錠 1日3回
> 4) セファドール錠(25 mg) 1回1錠 1日3回
> 5) メリスロン錠(12 mg) 1回1錠 1日3回

■ 手術的治療

外リンパ瘻が疑われ，かつ保存的治療に反応しない症例が対象となる．

① 術式

内耳窓閉鎖術：前庭窓，蝸牛窓とも閉鎖する．詳細は「外リンパ瘻」の項(➡ 210頁)参照．

■ 予防策

- 耳抜き不良時の無理な潜水を避ける．
- 適切な耳抜き法の習得．
- 鼻副鼻腔炎の治療．

■ 予後

多くは高音障害型の軽症例であり，保存的治療のみで治癒する．外リンパ瘻を伴う場合にも軽症であれば自然閉鎖が十分期待される．一方で高度難聴や進行性難聴の症例では聴力が正常化しないこともある．

■ 患者説明のポイント

☆環境圧の変化により内耳が障害され，めまい，難聴，耳鳴などの症状を生じていること，病態として外リンパ瘻が存在する可能性があること，治療の大原則は安静の維持であり，薬物療法によって内耳の回復を助けることを説明する．

☆特にめまいを伴う症例では，一定期間症状が遷延すれば臨時で内耳窓閉鎖術を行う可能性があることも伝えておく．

☆治療方針が全く異なる減圧症との鑑別が重要であり，皮膚症状，関節痛，筋力低下，呼吸器症状などの症状が出た場合にはすぐ伝えるよう指導する．

☆難聴の予後は軽度であれば回復の見込みが高いが，高度の場合には治療後も一定の難聴が残る可能性があることを説明する．

トピックス

近年では内耳窓閉鎖術を経外耳道的内視鏡下耳科手術で行う施設もある．

51. 後迷路性難聴

retrocochlear hearing loss

加我君孝　国際医療福祉大学・教授

■ 病態・病因

① 定義

後迷路性難聴とは，中耳・内耳を除く蝸牛神経，蝸牛神経核から中脳下丘に至る脳幹聴覚伝導路，内側膝状体から聴放線，聴皮質に至る大脳への投射路の片側あるいは両側の聴覚伝導路の障害で生じる聴覚障害をいう(図1)．

② 病因

腫瘍，脳血管障害，神経変性疾患，てんかん，ウイルス感染などで生じる．腫瘍では聴神経腫瘍，神経線維腫症Ⅱ型(NFⅡ)，髄膜炎，グリオーマ，脳血管障害では脳出血，モヤモヤ病，脳梗塞，神経変性ではシャルコー-マリー-トゥース(Charcot-Marie-Tooth)病，脳白質変性症，てんかんではランドー-クレフナー(Landau-Kleffner)症候群，ウイルス感染ではヘルペス脳炎などで後迷路性難聴が生じるが，それぞれ生じる障害部位は異なる．

■ 症状

① 脳幹障害

脳幹障害の場合は MRI より ABR の波形異常のほうが参考になる．聴覚検査は純音聴力検査では異常が少なく，むしろ障害のラテラリティは語音の認知検査(語音聴力検査)，Dichotic Listening Test(両耳分離機能検査)，方向感検査の時間差検査による閾値が上昇しやすい．

脳幹障害の場合，病巣が上オリーブ核の交叉部位より尾側にあるか吻側にあるか，あるいは音刺激と同側にあるか反対側にあるかが診断のポイントになる．以下に上オリーブ核交叉を中心に分けてまとめる．

- 聴覚障害の特徴　交叉前と交叉後の障害に共通した特徴は以下の通りである．
① 純音可聴閾値は正常か軽度上昇，あるいは高音漸傾型の上昇を両側性に示すことが多い．
② 純音閾値に比して，語音明瞭度の軽度低下が生じる．特に歪語音明瞭度の低下が顕著である．これは時間分解能(temporal resolution)の低下によるものである．
③ 補充現象は陰性．
④ 単語，文レベルの聴覚的理解は正常．
⑤ 環境音の認知は正常．
⑥ 方向感検査では，時間差は著しい障害を受けるが音圧差は正常あるいは軽度の障害を呈する．

- **上オリーブ核交叉前の障害の特徴**
① ABR は，Ⅰ・Ⅱ波まで正常で，Ⅲ波以降の波が消失するか，著しく延長する．
② 語音明瞭度は障害と反対側で軽度が低下する．
③ 両耳分離能検査で障害と同側耳が低下する．
④ アブミ骨筋反射は障害と同側耳で低下する．
- **ABR でⅤ-Ⅰ間隔延長の特徴** Ⅴ-Ⅰ間隔の延長した耳での語音の聴き取りが低下する．しかしながら，Ⅴ-Ⅰ間隔が大幅に延長していても変化のない例もあり，その機序は現在のところはっきりとはわかってはいない．

② **両側聴皮質あるいは聴放線障害**
「音はわかるが言葉は全く聞き取れない」，「言葉も音楽も環境音も聞き取れないが音としてはわかる」，「音の方向はわかりにくい」が代表的な症状で，両側障害の症状の程度によって聴覚失認と皮質聾に分かれる．
両聴皮質あるいは両側聴放線障害例では，ほとんどの聴覚認知機能が失われているため，高度難聴症例とみかけが類似している．音の強弱の認知は可能で，大きな音を聞かせると不快に感じる程度の残存聴覚がある．視覚と音の統合能力が部分的に保たれるが，読話と残存聴力を生かしコミュニケーションにつなげることは難しく聴覚失認という．残存聴覚も全く認めない場合を皮質聾という．
一度の脳血管障害で両側の聴皮質や聴放線が障害されることは少なく，多くは過去に片側の大脳半球に脳血管障害の既往があり，一時的に片麻痺や失語症状が出現するが回復し，そのあとに時をおいて反対側の大脳半球に脳血管障害が生じたため，両側の聴皮質あるいは聴放線が損傷され，初めて言葉も音楽も聞き取れなくなる．
- **検査所見** 聴覚の認知障害をもつ被検者にとって，純音や語音や音楽・環境音などの認知テストを受けることは苦痛なことである．そのため検査が難しい．

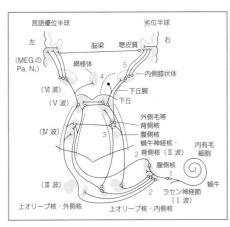

図1 上行性聴覚伝導路
数字は上行性ニューロンの順番，（ ）内は ABR MLR のピークの順を示す．
〔加我君孝：脳幹における聴覚障害．JOHNS 18：998-1000, 2002 より〕

1）純音聴力検査：両側の聴皮質や聴放線が損傷されると，純音聴力の閾値の上昇が軽度〜中等度の場合と，発症初期から80〜90 dB に上昇する場合と，さらに経年的変化により軽度から高度に上昇する場合の3つのタイプがある．高齢に近づくと加齢による感音難聴も加わる．純音聴力検査は聴力検査のなかの基本であるが，音に対する失認状態にある患者の閾値検査はきわめて難しい．なぜなら，認知できない対象である純音の検査について検査自体を理解させることが困難であるからである．初期は，純音聴力閾値は軽度の上昇にすぎないが，経年的に中等度まで上昇するものが少なくない．なぜ経年変化が生じるのであろうか．聴放線は内側膝状体のニューロンの神経線維であるため，聴放線の障害により逆行性変性をきたすからである．
2）語音聴力検査：単音節の認知検査である語音聴力検査では最高明瞭度は 10% 以下でチャンスレベルである．単語や単文の認知もほとんどできない．
3）聴覚的理解：トークンテストおよび標

準失語症テストの聴覚項目の検査を用いるが，ほとんどができない．

4) 環境音テスト：環境音の認知は絵カードのような手がかりがない限りほとんどできない．現在のところ標準化された環境音テストはないため自作することになる．聴覚失認では，裸耳のみの聞き取りテストはほとんどできない．しかし，4つの絵カードのなかから選ぶ課題にすると可能なものがある．例えば太鼓である．いわば言葉の弁別的素性（distinctive feature）のような属性が環境音にもあり，それが手がかりとなって正答を得るのであろう．

5) 音楽認知テスト：音の3要素であるピッチ，強度，長さおよび音楽の3要素であるメロディ，リズム，ハーモニーと音色の認知は著しく障害される．音楽の場合は時間因子が大切な要素で，時間分解能が認知障害のため悪化し，メロディの認知はできない．しかし簡単なリズムは認知できる．不思議なことに音楽の情緒面，すなわち悲しい，楽しい，行進曲風などはわかることがある．

皮質聾の場合，以上の検査のすべてができない．

治療方針

後迷路性難聴は補聴の効果がない．聴覚認知障害の強い聴覚失認や皮質聾では読話，指文字などの新たな学習を指導して聴覚の代わりとなる感覚代行中心のリハビリテーションを計画する．聴神経腫瘍やNFⅡでは腫瘍の摘出手術を行うが脳幹インプラントの対象となる．

■ 予後

後迷路性難聴のほとんどは改善が期待できないため，聴覚リハビリテーションによって長期対応をするが精神的支援を必要とする．

52. 頭部外傷性難聴
hearing loss due to head injury

水田邦博　浜松医療センター中耳手術センター・センター長[静岡県]

■ 病態・病因

頭部外傷性難聴では外耳道や鼓膜の外傷，耳小骨離断，外リンパ瘻，耳性髄液漏，側頭骨骨折などに伴って，さまざまな程度の伝音難聴や感音難聴が発症する．これらの疾患は他の項目で述べられているので，ここでは他項目で扱っていない内耳振盪症を取り上げる．内耳振盪症は文字通り頭を強く打つことで，内耳が揺さぶられて発症し，頭部外傷性難聴では最も多い原因とされている．

内耳振盪の動物実験ではSchuknechtらによりネコで内外有毛細胞の変性や消失，支持細胞の消失，らせん神経節細胞の変性が報告されている．

■ 症状

難聴のほか，耳鳴，めまいなどを伴うことも少なくない．

■ 診断

まず脳神経外科医とともに頭蓋内病変を除外する．さらに外耳道，鼓膜の損傷や中鼓室の血液の貯留の有無を確認する．難聴や前庭障害を評価し，除外的に診断を進める．図1には交通外傷で，耳小骨離断を伴った例の受傷直後の聴力図(図1a)，受傷から1年4か月後の聴力図(図1b)を示した．内耳には骨折線が認められなかったため，1年4か月後の高音域の聴力低下は内耳振盪の影響と判断された．側頭骨骨折が微小な場合，鑑別は難しいが，一般的に頭部外傷後に内耳障害があり，側頭骨CTで慎重に検討して明らかな骨折がみられなければ，冒頭に記述した疾患を除外ののち内耳振盪症と診断することになる．

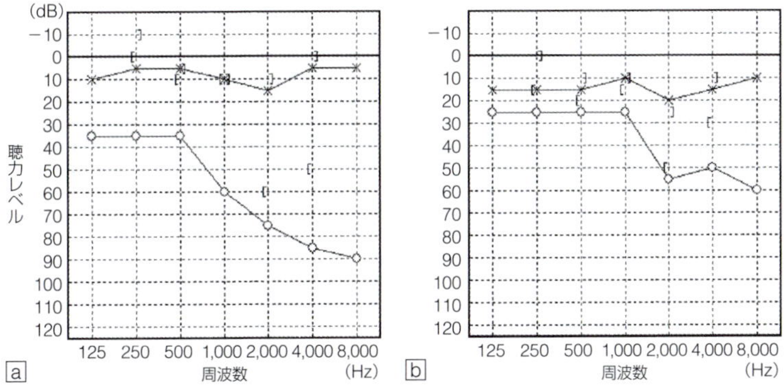

図1 交通外傷で耳小骨離断を伴った症例の聴力図
a：受傷直後．混合性難聴がみられる．
b：受傷から1年4か月後．高音域の感音難聴がみられる．

■ 検査法と所見の把握
① 聴力検査
　難聴は一般に受傷直後より認められ，聴力は受傷機転や衝撃の強さでさまざまである．高音域の聴力低下が強いのが典型的である（図1a）．

② 画像評価
　側頭骨CTで骨折線の有無，MRIで出血など頭蓋内病変の有無を確認する．

治療方針

■ 保存的治療
　難聴の程度に応じてステロイドのほか，ビタミン剤，神経賦活薬，血管拡張薬などが投与される．めまいや耳鳴を伴うものではその治療に準じる．

■ 手術的治療
　内耳振盪症自体には手術適応はないが，鼓膜穿孔や耳小骨離断が併発し伝音難聴が長期間残れば，難聴の程度によっては手術の対象となりうる．

■ 予後
　内耳振盪症による難聴は受傷直後より2週間以内で次第に回復することが多く，予後良好である．なかには回復が不完全な例もある（図1b）．

53. 内耳奇形
inner ear malformation

河野　淳　東京医科大学・教授

■ 病態・病因
① 原因
　蝸牛形態は胎生3週から発達し始め8週末までに完成し，蝸牛の長さは平均32～35mm，CT水平断でみると，蝸牛骨包の大きさは頭尾方向に7mm，前後方向に9mm程度まで発達する．発達が停止した時期によりさまざまな形態異常を示す．前庭半規管は胎生6週時点で前庭原基から半規管の分化が始まり，前半規管，後半規管，外側半規管の順に発達する．内リンパ管・嚢は胎生5～6週で形成された後，徐々に狭小化するが，他の内耳器官と異なり出生後も発達を続ける．障害を受ける可能性のある期間が長いため，外側半規管奇形や前庭水管拡大は高頻度にみら

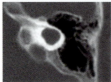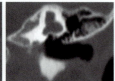 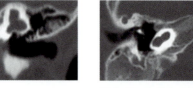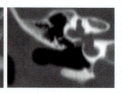

図1　common cavity
外側半規管奇形も合併.

図2　incomplete partition type Ⅰ（IP-Ⅰ）
外側半規管奇形も合併.

れる．一部の奇形においては遺伝性が明らかで，そのほかに原因として妊娠初期の風疹などのウイルス感染や薬物の投与などが挙げられるが，現実的には明らかな原因は不明であることが多い．

② 分類

内耳奇形（蝸牛と前庭）の分類は，古典的には Schuknecht 分類の Michel 型，Acheibe 型，Mondini 型が知られるが，Jackler は形態的観点から，蝸牛奇形を ① complete labyrinthine aplasia（Michel deformity），② cochlear aplasia，③ cochlear hypoplasia，④ common cavity（図1），⑤ incomplete partition（classical Mondini deformity）の5つに分類した．その後 Levent らが incomplete partition を，蝸牛が囊状の type Ⅰ（IP-Ⅰ）（図2）と，蝸牛が1.5回転存在する type Ⅱ（IP-Ⅱ）に分類し，現在はこの分類が臨床的に用いられることが多い．ほかに，蝸牛奇形を伴わない前庭・外側半規管形成不全や前庭水管拡大，内耳道狭窄も存在する．側頭骨 CT による定義では，前庭水管拡大は概して中間部で1.5 mm 以上，開口部で2 mm 以上，内耳道は，直径10 mm 以上を拡大，3 mm 以下を狭窄という基準が用いられることが多い．内耳道狭窄例では高頻度に蝸牛神経欠損が認められ，人工内耳の効果が期待しにくい．

■ 症状

内耳奇形による主な症状は難聴である．近年では新生児聴覚スクリーニングが普及したため，スクリーニングで refer（要精査）となり，その後の難聴精査のための画像検査で内耳奇形の診断に至ることが多い．ほかに前庭機能障害として初歩が遅いなど，運動発達が生活年齢に比して遅れる場合があるが，年齢が上がるにつれ中枢性代償がなされ問題はなくなる．また，耳性髄液漏の原因となり，髄膜炎を反復する場合もある．

■ 検査法と所見の把握

CT や MRI の画像検査で診断を確定し，ABR，ASSR，OAE などの他覚的聴力検査および聴性行動反応検査で聴力を判断する．内耳奇形は中耳奇形を伴わないことも多く，視診による鼓膜所見は正常である場合が多い．人工内耳手術を検討する場合は CT のみならず MRI で蝸牛内腔および蝸牛神経を確認することが必須である．また，近年では先天性難聴の遺伝子検査が保険適用になっており，内耳奇形の有無は適応にはかかわらないが，SLC26A4 遺伝子変異は前庭水管拡大を伴う難聴の原因として知られている．

治療方針

■ 保存的治療

両耳に内耳奇形を有し両耳の難聴がある場合には，音声言語の獲得のためには可及的早期に適切な聴覚補償が必須である．難聴の程度により聴覚補償手段は異なるが，中・高度難聴では補聴器を装用する．

■ 手術的治療

高度な内耳奇形では重度難聴を呈する場合が多いので，人工内耳手術が第一選択となる場合が多い．蝸牛の完全な無形成例と内耳道

の狭窄があり蝸牛神経の欠損が疑われる例を除けば，内耳奇形に対する人工内耳手術は，安全に，かつある程度の聴覚反応を期待しうる．手術に際して考慮すべきは，common cavity において電極の留置をどのように行うか，incomplete partition において電極が十分に挿入可能かどうかである．common cavity においては外側半規管で内耳開窓を行い（経乳突腔迷路開放術），内耳腔に直線的に，または下方，または上方から回転するように電極を挿入するなどさまざまな報告がある．

■ 合併症

内耳奇形における人工内耳手術の合併症として，蝸牛から内耳道底の隔壁の欠損が存在する場合には，gusher がみられることがある．また，顔面神経走行異常が併存していることがあるので顔面神経モニタリングを使用しながらの手術が望ましい．

■ 予後

人工内耳装用効果は，らせん神経節細胞と聴神経の残存に大きく左右される．現段階では incomplete partition においては，装用効果が著明に不良とはいえず，奇形のない例と比べて劣らない場合もある．一方，common cavity や内耳道狭窄の術後成績の詳細な報告は少ないが，十分な効果が得られない可能性も高いので人工内耳手術においては慎重であらねばならない．

■ 患者説明のポイント

☆偶発的に発見された内耳奇形は必ずしも内耳障害を伴うとは限らないが，高度な蝸牛奇形では重度難聴を呈し，聴力および音声言語の獲得には人工内耳手術が必要となる場合がある．

☆人工内耳においては，高度な奇形であると手術時の合併症のリスクがあり，装用効果が得られにくい場合もあるが，奇形がない例と同様の効果が得られる場合もある．

☆前庭機能障害については，中枢性代償がなされ，将来的に問題にならないことが多い．

54. 言語習得期前難聴
prelingual deafness

福島邦博 　早島クリニック耳鼻咽喉科皮膚科・院長
〔岡山県〕

■ 病態・病因

乳幼児期早期から存在する難聴の多くは感音難聴であり，根本的な治療が不可能であるため，広い意味での聴覚の障害へと移行することの予防・軽減が臨床的なゴールである．生下時から存在する難聴は多くの場合，心身機能としての蝸牛機能不全であり，これによって2次的に中枢での音声信号処理機能不全を生じる．これが言語習得を阻害すれば，コミュニケーションや学習での困難さが生じ，さらに就学や就労，地域コミュニティへの参加が制限されることになる．この聴覚障害には，地域や学校・職場などでの理解や福祉の体制，聴覚補償や情報補償といった環境因子や，家庭での教育体制や，経済状況といった個人因子も影響を与える．つまり，難聴の発生時期が言語習得に影響を与えるか否かで聴覚の障害としてのあり方が大きく異なるため，難聴の発生時期が言語習得期より前（prelingual）か，後（postlingual）かが臨床的な区分としては重要である．

言語習得期前難聴は，極力早期に難聴の存在を診断し，介入を行うことによって言語発達への影響を最小限に抑え，コミュニケーションや学習への影響を小さくするためのさまざまな措置を講じること（early hearing detection and intervention：EHDI）が聴覚障害をコントロールするためのポイントとなる．

新生児期に発見される両側難聴の頻度は，おおむね出生1,000に対して1とされ，生下時に明らかになる神経系疾患のなかで最も頻度の高いものの1つである．片側難聴もおおむね同数であるが，片側難聴では上記の言語発達に与える影響は大きくない．両側言語習

得期前難聴の約半数程度が高度～重度難聴であるとされるが，その約1/4は非遺伝性の原因を有する．代表的なものは先天性風疹症候群や先天性サイトメガロウイルス感染症などの母胎内感染によるものや，低酸素脳症，妊娠期間中の耳毒性薬物の使用，重症黄疸などである．遺伝的な因子は言語習得期前難聴の少なくとも半数以上を占め，その多くは常染色体劣性遺伝である．遺伝性難聴の多くは非症候群性であり，特徴的な合併症状を伴う症候群性難聴は比較的まれである．非症候群性・常染色体劣性遺伝子の原因疾患のなかで最も頻度が高いものは *GJB2* 遺伝子変異であり，次いで *SLC26A4*, *CDH26* などで変異の頻度が高い．

■ 症状

近年新生児聴覚スクリーニングの発達により，言語発達障害が出現する以前の新生児期に難聴が発見される例が多い．これは出生後，数日以内にスクリーニング専用機器を用いて難聴疑い児を検出する．難聴児の多くは非症候群性・常染色体劣性遺伝であるため，いわゆるハイリスク児のみをスクリーニングしても取りこぼしが多く，出生の全数スクリーニング（universal newborn hearing screening：UNHS）が原則である．

スクリーニング原理として聴性脳幹反応検査（auditory brainstem response：ABR）を用いる機器と耳音響放射（otoacoustic emission：OAE）を用いる機器があり，検査精度はそれぞれに異なるが，自動ABRを用いた機器の場合，陽性反応的中率は40％程度とされ，難聴の確定診断のためには後述する検査を組み合わせた精密聴力検査を行う必要がある．新生児期の不安定な時期に難聴の疑いをかけることには心理的な負担が伴うため，家族に告知する場合には十分な配慮が必要である．OAEを原理としたスクリーニング機器を用いた聴覚スクリーニングが用いられている場合，OAEで反応を示す難聴（auditory neuropathy spectrum disorder：ANSD）の検出ができない．こうしたケースは難聴児全体の10％程度を占めると考えられているので，特に注意が必要である．一方で，新生児期には比較的聴力が良好でも，その後に進行したり，あるいは遅発性に発症する難聴（遅発性・進行性難聴）も存在する．既知のリスク因子（表1）を有する場合には定期的な聴力評価が必須である．

■ 検査法と所見の把握

① UNHS後の聴力検査における原則

新生児期に難聴疑いとされた児に対しては，「1-3-6ルール」での対応が推奨される．これは「生後1か月までの難聴の検出，3か月までの難聴確定診断，6か月までの療育開始」を目標とした対応を目指すことをいう．

② 新生児聴覚スクリーニング後の聴力の確定診断

確定診断には，以下の各種検査を総合的に判断することが必要である．

1）耳鏡所見：胎脂や中耳貯留液の存在を確認する．ただし，新生児期の中耳貯留液は炎症を伴わないことが多く，耳鏡所見のみから確定することはしばしば困難である．

2）ABR, 聴性定常反応検査（auditory steady state response：ASSR）：乳児期の聴力測定における第一選択の検査法ではあるが，クリック音を用いたABRの場合，低音域の聴力評価が困難であることは念頭におく必要がある．脳幹の成熟の度合いによっても結果の影響が出るため，重症黄疸例やダウン症例などでは当初ABRでの反応が得られにくい場合もある．

3）OAE：ABR結果を確認したり，ANSDの診断を行うために有用である．

4）聴性行動観察による検査：聴性行動反応検査（behavioral observation audiometry：BOA），条件詮索反応聴力検査（conditional orientation response audiometry：COR）などが子どもの発達段階に応じて選択・実施される．音場で実施し，児の音に対する反応を観察するので，検査には熟練を要する．

5）さらに発達段階が上がると，遊戯聴力

表1 難聴のリスク因子

1. 保護者が難聴・言葉の遅れなどを心配している
2. 小児期からの難聴の家族歴がある場合
3. NICU で5日以上の治療歴がある場合，あるいは膜型人工肺補助体外循環(extra-corporeal membrane oxygenation：ECMO)の治療歴，耳毒性薬物(アミノ配糖体抗菌薬や化学療法剤など)の使用歴，ループ利尿薬の使用歴，交換輸血を考慮するほどの高ビリルビン血症などのいずれかがあった場合
4. 先天性サイトメガロウイルス感染症などの子宮内感染症
5. 外耳や側頭骨の奇形などの頭頸部奇形
6. 前額部の白髪など，既知の症候群性難聴の stigmata がみられる場合
7. 神経線維腫症(neurofibromatosis)や骨化石症(osteopetrosis)，あるいはアッシャー症候群やワールデンブルグ症候群，BOR 症候群，アルポート症候群，ペンドレッド症候群，ジェルベル・ランゲニールセン症候群など，既知の症候群性難聴の一部に相当する症候がある場合
8. ハンター症候群や，その他の神経筋疾患(フリードライヒ運動失調症やシャルコー-マリー-トゥース病など)で難聴を伴う可能性のある徴候を示す場合
9. 髄膜炎やムンプスなどのように難聴を起こしうる感染症
10. 頭部外傷，特に入院加療が必要な側頭骨骨折
11. 難聴の遺伝子診断を受けた場合，*SLC26A4* 変異など，既知の進行性難聴のリスク因子を有するものなど

検査(play audiometry)が可能となる．主として Barr 法やピープショウテスト(peep show test)などがあり，片耳ずつの検査や骨導端子を用いた検査が可能になる．

6）画像検査：CT および MRI 内耳奇形が疑われる例，聴神経の欠失が疑われる例，あるいは人工内耳の適応について検討する場合には画像評価が行われる．メゼンカイム貯留の確定診断のためにも有益である．

③ 合併する障害のスクリーニング

言語習得期前難聴では症候群性難聴の一部症状として難聴が存在する場合があり，そのときには合併する各種障害をフォローアップ中に診断することが重要である．アッシャー症候群や先天性風疹症候群(視力)，ジェルベル・ランゲニールセン症候群(心電図異常，突然死)，鰓耳腎(branchio-oto-renal：BOR)症候群(腎機能障害)などは比較的頻度が高く，かつ難聴が初発症状となりうるため特に注意が必要な鑑別疾患である．またこうした付随症状は，学齢期以降に初めて顕在化することもあるため，付随する障害に関連した症状の出現についてフォローアップ中に注意を払う必要がある．

④ 遺伝子診断

高度難聴の補助診断および予後診断，今後の挙児希望がある場合の遺伝カウンセリング，症候群性難聴の確定診断などの目的で遺伝子診断は有益である．保険診療で実施可能であるが，体性遺伝子の遺伝子診断となるため，遺伝カウンセリングの実施が必須である．

⑤ 補聴器適合診断・構音評価

補聴器装用による残存聴力の活用が選択された場合には，定期的に補聴器の装用状況について確認し，補聴器装用したうえでの音場での閾値検査や明瞭度検査を実施し，補聴器が有益なサポートとなっているか否かを検討する．聴取能の改善によって自然に良好な構音が獲得できることが最も望ましいが，聴取能による構音への影響が疑われる場合には構音検査を実施する．

⑥ 発達検査・言語発達検査

全体的な発達と比較して言語発達に特異的な遅れがみられないかどうかなど，児の発達の様相を検討する．学童期前後になれば ALADJIN などの個別の言語発達評価を実施

し，介入が有効に言語発達障害に対する影響を最小化できているかどうかの評価を行う．

治療方針

治療の中心はハビリテーションである．機能的ゴールは聴能の改善と言語発達を推進して活動制限を軽減することで，社会的ゴールは就学や就労状況を改善して参加制約を軽減することである．機能的ゴールのための対策としては補聴器・人工内耳を用いた補聴と聴能指導・構音指導・言語指導を中心としたハビリテーションの実施がある．社会的ゴールのための対策として，聴取環境の整備や補聴補助器具の使用を含む環境調整と，コミュニケーション指導や学習指導などが含まれる．

① 補聴器

難聴診断後の介入では補聴器装用の実施が多い．原則は両耳・イヤーレベルでの装用で，装用後の聴性行動を確認しながら利得の調整を行う．また，就学期の補聴器装用には2.4 GHz デジタル無線通信などの無線通信システムの使用が有用であることも多い．

② 人工内耳

補聴器での装用効果が十分でない場合には人工内耳の適応となる〔適応基準は「人工内耳」の項や付録（➡ 620, 672 頁）を参照〕．幼児期の人工内耳のマッピングでは，電極の刺激に対して明瞭な反応が得られにくく，神経反応テレメトリーなどを参考に，聴性行動を確認しながら少しずつ進めていく．

③ ハビリテーション

音の聴取を促すこと，より良好な構音での発音を誘導すること，良好な言語発達とコミュニケーション能力の改善を目標に行う．実際には対象者は乳幼児であり，さまざまなゲームや，手遊び歌などの形で子どもたちが自然に楽しめる活動のなかにこうした要素をちりばめていく．特に初期のプロセスにおいて保護者指導は重要な項目であり，1) 難聴・難聴者についての知識（聴覚について，聴覚障害児の特性や陥りやすい問題点について説明する），2) 補聴器について（補聴デバイスや周辺機器の種類や使い方について説明する），3) 福祉制度について（手当・年金の制度や，補装具交付の手続きなどについて説明する），などを指導する．就学以降にも言語指導が必要なケースは多く，この時期にも言語発達の評価と，言語機能の改善を目標にしたハビリテーションによる介入は欠かせない．コミュニケーション修復など，より高度なコミュニケーションの技法についても指導が行われる．特に学齢期以降には個別指導での学習支援も実施される．

④ 手話言語

手話は，音声言語とは異なる言語体系をもつ自然言語の1つである．手話言語の獲得のためには，豊富な手話の言語環境が必要であるため，環境調整は重要である．トータルコミュニケーションとは，聴覚，手指，口形など，使用できるさまざまな手段（メディア）を同時に用いることによって，個々の児によって異なる最適なコミュニケーションの方法をとることをいう．キュードスピーチ（キューサイン）とは，子音を手形を用いて表現し，口型の情報を補完する手法である．指文字は，五十音のかな文字をそれぞれに対応した指の形で表し，追加する動きによって拗音，促音，濁音および長音などを表現する．キュードスピーチ（キューサイン）や指文字は日本書記言語につながりやすいという利点をもつ．こうした各種のコミュニケーション手段についても必要に応じて説明，環境調整などの手段について手配する．

⑤ 環境調整

1) 教室内の椅子や机の脚の防音，2) 騒音源の除去，3) 反響の制御などの具体的な事項について指導を行う．また，視覚的情報を有効に用いるため，口型や顔の表情を読み取りやすい位置や照明についても説明する．学童期以降であればノートテイクなどの情報補償の必要性についても検討する．

■ 患者説明のポイント

☆難聴児の発達段階に応じて必要な支援内容が異なるため，ライフステージに合わせて，それぞれの支援目標と，その手段について段階的に説明する必要がある．少なくとも初期の段階では患者家族の強い情緒的反応に留意し，慎重に説明することが大切である．

55. 遺伝性感音難聴
hereditary sensorineural hearing impairment

宇佐美真一　信州大学・名誉教授

■ 病態・病因

① 定義

「遺伝性感音難聴」は遺伝子が関与している感音難聴の総称である．従来は家族内に複数の難聴者がいる場合，すなわち「親-子で難聴」といった常染色体優性遺伝形式をとる難聴家系，あるいは兄弟に2人以上難聴が認められる常染色体劣性遺伝形式をとる難聴家系の場合に用いられてきたが，近年の遺伝子解析の発達に伴い，家族歴のない孤発例でも遺伝子の関与が多いことが明らかになっている．さらには若年期から成人期に発症する難聴にも遺伝子の関与が明らかになっており，一部は若年発症型両側性感音難聴として難病に指定されている．

② 頻度

先天性難聴の発生頻度は，出生1,000人に約1人といわれており，これに小児期発症の進行性難聴を加えるとおおよそ600人に1人の割合で小児難聴患者が見出されるとされている．疫学的な研究から導き出された欧米の報告によれば，先天性難聴のうち約60〜70%は遺伝性，残りの30〜40%が非遺伝性（感染，外傷，薬物などの環境要因）によるものとされている(図1)．若年期から成人期発症の難聴には加齢も含めたさまざまな環境要因がかかわるため，どのくらいの頻度で遺伝子の関与があるかは明らかになっていない．

③ 病態生理

難聴の原因遺伝子がコードする物質は細胞外マトリックス，転写因子，細胞骨格，イオンチャネル，レセプター，トランスポーターなど多岐にわたる．内耳/蝸牛では多種類の細胞がそれぞれ異なる蛋白質を作り出すことにより機能的役割分担を行い複雑な聴覚受容

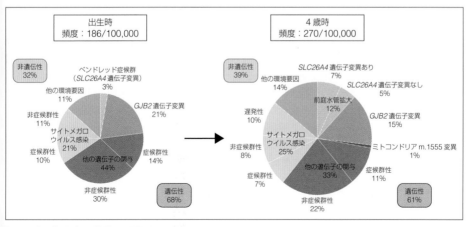

図1　小児期発症の難聴の原因
〔Morton CC, et al : Newborn hearing screening : A silent revolution. N Engl J Med, 354 : 2151-2164, 2006 より〕

機構を担っている．遺伝子変異があると聴覚に必要な蛋白質が作られなくなるために難聴が起こることが明らかになってきている．

■ **症状**

遺伝性感音難聴の大半は難聴のみが症状である「非症候群性難聴」であり，現在までに90 数種類の原因遺伝子が特定されている(Hereditary Hearing Home Page. http://hereditaryhearingloss.org)．また，遺伝性難聴のうち約 30% は「症候群性難聴」とよばれ，難聴のほかに筋肉骨格系，腎尿路系，神経系，視覚障害，色素異常，代謝異常などさまざまな症候を伴う．

■ **検査法と所見の把握**

① **病歴**

先天性難聴の診断の際には約 60% は遺伝子が関与していることを念頭におき，実際「遺伝子が関与しているのではないか」という目で診断を進めないと原因遺伝子はみつからないことが多い．成人期発症の難聴では両側対称的なオージオグラムを呈し難聴が進行性である場合には遺伝子の関与を疑う．家族歴をとる際には，遺伝子が関与する難聴のうち約 70% は常染色体劣性遺伝であることを念頭におき，家族内に難聴者がいない場合でも遺伝子の関与を疑うことが重要である．

② **理学所見（随伴症状）**

遺伝性感音難聴のうち 30% を占める症候群性難聴の診断においては，随伴症状の有無が参考となる．明らかな随伴症状を伴う患者はすでに小児科などで診断がつけられていることが多いが，随伴症状が目立たない場合や，難聴より後に症状が出てくる場合なども多く，頻度の多い代表的な症候群性難聴の随伴症状の有無については所見をとる際に特に注意が必要である．夜盲（アッシャー症候群），耳瘻孔，頸部瘻孔（BOR 症候群），甲状腺腫（ペンドレッド症候群），血尿（アルポート症候群）などを伴った難聴患者にときどき遭遇することがある．

③ **確定診断としての遺伝学的検査**

難聴は多種類の遺伝子が「難聴」という同じ表現型をとるため(遺伝子異質性；genetic heterogeneity)，外来を受診した難聴患者にどの原因遺伝子が関与しているかを同定するためには多くの遺伝子を網羅的に解析する必要がある．わが国では 2012 年より，日本人難聴患者に高頻度に認められる 13 遺伝子 46 変異を同時に検出可能なインベーダー法によるスクリーニング検査が保険収載され，遺伝学的検査が一般臨床に取り入れられるようになっている．また，2015 年 8 月からはインベーダー法による検査に次世代シークエンサーを用いた遺伝学的検査が加わったことにより，解析対象が 19 遺伝子 154 変異と大幅に増加し，診断率も約 30% から約 40% に向上した．

原因遺伝子のなかで特に高頻度で見出されているのが GJB2 遺伝子変異による難聴で，先天性難聴の約 20% を占めることが知られている．次いで頻度が多いのが前庭水管拡大を伴う難聴を引き起こす SLC26A4 遺伝子変異による難聴である．次世代シークエンサーを用いた解析により，GJB2 や SLC26A4 といったインベーダー法に含まれていた遺伝子変異だけでなく，CDH23 や OTOF など新たに追加となった遺伝子からも変異が検出されている．SLC26A4，CDH23 などは高度～重度の難聴患者に多くみつかっているのに対し，KCNQ4 やミトコンドリア m. 1555A>G 変異は軽度～中等度の難聴患者に多く見出される．GJB2，SLC26A4 などは先天性難聴に見出されることが多いのに比し，KCNQ4 や COCH，ミトコンドリア m. 1555A>G 変異は成人期発症患者で多く見出されている．

現在保険診療で用いられている次世代シークエンサーを用いた遺伝学的検査は拡張性が大きく，今後のバージョンアップにより解析対象遺伝子および変異数を増やしていくことで，さらに診断率が向上することが期待されている．

④ 難聴カウンセリングと遺伝カウンセリング

　遺伝学的検査は，生涯変化しない個人の遺伝学的情報が扱われること，血縁者と一部共有されている遺伝学的情報が取り扱われることから，検査実施時のインフォームドコンセント，個人情報の保護，生体試料の取り扱い，検査前後の遺伝カウンセリングなどを慎重に行われなければならない．遺伝学的検査の適切な実施については，遺伝医学関連10学会が作成した「遺伝学的検査に関するガイドライン」(2003年8月)および日本医学会が作成した「医療における遺伝学的検査・診断に関するガイドライン」(2011年2月)を遵守することが求められている．また，日本聴覚医学会から「難聴遺伝子診断に関する提言」(2013年3月)が出され，遺伝学的検査の実施に際しては，「難聴のカウンセリング」および「遺伝カウンセリング」がともに実施できることが望ましいと提言されている．実際に耳鼻咽喉科に受診する難聴患者の多くは，難聴に対する適切な治療を目的に受診する場合が多い．遺伝学的検査による正確な診断をもとに，聴力の予後，治療，療育などについてわかりやすく説明することが重要である．またそれに関連して，一般的な遺伝に関することや，次子の再発率などの遺伝カウンセリングが行われる．

　遺伝性感音難聴の多くは内耳に原因がある場合が多く，補聴器や人工内耳が有効な症例が多い．乳幼児聴覚検査による正確な聴力の評価とともに，難聴の原因を特定し難聴の重症度，進行性の有無を予測することにより，治療法の選択や早期療育につなげることが必要である．

治療方針

① 原因診断による治療法の選択

　難聴の原因を検索することが病因に基づいた適切な医療の提供のために必要である．遺伝子診断は難聴の程度や難聴の型，予後の予測に有用である．$GJB2$遺伝子などの場合，変異の種類によって難聴の程度が異なることが知られているため介入法の選択(補聴器か人工内耳か)に有用な情報を提供してくれる．また，低音部に残存聴力を有する進行性難聴の原因遺伝子である$SLC26A4$，$CDH23$などの原因遺伝子を見出すことにより，残存聴力活用型人工内耳を見据えた補聴器装用を検討するなどの個別の介入が可能となる．原因検索には遺伝学的検査のほか，サイトメガロウイルス検査，画像検査も重要である．

② 早期の補聴器装用

　難聴の確定診断がついた後は中等度以上の難聴であれば補聴器フィッティングを行う．補聴器装用下の聴力検査を行い，小児では言語発達に必要とされる聴力範囲に聴力を入れることを目標に補聴器のフィッティングを繰り返し行う．また成人の場合は補聴器適合検査により補聴器の効果を評価する．

③ 人工内耳の適応

　高度〜重度難聴児の場合，補聴器では十分な言語聴取が難しいことも多く，言語発達が思わしくない場合には言語中枢の臨界期を考え，いたずらに補聴器のみでの観察期間を延ばすことなく，人工内耳を視野に入れ検査と説明を進めることが重要である．詳細は「人工内耳」の項(→620頁)を参照されたい．日本耳鼻咽喉科学会では2014年に小児人工内耳適応基準が改定され，遺伝学的検査の結果が盛り込まれ，人工内耳の適応決定にも欠くことのできない検査となってきている．また成人発症の難聴の場合，進行性であることが多く，補聴器で効果がない場合には人工内耳を選択肢に入れることが重要である．

■ 予防

　ミトコンドリア遺伝子 m.1555A>G 変異をもつ患者はアミノグリコシド系抗菌薬に感受性が高いことが知られている．遺伝学的検査によりこれらの変異が同定された場合には，アミノグリコシド系抗菌薬を避けることによりさらなる難聴の進行を予防することが

可能となる．また，罹患していない同胞や親族の難聴発症を予防できるメリットがある．これら変異の同定された患者に対しては薬物カードを配布して予防に努める．

■ 患者説明のポイント
☆「遺伝」や「遺伝子」という語句から，患者は何か特殊な病気というイメージを受ける．患者にはさまざまな病気に遺伝子がかかわっていること，難聴に関しても遺伝子の面から解明が進んでいることの説明が重要である．
☆遺伝学的検査による正確な診断は難聴の重症度，進行性の有無，随伴症状の有無を予測するのに役立ち，予防や治療法の選択に有用な情報を提供してくれることを説明する．

56. 特発性両側性感音難聴
idiopathic bilateral sensorineural hearing loss

喜多村　健　　茅ヶ崎中央病院［神奈川県］

■ 定義・病態
厚生省調査研究班で「原因不明で両側性の進行する感音難聴」と定義されていたが，40歳までに発症し原因遺伝子が明らかな両側性の進行性感音難聴を若年発症型両側性感音難聴と診断する基準が2015年に提唱され，現在では，若年発症型両側性感音難聴を除く，原因不明の進行性，両側性感音難聴と定義されている（➡ 671頁）．発症頻度は，1993年に厚生省研究班が行った全国推計では，全国年間受療者数は推計で700名，人口100万人対で5.6人であった．性差はないか女性にやや多く，年齢分布は，20歳以下の若年発症群と30歳以降の成人発症群の2峰性を示すことが知られている．

■ 症状
緩徐で徐々に進行する両側難聴が主症状である．難聴の進行は，時には急速に進行あるいは変動することもある．また，両側の難聴は，通常は両側とも進行するが片側のみが進行する場合もある．めまい発作を繰り返す場合は，通常は特発性両側性感音難聴とは診断せず，メニエール病との鑑別が必要となる．耳鳴は伴うことが多い．

■ 検査法と所見の把握
純音聴力検査で同定する内耳性の両側性感音難聴で，高音漸傾型が多い．

■ 鑑別診断
難聴遺伝子，内耳自己免疫などの関与が判明すれば本疾患から除外される．また，徐々に難聴が進行する点から両側性の突発性難聴とは鑑別し，原則として反復性のめまい発作を呈しない点からメニエール病と鑑別する．

治療方針

■ 保存的治療
難聴が急速に進行した時期には副腎皮質ステロイド，血管拡張薬，代謝賦活薬，ビタミン剤などの薬剤投与で聴力の回復がみられることがある．また，内耳自己免疫類似の病態であれば，副腎皮質ステロイド投与により難聴が変動することがある．しかし，大多数の症例では難聴の進行に対し有効な治療がない．

■ 予後
難聴の加齢による閾値上昇は，年に1.5〜2.5 dBであり，特発性両側性感音難聴の進行速度は，この加齢による変化以上の聴覚の悪化がみられ，難聴が進行すると日常生活が著しく障害される．

■ 患者説明のポイント
☆原因不明で，難聴の進行について有効な治療がなく，聴力低下により日常生活が著しく障害されることがある疾患であることを説明する．しかし，高度の難聴に進行した際にも，補聴器ならびに人工内耳手術でコミュニケーションの確保が可能であり，全く聞こえない状態は回避可能であることを理解してもらい，定期的な聴力検査による難聴進行の状態を把握することが必要である．

57. 前庭水管拡大症
large vestibular aqueduct syndrome

松永達雄 国立病院機構東京医療センター臨床研究センター・部長(聴覚・平衡覚研究部)

前庭水管は，その中に内耳の内リンパ管と内リンパ嚢の一部が存在する側頭骨の管構造であり，これが異常に拡大した状態が前庭水管拡大症である．前庭水管拡大症は最も頻度の高い内耳奇形であり，先天性あるいは小児期に発症する難聴とめまいを伴う．小児難聴の約12%で本奇形が認められる．

■ 病態・病因

日本人では前庭水管拡大症患者の80%以上に SLC26A4 遺伝子変異が認められる．本遺伝子は，蛋白質 pendrin を産生し，これは内耳の Cl^-/HCO_3^- の交換輸送に働いており，遺伝子変異により内耳液のイオン組成の異常が起こり，発症する．

現在，遺伝子変異から発症に至るメカニズムの解明が，急速に進んでいる．その他の原因遺伝子として，POU3F4, EYA1, SIX1, SIX5, ATP6V1B1, ATP6V0A4 の各遺伝子が知られている．

■ 症状

前庭水管拡大症では難聴とめまいが主たる症状であるが，原因によりそれぞれ異なる特徴，随伴症状を呈する．難聴は50%以上の患者で進行，変動があり，高周波数域でより高度に障害される例が多い．めまい発作はほとんど数日以内に自然回復するが，まれに数日以上続く浮動性めまいを繰り返す例がある．

SLC26A4 遺伝子変異は，常染色体劣性遺伝の非症候群性難聴 DFNB4 あるいはペンドレッド症候群(難聴に甲状腺腫を合併)の原因となる．ペンドレッド症候群の甲状腺腫は，10歳前後かそれ以後に発症し，一部の患者では甲状腺機能も低下する．POU3F4 遺伝子変異は X 連鎖遺伝の非症候群性難聴 DFNX2 を呈する．EYA1, SIX1, SIX5 の各遺伝子変異は常染色体優性遺伝の鰓耳腎(branchio-oto-renal：BOR)症候群を呈する．BOR症候群は，難聴，鰓原性奇形(耳前部，頸部の瘻孔・嚢胞)，腎尿路奇形を特徴とし，本症候群の40%で EYA1 遺伝子，2.5%で SIX5 遺伝子，2%で SIX1 遺伝子に変異が認められる．ATP6V1B1, ATP6V0A4 遺伝子変異は，常染色体劣性遺伝の遠位尿細管性アシドーシスと感音難聴の原因となる．

■ 検査法と所見の把握

前庭水管拡大症の診断は，側頭骨の画像検査(CT，MRI)で行う．水平断で前庭水管の中央部の径が 1.5 mm 以上，あるいは後頭蓋窩への開口部の径が 2.0 mm 以上で本症と診断する場合が多い．SLC26A4 遺伝子変異の前庭水管拡大症では，後頭蓋窩への開口部で最も拡大する例が多く(図 1a)，incomplete partition type Ⅱ(前庭水管拡大症に蝸牛の頂回転と第二回転の融合が加わった奇形)を呈する例も多い(図 1b)．一方，POU3F4 遺伝子変異の前庭水管拡大症では，前庭側で最も拡大するのが特徴である(図 1c)．

前庭水管拡大症に特異的な純音聴力検査の特徴は，低周波数領域の気骨導差である．また，POU3F4 遺伝子変異ではアブミ骨固着を伴い，BOR症候群では中耳奇形を伴うため，混合性難聴を呈することが多い．

遺伝子検査が原因診断，鑑別診断に役立つ．国内では，前庭水管拡大症の原因遺伝子変異の一部を，保険適用の検査として調べることができる．保険適用の遺伝子検査の対象でない変異について調べるためには，研究検査として調べることが必要となる．

■ 鑑別診断

先天性難聴，小児難聴，めまいを伴う難聴，他の内耳奇形との鑑別が必要である．側頭骨の正確な画像診断が重要であるが，前庭水管の拡大が 1.0 mm 以上 1.5 mm 未満の拡大境界例，形状不整だが径の計測値からは拡大なしと判定される例など，鑑別困難な場合

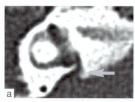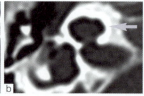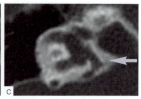

図1　右前庭水管拡大症のCT画像
a：SLC26A4遺伝子変異例の前庭水管拡大症（矢印）．
b：SLC26A4遺伝子変異例の蝸牛の頂回転と第二回転の融合（矢印）．
c：POU3F4遺伝子変異例の前庭水管拡大症（矢印）．

もある．このような患者では，他の臨床所見と遺伝子検査を基に，鑑別診断を進める．

治療方針

■ 保存的治療

良好な言語発達を得るために，難聴の早期発見と早期の言語聴覚リハビリテーションが重要である．前庭水管拡大症では聴力レベルの変動，進行に注意して，補聴器の調整をする．難聴の急性増悪時には，突発性難聴の治療に準じてステロイド投与される場合も多いが，その効果は証明されていない．また，突発性難聴と異なり，急性増悪から数か月以上経過してから回復する場合がある．

■ 手術的治療

補聴器で十分な言語発達，コミュニケーションが得られない重度難聴の場合は，人工内耳を検討する．前庭水管拡大症では，電極挿入時に軽度の外リンパ漏出を認める場合があるが，これは局所の手術操作で制御可能であり，術後の効果も高い．

■ 合併症

ペンドレッド症候群の患者で甲状腺腫が巨大になった場合は，甲状腺全摘出術を行うことがある．甲状腺機能低下症を伴う場合は，甲状腺ホルモン内服を開始する．BOR症候群で，耳前部，頸部の瘻孔から滲出液が漏出する場合や，感染を繰り返す場合には，摘出術を行う．腎尿路奇形による尿路感染症，腎機能低下に対しては泌尿器科で，遠位尿細管性アシドーシスによる代謝性アシドーシスに対しては小児科で，それぞれ専門的治療をする．

■ 予後

国内の本症の調査からは，70%以上で高度または重度の難聴になることが示されている．

■ 患者説明のポイント

☆前庭水管拡大症では頭部への衝撃で，難聴の急性増悪，めまい発作が誘発されるので，頭部への衝撃が予測されるスポーツは避ける．圧力の急激な変化でもめまい発作を誘発する可能性が高いため，特に深い潜水はめまい発作が起こると方向感を失い危険なので避けるべきである．

☆乳幼児はめまい発作を訴えることができず，突然に伏せたままになり，泣き出して，眼振を認める場合もある．本症が診断された乳幼児の両親には，めまいが起こりうること，起こった場合の症状，そしてめまいは自然に回復することを説明して，発作時に必要以上に心配させないよう配慮する．めまいと難聴の増悪が同時発症することがあるので，めまいが落ち着いた後に聴覚を評価する．

☆ペンドレッド症候群では，難聴発症から甲状腺腫発症までに10年以上の期間があるため，甲状腺腫と難聴の関係に気づかないで医療機関を受診する場合が多い．この結果，不必要な検査を受ける場合もあるので，SLC26A4遺伝子変異が判明した際には，将来の甲状腺腫の可能性を十分説明する．

58. 老人性難聴
presbycusis

曾根三千彦　名古屋大学・教授

■ 定義・病態
　老人性難聴とは身体的機能低下の一種であり，加齢に伴う生理的変化として両側の主として感音難聴を示す疾患である．ヒト側頭骨病理による老人性難聴の所見では，高音域の聴覚を司る蝸牛基底回転を中心とした有毛細胞の消失やコルチ器や血管条の萎縮，ラセン神経節細胞の減少などが認められる．

■ 特徴
　純音聴力検査では年齢が増すにつれ高音域を中心に閾値上昇を示す傾向がある（図1）．一般に加齢に伴う聴力の悪化は55歳以降に認められ，男性のほうが早期に出現しやすい．65歳以上で急増し，75歳以降では7割以上が該当する．生理的な機能障害として聴力検査では聴覚が不十分である難聴があったとしても，難聴によって生じるさまざまな不自由や不便さなどの聴覚障害を日常生活で感じていない場合もある．老人性難聴も含めて，難聴によってもたらされる障害は個人差が大きい．
　加齢に伴う難聴の特徴として言葉の理解度の低下が挙げられるが，聴覚障害として耳鳴を訴えることも少なくなくその対応も必要となる．

■ 問診の要点
　生理的に感音難聴を生じやすい年齢に達している場合，自発的な受診か周囲に勧められての受診かで，その後の対応にも影響してくる．自発的な受診でない場合，周囲が訴えるわりに聴覚障害を自覚していない場合が多い．そのような例では，勧められて補聴器を購入しても継続使用が得られないことになる．急性感音難聴との鑑別のためには，最近自覚した難聴か否かが重要である．職歴も含

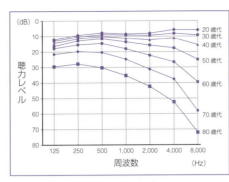

図1　年代別聴力閾値変化の傾向

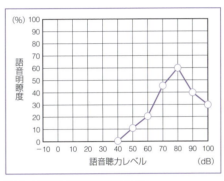

図2　高齢者の語音明瞭度の例

めて環境要因や難聴に関する家族歴の聴取も患者背景の把握のためには必要である．

■ 検査法と所見の把握
　一般的に純音聴力検査にて高音漸傾型の両側感音難聴を示す．聴覚障害を訴える場合は，障害の程度を推定する手段として語音明瞭度検査が有用である．語音明瞭度曲線では，強音圧で明瞭度が最高語音明瞭度から低下するロールオーバー現象（図2）が認められる．特に80歳以上では語音弁別能が70％未満の割合が高い．語音明瞭度検査や不快レベル閾値測定は，補聴器装用の有効性を判断するためにも必要である．

■ 鑑別診断
　典型的な高音漸傾型を呈する症例は診断が容易であるが，高齢者に生じた感音難聴では

加齢に伴う生理的聴力閾値上昇を差し引いて新たに生じた障害を推定する必要がある．その基準として，左右の聴力閾値の比較が大切である．厚生労働省研究班作成の急性低音障害型感音難聴診断基準による準確実例は，高音域3周波数の聴力レベルが健側と同程度のものと明記されている．一方，特発性両側性感音難聴のように両側性に生じる疾患の場合は，治療の反応と経過を見極める必要がある．その他両側性難聴の場合には，騒音性難聴などの環境因子の関与も除外する．

治療方針

老人性難聴を改善させる手段はなく，それに伴う聴覚障害への対応が主体となる．補聴器装用がその代表である．高齢者の聴覚障害の特徴として語音弁別能の低さがある．年齢が上昇するにつれ語音明瞭度曲線のロールオーバー現象は高率に認められる傾向にあり，補聴器効果も得られにくい．

補聴器導入とともに，聴覚リハビリテーションやトレーニングの取り組みも大切である．会話の明瞭度を上げるために，話し手は明瞭な発音でゆっくりした口話を心がけ，会話の際には周囲の環境音にも配慮する必要がある．

語音明瞭度が不良な場合は，補聴器装用以外に視覚口話も含めてコミュニケーション手段も考慮すべきである．補聴器装用は耳鳴の治療にも活用できる．老人性難聴のみで人工内耳植込術の適応となる症例は少ないが，人工内耳は高齢者でもQOLに大きく貢献することがわかっている．

■患者説明のポイント

☆老人性難聴は加齢に伴う生理的変化であることから，患者は対応困難な疾患ととらえ諦めてしまうことが危惧される．聴覚障害を自覚している場合，難聴そのものを改善させることは難しくとも障害を改善させる手段はあることを伝えるべきである．

☆補聴器適応の症例では，活用できるまで時間を要することを説明する．補聴器装用を促すために，聴覚刺激は認知症の予防にも有効であることも理解してもらう必要がある．

59. 機能性難聴
functional hearing loss

佐藤宏昭　岩手医科大学・教授

■病態・病因

原因となる器質的障害がない難聴を機能性難聴（非器質性難聴）という．心的原因によって起こる「心因性難聴」と，聞こえているのに意図的に聞こえないと訴える「詐聴」に大別される．

心因性難聴は学童に多くみられ学校生活でのストレス（学習面での遅れ，転校やいじめ）や家庭内のストレス（両親の離婚，兄弟との比較など）などが原因になることが多い．小児，ことに8～10歳を中心として多発する．男女比は1：2と女児に多く，両側性と一側性の比率は約5：1で両側性が多い．詐聴は検査結果によって利益が得られる状況，具体的には事故後の労災補償や訴訟，身体障害者認定の不正取得などが背景にある例が多い．

■症状

自覚症状は難聴であるが，まれに耳鳴・耳痛・耳閉感・めまいなどを同時に訴えることもある．そのほかには消化器症状（腹痛，悪心，食思不振），頭痛，発声障害，歩行障害，視覚障害などがある．詐聴では誇張された訴えや不自然な挙動をみることもある．自覚的に難聴を訴えない心因性難聴では，家族，友人など周囲の人に指摘される場合や学校健診で指摘されることが多い．

■問診の要点

純音聴力検査所見，自覚症状と問診の会話での本人の反応を観察し，矛盾がみられれば本症を疑う．難聴の訴えがなく学校健診で発

見される場合は心因性難聴が疑われるので心因となるような因子(家族・家庭環境,学校環境など)の有無を確認する.難聴の訴えがあって医療機関を受診した場合は家族に日常生活での聞こえの状態を聴取し,耳以外の心因性症状の有無についても問診する.また難聴症状の有無にかかわらず音響曝露や耳への殴打など誘因となるような耳への直接的な外因がなかったかどうかも確認する.

■ 検査法と所見の把握

① 聴覚心理検査(図1a,b)

1) 純音聴力検査:聴力レベルは中等度で感音難聴が多い.聴力型は水平型が最も多く,次いで皿型,高音漸傾型が多い.聴力レベルはしばしば不安定で測定の度に変動し決定しにくいことがある.一側性の場合は通常現れるはずの陰影曲線(shadow curve)が現れない.

2) 自記オージオメトリー:自記オージオグラムで Jerger V型(持続音記録が断続音記録よりよい)が特徴的で,約70%に認められる.

3) 語音聴力検査:純音聴力検査閾値に比べ良好で,検査結果は一致しないことが多い.

② 他覚的聴力検査(図1c,d)

1) 聴性脳幹反応(ABR):ABRから推定される聴力閾値と純音聴力検査閾値との不一致は本症診断の決定的な根拠となる.95%で正常を示すが,周波数別の閾値判定はできない.聴性定常反応(ASSR)は脳幹から大脳皮質に至る聴覚路に由来する反応で,ABRでは難しい周波数別の閾値測定が可能である.

2) 歪成分耳音響放射(distortion product otoacoustic emission:DPOAE):中等度以上の内耳性難聴があれば消失するので,高度難聴例で検出されれば診断的意義が高い.

3) 耳小骨筋反射:高度難聴例で反射が確認された場合,診断的価値がある.

③ 詐聴の診断を目的とした特殊な検査

詐聴による身体障害者手帳2級の不正受給事件をきっかけに,2016年に手帳を所持していない者で2級を申請する場合には,前述のABRなどの他覚的聴覚検査またはそれに相当する以下の検査の実施が必要となった.

1) 遅延側音検査(delayed feedback speech test):被検者に暗唱させた言葉を録音しながら,フィードバック法で0.2秒遅らせて再生し聞かせると,聞こえていれば声が大きくなる,時間がかかる,発語が乱れるなどの遅延側音効果が現れる.

2) ロンバールテスト:音読させ60 dB 以上の雑音を聞かせる.聞こえていれば声が大きくなる.

3) ステンゲルテスト:一側性詐聴の場合,両耳に同じ周波数の音を聞かせ,患側のレベルを5 dB ずつ上げていくと,患側で聞こえると感じた時点で「聞こえない」という虚偽の反応を示す(Stenger effect).

治療方針

耳には器質的異常のないことを説明し,心因が明らかで取り除くことが可能であれば本人ないし保護者に助言し経過を観察する.また学校生活や友人関係が関与している場合は保護者と学校との連絡,相談を勧め経過を観察する.心因が明らかでない場合は耳に異常のないことを説明したうえで経過を観察する.6か月以上経過しても改善が認められない場合や,頭痛,腹痛などの身体症状を示す場合は本人ないし保護者の了解を得てから学校心理士,精神科医などと相談する.

■ 予後

長期に(3年以上)観察していくと全体の約70%が回復し,その半数は6か月以内に回復している.また一側性のほうが両側性のものより回復しやすい.

■ 患者説明のポイント

☆心因性難聴では器質的難聴はなく,必ず改善することを患者(保護者)に説明する.この際に,難聴は何らかの心因による身体症状のサインの1つであることを理解させ,長期的な経過観察が必要であることを十分説明する.

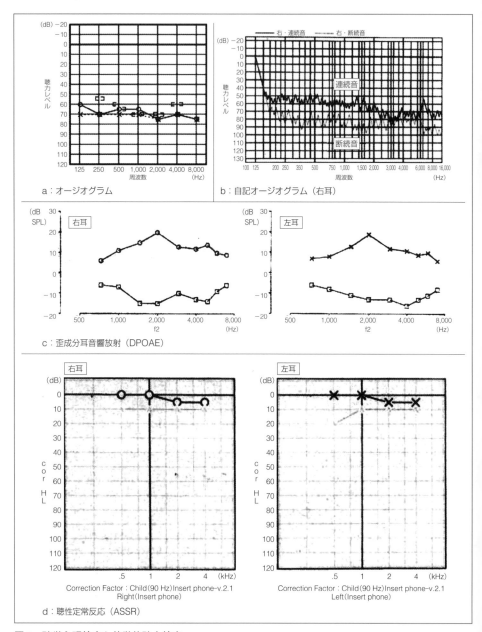

図1 聴覚心理検査と他覚的聴力検査

9歳，女児．東日本大震災後の避難所生活歴あり，その後転居．学校健診で両側難聴を指摘されたため近医を受診し，機能性難聴を疑われ当科紹介となった．問診上，家庭内のストレス(4人姉妹，姉が怖い)や他の心身症症状の訴えがみられた．同日のオージオグラムで両側性，水平型の高度感音難聴を認め(a)，右自記オージオメトリーはJerger V型(b)，DPOAEは両耳とも解発良好で(c) ASSRの反応は正常であった(d)．

☆詐聴が疑われる場合は検査結果を丁寧に説明し，自然な形で改善に導くよう努める．説明の際に検査結果の矛盾を責めるような口調，態度を見せてはならない．

60. 全身疾患と難聴
sensorineural hearing loss related to the systemic disease

熊川孝三　赤坂虎の門クリニック・科長［東京都］

■ 病態・病因
① 自己免疫疾患
　McCabe が自己免疫性感音難聴の概念を提唱して以来，感音難聴の発症原因として，注目されている．全身性エリテマトーデス，再発性多発性軟骨炎，大動脈炎症候群，関節リウマチ，シェーグレン症候群，原田病，ベーチェット病などに内耳性感音難聴が伴う．
　●治療　血管炎を主体とする自己免疫性疾患（大動脈炎症候群，全身性エリテマトーデス）ではステロイド治療の反応性が高い．ステロイド投与量に依存し，変動するという特徴がある．

② ANCA 血管炎
　関連血管炎は，小血管（細小動静脈，毛細血管）の血管壁の破壊を伴う壊死性血管炎症候群であり，その病態に好中球細胞質抗体（antineutrophil cytoplasmic autoantibody：ANCA）が深く関与している．これらには多発血管炎性肉芽腫症（granulomatosis with polyangiitis：GPA，ウェゲナー肉芽腫症，➡ 574 頁），顕微鏡的多発血管炎（microscopic polyangiitis：MPA），そして好酸球性多発血管炎性肉芽腫症（チャーグ・ストラウス症候群，➡ 578 頁）の 3 疾患がある．GPA と MPA ではマクロファージの浸潤をきたし，後者では好酸球の浸潤をきたす．これらは共通した臨床像を呈することから，随伴する難治性中耳炎を "ANCA 関連血管炎性中耳炎 (otitis media with ANCA-associated vasculitis：OMAAV)" とよぶ（➡ 574 頁）．
　これらの疾患では急激に進行する感音難聴や顔面神経麻痺，肥厚性硬膜炎に伴う脳神経症状を伴うこともある．PR3-ANCA 抗体あるいは MPO-ANCA 抗体陽性を特徴とするが，陰性である場合もある．
　●治療　未治療で経過観察すると多臓器病変が出現し，脳底動脈の血管炎によるくも膜下出血で死亡した症例が 6％ もある．早期診断および治療が重要である．プレドニゾロン 0.5〜1 mg/kg・シクロホスファミド 25〜50 mg/body の併用療法を行う．診断困難例では診断的治療を目的とした同併用療法も考慮すべきである．

③ 代謝性疾患
　糖尿病患者は徐々に進行する両側性の高音漸傾型難聴を呈する頻度が高い．そうでない人に比べて聴覚障害の発症リスクが 2.15 倍高いという報告がある．急性に発症するものでは血管条組織の循環障害や糖代謝異常に伴う電解質の能動輸送障害が考えられる．糖尿病には次に述べるようにミトコンドリア変異例も含まれるので，家族性発症をもつ糖尿病を合併した感音難聴例では遺伝学的検査を行う意義がある．
　●治療　糖尿病のある患者にステロイドを使う場合は，厳重な血糖値の管理を並行する．ステロイド以外にも血流改善薬プロスタグランジンが効果的であるとする報告がある．

④ ミトコンドリア異常症
　DNA の大部分は核のなかに存在するが，ミトコンドリアにも存在している．ミトコンドリア DNA は核 DNA に比べてきわめて小さく，精子由来の DNA は選択的に破壊されてしまうため，子どものミトコンドリアはすべて母親由来のもの（母系遺伝形式）となる．塩基置換の起こる速度が速く，また起こった変異を修復する酵素系が核内に比べて脆弱であるために，突然変異も起こりうる．ミトコンドリアは細胞のエネルギーである ATP 産

生にかかわっているが，内耳では外有毛細胞および血管条の中間細胞に豊富に存在するため，難聴を生じる．

　1) ミトコンドリア m. 1555A>G 変異：アミノグリコシド系抗菌薬（ストレプトマイシンなど）投与により，蝸牛コルチ器が障害され，少量であっても難聴をきたす可能性がある（易受傷性の増大）．変異があればアミノグリコシド系抗菌薬を避けることで難聴予防が可能なため，薬物投与防止カードが奏効し，難聴予防効果でも重要な意義がある．内耳の易受傷性が高く，アミノグリコシド系抗菌薬投与歴がなくても難聴をきたすことがあり，感音難聴患者の1.9～3%に認められる．

・**予防**　家系で母系遺伝を呈する原因不明の感音難聴者がいる場合には遺伝学的検査が重要であり，本変異があれば患者のみならず，親族に対してもアミノグリコシド系投与を避ける薬物投与防止カードを配布することで難聴予防が可能である．

　2) ミトコンドリア m. 3243A>G 変異：糖尿病患者の1～2.1%に認められる．同一個体でも組織におけるヘテロプラスミーの変異の割合が変化に富むため，さまざまな症状，表現型の違いが引き起こされ，mitochondrial encephalopathy, lactic acidosis, and stroke-like episodes (MELAS) として難聴，糖尿病，腎障害，心筋症などの全身症状を起こす場合と，maternally-inherited diabetes and deafness (MIDD) として難聴，糖尿病を引き起こす場合，非症候性難聴のみを起こす場合とがある．

　難聴レベルと末梢血のヘテロプラスミーレベルには明らかな相関が認められないが，非症候性難聴および non-insulindependent DM (NIDDM) 群と，insulin dependent DM (IDDM) + および MELAS，腎疾患を伴う2群とに分けた場合，2群はヘテロプラスミー15%という値を境として，少なければ前者，多ければ後者が多く，末梢血のヘテロプラスミー値を測定することは将来の全身症状の予見という観点から意義がある．

・**治療**　中等度以上の難聴には補聴器が適応となるが，感音難聴の程度の割には語音聴取成績が悪い．高度難聴には人工内耳がよい適応となり，成績は比較的に良好である．

⑤ **腎疾患**

　腎不全・腎透析患者の聴覚障害の頻度は20～50%で，高音漸傾型感音難聴が多い．貧血，循環障害，電解質異常，透析自体の浸透圧変化の影響が原因と考えられている．

　アルポート症候群は慢性腎炎，難聴，眼合併症（白内障や円錐水晶体）を呈する症候群で，しばしば末期腎不全へと進行する遺伝性の疾患である．

・**治療**　補聴器装用を要する例もある．透析期間が長期に及ぶ例のなかには非可逆性変化のため，高度難聴となり人工内耳の適応例もある．

⑥ **感染症**

　ウイルス性のものに関しては「化膿性内耳炎，ウイルス性内耳炎」の項（→219頁）を参照．

　後天性内耳梅毒では左右別々に発症することも多く，めまいを伴う例ではメニエール病類似の発作もある．

　細菌性髄膜炎ではくも膜下腔からの内耳への感染波及によって，両側同時に高度感音難聴を呈することがある．この場合には，前庭機能も同時に障害されることが多く，ジャンブリング現象を伴う平衡障害を呈する．細菌性髄膜炎では30%で内耳の骨化が生じるので，定期的にCTスキャンを撮影し，骨化形成が認められた場合には早期に人工内耳の適応を考えるべきである．

⑦ **腫瘍**

　白血病では側頭骨への直接浸潤と内耳出血や聴神経への浸潤による伝音・感音難聴を引き起こす．リンパ腫では小脳橋角部腫瘍として発見されることがある．

治療方針

■ 一般的な治療指針

全身疾患を合併する場合の一側性急性高度難聴は，特に，自己免疫疾患，糖尿病，梅毒，透析患者に認められる．突発性難聴と類似しており，全身疾患に配慮しながら，それに準じた治療が有効である．

61. ベル麻痺
Bell's palsy

羽藤直人　愛媛大学・教授

■ 病態・病因

ベル麻痺は原因不明の特発性顔面神経麻痺として定義されていたが，その多くは側頭骨内顔面神経節である膝神経節からの，単純ヘルペスウイルス(HSV)の再活性化が病因として明らかとなってきた．HSV 説の根拠は，顔面神経減荷手術時に採取した神経液などから HSV-DNA が高率に検出されたことによる．HSV の再活性化は，ストレス，不眠，感冒，妊娠，加齢などによる全身免疫低下に加え，耳介や顔面などの局所刺激が誘因となり生じると考えられている．一方，ハント症候群の病因として知られる水痘・帯状疱疹ウイルス(VZV)も，耳帯状疱疹や難聴，めまいを伴わずベル麻痺様に発症することがある．なお，病因としてどちらのウイルスも関与しない狭義の特発性顔面神経麻痺も依然として存在する．

側頭骨内の狭い顔面神経骨間内で，神経に浮腫，虚血，絞扼の悪循環が生じる病態は，病因にかかわらず共通である．この悪循環が進行すれば，初期には脱髄中心であった神経変性が，軸索障害主体の不可逆的な神経変性に移行するため，発症早期の適切な治療が重要である．

■ 症状

突然発症する一側性の顔貌の変形を訴えて受診する場合が多い．半数以上の患者で，顔面神経麻痺の発症前後に，耳介や耳後部の疼痛を訴える．顔面神経麻痺の程度は症例によりさまざまであるが，前額部や眼輪部，頬部や口輪部など，一側の全顔面に同程度の麻痺が認められる．高度な眼輪部の麻痺は兎眼とよばれ，眼瞼閉鎖不全による結膜炎や角膜障害を伴う場合がある．口輪部の障害では口角下垂，流涎や構音障害が生じる．随伴症状として，顔面神経の分枝である大錐体神経の障害で流涙低下，アブミ骨筋神経の障害で聴覚過敏，鼓索神経の障害で味覚低下を認めることがある．

■ 検査法と所見の把握

顔面神経麻痺の検査では程度評価が重要である．本邦では顔面左右を比較し点数化する柳原法(40点法)が一般的である．安静時の対称性と 9 項目の表情運動を 4 点(ほぼ正常)，2 点(部分麻痺)，0 点(高度麻痺)の 3 段階で評価する．40点満点中 20 点以上を軽度麻痺，18～12 点を中等度麻痺，10 点以下を高度麻痺として分類し，それぞれに異なる治療を適応する．その他，顔面神経を電気刺激し表情筋の反応性を左右で比較する検査(NET, ENoG)により，脱髄と軸索断裂の区別を行うことで，神経障害程度の把握や転帰予測が可能である．アブミ骨筋反射も重要で，患側が陽性であれば通常良好な転帰が得られる．

■ 鑑別診断

ベル麻痺と診断するには，ハント症候群，外傷性(側頭骨骨折など)，耳炎性(真珠腫，乳様突起炎など)，腫瘍性(顔面神経鞘腫，耳下腺悪性腫瘍など)麻痺などの除外が必要であり，慎重な問診と視診，必要に応じて画像検査の追加が求められる．なお，ベル麻痺には，無疱疹であるが VZV が病因の不全型ハント症候群が含まれる．患側耳介の発赤や疼

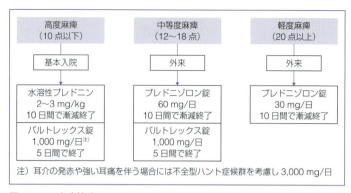

図1 ベル麻痺治療のフローチャート
発症後7日以内の急性期保存治療の内容を示す．遅くとも発症3日以内には治療を開始したい．

痛を認める場合も多いが，確定診断にはVZV抗体価検査が必要である．

治療方針

■ 保存的治療

ステロイドと抗ウイルス薬の併用投与が中心となるが，発症からの期間と顔面神経麻痺の程度によって用量を変える．

① 中等・高度麻痺の急性期治療

柳原法で18点以下の麻痺には，発症早期にステロイドに加え抗ヘルペス薬を併用投与することで，後遺症発現のリスクが低下する（図1）．ステロイドは1)の用法・用量が基本となるが，柳原法が10点以下の高度麻痺で，電気生理学的に脱神経が顕著であれば，ステロイドパルス療法（水溶性プレドニン2～3 mg/kg　10日間で漸減終了）や顔面神経減荷術の追加を考慮し，対応可能な施設に紹介する．併用する抗ヘルペス薬の作用機序はウイルスの増殖抑制であるため，発症3日以内の早期投与が重要である．抗ヘルペス薬はHSVとVZVで至適量が異なる．VZVの制御にはHSVの3～4倍量の抗ウイルス薬が必要であるため，耳介の発赤や痛みを認める場合には，予後不良の不全型ハント症候群を疑い，VZVの用量・用法〔バルトレックス（500 mg）1回2錠　1日3回　7日間〕で投与する．閉眼困難による角膜乾燥例には4)を追加する．

【処方例】

1) プレドニゾロン錠（5 mg）　1回12錠　1日1回　10日間で漸減終了
2) バルトレックス錠（500 mg）　1回1錠　1日2回　5日間で終了
3) メチコバール錠（500μg）　1回1錠　1日3回　毎食後
4) ヒアレイン点眼液0.1%（5 mL/本）　1回1滴　1日5～6回　点眼

② 軽度麻痺の急性期治療

麻痺は発症時には軽く徐々に悪化し，1週間前後で最悪になるので，発症7日以内であれば，増悪予防目的で1)のステロイドを投与する．ベル麻痺は70%が自然治癒する予後良好な疾患であるため，発症後1週以上経過していれば2)のみでよい．

【処方例】

1) プレドニゾロン錠（5 mg）　1回6錠　1日1回　10日間で漸減終了
2) メチコバール錠（500μg）　1回1錠　1日3回　毎食後

③ **慢性期の治療**

発症後3週を経過しても改善傾向がない場合は，下記の処方を継続しながら，患側顔面表情筋の自己マッサージを中心としたリハビリテーションを開始する．4か月までに寛解しない場合は，病的共同運動や拘縮などの後遺症が出現する．症状固定には1年以上を要する．後遺症に対しては，ボトックス注射などが行われる．

【処方例】

メチコバール錠（500μg） 1回1錠 1日3回　毎食後

■ **手術的治療**

高度顔面神経麻痺症例で柳原法：10点以下，ENoG：10%以下で，保存的治療が無効な症例に顔面神経減荷手術を考慮する．顔面神経管内で障害された神経の絞扼解除が目的である．発症1週以降2週以内の早期手術が望ましい．

■ **合併症**

ステロイドには糖尿病や感染症増悪，消化性潰瘍，精神病，高血圧など種々の副作用がある．糖尿病の合併例では，ステロイド投与により耐糖能の低下を招き糖尿病の増悪をきたすため，厳格に血糖をコントロールする必要がある．胃潰瘍既往例には必ず抗潰瘍薬を併用する．

■ **予後**

9割以上が治癒するが，病的共同運動や拘縮などの後遺症に悩まされる症例もある．

■ **患者説明のポイント**

☆発症早期は麻痺増悪の可能性があり，確実に薬剤を服用し身体の安静を保つ．電気生理学的検査を行えば，発症後1週で予後予測が可能である．

62. 耳性帯状疱疹（ハント症候群）

herpes zoster（Hunt syndrome）

羽藤直人　愛媛大学・教授

■ **病態・病因**

顔面神経の膝神経節に潜伏感染していた水痘・帯状疱疹ウイルス（varicella zoster virus：VZV）が再活性化し，顔面神経知覚枝を介し耳介の皮膚にウイルスが広がり発症する．水痘罹患後のVZVへの特異免疫低下に加え，ストレスや過労，紫外線曝露などによる免疫能の低下を誘因とする場合が多い．その多くは第Ⅷ脳神経障害を伴う多発脳神経炎であり，顔面神経麻痺はしばしば重篤となり，自然治癒率は30%に満たない．

■ **症状**

耳性帯状疱疹に，同側の顔面神経麻痺と難聴，耳鳴，めまいなどの第Ⅷ神経症状が伴うとハント症候群と診断される．帯状疱疹は耳介中心だが，外耳道や頸部，口腔に広がる場合もあり，激痛を伴う．帯状疱疹の発症は他の神経症状から数日前後することがある．

■ **検査法と所見の把握**

耳介を視診し，発赤を伴う小水疱の集積を認め，疼痛を伴うようであれば診断は容易である．帯状疱疹の程度は，皮膚発赤主体から広範囲な疱疹まで症例によりさまざまである（図1）．ハント症候群の場合，顔面神経麻痺の治療は麻痺の重症度に応じて異なるため，診断では程度評価が重要である．本邦では顔面左右を比較し点数化する柳原法が一般的であり，軽度麻痺（20点以上），中等度麻痺（18～12点），高度麻痺（10点以下）に分類される．その他，必要に応じて顔面神経の電気刺激に対する反応の左右差（NET，ENoG）を追加する．純音聴力検査では患側の感音難聴を認め，平衡機能検査では麻痺性眼振，温度性眼振検査ではCPを示すことが多い．VZVの抗体価を測定し，ペア血清で抗体価の上昇を

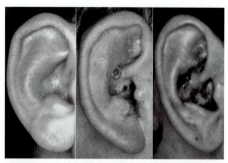

図1 さまざまな程度の右耳介の耳性帯状疱疹

認める場合が多い．通常CF法で4倍以上，EIA法でIgGが2倍以上の上昇を有意とする．

治療方針

■ 保存的治療

抗ウイルス薬とステロイドの併用投与が中心となるが，学会の治療指針に従い，発症からの期間と顔面神経麻痺の程度によって用量を変える．ここでは発症7日以内の急性期治療について説明する．

① 高度顔面神経麻痺
【処方例】　下記を併用する．

1) 水溶性プレドニン注　1回 120～200 mg
   1日1回　点滴静注　10日間で漸減終了
2) アシクロビル注　1回 250 mg　1日3回
   点滴静注　7日間で終了

② 軽～中等度顔面神経麻痺
【処方例】　下記を併用する．

1) プレドニゾロン錠(5 mg)　1回 12錠　1日1回　10日間で漸減終了
2) バルトレックス錠(500 mg)　1回 2錠　1日3回　7日間で終了

■ 手術的治療

高度顔面神経麻痺症例でENoGが10%以下であれば顔面神経減荷手術を考慮する．発症2週以内の早期手術が望ましい．

■ 合併症

ステロイドによる合併症対策が必要で，必要に応じて抗潰瘍薬などを併用する．

■ 予後

7～8割が治癒するが，その他の症例では顔面神経麻痺後遺症や感音難聴，平衡障害，帯状疱疹後神経痛などの後遺症を残す．

■ 患者説明のポイント

☆電気生理学的検査による予後予測は発症後1週から可能であるため，それ以前は確実に薬剤を服用し，兎眼による角膜障害を予防しながら身体の安静を保つ．

63. 顔面神経鞘腫
facial nerve schwannoma

濱田昌史　東海大学・教授

■ 病態・病因

神経鞘腫(schwannoma)は末梢神経を起源とする良性腫瘍であり，脳神経のなかでは第Ⅷ脳神経に最も多く発生する．従来，顔面神経には少ないとされてきたが，近年の画像診断の進歩により多く発見されるようになった．

■ 症状

主な症状は顔面麻痺と片側性難聴であるが，半数近くの例で顔面神経麻痺の症状・既往を欠くので注意を要する．顔面神経麻痺既往のある症例の麻痺経過は同側麻痺反復例が多いが，病的共同運動を有して一見ベル麻痺の不完全治癒例と思わせることもある．

難聴については，神経鞘腫が鼓室部から乳突部に発生した場合，伝音難聴を呈し，内耳道～脳槽部に存在する場合は聴神経腫瘍同様，感音難聴となる．一方で腫瘍が膝部に限局する場合には難聴は示さない．

■ 検査法と所見の把握

① 視診・触診
基本ではあるが，ラムゼイ・ハント症候群

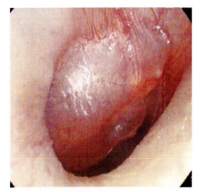

図1　右顔面神経鞘腫の鼓膜所見
鼓膜後上象限が膨隆し，腫瘍が透見される．

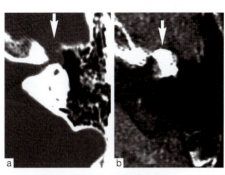

図2　左膝部に発生した顔面神経鞘腫
a：高分解能CTでは迷路部〜膝部の拡大と中頭蓋底の骨欠損（矢印）が認められる．
b：ガドリニウム造影MRIにて同部位に著明に造影される腫瘍陰影が確認される．

や真珠腫，耳下腺悪性腫瘍など他の原因による顔面神経麻痺との鑑別のために耳内所見の確認と頸部の触診は欠かせない．鼓室部顔面神経から生じた腫瘍は鼓膜を通して観察できることがある（図1）．

② **画像診断**

顔面神経麻痺を反復している例や麻痺の改善を認めない例では積極的に高分解能側頭骨CTを撮影する．神経鞘腫が小さな場合は，たとえ造影MRIを撮影しても解像度の問題から腫瘍の同定に至るのは難しい．CT画像で得られる顔面神経管の拡大や周囲の骨欠損所見から神経鞘腫の存在が疑われる場合に造影MRIによって裏付けをとるのが医療経済的な側面からも望ましい（図2）．

③ **麻痺スコアによる重症度判定**

ベル麻痺やラムゼイ・ハント症候群同様に40点法（柳原法）で採点評価し，8点以下を高度麻痺，10〜20点を中等度麻痺，22点以上を軽度麻痺とする．次に述べる治療方針決定のうえで重要となる．

■ **鑑別診断**

顔面神経には神経鞘腫以外にも神経線維腫や血管腫が生じるが，経過や画像情報のみから正確に鑑別することは困難であり，鑑別する意義にも乏しい．内耳道〜脳槽部の顔面神経鞘腫は聴神経腫瘍（前庭神経鞘腫）と鑑別することはほぼ不可能である．まれに腺様嚢胞癌など耳下腺内の微小な悪性腫瘍が側頭骨内顔面神経に浸潤した結果，画像上顔面神経鞘腫と誤診されることがあり注意を要する．

治療方針

顔面神経鞘腫の治療方針を図3に示す．

■ **経過観察**

内耳道〜脳槽部の顔面神経鞘腫では通常麻痺もなく，感音聴のみのため前庭神経鞘腫との鑑別は困難であり，おのずから同様にwait and scan方針が適用されることになる．

側頭骨内神経鞘腫の場合も画像診断上，顔面神経の腫脹が小さく，神経鞘腫の診断が不確実であれば経過観察が望ましいが，高度麻痺の際には次に述べる減荷術も適応となる．側頭骨内神経鞘腫確実例であっても麻痺がない〜軽度麻痺例では経過観察が推奨される．

■ **手術的治療**

中等度以上の顔面麻痺を呈する症例で手術適応となる．十分な神経再生が期待できない高齢者中等度麻痺例では減荷術（±生検）のみ，逆に良好なそれが期待される若年者での中等度麻痺〜高度麻痺遷延例では腫瘍全摘＋

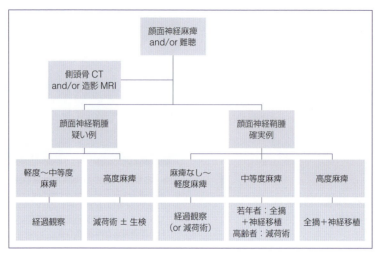

図3 顔面神経鞘腫のフローチャート
画像診断から確実に顔面神経瘤(神経鞘腫)と診断できる場合と疑いにとどまる場合，また顔面麻痺の重症度ならびに患者年齢によって方針が異なってくる．

神経移植による再建を考慮する．高齢者でも高度麻痺遷延例では神経移植を検討してもよい．移植神経には大耳介神経もしくは腓腹神経が用いられる．

手術のアプローチ方法は腫瘍の存在部位で決定される．側頭骨内顔面神経鞘腫は迷路部～鼓室部に多く発生するため，全摘＋神経移植，減荷術のいずれを選択しても経乳突・経中頭蓋窩混合法が必要となる．腫瘍の局在が膝部にとどまれば経乳突法単独でも手術は可能である．一方で内耳道から脳幹まで達する腫瘍の全摘を行う場合は，中枢断端の確保ができない，あるいはできても脳槽内での移植神経接合はきわめて困難となるため，末梢での舌下神経との吻合術が現実的選択となる．

■ 予後

神経移植を行っても術後回復は中等度麻痺(House-Brackmann の grade Ⅲ/Ⅳ)が限界となる．減荷術の場合，術前高度麻痺例では改善も期待されるが，どちらかというと麻痺の進行防止の意味合いが強い．

■ 患者説明のポイント

☆前述した麻痺の予後を十分に考慮したうえでの説明が求められる．また，たとえ生検だけでも顔面神経に外科的操作を加えると術後麻痺は必発である．神経移植後の改善も保証されてはいないことの確認も大切．

トピックス

- **放射線治療**：近年，顔面神経鞘腫に対する放射線治療の報告が散見されるが，比較的歴史の古い聴神経腫瘍に対してでさえも，その適応にはいまだ異論も多い．特に頭蓋外病変が主であり，比較的手術治療を行いやすい顔面神経鞘腫への放射線治療の応用には疑問を感じる．

64. 顔面痙攣

facial spasm

川瀬哲明　東北大学・教授

顔面痙攣は，顔面神経の興奮性が亢進し，顔面表情筋が発作性，反復性，同期性に不随意に収縮する疾患である．

■ 病態・病因

原因として神経血管圧迫症候群（neurovascular compression：NVC）がよく知られている．顔面神経の root-exit zone（ミエリン鞘からシュワン細胞に移行する部分）が，近傍を走行する血管（主に後下小脳動脈，時に椎骨動脈，前下小脳動脈）により圧迫されることにより引き起こされる．

このほか，腫瘍や動脈瘤などの頭蓋内病変，顔面神経鞘腫，中耳真珠腫に伴い発症すること（症候性顔面痙攣）や，顔面神経麻痺の回復後や人工内耳の合併症として発症することが知られている．眼瞼周囲の局所ジストニアとされる眼瞼痙攣は通常両側性で，顔面痙攣とは異なる疾患である．

■ 症状

通常一側性．多くの場合，眼瞼周囲の軽い痙攣から始まる．その後進行すると，頬部，口唇部と顔面神経支配領域全体に痙攣が生じるようになる．その場合，一側の表情筋全体が同期して収縮することが特徴的．一般に，疲労，ストレス，精神的緊張で痙攣発作の頻度が増加する．アブミ骨筋の収縮を伴う場合は，顔面の痙攣に同期した同筋収縮に起因する耳鳴を自覚することがある．

■ 問診の要点

表情を観察しつつ，顔面痙攣の発症経過の詳細を問診するとともに，顔面神経麻痺の既往の有無，第 VIII 脳神経症状，耳痛，耳漏などの随伴症状の有無，他の脳神経症状の有無などについて問診する．

■ 検査法と所見の把握

root-exit zone における血管圧迫の所見を MRI で確認する．また，他の器質的疾患による症候性顔面痙攣の鑑別では，鼓膜所見や純音聴力検査のほか，側頭骨の MRI，CT による精査が有用となる．

治療方針

患者の苦痛度と QOL を考慮して治療法を選択する．

初期で下眼瞼に限局している症例では原因の説明のみで経過観察可能な場合も少なくない．

対症療法としては，薬剤療法，ボツリヌス毒素の局注，根治的治療として，微小血管減荷術などが行われているが，それぞれの治療法の限界，リスクを十分説明したうえで，痙攣の程度，QOL への影響の程度などを考慮し治療法を決定する．

■ 微小血管減荷術（MVD）

root-exit zone での血管圧迫に起因する顔面痙攣では microvascular decompression（MVD）が根治的治療として実施される．術後後遺症として難聴，めまい，顔面神経麻痺が起こりうることや，手術無効例や再発の可能性などについても十分説明し，同意を得たうえで実施する．

■ A 型ボツリヌス毒素製剤（ボトックス）局注

最も痙攣の著明な筋肉（通常は眼輪部の諸筋）に局注する．運動神経終末におけるアセチルコリンの分泌抑制により運動麻痺を引き起こす．繰り返し局注が必要なケースが多いが，若年で早期に治療を開始したものでは寛解の報告もある．施行には講習会を受講する必要がある．

■ 薬剤療法

いずれも保険適用外ではあるが，テグレトール錠（100 mg，1 回 2 錠　1 日 3 回まで），あるいはリボトリール錠（0.5 mg，1 回 2 錠　1 日 3 回まで），が頻用される．いずれも 1〜2 錠の少量から開始し，ふらつきなどの副作用に注意しながら適量まで増量する．抗不安薬の頓用も用いられる．

■ 患者説明のポイント

☆病態について説明し，理解を得る．
☆各治療法の目的，期待される効果，限界，リスクなどを十分説明する．
☆現在の痙攣の程度，患者の希望も考慮したうえで推奨される治療法を提案する．

まずはこの1冊、やっぱりこの1冊。
読み継がれる感染症診療のバイブル。

レジデントのための
感染症診療マニュアル

青木 眞

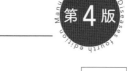

第4版

感染症診療全般を網羅したバイブルの改訂第4版。病原の同定と適切な薬剤選択を基本に、臨床の実践知が学べる。トピックとして新型コロナウイルス感染症（COVID-19）、ゾーニング、薬剤耐性菌（AMR）対策、最新の検査法などを収載。一線で活躍するエキスパートらの臨床知が凝縮された渾身の一冊。

LINE 公式アカウントはこちら！
限定サービス実施予定

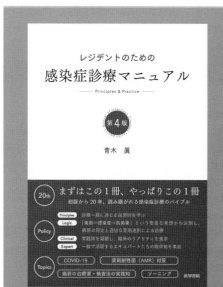

●A5 頁1728 2020年
定価：13,200円（本体12,000円＋税10%）
[ISBN 978-4-260-03930-7]

目次

巻　頭	カラーアトラス
第 1 章	感染症診療の基本原則
第 2 章	感染症治療薬の概要
第 3 章	医療関連感染の予防
第 4 章	**AMR** 対策
第 5 章	検体の取り扱いと検査の考え方
第 6 章	特殊な発熱患者へのアプローチ
第 7 章	中枢神経系感染症
第 8 章	呼吸器感染症
第 9 章	尿路・泌尿器関連感染症
第10章	血管内感染症
第11章	腹部感染症
第12章	皮膚・軟部組織感染症
第13章	骨髄炎・化膿性関節炎
第14章	眼科関連感染症
第15章	頭・頸部感染症
第16章	性感染症
第17章	重要な微生物とその臨床像
第18章	免疫不全と感染症
第19章	HIV 感染症・後天性免疫不全症候群
第20章	敗血症
第21章	予防接種
第22章	熱帯感染症と予防
第23章	新型コロナウイルス感染症（COVID-19）

医学書院
〒113-8719　東京都文京区本郷1-28-23　[WEBサイト] http://www.igaku-shoin.co.jp
[販売・PR部] TEL:03-3817-5657　FAX:03-3815-7804　E-mail:sd@igaku-shoin.co.jp

4

鼻・副鼻腔疾患

1. 急性・慢性鼻炎（肥厚性鼻炎）

acute/chronic rhinitis (hypertrophic rhinitis)

増山敬祐　諏訪中央病院・部長［山梨県］

■ 病態・病因

　鼻炎の多くは鼻粘膜に起こる炎症によるものであり，鼻閉，鼻漏（後鼻漏も含む），くしゃみ，鼻のかゆみなどの症状を呈する．急性鼻炎は，通常ウイルス感染によるかぜの症状の一部として鼻症状がみられる．その他，ウイルス性上気道感染の症状として咳，咽頭痛を伴う．慢性鼻炎の病因は多彩であり，炎症によらないいわゆる鼻炎も存在する．

　まず，大きく分けてアレルギー性鼻炎と非アレルギー性鼻炎に分類される．アレルギー性鼻炎の詳細は他の項目（→279頁）に譲る．非アレルギー性鼻炎とは，IgEの関与しない間欠性あるいは持続性の鼻炎を指す．血管運動性鼻炎，感染性鼻副鼻腔炎，好酸球増多性鼻炎などがその例である．血管運動性鼻炎では，気候の変化，冷気，大気汚染，強いにおいなどの環境因子に過敏であるが，病因は現在のところ明らかでなく，本態性鼻炎ともよばれている．好酸球増多性鼻炎は，海外ではNARESという病名でよばれている．慢性鼻炎の症状を認め鼻汁好酸球が陽性だが，アレルギーの皮膚テストや血清特異的IgE抗体検査は陰性である．成人発症でしばしば嗅覚障害を伴うことがあり，アスピリン過敏症の初期の可能性も否定できない．

　その他，非アレルギー性鼻炎のなかには，薬物性鼻炎（①内服薬；降圧薬，抗精神病薬・抗うつ薬，パーキンソン治療薬，経口避妊薬，②点鼻用血管収縮薬の長期使用），味覚性鼻炎（ラーメン，うどん，カレーライスなど辛くて熱い食べ物による），職業性鼻炎（実験動物，化学薬品，粉塵などによる），内分泌性鼻炎（妊娠後期のエストロゲンや甲状腺機能低下による），萎縮性鼻炎などがある．また慢性鼻炎で，下鼻甲介の粘膜の肥厚や下鼻甲介骨の肥大が起こったものが肥厚性鼻炎である．

■ 症状

　急性鼻炎では，鼻の乾燥感，くしゃみ，水様性鼻漏，鼻閉が出現する．ウイルス性上気道感染では，咽頭痛，咳・痰，発熱，頭痛や全身倦怠感もみられることが多い．通常は7～10日程度で症状は軽快し鼻漏は白濁粘稠となる．2次性細菌感染を引き起こすと，症状がぶり返し鼻漏は膿性となり頬部痛や前頭部痛なども出現することがある．

　慢性鼻炎では，その主たる症状により，鼻漏型と鼻閉型に分けられる．鼻漏型では多くは腺分泌の亢進がみられ，過多になると後鼻漏や咳の症状を訴える．鼻閉型では傷害受容ニューロンの感受性亢進が起こる場合があり，乾燥した冷気，食物やアルコール飲料，刺激性の化学物質，強い情動，月経などで症状が間欠性に誘発されることがある．重症では頭重感や頭痛を訴えることもある．

■ 検査法と所見の把握

　急性鼻炎は上気道感染症の一部として鼻炎の症状が出現し2週間以内には収束する．ただし，スギ花粉症の飛散初期では鑑別が難しいことがある．花粉症にかぜが合併している場合もある．鼻以外の症状や発熱など全身症状の有無を尋ねる．花粉症の既往があれば眼の症状も合併することがある．咽頭痛や発熱では鼻かぜの可能性がある．鼻汁好酸球検査も参考とするが，花粉飛散初期では好酸球と好中球が混在することもある．鼻かぜでは好中球が優位である．

　慢性鼻炎では，アレルギー性か非アレルギー性かの鑑別が重要である．鼻汁中好酸球検査陽性で，抗原特異的IgE抗体陽性あるいは皮膚テスト陽性であればアレルギー性鼻炎である．非特異的な刺激による症状の誘発は非アレルギー性鼻炎だけでなくアレルギー性鼻炎においても出現するので鑑別の要点とはなりにくい．さらに，症状が一側性の鼻

漏，鼻閉の場合には，それぞれ髄液漏や腫瘍性病変に，また小児では鼻腔異物に留意する必要がある．また，点鼻薬用血管収縮薬による点鼻薬性鼻炎では，下鼻甲介粘膜が真っ赤になり腫脹しているので，市販の点鼻薬の長期使用を問診する．鼻内視鏡検査で，鼻茸や副鼻腔炎の有無，鼻腔形態異常（鼻中隔弯曲，下鼻甲介肥厚），腫瘍性病変の有無を確認する．必要に応じてCTなどの画像検査を追加する．

■ 鑑別診断

慢性鼻炎では好酸球性副鼻腔炎，アスピリン過敏症に伴う鼻茸，慢性化膿性副鼻腔炎，副鼻腔気管支症候群などが挙げられる．次に，副鼻腔炎は認めない場合，鼻汁好酸球優位では好酸球増多性鼻炎，鼻汁好中球優位では異物などがある．さらに，血管運動性鼻炎の鑑別として，薬物性鼻炎，内分泌性鼻炎，妊娠性鼻炎，味覚性鼻炎，老人性鼻炎，職業性鼻炎，萎縮性鼻炎を鑑別していき，特に原因が不明な場合に本態性鼻炎となる．

治療方針

急性鼻炎においては，対症療法と十分な睡眠と安静を心がける．ウイルス感染による急性鼻炎の初期では安易な抗菌薬の使用は行わない．ただし，二峰性の症状増悪がみられ，膿性鼻漏や頬部痛が出現した場合は慢性化膿性副鼻腔炎を引き起こした可能性があり抗菌薬の投与が勧められる．

慢性鼻炎においては，可能な限りその病因をつきとめそれを排除することが望ましい．例えば，薬物性鼻炎で内服薬が原因となっている場合，可能であれば薬剤を変更する．鼻腔形態異常が主たる原因である場合は，手術療法の適応と考えられる．

■ 保存的治療

急性鼻炎が遷延し，膿性鼻漏や頬部痛を認めたときはアモキシシリン（AMPC：サワシリン）を第一選択薬として，1週間〜10日間投与する．臨床効果と起炎菌から効果が認められない場合はセフェム系抗菌薬を選択する．

【処方例】 1)2)を併用，適宜3)を用いる．

> 1) サワシリンカプセルまたは錠（250 mg）
>   1回1カプセルまたは錠　1日3回
> 2) ムコダイン錠（500 mg）　1回1錠　1日3回
> 3) メイアクトMS錠（100 mg）　1回1錠　1日3回

欧米では急性鼻副鼻腔炎に，鼻噴霧用ステロイドが有用であるという報告がある．日本では急性副鼻腔炎への適応はない．

好酸球増多性鼻炎，血管運動性鼻炎では，鼻噴霧用ステロイドを使用する．

【処方例】 下記のいずれかを用いる．

> 1) フルナーゼ点鼻液（50 μg）　1回各鼻腔1噴霧　1日2回
> 2) リノコートパウダースプレー（25 μg）　1回各鼻腔1噴霧　1日2回

点鼻用血管収縮薬の使用は，他の薬剤が無効で鼻閉が強い場合に短期的に頓用で使用する．鼻漏型では点鼻の抗コリン薬が有効という報告があるが日本では販売されていない．

■ 手術的治療

慢性鼻炎のなかで，肥厚性鼻炎と鼻中隔弯曲を認め，それが鼻閉の主たる原因である場合は，鼻閉の改善を目的として下鼻甲介手術と鼻中隔矯正術を行う．鼻漏の改善には後鼻神経切断術がある．

① 下鼻甲介手術

CO_2レーザー手術（蒸散や凝固），高周波電気凝固，下鼻甲介切除，粘膜下下鼻甲介骨切除などが行われる．CO_2レーザー手術や高周波電気凝固は外来手術が可能である．

② 鼻中隔矯正術

入院治療が必要で，下鼻甲介切除，粘膜下下鼻甲介骨切除と併用することが多い．前方からの弯曲では外鼻形成術が必要である．

■ 合併症

小児では，急性鼻炎から急性副鼻腔炎を合併し重症化すると眼窩合併症や頭蓋内合併症

を引き起こすことがある．慢性鼻炎は喘息の危険因子とされる．喘息の合併がないかどうか呼吸機能の評価も必要に応じて行う．

■ 予後

急性鼻炎は予後良好であるが副鼻腔炎への移行に留意する．慢性鼻炎は根治が難しく薬物療法も対症療法になる．

■ 患者説明のポイント

☆急性鼻炎はウイルスによる感染症なので抗菌薬は使用せずに経過をみる．10日たっても軽快しないあるいは一度よくなったものが再燃してきた場合には抗菌薬を考える．

☆慢性鼻炎では，アレルギー性鼻炎か否かの診断が重要．さらに，副鼻腔炎の合併や鼻腔形態の異常がないかどうか検査が必要．非アレルギー性鼻炎の場合，好酸球増多性鼻炎か血管運動性鼻炎かを診断する．

2. 薬物性鼻炎
rhinitis medicamentosa

大久保公裕　日本医科大学・教授

■ 病態・病因

薬物性鼻炎は「鼻アレルギー診療ガイドライン2020年版」では過敏性非感染性鼻炎のうっ血型に分類される鼻炎である．鼻疾患だけでなく，種々の疾患での治療薬の副作用として生じる．血管拡張作用のある経口薬剤での鼻粘膜腫脹での鼻炎と，点鼻血管収縮薬の長期連用によって生じる粘膜浮腫が原因となる鼻炎に分けられる．前者は服用開始後に早くから副作用として生じ，服用を中止後には軽快する傾向が高いのに比べ，後者ではその副作用の発生は後発的で，人によりその発生はまちまちである．また点鼻を中止しても改善しにくい傾向があり，治療が必要となる場合が多い．このように病態はいくつかのパターンで生じうるため，その治療では病態を

理解する必要がある（表1）．

■ 症状

薬物性鼻炎はその病態から考えても鼻閉を主とする疾患であり，ほかに併存する鼻症状（くしゃみ，鼻汁など）は特徴的ではない．ただ鼻閉が起こることによるいびきや口呼吸，睡眠障害，口腔内乾燥などが生じうるので，注意が必要である．逆に他の症状が乏しいのが，特徴的な疾患でもある．

■ 診断

診断にはアレルギー性鼻炎（特に通年性），慢性副鼻腔炎，鼻中隔弯曲症，鼻ポリープなど鼻閉を生じうる疾患を必ず除外して行われるべきであり，これからの診断のための血清特異的IgE抗体検査，鼻鏡検査，鼻ファイバースコープ，CT検査など必要にして十分に行うべきである．これらの疾患が除外されたのちに，その診断に特異的な問診が重要となる．

主体の症状は鼻閉になるため，その原因が薬剤の使用にあるかどうか聞く必要がある．中高年層で鼻症状が鼻閉のみの場合には原因が経口薬にある場合を考える必要がある．これは高血圧に対する降圧薬内服による鼻閉を疑い，問診で明らかにする．いつからの薬剤使用なのか，どのように鼻閉が生じたのか，服薬後に悪化する状況か，持続性なのかなど詳しい問診が必要になる．また精神神経疾患のための内服薬は見逃しやすいので，鼻閉のみの症状の患者では必ず，疾患および内服薬を聴取する．抗不安薬，抗精神病薬，抗うつ薬，抗パーキンソン薬などの使用は注意すべきである．表1に記したように鼻閉を生じさせうる薬剤は多いので，必ず診断にあたっては確実に確認する必要がある．

また点鼻血管収縮薬の場合には使用するきっかけは花粉症であったり，かぜなどに併発した急性鼻炎であったり，多彩である．ただその使用が継続的であり，頻度が増加すると問題となる．そのため，1日の点鼻回数などには注意する．点鼻血管収縮薬は鼻閉の症状をとる目的で使用を始めるが，実際には非

表1 鼻閉を生じる薬剤

薬効	分類	商品名
抗不安薬	ベンゾジアゼピン類	デパス
抗精神病薬	ブチロフェノン類	セレネース，プロピタン，インプロメン
	フェノチアジン類	コントミン，ニューレプチル，ヒルナミン
	フェノチアジン類似薬	ロドピン
	セロトニン・ドパミン拮抗薬	リスパダール，ルーラン
	ベンザミド系	ドグマチール，バルネチール
抗うつ薬	三環系抗うつ薬	ノリトレン，アモキサン，トフラニール
	四環系抗うつ薬	ルジオミール，テトラミド
	SSRI[注1]	デプロメール
	SNRI[注2]	トレドミン
抗パーキンソン薬	抗コリン薬	ペントナ
	ドパミン系薬剤	パーロデル，ペルマックス
脳循環代謝改善薬	α遮断薬	ヒデルギン（販売中止）
降圧薬	血管拡張性降圧薬	アプレゾリン
	β遮断薬	ナディック，セロケン，セレクトール
	$\alpha_1\beta$遮断薬	アーチスト
	α遮断薬	ミニプレス，バソメット
	中枢α_2刺激薬	アルドメット，カタプレス
	レセルピン類	アポプロン
	サイアザイド類	フルイトラン

その他：気管支喘息治療薬（メプチン），緑内障治療薬（ハイパジール），前立腺肥大症状改善薬（ハルナール，ユリーフ），インターフェロン（ペガシス，イントロンA），勃起不全治療薬（バイアグラ，レビトラ），母乳分泌抑制薬（テルロン）など

注1）選択的セロトニン再取り込み阻害薬
注2）セロトニン・ノルアドレナリン再取り込み阻害薬
〔竹内裕美：薬物性鼻炎．森山 寛，他（編）：今日の耳鼻咽喉科・頭頸部外科治療指針，第3版．p 224-226，医学書院，2008より改変〕

常に鼻が通るようになるので，必要以上に使用してしまう傾向がある．このためあまり鼻粘膜腫脹をきたしていない場合でも鼻閉を訴えているケースも多い．点鼻血管収縮薬による鼻閉の多くはover the counter（OTC）薬で生じていることが多いので，医療機関での診療歴がなく，自己診断で使用し悪化しているからと推測できる．

もちろん鼻粘膜の状態を観察し，発赤腫脹の持続があるようであれば可能性を考える必要があるが，前述のように全く鼻閉を期待していない場合でも薬物依存の可能性があり，点鼻血管収縮薬を使用して来院することも多いので，問診と鼻鏡所見を組み合わせて診断する必要がある．客観的評価として鼻腔通気度検査，鼻腔音響計測検査などがあるが，訴えと鼻鏡所見が一致しないことも多く，総合的な診断が必要である．この客観的評価は患者に自身の鼻腔の状態，鼻閉の状態，薬物の使用での変化などを説明する手段としては有効になりうる．

治療方針

■ 保存的治療

経口薬による薬物性鼻炎では，内科あるいは精神神経科主治医と相談して，その薬物の使用を中止させることが必要となる．ただ原疾患の状況，鼻閉の程度によりよく勘案する必要がある．減量なのか，中止なのかは耳鼻

咽喉科医だけでなく，うまく主治医と連携をとることが最も重要である．いったん薬物を中止できれば，鼻閉の症状は比較的早期に改善していくが，減量の場合には，どの程度変化するかは症例により異なる．もし薬剤を変更，中止，減量できない場合には点鼻血管収縮薬などの少量での使用なども勘案するが，病態を複雑にさせることも懸念される．いずれにしても対症療法や後に述べる手術的治療での治療も選択肢になる．

点鼻血管収縮薬での薬物性鼻炎では点鼻血管収縮薬（α刺激薬；トラマゾリン，ナシビン，プリビナ）の使用を制限する必要がある．できうるのであれば，いったん完全に中止すべきであるが，それでは鼻閉の悪化が増加するので，徐々に減量することが一番である．全く点鼻血管収縮薬をやめた場合に鼻閉の悪化がひどい場合には1日2〜3回と回数制限し頓用で使用させ，そのうえでアレルギー性鼻炎などの基礎疾患がある場合には定期的な鼻噴霧用ステロイドの通常用量で併用させる．定期的な鼻噴霧用ステロイドの使用でα受容体レベルが正常に戻れば，頓用の点鼻血管収縮薬の使用をやめさせるようにする．アレルギー性鼻炎では現在，経口の血管収縮薬であるプソイドエフェドリンを含有する薬剤（フェキソフェナジン塩酸塩・塩酸プソイドエフェドリン配合薬：ディレグラ配合錠）もあるので，点鼻血管収縮薬の代用となりうる．しかしアレルギー性鼻炎がない場合には保険診療上，適応疾患がない薬剤の使用はできないため，対症療法でのフォローとなるが，やはり最終的には手術的治療となる症例もある．

■ **手術的治療**

アレルギー性鼻炎，慢性副鼻腔炎などの基礎疾患がある場合にはその疾患に対する手術的治療が行われるべきである．また基礎疾患なく，保存的治療に抵抗する薬物性鼻炎でもやはり手術的治療が適応となる．まずはレーザー鼻内手術などの鼻粘膜凝固術を考慮すべきである．何度かの鼻粘膜凝固術で多くの症例は軽快傾向を示す．点鼻血管収縮薬の場合にはその使用をやめることが期待され，経口薬での薬物性鼻炎の場合でも経口薬継続でもその反応性を変化させうる．

しかし鼻粘膜凝固術でも諸症状が改善しない症例においては下鼻甲介粘膜切除術，下鼻甲介粘膜下骨切除術なども考慮する．後者では骨切除だけでは血管系に影響を与えないことも考えられるので，粘膜の内側からの減量も行うべきと考える．

■ **経過・予後**

薬物性鼻炎の予後はしっかりとした診断で，患者の理解が得られれば，全体的によい．しかし点鼻血管収縮薬の継続例や原疾患の悪化により経口薬が増量された症例では予後はよくない．手術的治療で鼻粘膜凝固術，下鼻甲介粘膜切除術と段階的な治療方針をとる症例ではその結果・予後はよいと考えられる．いずれにしても患者自身の疾患への理解，自身の状況の把握などしっかりしたインフォームド・コンセントによって治療を行っていくことが最も重要である．

■ **患者説明のポイント**

① **病態の説明とその理解**

☆薬物性鼻炎では原因となる薬物があること，そしてその使用をしている限り症状は軽快しないことを理解してもらえるように説明することが最も重要である．

② **主治医との相談**

☆経口薬での薬物性鼻炎では主治医と相談して，薬物の減量・中止・変更などを決める．

③ **セルフケア**

☆点鼻血管収縮薬の薬物性鼻炎では，その使用をいかに控える必要があるか，もしできない場合には手術的治療をどの程度受け入れられるかなど，よくインフォームド・コンセントする必要がある．

3. アレルギー性鼻炎
allergic rhinitis

鈴木元彦　名古屋市立大学・教授

■ 病態・病因

アレルギー性鼻炎は典型的なⅠ型アレルギー疾患である．体内に侵入した抗原(アレルゲン)は抗原提示細胞によりヘルパーT細胞に提示されるが，刺激されたヘルパーT細胞より産生されたサイトカインによってB細胞は抗体産生細胞となる．そして抗体産生細胞より抗原特異的IgE抗体が産生される．アレルギー性鼻炎の発症には抗原特異的IgEが必要であり，抗原特異的IgEが体内で産生されることを感作の成立という(図1)．そして産生された抗原特異的IgE抗体は肥満細胞や好塩基球に結合するが，再度体内に侵入した花粉抗原のIgE抗体への結合により，ヒスタミンなどの炎症性物質が遊離される．その結果アレルギー反応が引き起こされ，アレルギー性鼻炎症状が発症出現する．

治療方針

アレルギー性鼻炎の治療は①抗原回避，②薬物療法，③手術的治療，④免疫療法に大別される．治療の基本は抗原の回避であるが，実際は薬物療法が中心となる．

■ 抗原回避

抗原を回避するために部屋の清掃，空気洗浄機の使用，外出時のマスク・眼鏡装着，室内への花粉持ち込み予防(外出から帰宅した際に服・鞄などをよく払うこと，窓や戸を閉めること)，外出後のうがいや洗眼，花粉情

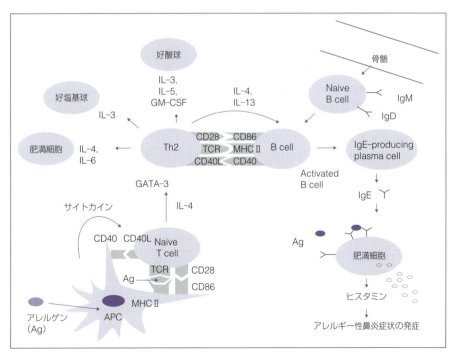

図1　アレルギーの感作と発症

表1 重症度に応じた花粉症に対する治療法の選択

重症度	初期療法	軽症	中等症		重症・最重症	
病型			くしゃみ・鼻漏型	鼻閉型または鼻閉を主とする充全型	くしゃみ・鼻漏型	鼻閉型または鼻閉を主とする充全型
治療	①第2世代抗ヒスタミン薬 ②遊離抑制薬 ③抗LTs薬 ④抗PGD_2・TXA_2薬 ⑤Th2サイトカイン阻害薬 ⑥鼻噴霧用ステロイド薬	①第2世代抗ヒスタミン薬 ②遊離抑制薬 ③抗LTs薬 ④抗PGD_2・TXA_2薬 ⑤Th2サイトカイン阻害薬 ⑥鼻噴霧用ステロイド薬 ①～⑥のいずれか1つ． ①～⑤のいずれかに加え，⑥を追加．	第2世代抗ヒスタミン薬 ＋ 鼻噴霧用ステロイド薬	抗LTs薬または抗PGD_2・TXA_2薬 ＋ 鼻噴霧用ステロイド薬 ＋ 第2世代抗ヒスタミン薬 もしくは 第2世代抗ヒスタミン薬・血管収縮薬配合剤* ＋ 鼻噴霧用ステロイド薬	鼻噴霧用ステロイド薬 ＋ 第2世代抗ヒスタミン薬	鼻噴霧用ステロイド薬 ＋ 抗LTs薬または抗PGD_2・TXA_2薬 ＋ 第2世代抗ヒスタミン薬 もしくは 鼻噴霧用ステロイド薬 ＋ 第2世代抗ヒスタミン薬・血管収縮薬配合剤* オプションとして点鼻用血管収縮薬を2週間程度，経口ステロイド薬を1週間程度用いる．
						抗IgE抗体**
		点眼用抗ヒスタミン薬または遊離抑制薬			点眼用抗ヒスタミン薬，遊離抑制薬またはステロイド薬	
					鼻閉型で鼻腔形態異常を伴う症例では手術	
		アレルゲン免疫療法				
		抗原除去・回避				

初期療法は本格的花粉飛散期の導入のためなので，よほど花粉飛散の少ない年以外は重症度に応じて季節中の治療に早目に切り替える．
遊離抑制薬：ケミカルメディエーター遊離抑制薬．抗LTs薬：ロイコトリエン薬．抗PGD_2・TXA_2薬：抗プロスタグランジンD_2・トロンボキサンA_2薬．
* 本剤の使用は鼻閉症状が強い期間のみの最小限の期間にとどめ，鼻閉症状の緩解がみられた場合には，速やかに抗ヒスタミン薬単独療法などへの切り替えを考慮する． ** 最適使用推進ガイドラインに則り使用する．
〔日本耳鼻咽喉科免疫アレルギー感染症学会鼻アレルギー診療ガイドライン作成委員会（編）：鼻アレルギー診療ガイドライン—通年性鼻炎と花粉症—2020年版（改訂第9版），p71，ライフ・サイエンス，2020より〕

報への注意などが重要である．

■ 薬物療法

薬物療法の治療指針として重症度に応じた薬剤の選択が「鼻アレルギー診療ガイドライン2020年版」に示されているが（表1，2），一般的には抗ヒスタミン薬，ロイコトリエン受容体拮抗薬や鼻噴霧用ステロイドなどが中心となる．

① 抗ヒスタミン薬

ヒスタミンH_1受容体に結合して，抗ヒスタミン作用を示す．抗ヒスタミン薬は第1世代と第2世代以降のものに大別されるが，現在は第2世代の抗ヒスタミン薬が推奨されている．第2世代抗ヒスタミン薬は血液脳関門を通過しにくいので，注意力の減退，傾眠および認知機能の障害など中枢神経系に対する副作用が低いからである．

【処方例】（第2世代抗ヒスタミン薬）
以下のいずれかを用いる．

1) ルパフィン錠（10 mg） 1回1錠 1日1回 いつでも可
2) ザイザル錠（5 mg） 1回1錠 1日1回 就寝前
3) デザレックス錠（5 mg） 1回1錠 1日1回
4) ビラノア錠（20 mg） 1回1錠 1日1回 空腹時

② ロイコトリエン受容体拮抗薬

ロイコトリエン受容体拮抗薬は鼻閉を抑制する．

【処方例】（ロイコトリエン受容体拮抗薬）
下記のいずれかを用いる．

1) オノンカプセル（112.5 mg） 1回2カプセル 1日2回 朝・夕
2) キプレス錠（10 mg）またはシングレア錠（10 mg） 1回1錠 1日1回 就寝前

③ 抗プロスタグランジンD_2・トロンボキサンA_2薬

抗プロスタグランジンD_2・トロンボキサン

表2 重症度に応じた通年性アレルギー性鼻炎の治療

重症度	軽症	中等症		重症・最重症	
病型		くしゃみ・鼻漏型	鼻閉型または鼻閉を主とする充全型	くしゃみ・鼻漏型	鼻閉型または鼻閉を主とする充全型
治療	① 第2世代抗ヒスタミン薬 ② 遊離抑制薬 ③ Th2サイトカイン阻害薬 ④ 鼻噴霧用ステロイド薬	① 第2世代抗ヒスタミン薬 ② 遊離抑制薬 ③ 鼻噴霧用ステロイド薬 必要に応じて①または②に③を併用する.	① 抗LTs薬 ② 抗PGD$_2$・TXA$_2$薬 ③ Th2サイトカイン阻害薬 ④ 第2世代抗ヒスタミン薬・血管収縮薬配合剤 ⑤ 鼻噴霧用ステロイド薬 必要に応じて①, ②, ③に⑤を併用する.	鼻噴霧用ステロイド薬 ＋ 第2世代抗ヒスタミン薬	鼻噴霧用ステロイド薬 ＋ 抗LTs薬または抗PGD$_2$・TXA$_2$薬 もしくは 第2世代抗ヒスタミン薬・血管収縮薬配合剤 オプションとして点鼻用血管収縮薬を1〜2週間に限って用いる.
					鼻閉型で鼻腔形態異常を伴う症例, 保存療法に抵抗する症例では手術
	アレルゲン免疫療法				
	抗原除去・回避				

症状が改善してもすぐには投薬を中止せず, 数か月の安定を確かめて, ステップダウンしていく.
遊離抑制薬:ケミカルメディエーター遊離抑制薬, 抗LTs薬:ロイコトリエン薬, 抗PGD$_2$・TXA$_2$薬:抗プロスタグランジンD$_2$・トロンボキサンA$_2$薬.

〔日本耳鼻咽喉科免疫アレルギー感染症学会鼻アレルギー診療ガイドライン作成委員会(編):鼻アレルギー診療ガイドライン―通年性鼻炎と花粉症―2020年版(改訂第9版). p69, ライフ・サイエンス, 2020 より〕

A$_2$薬は血管透過性亢進を予防して鼻閉を改善する. 一方, 血小板凝集能を抑制するので注意が必要である. 特に, 抗凝固薬, 抗血小板薬, 血栓溶解薬との併用には注意を要する.

【処方例】

> バイナス錠(75 mg) 1回1錠 1日2回 朝・夕

④ ステロイド

ステロイドは抗炎症作用がありアレルギー性鼻炎に著効する. 投与法には局所投与と全身投与がある. 局所投与が一般的であるが, 重症な場合に限り時に全身投与も行われる.

【処方例】(鼻噴霧用ステロイド)
下記のいずれかを用いる.

> 1) アラミスト点鼻液 1回各鼻腔2噴霧 1日1回
> 2) ナゾネックス点鼻液 1回各鼻腔2噴霧 1日1回
> 3) エリザス点鼻粉末 1回各鼻腔1噴霧 1日1回

⑤ 血管収縮薬

血管収縮薬は交感神経作動薬であり, 血管を収縮し, 即効性に鼻閉を改善する. しかし長期使用すると, 血管拡張が生じ, 鼻閉が生じる. いわゆる薬物性鼻炎となる.

■ 花粉症に対する治療法

① 初期治療

症状が出現する前に, 予想される飛散開始日の約1週間前より, 薬物療法を開始する治療法である. 第2世代抗ヒスタミン薬, ロイコトリエン受容体拮抗薬, 鼻噴霧用ステロイドのいずれかを選択して用いる.

② 発症後の治療, 花粉飛散開始後の治療

すでに症状が出現して来院した症例, 花粉飛散開始後に来院した症例, 症状の増悪した初期治療症例に対しては上記の第2世代抗ヒスタミン薬, ロイコトリエン受容体拮抗薬, 鼻噴霧用ステロイドを組み合わせて用いる.

また, 上記治療にてコントロールが困難な鼻閉症例に対しては短期間の血管収縮薬点鼻の治療も検討する.

【処方例】

> トラマゾリン点鼻液　1回2～3滴　1日数回点鼻または1日数回　噴霧
> ただし、7～10日間を目安に使用する

　第2世代抗ヒスタミン薬と経口血管収縮薬の合剤も抗ヒスタミン薬にてコントロールが困難な中等度の鼻閉をもつ症例に対しては適応となる。

【処方例】

> ディレグラ配合錠（フェキソフェナジンとして30 mg およびプソイドエフェドリンとして60 mg）　1回2錠　1日2回　朝・夕空腹時

　スギ花粉症症例に対しては重篤な症状を有する症例も少なくなく、上記治療にてコントロールが困難な症例に対してはステロイドの経口投与も検討する。

【処方例】　下記のいずれかを用いる。

> 1) プレドニン錠（5 mg）　1回2錠　1日2回　朝・夕
> 2) セレスタミン配合錠（ベタメタゾンとして0.25 mg および d-クロルフェニラミンマレイン酸塩として2 mg）　1回1錠　1日1回　もしくは1回1錠　1日2回　朝・夕
> ただし1) 2) とも4～7日間を目安に使用する。

■ 手術的治療

　通年性アレルギー性鼻炎における重症症例、季節性アレルギー性鼻炎における重症・最重症症例において、薬物療法に抵抗する症状に対して手術的治療が適応となる。また、手術的治療としてはレーザー・電気・化学剤などによる凝固法、後鼻神経切断術、下鼻甲介手術、鼻中隔矯正術などがある。後鼻神経切断術は主に鼻汁の改善を目的にした手術であり、下鼻甲介手術・鼻中隔矯正術は主に鼻閉の改善を目的にした手術である。

　またスギ花粉症症例に対する手術はスギ花粉飛散中の施行は避け、スギ花粉飛散前までに施行しておくべきである。

　既存の治療で効果がない症例では、抗IgE抗体を用いる。

【処方例】

> ゾレア　筋注（具体的方法は添付文書を参照）

■ 免疫療法

　免疫療法は長期寛解を期待できるアレルギー性鼻炎に対する唯一の根治療法であり、アレルギー性鼻炎の病型、重症度にかかわらず適応となる。免疫療法といえば以前より皮下に抗原を投与する皮下免疫療法（subcutaneous immunotherapy：SCIT）が行われてきたが、2014年よりスギ花粉症患者を対象として舌下免疫療法（sublingual immunotherapy：SLIT）が行われるようになった。

【処方例】

> シダキュアスギ舌下錠　投与開始後1週間は2,000JAU を1日1回1錠、投与2週目以降は5,000JAU を1日1回1錠、舌下にて1分間保持した後飲み込む。その後5分間はうがいや飲食を控える。

　シダキュアは重症の気管支喘息患者は禁忌となっている。また投与開始に際し、各種検査にてスギ花粉症の確定診断を行うことが必要とされている。さらに、スギ花粉飛散時期はスギ花粉抗原に対する患者の過敏性が高まっている場合が多く、スギ花粉飛散時期は新たに投与を開始しないことも重要である。

　舌下免疫療法は、皮下免疫療法よりもより安全な治療法であると考えられている。しかし、初回投与時は医師の監督のもと投与後少なくとも30分間は患者を安静な状態に保たせ十分な観察を行うことや、アナフィラキシーショックなどの発現に備え救急処置のとれる準備をしておくことが重要である。

　ダニ抗原を用いたSCIT やSLIT が臨床でも使えるようになった。ダニのSLIT は適切に使用すれば有用で、非常に期待できる治療法である。しかしダニ免疫療法はスギ免疫療法よりもアナフィラキシーショックなどの全身反応が生じやすく、使用に注意する。

【処方例】 下記のいずれかを用いる.

1) ミティキュアダニ舌下錠 投与開始後1週間は 3,300 JAU (Japanese Allergy Units；アレルゲン活性単位)を1日1回1錠，投与2週目以降は 10,000 JAU を1日1回1錠．舌下にて1分間保持した後飲み込む．その後5分間は，うがいや飲食を控える
2) アシテアダニ舌下錠 1日1回 100 単位(IR)舌下投与から開始し，100 IR ずつ 300 IR まで増量する．なお漸増期間は原則として3日間とするが，患者の状態に応じて適宜延長する．舌下投与後は完全に溶解するまで保持した後，飲み込む．その後5分間は，うがいや飲食を控える

また，ミティキュア，アシテアともに重症の気管支喘息患者は禁忌となっている．

■ 患者説明のポイント

☆抗ヒスタミン薬は第1世代抗ヒスタミン薬でなく中枢神経系に対する副作用が少ない第2世代抗ヒスタミン薬が推奨される．
☆抗ヒスタミン薬の種類によっては，処方時に眠気に関する患者への説明が必要となる．
☆薬物療法や手術療法が対症療法であるのに対し，免疫療法は長期寛解を期待できるアレルギー性鼻炎に対する唯一の根治療法である．

4. 本態性鼻炎（血管運動性鼻炎）

idiopathic rhinitis (vasomotor rhinitis)

岡野光博　国際医療福祉大学・教授

■ 病態・病因

鼻過敏症は特異的刺激（アレルゲン）あるいは非特異的刺激（ヒスタミン，寒冷など）に対して鼻粘膜の反応性が亢進した症候である．アレルギー性鼻炎と非アレルギー性鼻炎に大別される．本態性鼻炎は血管運動性鼻炎ともよばれ，非アレルギー性鼻炎の代表である．

非アレルギー性鼻炎のうち，炎症細胞の関与が乏しく，感染，薬剤，ホルモンなど明確な原因が特定できないものが本態性鼻炎とされる．
IgEを介するⅠ型アレルギーの関与は否定的である．一方，ヒスタミンに対する鼻粘膜の反応性はやや亢進していることから，神経伝達の異常が病因と考えられている．特に無髄性知覚神経であるC線維の活性化が，重要である．

■ 症状

発作性の水様性鼻漏や鼻閉を訴える．一方，アレルギー性鼻炎でみられるくしゃみの頻度はやや低く，瘙痒感，あるいは流涙などの眼症状を訴えることは少ない．天候や温度の変化，煙などの大気中の刺激物質，あるいは香水などの強い臭気などで症状が誘発されやすい．主に成人に発症し，女性に多い．

■ 検査法と所見の把握

鼻粘膜は発赤し，水様性鼻汁の付着を認めることが多い．典型的な通年性アレルギー性鼻炎でみられる蒼白浮腫状の粘膜を呈することは少ない．検査法としては，アレルゲン検査（皮膚テストや血清特異的 IgE 抗体検査など）と鼻汁中好酸球検査を行い，ともに陰性であることを確認する．気管支喘息などのアレルギー歴や家族歴は通常認めない．

■ 鑑別診断

アレルギー性鼻炎および他の非アレルギー性鼻炎との鑑別が重要である（表1）．「アレルギー性鼻炎」の項（➡ 279 頁）も参照．

非アレルギー性鼻炎には，好酸球増多性鼻炎，薬物性鼻炎，老人性鼻漏（oldman's drip），味覚性鼻炎，内分泌性鼻炎などがある．なかでも症状が本態性鼻炎と類似し一定の頻度で遭遇するものに好酸球増多性鼻炎がある．本疾患は本態性鼻炎と同様に成人が主体で，性差（女性優位）を認める．鼻汁好酸球検査は陽性であるものの，アレルゲン検査で原因アレルゲンを特定できない場合，好酸球増多性鼻炎と診断する．

自律神経系に作用する薬剤は薬物性鼻炎を

表1　鼻過敏症における本態性鼻炎の位置づけ

	鼻過敏症			
	アレルギー性鼻炎		好酸球増多性鼻炎	本態性鼻炎
	アレルギー性鼻炎（典型）	局所アレルギー性鼻炎（LAR）		
発症年齢	小児〜成人	成人	成人	成人
性	小児では男＞女	不明	男≦女	男≦女
鼻症状	典型	典型	非典型	非典型
眼症状	多い	多い	少ない	少ない
皮膚テスト（血清中抗原特異的IgE）	陽性	陰性	陰性	陰性
鼻汁好酸球	陽性	陰性/陽性	陽性	陰性
鼻汁特異的IgE	陽性	陽性	（陰性）	（陰性）
鼻粘膜誘発テスト	陽性	陽性	陰性	陰性
鼻過敏性	亢進	やや亢進	やや亢進	やや亢進
頻度	約90%	不明	約2%	約7%

〔鼻アレルギー診療ガイドライン作成委員会（編）：鼻アレルギー診療ガイドライン—通年性鼻炎と花粉症—2016年版（改訂第8版）．p 26，ライフ・サイエンス，2015 より改変〕

引き起こしうる．最も遭遇するものは点鼻血管収縮薬の連用によるもので，α受容体を介した鼻粘膜血管収縮の反跳（リバウンド）として鼻閉および鼻粘膜の発赤腫脹を生じる．その他，経口避妊薬や降圧薬の服用でも薬物性鼻炎は生じうる．また，アスピリン不耐症の患者が非ステロイド系抗炎症薬（NSAID）やアスピリン類似物質（着色剤など）を誤用した場合，喘息発作やアナフィラキシーに先立ち，発作的な鼻漏や鼻閉を生じることが多い．したがって本態性鼻炎の鑑別には，薬物服用歴を問診することが重要である．

近年注目されているアレルギー性鼻炎の一亜型に，局所アレルギー性鼻炎（local allergic rhinitis：LAR）がある．本疾患は全身性のアレルゲン感作を認めない，すなわちアレルゲン皮膚テストや血清特異的IgE抗体検査が陰性であるものの，鼻粘膜に限局したアレルギー反応（鼻粘膜誘発検査陽性あるいは鼻汁中特異的IgE抗体陽性）を示すものである．LARは成人に主にみられる．主な原因アレルゲンは室内塵ダニや花粉であるが，真菌も原因となる．鼻粘膜局所の検討がなされない場合，LARは本態性鼻炎や好酸球増多性鼻炎と診断されうる．

治療方針

■ 保存的治療

本態性鼻炎は，アレルギー性鼻炎に比較して病態が多様かつ複雑であり，その治療に難渋することが多い．発症あるいは増悪する要因（温度変化，煙，臭気，スパイスなど）が明らかとなれば，曝露の回避を指導する．

本疾患に適応を有する薬剤として，抗ヒスタミン薬や副腎皮質ステロイドがある．鼻漏型の本態性鼻炎には抗ヒスタミン薬が，また鼻閉型の本態性鼻炎には鼻噴霧用ステロイドが考慮される．

抗ヒスタミン薬は経口あるいは点鼻にて投与される．アレルギー性鼻炎で頻用される第2世代経口抗ヒスタミン薬は，本態性鼻炎には無効なことが多い．一方，点鼻抗ヒスタミン薬は鼻粘膜局所に高濃度の薬剤が到達する

ことで，神経原性炎症の抑制などを介して著効することがある．また，第1世代抗ヒスタミン薬や一部の第2世代抗ヒスタミン薬は抗コリン作用を有し，本疾患の鼻漏に有効である．ただし抗コリン作用を有する薬剤では口渇や排尿障害，眼圧上昇などの副作用をきたしやすく，前立腺肥大患者や緑内障患者には禁忌である．点鼻抗コリン薬は本態性鼻炎の鼻漏に著効するが，現在市販されていない．

鼻噴霧用ステロイドは抗炎症作用や交感神経受容体発現亢進など血管系への作用を介して効果を示す．しかし本態性鼻炎では炎症細胞の病態への関与が低いため，その効果はアレルギー性鼻炎に比べて弱い．抗ヒスタミン薬あるいは鼻噴霧用ステロイドの単剤での効果が乏しい場合は併用療法が考慮される．

また一部の症例では経口血管収縮薬（本邦では抗ヒスタミン薬との配合薬）が効果を示す．短期間の使用が推奨される．一方，点鼻血管収縮薬は薬物性鼻炎のリスクがあり，推奨されない．ロイコトリエン受容体拮抗薬やTh2サイトカイン阻害薬は本態性鼻炎に対する効果を示すエビデンスに乏しい．

■ 手術的治療

薬物療法で改善がみられない場合や鼻腔形態異常（鼻中隔弯曲など）を伴う例には手術的治療も選択肢となる．鼻閉型には粘膜下下鼻甲介手術，鼻漏型では後鼻神経切断術などが考慮される．抗コリン薬が効果を示す本態性鼻炎では後鼻神経切断術が有効であるとされる．一方，特に高齢者においては over surgery によるドライノーズや萎縮性鼻炎（empty nose syndrome）のリスクがあり，その適応を慎重に考慮する必要がある．その他，寒冷で誘発される本態性鼻炎では，温生理食塩液での洗浄や蒸しタオルによる加温加湿も効果がある．

■ 合併症

気管支喘息やアトピー性皮膚炎など，他のアレルギー疾患を合併する頻度は低い．一方，慢性副鼻腔炎が合併することはある．本態性鼻炎では，頬部痛などの頭痛や嗅覚障害，あるいは膿性鼻汁を示すことは通常ない．これらの徴候を示す場合は副鼻腔炎の合併を疑う．

■ 予後

薬物療法によって短期間で症状が軽快する例もあれば，特に高齢者では治療に難渋する例もあり，予後はさまざまである．

■ 患者説明のポイント

☆アレルギー検査の結果が陰性であることを説明し，現在の鼻症状が本態性鼻炎であることを理解させる．

☆問診によって誘因（温度変化，煙，臭気など）が明らかになれば，回避指導を行う．

☆アレルギー性鼻炎に比べ薬物治療の著効率は低いので，抗ヒスタミン薬や鼻噴霧用ステロイドなどを単独あるいは併用で試用し，個々の患者に合った薬物を探索する．

☆手術療法は薬物療法での効果不十分な例では選択肢となりうるが，empty nose syndrome のリスクを十分に説明する．

5. 鼻前庭湿疹

eczema of nasal vestibulum

原田 保　川崎医科大学・名誉教授

■ 病態・病因

鼻前庭は外鼻孔から梨状口縁に至る鼻尖軟骨や鼻中隔軟骨などで囲まれている部位であり，吸気の最初の通過部位である．そのため細菌，ウイルス，埃，花粉などの曝露に最も早く遭遇し，鼻前庭上皮に損傷などがあれば，炎症を起こす可能性が高い．また鼻ほじりや感冒，アレルギー性鼻炎などで頻回に按鼻すると上皮がびらん状になり，本症を発症する．重症化すれば毛囊炎や鼻癤になることもあり，注意を要する．

■ 症状

最初は鼻前庭状に軽度の発赤を認める．炎症反応が増悪するとびらんを形成し，滲出液が漏出し，固着し，痂皮状になる．患者はしばしば痂皮を指で除去し，病変部位は拡大する．初めは瘙痒感などのきわめて軽い自覚症状であるが，痂皮を形成すると圧痛が出現し，増悪すると自発痛，疼痛などが出る．また痂皮を除去するためしばしば鼻ほじりなど行うと出血する．増悪すると毛囊炎や鼻癤になることもある．

■ 検査法と所見の把握

自然に発症することはほぼない．なにか誘因があるので，以下の問診は重要である．
1) 鼻汁分泌の量（鼻をかむ回数/日）：副鼻腔炎や感冒罹患（急性鼻炎）の有無，アレルギー性鼻炎の既往などを聞く．
2) アトピー性皮膚炎の有無（体幹皮膚のチェック）：特に乳幼児や高齢者において重要である．
3) 鼻ほじりの習慣の有無．
4) 鼻前庭局所症状の有無（瘙痒感，痛みなど）．

■ 診断・鑑別診断

問診を踏まえ鼻前庭を観察する．病期により多少所見は異なるが，発赤・びらんが鼻限を越えることなく存在していることを確認する．診断は容易である．
鑑別診断は結核や梅毒を挙げることができるが，これらは難治性であり，詳細な問診をとれば，鑑別は容易である．

治療方針

治療は原因となる疾患と同時に行う．また痂皮が形成されているときは鼻洗浄後，温湯を湿らせた綿球を局所患部にしばらく置き，除去する．無処置で痂皮を除去すれば，必ず同じ部位に痂皮を形成し，難治性のものになる可能性があるので注意を要する．

① 誘発疾患の治療

鼻漏に起因することが多い．急性鼻副鼻腔炎であればブドウ球菌属に有用な抗菌薬，例えばペニシリン系を中心にセフェム系のものを使用する．慢性副鼻腔炎では大量の鼻漏をあまり伴うことはないが，定例通りのマクロライド少量投与を行う．最も誘発疾患で多いのはアレルギー性鼻炎である．第2世代の抗ヒスタミン薬を使用するが，非鎮静性のものは鼻汁分泌に著効しないものもある．鎮静性で軽度の眠気の副作用がある薬剤が有用なこともあり，眠気について患者によく説明のうえ，使用することもある．

② 局所の治療

鼻洗浄を行い，鼻前庭を清潔に保つ．誘発疾患によってはネブライザー治療などを行う．また局所には抗菌薬が入った軟膏（ベタメタゾン吉草酸エステル・ゲンタマイシン硫酸塩：リンデロン-VG軟膏など）の塗布が有用である．誘発疾患がない場合は局所の治療だけで十分である．また出血がある場合は痂皮の原因にもなるため十分に止血を行う．

③ 習慣の改善

鼻ほじりの習慣改善を行う．乳児には必要に応じて手袋など使用する．

■ 経過・予後

経過は良好である．毛囊炎，鼻癤に移行しないように気をつけて治療を行う．

6. 鼻癤

nasal furuncle, furuncle of nose

都築建三 兵庫医科大学・教授

■ 病態・病因

細菌感染により毛囊や皮脂腺などの皮膚付属器に限局した急性化膿性炎症を毛囊炎という．癤（せつ）とは，毛囊炎が皮膚付属器に限局せず真皮に及んだものであり，膿瘍形成することが多い（図1）．鼻癤は，外鼻の鼻尖・鼻翼から鼻腔入口の鼻前庭周辺に生じた癤で

ある．癤が皮下組織に波及すると蜂窩織炎となる．

鼻尖・鼻翼および鼻前庭には皮脂腺が豊富である．鼻前庭には鼻毛が存在して適度の湿潤があるため，細菌が常在菌として生存しやすい状態である．よって鼻癤の好発部位となる．鼻毛の抜去，指や爪による外鼻や鼻前庭の搔爬，鼻漏過多で頻回の鼻かみによる外鼻や鼻前庭の擦過などの不潔な皮膚外傷が契機となって，細菌感染をきたす．鼻癤の起因菌は，皮膚の感染と同様に，表皮ブドウ球菌(*Staphylococcus epidermidis*)か黄色ブドウ球菌(*S. aureus*)が多い．メチシリン耐性黄色ブドウ球菌(methicillin-resistant *S. aureus*：MRSA)も検出されており，注意が喚起されている．鼻癤は局所の急性炎症にとどまり自然排膿して治癒することが多いが，蜂窩織炎から海綿静脈洞血栓症などを合併する重症例もある．

■ 症状

急性炎症の四主徴である，発赤，発熱，腫脹，疼痛が生じる．まず毛囊部に一致した発赤と膨疹が生じる(毛囊炎)．炎症が波及すると，周囲の皮膚に熱感，発赤を伴った膿瘍を形成し，拍動性の有痛性結節となる(鼻癤)．膿瘍が進行する自壊することもある．炎症が強いと発熱，眼窩痛・頭痛などを呈し，合併症をきたすと全身症状はさらに重篤となる．

■ 検査方法と所見の把握

鼻尖・鼻翼や鼻前庭の発赤，腫脹，疼痛の局所所見から診断する．鼻症状に加えて疼痛があれば本症も考慮する．鼻尖・鼻翼の圧迫や前鼻鏡の挿入で疼痛を生じることからも診断できる．感染した毛囊の中心が化膿しており，癤の表面に痂皮が付着してその深部に膿栓を認める．膿瘍を形成していれば，波動を触れるようになる．MRSAが検出されることもあるため，菌培養検査を行って起因菌を同定する．鼻前庭部腫瘍(扁平上皮癌，基底細胞癌，悪性リンパ腫など)の鑑別も必要である．

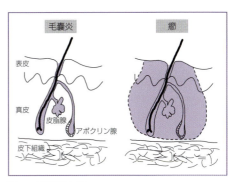

図1　毛囊炎と癤
色部分は炎症の範囲を示す．

治療方針

■ 保存的治療

まず局所治療として，病変部病巣の安静と清潔を保つ．鼻毛は切除して消毒する．消毒なしに鼻毛を抜かない．抗菌薬含有軟膏(テトラサイクリン塩酸塩，ゲンタマイシン硫酸塩など)を塗布する．抗菌薬含有のステロイド軟膏(ベタメタゾン吉草酸エステル・ゲンタマイシン硫酸塩：リンデロン-VG軟膏)の塗布も有用である．疼痛に対しては，対症療法として非ステロイド系抗炎症薬(NSAID)を用いる．鼻炎などにより鼻漏過多で頻回の鼻かみが鼻癤の要因と考えられる場合は，その原因疾患の治療も併せて行う．病初期の軽症例であればこれらの処置で軽快する．また自然排膿すると治癒に向かう．

これで改善しない中等症では，抗菌薬の内服の併用を積極的に行う．治癒を促し重篤な合併症を予防する目的に，初期から*Staphylococcus*属に感性のある抗菌薬を使用することを推奨する報告もある．一般に経口抗菌薬には，ペニシリン系〔アモキシシリン(AMPC：サワシリン)〕，セフェム系〔セフジトレンピボキシル(CDTR-PI：メイアクト)〕，キノロン系〔レボフロキサシン(LVFX：クラビット)〕が有効である．抗菌薬内服に抵抗して増

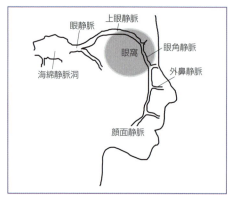

図2 海綿静脈洞炎・感染性静脈血栓症への経路

悪する例や合併症をきたす重症例では，感性のある強力な抗菌薬の静脈点滴によるすみやかな治療が必要である．点滴抗菌薬として，ペニシリン系〔アンピシリン（ABPC）〕，セフェム系〔セフトリアキソン（CTRX）〕などが選択される．

【処方例】 第一選択として下記を併用する．

> 1) リンデロン-VG 軟膏（0.12％，5g） 1日3回 鼻癤部に塗布
> 2) サワシリン錠（250mg） 1回1錠 1日3回 毎食後

反応が悪いときは，細菌培養の薬剤感受性結果に応じて，3)〜5)のいずれかを処方する．

> 3) オーグメンチン配合錠 250RS 1回1錠 1日3回 毎食後
> 4) メイアクト MS 錠（100mg） 1回1錠 1日3回 毎食後
> 5) クラビット錠（500mg） 1回1錠 1日1回 朝食後

疼痛時頓服として 6)を処方する（NSAIDアレルギーに注意する）．

> 6) ロキソニン錠（60mg） 1回1錠 5回分

■ 手術的治療

膿瘍を認めたら切開排膿する．膿瘍腔が大きければ抗菌薬含有の小ガーゼを挿入する．

炎症所見と排膿が治まるまで処置を継続する．切開創が閉鎖するまで抗菌薬の軟膏を塗布することが再発予防によいとされる．

■ 合併症

鼻癤は広範囲に広がると面疔ともよばれ，顔面蜂窩織炎や海綿静脈洞炎など重篤な感染症に進展する危険がある．顔面には豊富な静脈網があり，静脈弁が欠如しているため，外鼻や鼻前庭などの感染は容易に中枢側へ直接血流を介して波及する可能性がある．すなわち，外鼻静脈，顔面静脈，眼角静脈，上眼静脈を経て炎症が波及して，頭蓋内の海綿静脈洞へ至り，感染性静脈血栓症を生じる（図2）．対応が遅れると，髄膜炎，脳膿瘍などの頭蓋内合併症，敗血症をきたし致命的となる．眼周囲の疼痛，結膜充血・浮腫，眼球突出などの眼症状を呈する場合は，海綿静脈洞炎の合併を考慮して，早急に強力な抗菌薬の投与を開始する．高齢者，糖尿病合併例は重篤化するリスクファクターとされる．

■ 予後

多くの場合，適切な治療により約1週間で治癒に至る．治癒が遷延する場合や反復する場合は，過度の飲酒歴，糖尿病，免疫異常，薬剤耐性菌などを考慮する．

■ 患者への説明のポイント

☆感染部に触れないよう，不潔にしないよう指示する．

☆発熱，眼窩痛〜頭痛，結膜充血・浮腫などを自覚したら早急に受診する．

7. 萎縮性鼻炎
atrophic rhinitis

近藤健二　東京大学・准教授

■ 病態・病因

萎縮性鼻炎は鼻腔の骨構造および粘膜組織の萎縮が進行して鼻腔容積の拡大と分泌能の

低下が生じ，鼻粘膜の乾燥，痂皮付着，鼻の悪臭，嗅覚障害などの症状を呈する疾患である．原発性萎縮性鼻炎の原因は現時点では不明であり，遺伝的要因，感染，栄養状態，内分泌などの関与が議論されている．

下鼻甲介が手術により広範に切除されて鼻腔容積の拡大と鼻粘膜の乾燥が生じた状態や鼻副鼻腔の悪性腫瘍に対して放射線照射が行われて同様の状態が生じた場合を，2次性の萎縮性鼻炎と呼称することがある．

原発性萎縮性鼻炎は10歳代の女性を主体に発症するが，頻度は非常に少ない．近年発症頻度は減少傾向とされている．

■ 症状

患者は自覚的症状として鼻閉や嗅覚障害を訴える．実際には鼻腔容積は拡大しており鼻腔抵抗は減弱しているのに鼻閉を感じる理由は明らかではないが，おそらく鼻腔気流を感じる知覚の低下が原因と考えられる．一方，他者からは鼻の悪臭を指摘されることが多い．

■ 検査法と所見の把握

内視鏡による視診では骨吸収と粘膜の萎縮で鼻甲介，特に下鼻甲介の容積が著しく縮小している．鼻粘膜に広範に厚い痂皮付着があり(図1)，除去すると鼻道が拡大しており粘膜表面には膿汁の付着がみられる．原発性萎縮性鼻炎では鼻中隔の穿孔を認めることがある．思春期以前に鼻中隔穿孔が生じた場合，鼻中隔軟骨の成長に伴う鼻骨の隆起が形成されないので，極端な鞍鼻となることがある．また一般に副鼻腔は低形成で，かつ副鼻腔炎が合併する(図2)．病理学的には線毛上皮の消失と扁平上皮化性，鼻腺の萎縮などがみられる．また細菌検査では高率に *Klebsiella ozaenae* が検出される．

■ 鑑別診断

鼻粘膜の萎縮と痂皮形成，鼻中隔穿孔をきたす疾患を鑑別する必要がある．重要なものはT細胞リンパ腫と多発血管炎性肉芽腫症(ウェゲナー肉芽腫症)である．これらは通常進行性に鼻腔構造を破壊する．一方，萎縮性

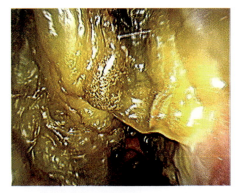

図1　萎縮性鼻炎の鼻内所見
鼻腔に広範な痂皮付着を認める．

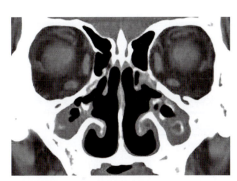

図2　萎縮性鼻炎の冠状断CT画像
上顎洞は低形成で副鼻腔炎像を認める．

鼻炎は経時的に状態があまり変化しない．最終的には病理診断で鑑別することになるが，T細胞リンパ腫，多発血管炎性肉芽腫症とも病理診断がつきにくいことで有名で，臨床経過的に強く疑われるにもかかわらず，病理結果が出ない場合には繰り返し生検が必要となる．

治療方針

■ 保存的治療

生理食塩液による鼻洗浄を行い，痂皮の付着を予防する．

■ 手術的治療

鼻粘膜下に軟骨などの自家組織を移植して鼻腔容積を縮小する手術がある．一方，鞍鼻に対しては肋軟骨などによる外鼻形成が施行される．

■ 患者説明のポイント

☆萎縮性鼻炎とその他の進行性疾患との鑑別のため組織検査が必要となる場合がある．
☆萎縮性鼻炎は今のところ根治療法がなく，薬物療法も効果は限定的なので鼻の洗浄をこまめに行ってよいコンディションを保つように心がける．

8. 鼻腔異物
foreign body in nasal cavity

大木幹文　北里大学メディカルセンター・教授

■ 病態・病因

鼻腔異物はほとんどのケースが人為的に挿入されたものである．一般的には小児に多く好発年齢は生後5〜6か月の乳児から小学3〜4年までが多いが，成人でも精神遅滞者や高齢者などで異物を挿入することがある．異物の種類ではビーズ玉，ボタン，パチンコ玉，小石，消しゴム，ティッシュペーパー，花の種子，木の実，シールなど，手にとれるものは何でも故意に入れてしまう．特に玩具などに使用されているボタン型電池はその性状により注意を要する．また，成人においては医療行為に伴うこともある．鼻・副鼻腔手術時に使用したガーゼが残留し，長期間放置された症例や，綿棒が折れて残った場合などが考えられる．また，美容形成にて挿入したシリコンや顎顔面外傷で固定に使用した材料が長年の経過とともに当初より移動して異常所見として発見されることもある．

■ 症状

家族や保育担当者が異物挿入に気づくと医療機関を受診する．あるいは，小児の活動範囲の雰囲気，泣き声などから異物混入の可能性を察知することが多い．一方で，鼻腔異物は当初無症状で経過し，数日後に鼻汁や後鼻漏による咳嗽を訴えて来院する．長期間経過すると悪臭の伴った鼻汁や微熱を伴う．異物が硬いとしばしば疼痛を訴える．4〜5歳児では異物を挿入しているのを知っていて，怒られることの恐怖から，あえて訴えないことがある．ボタン型電池が異物の場合は組織傷害により疼痛や鼻出血を主訴として来院することがある．

■ 検査法と所見の把握

診断は異物を確認することである．前鼻鏡検査により，鼻汁の性状をよく確認する．慎重に吸引管で鼻汁を吸引するが，小さい異物の場合は吸い取ってしまうので注意が必要である．異物は形状を事前に確認しておくことが重要であり，可能な限り軟性の内視鏡や硬性内視鏡による観察が必要である．異物は1つとは限らない．慎重に鼻腔所見をとり，CTなどの画像所見を参考にする．

■ 鑑別診断

① 鼻腔腫瘍・真菌症など

鼻腔内に痂皮が形成され固まり，清掃が困難な場合，異物様にみえることがある．出血を伴うことがあり，慎重に観察する．

② 逆生歯牙

歯牙が正常の方向に発育せずに，鼻腔内に萌出することがある．鼻腔内の歯牙は切歯などが多い．ほとんど無症状で経過して，成人になって発見されることがある．長期間鼻腔内にとどまると歯牙に伴う歯垢（図1）が認められる．

③ 結石

真菌塊や細かい線維などが核となり，リン酸カルシウムや炭酸カルシウムが沈着して硬い結石を形成する．鼻漏や鼻閉を主訴に来院して鼻腔所見やCTでみつかることが多い．摘出標本をみると中心となる核が見出せないものもある．

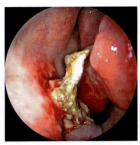 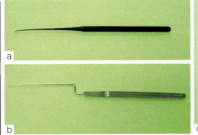 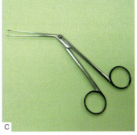

図1 逆生歯牙の1例
歯垢様の痂皮の下にエナメル質を確認.
〔山口宗太, 他：無症状で発見された鼻腔内逆生歯牙の1症例. 耳鼻臨床 補冊118：78, 2006より〕

図2 使用器具
a：ツエーの鈍鉤, b：外耳道異物鉤, c：耳垢鉗子.

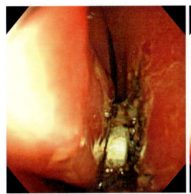 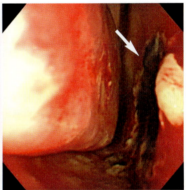

図3 ボタン型リチウム一次電池による鼻腔異物
摘出2週間後に粘膜組織傷害を認める(矢印).
〔山口宗太, 他：ボタン型リチウム電池による鼻腔異物の1例. 小児耳 31：7-11, 2010 より改変〕

治療方針

治療は異物除去しかない. 基本的には局所麻酔で十分にキシロカインとアドレナリンで鼻腔内を広げて異物の形体をよく確認する. 坐位の姿勢をとるが, 異物が後鼻孔から落下することがあるので注意を要する. 幼小児においては本人が納得しても苦痛により拒否されることがあるので, 一度の手技で摘出することが求められる. 危険と思われた際は, 全身麻酔にて摘出する.

① 器具の選択

異物が思いのほか大きいことがあるが, 外側鼻軟骨や周辺組織は柔軟性があるので, 誤って挿入したと思われる. 外鼻孔に適切なサイズの鼻鏡を選び, 鼻腔と異物の間にスペースを確保することができる. 豆類や装飾ビーズなど球状で硬い異物は異物上方の間隙から鉤状の異物鉤を挿入して手前に引き出す

(図2).綿棒の先を曲げてもよい.比較的形状がしっかりしているものは,ハイマン鉗子や耳垢鉗子にて大きくつかみ摘出する.

② 注意点

異物は保護者の申告がない限り,思いもかけないもののときがあるので,摘出器具の準備はあらゆる可能性を考えて準備する.破損した遺残物が鼻腔内にとどまっていることがあるので,摘出した異物をよく確認する.また組織損傷で鼻出血を呈することがあるので,必ず軟性内視鏡などで,鼻腔後方まで十分問題がないことを確認する.

③ 注意すべき異物(ボタン型電池)

早期摘出が必要なものに,ボタン型電池がある.これには,酸化銀電池,アルカリボタン電池,リチウム一次電池,空気亜鉛電池があり,種類によって鼻粘膜に組織傷害を起こす.その機序は,①アルカリ液の漏出,②低電圧の電流発生,③圧迫による循環障害が考えられている.アルカリ電池の電圧は1.5 V,リチウム一次電池は3 Vで,電圧の維持時間からリチウム一次電池のほうが組織傷害が強いといわれる(図3).粘膜に4~5時間とどまって,特に陰極面に傷害をきたすため早期の対応が求められる.摘出後には蒸留水により鼻腔内を洗浄し,アルカリ濃度を低下させる.生理食塩液で洗浄するとアルカリとの中和熱を発生し,逆に組織傷害を進行させるおそれがある.鼻中隔穿孔などは,時間がたってから出現することがあり,摘出後も長期間観察する必要がある.

9. 後鼻孔閉鎖症
choanal atresia

守本倫子 国立成育医療研究センター・診療部長

■ 病態・病因

神経堤の分化の際に障害があり,胎生6週頃に口鼻膜が破れなかったことにより生じるといわれている.

片側のみの閉鎖のこともあれば,両側閉鎖していることもある.多くは骨性の閉鎖であるが,10%程度に膜性のみの閉鎖もある.

CHARGE症候群(虹彩欠損,心疾患,後鼻孔閉鎖,精神発達遅滞,性腺・泌尿器異常,耳介奇形・難聴)に合併する.

■ 症状

小児は生後3~4か月頃まで口呼吸ができないため,両側後鼻孔閉鎖があると鼻呼吸ができず,陥没呼吸や上気道閉塞症状が認められることがある.片側のみ鼻腔が閉鎖している場合は,閉鎖側のみ粘稠の鼻汁で閉塞しているが,チアノーゼを起こすほどの呼吸困難を呈することは少ない.場合によっては,成長してから偶然発見されることもある.また,CHARGE症候群などでは,喉頭,気管軟化症なども合併していることがあるため,合併症がない症例よりも,強い呼吸困難を呈することがある.

■ 検査法と所見の把握

副鼻腔CTでは骨条件にて後鼻孔の閉鎖が確認できる(図1).

また,鼻腔内視鏡検査で閉鎖の程度や鼻腔の狭窄なども評価できる.

■ 鑑別診断

後鼻孔が閉鎖しているのではなく,固有鼻腔全体が狭窄していて鼻呼吸が困難であることがある.また高口蓋や頭蓋顔面奇形などがあると強い鼻腔狭窄を呈するため,上気道閉塞症状も類似している.内視鏡検査で内視鏡が鼻腔を通過しない,副鼻腔CTにて明らかに固有鼻腔が狭窄していて,後鼻孔は閉鎖していない,などで判断する.

治療方針

■ 手術的治療

両側閉鎖症例では,生後1か月以内に手術を行い鼻呼吸ができるようにする.片側のみ

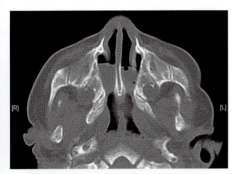

図1 両側後鼻孔閉鎖のCT画像
一部骨性の閉鎖であり，鼻腔内には粘稠の鼻汁が多量に貯留していた．

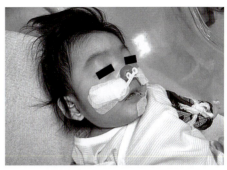

図2 削開後のステント留置
鼻翼に傷がつかないように保護材を貼ってステントを固定する．

の閉鎖症例では，1歳以降（または3～4歳頃）の手術を行う．

手術方法としては，経口蓋法，経鼻腔法，上顎洞法，などがある．

① 経口蓋法

口腔から直視下に閉鎖部を開放するが，顔面正中の骨格の発達障害や咬合障害をきたすことがある．

② 経鼻腔法

ナビゲーションを用いて直視下または内視鏡下に閉鎖部位を開放する．ドリルを用いて骨性閉鎖板を削開，または炭酸ガスレーザーやYAGレーザーを用いて開く．

③ ステント留置

術後は乳幼児に対しては再狭窄予防のため経鼻エアウェイチューブまたは挿管チューブをステントとして留置する（図2）．留置期間は4週間から半年までさまざまである．新生児期に手術を行った場合，もともと鼻腔が狭いこともあり，再狭窄，再閉鎖しやすいためステント留置しないとすぐに閉鎖してしまう．成長してから手術を行う場合は，鼻腔も比較的大きくなっており，手術にて後鼻孔も大きめに広げることが可能であるため，ステント留置は必要ない，という報告もある．

■ 合併症

手術では鼻中隔後端や鋤骨も広げておくと再狭窄しにくい．術後ステントを留置するが，特に新生児に対して両鼻腔にステントを留置すると，血流障害を起こして鼻中隔が欠損したり，鼻孔に褥瘡を形成することがあるため，管理には十分注意が必要である．

■ 患者説明のポイント

☆特に他の合併奇形などが疑われる場合（CHARGE症候群など），後鼻孔閉鎖を開放することで鼻は通るようになるものの，気管軟化症や喉頭軟弱症は改善せず，術後も呼吸困難をきたし，気管切開などが必要となる症例もあることは伝えておく必要がある．CHARGE症候群は指定難病である．

☆新生児期に治療を行った場合，再狭窄や再閉鎖しやすい可能性があり，再度手術が必要となることも説明しておく．

10. 鼻茸（鼻ポリープ）
nasal polyp

小林正佳 三重大学・准教授

■ 病態・病因

鼻茸（鼻ポリープ）とは鼻副鼻腔の粘膜に由来する炎症性増殖性腫瘤で，慢性副鼻腔炎に

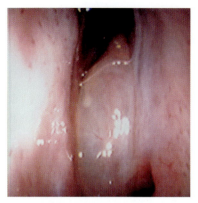

図1　慢性化膿性(非好酸球性)副鼻腔炎に伴う鼻茸(左鼻腔内)

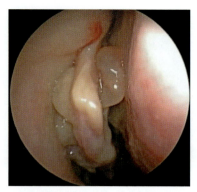

図2　好酸球性副鼻腔炎例の右鼻腔
中鼻道，嗅裂に鼻茸を認める．

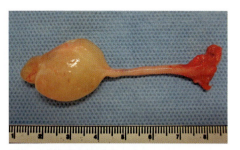

図3　上顎洞後鼻孔ポリープ
図左側が遊離端で右側が基部．

伴って発症することが多い(図1)．形態は有茎性の洋梨状あるいは広基性の隆起を呈し，また単房性，多房性など多種多様である．性質は浮腫型，腺嚢胞型，線維型に分類され，浮腫型が最も多い．中鼻道に発生するものが多く，その他上鼻道，嗅裂にも好発する(図2)．これらが増大して鼻腔全体を閉塞することもある．

　鼻茸の病因は完全には解明されていないが，感染，アレルギー素因，好酸球性炎症など種々の因子が関与していると考えられている．局所に浸潤した好酸球や好中球，リンパ球などから産生されるサイトカインが局所の線維芽細胞を活性化し，細胞外マトリックスの産生を促すことで鼻茸組織が形成され，こ の内部での血管内成分漏出亢進などが鼻茸の増大を促進させるものと考えられている．

　鼻茸は成人例が多く，小児例は少ない．ただし，上顎洞から自然口経由で鼻腔後方へ伸長して後鼻孔を閉塞するように増大する上顎洞後鼻孔ポリープは小児に多い(図3)．

■ 症状

　鼻閉が主訴であることが多い．鼻茸の大きさと発生部位によっては嗅覚障害も生じる．これら鼻茸の存在による鼻腔内気流の物理的障害症状のほか，鼻茸が副鼻腔自然口を閉鎖して副鼻腔炎を発症し，その結果としての後鼻漏や鼻漏，頭重感，頬部違和感などを発症することがある．

■ 検査法と所見の把握

　まず鼻咽腔ファイバースコープ(内視鏡)を用いて鼻腔内を観察する．特に総鼻道，中鼻道，嗅裂を観察して鼻茸の有無とその性状を確認する．さらに鼻汁の性状が膿性であるか，粘性であるか，水様性であるかも確認する．また副鼻腔X線やCTなどの画像検査で副鼻腔炎の有無を検索する．その他，鼻汁細菌検査，採血検査，アレルギー検査も適宜施行し，鼻茸発生の素因を検索する．これらの検査で，その鼻茸が感染性のものか，好酸球性の要素があるものかが推定できる．

■ 鑑別診断

良性腫瘍，特に内反性乳頭腫との鑑別を要する．また悪性腫瘍との鑑別も重要で，嗅裂部では嗅神経芽細胞腫が鑑別疾患である．その他，髄膜瘤，髄膜脳瘤も鼻茸様所見を呈することがあり，この場合は不用意な切除で髄液漏を生じないように注意する．

治療方針

■ 保存的治療

膿性，粘膿性鼻汁を伴う鼻茸は，慢性化膿性（非好酸球性）副鼻腔炎が原因であることが多く，14員環マクロライド系抗菌薬の少量長期投与（マクロライド少量長期療法）で治療する．これである程度鼻茸は縮小するが，大きな鼻茸に対しては有効性が乏しく，好酸球性副鼻腔炎に伴う鼻茸に対しては無効である．好酸球性副鼻腔炎による鼻茸には経口ステロイドが有効である．ただし，高用量，長期間のステロイド内服は副作用を発症する懸念があるので，長期あるいは反復して使用する場合には，鼻噴霧用ステロイドの局所療法を選択する．

■ 手術的治療

保存的治療が無効または症状再発を反復する例には手術的治療を選択する．小さな鼻茸であれば局所麻酔下の外来手術で切除可能である．一方，副鼻腔炎に伴う鼻茸の場合，単なる切除では再発することが多いので，原因疾患である慢性副鼻腔炎も含めて内視鏡下鼻内副鼻腔手術で治療する．近年はマイクロデブリッダーの普及により易出血性の鼻茸でも明瞭な術野で短時間に切除可能になった．

上顎洞後鼻孔ポリープは茎の基部が残存すると再発するので，内視鏡下手術で基部も含めて摘出する必要がある（図3）．

■ 合併症

鼻茸を伴う慢性副鼻腔炎は慢性気管支炎，びまん性汎細気管支炎などの下気道病変を合併していることがある．また，好酸球性副鼻腔炎は気管支喘息，アスピリン不耐症を合併していることが多い．

鼻茸に対する手術後の合併症として，術後出血が最も多い．手術終了時の止血を丹念に行い，術後の血圧を適切にコントロールする．また，好酸球性副鼻腔炎では術後に鼻茸が再発しやすいので，術後3～4週間は経口ステロイド漸減投与で鼻茸再発を予防する．

■ 予後

慢性化膿性副鼻腔炎による鼻茸は手術と術後のマクロライド少量長期療法で治癒する例が多い．好酸球性副鼻腔炎の場合は，重症度によるが鼻茸再発のリスクが高く，特に喘息，アスピリン不耐症合併例では鼻茸再発が高率である．

■ 患者説明のポイント

☆診察時にファイバースコープ画像を記録し，それを患者に見せて病状を説明し，治療の必要性を理解させる．

☆手術時には術後の合併症や鼻茸再発の可能性を説明する．特に好酸球性副鼻腔炎は難治性であり，術後の自己鼻洗浄，通院治療継続の必要性を前もって説明する．

☆鼻茸は腫瘍との鑑別が必要であり，病理組織検査の必要性も説明する．

11. 急性鼻副鼻腔炎
acute rhinosinusitis

保富宗城 和歌山県立医科大学・教授

■ 病態・病因

急性鼻副鼻腔炎は，「急性に発症し，発症から4週間以内の鼻副鼻腔の感染症で，鼻閉，鼻漏，後鼻漏，咳嗽といった呼吸器症状を呈し，頭痛，頬部痛，顔面圧迫感などを伴う疾患」と定義される．副鼻腔における急性炎症の多くは，ウイルス感染による急性鼻炎に続発した細菌感染により生じ，そのほとん

	症状・所見	なし	軽度/少量	中等度以上
臨床症状	鼻漏	0	1 (時々鼻をかむ)	2 (頻繁に鼻をかむ)
臨床症状	不機嫌・湿性咳嗽 (小児)	0	1 (せきがある)	2 (睡眠が妨げられる)
臨床症状	顔面/前頭部痛・ 圧迫感(成人)	0	1 (がまんできる)	2 (鎮痛剤が必要)
鼻腔所見	鼻汁・後鼻漏	0 (漿液性)	2 (粘膿性少量)	4 (中等量以上)

軽症：1〜3	中等症：4〜6	重症：7〜8

図1 急性鼻副鼻腔炎スコアリングシステム
〔日本鼻科学会：急性鼻副鼻腔炎診療ガイドライン2010年度版(追補版).
日鼻科会誌53：27-84, 2014より改変〕

どが急性鼻炎を伴っているため急性副鼻腔炎単独の病態ではなく急性鼻副鼻腔炎の病態をとる．

■ 症状

臨床症状は，鼻閉，鼻漏，後鼻漏，顔面痛，前頭部痛，頬部痛，頭重感，顔面紅斑，感冒様症状，発熱，嗅覚低下などがある．顔面痛や頭重感，嗅覚異常は，成人では訴えることが多いが小児では少ない．一方，小児では後鼻漏による湿性咳嗽を訴えることが多く，小児急性鼻副鼻腔炎の存在を疑う重要な臨床症状である．また，発熱は，頻度は高くないが，病初期からあれば重症であることが多い．

■ 検査法と所見の把握

前鼻鏡による鼻腔所見の把握が重要である．鼻腔所見としては，鼻汁の性状と量が重要となる．粘膿性鼻汁は細菌感染症を強く示唆する所見である．一般に，罹患副鼻腔に一致し鼻腔に膿汁を認めるとされ，前篩骨洞・上顎洞・前頭洞の分泌物は中鼻道に，後篩骨洞・蝶形洞の分泌物は嗅裂，蝶篩陥凹に認めるとされる．鼻粘膜所見としては，粘膜腫脹および発赤が所見となる．しかし，鼻粘膜発赤は重症度との相関は低く，粘膜腫脹は評価基準が難しい．前鼻鏡による観察だけでは十分な所見がとれない場合があり，内視鏡での鼻腔検査あるいは後鼻漏の有無と性状の把握が必要である．

画像診断(CTあるいはX線)は，鼻腔所見の評価を優先したうえで行うことが望ましい．また，合併症が疑われる場合にCT，MRIなどの画像検査が推奨される．

超音波検査は上顎洞病変に比較的感度が良好とされる．

初診時には，中鼻道より細菌検査を行い，起炎菌の同定と薬剤感受性検査を行う．

■ 診断と鑑別診断

鼻漏，不機嫌・湿性咳嗽(小児)，顔面/前頭部痛・圧迫感(成人)の臨床症状と，鼻汁・後鼻漏の鼻腔所見に基づき，診断と重症度分類を行う(図1)．急性鼻副鼻腔炎スコアリングシステムを用い，重症度分類を軽症(スコア1〜3点)，中等症(スコア4〜6点)，重症(スコア7〜8点)としている．

以下の基準にあてはまる場合は遷延性および重症と考える．

(1) 10日間以上続く鼻汁・後鼻漏や日中の咳を認めるもの

(2) 39℃以上の発熱と膿性鼻汁が少なくとも3日以上続くもの

(3) 感冒に引き続き1週間後に再度の発熱や日中の鼻汁・咳の増悪がみられるもの．

治療方針

■ 保存的治療

急性鼻副鼻腔炎のスコアリングシステムに基づき重症度評価を行い，重症度に基づいた抗菌薬治療の選択を行う．小児例および成人例のいずれにおいても，薬剤耐性菌の増加を抑制する観点から，軽症例に対しては抗菌薬を使用しないことが望ましい．

① 小児例

【処方例】 1)を5日間処方し，改善がみられなかった場合は2)3)のいずれかを5日間処方し，それでも改善がみられなければ感受性を考慮して薬剤を変更する．

1) ワイドシリン細粒(200 mg/g) 1回 20 mg/kg(成分量として) 1日3回 毎食後
2) ワイドシリン細粒(200 mg/g) 1回 20〜30 mg/kg(成分量として) 1日3回 毎食後
3) クラバモックス小児用配合ドライシロップ 1回 48.2 mg/kg(成分量として) 1日2回 食直前

② 成人例

【処方例】 1)を5日間処方し，改善がみられなかった場合は2)〜7)のいずれかを5日間処方し，それでも改善がみられなければ感受性を考慮して薬剤を変更する．

1) サワシリン錠(250 mg) 1回1錠 1日3回 毎食後
2) サワシリン錠(250 mg) 1回2錠 1日3回 毎食後 保外 用量
3) ジェニナック錠(200 mg) 1回2錠 1日1回 食後
4) クラビット錠(500 mg) 1回1錠 1日1回 食後
5) オゼックス錠(150 mg) 1回2〜3錠 1日2〜3回 食後 保外 用量
6) グレースビット錠(50 mg) 1回2錠 1日1回 食後
7) アベロックス錠(400 mg) 1回1錠 1

日1回 食後

■ 上顎洞穿刺・洗浄療法

経口抗菌薬で改善がみられなかった場合や重症例ではシュミット(Schmidt)探膿針で上顎洞穿刺を行い排膿および生理食塩水で上顎洞洗浄を行うことも考慮する．

■ 鼻処置・ネブライザー治療

急性鼻副鼻腔炎の治療に際しては，いずれの場合も抗菌薬治療に合わせて自然口から膿汁の排泄を促す鼻処置やネブライザー治療を併用することが重要となる．

■ 合併症

乳幼児や，糖尿病，悪性腫瘍などの免疫能の低下した患者では，眼窩内合併症(眼瞼蜂窩織炎，眼窩蜂窩織炎，眼窩骨膜下膿瘍，眼窩内膿瘍，海綿静脈洞血栓症)や頭蓋内合併症(髄膜炎，硬膜外膿瘍，硬膜下膿瘍，脳膿瘍)などが生じやすい．

■ 患者説明のポイント

☆鼻処置やネブライザーなどにより，膿汁の排泄を促すことが大切である．
☆重症度に基づいた治療選択が必要である．

12. 慢性副鼻腔炎（好酸球性副鼻腔炎を含む）

chronic sinusitis

藤枝重治 福井大学・教授

■ 病態・病因

① 炎症の遷延化

慢性副鼻腔炎は，鼻茸を伴うものと伴わないものに分けられる(表1)．鼻茸なしの慢性副鼻腔炎は，ウイルス・細菌・真菌などの微生物感染を契機に発症する．感染により炎症細胞が浸潤し，化学メディエイターや蛋白分解酵素を放出する．その作用と微生物の刺激によって，粘液分泌が亢進し粘膜浮腫が生じる．副鼻腔は上顎洞，篩骨洞，蝶形洞，前頭

表1 慢性副鼻腔炎の分類

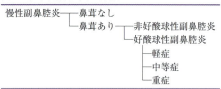

〔藤枝重治, 他:好酸球性副鼻腔炎:診断ガイドライン(JESREC Study). 日耳鼻 118:728-735, 2015 より〕

表2 鼻茸あり慢性副鼻腔炎における非好酸球性副鼻腔炎と好酸球性副鼻腔炎の違い

	非好酸球性副鼻腔炎	好酸球性副鼻腔炎
好発年齢	全年齢で起こりうる	成人以降
主要症状	鼻閉, 鼻漏, 頭痛	嗅覚障害
鼻汁の性状	膿性, 粘液性	粘稠, ニカワ状
ポリープの状態	中鼻道 片側, 単発性	中鼻道, 嗅裂 両側, 多発性
CTでの病変部位	上顎洞優位	篩骨洞優位(もしくはともに同程度)
細胞浸潤	好中球優位	好酸球優位
末梢血	特徴なし	好酸球が多い
合併症	慢性気管支炎, びまん性細気管支炎, びまん性気管支拡張症	気管支喘息, アスピリン不耐症, 薬剤アレルギー

洞が狭い自然口によって鼻腔と連続しているが, 粘膜浮腫によって自然口はさらに狭小化する. 洞内は低酸素状態となり粘液分泌はさらに増加, 同時に線毛機能は低下して排出障害を起こし, 分泌物が貯留する. 分泌液貯留によって炎症反応は増悪し, 遷延化とともに慢性的な経過をたどる. この悪循環が慢性副鼻腔炎の病態である.

② **鼻茸の形成**

一方で, 鼻茸ありの慢性副鼻腔炎は, 浸潤している炎症細胞が好中球主体の非好酸球性副鼻腔炎と, 好酸球浸潤優位の好酸球性副鼻腔炎に分けられる(表1). 鼻茸の形成機序はいまだ不明であるが, 上顎洞・篩骨洞の自然口がある中鼻道にできやすい. 中鼻道粘膜は, 浸潤細胞, サイトカイン・ケモカイン発現, 線溶系・凝固系の状態が中・下鼻甲介粘膜とは異なっており, その違いによって鼻茸ができるとされている. 鼻茸なしの慢性副鼻腔炎と鼻茸ありの慢性副鼻腔炎は, 本質的に病因が異なるとされる. 鼻茸なしの慢性副鼻腔炎は局所感染による炎症が病態であるが, 鼻茸ありの慢性副鼻腔炎は下気道病変と関連が深く, 全身性疾患における鼻の表現型との考えが一般的になりつつある.

■ **症状**

3か月以上継続する粘性もしくは粘膿性の鼻漏, 鼻閉, 後鼻漏, 咳嗽の症状を示す. 鼻茸ができると常時鼻閉を感じやすく, 鼻腔を完全に占拠すると口呼吸となる. 鼻茸がある非好酸球性副鼻腔炎と好酸球性副鼻腔炎では, 症状に違いがある(表2). 問診では, 症状の有無とその期間を十分に聴取する. 症状出現時もしくはその前に発症契機となった発熱, インフルエンザ, 感冒の有無も大切である. 糖尿病, ステロイド・免疫抑制薬内服の既往を聞くことも必須である.

■ **検査法と所見の把握**

鼻鏡で鼻腔内を観察し, 内視鏡を用いて詳細に調べる. 鼻汁と鼻茸の存在を確認し, どの自然口から出ているのかを明確にする. ボスミン付き綿(ガーゼ)で甲介を収縮させるとわかりやすい. 嗅裂の開大状態を調べる. 鼻汁の性状(水様性, 粘性, 粘膿性, 膿性)を把握する(図1a). 上咽頭への流れ込みや鼻汁の付着状況を観察する(図1b). 粘膿性, 膿性の場合には細菌培養検査を行い, 抗菌薬の感受性を調べる.

画像診断として, 副鼻腔単純X線(ウォータース法, P-A法)でスクリーニングする. 精査はCTにて行う. 副鼻腔炎の場合, 単純CTで十分評価できる. MRIは粘膜の肥厚がとても詳細にわかる. 末梢白血球数, 血液像を調べる. 好酸球率は好酸球性副鼻腔炎の診断に重要である.

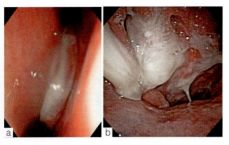

図1 鼻汁
a：膿性の鼻汁を認める鼻内所見．b：膿性鼻汁が上咽頭に流れ込む様子の内視鏡所見．

表3 好酸球性副鼻腔炎診断基準（JESRECスコア）

項目	スコア
病側：両側	3点
鼻茸あり	2点
篩骨洞陰影/上顎洞陰影≧1	2点
血中好酸球（%）	
2＜　≦5%	4点
5＜　≦10%	8点
10%＜	10点

スコアの合計：11点以上を好酸球性副鼻腔炎とする．確定診断は，組織中好酸球数（接眼レンズ 22，400倍視野で3か所測定）が70個以上．篩骨洞の陰影はLund-Mackay スコアで2点であり，上顎洞の陰影は0から2点のいずれでもよい．
〔藤枝重治，他：好酸球性副鼻腔炎：診断ガイドライン（JESREC Study）．日耳鼻 118：728-735, 2015 より〕

■ 診断と鑑別診断

　慢性副鼻腔炎の診断は，3か月以上継続する鼻症状，鼻汁もしくは鼻茸の存在，後鼻漏の確認，画像診断で行う．画像診断よりも鼻内所見を優先する．例えば MRI にて粘膜の肥厚があっても，症状と鼻腔内所見が存在しなければ，慢性副鼻腔炎とは診断しない．
　慢性副鼻腔炎と診断したら，表3に示す Japanese Epidemiological Survey of Refractory Eosinophilic Chronic Rhinosinusitis Study スコア（JESREC スコア）を計算する．JESREC スコア 11 点以上をまず好酸球性副鼻腔炎とする（図2，3）．確定診断は，手術や生検にて得られた鼻茸組織もしくは鼻副鼻腔粘膜の好酸球数でつけられる．
　鑑別診断としては，アレルギー性副鼻腔真菌症が挙げられる．これは真菌に対するアレルギー病態である．好酸球優位の浸潤，粘稠な鼻汁，多発性のポリープ，易再発性，気管支喘息の合併が多いという点で好酸球性副鼻腔炎と類似している．しかし 10〜30 歳に好発し，片側性という点で異なる．多発性ポリープという点では，副鼻腔乳頭腫も鑑別に挙げられる．この疾患も片側性が通常であり，副鼻腔炎のポリープとはやや形状が異なる．確実に除外すべきは，鼻・副鼻腔癌である．片側性で，悪臭を伴う血性混じりの鼻漏を認める．CT，MRI では，上顎骨の破壊や

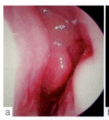 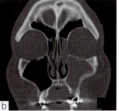

図2 左慢性副鼻腔炎の鼻内所見（a）とCT画像（b）
左中鼻道に単発性の鼻茸を認める．右は正常．

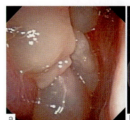 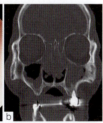

図3 好酸球性副鼻腔炎の鼻内所見（a）とCT画像（b）
両側中鼻道の多発性の鼻茸を認める．CTでは篩骨洞の陰影が激しい．

造影される不均一の陰影を認める．鼻閉，鼻漏という点では，アレルギー性鼻炎との鑑別が必要である．水様性鼻汁，反復するくしゃみが特徴的であり，それらの症状が出現する状況を確実に問診することが重要である．

治療方針

■ 保存的治療

① 粘膿性・膿性鼻汁を認めたとき

アモキシシリン（AMPC：サワシリン）を第一選択薬として，1週間〜10日間投与する．鼻漏の性状が変化なければ細菌感受性検査の結果を見て，次の抗菌薬に変更する．

【処方例】 1）2）を併用する．反応が悪いとき，細菌感受性結果に準じ3）〜5）のいずれかにする．

1) サワシリン錠（250 mg） 1回1錠 1日3回 毎食後
2) ムコダイン錠（500 mg） 1回1錠 1日3回 毎食後
3) オーグメンチン配合錠 250 RS 1回1錠 1日3回 毎食後
4) メイアクトMS錠（100 mg） 1回1錠 1日3回 毎食後
5) クラビット錠（500 mg） 1回1錠 1日1回 朝食後

② 粘性鼻汁を認めるとき，上記治療で粘膿性・膿性が粘性に変化したとき

14員環マクロライド少量長期療法を行う．マクロライドは炎症性サイトカイン産生抑制，好中球遊走抑制作用で効果を発揮する．投与量は，通常量の半分とする．3か月間投与で効果がなければ中止し，他の治療法に変更する．3か月以内でも臨床効果が十分に得られ，鼻汁が消失すれば終了する．ある程度の有効症例では，3〜6か月で一度終了し，症状再燃時に再投与する．中鼻道が高度に閉鎖していたり，鼻茸が存在したりすると治療効果が得にくい．長期内服で肝機能障害などを起こす可能性あるので，定期的な生化学検査を行ったほうがよい．併用禁止薬，併用注意薬があるので注意する．

【処方例】 下記のいずれかを用いる．

1) クラリス錠（200 mg） 1回1錠 1日1回 朝食後
2) ルリッド錠（150 mg） 1回1錠 1日1回 朝食後
3) エリスロシン錠（200 mg） 1回1錠 1日3回 毎食後

好酸球性副鼻腔炎が疑われる場合には，ステロイドを2週間処方し，鼻茸の状態を確認する．縮小すれば，減量する．最終的にセレスタミンは隔日ないしは数日おきに内服，プレドニンは1日1 mgまで減量して中止する．血中コルチゾールを適宜測定する．

【処方例】 下記のいずれかを用いる．

1) セレスタミン配合錠 1回1錠 1日2回 朝食・夕食後
2) プレドニン錠（5 mg） 1回2錠 1日3回 毎食後

■ 上顎洞穿刺・洗浄療法

シュミット探膿針で上顎洞を穿刺し，生理食塩液で洗浄する．治療効果はあるが，穿刺の際，痛みを伴う．最近はほとんど行われなくなった．

■ ネブライザー療法

ボスミンにて中鼻道を開大させ，ベストロン耳鼻科用（2 mL）とオルガドロン（0.1 mL）の混合液をネブライザーで各洞に浸透させる．

■ 手術的治療

鼻茸は自然消失しない．大きくなれば内視鏡下鼻内副鼻腔手術（endoscopic endonasal sinus surgery：ESS）を行う．鼻茸を摘出するとともに自然口の狭窄や閉鎖を改善し，貯留分泌液を排出させる．全副鼻腔を単洞化し，換気を改善させる．最近は安全性の確保のためナビゲーション下で行うことが多い．術後は3か月間鼻洗浄を自宅で行い，マクロライド少量長期療法を行う．好酸球性副鼻腔炎の場合は，術後も保存的治療と同じようにする．

■ 抗体療法

内視鏡下鼻内手術後の再発例，経口ステロイド抵抗例では，抗IL-4α鎖抗体を投与する．

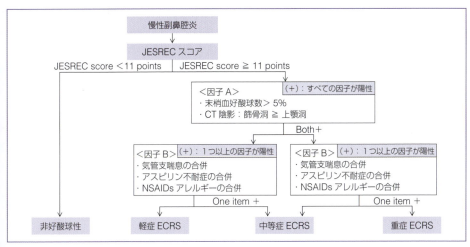

図4 慢性副鼻腔炎の診断・分類アルゴリズム
臨床スコア 11 点未満もしくは以上で，非好酸球性副鼻腔炎か好酸球性副鼻腔炎かに分類し，因子 A と因子 B における項目の陽性数で，好酸球性副鼻腔炎の軽症，中等症，重症に分類する．
〔藤枝重治，他：好酸球性副鼻腔炎：診断ガイドライン（JESREC Study）．日耳鼻 118：728-735，2015 より改変〕

【処方例】

デュピクセント　皮下注（具体的方法は添付文書を参照）

■ 合併症

好中球浸潤が優位な非好酸球性副鼻腔炎では，表2 の下気道疾患を合併しやすく，副鼻腔気管支症候群（sinobronchial syndrome）とよばれる．一方，好酸球性副鼻腔炎では，気管支喘息，アスピリン不耐症，薬剤アレルギーを合併しやすい．

■ 予後

鼻茸なし慢性副鼻腔炎は，マクロライド少量長期療法でかなり治癒する．非好酸球性副鼻腔炎は，ESS と術後のマクロライド少量長期療法で高率に治癒できる．好酸球性副鼻腔炎は，図4 のアルゴリズムにより軽症，中等症，重症に分けられる．軽症は非好酸球性よりやや成績が落ちる．中等症，重症の好酸球性副鼻腔炎は難治性であり，術後 5 年間で 50～70％ が再発する．

■ 患者説明のポイント

☆手術療法が最終手段だが，術後の鼻洗浄，定期的な通院での鼻処置が治癒率を向上させる．
☆好酸球性副鼻腔炎は難治性であり，長期の治療が必要である．
☆粘膿性，膿性など副鼻腔炎症状再燃時は，早めに受診すると治療が軽くすむ．

13. 小児副鼻腔炎

sinusitis in children, pediatric sinusitis

平川勝洋　広島大学・名誉教授

■ 病態・病因

① 発症年齢と炎症部位

小児副鼻腔炎の年齢の厳密な定義はないが，副鼻腔が形成され始める 3 歳頃から発育が終了する 15 歳頃までに発症する副鼻腔炎を指すことが多い．年代により各副鼻腔の発達過程は異なり，小児期では上顎洞と前後篩

骨蜂巣が主な副鼻腔となるため，これらが罹患洞となり鼻炎と副鼻腔炎の混合した病態を呈することが多い．

② 病態

ウイルス感染や細菌感染などが契機となり生じた膿や鼻汁は，固有鼻腔に排泄される．これら鼻漏と炎症による粘膜腫脹が副鼻腔自然口を閉塞させ，排泄障害が生じる．排泄障害により貯留した分泌物への細菌感染が遷延化することで副鼻腔炎が生じる．

乳幼児期では獲得免疫が不十分なため，高頻度に上気道炎の罹患を繰り返すことで，鼻漏，鼻閉が遷延化して発症することが多い．アレルギー性鼻炎を有する場合には，下鼻甲介の浮腫性肥厚や水様性鼻漏のために副鼻腔の排泄障害が生じることが，また咽頭扁桃肥大であるアデノイド増殖症がある場合には，後鼻孔閉鎖あるいは狭窄により貯留した鼻汁への持続的な細菌感染を生じることが，副鼻腔炎の発症や難治化の原因となる．さらに，鼻汁が耳管咽頭口から逆行性に感染し急性中耳炎が起こることや，細菌感染による粘膜の炎症や鼻漏などで生じた耳管機能不全のために滲出性中耳炎が遷延化することもある．また，鼻閉のため鼻呼吸ができず，睡眠時無呼吸症を合併することや，後鼻漏により喘息様気管支炎などを誘発することもある．

これら鼻科領域以外の合併症を誘発しうる疾患であるものの，患者の訴えが乏しく，繰り返す感冒と症状が類似することから，炎症の遷延化により慢性化した状態となっていることがある．小児の慢性副鼻腔炎は，成人にみられる好酸球性副鼻腔炎のように好酸球性炎症が病態の主体になることは少なく，好中球性炎症が主体で，約50%は自然治癒する．

■ 症状

副鼻腔炎は発症から4週間以内の急性副鼻腔炎と，発症から12週以上経過した慢性副鼻腔炎に分類される．一般にウイルス感染による急性鼻炎では，水様性鼻漏から漿液性鼻漏が3〜7日程度続いた後，粘膿性鼻漏が3〜4日継続して治癒するとされ，細菌感染を伴わない限り，通常10日前後で治癒する．しかし急性副鼻腔炎の場合，細菌性2次感染により発熱の継続や，10日以上継続する膿性鼻漏，感冒の5〜7日後の病状の悪化が症状として認められることが多く，慢性副鼻腔炎は，長期にわたり継続する粘性，粘膿性，膿性鼻漏や難治性の滲出性中耳炎，睡眠時無呼吸症，易再発性の急性中耳炎が症状や主訴として認められることが多い．

■ 検査法と所見の把握
① 問診

感冒などの発症契機，鼻漏の性状，持続期間，症状（顔面痛，頭痛，湿性咳嗽），集団保育の有無，合併症による症状（口呼吸やいびきなど：睡眠時無呼吸症，耳痛や耳閉感など：急性あるいは滲出性中耳炎）などがあれば副鼻腔炎が疑われる．発熱（38.5℃以上）の持続，顔面腫脹・発赤，視力・視野障害，CRP高値などが認められた場合は，顔面蜂窩織炎，頭蓋内合併症，眼窩内合併症などの急性副鼻腔炎合併症を念頭におく必要がある．

② 検査

通常，鼻粘膜の発赤，腫脹の有無・程度，鼻汁の性状・量などの鼻腔所見を優先して判断する．

参考となる検査としては主に上顎洞と篩骨蜂巣の状態評価のための単純X線検査〔後頭前頭撮影法（コールドウェル法）と後頭顎（オトガイ）法（ウォータース法）による顔面正面2方向〕や，急性副鼻腔炎合併症が疑われる場合に炎症波及部位を同定するために行うCTあるいはMRIが挙げられる．臨床的に副鼻腔炎が疑われていない例や，短期間の膿性鼻漏を示す患児においてもCT検査で副鼻腔粘膜の肥厚が高率に認められるが特異度は低いため，急性副鼻腔炎合併症が疑われる場合以外はCTやMRIは行わない．

口呼吸，いびき，中耳炎の遷延化が認められる場合は，アデノイド増殖症の評価と後鼻孔閉塞の有無を確認する．急性副鼻腔炎で膿

性鼻漏が認められる場合, 2歳以下で耐性菌が検出されることが多いことから, 適宜細菌検査を行う. アレルギー性鼻炎の合併が疑われる場合は鼻汁中好酸球を確認する.

治療方針

副鼻腔が発育途上であることから10歳までは保存療法を原則として行い, 10歳以上では鼻茸切除などの比較的侵襲度の低い手術, 15歳以上では成人に準じた根本的な手術を含めて治療する.「急性鼻副鼻腔炎診療ガイドライン」に従って薬剤を投与するとともに鼻処置, ネブライザー治療を行う.

■ 保存的治療
① 急性副鼻腔炎
軽症例ではウイルス感染が主体であるため, 抗菌薬非投与で経過観察を行う. 5日以上継続する膿性鼻漏を認めた場合, 以下の中等症に準じて治療する.

② 急性副鼻腔炎中等症
起炎菌は, インフルエンザ菌, 肺炎球菌, 黄色ブドウ球菌, *Moraxella catarrhalis* が主で, penicillin sensitive *Streptococcus pneumoniae* (PSSP), penicillin insensitive *S. pneumoniae* (PISP), penicillin resistant *S. pneumoniae* (PRSP), β-lactamase negative ampicillin sensitive *Haemophilus influenzae* (BLNAS), β-lactamase negative ampicillin resistant *H. influenzae* (BLNAR), β-lactamase positive ampicillin resistant *H. influenzae* (BLPAR) などの薬剤耐性菌が50％程度を占めるため, アモキシシリン (AMPC)/アンピシリン (ABPC) を5日投与し, 改善不良ならアモキシシリン (AMPC)/アンピシリン (ABPC)/セフジトレンピボキシル (CDTR)/セフカペンピボキシル (CFPN)/セフテラムピボキシル (CFTM) 高用量を5日間投与した後, 治療効果判定を行う.

【処方例】　下記を併用する.

> 1) クラバモックス小児用配合ドライシロップ　1回 48.2 mg/kg (力価)　1日2回　食直前　12時間ごと
> 2) サワシリン細粒　1回 10 mg/kg (成分量として)　1日3回

③ 急性副鼻腔炎重症
鼻処置や副鼻腔自然口開大処置を行いつつ, AMPC/ABPC/CDTR/CFPN/CFTM 高用量を5日間投与するが, 合併症が生じた場合は入院治療を行う.

④ 慢性副鼻腔炎
マクロライド少量長期療法を通常1～3か月間行い, 治療効果判定を行う. アデノイド増殖症やアレルギー性鼻炎が認められた場合は, 鼻内環境の改善目的のために, それぞれの治療も行う.

【処方例】

> クラリスドライシロップ　1回 3～4 mg/kg (成分量として)　1日2回

■ 手術的治療
急性副鼻腔炎で眼窩内または頭蓋内合併症が認められる場合や, 慢性副鼻腔炎の保存的治療抵抗性を示すものや鼻茸を伴うものに行う. 全身麻酔下に内視鏡下で行い, 成長に伴う顔面変形を避けるため, できるだけ骨形態に手術操作を加えずに行う.

■ 経過・予後
通常は保存的治療で改善する.
鼻茸や後鼻孔ポリープを有するものでは保存的治療のみでは改善困難であるため, 手術が必要であるが, 手術後の経過は比較的良好である.

■ 患者説明のポイント
☆急性副鼻腔炎はウイルス感染が主体であるため, 病初期は抗菌薬が不要で, アデノイド増殖症やアレルギー性鼻炎が認められる慢性副鼻腔炎では, これらの治療も必要であることを説明する.

☆重症例では手術による加療も必要であることを説明する．

14. 乳幼児上顎骨骨髄炎
maxillary osteomyelitis in infants

有本友季子　千葉県こども病院・部長

■ 病態・病因
　乳幼児期は，上顎洞は未発達で含気化が進んでおらず，上顎骨の多くは骨髄が占めている．新生児では上顎洞は鼻腔側壁のくぼみ程度であり，生後3か月頃から徐々に上顎洞の内側に小さな含気を認めるようになる．そのため特に新生児が急性上顎洞炎に罹患した際は上顎骨骨髄炎の病態を呈する．徐々に上顎洞の含気化が進む乳幼児でも，急性上顎洞炎に罹患し重症化すると，骨髄の炎症も生じ上顎骨骨髄炎を呈することがある．
　原因として出生直後の鼻腔や口腔内吸引などによる外傷や授乳時の母親の乳腺炎や乳房感染の関与などが推測されている．起炎菌については，黄色ブドウ球菌が多いが，MRSAのような薬剤耐性菌も報告されている．生後数週〜数か月の新生児・乳児に多く，ほとんどが生後3か月以内での発症である．性別では男児に多い．
　本疾患は1970年以前に新生児例の報告が多くみられたが，近年は，衛生状態の改善や抗菌薬の発達・普及もあり，ほとんど報告をみない．しかしながら，本疾患は敗血症を呈し死亡に至ることもあるため，乳幼児期の重症感染症の1つとして重要である．

■ 症状
　初めに突然38℃以上の高熱を認め，哺乳力低下，不機嫌，膿性鼻漏を伴うことが多い．ほぼ同時期から数日の間に，眼瞼腫脹のような眼周囲の発赤腫脹や眼球突出，頬部の発赤腫脹を認める．通常は一側性である．膿瘍形成している場合には，犬歯窩の腫脹を認め，自潰して頬部や口腔内（犬歯窩や硬口蓋）に瘻孔を形成することもある．

■ 検査法と所見の把握
① 視診
　眼窩周囲や頬部の発赤腫脹，膿性鼻汁や鼻粘膜の発赤腫脹，犬歯窩の腫脹を確認する．
② 画像診断
　骨の発達が未熟であり単純X線写真では診断は困難である．CTにて頬部皮下組織の肥厚，上顎骨前壁の骨破壊，上顎骨骨髄の炎症像，膿瘍形成を確認する．

■ 鑑別診断
　急性涙嚢炎，頬部蜂窩織炎，丹毒，リンパ管腫・奇形腫・鼻前庭嚢胞などの感染，乳歯周囲炎．

■ 保存的治療
　全身状態の改善のために補液を行うとともに，点滴静脈注射で抗菌薬の全身投与を行う．まずは，広域スペクトラムの抗菌薬で開始し，鼻汁や膿瘍腔の膿汁の細菌培養を行って感受性を確認し，有効な抗菌薬へ必要な場合は変更する．黄色ブドウ球菌が多いが，MRSAのような多剤耐性菌の場合もあり注意が必要である．

■ 手術的治療
　膿瘍形成がある場合には，犬歯窩を切開し排膿する．腐骨があれば除去するが，過去には腐骨除去の際，萌出歯を同時に摘出し犬歯の永久歯が生えなかった例も報告されており，侵襲を最小限にとどめる必要がある．

■ 合併症
　外科的に腐骨除去を行った場合，歯牙の欠損をきたすことがある．顔面変形も懸念されるが，あまり多くはない．

■ 予後
　早期に治療が開始され腐骨形成までは至らず抗菌薬が奏効する場合はよいが，敗血症まできたした場合には死亡例の報告もある．

■ 患者説明のポイント
☆乳幼児の重症感染症の1つで，抗菌薬治療

が奏効しない場合，敗血症を呈し死亡に至ることがある．
☆手術的治療で腐骨除去を行った場合には，歯の萌出や顔面形態に影響がみられないか，長期的な経過観察が必要となる．

15. 歯性上顎洞炎
odontogenic maxillary sinusitis

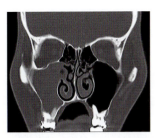

図1　右歯性上顎洞炎の CT 画像（冠状断）
23歳，女性．歯根部先端の上顎洞内への突出を認める．

竹内裕美　鳥取赤十字病院・副院長

■ 病態・病因
　う歯，根尖病巣，抜歯後の口腔上顎洞瘻，異物の迷入などの歯科疾患が原因で生じる上顎洞炎を歯性上顎洞炎とよぶ．上顎洞炎の約10%を占め，片側性である．年齢は40～50歳代に多い．女性に多いといわれていたが，最近は，明らかな性差は報告されていない．
　歯根と上顎洞底の距離は，第2大臼歯が約2mmと最も近く，第1・3大臼歯，第2小臼歯も洞底に近接する．そのため，これらの歯牙が原因歯となることが多い．原因としては，抜歯による口腔上顎洞瘻や根尖性歯周囲炎が多い．感染が上顎洞に波及した早期は，上顎洞内は好気性環境であるが，慢性化するに従って嫌気性環境に変化する．そのため，細菌学的には，嫌気性菌と好気性菌の混合感染が最も多く，全体的には嫌気性菌が優位である．好気性菌では，*Staphylococcus aureus*，*Streptococcus pneumoniae*，嫌気性菌では *Peptostreptococcus* sp.，*Prevotella* sp. が多く認められる．

■ 症状
　症状は片側性で，膿性鼻漏・後鼻漏，鼻閉，悪臭，頬部痛などであり，歯性上顎洞炎に特徴的なものはない．原因菌に関しては，歯痛・叩打痛，歯肉瘻孔，口腔上顎洞瘻などがある．

■ 検査法と所見の把握
　前鼻鏡検査・内視鏡検査による鼻腔所見では，中鼻道の粘膜腫脹と膿性鼻汁の貯留，鼻汁の咽頭への流下などが認められる．
　片側性の上顎洞病変の半数以上は歯性上顎洞炎であるため，片側性の症状や所見がある場合には本疾患を疑い，歯科治療の既往を確認しなければならない．また，画像を見るときには歯牙の状態に注意する．
　診断には画像診断が最も重要である．従来の口内撮影法やパノラマ撮影法よりも CT 検査（水平断，冠状断）が優れている（図1）．根尖病巣による骨びらんや囊胞形成，口腔上顎洞瘻，歯根先端部の上顎洞内への突出，上顎洞底の軟部陰影，上顎洞炎の程度と広がりなど豊富な情報を得ることができる．副鼻腔の炎症所見は上顎洞に限局することが多く，炎症が高度の場合には前篩骨洞・前頭洞に炎症が波及する．

■ 鑑別診断
　上顎癌や乳頭腫などの腫瘍性病変との鑑別診断が必要となる．そのほかに真菌性副鼻腔炎や血瘤腫なども鑑別疾患に挙げられる．

治療方針

　歯科医師と連携して，上顎洞炎の治療と同時に原因となった歯疾患の治療を行う必要がある．本項では，耳鼻咽喉科での治療について述べる．

■ 保存的治療
① 抗菌薬の投与
　急性副鼻腔炎に対する第一選択薬としてアモキシシリン（AMPC：サワシリン）が推奨されている．しかし，歯性上顎洞炎では，耐性菌が多く，また嫌気性菌も関与するため，キノロン系抗菌薬，マクロライド系抗菌薬などを早期から使用することも少なくない．抗菌薬の選択に際しては，細菌学的検査結果を考慮することが望ましい．1週間～10日間投与して薬剤の効果を判定する（ジスロマックは3日間投与）．

【処方例】　1)～4)を適宜用い，線毛機能の改善を目的に 5)を併用してもよい．

1) サワシリンカプセル(250 mg)　1回1カプセル(高用量2カプセル)　1日3回
2) オーグメンチン配合錠 250RS　1回1錠　1日3回
3) ジスロマック錠(250 mg)　1回2錠　1日1回　3日間
4) クラビット錠(500 mg)　1回1錠　1日1回
5) ムコダイン錠(500 mg)　1回1錠　1日3回

② 上顎洞洗浄
　下鼻道側壁を穿刺し，洞内を生理食塩液で洗浄する．口腔上顎洞瘻を介して洗浄することもある．洗浄後にベストロン耳鼻科用などの抗菌薬やステロイドを直接洞内に注入することができる．最近では，穿刺法よりも侵襲が少ないプレッツ置換法の原理を応用した副鼻腔炎治療用カテーテル（ENT-DIB）が使用できる．

③ 点鼻・ネブライザー治療
　ナシビンなどの血管収縮薬を点鼻して鼻粘膜の腫脹をとり，上顎洞内の貯留液の排泄を促す．ベストロン耳鼻科用（1回 2～4 mL，隔日に週3回）などの抗菌薬，リンデロン点鼻液（1回 0.1 mL）などのステロイドをネブライザーや点鼻で投与する．

■ 手術的治療
　炎症の程度は高度なことが多く，手術的治療を必要とすることが少なくない．通常，内視鏡下鼻内副鼻腔手術（ESS）を行う．上顎洞自然口を大きく開放し，感染性不良肉芽があれば切除する．下鼻道側壁を開窓すると（対孔作成），上顎洞の前方および洞底の処置が行いやすい．コールドウェル・ルック手術を行うことはほとんどなくなったが，上顎洞内へ迷入した破折した歯根や歯科材料異物の除去などの際に用いられることがある．

■ 合併症
　本疾患に特徴的あるいは好発する合併症はなく，炎症性・感染性の歯科疾患と副鼻腔炎の合併症と同じである．

■ 予後
　本疾患の基本的な病態は感染性の炎症性疾患であり，適切な耳鼻咽喉科治療と歯科治療を行えば治癒しやすい．

■ 患者説明のポイント
☆上顎洞炎の原因は歯科疾患であり，上顎洞炎と同時に歯科の治療を行う必要がある．
☆片側性なので，腫瘍性疾患を否定する必要がある．
☆炎症が高度の場合には手術を必要とすることが多い．

16. アレルギー性真菌性鼻副鼻腔炎
allergic fungal rhinosinusitis

清水猛史　滋賀医科大学・教授

■ 病態・病因
　アトピー素因を有する患者の副鼻腔に入り込んだ真菌が発芽・増殖し，抗原として作用して発症する．非浸潤性に増殖した真菌に対するⅠ型・Ⅲ型のアレルギー反応やT細胞応答が，ニカワ様のアレルギー性（好酸球性）ムチンの産生や好酸球の著明な浸潤を伴う粘

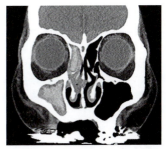

図1 アレルギー性真菌性鼻副鼻腔炎のCT画像
内部に，ムチンに含まれるFe, Caなどによると考えられる，高信号域を伴う陰影がみられることが特徴的である．

膜の炎症を惹起する．粘稠な貯留液と組織の浮腫に伴う粘液線毛輸送機能障害が炎症の悪循環を招き，副鼻腔が換気不全になって真菌の増殖に適した環境を形成する．

■ 症状

鼻漏・後鼻漏，鼻閉，嗅覚障害，顔面の疼痛など，通常の副鼻腔炎と同様の症状を呈するが，顔面痛の訴えが強い印象がある．また，片側性病変であることが多く，症状に左右差がみられやすい．アレルギー性鼻炎や喘息を合併することが多いが，アスピリン喘息との関連は乏しい．

■ 検査法と所見の把握

鼻内視鏡所見での鼻茸・浮腫状粘膜やニカワ様のアレルギー性(好酸球性)ムチン，画像検査(CT・MRI)による副鼻腔炎所見，血清特異的IgE検査や皮内テストによる真菌に対するⅠ型アレルギーの証明，組織学的検査による粘膜浸潤を伴わない真菌の存在，などによって診断する．鼻汁粘液の培養検査による真菌の証明，血清総 IgE値上昇，末梢血好酸球数増多，検出真菌に対する特異的IgG値上昇なども診断に有用である．画像検査で副鼻腔内部にCTで高信号域，MRIのT1・T2で低～無信号域が存在する軟部陰影が特徴的である(図1)．米国アレルギー喘息免疫学会による診断基準(2004年)を**表1**に示す．

表1 アレルギー性真菌性鼻副鼻腔炎の診断基準

1. 以下の症状が1つ以上存在すること
鼻漏・後鼻漏
鼻閉
嗅覚障害
顔面の疼痛・圧迫感・充満感
2. 必須項目
①鼻内視鏡検査で，アレルギー性ムチン(病理検査で真菌と脱顆粒した好酸球がみられる)と，炎症所見(中鼻道の浮腫・鼻茸形成など)を認める
②CTあるいはMRIで鼻副鼻腔炎の所見
③真菌特異的IgEの証明(血清特異的IgE値上昇もしくは皮内テスト陽性)
④副鼻腔粘膜への真菌の浸潤を認めない
3. 参考項目
①鼻汁粘液の真菌培養にて真菌を証明
②血清総IgE値上昇
③画像診断(CTあるいはMRI)でアレルギー性真菌性鼻副鼻腔炎を疑う所見

〔Meltzer EO, et al : Rhinosinusitis : establishing definitions for clinical research and patient care. J Allergy Clin Immunol 114 : 155-212, 2004 より〕

■ 鑑別診断

好酸球性鼻副鼻腔炎が鑑別疾患に挙げられる．好酸球優位の炎症細胞浸潤，ニカワ様鼻汁，多発性の鼻茸，易再発性の炎症などが類似しているが，好酸球性鼻副鼻腔炎はアレルギー性真菌性鼻副鼻腔炎より比較的高い年齢層に発症し，病変が両側性で，アスピリン喘息の合併が多い点などが異なる．

治療方針

症例数が少ないため，アレルギー性真菌性鼻副鼻腔炎の治療にエビデンスレベルの高い臨床試験はなく，本邦での治療指針は確立されていない．しかし，手術療法とステロイドの全身投与を組み合わせた治療が有効であることがわかっている．

■ 手術的治療

内視鏡下鼻副鼻腔手術が第一選択である．副鼻腔を単洞化し，粘膜を温存しつつ，真菌を含んだ好酸球性ムチンを完全に除去する．

再発しやすい特徴があり，術後の長期にわたる経過観察と再発防止のための局所治療が重要である．生理食塩液による鼻副鼻腔洗浄を行うとともに，術後はステロイドなどの薬物治療を併用する．真菌に対する術後の免疫療法の有効性も報告されている．

■ 保存的治療

① 鼻洗浄

抗原や炎症産物を除去するため，術後は生理食塩液による鼻副鼻腔洗浄を行う．抗真菌薬による局所洗浄の有効性を示すエビデンスはない．

② 薬物療法

同様の病態を示すアレルギー性気管支肺アスペルギルス症に準じた薬物治療が術後に用いられる．ステロイドの量や投与期間に一定の見解はないが，術後2か月以上の経口ステロイド薬使用（プレドニゾロン 0.5 mg/kg/日から漸減）が推奨されている．その他，好酸球性炎症を制御する目的で，鼻噴霧用ステロイド，ロイコトリエン受容体拮抗薬，Th2サイトカイン阻害薬などが使用されるが，その有効性について十分な検証はされていない．

③ 免疫療法（減感作療法）

真菌に対する免疫療法は治療後も効果が持続し，再燃を予防することが知られている．本邦ではアルテルナリアに対する免疫療法のみが可能である．

■ 合併症

アレルギー疾患の合併が多く，約2/3にアレルギー性鼻炎，半数に気管支喘息を合併する．アレルギー性気管支肺アスペルギルス症を合併することもある．

■ 予後

再発率が高く，適切な術後治療を行わないと再発が必須である．術後は血清総IgE値，血清特異的IgE値，末梢血好酸球数が病態の変動を反映する．長期的な術後治療が重要になるが，初回手術における真菌および好酸球性ムチンの完全除去，罹患副鼻腔の完全開放が術後治療の有効性を上げる．

■ 患者説明のポイント

☆内視鏡所見，CT画像またはMRI，血清のアレルギー検査結果を示して，病態と治療の必要性を説明する．

☆再発の多い疾患であり，鼻洗浄などの術後治療が重要で，長期的な通院治療が必要であることを説明する．

> **トピックス**
>
> 欧米では，アレルギー性真菌性鼻副鼻腔炎は慢性鼻副鼻腔炎手術症例の4〜10%程度を占めている．その有病率には地域差や人種差があり，本邦ではまれな疾患と考えられていた．しかしながら，これまで好酸球性鼻副鼻腔炎として治療されている症例のなかにアレルギー性真菌性鼻副鼻腔炎が含まれている可能性があり，本疾患に対する理解が高まるにつれ，報告症例が増加している．

17. 慢性非浸潤性副鼻腔真菌症

chronic non-invasive fungal sinusitis

大淵豊明　産業医科大学・講師

副鼻腔真菌症は，①急性浸潤性，②慢性浸潤性，③寄生型である慢性非浸潤性，④真菌の抗原性が関与するアレルギー性真菌性，の4つの病態に分類される．本項では，これらのなかで最も発生頻度の高い③慢性非浸潤性副鼻腔真菌症について概説する．

■ 病態・病因

慢性非浸潤性副鼻腔真菌症は，40歳以降の中高年に好発し，男女比は約1:2で女性に多い．副鼻腔の中では上顎洞に発生することが最も多く，ほとんどが片側性である．全身の免疫機能との直接の関連はないと考えられており，無症状の症例も少なくない．真菌は周囲組織に浸潤することなく長期間副鼻腔内に留まり，真菌塊（fungus ball）が形成される．原因真菌はアスペルギルス（図1）が最多

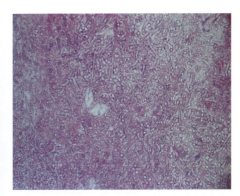

図1 真菌塊のhematoxylin-eosin(HE)染色画像
アスペルギルスの所見がみられる．

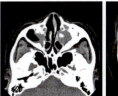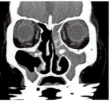

図2 CT画像（水平断と冠状断）
左上顎洞・篩骨洞に石灰化を伴う軟部陰影を認める．

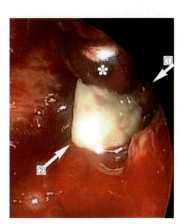

図3 術中所見
左上顎洞自然口付近(①)に真菌塊(②)がみられる．
＊吸引管先端

で，ムーコル，カンジダがこれに次ぐ．

■ 症状

慢性に経過する膿性鼻漏（悪臭を伴うこともある），後鼻漏，頭痛や頬部痛，鼻出血などが挙げられ，特異的な症状はない．時に無症状のまま経過し，脳ドックや頭部CTなどを機に偶然指摘される．

■ 検査法と所見の把握

画像所見が有用であり，CTでは副鼻腔周囲の骨肥厚や石灰化を伴う軟部陰影が認められる（図2）．また，MRIではT2強調画像で無信号領域がみられる．CT，MRIともに造影剤による増強効果は認められない．前述のように病変部位は上顎洞が最も多く，篩骨洞，蝶形骨洞と続き，前頭洞はまれである．中鼻道の上顎洞自然口付近に真菌塊がみられることが比較的多く，これを検体として採取したのち真菌の検出を行う．

■ 鑑別診断

他の副鼻腔真菌症，悪性腫瘍（特に上顎洞癌）や歯性上顎洞炎との鑑別が必要となる．

治療方針

■ 手術的治療

外科的治療が第一選択となる．内視鏡下鼻内副鼻腔手術（endoscopic sinus surgery：ESS）により副鼻腔を開放し，真菌塊を除去したうえで（図3），洞内を十分清掃する．非浸潤性の場合は菌糸が粘膜内に浸潤していないため，粘膜の剥離・除去操作は行わない．ESSでは上顎洞前下壁の操作が困難な場合でも，真菌塊を一塊として摘出することに固執せず，あくまでも自然口経由のアプローチを試みる．生理食塩液による洞内洗浄を反復して行えば，取り残しや真菌塊の破片も除去可能である．鼻腔と副鼻腔との間で十分な換気が行われ，洞内を好気性の環境に変化させることがきわめて重要である．

■ 合併症

高齢，ステロイド・免疫抑制薬・抗癌剤投与，悪性腫瘍の発生・進展などに伴って免疫低下状態が生じると，眼窩蜂窩織炎，外眼筋

の障害，視神経障害，頭蓋底の破壊，頭蓋内合併症などの重篤な合併症をきたす可能性がある．

■ 予後

通常は予後良好で，抗真菌薬治療は必要ない．術後再発をきたした場合でも，副鼻腔洗浄を行うことで病変の除去が可能である．

■ 患者説明のポイント

☆通常，適切なESSを施行すれば再発率は低く予後良好な疾患である．
☆症状がなく，偶然にみつかったケースでは手術を快諾しない症例も経験するが，加齢やこれに伴う免疫機能の低下により浸潤性へと移行する危険性があることを十分説明しなければならない．

18. 浸潤性副鼻腔真菌症
invasive fungal sinusitis

児玉　悟　児玉耳鼻咽喉科クリニック・院長
　　　　　［大分県］

■ 病態・病因

浸潤性副鼻腔真菌症は，耳鼻咽喉科領域における重要な深在性真菌症であり，真菌の組織浸潤により重篤な症状を呈する．以前は破壊型ともよばれ，その経過により急性浸潤性と慢性浸潤性に分類される．慢性非浸潤性（寄生型）から慢性浸潤性に移行することもある．原因真菌はアスペルギルス，ムーコル，カンジダが大部分を占め，アスペルギルスが最も多い．急性および慢性浸潤性副鼻腔真菌症はステロイド，免疫抑制薬，抗癌剤などの使用により免疫が低下した患者において日和見感染として発症することが多い．両者とも組織浸潤を伴うが，慢性浸潤性の場合は粘膜内浸潤にとどまることが多い．鼻脳型ムーコル症や電撃型アスペルギルス症などの急性浸潤性の場合は，真菌が血管内に浸潤し，血栓形成を伴う血管侵襲により周辺臓器の壊死性感染を引き起こす．そして，副鼻腔から眼窩，海綿静脈洞，頭蓋内へ浸潤し致死的となりうる．

■ 症状

症状は，鼻閉や鼻漏などの副鼻腔炎症状に加えて，通常の副鼻腔炎よりも高度な頭痛や神経痛様の顔面痛，急激に進行する視力障害などの真菌の浸潤部位に応じた脳神経症状（第Ⅱ，Ⅲ，Ⅳ，Ⅴ，Ⅵ脳神経障害）が認められる．初期には症状は軽度であるため，症状が悪化し，病態が進行してから受診することも少なくない．副鼻腔炎患者において，これらの症状が認められる場合には浸潤性副鼻腔真菌症の可能性を考える．また鼻脳型ムーコル症の場合は，黒色の分泌物や粘膜病変が認められることが特徴である．

■ 検査法と所見の把握

急性および慢性浸潤性副鼻腔真菌症ではCTによる画像診断が重要であり，石灰化や濃淡像を伴う副鼻腔内の軟部陰影に加えて，骨破壊や周辺臓器への浸潤所見を認める（図1）．患者の全身状態，腎機能にもよるが，可能であれば造影CTのほうが病変の進展範囲がわかりやすい．真菌症の場合は血管や神経に沿って進展することが多く，神経孔や神経管の拡大は本疾患の早期診断につながる可能性もあるため，患側と健側の左右差を注意深く読影することも大切である．MRIでは，病変部がT2強調画像で低〜無信号を呈することが真菌症病変の特徴である．MRIは硬膜病変や硬膜内浸潤の評価に有用である．病原体検査として，分泌物などの真菌培養で真菌が同定されることは少なく，仮に同定できたとしても培養に時間を要する．画像所見から本症を疑い，悪性腫瘍との鑑別も含め，診断的治療の観点からも手術を含めた治療を開始することが多い．

検体採取に際しては壊死組織だけではなく，炎症性肉芽組織を十分に採取し，可能であれば術中迅速病理検査に提出し，永久病理

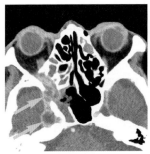 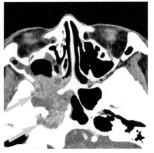

図1 造影 CT 画像
右蝶形骨洞の骨破壊から翼口蓋窩，眼窩尖端部，海綿静脈洞，頭蓋内への進展を認める（矢印）．

検査にて診断を確定する．病理組織検査では，HE 染色で真菌の形態を把握することもできるが，正確な真菌形態の把握や組織浸潤の有無を診断するには Grocott 染色や PAS 染色の必要がある．浸潤性真菌症では粘膜や粘膜下の血管内へ真菌の浸潤像が観察される．血液検査による補助診断として β-D-グルカンの測定が有用で，活動性の評価も可能である．しかし，ムーコルが原因真菌の場合には，細胞壁の β-D-グルカンが乏しいため，上昇しないことに注意が必要である．

■ 鑑別診断

臨床症状をはじめ，画像上，骨破壊や周囲への浸潤を認めるため，悪性腫瘍との鑑別が最も重要であり，病理組織検査が必須である．

治療方針

急性であっても，慢性であっても浸潤性副鼻腔真菌症の治療は外科的デブリードマンと抗真菌薬全身投与の組み合わせとなる．

■ 保存的治療

浸潤性副鼻腔真菌症の治療薬としては，現在，アゾール系薬のブイフェンド（VRCZ）が第一選択薬である．もともと脳脊髄液への移行がよく，副作用が少なかったジフルカン（FLCZ）よりも抗真菌作用が強いことが特徴である．ポリエン系薬のファンギゾン（AMPH-B）は広い抗菌スペクトラムと殺菌作用を有する一方で，組織移行性と副作用の問題があった．このリポソーム製剤であるアムビゾーム（L-AMB）が開発され，長期間の大量使用が可能となり，ムーコル症においては，アムビゾームが第一選択となっている．

① ムーコル症以外の場合
【処方例】
　1)2)4)のいずれかを選択．

> 1) ブイフェンド注　1回4mg/kg（初日のみ1回6mg/kg）　1日2回　点滴静注あるいはブイフェンド錠（50 mg）　1回4錠（初日のみ1回6錠）　1日2回　食間
> 2) イトリゾール注　1回200 mg　1日1回　点滴静注（初日のみ1日2回）

　上記1)2)単独投与で効果不十分の場合は，3)の併用．

> 3) ファンガード注　1回150〜300 mg/kg　1日1回　点滴静注
> 4) アムビゾーム注　1回2.5〜5 mg/kg　1日1回　点滴静注

② ムーコル症の場合
【処方例】

> 1) アムビゾーム注　1回5 mg/kg　1日1回　点滴静注

抗真菌薬の投与期間，薬物治療の終了時期については，いまだ確立されていないため，臨床症状や画像所見，β-D-グルカン値，全身状態，副作用をみながら総合的に判断する．薬物療法終了後も再燃がありうるため，厳重な経過観察が必要である．

■ 手術的治療

手術は外切開や内視鏡手術による拡大副鼻腔手術，部位によっては頭蓋底手術による病巣の徹底的な除去が必要であり，手術には組織採取と診断の確定といった診断的治療の意味も含まれている．早期であれば，病巣の完全清掃も可能であるが，眼窩尖端から海綿静脈洞，頭蓋内に浸潤している場合は病巣の外科的全摘出は困難である．真菌は血管への浸潤傾向が強いため，いずれにしても術後は抗真菌薬の全身投与を長期間行う．

■ 合併症

視力障害や眼球運動障害，感覚障害などの脳神経症状（第Ⅱ，Ⅲ，Ⅳ，Ⅴ，Ⅵ脳神経障害）があり，治療経過により回復するものもある一方で，病変の頭蓋内進展によって死に至ることもある．

■ 予後

浸潤性真菌症の全生存率はおおむね50%とされており予後は不良である．予後を増悪させる因子として病変の進展範囲の大きさ，特に頭蓋内進展が挙げられる．

■ 患者説明のポイント

☆患者の状態によっては，患者自身に説明と同意を十分に得られないことも多いため，家族とも密に接する必要がある．
☆適切な治療により，治癒の可能性がある一方で，病変の進展と種々の合併症により予後が不良であることを具体的に説明する．
☆手術を行っても治療が長期間に及ぶこと，また治療終了後も再燃の可能性があることを説明する．

19. 術後性上顎嚢胞
postoperative maxillary cyst

川内秀之　島根大学・名誉教授

副鼻腔の嚢胞は，原発性と2次性の嚢胞に分類されるが，ほとんどの症例は2次性のものである．2次性のなかでも，術後性上顎嚢胞は耳鼻咽喉科の日常診療において比較的頻度の高い鼻副鼻腔疾患の1つである．局所麻酔下での副鼻腔炎の手術を過去に受けた既往のある患者に多く認められる．鑑別診断は，自覚症状と画像診断から容易である．

■ 病態・成因

術後性上顎嚢胞は，上顎洞根本術施行後数年から20年程度経過してから発症することが多いといわれている．術後性嚢胞の成因としては，術後洞を充塞する瘢痕内に上顎洞粘膜の遺残がありその粘膜内腺組織から生じる説と術後洞と鼻腔との交通が遮断され閉鎖腔となるために生じる説がある．1990年代から内視鏡下鼻内副鼻腔手術が行われるようになり，本疾患は減少している．

■ 症状

嚢胞の存在する部位により異なる症状が出現する．
① 頬部症状：腫脹，疼痛，異常感，しびれ感
② 眼症状：眼球圧迫感，眼痛，流涙，眼球突出，複視
③ 口腔症状：歯痛，歯牙浮遊感，異常感，しびれ感，歯根部の腫大

初期症状としては，頬や歯に違和感や痛み，重みを感じるようになり，徐々に頬部や顔面の腫脹が起こる．急性期と慢性期で呈する症状が異なり，急性期には突然の歯痛，頬部痛，頬部腫脹が出現する．慢性期には，鈍痛，違和感，しびれ感，腫脹感などがある．嚢胞が長年にわたり増大すると眼窩壁骨が破壊され，眼球突出や眼球運動障害が認められる．上顎洞底部の骨の破壊が起こると硬口蓋

の突出が出現することもある．

■ 問診の要点

上顎洞根本術を受けた既往があるかどうかは重要である．鑑別すべきものとして，外傷性に留意する．

■ 検査法と所見の把握

1) 鼻内所見：副鼻腔炎にみられるような粘膿性鼻汁や鼻茸はほとんど認められず，下鼻道側壁や中鼻道側壁の腫脹などを肉眼あるいは内視鏡で確認する．

2) 口腔所見：歯齦部の腫脹の有無，硬口蓋の突出，上顎歯の叩打痛の有無を確認する．

3) 眼所見：眼球突出，複視の有無を確認する．

4) 画像検査：CT検査が詳細を知るうえで必須の検査であり，囊胞と周囲の骨組織の状況の把握が正確にできる（図1）．単純X線検査での上顎パノラマ撮影も歯根との関係をみるうえで有用である．MRIは必須の検査ではないが，囊胞が多房性である場合や囊胞内の組織構造の詳細を知るうえで情報が多い．

■ 鑑別診断

鑑別すべき疾患としては，歯原性囊胞，上顎洞良性腫瘍，悪性腫瘍などがある．

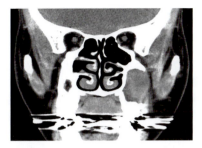

図1　CT画像
53歳，女性．12歳のときに両側コールドウェル・ルック手術を用いた副鼻腔手術を施行している．

治療方針

急性期の症状すなわち囊胞の細菌感染が疑われる場合は，まず保存的治療にて対応する．自覚症状がない場合や偶然に発見された場合は経過を観察する．手術的治療の基本は囊胞開放術か囊胞摘出術である．

■ 保存的治療

① 抗菌薬の投与

囊胞の細菌感染により急性増悪した場合には，抗菌薬の投与が必要である．
ペニシリン系の抗菌薬を第一選択とする．痛みを伴う場合は鎮痛消炎薬も併用する．

② 穿刺吸引

腫脹や痛みがひどい場合や眼球圧迫症状が出ているような場合には囊胞からの穿刺吸引を行う．下鼻道が腫脹している場合などには，鼻内より穿刺することができる．
囊胞が頬部皮下に突出しているような場合には，歯根部より穿刺吸引することで対応できる．

■ 手術的治療

囊胞の手術療法は，内視鏡下鼻内副鼻腔手術による鼻内法か歯根部切開での鼻外法のいずれかである．あるいは両者の併用も行われる．囊胞壁の処理においては，囊胞壁を大きく開放して鼻腔へのドレナージを確保する方法と囊胞壁の全摘を行う方法がある．

① 囊胞へのアプローチ法（鼻内法，鼻外法の適応）

最近は，CTやMRIなどの画像診断の向上と内視鏡下鼻内副鼻腔手術さらにはナビゲーションシステムの普及により，従来の鼻外法を用いた囊胞全摘より，非侵襲的な鼻内法での開放手術が第一選択となってきている．
鼻内法では，歯根部からの切開や瘢痕組織の剝離などの必要がないため，術後の顔面腫脹や頬部痛，知覚障害なども起こりにくく，入院期間も短縮できるという利点がある．鼻外法での対応は，鼻内法での十分な開放が困難である場合や，交通路の再閉塞の可能性が高い場合に選択される．囊胞が上顎洞の外側や前方に存在し視野が得られにくい症例，囊胞が小さく扁平である症例，囊胞が鼻涙管に接している症例が該当する．

② 眼窩下壁の欠損に対する対応
　上顎嚢胞により眼窩下壁の欠損が広範囲に認められる場合は，嚢胞摘出を行わず，眼窩周囲の嚢胞壁は残して，嚢胞を開放する．
③ 術後の再閉塞
　嚢胞が小さい場合や外側の場合は開放した嚢胞壁が再閉鎖する傾向にある．再発防止のため患者に鼻外法で嚢胞摘出を行うこともある．その際は理由を十分に説明し，術後に一時的に生じる顔面腫脹，頬部痛，知覚障害なども説明する．

■ 患者説明のポイント
☆嚢胞の存在する部位や大きさを丁寧に説明し，摘出するための手術操作（全摘出かあるいは一部嚢胞壁を残すかなど）について解説し患者の十分な理解を得ておく．
☆手術をしなかった場合どのような合併症が招来するか，重要臓器の近傍に位置する場合完全摘出ができなかったときの再発の可能性についても，説明しておくとよい．

20. 副鼻腔嚢胞
sinus cysts

大村和弘　東京慈恵会医科大学

■ 病態・病因
① 定義
　副鼻腔の自然口の狭窄や閉塞によって副鼻腔内に分泌液が充満し，周辺組織の圧迫や破壊を認めるものとされる．病因としては外傷，手術などの報告が多いが，炎症，先天性，特発性などがある．
② 発生部位
　部位としてコールドウェル・ルック手術後に起こる上顎嚢胞が最も多いが，内視鏡下副鼻腔手術の普及により前頭洞，篩骨洞，蝶形骨洞にも発生する．

■ 症状
　上顎洞嚢胞では三叉神経症状による頬部痛や眼球突出による複視，篩骨洞嚢胞では眼球突出による複視，視力障害（図1），前頭洞嚢胞では前頭部痛，眼球突出による複視（図2），蝶形骨洞嚢胞では後頭部痛，視力障害が起こることがある．

■ 検査法と所見の把握
　検査に関してはCTで嚢胞の局在，周囲の骨の菲薄化の評価を行い，嚢胞性病変の判断および多房性の有無を評価する．

■ 鑑別診断
　CTでは腫瘍などとの見分けが難しいこともあるが，MRIで嚢胞内容の濃度が均一かどうか，T1/T2条件でのintensityの違いが診断の一助となる．

治療方針

■ 保存的治療
　嚢胞に対する治療は一般的に外科的に行われるが，急性感染を起こした際には抗菌薬での治療が必要となる．保存的治療に抵抗性の場合，症状が増悪する場合，嚢胞の急性感染を繰り返す場合，感染により重篤な症状（視神経障害や髄膜炎）が出現した場合に手術的治療を選択する．

■ 手術的治療
　嚢胞壁をすべて取り除く方法か，鼻腔へ嚢胞を部分開放する方法がある．内視鏡で行う鼻内法に関しては，基本的に嚢胞壁すべてを取るかたちではなく，嚢胞を部分的に穿破し，鼻腔との交通を十分につける．
　その際の術式の選択は，前頭洞嚢胞に対するドラフ（Draf）手術や上顎洞嚢胞に対するendoscopic modified medial maxillectomy（EMMM）を選択すると，直視鏡で嚢胞の処置を行え，手術操作がしやすい．直視鏡で対応の難しい場所にある外側に位置する嚢胞の場合は，斜視鏡を用いることで外切開を併用せずに嚢胞の処置を行うことができる．

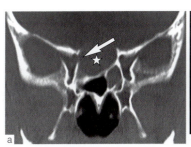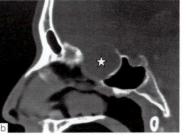

図1　篩骨洞囊胞
a：副鼻腔CT画像（冠状断，骨条件）．頭蓋底の骨を上方に圧排している囊胞（星印），一部分視神経管の骨欠損を認める（矢印）．
b：副鼻腔CT画像（矢状断，骨条件）．鶏冠より後方の前頭蓋底の骨の菲薄化を認める（星印）．

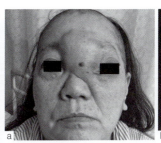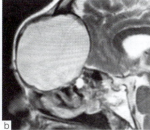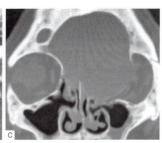

図2　前頭洞囊胞
a：身体所見；囊胞が眼位を著しく外側へ圧排しており，複視を認める．
b：副鼻腔MRI（矢状断，T2強調画像）．囊胞内部intensityは均一であり，脳を後方へ圧排している．
c：副鼻腔CT画像（冠状断，骨条件）．眼窩内側壁と上壁の骨が消失している．

囊胞の位置が内視鏡を用いて鼻腔からアプローチすることが難しい場合や顔面骨の変形が著しい場合，鼻外法を併用することもある．

図2の症例に関しては，囊胞形成による前頭骨の変形による複視も出現していたことから，内視鏡下鼻内手術による囊胞の開放に加えて，形成外科による冠状切開による前頭骨形成と腸骨移植を併用し整容面および機能面での再建を行った．整容面の改善に加えて術後複視も消失した．

■ 合併症

鼻副鼻腔手術に特有なものに加え，囊胞を開放する際に行う骨削開時に血管や神経を損傷する可能性がある．

■ 予後

一般的に囊胞の位置が鼻腔から離れている場合，囊胞壁の骨が厚い場合，囊胞が多胞性で位置が鼻腔の前・上・外側の場合は，再閉塞しやすい．また囊胞が骨性閉鎖しているほうが再閉塞しやすい．

部位としては鼻涙管の外側，眼窩下神経の外側，眼窩上方外側にあるものは内視鏡下鼻内副鼻腔手術での処置が難しい．さらに，鼻涙管，眼窩，眼窩下神経，眼窩下動脈などの重要構造物が存在するため，囊胞の十分な開放ができない．骨面の露出の程度が大きい場合はさらに再閉塞の可能性が高くなる．その際には，露出の骨表面を有茎粘骨膜弁で覆う

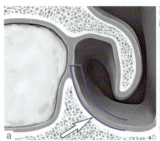
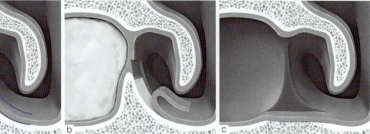
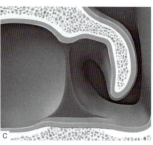

図3　有茎粘骨膜弁（下鼻道側壁フラップ）
a：粘骨膜弁を作成する（矢印）．
b：下鼻道に接する囊胞に対して，下鼻道側壁の粘膜を温存する．骨を十分に削開し囊胞を開放する．
c：骨面が露出している場所を粘膜で覆う．

ことで再狭窄を予防する．下鼻道粘膜などを用いた有茎粘骨膜弁を用いて削開し露出した骨を覆うことで骨増生を抑え，再閉塞を減らすことに留意する（図3）．

■ 患者説明のポイント

☆骨に囲まれた囊胞ができている．感染をきっかけに囊胞が急激に増大し，頰の痛みや眼球突出，視力障害や髄膜炎などを引き起こす可能性がある．

☆保存的治療にかかわらず，症状が残存する場合，頻回な感染と感染に伴い重篤な症状が出現する危険性がある場合は外科手術にて囊胞を十分開放する必要がある．

☆囊胞の位置が鼻腔から離れている場合，囊胞壁の骨が厚い場合，囊胞が多胞性の場合は，再閉塞をする可能性がある．

21. 鼻性眼窩内合併症（眼窩蜂窩織炎）

rhinogenic orbital complication
（*orbital cellulitis*）

鴻　信義　東京慈恵会医科大学・教授

■ 病態・病因

副鼻腔の炎症や腫瘍性病変は，薄い眼窩壁を隔てた眼窩内へと波及する可能性がある．特に副鼻腔炎に起因する鼻性眼窩内合併症は，幼小児から高齢者まで幅広く発症し，頻度こそさほど多くはないがひとたび発症すると急激に重篤な状態になりやすく，早期の診断と適切な治療が欠かせない．

本疾患のほとんどは，急性副鼻腔炎が眼窩に波及して生じる．また慢性副鼻腔炎が急性増悪を生じ眼窩内に炎症が波及する場合もある．解剖学的関係から篩骨洞炎の波及が最も多いが，上顎洞炎や前頭洞炎から波及することも少なくない．

以下，発症の背景因子や病態の特徴を示す．
1）眼窩壁の骨は非常に薄く眼窩紙様板ともよばれ，先天的に存在する骨孔や骨裂隙あるいは神経周囲の間隙，また静脈や骨の破壊部位などを経由し炎症が直接波及しやすい．
2）鼻副鼻腔や眼窩の静脈は静脈弁がなく交通しているため，副鼻腔の炎症が眼静脈，海綿静脈洞に血行性に波及することがある．
3）炎症に伴い副鼻腔内圧が上昇し，眼窩内静脈還流がうっ滞し，さらに眼窩内の炎症が増悪する．
4）小児期は骨の発育が未熟であり，骨と骨膜との接着が弱いため，小児では成人と比較して副鼻腔炎由来の眼窩内合併症が生じやすい．

■ 症状

 副鼻腔炎症状が先行すれば膿性鼻漏, 頬部痛や歯痛, 前頭部痛, 鼻閉などがまず現れるが, 頭痛や発熱が初発症状のこともある.

 眼科的な症状は, 眼窩内病変の進展に従い以下のように順次出現する.

 1) 眼瞼からの静脈還流障害による眼瞼の浮腫・腫脹, 眼痛.

 2) 眼窩内に病原菌や炎症細胞が波及, 眼窩内容がびまん性に腫脹して軽度の視力障害や眼球運動障害が生じ始める.

 3) 病原菌により眼窩骨膜下に膿瘍を形成し, 内直筋などが浮腫を起こし眼球運動が障害される. また, 膿瘍による眼球突出や偏倚もみられる (図1, 2).

 4) 眼窩内に膿瘍が形成されると眼窩内圧が上昇し, 視神経や網膜の血液循環がさらに悪化して視力や眼球運動が高度に障害される (図3).

 5) 病原菌が静脈性に海綿静脈洞へ播種し, 血栓性静脈炎をきたすと, 脳神経のⅡ, Ⅲ, Ⅳ, V_1, Ⅵが障害され, 眼窩先端部症候群の症状を呈する. また髄膜刺激症状や高熱, 意識障害など, 重篤な全身症状も生じる.

■ 検査法と所見の把握

 本症の診断には, CTやMRIなど画像検査が重要である. Chandlerらにより, 眼窩内合併症の重症度は以下の5型に分類されて

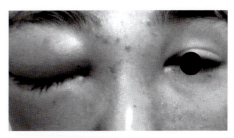

図1 右眼窩内膿瘍症例の顔写真

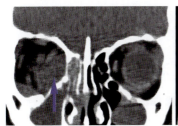 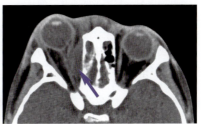

図2 右眼窩骨膜下膿瘍症例 (Group Ⅲ) のCT画像 (矢印は膿瘍)

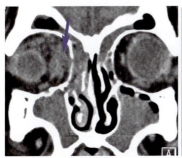 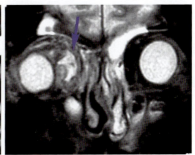

図3 右眼窩内膿瘍症例 (Group Ⅳ) のCT画像 (矢印は膿瘍)

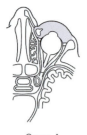 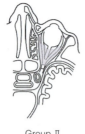 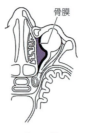 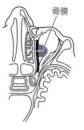 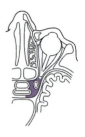

Group Ⅰ 炎症性浮腫　　Group Ⅱ 眼窩蜂窩織炎　　Group Ⅲ 眼窩骨膜下膿瘍　　Group Ⅳ 眼窩内膿瘍　　Group Ⅴ 海綿静脈洞血栓症

図4　鼻性眼窩合併症の分類（チャンドラー分類）

いる（図4）．
- Group Ⅰ：炎症性浮腫，眼瞼蜂巣炎
- Group Ⅱ：眼窩蜂窩織炎
- Group Ⅲ：眼窩骨膜下膿瘍
- Group Ⅳ：眼窩内膿瘍
- Group Ⅴ：海綿静脈洞血栓症

CTやMRIで蜂窩織炎や膿瘍形成の有無を判断するとともに，眼窩骨壁が保たれているかどうかも評価する．膿瘍形成を疑う場合は，できれば造影CTで辺縁の増強効果を確認する．また，角膜外軟部組織の肥厚，内直筋の肥厚，眼球突出と眼球および視神経の偏倚，眼窩内ガスの存在などもチェックする．膿瘍は，MRIではT1強調画像中等度信号，T2強調画像やや高信号である．造影MRIを行うと，造影CTと同様，辺縁の造影効果を認める．

細菌培養では原因菌が同定され，その結果は抗菌薬の選択にも反映させる．ただし，実臨床では細菌培養の結果が判明する前に抗菌薬を選択・投与しなくてはならない症例が多い．また眼科にコンサルトし，視力検査や視野検査など諸検査を通し視機能を評価する．

■ 鑑別診断

初診時の診療科が眼科であることが多く，耳鼻咽喉科には鼻性を疑われて紹介される．眼科的には急性結膜炎や外傷，虫刺症などが鑑別となる．

本疾患は肺炎球菌やインフルエンザ桿菌また黄色ブドウ球菌による急性細菌感染に起因することが多いが，アスペルギルスやムーコルなどの真菌による眼窩内合併症，すなわち浸潤性副鼻腔真菌症である電撃型アスペルギルス症や鼻眼型ムーコル症も同様の病態を引き起こす．したがって，細菌性か真菌性かが鑑別のポイントとなる．真菌性のものは免疫不全患者，糖尿病や透析中で血液がケトアシドーシスに傾いている患者などに生じやすく，画像上，真菌を疑う陰影や顕著な浸潤所見などと併せて判断する．

治療方針

■ 保存的治療

抗菌薬とステロイドの投与が基本的治療戦略になる．チャンドラー（Chandler）分類でいえばGroup ⅠとⅡが保存加療の適応になる．本疾患で検出される菌は，急性副鼻腔炎と同様にインフルエンザ菌，肺炎球菌などであり，成人では黄色ブドウ球菌やレンサ球菌，また嫌気性菌も原因菌に含まれる．抗菌薬はしたがって，これらの菌に対して効果のある第3世代セフェム系＋クリンダマイシン，ピペラシリン・タゾバクタム，カルバペネム系などを選択する．下記に処方例を示す．いずれも2，3日投与して効果がなければ薬剤変更や手術療法を考える．

① 小児例

【処方例】

オラペネム小児用細粒(10%) 1回4 mg/kg（成分量として） 1日2回 朝・夕食後

② 成人例

【処方例】 以下を併用する．

1) メイアクトMS錠(100 mg) 1回2錠 1日3回 毎食後
2) ダラシンカプセル(150 mg) 1回1カプセル 1日4回 6時間おき
3) プレドニン錠(5 mg) 1回2錠 1日3回 毎食後

③ 成人例（重症）

【処方例】 以下を併用する．

1) メロペネム注 1回0.5 g 1日2回 点滴静注
2) ソル・コーテフ注 1回300 mg 1日1回 点滴静注

■ 手術的治療

数日間の保存療法で改善をみない場合，また症状の悪化を認める場合には内視鏡下鼻内副鼻腔手術（ESS）Ⅴ型の適応になる．特にチャンドラー分類GroupⅢとⅣはまずESSで早急に副鼻腔炎病巣を清掃し，また膿瘍があればドレナージを併せて試みる．Group Ⅴでは，海綿静脈洞血栓に対する抗凝固療法には賛否両論ありいまだ統一した治療方針がないが，少なくとも副鼻腔の顕著な炎症に対しESSを行うべきである．

ESSでは，①まず通常の手技に従い各副鼻腔を開放して洞内を清掃したのち，②眼窩壁を露出して眼窩内病変の位置を確認し，③眼窩壁を除去，眼窩骨膜を広く露出，④膿瘍形成があれば骨膜を切開・開窓し排膿，⑤十分な生理食塩液で洗浄する．この間，適宜眼球を手指で圧迫すると，通常は感染で脆弱になった眼窩壁骨を通して眼窩内病巣の位置が予想できる．眼窩内へアプローチする取っかかりとして最も安全な位置は，第3基板の付着部で篩骨上顎板の高さといわれている．ナビゲーションシステムを所有しているなら，もちろん利用すべきである．

■ 予後

副鼻腔炎由来の眼窩合併症は，全体では71%が抗菌薬で制御可能という報告がある．一方，視力障害が成人例では3～11%，小児では14～33%で残存し，失明に至る症例も1～8%という報告や，頭蓋内合併症の併発や死亡例もまれにあるとされており，できるだけ早期の適切な治療が欠かせない．

■ 患者説明のポイント

☆多くの症例が急に発症し，しばしば強い痛みや視覚障害など重篤な症状を呈するため，患者および家族の不安は非常に強く，また眼科的症状にばかり目がいってしまう．まずは副鼻腔炎由来の疾患であること，画像検査で病変の広がり具合を正しく判断し，抗菌薬やステロイドを投与しながらも状況によっては手術が必要になることなど，一連の診断と治療の流れを説明する．

☆治療方針の選択や変更は数日間という短い時間のなかでするため，入院のうえ，厳重・慎重に患者を診察していくことをしっかり伝え，不安を取り除くことが肝要である．

22. 鼻性頭蓋内合併症

rhinogenous intracranial complication

吉川 衛　東邦大学・教授

■ 病態・成因

鼻性頭蓋内合併症とは，鼻副鼻腔の感染源や外傷などが原因となり，髄膜炎，脳膿瘍，硬膜下膿瘍，硬膜外膿瘍などの感染症をきたすものである．画像診断の進歩や抗菌薬の普及によって減少傾向にあるといわれているが，発症すると急速に増悪し，不幸な転帰をたどることもあるので，早期に診断して治療

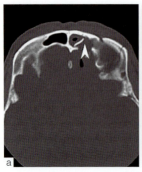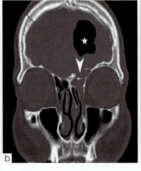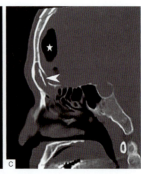

図1 頭部外傷に伴う鼻性頭蓋内合併症のCT画像
a：水平断，b：冠状断，c：矢状断．
頭部打撲による顔面骨折に伴い，左前頭洞後壁の骨折部位（矢頭）から髄液漏を生じた症例の単純CT画像を示す．また，この症例では擤鼻により生じた気脳症（星印）も認める．

を開始することが必要である．

成因としては，鼻副鼻腔手術後の合併症や頭部外傷による外傷性と，炎症の波及による非外傷性に大別される．外傷性では髄液漏を伴う髄膜炎がほとんどであるが，非外傷性では硬膜下膿瘍が最も多く，以下，脳膿瘍，硬膜外膿瘍の順となる．さらに，非外傷性の感染経路は，骨や髄膜を介して感染が波及する直接経路と，血栓性静脈炎によって血行性に波及する間接経路がある．感染源としては前頭洞炎が最も多いが，これは前頭洞が頭蓋に近いという理由だけではなく，頭蓋骨の板間層とよばれる海綿骨に存在する板間静脈を介した間接経路が原因といわれている．非外傷性の鼻性頭蓋内合併症は10～20歳代の若年男性に多くみられるが，弁のない板間静脈がこの時期に発達し，頭蓋との間に双方向性の血流が多くなることがその理由の1つとして挙げられる．

■ 症状

主な症状としては，外傷性では水様性鼻漏や頭痛が多いが，非外傷性では脳圧亢進，髄膜刺激，大脳炎に伴う，頭痛，発熱，項部硬直，嘔吐などが多い．また膿瘍を形成した場合は，その部位に応じた神経巣症状などもみられ，言動の変化や痙攣発作を生じることがある．硬膜下膿瘍では，硬膜外膿瘍や脳膿瘍と比較して進行が速いため，意識レベルの低下，脳神経麻痺，片麻痺，痙攣発作などの重篤な症状に対して迅速な対応が必要となる．

■ 検査法と所見の把握

鼻性頭蓋内合併症を疑った場合，頭蓋内の画像診断が必須である．通常，迅速に撮影できる利便性からCT検査を施行することが多いが，膿瘍を疑った場合は被膜を描出するために造影が必要となる．また，CT検査においては，副鼻腔の病変や周囲の骨壁の状態を把握しやすいため，特に外傷性において利点がある（図1）．しかし，頭蓋内の病変を的確に診断するにはMRI検査が有用で，膿瘍の有無だけでなく周囲のわずかな脳浮腫までも鋭敏に描出することが可能である（図2）．また，MRI検査は，腎機能障害やアレルギーにより造影剤が使用できない場合でも，膿瘍の診断ができる利点もある．

画像検査以外では，感染源である鼻副鼻腔からの細菌培養検査が必要であり，血液および脳脊髄液からの培養も必要に応じて行う．通常，髄液検査を耳鼻咽喉科医が行うことはないと思われるが，腰椎穿刺によって脳ヘルニアを生じる危険性があるため，その施行については関連診療科と検討する必要がある．

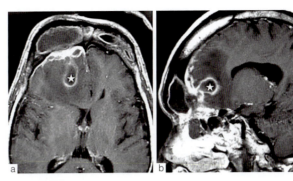

図2 脳膿瘍の MRI
a：水平断，b：矢状断．
左前頭洞炎から波及した脳膿瘍症例の造影 MRI（T1WI）を示す．脳膿瘍（星印）だけでなく，それに伴う脳浮腫や硬膜の肥厚も認める．

■ 鑑別診断

 鼻性頭蓋内合併症に特異的な症状は少なく，症状のみによる鑑別は難しい．ただし，急速に進行する脳神経症状などを認めた場合は，硬膜下膿瘍を考慮して迅速な対応が必要となる．鑑別診断には画像検査が必須だが，そのなかでも MRI 検査は腫瘍などの他の頭蓋内疾患との鑑別に有用である．さらに，拡散強調画像においては，硬膜下膿瘍は高信号，硬膜外膿瘍は低信号で描出されるため，両者の鑑別を行うこともできる．

治療方針

■ 保存的治療

 鼻性頭蓋内合併症に対する治療としては，抗菌薬の投与と，膿瘍を形成した場合は外科的ドレナージが必要となる．抗菌薬は，膿瘍や脳脊髄液への移行性や複数の起炎菌による混合感染を考慮し，広域スペクトルをもつ抗菌薬を選択する．抗菌薬の投与が遅れると予後に影響するため，鼻性頭蓋内合併症を疑った場合はすみやかに開始する．

■ 手術的治療

 外傷性の髄液漏で，保存的治療により停止しない場合は，経鼻的に閉鎖術を行う．図1のような前頭洞の後壁の裂隙に対しては，endoscopic modified Lothrop procedure（EMLP）などの拡大手術で対応する．

 頭蓋内に膿瘍を形成した場合，抗菌薬による保存的治療のみで軽快することはまれであるため，多くは膿瘍の外科的ドレナージが必要となる．また，感染源である鼻副鼻腔に対する手術も有効とされているが，それだけでは頭蓋内の外科的ドレナージを回避できないという報告もあり，あくまでも補助的な治療と考えるべきである．

■ 予後

 鼻性頭蓋内合併症の致死率は低下傾向にあり，最近の報告では 0〜7% といわれている．しかし，救命できたとしても後遺症の残存は 10〜25% の患者にみられ，抗菌薬の投与や外科的ドレナージの遅れが予後に影響すると報告されている．

■ 患者説明のポイント

☆近年，致死率が低下したとはいえ，治療が遅れると重篤な後遺症を残すことが少なくない疾患であることを理解してもらう．
☆硬膜下膿瘍のような病態の増悪が速い疾患に対しては，外科的ドレナージなどの侵襲を伴う治療を早期に選択する必要があることを説明する．

23. 歯原性嚢胞
odontogenic cyst

五十嵐文雄 日本歯科大学新潟生命歯学部・教授

歯原性嚢胞には歯根嚢胞，含歯性嚢胞，歯原性角化嚢胞，萌出嚢胞，側方歯周嚢胞が存在する．

Ⅰ．歯根嚢胞（図1）

■ 病態・病因

う蝕，外傷などによる歯髄炎が原因となる．慢性歯髄炎から慢性根尖性歯周炎に移行，その刺激により歯根肉芽腫が生じる．この肉芽組織内の残存上皮が増殖し，嚢胞を形成する．嚢胞壁は扁平上皮で被覆され，リンパ球，形質細胞，組織球，時に異物型巨細胞などがみられる．内容液は黄色透明で，コレステリン結晶を含むことがある．どの年代にも発生する．

■ 症状

嚢胞が小さいものでは無症状に経過，X線検査によって偶然に発見されることが多い．嚢胞が大きくなると顎骨の膨隆，歯槽骨の吸収，歯根の吸収が生じ，歯の動揺がみられる．しばしば2次感染により歯肉膿瘍，歯肉瘻，外歯瘻を作り耳鼻咽喉科を受診することがある（図2）．

■ 検査法と所見の把握

X線検査では歯槽骨，下顎骨内に楕円形のX線透過像が認められ，この中に原因歯の歯根尖が突出していることが特徴である．しかし根尖が吸収されて歯根が短くなっていることもある．

■ 治療方針

嚢胞の小さい場合は根管治療を行う．大豆大以上になると嚢胞摘出術．さらに原因歯の抜歯も必要となる．

Ⅱ．含歯性嚢胞（濾胞性嚢胞）（図3）

■ 病態・病因

歯胚の上皮組織から発生する嚢胞で，嚢胞内に種々の程度に発育した埋伏歯を認めることが特徴である．歯の形成過程において，歯胚に歯の硬組織が形成された後に嚢胞が作られたためと考えられている．好発部位は上顎犬歯，小臼歯部，下顎大臼歯部である．発生頻度は歯根嚢胞に比してかなり低い．10〜30歳代に好発する．

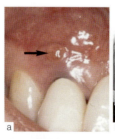
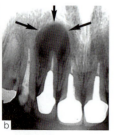

図1　歯根嚢胞
a：上顎歯肉に発赤と小嚢胞を認める．
b：X線では歯槽骨に楕円形の透過像を認め，その中に歯根尖が突出している．

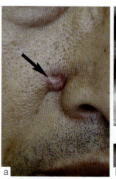
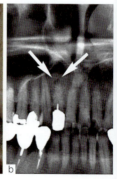

図2　外歯嚢胞
a：根尖性歯周炎から炎症が歯槽骨内に進展，鼻翼脇に嚢胞を形成している．しばしば破れて瘻孔を形成する（外歯瘻）．
b：X線では歯槽骨内に透過像を認める．

■ 症状

 顎骨が次第に膨隆し，顔面の非対称がみられるようになる．顎骨表面は薄くなり，波動を触れることもある．原因歯が囊胞内に含まれて萌出しないため，歯数が不足する．囊胞壁は薄い扁平上皮で被われ，内容液は黄色漿液性である．

■ 検査法と所見の把握

 X線検査では未萌出歯を含む境界明瞭な単房性の透過像がみられる．

■ 治療方針

 囊胞摘出術を行う．

III. 歯原性角化囊胞（原始性囊胞）

■ 病態・病因

 歯胚の上皮組織から発生し，囊胞壁上皮に角化のみられるものを歯原性角化囊胞とよぶ．含歯性囊胞とは異なり，囊胞内に埋伏歯は認められない．歯胚に歯の硬組織が形成される前に囊胞が作られたためと考えられている．10～20歳代の若年者に多く，性別では男性に多い．含歯性囊胞より発生頻度は低い．

■ 症状

 下顎智歯部，下顎枝に好発する．顎骨が次第に腫脹，顔面の非対称がみられるようになる．波動を触れるものが多い．囊胞内容は粘稠なクリーム状で類表皮囊胞との鑑別が困難なことがある．基底細胞母斑症候群では多発することがある．

■ 検査法と所見の把握

 X線検査では顎骨内に単房性あるいは多房性の境界明瞭な透過像が認められる．

■ 治療方針

 囊胞摘出術を行う．時に顎骨切除が必要となる場合がある．

IV. 萌出囊胞（図4）

■ 病態・病因

 萌出直前の歯冠周囲，粘膜下組織に組織液または血液が貯留するもので，萌出中の乳歯，まれに永久歯に関係して生じる．原因は不明，歯の萌出によって自然消失する．

■ 症状

 歯槽部粘膜下に限局性の浮腫性腫脹を生じる．囊胞内容が血液のときは紫色，濃青色を呈し，萌出血腫とよばれる．

■ 治療方針

 歯の萌出によって自然に消失するので，経過を観察する．

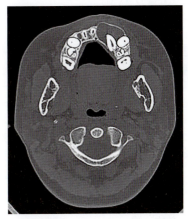

図3 含歯性囊胞
下顎に未萌出歯を含む境界明瞭な透過像を認める．

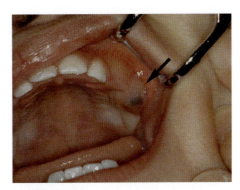

図4 萌出囊胞
歯槽部粘膜下に限局性の浮腫性腫脹を認める．

V. 側方歯周囊胞

■ 病態・病因
歯根管の側枝部に生じる非炎症性,増殖性のまれな囊胞である.成人の下顎犬歯,小臼歯部に好発する.直径 10 mm 以下で単房性の場合が多い.

■ 治療方針
囊胞摘出術を行う.

24. オスラー病に伴う鼻出血
epistaxis with hereditary hemorrhagic telangiectasia

市村恵一　東京みみ・はな・のどサージクリニック・名誉院長

■ 病態・病因
常染色体性優性遺伝をする全身の粘膜,皮膚,内臓,中枢神経などの血管奇形病変である.第 9 染色体(9q33-34)における *endoglin* 遺伝子変異によるものを 1 型,第 12 染色体(12q13)の *ALK-1* 遺伝子変異を 2 型とし,これらが大多数を占めるが,このほかに 4 つの遺伝子変異型が発見されている.endoglin あるいは ALK-1 の機能障害は ALK-1 による ALK-5 系の抑制を除去することにより,ALK-5 シグナル優位な状態となり,内皮細胞,平滑筋細胞の分化増殖に影響を及ぼし,血管病変が発生するものと推測される.病理学的には毛細血管拡張,細静脈の拡張,小動脈筋層の不完全発育,内膜弾性板の欠損,細静脈内皮細胞菲薄化,リンパ球血管周囲浸潤などが指摘されている.出現頻度は 5 千〜8 千人に 1 人であるが,重症度には個人差があり,見過ごされている場合もある.

■ 症状
耳鼻咽喉科的には鼻出血の反復,止血困難が主に,時に舌や口唇の出血がみられる.消化管病変があると,そこからは常時少量出血するので,通常は無症状であるが,全身倦怠が出ることがある.肺動静脈奇形(AVM)では,症状のないこともあるが,右左シャントにより著しい低酸素血症が起こり,その結果,全身倦怠,呼吸困難,チアノーゼ,喀血などが起こる.

■ 検査法と所見の把握
鼻腔内視鏡検査を重視する.刺激の加わりやすい鼻腔前方粘膜,特にキーセルバッハ部位が最も多い出血部位であり,次いで下鼻甲介前端となるので,この部位での所見で判定する.病変部位の所見から,1 型:孤立性点状血管拡張,2 型:びまん性連結血管,3 型:孤立性動静脈奇形,4 型:連結型動静脈奇形に分類する(図 1).口腔の血管拡張は 58〜79% にみられ,形態として分枝状と丘疹状があり,前者は口蓋で,後者は口唇でみられやすい.

■ 鑑別診断
キュラソー基準(Curaçao criteria)が診断基準に採用されている.
① 鼻出血(自発性,再発性)
② 多発性末梢血管拡張(口唇,咽頭,指,鼻など)
③ 内臓病変(消化管の血管拡張,肺,肝,脳,脊髄の AVM)
④ 家族歴(1 親等に存在)

の 4 項目中 3 項目以上の該当で確定に,2 項目だと疑いとなる.小児期には内臓病変や皮膚病変がみられないため診断基準を満たさない場合が多いが,親がオスラー病だと 50% に発症するだけに精査すべきである.オスラー病以外で鼻粘膜血管の拡張がみられるものに肝硬変があるが,静脈拡張のため所見は異なる.

治療方針

■ 保存的治療
オスラー病を全身疾患と捉える以上,保存

療法が治療の基本と考えるべきであるが，確実といわれる治療法はない．エストロゲンは線毛円柱上皮を扁平上皮に変える作用を有するので，血管周囲のカバーが強固になり，受傷しにくくなると考えられている．軟膏で局所投与する方法もあり，刺激低減効果も加わり有効である．ほかに有効と報告された薬物としてはタモキシフェン，トラネキサム酸，サリドマイド，ベバシズマブ，N-アセチルシステイン，プロプラノロール，ドキシサイクリン，ブレオマイシン，デスモプレシン，タクロリムス，インターフェロン2β，ごま油などがある．このうち保険適用となるのはトラネキサム酸のみであるが，血管壁の強化が期待できる．保険適用外であるが，プロプラノロールと同効薬のチモロールの点眼薬を1日3回1滴ずつ点鼻する方法は有効である．最近は軟膏塗布とマスクによる保湿が推奨されている．

■ **手術的治療**

軽症例にはレーザー，アルゴンプラズマ蒸散，コブレーター焼灼などで対処できるが，その効果は短期的である．電気メスは高率に鼻中隔穿孔を起こすので勧められない．他のデバイスでも穿孔の可能性はあるので注意する．中等度以上には鼻粘膜皮膚置換術が適応となる．大腿外側皮膚を中間層採取し，鼻腔前半の病変部を掻爬した後に植皮する．これにより出血の頻度も重症度も激減する．最重症例には外鼻孔閉鎖術を行う．こうすると気流刺激がなくなるため，急激な血圧上昇時を除けば出血は皆無となる．鼻腔機能が消失するため，十分な説明のうえで施行する．

■ **予後**

予後を規定するのは脳や肺の動静脈奇形である．オスラー病の10％の患者が，動静脈瘻（AVF）・AVMのために，脳出血・脳梗塞や脳膿瘍を起こし，若年で死亡したり，大きな障害をもったりすることになる．オスラー病が疑われるときには，脳神経，呼吸器，消化器にAVF・AVMがないかどうか

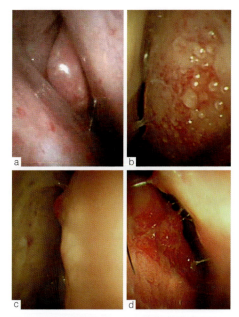

図1　鼻腔内視鏡所見による病変部位の分類
a：1型（孤立性点状血管拡張），b：2型（びまん性連結血管），c：3型（孤立性動静脈奇形），d：4型（連結型動静脈奇形）．

画像診断することが重要である．症状出現前に診断されると，病変によっては予防的治療が可能になるので，予防可能な病変の検出が可能であることを，医師はきちんと説明すべきである．

■ **患者説明のポイント**

☆遺伝性疾患であること，全身性の疾患であり，鼻以外の病変検索も重要である．
☆鼻出血に対しては現段階では確実といわれる治療法はないが，最終的には外鼻孔閉鎖という手段もある．頻回大量な鼻出血は患者のQOLを著しく障害するので，いったんは専門医に紹介し，治療方針を相談すべきである．保存的治療と手術的治療を組み合わせて鼻出血を制御していく．

25. 血瘤腫
organizing hematoma, blood boil

和田弘太　東邦大学医療センター大森病院・教授

■ 病態・病因

血瘤腫は臨床上の疾患概念であり，鼻副鼻腔，特に上顎洞に発生する易出血性の良性腫瘍性病変で，出血を伴い血瘤形成したものと定義されている．血瘤腫は比較的まれな疾患であるが，臨床症状と画像診断から悪性腫瘍との鑑別が常に重要となる．成因として，①真性血管腫の存在下に発生する場合，②炎症や外傷による出血の2次的産物として血管腫様病変となる場合，③両者が混在し発生する場合が考えられている．すなわち，これらを原因として上顎洞という閉鎖腔内に出血が起こり血栓形成，壊死，線維増生，硝子化変性，血管新生を経て血管腫様病変が起こるとする悪循環説が支持されている．好発年齢は10歳〜40歳代と若く，やや男性に多いとされている．

■ 症状

鼻閉，鼻出血が最も多く，鼻汁，頬部の腫脹，頬部痛，流涙などを示す．また，眼窩を圧排した症例では眼球突出や眼球運動障害，複視，眼瞼の浮腫などの眼症状を生じる．

■ 検査法と所見の把握

鼻内所見として中鼻道や下鼻道が膨隆して見える所見や，凝血塊が見える場合，またポリープや腫瘍性病変が観察される場合などさまざまである．鼻外まで飛び出す症例も存在する(図1)．CTでは上顎洞内側から同側副鼻腔を中心として非特異的な単中心的な膨隆性腫瘤を呈する(図2a)．上顎洞骨壁は骨の菲薄化を伴う圧排性浸食を呈するが，悪性腫瘍にみられる浸潤性の骨破壊との鑑別が重要である．MRIでも同様の膨隆性変化がみられ，T1強調画像では繰り返す出血によるメトヘモグロビンを反映して淡い高信号域の混

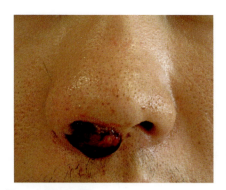

図1　上顎洞血瘤腫

在，T2強調画像ではヘモジデリン沈着による辺縁の被膜を示す低信号帯と内部の不均一な低信号域を認める．T2強調画像の所見は特異的であり，診断の特異性は高い．MRI造影では乳頭状や斑状の造影効果など不均一な増強効果を示す(図2b)．血瘤腫の診断ではMRIが重要であり，片側性副鼻腔炎を呈する患者におけるMRIの撮影は鑑別診断のためにはやはり重要である．病理組織学的には，単一の疾患ではなく血管腫や血腫，慢性炎症，壊死組織などさまざまな病態をとる．

■ 鑑別診断

上顎扁平上皮癌などの悪性腫瘍，上顎洞乳頭腫，血管腫などが鑑別に挙がる．

治療方針

上顎洞血瘤腫の治療は外科的摘出術である．内視鏡を用いた鼻内からのアプローチ(内視鏡下鼻内副鼻腔手術；ESS)が中心となる．術前に出血について検討する必要があり，少量の出血で摘出しえた症例から1,500 mL以上の出血を認めた症例の報告もある．造影CT，MRI，術前病理検査の結果から，壊死，線維増生，硝子化変性が主体であれば少量の出血を，血管新生，血管腫様病変が主体ならば大量の出血をきたす可能性がある．大出血が予想される症例では血管造影を施行

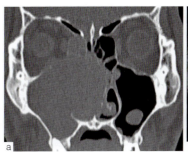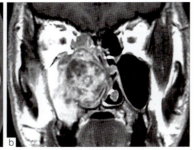

図2 上顎洞血瘤腫のCT画像・MRI

し(図3),栄養血管の塞栓術などを検討する必要がある.ESSを用いて分割切除でも可能であるが出血の危険性を考慮すると可能な限り一塊切除が望ましい.最近では,下鼻甲介,鼻涙管を内側に変位させて行うendoscopic modified medial maxillectomy(EMMM)が有効であると報告されている.

■ 合併症

術前に出血量を確実に予測することは不可能であるため,画像診断で造影効果が強い場合は血管造影検査を行い,場合により塞栓術を施行し,大出血を予防すべきである.

■ 予後

確実に摘出できれば再発はない.

■ 患者説明のポイント

☆画像診断から血瘤腫と診断をしても悪性腫瘍や他の良性腫瘍の可能性はあることを説明する必要がある.
☆通常のESSだけでなくEMMMや場合により歯根部切開が必要なコールドウェル・ルック手術を用いたアプローチ法が必要な可能性を説明する.
☆大出血が起こった場合は輸血が必要となる旨を説明する.

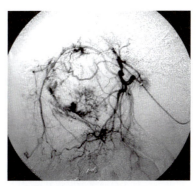

図3 上顎洞血瘤腫の血管造影画像

26. 外鼻変形

nasal deformity

児玉 悟　児玉耳鼻咽喉科クリニック・院長
　　　　　［大分県］

■ 病態・病因

外鼻変形は鼻の変形の総称で,斜鼻や鞍鼻が代表的であり,欠損や形成不全も含まれている.病因としては大きく外傷性と非外傷性に分けられ,外傷性の場合は新鮮例と陳旧例があり,非外傷性としては素因性,特殊炎症,腫瘍,先天奇形がある.

外鼻を支える硬組織は鼻骨や外側鼻軟骨,鼻翼軟骨に加えて,鼻中隔の軟骨・骨が重要

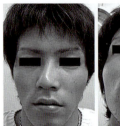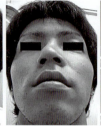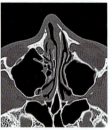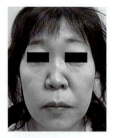

図1 陳旧性外傷性による斜鼻症例（術前）
顕著な前弯を伴っており，鼻中隔外鼻形成術の適応である．

図2 鞍鼻症例
術後にいったん，外鼻変形と鼻中隔穿孔は改善したが再発した．major ANCAは陰性であったが，術後，minor ANCA陽性が判明した．

な役割をしているため，外傷により外力が鼻の外から加われば陥凹などの変形をきたし，また鼻内から外鼻を支えている鼻中隔に過成長や欠損が生じると中から外鼻変形をきたすことになる．鼻中隔手術における過度な軟骨や骨の切除により鞍鼻などの外鼻変形をきたすことはよく知られており，術後合併症としての外鼻変形には注意を要する．外傷性のうち，新鮮例に対する診療治療指針については「鼻中隔血腫・膿瘍」，「鼻骨骨折」の項（➡ 333，336頁）を参照されたい．

本項では陳旧性外傷例および素因性の外鼻変形を中心に解説する．非外傷性，いわゆる素因性の斜鼻の病因としては，軟骨と骨の発育のアンバランスによることが知られている．鼻中隔や鼻腔のフレームを構成する骨に比べて，鼻中隔軟骨の成長度は高いため，軟骨はフレームの中で余剰となり，骨に比べて弾性があるために鼻中隔弯曲をきたし，さらに軟骨の成長の大きさや向きによってはフレームの変形をきたし，明らかな外傷がなくとも斜鼻になりうる．

特殊炎症には梅毒，結核，ハンセン病，再発性多発軟骨炎，多発血管炎性肉芽腫症（ウェゲナー肉芽腫症）が知られているが，前者3つの感染症による外鼻変形を日常臨床でみることは少ない．腫瘍には悪性リンパ腫（鼻性NK/T細胞リンパ腫）などが代表的で，

先天奇形としては唇裂や顔面裂がある．

■ 症状

症状は，外鼻変形すなわち「鼻が曲がっている」や「鼻が低い」などの外観的な症状に加えて，鼻腔形態異常，鼻中隔弯曲を伴うことが多く，鼻閉を訴える．一般的に外鼻変形の患者が審美的な目的で医療機関を受診する場合は形成外科や美容外科を受診することが多く，耳鼻咽喉科を受診する患者の多くは鼻閉の改善目的で受診することが多い．鼻閉を主訴とした鼻中隔弯曲症症例のなかには，本人が自覚していない外鼻変形や斜鼻症例が存在している．

■ 検査法と所見の把握

外鼻変形の検査としては視診と画像診断が重要である．視診では顔の観察を行い，鼻の変形や左右対称性を評価し，顔の上方，下方，側方からみることも大切である．斜鼻では鼻骨の偏倚（骨性斜鼻）か外側鼻軟骨の偏倚（軟骨性斜鼻）かを把握し，鞍鼻では鼻柱の高さ（低鼻）や鼻骨・外側鼻軟骨接合部（keystone area）の陥没について，適宜，触診も行いながら把握する（図1，2）．問診で外傷や手術の既往についても聴取することも大切である．また客観的にはあまり変形がないにもかかわらず，患者本人が過度に鼻の形を気にしている場合もある．小児の場合には，親が過度に鼻の形について気にしているケースも

あり，注意を要する．

外鼻形態の評価に加えて，鼻腔形態異常の評価も重要であり，前鼻鏡検査や鼻内視鏡検査では鼻中隔の弯曲，変形，欠損について把握する．鼻腔形態異常の画像診断としては，CTが有用であり，副鼻腔評価用の3方向CTが有用である．水平断では鼻骨骨折や陥凹，鼻背の左右対称性について，冠状断では鼻中隔弯曲の程度や，鼻腔形態，副鼻腔炎合併の有無について評価する（図1，2）．矢状断はkeystone areaの評価に有用である．特殊炎症や全身疾患，腫瘍が疑われる場合は血液検査や病理組織学検査が必要となる．

■ 鑑別診断

外鼻変形についての鑑別診断は，先に述べた病態・病因の把握が治療を考えるうえでは重要である．特殊炎症や悪性腫瘍による外鼻変形の場合は，原疾患・全身疾患の治療を優先する．外鼻変形や鼻中隔穿孔に特殊炎症が潜んでいる可能性に注意する．

治療方針

外鼻変形や鼻中隔弯曲が顕著であっても，外見的な問題や鼻閉を患者本人が気にしていなければ治療対象とはならない．患者が治療を希望する場合には，整容の改善や鼻閉の改善など，あらかじめ治療の目的を明確にしておくことが重要である．美容目的の場合には，客観的な評価基準がないために治療成績の評価が難しい．小児の場合は，先天奇形や外傷を除けば，治療対象となることはほとんどないが，保護者とよく相談すべきである．

■ 保存的治療

鼻閉が主訴であれば，血管収縮薬成分を含む内服薬（ディレグラ）や点鼻薬（ナシビン）でコントロールできる場合もあるが，形態異常への対応，矯正は手術となる．

■ 手術的治療

外鼻変形を含めた鼻腔形態異常の矯正には，鼻中隔外鼻形成術（septorhinoplasty）が有用であり，外鼻と鼻中隔を一体の構造物として同時に矯正する．鼻柱に外切開を行うopen septorhinoplastyが一般的であるが，外切開を行わないclosed法でも軽度の外鼻変形であれば，前弯・鼻中隔弯曲と同時に矯正可能である．鼻中隔外鼻形成術はわが国の耳鼻咽喉科臨床では，まだ一般的ではないため，鼻中隔を耳鼻咽喉科で，外鼻を形成外科で分担してもよい．外傷性，非外傷性ともに斜鼻に対する初回手術の場合は，自身の鼻中隔軟骨を再建グラフトとして用いるが，術後性（再手術例）や鞍鼻が顕著な場合は，肋軟骨採取が必要となることも多い．手術手技としてはspreader graftやbatten graft, septal extension graftを用いて再建することが一般的であり，隆鼻のためには鼻背にボリュームのあるグラフトを留置する．

■ 合併症・予後

全身疾患の場合は原疾患の予後に準じるが，全身疾患でなく，日常生活上も支障がない場合，外鼻変形をそのままにしておいても特に問題はない．中年以降では鼻呼吸障害により，睡眠時無呼吸を合併することがあり，鼻腔形態異常はしばしば経鼻的持続陽圧加圧装置（CPAP）装着困難の原因となる．顔面・鼻科手術後に外鼻変形をきたす場合は術後の瘢痕拘縮により徐々に外鼻変形が進行することがあり，このような症例では再手術後も注意が必要である．

■ 患者説明のポイント

☆外鼻変形については主観的な部分が大きいため，視診や鏡，顔写真を用いた説明に加えて，CT画像を用いて鼻腔形態異常について説明するとわかりやすい．

☆手術の目的が整容や鼻閉の改善なのか，または美容目的であるのかを明らかにしておく．

☆外鼻変形の状態や全身疾患によっては，術後も再発，外鼻の変形が起こりうることを説明しておく．

27. 鼻中隔弯曲症
deflected nasal septum

松根彰志　日本医科大学武蔵小杉病院・教授

　鼻中隔は構造的に，主に3つの骨，軟骨，つまり鼻中隔軟骨と篩骨正中板，鋤骨によって成り立っており，上顎骨，口蓋骨の鼻稜が下方から支えている．

■ 病態・病因
　顔面骨，頭蓋骨などの発育過程で口蓋骨と頭蓋底間に生じる圧力により，鼻中隔が弯曲すると考えられているが，詳細は不明である．成人では，約9割で鼻中隔の弯曲がみられるが，特に病的な症状が認められない場合，「鼻中隔弯曲」ではあっても「鼻中隔弯曲症」(疾患)として扱わない．
　発育，成長以外の病因では，口蓋裂などに伴う先天奇形や，顔面外傷や鼻骨骨折の後遺症としての鼻中隔弯曲症がある．

■ 症状
　臨床症状は，鼻閉と頭重感が一般的である．そのほか前頭部から鼻根部にかけての痛みや片頭痛，反復性の鼻出血を認める．

■ 検査法と所見の把握
　鼻・副鼻腔CTは，鼻中隔の形状を判定するのに有用である．冠状断，軸位断の2方向を必ず撮影し，上下方向，前後方向の弯曲の程度を判定する(図1)．
　前鼻鏡検査で，鼻中隔の形状と下鼻甲介，総鼻道との関係を総合的に判定する．特に鼻腔入口部から近い前方の所見は，画像所見のみに頼るのではなく実際に前鼻鏡で観察して判定すべきである．
　以上の2つは，必須と考えているが，鼻咽腔ファイバースコープ検査により特に後方の弯曲を確認したり，鼻腔通気度計による鼻閉の定量評価も補助的検査として意味のある検査である．ただし，鼻腔通気は，生理的な日内変動を考慮して判定する必要があり数回の評価，そのときの自覚症状との比較などで総合的に判断する必要がある．

治療方針

　鼻中隔弯曲そのものは，保存的に治療することは不可能で鼻中隔矯正術を行う以外には方法がない．ただし，手術は頭部，顔面の骨構造の発育が終わった時点で行われるべきであるので，15歳前後ですでにかなり明らかな鼻中隔弯曲を認め鼻閉が強い場合などは，局所麻酔下に下鼻甲介粘膜の両側または片側の減量術を行い，術後に必要に応じてアレルギー性鼻炎の保存的治療などを行う．そして，適切な年齢を迎えてから鼻中隔矯正術を勧める．

■ 手術的治療
　鼻中隔矯正術は，鼻内内視鏡が一般化する前から行われている手術であるが，現在では鼻内視鏡下に行われることが多い．
　一般的には，(内視鏡下)キリアン(修正キリアン)の粘膜下窓形切除術が行われる．
　鼻中隔粘膜下(軟骨膜下が好ましい)に局所麻酔薬(エピネフリン加1%リドカイン)を注入し，鼻中隔粘膜側(弯曲凸側)に切開を行う．そして，切開側の鼻中隔粘膜を軟骨膜下に剝離する．次に粘膜切開より1〜2mm後方で鼻中隔軟骨に切開を入れ凹側鼻中隔軟骨の粘膜下に入る．鼻中隔粘膜の凹側を軟骨膜下に剝離する．バレンジャーの回転刀で鼻中隔軟骨を切除する．弯曲部を中心にヤンゼン軟骨鋏，骨鉗子などで鼻中隔上方の残余軟骨，篩骨正中板を鉗除する．鋤骨の剝離を十分に行った後にノミで落とす．以上の過程で，粘膜の損傷部や菲薄部位があれば鼻中隔軟骨を適切な形とサイズにトリミングして鼻中隔粘膜間に挿入する(図2)．そして，切開側の粘膜の前方を吸収糸で縫合(アンカーリング)する．

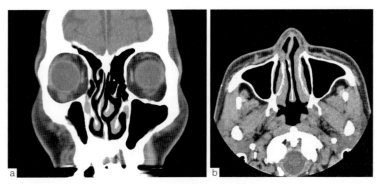

図1 鼻中隔弯曲症手術症例のCT画像(64歳,男性.主訴:鼻閉)
a:冠状断.鼻中隔の右方向への弯曲と左下鼻甲介粘膜の腫脹を認める.
b:軸位断.鼻中隔の右方向への弯曲が,同側の下鼻甲介粘膜に接するほどであることがわかる.

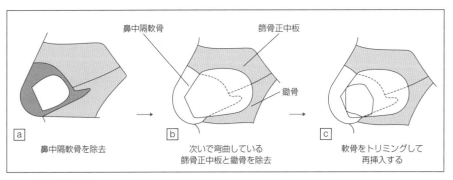

図2 鼻中隔矯正術
〔野原 修:鼻中隔弯曲症.森山 寛,他(編):今日の耳鼻咽喉科・頭頸部外科治療指針,第3版.p 280-282,医学書院,2008 より改変〕

■鼻中隔矯正術の合併症

①鼻中隔穿孔

　この手術において鼻中隔粘膜が同じ位置で欠損すると穿孔をきたす.そのような場合は,一度採取した鼻中隔軟骨を切り整えて挟み,適宜粘膜の縫合を吸収糸で行ってから手術を終える.

②外鼻の変形

　鼻背部での手術操作で鼻中隔軟骨を取りすぎると鞍鼻となる.鞍鼻は術直後には目立たなくても,数週間後から目立つようになる.また術後数年以上たってから起こる「鼻尖下垂」もある.鼻中隔軟骨の前端部を中心とした部位の過剰切除が原因と考えられている.

③鼻中隔血腫

　鼻中隔軟骨摘出術後の左右の鼻粘膜を合わせた部分に術後血腫ができることがあるので注意する.

④嗅覚障害

　鼻中隔上方の操作により,術後に嗅覚障害が出現することがある.しかし,多くは術後一過性でステロイドの内服も効果的であるといわれている.

■ 患者説明のポイント

☆適応年齢に加減があり，早くても18歳以上である．
☆スポーツなどで，外鼻に過剰な外力がかからないように注意する．
☆術中・術後合併症（上記①〜④）の説明を十分行う．
☆強い鼻閉が主訴であることが多く，背景にアレルギー性鼻炎を有していることが多いので，手術効果を長続きさせるにはアレルギー性鼻炎の治療が重要，不可欠と説明している．このとき，薬物治療と舌下免疫療法の必要性を具体的に説明している．

28. 鼻中隔穿孔
perforation of nasal septum

牛尾宗貴　東邦大学・講師

■ 病態・原因

鼻中隔穿孔は鼻中隔に生じた穿孔で，本来外鼻孔（前鼻孔）から後鼻孔に至るまで鼻中隔で左右に分けられている鼻腔に一部交通路が生じる疾患である．
多発血管炎性肉芽腫症，コカイン使用，血管収縮性点鼻薬の乱用，外傷や鼻ほじり，鼻粘膜焼灼術，鼻中隔矯正術などによって生じ，なかでも鼻科手術が原因として最多とされているが，原因不明な場合もある．

■ 症状

穿孔が鼻中隔の後方や上方にある場合には無症状のことも多いが，前下方に穿孔がある場合には，鼻閉，鼻痛，呼吸時の笛音，反復する鼻出血や痂皮脱落などの症状を呈することがある．原因としては，鼻中隔穿孔の存在により，一側外鼻孔からの吸気の一部が穿孔を通して対側へ向かうために生じる乱流などが指摘されている．

■ 検査法と所見の把握

鼻鏡や鼻腔ファイバースコープで診断できる．穿孔の大きさや鼻・副鼻腔の評価には副鼻腔CTを用いる．診察にあたっては，穿孔の大きさ，位置，穿孔縁の状態（感染や痂皮付着の程度）などを確認する．

■ 鑑別診断

鼻中隔穿孔自体には鑑別すべき疾患はないが，多発血管炎性肉芽腫症などの全身疾患は除外しておく必要がある．

治療方針

■ 保存的治療

保存的治療を希望される場合には穿孔縁への軟膏塗布（多くの症例は自分で穿孔を触っているため，自宅で軟膏塗布してもらうことも可能），鼻洗浄，プロテーゼ（オーダーメイドとなり，また，痂皮が多く付着するため，定期的に洗浄する必要がある）作製による穿孔閉鎖などが行われる．

■ 手術的治療

保存的治療では症状が十分軽減せず，根本的な治療を希望される場合には，観血的に穿孔の閉鎖を試みる．
穿孔の閉鎖には，主に鼻中隔粘膜や下鼻甲介粘膜を用いる方法などがあり，近年は内視鏡下に閉鎖術が行われるようになってきている．鼻中隔粘膜を用いる場合には，左右いずれか一側または左右両側の粘膜を用いる方法などが，下鼻甲介粘膜を用いる場合には，遊離または有茎粘膜弁として用いる方法などが報告されている．
手術は①穿孔が大きい場合，②穿孔が複数ある場合，③鼻科手術後で残存している鼻中隔軟骨や篩骨垂直板などの面積が小さい場合，④鼻中隔軟骨が薄く脆弱な場合，⑤鼻腔が狭い場合などに難易度が高くなる．

■ 合併症

保存的治療による合併症の懸念はあまりないが，手術の場合には鼻中隔矯正術と同様の

合併症(出血，鼻中隔血腫，鞍鼻，外鼻変形など)に加えて再穿孔の可能性がある．

■ 予後

保存的な治療により，鼻閉，鼻痛，痂皮形成などの症状が一時的に軽減することがある．

一方，外科的治療により完全に穿孔を閉鎖できた場合，鼻痛や鼻出血，呼吸時の笛音などは消失することが多いが，鼻閉は軽減しないことがある．術後に再穿孔がみられた場合にも，穿孔が小さく鼻中隔の後方や上方に位置する場合には症状はないか軽度であることが多い．

■ 患者説明のポイント

☆鼻腔ファイバースコープ所見，CT画像などを患者に見せて，病状を説明する．

☆何らかの原因により鼻中隔に穴が生じた状態であり，① 経過観察あるいは保存的治療で症状があまり気にならない場合には外科的治療の必要はないこと，② 外科的治療を行うと穿孔を完全に閉鎖できる可能性が高いが，症状は完全には消失しない可能性があること，③ 再穿孔が生じる可能性があることを説明し，理解を得る．

☆鼻中隔穿孔を気にして頻繁に指で触れている場合があるが，穿孔が拡大する可能性もあるので，できるだけ触らないことを勧める．

29. 鼻中隔血腫・膿瘍

hematoma and abscess of nasal septum

横井秀格　杏林大学・准教授

鼻中隔膿瘍は，近年の抗菌薬の発達により比較的まれである．しかしながら鼻中隔血腫を生じた際は，早期診断と適切な処置がなされないと鼻中隔膿瘍に至り，時に鞍鼻など外鼻変形を呈する．さらに頭蓋内波及や敗血症といった重篤な感染症へと進行することもある．したがって，常にその疾患の存在を念頭においた診療が必要である．

■ 病態・病因

鼻中隔血腫は，交通事故，転倒やボクシング，ラグビーなどにて鼻部を打撲した際に生じることが多い．また，鼻中隔矯正術施行後，止血処理，局所の圧迫が不十分な際に生じることもある．鼻中隔血腫および膿瘍に至る機序は，上記などの外傷，手術後に鼻中隔軟骨膜の血管を損傷して軟骨膜下に血腫が生じる．また，外傷が鼻骨に及んだ際や手術による鋤骨の矯正の際には，骨断端面からの出血や蝶口蓋動脈鼻中隔枝の損傷から出血が生じることもあり，注意が必要である．骨折が生じた際や，手術後の発症は両側性が多い．

近年，内視鏡下鼻内副鼻腔手術が進歩し，弯曲の矯正も高精度であるが，術後の患者の症状緩和のため，ガーゼによる圧迫がなされなくなっている．左右の鼻中隔粘膜を癒着するように縫合することや，一側の粘膜後方に穿孔を作りドレナージするなど工夫が必要である．血腫が生じると圧迫などにより，軟骨の吸収や虚血性壊死が生じ，鼻中隔は線維化を生じ不可逆的な肥厚を生じる．さらに局所の感染を生じた際は，膿瘍を形成する．軟骨壊死が進行すると外鼻変形を呈し，感染が波及すると重篤になることもある．

他の膿瘍形成の病因として，近接部位からの炎症の波及(歯牙疾患，急性副鼻腔炎，鼻前庭炎など)や特発性もある．特発性の一部は，免疫力の低下や糖尿病の罹患による易感染性，抗凝固薬の使用の際などに意識しない程度の局所の刺激も示唆される．したがって，子どもや高齢者に注意が必要である．

■ 症状

まず，鼻閉を伴う．その他，外鼻腫脹，鼻部の圧痛・疼痛，頭痛，発熱を併発することが多い．

■ 診断のポイント

外傷であれば，受傷時期，部位の問診，手術施行例は手術内容，施行時期の問診にて病

因や疾患の陳旧性の判断となる．また，基礎疾患や内服薬の聴取も必須である．
■ 検査法と所見の把握
　検査では，まず前鼻鏡での局所の観察である．多くは鼻中隔軟骨部の粘膜下膨隆所見を認め，深部の観察が困難なことが多い．骨折の有無やより詳細な情報を得るために，まずは CT（造影なしでよい）を 2 方向で施行する．陳旧性の判断や鑑別疾患の詳細な検討が必要な際には MRI が有用なこともある．
■ 鑑別診断
　腫瘍性疾患や血腫や膿瘍を伴わない炎症を考慮する．

治療方針

　受診時の局所所見，検査から早急に診断することが重要である．新鮮例は，18 G の針にての隆起部穿刺吸引や前方から下方にかけての切開にて内容物を除去し，軟膏ガーゼにより圧迫する．その際，細菌培養を行い，抗菌薬を投与する．陳旧性の場合や感染が周囲に波及していると判断した際は，全身麻酔下に血腫や感染巣の除去が必要となる．
　いずれにせよ早期の処置による局所の瘢痕・壊死や感染の波及を阻止し，鞍鼻や頭蓋内合併症や敗血症などの合併症を防がなければならない．
■ 患者説明のポイント
☆本疾患の上記病態・病因の要点をわかりやすく説明し，早期の局所の血腫，膿瘍の除去の必要性を理解させる．病状によっては，鼻中隔穿孔，鞍鼻，また全身的な治療を要する感染症の合併症の可能性も言及する．

30. 先天性鼻嚢胞
congenital cyst of nose

太田伸男　東北医科薬科大学・教授

I．先天性正中鼻嚢胞

■ 病態・病因
　胎生 3〜4 週の胎生期に鼻骨および前頭骨の骨化が起こる．頭蓋腔から下行する盲孔を経由し鼻部に突出していた神経成分が盲孔の閉鎖過程になっても中に引き込まれず，外皮成分が嚢胞を形成することによって発生する．一般的に鼻背正中部に瘻孔を有するので正中鼻瘻孔ともよばれ，出生時にみつかることも多い．
■ 症状
　生下時から瘻孔を有する鼻背部の腫脹で，咳や啼泣による大きさの変化はない．また，感染などに伴い後天的に生じる場合もある．
■ 問診の要点
　出生時にすでにあったものか，咳や啼泣による腫脹の変化の有無を確認する．
■ 検査法と所見の把握
　生下時に認められる鼻背部腫瘤は先天的要素が強く頭蓋内構造との関係を確認する必要がある．診断には CT や MRI が有用である．瘻孔造影は瘻孔の範囲に関する情報が得られる有用性がある反面，感染を誘発することがあるので注意を要する．
■ 鑑別診断
　胎生期の盲孔閉鎖障害によって外皮神経系組織の先天的な外鼻部への陥入状態が病態の鼻神経膠腫や髄膜脳瘤との鑑別が重要である．
　1）鼻神経膠腫：生下時より存在する硬い腫瘍で，頭蓋内との交通がない．
　2）髄膜脳瘤：生下時より存在する軟らかい腫瘤である．脳ヘルニアで頭蓋内との交通があるため咳や啼泣の際に膨隆することが鑑

別診断のポイントである．
　その他に血管腫，リンパ管腫にも注意する必要がある．

治療方針

■ 保存的治療
　感染時は抗菌薬の投与を行う．不用意な穿刺，切開は慎むべきである．

■ 手術的治療
　繰り返す感染がなければ手術は3～5歳まで待機して施行する．ピオクタニンなどの染色液をブジーなどに付着させ瘻孔から挿入し，進展範囲を確認すると同時に内腔を染色する．その後，鼻背部皮膚の瘻孔開口部周囲に楕円状の切開を置き，それを鼻根に向かい伸ばす．瘻管を追い上方に進むと囊胞を確認できるので，丁寧に周囲組織から剝離する．この操作を円滑に行い囊胞を完全に摘出するうえで，染色が有用である．囊胞が鼻中隔まで達している症例，感染反復例で篩板との癒着を認める症例，前頭蓋底付近に進展し開頭アプローチが必要となる症例などもあることを念頭におく必要がある．

■ 予後
　完全摘出であれば再発は少ない．不完全な摘出だと再発や感染の原因となり再手術が必要となることがある．

■ 患者説明のポイント
☆本来閉鎖すべき盲孔が閉鎖しないため生じた疾患である．感染を繰り返さなければ就学前まで保存的に経過をみて，繰り返せば早期に手術的治療を行うことがポイントである．

II．鼻前庭囊胞

■ 病態・病因
① 鼻口唇（鼻歯槽）囊胞
　胎生期の球状突起，外側鼻突起，上顎突起の接合部上皮が遺残して形成される．また，鼻涙管の下部が遺残したという説もある．上顎骨に接して鼻翼の皮下に発生する．

② 鼻口蓋囊胞
　1）切歯管囊胞：胎生期の切歯管上皮の遺残．上顎骨の切歯根部に発生する．囊胞壁には血管，神経，軟骨，粘液腺などが存在する．
　2）口蓋乳頭囊胞：切歯孔部の上皮の遺残．発生部位，組織は切歯管囊胞と同様．

■ 症状
　20～40歳代の女性に多い．鼻前庭部が腫脹し片側性鼻閉を呈する．囊胞が増大すると頬部腫脹・疼痛，鼻翼変形などを起こす．感染時には疼痛が生じ，鼻癤に類似する．

■ 問診の要点
　鼻・副鼻腔手術，歯科治療の既往の有無を確認することが重要である．

■ 検査法と所見の把握
　局所所見でおおよその進展範囲と周囲組織の状態を判断できるが，手術を前提とすれば画像診断は必須である．ルーチンのP-A法，ウォータース法に加え，歯科デンタル撮影，オルソパントモグラム，CTなどを組み合わせることで手術に有用な情報が得られる．

■ 鑑別診断
　歯原性囊胞と鑑別する．鼻前庭囊胞とほぼ同じ位置に発生し，画像で上顎側切歯と犬歯との間の骨内に発生する梨形の透亮像をとるものを球状上顎囊胞という．胎生期の球状突起-上顎突起間癒合部遺残上皮由来説は否定的で，最近では種々の歯原性囊胞の一形態とみなされている．また，感染時には鼻癤と誤られやすい．

治療方針

　無症状でみつかることもあるが，症状があり，患者の希望があれば手術適応とする．

■ 保存的治療
　感染時は抗菌薬の投与を行う．感染の増悪に伴う膿瘍形成時や消炎が困難な場合には穿刺を行う場合もある．

■手術的治療

症状があり患者の希望がある場合に適応となる．歯根部の頬粘膜溝に粘膜切開を置く．剝離する層は粘骨膜下が最も容易である．囊胞の下端に達したら囊胞壁に沿い口唇側の軟部組織との間を剝離する．上端に達したら壁に沿い骨面まで達し，最後に囊胞を背面から挙上して摘出する．近年は，鼻内からの内視鏡的な囊胞摘出や，鼻腔方向への開窓術も行われている．

■予後

完全に摘出されれば再発は少なく予後良好である．不完全摘出だと再発や感染源になり再手術が必要となる場合がある．

■患者説明のポイント

☆先天的に生じた囊胞が増大したもので症状がある場合，感染を繰り返す場合には手術的治療が必要である．

31. 鼻骨骨折
nasal fracture

寺田哲也　大阪医科大学・准教授

■病態・病因

鼻骨骨折は顔面骨骨折のなかで，最も頻度の高い外傷疾患である．その原因はスポーツ，交通事故，喧嘩などに分かれるが，訴訟などにかかわることも少なくないため，診断と治療を通じて客観的診察事項の保全に注意が必要である．画像検査（CTが望ましい），顔貌の写真記録，鼻腔内の内視鏡画像記録などはルーチンとして施行することが望ましい．

■症状

受傷部位の痛みや腫脹，骨折による外鼻変形，鼻閉，鼻出血，嗅覚障害をきたしうる．

■検査法と所見の把握

鼻骨骨折の診断は，的確な問診，視診・触診，鼻内所見の観察，画像検査で行う．鼻骨骨折を疑う際の問診では受傷機転や受傷時期を詳細に聞き取り，鼻閉症状や外鼻変形の有無だけではなく，眼球運動障害，視力障害，開口障害などの鼻骨骨折以外からの症状の有無にも注意を払う必要がある．また，暴力行為に関連する鼻骨骨折に対しては，詳細な情報を丁寧に聞き取りドメスティックバイオレンス（DV）や児童虐待の可能性にも意識を配る必要がある．

診察時には外鼻変形の有無を患者自身と相談する必要があるが，受傷直後は受傷部位の腫脹のため正確な判断がしづらい場合があるので，腫脹が消退した後の再評価が必要であることも必ず説明しておくべきである．

画像検査は鼻骨骨折の診断に必須の検査である．従来は単純X線検査（鼻骨側面，ウォータース法）が主に施行されていたが，CTから得られる情報量のほうが圧倒的に多く，かつ正確であるため，CTは必須の検査といってもよい．単純X線画像の読影力が耳鼻咽喉科医にとって重要であることは否定しないが，患者自身が容易に理解，納得できるCTによる画像所見が現代では求められている．単純X線画像では鼻骨骨折所見が明確でない場合も少なくない．臨床的に鼻骨骨折があると思われる症例の10〜47%では，単純X線では正常所見であるとされている．単純X線検査にて骨折線と判断した所見をCTで確認すると正常の縫合線であった症例を少なからず経験する．鼻骨の骨折や偏位に加えて鼻中隔骨折や他の顔面骨骨折の有無も確認できるCT検査は必須の検査である．

治療方針

① CTによる骨折の有無と程度の正確な診断（図1）
② 外鼻変形の有無，鼻腔形態への影響と自覚症状の有無
③ 手術施行時期の判断
④ 非観血的徒手整復術/観血的整復術

これらの項目を勘案し手術適応を考える.

鼻骨骨折が認められても，骨折が軽度で偏位や外鼻変形がなく鼻腔内形態に影響を及ぼしていない場合は手術の積極的適応ではない．骨折による偏位があり，外鼻変形を認める場合は積極的な手術適応と考える．ただし，外鼻変形の判断は受傷前の顔写真を参考に判断するべきであり，またその判断の時期は受傷部位の血腫や腫脹が消退する数日～1週間後を目安に行うことが望ましい．

■ 手術的治療
① 手術施行時期

非観血的徒手整復術が可能なのは，一般的には受傷後2週間までである．この時期を超えると組織の修復機転が進み骨折部の線維化が起こり，骨折部の受動的修復が困難となる．

② 非観血的徒手整復術の実際

手術は原則的に局所麻酔で行い，エピネフリン加1％塩酸リドカイン液を用いての鼻粘膜表面麻酔を施行する．ワルシャム(Walsham)鉗子を用いて鼻骨をつかみ受傷に外力が加わった方向とは逆に力を加えて整復する(図2)．整復の概念は①陥凹した骨折部分を持ち上げる，または②崩れたピラミッド型の鼻骨の枠組みを持ち上げることであり，自身が行っている操作が上記のどちらを目的としているかのイメージをもつことは手術施行時のコツである(図3)．鼻骨骨折は下1/3の骨の薄い部分に好発する．したがって，ワルシャム鉗子を上方まで深く挿入するとかえって，下1/3の整復が適切に施行できなくなる．鼻骨骨折部位に応じてやや浅めにワルシャム鉗子を挿入することも1つのコツである．

術後の内固定であるが，単純鼻骨骨折では，その必要はない．鼻中隔骨折を伴う複雑骨折の場合は軟膏ガーゼを挿入し鼻腔内から固定する．

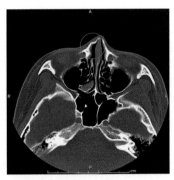

図1　CT画像(軸位断)
右鼻骨下方の陥凹骨折を認める．

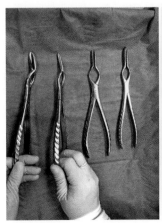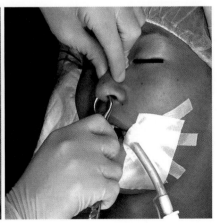

図2　ワルシャム鉗子
小児例では全身麻酔下で施行している．

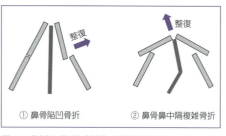

図3 非観血的徒手整復術施行時にもっておくべきイメージ
① 鼻骨陥凹骨折
② 鼻骨鼻中隔複雑骨折

■ 患者説明のポイント

☆鼻骨骨折部位をCT画像にて提示し理解させる．
☆外鼻変形の有無と鼻内形態の異常の有無が手術適応を決める際に重要となる．
☆非観血的徒手整復術施行可能時期が受傷後2週間以内である理由を理解させる．
☆受傷前と受傷後，そして整復術施行後の顔写真を供覧し，納得と同意を必ず得ておく．

32. 外傷性鼻中隔骨折
traumatic fracture of nasal septum

出島健司 京都第二赤十字病院・副院長

■ 病態・病因

外傷性鼻中隔骨折は，外鼻・鼻骨に外力を受けた場合に生じる．鼻中隔骨折単独の発症はほとんどなく，顔面骨折に伴って生じることが多い．鼻骨骨折症例の約10％に鼻中隔骨折を伴うという報告もある．鼻中隔は，皮膚部，軟骨部，骨部で構成され，主として骨および軟骨部で骨折が生じるが，軟骨部のみや骨軟骨接合部(脱臼)骨折が起こるケースもある．急性期では鼻中隔血腫を伴うこともある．小児期の外傷では，軽微にみえても軟骨膜下血腫を生じていることもあり，これが将来，化骨や瘢痕となり高度の鼻中隔変形や斜鼻を生じる可能性があり注意を要する．

■ 症状

片側または両側性の鼻閉を生じる．新鮮例では，鼻出血や疼痛，鼻部腫脹も認められる．

■ 検査法と所見の把握

外鼻に外傷性の変形があれば，本症の可能性を念頭におく．新鮮例では，出血や腫脹さらに血腫の形成などで鼻内の観察が十分行えないことも多い．CT(軸位断・冠状断)による診断が有用である．鼻中隔の粘膜および骨部で，外傷に起因と考えられる変形を認めれば，本症と診断する．陳旧例では，鼻内の観察で鼻中隔の変形を確認するが，やはり確定診断にはCTを用いることが有用である．

■ 鑑別診断

鼻内所見からでは，陳旧例の外傷性鼻中隔骨折と後天性の鼻中隔弯曲症を鑑別することは容易ではない．外鼻変形の有無や他の骨折の既往，病歴などを参考に鑑別する．

治療方針

■ 手術的治療

① 鼻骨骨折を伴う新鮮例の場合

表面麻酔の後，鼻中隔血腫があれば開窓術をしておく．ワルシャム鉗子を鼻骨裏面に挿入し整復する際，鼻中隔骨折変形部も挟んでストレートに矯正する．ある程度矯正されれば，観血的方法をとる必要はない．非観血的であっても，血腫や変形の改善は，今後の鼻中隔変形などの異常を最小限にする点で重要性が高い．外傷後2週間以内の整復が望ましく，それ以後の場合観血的治療の選択も考慮する．

② 顔面多発骨折や開放創がある場合(図1)

全身麻酔下の観血的整復術を行う．たとえ鼻骨骨折のみの合併であっても，鼻中隔粘膜が損傷を受け，軟骨片や骨片が露出しているような場合には積極的な観血的治療が望ましい．

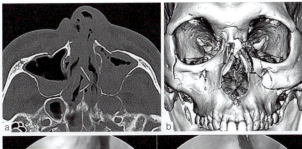
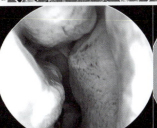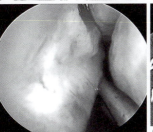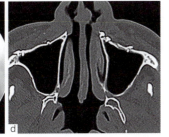

図1 観血的治療が適用された鼻中隔骨折新鮮例
a：CT画像（軸位断），b：3DCT画像；いずれも顔面に多発骨折を伴う鼻中隔骨折を認める．
c：鼻内所見；左右でZ状に凹凸，左後鼻孔は観察できない．d：術後のCT画像（軸位断）．

③ 陳旧例の場合

外鼻変形がある場合は，鼻骨骨切り術と鼻中隔骨折整復を同時に行う．手術の適応は，鼻閉の程度，患者希望を勘案し決定する．新鮮例に比較して，癒着瘢痕が強く術操作の難易度は上がる．

④ 手術の要点

手術は内視鏡を用いて，内視鏡下鼻中隔手術I型を行う．裸眼での鼻中隔矯正術もしくは鼻中隔骨折観血的手術でも可能であるが，粘膜温存や細かな骨片の対応を考慮すると内視鏡下の手術が望ましい．新鮮例であっても，頭部外傷など合併症の治療優先順位によって，この手術が適用されるときには血腫の器質化や瘢痕癒着があることも想定して手術に望む．

原則として，鼻中隔矯正術の手技の応用であるが，粘膜切開部は，骨折部近傍に最小限とし，粘膜下に変位した骨軟骨を取り除く．すでに外傷により粘膜損傷がある部分も正しく把握し，切開線と併せて鼻中隔穿孔につながらないように細心の注意を払う．前述のように，瘢痕で粘膜下の剝離が容易でないこともあるので丁寧な操作を行い，粘膜損傷の拡大を起こさないように進める．取り出した軟骨や骨片は，可能であればできるだけ多く元の正しい位置に置いて支えとしたいが，遊離片であり生着しない場合もある．

整復後は，両側に均等にタンポナーデを行い，鼻骨骨折の整復を同時に施行した場合は鼻骨裏面にもタンポナーデを行う．

■ 合併症

新鮮例では，外鼻の変形のほか，血腫の感染から鼻中隔膿瘍を合併することがある．陳旧例では，長期の鼻中隔弯曲から中鼻道や嗅裂の粘膜癒着閉鎖，2次的嗅覚障害や副鼻腔炎も合併症として挙げられる．手術それ自体による，鼻中隔穿孔や感染，鞍鼻も合併症として否定できない．

■ 予後

鼻閉の改善という観点からは，予後良好である（図1d）．

■ 患者説明のポイント
☆術後合併症と整復後の弯曲残存を含めた，保存的および観血的治療に対する十分な説明を行う．軟骨では癒着が早期から起こり，整復しても変形が残ったり肥厚が消えなかったりということもあり，手術でも完全整復は難しいこともある．
☆若年者では，一見変形が強くなくとも，成長過程で大きな鼻中隔弯曲や外鼻変形をきたす可能性を十分説明しておく．

33. 眼窩壁骨折
orbital wall fracture

山田武千代　秋田大学・教授

■ 病態・病因
　眼窩壁骨折は，運動時外傷，暴力行為，交通事故などで，外力により眼窩内圧が急激に上昇して生じる病態である．眼窩吹き抜け骨折（blowout fracture）では，広範囲に骨折し眼窩内容物が上顎洞や篩骨洞に骨片とともに逸脱する．閉鎖型/絞扼型眼窩壁骨折（trapdoor fracture）では，骨折片が瞬時に戻り，筋肉，神経，脂肪などの眼窩内容物が骨折線に絞扼される．

■ 症状
　受傷直後は眼球腫脹，鼻出血，眼痛を認める．若年に多い trapdoor fracture では，眼球運動障害や複視のほか，眼窩下神経の圧迫による徐脈，悪心，嘔吐により食欲不振となる．特に筋肉や脂肪の絞扼が前方で生じると複視，眼球運動障害が著明となる．広範な blowout fracture では眼窩内容物の移動により眼球の陥凹が生じる．眼窩下壁骨折では一般に眼球上転障害を認めるが，交通事故などの激しい外傷で筋肉の損傷が激しい場合は眼球の下転障害も存在する．

■ 問診の要点
　複視のほか，頭痛，水様性鼻汁，開口障害，視力障害，食欲不振がないか確認する．

■ 検査法と所見の把握
① 眼科的検査
　自発的眼球運動で上下左右の動きを注意深く観察する．trapdoor fracture では眼球運動障害が著明である（図1）．腫脹が強い場合は眼瞼を持ち上げて開眼させ，上下左右方向に注視させて複視の有無を確認する．後方の骨折では眼球運動障害が著明でないため，強く上転させて左右を比較する．視力検査，ヘス赤緑検査を行う．患側の視野狭窄とともに，眼球運動障害が強い場合は健側の視野拡大がみられる．

② 画像検査
　本疾患を疑ったら，早急にCTを行う．眼窩CT，副鼻腔CTでは，骨折部位の位置（下壁骨折，内側壁骨折，混合骨折），大きさ，骨折と眼窩内容物の関係を観察，筋肉や脂肪の絞扼の有無を確認する．trapdoor fracture で筋肉の形状が変化している場合は絞扼が強い（図2）．受傷後に鼻をかむと骨折部位から空気が流入するため，眼窩内や皮下気腫を生じる．さらに髄液漏を合併していて鼻をかむと頭蓋内気腫を生じる．trapdoor fracture では骨折片が著明でないため，放射線科の読影で異常なしとされることもあり，耳鼻咽喉科医，眼窩形成外科医自身の読影が重要である．trapdoor fracture では眼窩下神経の走行に沿って骨折が起こることがほとんどである．MRI では外眼筋や脂肪組織の偏位など眼窩内容物は詳細に描出される．

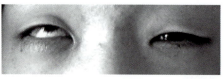

図1　左眼窩下壁骨折（trapdoor fracture）の眼球運動所見
上方注視で左眼球の上転障害を認める．

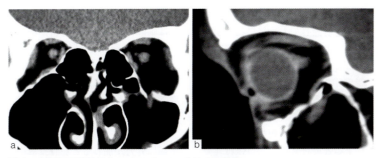

図2　左眼窩下壁骨折(trapdoor fracture)の CT 画像
a：冠状断．左下直筋が骨折線に絞扼され丸く変形している．
b：矢状断．骨折線に絞扼され左下直筋の走行異常が認められる．

鑑別診断

 眼窩壁骨折以外の合併骨折(頭蓋底骨折，顔面骨折，下顎骨骨折，視神経管骨折)のほか，網膜損傷，角膜損傷の有無を確認する．眼窩先端症候群や上眼窩裂の病変の有無はMRIでも観察する．

治療方針

■ 保存的治療

 眼窩壁骨折が判明したら鼻かみ禁止を指導する．受傷直後の眼瞼腫脹や疼痛には消炎薬や鎮痛薬を投与する．また，広範な骨折例や眼窩気腫には鼻副鼻腔内細菌の侵入による蜂窩織炎を防止するため，抗菌薬の投与を併用する．骨折による眼窩内容物の浮腫，腫脹，循環障害には短期間ステロイドを投与する．

■ 手術的治療

 小児の trapdoor fracture では，三叉神経症状が強く緊急手術の適応である．広範な blowout fracture では眼窩下壁再建を含めた整復術が必要となる．手術の目的は，骨折片と眼窩内容物の絞扼を解除し，円滑な眼球運動機能を回復させ，副鼻腔内に逸脱した眼窩内容物を眼窩内へ戻し固定することで，眼窩壁と眼窩を本来の位置に戻すことである．
 術式としては，①下眼瞼切開法，②内視鏡下鼻内副鼻腔法，③併用法がある．①では，最前方下眼瞼皮膚に切開を加え，顕微鏡下に眼輪筋，眼窩隔膜，眼窩下壁骨膜に入り，眼窩より眼窩内容物を眼窩に引き戻す方法である．trapdoor fracture では整復時は下直筋に負荷がかからないように注意を要する．眼窩下神経も確認する．①は眼球運動障害が著明となる前方の骨折に適している．②は内視鏡下に眼窩内容物を副鼻腔から眼窩内へ押し戻す方法で，後方の骨折に適している．広範囲な欠損の再建も可能でバルーンカテーテルなどで固定する．③は①と②を併用したもので，さまざまな状況に対処できる．

■ 経過・予後

 内側壁骨折は保存的治療のみで自覚症状は改善する場合が多い．下壁骨折では自覚症状が残存することがあるため手術が必要となる．手術を行うと8〜9割の患者で眼球運動が正常となる．blowout fracture では，絞扼が認められない場合，腫脹が軽減するのを待ち，比較的早期に手術を行えばよい．

■ 患者説明のポイント

☆眼窩壁骨折が判明した時点，治療開始時，手術後は，鼻かみ禁止を説明する．trapdoor fracture では原則，緊急手術である．絞扼が認められない場合，保存的治療後に症状が残存すれば，早期に手術を行うと説明する．
☆一方で，交通事故など，受傷時に，予想以

上の外力が生じ，受傷時に下直筋が損傷している場合，絞扼を解除しても，後に拘縮が起こることがあり，上方注視で複視が残存する可能性があることを術前に説明する．
☆術後は，視覚中枢野の可塑性を促すため，積極的に両眼視させる．注視固定でストレッチを促し自宅でリハビリテーションを行うよう指導する．上方注視などで複視が残存しても，首を動かすことで日常生活にはほぼ支障がないことを説明する．

34. 上顎骨骨折
maxillary fracture

柳　清　聖路加国際病院・部長

■ 病態・病因
　上顎骨自体は動的機能をもたないが，その位置的特徴，構造から気道，視機能，摂食，咬合，咀嚼といった重要な機能に関与している．また形態においても顔面の対称性や審美性に関連する重要な役割を担っている．
　上顎骨骨折の原因は交通事故，転倒・落下事故，運動や喧嘩により顔面中央を強打することで生じる．その原因から青年男子に多い．
　上顎骨骨折の分類はルフォールによる分類が一般的である（図1）．それ以外に上顎骨骨折は垂直骨折と歯槽骨骨折がある．
　1）ルフォールⅠ型（横骨折）：上顎骨下部に外力が加わると口蓋骨，歯槽突起，翼状突起下部を含む上顎が上顎洞底，鼻腔底に近い高さで骨折し，後方または側後方に移動したものである．
　2）ルフォールⅡ型（錐体骨折）：上顎骨上半部に外力が加わると鼻骨，鼻中隔，上顎骨前頭突起，涙骨，眼窩底，眼窩下縁，上顎洞前壁，上顎洞側壁，翼状突起を通る骨折が起こる．
　3）ルフォールⅢ型：上顎骨のさらに上方に外力が加わると上顎は頭蓋骨より離断して後方，下方に移動する．前頭頬骨縫合，上顎前頭縫合，鼻前頭縫合が離開し，骨折線は篩骨，蝶形骨，眼窩底を通過する．頭蓋骨・顔面骨分離とよばれ，しばしば頭蓋底骨折が生じ髄液鼻漏を伴う．

■ 症状
　上顎骨骨折の症状は鼻出血，骨折部周囲の腫脹・疼痛，中顔面の変形，咬合異常などが生ずる．ルフォール型骨折（特にⅡ，Ⅲ型）は上顎の後方・下方移動によって顔面中央部が陥凹し，顔面が平たく見える．上顎偏位が大きい場合には高度の咬合異常，特に離開咬合と開口障害がみられる．垂直骨折，歯槽骨折では骨折した歯槽骨，上顎骨は外側方向，正中方向または上下のいずれの方向にも偏位して咬合異常が生じる．

■ 検査法と所見の把握
　上顎骨骨折ではウォータース法が有用となる．ウォータース法では上顎洞外側壁，眼窩下縁，前頭頬骨縫合部，鼻骨，上顎骨前頭突起に骨折線または骨偏位がないか確認する．CTは正確な骨折の状態を把握するには必須である（図2）．すなわち篩骨，蝶形骨，眼窩骨折，頭蓋底損傷，頭蓋内損傷の有無などを確認できる．

■ 鑑別診断
　上顎骨骨折は画像診断で骨折のない打撲傷

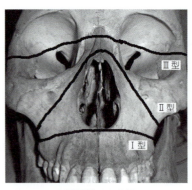

図1　ルフォール型骨折の3分類

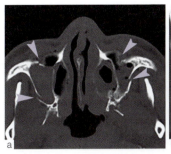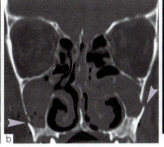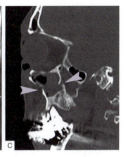

図2 ルフォールⅡ型骨折の CT 画像
a：軸位断，b：冠状断，c：矢状断．骨折の部位を矢頭で示した．

との鑑別は容易である．一方，交通事故や転落事故では頭部外傷，頸椎損傷，胸腹部損傷など多発外傷の可能性があり，全身的検索が必要である．特に上気道閉塞と大出血がある場合には気道確保（挿管，気管切開）など早急な決断が必要になる．

治療方針

■ 保存的治療

上顎骨骨折は形態的異常，機能障害，そして神経障害がなければ保存的治療を行う．また咬合不全があっても症例によっては顎間固定だけですむ場合もある．

■ 手術的治療

整復術は十分な授動を行い咬合の再建がポイントとなる．

1）ルフォールⅠ型：口内法により口腔前庭を切開し，上顎骨前面を露出する．口蓋骨に鉗子をかけて骨折部の授動を行う．癒着して十分に動かなければ鼻腔底と鼻中隔を離断し良好な咬合が得られるまで戻した後に顎間固定を行う．そのあと，プレートを用いて左右の梨状口縁および頬骨下稜部を固定する．

2）ルフォールⅡ型：口腔前庭のアプローチで行うが，症例によっては下眼瞼切開，両側内眼角，鼻根部切開を行う．授動後に適切な咬合位まで戻し顎間固定を行う．左右の鼻根部と眼窩下縁はプレートで固定する．

3）ルフォールⅢ型：耳介前方から前髪の生え際よりも後方に冠状切開を置き，前頭上顎縫合から前頭頬骨縫合部を露出する．骨折部位次第では下眼瞼切開や口腔前庭切開を追加する．次に鉗子を用い授動させ，顎間固定，前頭頬骨縫合部そして鼻骨部の固定を行う．

■ 合併症

顔面の軟部組織の裂傷があればその深さと部位について評価する．鼻涙管損傷，耳下腺管損傷の可能性についても評価する．水様性鼻汁があれば髄液漏の可能性があるので CT で頭蓋内に空気が存在するか確認する．頬骨骨折があれば開口障害，眼窩の骨折を伴えば眼球運動障害，眼球陥凹，頬や上口唇，歯茎のしびれといった症状が出現する．視力の障害は眼球自体の損傷もしくは視神経管損傷なども疑う必要がある．

■ 予後

適切な治療が行われれば一般的に予後は良好とされる．しかし眼窩下神経が障害されて生じた上口唇のしびれは治りにくい．

■ 患者説明のポイント

★上顎骨は顔面にあるため，外切開の部位が限られる．さらに複雑な形をしており，四肢の骨のようにぴたりと元通りに整復することは難しい．患者への説明は症状（開口障害，咀嚼機能，顔面の変形など）が完全に元通りに復元できないことを話す．特に他人に負わされた外傷の場合は補償問題がからむので，

予後についての説明は慎重にすべきである．

トピックス

顔面骨骨折の整復固定においてチタンプレートと吸収性プレートの治療成績に有意な差はなく，合併症の発生率にも差はない．チタンプレートは固定強度の面からは有利であるが，合併症により摘出を要することがある．一方，吸収性プレートはセルフタッピングではないため，上顎洞前壁の薄い骨の固定には適さない．現時点ではプレートの選択はそれぞれプレートの特徴を勘案したうえで症例に合わせ選択すべきと考える．

35. 下顎骨骨折
mandibular fracture

佐野和生 福井大学・名誉教授（歯科口腔外科）

■ 病態・病因

交通事故，スポーツ，労働災害，転倒・転落などによる外傷性骨折が大多数で，顎骨病変（腫瘍，嚢胞，骨髄炎など）による病的骨折はまれである．

顔面骨における下顎骨骨折の頻度は比較的高く，部位別頻度では下顎体部が最も多く，次いで下顎角部，顎関節突起部，頤部，筋突起部の順とされる．

外力が直接作用した部位に生じる直達骨折と外力作用部位から離れた部位に生じる介達骨折がある．介達骨折としては，頤部打撲による顎関節突起骨折が多い．

■ 症状

下顎骨骨折により，顔貌の変形，開口障害，咬合不全，咀嚼障害などが生じる．下顎骨には咀嚼筋群および舌骨上筋群が付着しているため，骨折部位により骨片のさまざまな変位が生じる．下顎骨骨折の代表的な症状としては，①下顎正中部完全骨折による骨片呼吸（口の開閉で骨折部の骨片が開いたり閉じたりする），②下顎体部骨折に伴う下歯槽神経損傷に起因する下唇・頤部知覚障害，③下顎角部骨折に伴う骨片挙上による咬合不全，④片側顎関節突起骨折による下顎の患側への変位と咬合不全，⑤両側顎関節突起骨折による開咬（咬合時に前歯部が離開した状態）が挙げられる．

■ 検査法と所見の把握

CTが骨折の診断には最も優れており，骨モード軸位断像に加えて再構成冠状断，矢状断像を作ると骨折部位の観察が容易になる．3DCTでは骨片の変位が把握しやすく，手術の際に特に有用である（図1）．

治療方針

臨床所見，画像診断などにより，保存的治療か手術的治療を選択する．顎間固定を行う際に，①印象採得，②顎模型作製，③複模型を用いたmodel surgery（骨折前の咬合状態の復元），④模型上での線副子屈曲を行う．義歯使用者の場合，咬合状態の確認や整復時の骨片の位置決定のために義歯を利用することもある．

■ 保存的治療

通常，非観血的整復術後に開口訓練を行う．整復の際には，一般に線副子を用いて顎間ゴム牽引，次いで顎間固定（1～4週）を行

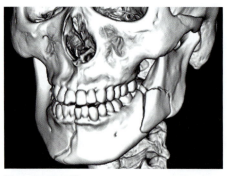

図1　3DCT画像
頤部，下顎角部に骨折線が認められる．

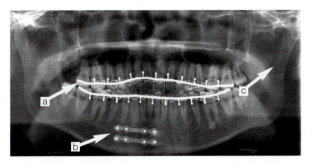

図2 パノラマX線所見
上下顎線副子(a)とミニプレート(b)による固定．顎関節突起基部骨折(c)に対しては，保存的に対応．

う．顎間固定用スクリューは簡便に挿入できるが，歯根や下歯槽神経の損傷に注意が必要である．

顎関節突起部骨折では手術による顔面神経損傷のリスクがあるため，保存的治療を選択する場合が比較的多い．また，骨性癒着を避けるため早期(7〜10日後)に開口訓練を行う．

■ 手術的治療

観血的整復術は，通常，経鼻挿管による全身麻酔下に行われる．手術の流れとしては，上顎歯列への線副子装着，口内法または口外法による骨折線の確認と整復を行った後，下顎歯列に線副子を装着する．顎間固定を行った後，骨折部をチタンミニプレートまたは吸収性プレートで固定する(図2)．顎間固定を解除し，顎運動を確認する．切開線の縫合を行い，再度，顎間固定(1〜2週)を行う．

骨折線上の歯については，保存不可能なら抜歯を行うが，抜歯窩の閉鎖が望ましい．一方，骨折線上の歯で抜歯により周囲骨片の破折や整復困難が予測される場合には保存する．この場合，感染予防が重要である．骨折線上の歯が保存可能ではあるが，歯髄壊死や根尖性歯周炎を生じている場合は，骨折部の治癒が遷延することがあるため，歯内療法が必要となる．

経鼻胃管栄養については，口腔内の創が治癒するまで行う場合がある．その後，流動食の経口摂取を行う．顎間固定解除後は，流動食から常食へと徐々に移行していく．

■ 合併症

術後合併症として，顎間固定中の嘔吐による気道閉塞に注意を払う．ベッドサイドにワイヤーカッターを準備し，顎間固定を直ちに解除できるようにする．術直後には顎間ゴムを少なめにして，すぐに顎間固定を解除できるようにしておくことも重要である．その他，咬合不全，開咬，スクリューによる歯根損傷，下歯槽神経損傷，骨髄炎などが生じる可能性がある．

■ 患者説明のポイント

☆顎骨折治療は受傷前の咬み合わせに可能な限り近づけることが目的であるが，完全な咬合回復が困難な場合がある．

☆顎間固定は骨折部の安静をはかるため重要な治療であり，顎間固定中は口腔内を清潔に保つ必要がある．

☆術後の開口訓練が重要で，行わないと開口障害が生じる．下顎頭骨折で開口時に下顎の偏位が生じる場合は，顎間ゴム牽引を併用した開口訓練が必要である．

― トピックス ―

外傷などにより広範な顎骨欠損や歯槽骨欠損(1/3顎程度以上)が生じた症例に対し，歯科インプラント治療が保険適用となった．

36. 頬骨骨折
zygomatic fracture

池田勝久　順天堂大学・主任教授

■ 病態・病因

頬骨は菱形の硬い骨で顔面の頬の突出を形成し，上顎骨，前頭骨，側頭骨のそれぞれの頬骨突起の間にはさまれ，後方側面では蝶形骨大翼と連結し，その連結部は頬骨上顎縫合，前頭頬骨縫合，蝶形頬骨縫合と呼称される．

受傷原因としては，自動車，オートバイ，自転車などによる交通事故や暴力が幅広い年齢層でみられ，若年者ではスポーツ，高齢者では転倒に起因することが特徴的である．家庭内の児童虐待やドメスティックバイオレンス（DV）も疑われる外傷である．

頬骨骨折は頬骨体と頬骨弓の骨折に大別される．頬骨体は斜め前方からの直達外力が最も多く，頬骨体部の回転方向によってさまざまな症状を呈する．頬骨弓は側方から外力が加わると，側頭骨頬骨突起とともに陥入して症状を呈する．

■ 症状

頬部の腫脹，疼痛，皮下出血などの一般的な外傷の症状に加えて，頬骨体骨折では，頬部陥凹による顔貌の変形，眼窩壁骨折による複視や眼球陥凹，眼窩下神経孔付近の骨折による同神経の障害がもたらす頬部・鼻翼・上口唇の知覚障害，上顎・歯槽骨骨折の合併による咬合障害である．頬骨弓骨折は同部位の陥凹を認め，側頭筋や咬筋の絞扼・圧迫による開口障害をもたらす．

■ 検査法と所見の把握

眼窩下縁および眼窩外側縁の触診によって骨の離断が疑われる．頬骨体骨は回転性の転位を伴い，頬骨弓骨折は陥没偏位し，これらの診断には骨折の部位と偏位の状況を含めた Knight & North 分類が用いられる．つまり，I 群：著明な転位なし，II 群：頬骨弓骨折，III 群：非回転頬骨体部骨折，IV 群：内転性頬骨体部骨折，V 群：外転性頬骨体部骨折，VI 群：複雑骨折である．II 群の頬骨弓骨折では単純 X 線でも診断できるが，CT が解像度に優れ，転位の方向を正確に把握するためには 3DCT が推奨される（図1）．頬骨体骨折では眼窩下縁の頬骨上顎縫合部，上顎洞側壁，眼窩側縁の前頭頬骨縫合部に骨折線と骨の偏位を認めることが多く，三脚骨折とよばれる（図2）．

治療方針

■ 手術的治療

① 手術適応

頬骨体骨折では頬部の変形や眼球陥凹の程度，知覚障害の程度と経過によって手術適応が決定される．開口障害は自然回復が期待されるので，単独での手術適応となることは少ない．画像診断で変形の程度に判断がつかない場合は，頬部の形態や眼球の位置は腫脹がある程度軽減する受傷後1週間頃に判定する．骨折のみで変形や機能障害がなければ経過観察とする．頬部の変形に関しては患者自身の希望や年齢・性別，社会的な背景を考慮して判断する．眼窩下神経孔に骨折線が存在して，眼窩下神経の絞扼が疑われ，頬部などの知覚障害が継続する場合は手術を勧める．骨折線周囲の軟部組織の瘢痕化が進む受傷後2週間以内の整復術の実施が推奨される．

頬骨弓骨折では変形が強く，高度の開口障害を認める場合には自然回復の可能性が低いので，手術適応となる．症状が頬部の変形のみの場合は容貌に関する患者の希望を考慮して判断する．

② 手術方法

整復のためのアプローチとして，経口腔法と経側頭法があり，骨折部に応じて選択する（図3）．頬骨前頭縫合部の骨折には眉毛外側切開，眼窩下縁の骨折には下眼瞼縁切開，上顎骨前面や頬骨支柱部の骨折には上口唇歯根

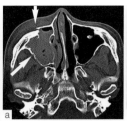
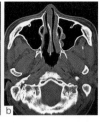
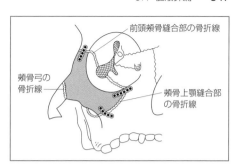

図1 頬骨骨折のCT画像
a:術前. 矢印:骨折部位. b:術後.

図2 骨折線と内固定

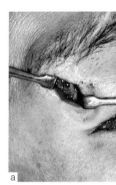
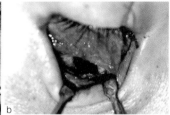
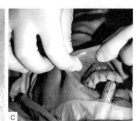

図3 整復術の切開部位
a:眉毛外側縁切開, b:下眼瞼縁切開, c:上口唇歯根粘膜切開.

粘膜切開によって骨折線の周辺の骨膜と軟部組織を剥離して開放し,転位した頬骨体部を十分に授動にした後にチタンプレートで固定する.前方への授動が不十分であると再変形をきたす場合があるので注意する.

頬骨弓骨折は側頭部の小切開から側頭筋膜下に到達して,頬骨弓の下に剥離子を挿入して,挙上,整復する.一般的に内固定は不要である.

■ 患者説明のポイント

☆内固定に使用したチタンプレートの抜去は通常不要である.しかしながら,感染による異物反応などの問題が生じた場合は抜去する.頬骨弓骨折の際には内固定は行わないため,術後3週間程度は外方からの圧迫は避ける.受傷後1か月以上経過した陳旧性骨折に対しては骨切り術の可能性を術前に説明する.

37. 髄液鼻漏

cerebrospinal rhinorrhea

佐久間康徳 横浜市立大学附属市民総合医療センター・客員准教授

髄液鼻漏は何らかの原因により,脳脊髄液が髄液腔から鼻腔に漏出する状態である.髄液腔と鼻・副鼻腔の隔壁として,粘膜,頭蓋底骨,脳硬膜が介在するためこれらすべてが欠損して初めて生ずる.漏出が続くと頭蓋内への細菌感染によって髄膜炎や脳炎,脳膿瘍など重篤な感染を引き起こす可能性があり,治療方針を適切に判断することがきわめて重要である.

■ 病態・病因

発症成因により外傷性と非外傷性髄液鼻漏の2つに分類される．

① 外傷性髄液鼻漏

頭部外傷後と医原性に分けられる．多くは頭部外傷後で95%が1か月以内の発症とされ，特に受傷後48時間以内に発症し，遅発性はごくまれである．頭蓋底骨折の数%に発症するとされる．医原性では内視鏡下鼻内副鼻腔手術（ESS）や下垂体手術〔ハーディ（Hardy）法〕後が大半である．

② 非外傷性髄液鼻漏

腫瘍，水頭症，感染症，先天異常，特発性などが挙げられ，特発性はまれとされる．

■ 症状

一側性の水様性鼻汁や反復性の髄膜炎では本病態を疑う．

■ 問診の要点

まず疑うことが最も重要である．そのうえで，頭部外傷歴，副鼻腔炎や脳外科での治療歴，髄膜炎の既往などを確認する．原因不明の繰り返す頭痛や熱発の聴取も重要である．

■ 検査法と所見の把握

内視鏡で透明の漏出液が観察できれば診断は容易だが，通常瘻孔の確認は困難である．ただし，頭部を低くしたり，咳やバルサルバ手技などを行って頭蓋内圧を上昇させると確認できることもある．髄液を疑う水様性鼻汁が採取できれば，診断可能である．

① 髄液検査

1) テステープ：あくまでもスクリーニングとしての検査であるが，髄液に含まれる糖に反応する．

2) グルコース定量：髄液中のグルコースは正常値が50～80 mg/dL（髄液糖/血糖＝0.6～0.8）である．

3) β_2-トランスフェリン：鼻汁中には存在しないため，検出すれば確定診断である．検体量としては1 mL程度が必要である．

4) β-トレース蛋白：免疫学的測定法による検査で，感度，特異度ともに高いとされる．

② 画像検査

1) CT検査：骨の欠損や骨折，気脳症などを確認する．髄膜瘤や髄膜脳瘤など先天的な異常は髄液鼻漏の原因となりうる．

2) 脳槽造影：腰椎穿刺により腰椎くも膜下腔に造影剤（メトリザマイド）を注入して造影剤の流出や貯留を調べる．

3) RI脳槽シンチグラフィー：腰椎穿刺で放射性同位元素のインジウム（^{111}In-DTPA）を髄腔内に注入する．鼻腔内のRI集積で直接確認する方法や，鼻腔内に綿花を留置してRIカウントを測定する方法などがある．

■ 好発部位

ESSでは，前篩骨洞天蓋部や篩骨篩板，後方では蝶篩陥凹上方の頭蓋底などが損傷しやすい．特発性では，頭蓋骨の菲薄な蝶形骨洞とくに外側壁，または篩骨洞が多いとされている．

治療方針

ESS施行時は術中に瘻孔閉鎖を行う．頭部外傷後の髄液鼻漏では保存的治療によって50～80%は1～3週間以内に自然停止するとされている．

■ 保存的治療

安静臥床が基本である．① セミファウラー位によるベッド上安静，② 広域スペクトラム抗菌薬の予防投与，さらに可能であれば，③ 髄液持続ドレナージ（lumbar drain）による頭蓋内圧のコントロールを行う．

外科的治療の適応は，① 2～3週間の保存的治療で自然治癒しない症例，② 間欠性・再発性・遅発性の症例，③ 画像上頭蓋底の変形が著しい症例，④ 大量の髄液漏出症例，⑤ 気脳症が進行する症例とされる．

■ 手術的治療

一般的に，頭蓋外法（内視鏡下鼻内副鼻腔手術）と頭蓋内法（開頭術）が行われる．頭蓋外法の最大の利点は低侵襲であることだが，髄液漏が多い場合や瘻孔が多発する場合には

頭蓋内法がより確実な方法である．

① 頭蓋外法

瘻孔の同定が最も重要である．髄液の流出が少量の場合同定は困難だが，局所麻酔下であれば息んでもらったり，head down positionにすることで部位を同定しやすくなる．全身麻酔下でもhead down positionや麻酔科へ脳脊髄圧の上昇を依頼するとよい（Pa_{CO_2}のコントロールなど）．流出量が多く手術操作に難渋する場合には，逆に脳脊髄圧を低下させると行いやすく，利尿薬の使用も効果が期待できる．

瘻孔は周囲を丁寧に清掃し，全周性に粘膜を剥離して骨を明視下におく．欠損部位は大きさにより，閉鎖に用いる組織や方法を考慮する必要がある．

小さな瘻孔では，下鼻甲介粘膜，中鼻甲介粘膜，鼻中隔粘膜などを用いて，2層以上で被覆する．頭蓋底骨と脳硬膜間に粘膜を挿入するunderlay法が好ましいが，難しければoverlay法で行う．粘膜だけの被覆では強度が不足する場合，筋膜や脂肪を用いて複層で補強する．さらに大きな瘻孔であれば，軟骨や骨を用いるほうが確実である．脂肪塊に吸収糸を巻きつけておき，いったん頭蓋内に挿入した後，糸を引き出して欠損部を閉鎖するbath plug法も簡易かつ比較的容易である．また，蝶口蓋動脈鼻中隔枝を含む有茎鼻中隔粘膜弁は，十分な長さが確保でき，さらに血流があるため感染に強く閉鎖率も高い．頭蓋外法によるすべての瘻孔閉鎖に有用であるため，採取方法は確認しておくべき手技である．閉鎖終了時には，必ず脳脊髄圧を上昇させて髄液の流出がないことを確認する．

② 頭蓋内法

侵襲が大きくはあるが，多発瘻孔や瘻孔径が大きいなど頭蓋外法では修復不可能と判断した場合に適応となる．また，頭蓋内血腫などの頭蓋内損傷を合併する場合に選択される．閉鎖の材料には帽状腱膜，側頭筋筋弁，前頭骨膜弁，大腿筋膜などが用いられる．

③ 術後処置

髄液移行のよい抗菌薬を投与する．安静度は，数日間ベッド上で頭部を30度挙上するセミファウラー位とし，鼻かみや息みを禁止する．また，術後は必ず頭部CTを行い，気脳症や頭蓋内出血の有無と経過を確認する．

■ 予後

通常は予後良好であるが，髄液鼻漏の再発や髄膜炎を発症する可能性がある．

■ 患者説明のポイント

☆治療後も頭部外傷や長期経過の後に誘因なく髄液鼻漏の再発を認めることもあるため，患者にはその可能性を伝えておく必要がある．

☆これらの患者で，一側性または急な水様性鼻汁が出現した場合や髄膜炎の発症は髄液鼻漏を強く疑い早期に専門の医療機関を受診するように説明する．

38. 副鼻腔気管支症候群

sinobronchial syndrome : SBS

比野平恭之　神尾記念病院・鼻・副鼻腔診療部長　［東京都］

■ 病態・病因

副鼻腔気管支症候群（SBS）は上気道の病変である慢性副鼻腔炎に下気道の慢性気管支炎，気管支拡張症，びまん性汎細気管支炎などを合併した病態である．

病因として上気道炎症が下気道炎症に影響を及ぼす下行説と，逆に下気道炎症が上気道に影響する上行説が論じられてきたが，現在では同時発症説が主流となっている．またSBSは家族内発症の頻度が高く，発症への遺伝的素因の関与が指摘されている．

■ 症状

鼻漏，後鼻漏，鼻閉，嗅覚障害，頭重感などの慢性副鼻腔炎の症状とともに下気道症状

として咳，痰，労作時の息切れや喘鳴などがみられる．咳は湿性で慢性咳嗽（8週間以上続くもの）を呈する．

■ 検査法と所見の把握

慢性副鼻腔炎と慢性下気道炎症性疾患の合併があればSBSと診断できる．

副鼻腔炎の診断には鼻腔の視診だけではなく，ファイバースコープによる観察とX線あるいはCTによる画像検査が重要である．ファイバースコープでは中鼻道からの粘性あるいは膿性の鼻漏が後鼻漏となり，上咽頭から喉頭へ流入している所見がみられる．画像検査では汎副鼻腔炎，前頭洞の発育不全の所見を認めることが多い．

慢性下気道炎症性疾患の診断においても胸部X線あるいはCTが必須であり，スパイログラムで拘束性から閉塞性障害を呈することが多い．喀痰検査も有用である．呼吸器内科に依頼してそれぞれの疾患に特徴的な所見を確認する．

■ 鑑別診断

慢性気管支炎の場合は画像検査やスパイログラムで正常の場合がある．慢性咳嗽を主訴とした逆流性食道炎症例を鑑別する．

治療方針

慢性副鼻腔炎の保存治療を3か月程度行い，症状の改善がみられない場合は手術治療を考慮する．

■ 保存的治療

14員環マクロライド系抗菌薬（半量）と去痰薬（気道粘液調整・正常化薬）であるL-カルボシステイン（ムコダイン）との併用が有効である．

【処方例】　下記を併用する．

1) クラリス錠（200 mg）あるいはルリッド錠（150 mg）　1回1錠　1日1回　朝食後
2) ムコダイン錠（500 mg）　1回1錠　1日3回　毎食後

アスベリンやコデインなど中枢性鎮咳薬は無効とされる．急性増悪の場合は上記1)の代わりにニューキノロン系抗菌薬を短期間処方する．

【処方例】　下記のいずれかを用いる．

1) ジェニナック錠（200 mg）　1回2錠　1日1回　朝食後
2) クラビット錠（500 mg）　1回1錠　1日1回　朝食後

■ 手術的治療

内視鏡下鼻内副鼻腔手術（ESS）を行う．汎副鼻腔炎を呈している場合が多く，全洞の開放を原則とする．鼻腔形態を正常化する手術も併せて行う．

■ 合併症

SBSは囊胞性線維症，カルタゲナー（Kartagener）症候群，免疫不全症が合併することがある．

■ 予後

慢性副鼻腔炎はESSにて高い治療効果が期待できるが，高度の下気道炎症性疾患を有する高齢者は手術治療の適応となりにくい．

■ 患者説明のポイント

☆下気道と併せて上気道（副鼻腔）病変の治療を行う必要があることを理解させる．

39. 原発性線毛運動不全症候群

primary ciliary dyskinesia : PCD

白崎英明　北円山耳鼻咽喉科アレルギークリニック・院長[北海道]

■ 病態・病因

原発性線毛運動不全症候群（PCD）は線毛の超微細構造の異常に基づく線毛の機能不全症である．その頻度は約1万～4万人に1人とまれな疾患である．本症候群は常染色体劣性であり，外側ダイニン腕の異常に関与する

DNAH5 や DNAH11 の遺伝子異常が報告されている．カルタゲナー(Kartagener)症候群は PCD のなかで内臓逆位がみられるものを指し，PCD の 50% を占める．線毛を構成する蛋白は 200 種類以上といわれており，疾患の候補遺伝子もこれら以外に数多いことが予想される．

■ 症状

生下時あるいは幼少時より反復する上気道・下気道感染症や不妊症などの多彩な症状を呈する．線毛機能運動不全の程度が症例によって異なるため，程度が軽いものでは中年になってから自覚症状が顕著になる症例もある．慢性副鼻腔炎，反復性や慢性中耳炎を合併する場合が多く，慢性的な鼻閉や膿性鼻汁，耳鳴，難聴を伴うことがある．下気道では気管支拡張症，細気管支炎など合併することが多く，喘鳴や湿性咳嗽を呈する．気道以外の症状としては，内臓逆位のほかに，不妊症(男性では精子の鞭毛運動不全，女性では卵管の線毛運動不全による受胎障害や子宮外妊娠)，水頭症(脳室の上衣細胞の線毛運動不全による髄液循環障害)，視覚障害(網膜色素変性症)などの合併が知られている．

■ 検査法と所見の把握

最終診断は電子顕微鏡にて線毛構造の異常を確認する．鼻腔または気管支粘膜から線毛を採取して，ダイニン腕の欠損などを確認するが，特殊な技法が必要であり，経験のない施設では難しい．線毛運動の異常の証明のためには，鼻粘膜または気管支から線毛上皮細胞を採取し，顕微鏡下に線毛運動の打頻度を高速ビデオ撮影によって評価する．下鼻甲介に少量のサッカリン塊を置き，被検者が甘味を感じるまでの時間を計測するサッカリンテストは本症のスクリーニング検査としてある程度有用な検査であるが，PCD ではない慢性副鼻腔炎症例でも異常となることが多い．鼻腔内一酸化窒素(NO)または呼気 NO を測定すると，低値を示す．慢性副鼻腔炎や気管支拡張症は単純 X 線や CT にて診断する．

DNAH5 や DNAI1 など高頻度の遺伝子異常については遺伝子診断も考慮される．

■ 鑑別診断

反復する難治性上・下気道感染症として，副鼻腔気管支症候群，囊胞性線維症，気管支喘息を合併した好酸球性副鼻腔炎などが挙げられる．

治療方針

■ 保存的治療

マクロライド療法が上・下気道病変に有効な可能性があり，試みるべき治療法の 1 つである．耳鼻咽喉科医と呼吸器内科医との連携が重要である．

■ 手術的治療

薬物療法に抵抗性の慢性副鼻腔炎に対しては，内視鏡下鼻内副鼻腔手術を試みる．反復性中耳炎や滲出性中耳炎合併例には鼓膜チューブ留置を行う．

■ 予後

予後は比較的良好な場合が多いが，下気道病変の重症度が予後を規定することが多い．

■ 患者説明のポイント

☆先天的な線毛の構造異常による線毛運動障害のため慢性の上・下気道感染症を生じる．確定診断には電子顕微鏡による超微細構造異常の確認が必要である．男性では不妊症をきたす．

40. 鼻涙管閉塞症
nasolacrimal obstruction

竹内裕美　鳥取赤十字病院・副院長

■ 病態・病因

涙腺で作られた涙液は，涙道(涙点-涙小管-涙囊-鼻涙管)を経て下鼻道に排出される．鼻涙管は，涙囊と下鼻道をつなぐ約 1.5 cm

表1 鼻外法と鼻内法の特徴

鼻外法	鼻内法
・高い成功率（gold standard） ・鼻腔の状態（鼻中隔弯曲，鼻茸など）に影響されない ・涙小管に対する手術操作が可能	・皮膚切痕が残らない ・ポンプ作用を温存できる ・出血量が少ない ・手術時間が短い ・再手術が容易

の管であり，何らかの原因で閉塞した状態が鼻涙管閉塞症である．

閉塞の原因は，先天性と後天性に分けられ，後天性には特発性，炎症性，感染性，外傷性，医原性などがある．多くは涙嚢炎に続発するものであり女性に多い．外傷によるものは，ルフォールⅡ・Ⅲ型骨折や鼻骨篩骨眼窩骨折のような顔面骨の中 1/3 の骨折に合併することが多い．医原性のものには，内視鏡下鼻内副鼻腔手術時の鼻涙管の損傷や甲状腺癌に対する ^{131}I 治療などがある．

■ 症状

流涙が最も一般的な症状である．その性状は原因により異なり，漿液性，粘性，膿性，血性などがある．

■ 検査法と所見の把握

鼻涙管狭窄は，シルマー試験，通水試験，涙嚢造影，ジョーンズ検査Ⅰ・Ⅱなどの眼科的検査により診断される．耳鼻咽喉科医は，粘膜の腫脹，腫瘍性病変の有無，解剖学的異常などを除外するために鼻腔内を観察する必要がある．鼻中隔弯曲や鼻茸などの鼻腔内の所見は，外科的治療として涙嚢鼻腔吻合術（dacryocystorhinostomy：DCR）を行う場合，鼻外法と鼻内法の選択などに参考となる．

■ 鑑別診断

涙道の狭窄のほかに，涙液の産生過多，ポンプ機能の低下でも流涙をきたす．外傷後や放射線治療後などに流涙の訴えがあれば眼科に紹介する．

治療方針

■ 保存的治療

抗菌薬の点眼・内服，涙道洗浄，プロービング，シリコンチューブ留置などの眼科的治療がある．

■ 手術的治療

成人の慢性化した鼻涙管狭窄では保存的治療の有効性が低く，DCR を行うことが多い．DCR は，涙嚢と鼻腔とを直接交通させるバイパス手術である．涙液は鼻涙管を介せずに涙嚢から直接鼻腔に排出される．DCR には，内眼角部の皮膚に切開を加える鼻外法と鼻内から涙嚢を開放する鼻内法がある．100年以上前から行われている鼻外法は，90％以上の高い成功率のために gold standard operation となっている．鼻内法は，鼻提部の骨を削開して涙嚢を露出させ鼻内から涙嚢を開放する手術法である．内視鏡や手術器具の進歩によって手術成績は鼻外法と同程度まで向上している．鼻外法と鼻内法の特徴を表1に示す．鼻外法は，眼科医あるいは耳鼻咽喉科医が単独で行うことができるが，鼻内法は，内視鏡操作や鼻内処置に習熟する必要があるため共同で手術を行うことが多い．

■ 合併症

先天性鼻涙管閉塞症と不同視性弱視の関連が報告されている．

■ 予後

最も多い成人の特発性鼻涙管閉塞症は，保存的治療の効果がなく DCR の適応になることが多い．涙小管や涙嚢に問題がなければ DCR の成功率は 90％ 以上である．

■ 患者説明のポイント

☆保存的治療が無効な場合には，DCR が適応となる．
☆DCR には鼻外法と鼻内法があり，それぞれ長所と短所がある．
☆鼻内法では，鼻中隔矯正術，鼻茸摘出術などを必要とする場合がある．

スタンダードな術式を精緻で美麗なイラストで解説

手術アトラスの定本、待望の改訂版

耳鼻咽喉・頭頸部手術アトラス 上巻
第2版

監修 森山 寛 東京慈恵会医科大学・名誉教授
編集 岸本誠司 亀田総合病院頭頸部外科・部長
　　 村上信五 名古屋市立大学大学院医学研究科耳鼻咽喉・頭頸部外科学・教授
　　 春名眞一 獨協医科大学耳鼻咽喉・頭頸部外科・主任教授

主要な耳科手術、鼻科手術のスタンダードな術式を精緻で美麗なイラストを用いて解説する。手術の流れに沿い、手技上のポイントをわかりやすく説明。正確な臨床解剖に基づくイラストにより、手術を立体的に理解することができる。術前の注意点や手術のピットフォールなど、安全・確実に手術を完遂するための要点も記載。第一線の執筆陣による手術アトラスの定本、待望の改訂版。

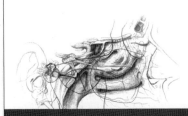

目次
耳科学
　外耳／鼓膜／中耳／内耳／後迷路／顔面神経

鼻科学
　鼻・副鼻腔／視器付属器／顔面外傷

●A4　頁432　2018年　定価：40,700円
（本体37,000円+税10%）[ISBN978-4-260-02105-0]

医学書院　〒113-8719 東京都文京区本郷1-28-23　[WEBサイト] http://www.igaku-shoin.co.jp
[販売・PR部]TEL:03-3817-5650　FAX:03-3815-7804　E-mail:sd@igaku-shoin.co.jp

耳鼻咽喉・頭頸部手術アトラス 下巻
第2版

監修 **森山 寛** 東京慈恵会医科大学・名誉教授
編集 **岸本誠司** 亀田総合病院頭頸部外科・部長
村上信五 名古屋市立大学大学院医学研究科耳鼻咽喉・頭頸部外科学・教授
春名眞一 獨協医科大学耳鼻咽喉・頭頸部外科・主任教授

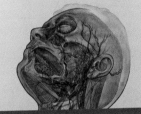

スタンダードな術式を精緻で美麗なイラストで解説
——手術アトラスの定本、待望の改訂版

第一線の執筆陣による手術アトラスの定本、待望の改訂版。耳科、鼻科と関連領域を扱った上巻に続き、下巻では口腔・咽喉頭、頭頸部の手術を網羅。手術の流れに沿い、手技上のポイントをわかりやすく解説する。正確な臨床解剖に基づく多数のイラストにより手術を立体的に理解することができる。術前の注意点やピットフォールなど、安全・確実に手術を完遂するための要点も記載。

■目次
口腔・咽喉頭
　口腔
　咽喉頭
頭頸部
　非腫瘍性疾患
　腫瘍性疾患(頭頸部癌／唾液腺／甲状腺・上皮小体／頸部良性腫瘍)
　頭蓋底・顔面深部アプローチ
　再建手術

●A4　頁408　2020年　定価：40,700円（本体37,000円＋税10％）［ISBN978-4-260-02425-9］

耳鼻咽喉・頭頸部手術アトラス
第2版 上巻

監修 **森山 寛**
編集 **岸本誠司／村上信五／春名眞一**

■目次
耳科学
　外耳／鼓膜／中耳／内耳／後迷路／顔面神経
鼻科学
　鼻・副鼻腔／視器付属器／顔面外傷

●A4　頁432　2018年　定価：40,700円（本体37,000円＋税10％）　［ISBN978-4-260-02105-0］

医学書院　〒113-8719　東京都文京区本郷1-28-23　[WEBサイト]https://www.igaku-shoin.co.jp
［販売・PR部］TEL：03-3817-5650　FAX：03-3815-7804　E-mail：sd@igaku-shoin.co.jp

5 口腔・咽頭疾患

1. 急性・慢性咽頭炎
acute/ chronic pharyngitis

藤野清大　滋賀県立総合病院・科長

■ 病態・病因
① 急性咽頭炎
咽頭の粘膜およびリンパ組織の急性炎症で，ウイルス（アデノウイルス，コクサッキーウイルス，インフルエンザウイルスなど）あるいは細菌感染（溶連菌，インフルエンザ菌，ブドウ球菌など）が原因となる．

② 慢性咽頭炎
咽頭の慢性炎症で，アレルギー，刺激物質への慢性的曝露（飲酒・喫煙・化学物質への職業的曝露），長期間の口呼吸による咽頭粘膜の乾燥などが原因となる．感染症は比較的少ない（性感染症としてのクラミジア，淋菌など）．原因が不明のものもある．

■ 症状
① 急性咽頭炎
急に発症する咽頭痛・嚥下痛を訴える．耳痛を訴える場合もある．

② 慢性咽頭炎
咽頭不快感・乾燥感・異物感が主体となる．咽頭痛はあっても軽度である．咳嗽を伴うこともある．

■ 問診の要点
① 急性咽頭炎
発症時期，全身症状（倦怠感，筋肉痛）の有無，家族内発症者の有無を聞く．

② 慢性咽頭炎
喫煙歴，飲酒歴，職業歴を問診する．咽頭アレルギーの場合は鼻アレルギーを伴っていることが多く，口呼吸の場合は鼻閉を伴っているのでこれらの有無も聞く．

■ 検査法と所見の把握
① 急性咽頭炎
咽頭粘膜の発赤，リンパ濾胞の腫脹がみられる．細菌感染とウイルス感染の鑑別は血液検査による（好中球増加，CRP上昇があれば細菌感染）．起炎菌の特定には咽頭ぬぐい液の細菌検査を行う．インフルエンザが疑われる場合は同抗原迅速検査を行う．

② 慢性咽頭炎
咽頭の粘膜やリンパ濾胞の軽度発赤・腫脹あるいは萎縮，乾燥がみられる．クラミジア，淋菌感染が疑われる場合は咽頭ぬぐい液の核酸同定検査を行う．

■ 鑑別診断
① 急性咽頭炎
特殊感染症としての咽頭梅毒（軟口蓋の乳白色粘膜斑；butterfly appearance），咽頭単純ヘルペス（小型水疱・潰瘍の多発）など．

② 慢性咽頭炎
咽喉頭酸逆流症では夜間から早朝に痛みが強く，喉頭披裂部の発赤がみられるのが特徴である．咽頭違和感が主訴の場合は咽頭・喉頭腫瘍や甲状腺腫瘍が原因の場合があり，ファイバースコープやエコーで注意深く観察する．慢性副鼻腔炎による後鼻漏も類似の症状を引き起こす．

治療方針

■ 保存的治療
① 急性咽頭炎
非ステロイド系抗炎症薬（NSAID），抗菌薬（ペニシリン系，セフェム系，ニューキノロン系）を投与する．

② 慢性咽頭炎
原因物質の回避（禁煙・禁酒），アレルギーの場合は抗アレルギー薬投与，感染症の場合は抗菌薬投与を行う．含嗽・吸入が有効な場合もある．

■ 経過・予後
① 急性咽頭炎
予後は一般に良好で数日から1週間ほどで治癒する．

② 慢性咽頭炎
原因が明らかであるものは治療により軽快

するが，そうでないものは症状が長期間続くことがある．

2. 急性扁桃炎
acute tonsillitis

篠原尚吾　神戸市立医療センター中央市民病院・部長

■ 病態・病因
急性扁桃炎の起炎微生物に関してはウイルスが小児で40～70%，成人で20～30%とされており，ウイルスではアデノウイルス，細菌ではA群β溶連菌が多いとされている．

■ 検査法と所見の把握
① 細菌性か，ウイルス性かを判断すること，② 重症度に合わせた治療法を選択することである．軟口蓋の点状出血，咽頭粘膜のびらん，アフタ，歯肉炎などを併発していればウイルス性を疑う．また偽膜性扁桃咽頭炎の様相を呈した場合でもウイルス性扁桃炎の可能性があり，4歳未満ではアデノウイルスを念頭において，迅速キットにて診断する．小児や青年では伝染性単核球症，また単純ヘルペスによる扁桃炎も鑑別に挙がるので，頸部リンパ節の腫脹が強い場合などは，初診時に血液検査を施行し鑑別する．

急性扁桃炎そのものは，治療に反応して比較的予後のよい疾患であるが，急性扁桃炎を契機として扁桃周囲膿瘍や急性喉頭蓋炎などの2次的な疾患に進行することがある．それらの疾患は重症化したり，気道トラブルなどを引き起こす可能性があるので，局所所見から併発疾患の除外を行うことも重要である．

重症度に関しては，日本口腔・咽頭科学会から，症状3項目と咽頭・扁桃所見3項目について各々0～2点で点数をつけ，軽症(スコア0～3)，中等症(スコア4～7)，重症(スコア8以上)に分類することが提唱されている．

また，A群β溶連菌による扁桃炎は重症化しやすく，治療も遷延化しやすいことから，A群β溶連菌抗原検出キットで抽出することが勧められている．

■ 鑑別診断
炎症性疾患では伝染性単核球症，腫瘍性疾患では中咽頭扁平上皮癌，悪性リンパ腫などが挙げられる．

治療方針

基本的には保存的治療の対象である．
■ 保存的治療
① 軽症例
抗菌薬を投与せずに，原則的には非ステロイド系抗炎症薬(NSAID，小児の場合はアセトアミノフェン)や消炎薬などの対症療法や咽頭処置，含嗽などの局所療法のみ行う．ただし，A群β溶連菌抗原検出キットにて陽性であった症例には，次に挙げる中等症例に準じた治療を行う．

② 中等症例
抗菌薬を投与する．A群β溶連菌抗原検出キットの陽性・陰性にかかわらず，ペニシリン系抗菌薬が第一選択薬になる．特にA群β溶連菌によるものの場合は十分な期間投与しないと遷延化するため，Infectious Disease Society of America(IDSA)のガイドラインではアモキシシリン(サワシリン)50 mg/kg　1日1回(max 1,000 mg)あるいは25 mg/kg(max 500 mg)　1日2回を10日間となっている．本邦では，小児40 mg/kg/日　分2，成人1,000～1,500 mg　分2で7日間が推奨される．ペニシリンアレルギーの場合は，第1世代のセフェム系(セファレキシンなど)やマクロライド系のアジスロマイシン(ジスロマック)の処方がISDAでも本邦のガイドラインでも推奨されている．また，伝染性単核球症の場合もペニシリンの投与により皮疹が出現することがあるので，疑わしいときは避けるべきである．アジスロマ

イシンに関しては3日間の服薬で1週間の効能が示されているため，コンプライアンスはよいが，近年は耐性菌の出現が問題となっている．

【処方例】

> サワシリン錠（250 mg）　1回2錠　1日2回朝・夕食後，あるいは1回2錠　1日3回毎食後　7日間
> （小児例）
> サワシリン細粒（10％）　1回0.2 g/kg（製剤量として）　1日2回　7日間
> （ペニシリンアレルギーあるいは伝染性単核球症の疑いがあるとき）
> ジスロマック錠（250 mg）　1回2錠　1日1回　3日間

③ 重症例

経口抗菌薬としてはニューキノロン系，第3世代セフェム系が候補として挙げられる．また，経口摂取が困難で日常生活が困難な症例に対しては，セフトリアキソンのように半減期の長い抗菌薬による外来静脈抗菌薬治療や，入院補液を行ったうえで，強力なペニシリン系抗菌薬による点滴治療も考慮するべきである．

【処方例】　下記のいずれかを状況に応じて用いる．

> （経口）
> グレースビット錠（50 mg）　1回2錠　1日1回　5日間
> （点滴）
> セフトリアキソンナトリウム注　1回1〜2g　1日1回　点滴静注

■ 患者説明のポイント

☆扁桃周囲膿瘍や喉頭蓋膿瘍などに移行する可能性について説明し，気道に関する症状が出現した場合は，すぐに医療機関へ受診するよう話しておく．

☆A群β溶連菌による扁桃炎の場合は，十分な期間抗菌薬を内服しないと遷延化するので，症状が消失しても決められた期間は内服を継続するように説明する．

☆習慣性扁桃炎となった場合は扁桃摘出術の適応となる可能性があることを説明する．

3. 慢性扁桃炎（反復性扁桃炎）
chronic tonsillitis（recurrent tonsillitis）

渡辺哲生　　大分大学・准教授

■ 病態・病因

慢性扁桃炎は扁桃炎が持続する状態である．持続する期間は2週間以上，3か月以上など，明確な基準はない．

反復性扁桃炎は急性扁桃炎を繰り返す場合と定義される．急性扁桃炎の頻度については年に2回以上とするものから7回以上など，これも明確な基準はない．なお，わが国では習慣性扁桃炎とよばれていたが，国際的にはrecurrent tonsillitisとよばれ，わが国でも反復性扁桃炎とよばれるようになってきている．

反復性扁桃炎では慢性扁桃炎の状態から急性扁桃炎を繰り返す場合もあるが，慢性扁桃炎の状態が明らかでない場合もある．そもそも扁桃は外界と接するリンパ臓器であり，持続的な炎症状態が常に存在するので臨床的に慢性扁桃炎と診断する状態であるのか，生理的な炎症の範囲内であるのかの鑑別は困難である．急性扁桃炎を繰り返す機序として，扁桃における免疫能低下，感染防御能低下から細菌やウイルスに対する易感染性が高まることが考えられている．

■ 症状

慢性扁桃炎では軽度の咽頭痛，咽頭違和感・異物感・乾燥感，口臭，微熱などの症状がみられるが，自覚症状がない場合もある．

反復性扁桃炎で急性扁桃炎を起こしているとき（急性増悪期）の症状は急性扁桃炎と同じである．急性扁桃炎を起こしていないとき（休止期）の自覚症状はないか，慢性扁桃炎と同様に軽度にみられるのみである．

■ 検査法と所見の把握

① 視診

慢性扁桃炎では扁桃自体には発赤，充血，表面凹凸不整，陰窩の拡張，陰窩内の膿栓がみられる．扁桃は肥大している場合もあるが，埋没型で目立たない場合もある．扁桃周囲にも前口蓋弓の発赤，咽頭側索・咽頭後壁リンパ濾胞の発赤・腫脹がみられる．上内深頸部リンパ節腫脹を伴うこともある．

反復性扁桃炎では急性増悪期は急性扁桃炎と同様の所見を呈する．休止期には炎症所見はなく，扁桃が萎縮している場合もある．

② 細菌検査

起炎菌の同定が目的である．慢性扁桃炎で陰窩内に膿栓がある場合，反復性扁桃炎急性増悪期に行う．溶連菌，アデノウイルスについては迅速抗原検出キットも利用可能である．

③ 血清・血液学的検査

慢性扁桃炎，反復性扁桃炎休止期では炎症の状態を評価するため白血球数，CRPを測定することはあるが，正常範囲内のことが多い．反復性扁桃炎急性増悪期は急性扁桃炎と同様の対応となる．

■ 鑑別診断

鑑別を要する場合がある疾患として悪性リンパ腫，扁桃悪性腫瘍（扁桃癌），白血病が挙げられる．

治療方針

■ 保存的治療

① 慢性扁桃炎

局所治療が中心となる．局所薬物治療としてネブライザー，含嗽薬〔ポビドンヨード，アズレンスルホン酸ナトリウム（アズノール）など〕，トローチ〔デカリニウム塩化物（SPトローチ），ドミフェン臭化物など〕，塗布薬（ルゴール，塩化亜鉛など），扁桃処置として扁桃陰窩洗浄法，陰窩膿栓吸入法がある．内服薬としてトラネキサム酸（トランサミン）を使用することもある．ストレスは免疫能の低下につながり，喫煙は気道炎症を誘発するので生活習慣の改善も治療の1つとなる．

【処方例】　下記を併用する．

1) アズノールうがい液（4%）　1日数回含嗽
2) SP トローチ（0.25 mg）　1回 0.25 mg　1日6回　口中で徐々に溶解
3) トランサミン錠（250 mg）　1回1錠　1日3回

② 反復性扁桃炎

急性増悪期の治療は急性扁桃炎と同様である．休止期は無治療あるいは慢性扁桃炎と同様の治療となる．

■ 手術的治療

反復性扁桃炎に対して両口蓋扁桃摘出術（扁摘）が適応となる．

① 術式

海外では扁桃切除術（被膜内扁摘）の件数も増加しているが，わが国では被膜外扁摘が主流である．剥離・結紮のみで電気焼灼を行わない cold tonsillectomy と電気焼灼などを行う hot tonsillectomy に分かれる．

② 適応

急性増悪期の回数についてはさまざまであるが，わが国では年に4回以上という意見が多いという報告がある．明確な基準はなく，各症例により社会的な条件も加味して決定すべきであろう．禁忌として①貧血や血液疾患の合併（特に出血性素因），②気道の急性炎症，③粘膜下口蓋裂や口蓋裂のある症例が挙げられる．

③ 成績

反復性扁桃炎の自然寛解もあるが，扁摘を施行した症例では急性増悪の回数は減少したまま持続することが示されている．

④ 合併症

全身麻酔下扁摘での死亡例は 0.003〜0.006% と報告されており，危険性の低い手術である．主な合併症は術後出血と術後疼痛である．

術後出血は手術手技に起因して術後24時

間以内に起こる1次性出血と痂皮の脱落による24時間以降に起こる2次性出血に分類される．2次性出血は術後5～10日目に多くみられる．全身麻酔下の止血を要する出血の頻度は1次性出血で0.2～2.2%，2次性出血で0.1～3%とされている．

そのほかには咽頭後壁リンパ濾胞増生，舌根扁桃肥大，咽頭炎，瘢痕形成による左右口蓋扁桃非対称・咽頭狭窄，扁桃遺残などがみられる．なお，扁摘後の免疫の脱落症状の報告があったが，最近の報告では免疫能の低下，脱落症状はみられないという報告がほとんどである．

⑤ 術前術後管理

現在，扁摘は全身麻酔下に行われるので禁忌事項の確認と全身状態の確認が必要である．

術後24時間は安静を保ち，硬い食事による刺激や過度の頸部伸展や捻転は避ける．口腔内の液体は喀出させ，出血がないか確認する．術後疼痛に対しては食前の鎮痛薬服用，氷嚢による頸部冷罨法を行う．含嗽により口腔内を清潔に保つ．

■ 合併症

慢性扁桃炎に扁桃病巣疾患を伴うことがある．また，反復性扁桃炎の急性増悪期に扁桃周囲膿瘍に進展する症例があり，扁摘の適応となる．ただし，扁桃周囲膿瘍は反復性扁桃炎の既往がない症例のほうが多い．

■ 予後

一般的には良好である．

■ 患者説明のポイント

☆反復性扁桃炎には自然寛解もあるが，扁摘の効果は期待できる．
☆扁摘は危険性の低い手術であるが，術後出血，術後疼痛などの合併症がある．
☆扁摘による免疫能低下の危険性は低い．

4. 病巣感染が関与する疾患
focal infection-related skin disease

山本俊幸　福島県立医科大学・教授（皮膚科）

病巣感染巣とは，原発巣の症状の程度にかかわらず，遠隔の臓器や組織に病変を起こすものと考えられている．扁桃や歯は，その代表的な原発巣（focus）であり，引き起こされる病変としては皮膚炎や腎炎（IgA腎症，➡361頁）のことが多い．一般に皮膚疾患は原因が判明するものが少なく，また治療も対症療法が多いが，病巣感染巣との関連が高い疾患は，原発巣の治療が根治療法となることが少なくない．

本項では，扁桃炎と関連の高い皮膚疾患について概説する．

■ 病態・病因
① 掌蹠膿疱症

扁桃炎や歯性感染症をはじめとする，病巣感染との関連性が高い代表的な皮膚疾患．手

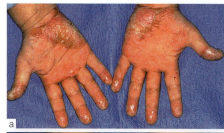

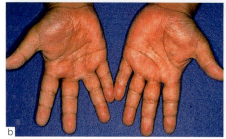

図1　扁桃摘出術前後の，掌蹠膿疱症の手掌病変
a：術前．b：術後．

掌・足底に紅斑，小水疱，小膿疱，鱗屑，痂皮が混在する．膿疱は無菌性である．本邦に多くみられ，独立した疾患と考えられているが，海外では膿疱性乾癬の acral type と位置づけられることも多い．手足どちらにも皮疹がみられることが多いが，手または足だけの

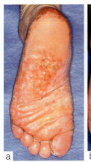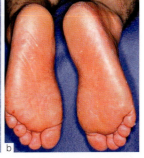

図2　扁桃摘出術前後の，掌蹠膿疱症の足底病変
a：術前，b：術後．

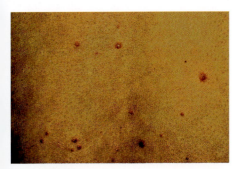

図3　滴状乾癬

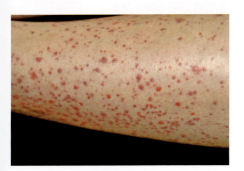

図4　IgA 血管炎の下肢病変

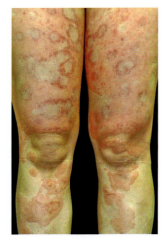

図5　紫斑を伴うじん麻疹の下肢病変

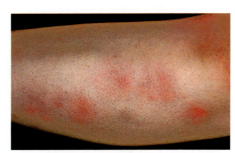

図6　結節性紅斑の下肢病変

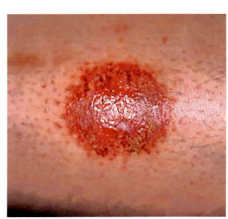

図7　貨幣状湿疹の下肢病変

ことや，片側性のこともある．炎症が爪周囲に及ぶと爪甲の変形を伴う．手足の病変，特に足の皮疹が重症化すると亀裂も伴い，長期のステロイド外用による皮膚の菲薄化も加わり，歩行が困難となる．手首，足首を越えて，足背，膝，下腿，殿部，肘などに掌蹠外病変とよばれる落屑性紅斑がみられることがある．また，掌蹠膿疱症は年齢とともに自然に軽快することもあるが，実際には高齢者でもactiveな病変を有する患者をみることもまれではない．

扁桃摘出後，手は3～6か月，足は6～12か月で改善する（図1, 2）．掌蹠膿疱症に爪の変化も高率にみられ，外用薬には反応が乏しいが，扁桃摘出により軽快する．さらに，胸肋鎖関節炎も扁桃摘出後，皮疹に先行して軽快することが多い．

② **滴状乾癬**

小児や若年者に，咽頭炎や中耳炎を契機として出現する．乾癬の一型だが，局面ではなく点状～小豆大の小紅斑で，表面に鱗屑をのせる（図3）．上気道感染後に急性に出現して一過性の経過をたどると記載されることもあるが，実際は慢性に出没を繰り返すこともまれではない．また，滴状乾癬から尋常性乾癬への移行例や，両者が混在することもある．乾癬は掌蹠膿疱症と近縁の疾患であるが，病巣感染巣との関連が高いタイプは滴状乾癬だけである．

③ **IgA血管炎**

以前，アナフィラクトイド紫斑，アレルギー性紫斑病といわれていたが，最近はChapel-Hillの分類によりIgA血管炎とよばれることが多い．

下肢に浸潤を触れる点状～局面状の紫斑が多発する（図4）．溶連菌感染が原因のことが最も多い．また高齢者では，肺炎が原因のこともある．筋痛，関節痛，腹痛を伴うこともある．生検組織で，真皮上層の核破砕性血管炎の像がみられ，蛍光抗体直接法では，血管壁にIgAの沈着がみられるのを特徴とする

が，生検の時期にもより，全例にIgAの沈着が確認されるわけではない．入院・安静が原則で，重症例には副腎皮質ステロイドの内服が用いられるが，減量に伴い再燃したり，再発を繰り返す症例には，扁桃摘出も考慮される．

④ **じん麻疹**

じん麻疹の原因は多岐にわたり，ストレスをはじめとして特定できない特発性といわれるタイプが9割を占める．感染症を契機として出現する急性じん麻疹は古くから知られており，急性感染性じん麻疹というよび方もある．小児に多い．成人の場合，紫斑を伴うじん麻疹をみたら，原因として病巣感染を検索する（図5）．

⑤ **結節性紅斑**

下肢に好発し，圧痛を伴う皮下硬結で，表面には発赤を伴う（図6）．人種によって原因が異なる．日本人の場合，ベーチェット病やサルコイドーシス，炎症性腸疾患などの基礎疾患が背景に見つかることよりも，溶連菌感染に伴うことのほうが多い．

⑥ **貨幣状湿疹**

下肢に最も多くみられ，背部にもみられる．貨幣大の大きさの湿潤性局面が散在性に多発する．典型例は，漿液性丘疹の集簇からなる（図7）．最も多い原因は乾燥肌であり，高齢者に多い．一方で，若年者の顔に貨幣状湿疹がみられた場合，扁桃炎が原因のこともある．

■ **患者説明のポイント**

☆扁桃摘出が皮疹に奏効するかどうかは，やってみないとわからない．しかし皮疹が繰り返す場合や難治な症例では適応となりうる．掌蹠膿疱症の場合，重症の手足病変（歩行に影響する足底病変など）や関節痛を伴う症例には積極的に勧める．

☆扁桃摘出術が有効であるか否かを予測する扁桃の特徴に関してはよく知られていない．

> **トピックス**

局面型(尋常性)乾癬に対して，扁桃摘出術がある程度有効であるとする海外からの論文が散見される．これに対して本邦では，症例報告は散見されるものの，まとまった報告はない．海外では掌蹠膿疱症は乾癬と同義に扱われる傾向があるため，掌蹠膿疱症を除外した局面型乾癬に対して本当に扁桃摘出術が有効なのか，本邦からの発信が求められる．

5. IgA腎症患者と扁桃
IgA nephropathy and palatine tonsil

黒瀬 誠　札幌医科大学・講師

IgA腎症は最も高頻度な原発性糸球体腎炎である．慢性糸球体腎炎のうち，糸球体メサンギウム細胞と基質の増殖性変化とメサンギウム領域へのIgAを主とする沈着物を認めるものと定義され，予後良好な腎疾患とされていたが，腎生検から10年後に15〜20%，20年後には約40%が末期腎不全に進行する予後不良な疾患であることがわかってきた．

IgAは気道や腸管などの粘膜面の感染防御抗体である．扁桃の持続感染によって過剰に産生されたIgA免疫複合体が，IgA腎症の一因であると考えられIgA腎症患者と扁桃の関連が注目されている．

国際的ガイドラインでは，多施設でのRCTが行われていないことを理由にエビデンスが不十分とされ，口蓋扁桃摘出術(以下，扁摘)のIgA腎症への効果は否定されている．しかし，本邦では1980年頃よりIgA腎症患者に対する扁摘，扁摘+ステロイドパルス療法(以下，扁摘パルス)の有効性が多数報告されており，近年，単施設でのRCTや多変量解析において扁摘パルスの尿蛋白寛解率および腎生存率の有意な改善が報告されたこともあり，主要なガイドラインでは治療選択肢として認めている．実臨床では標準治療として広く普及しており，治療者として効果を実感できることも多いようである．

最近，厚生労働省進行性腎障害調査研究班により，扁摘パルスがステロイド単独療法に比べ，少なくとも短期効果として尿蛋白減少率が有意に高かったとする多施設でのRCT結果が報告されており，長期効果(腎機能保護効果)のエビデンス構築が待たれる．

治療方針

■ 保存的治療

第一選択治療法として，RA系阻害薬かつ/あるいは副腎皮質ステロイド．実臨床では，扁摘パルス(ステロイド投与は前後どちらでも)を第一選択とし，RA系阻害薬の追加を適宜行うことが多いようである．

第二選択治療法として，免疫抑制薬，抗血小板薬，n-3系脂肪酸(魚油)が推奨されている．生活指導，食事療法も必要に応じ行う．

■ 手術的治療

① 適応

本邦のガイドラインでは，扁摘単独，扁摘パルスいずれも，尿所見の改善，腎機能障害の進行を抑制する可能性があり，治療選択肢として検討してもよいとされている．著しい腎機能低下などの禁忌と考えられる状態でない限り，臨床的重症度にかかわらず手術適応となりうると考えられるが，重症例では有効性が低いとの報告も多数あり，IgA腎症が進行性疾患であることを考慮すると，非可逆的所見を伴わない比較的早期の段階で，完全寛解，長期予後の改善を期待し，扁摘(パルス)を行うことが望ましいと考えられる．

② 手術時の注意点

病巣性扁桃炎に対する扁摘一般にいえることだが，遺残がある場合に治療効果が得られにくい．下極の取り残しには特に注意する．

③ 周術期の注意点

術後の尿所見の悪化を可及的に防ぐため，術前より抗菌薬の投与を行ってもよい．術後

消炎鎮痛薬の使用により全身浮腫をきたすことがあるため，術後の疼痛にはプロスタグランジン合成酵素阻害作用を示さない解熱鎮痛薬クリノリルの使用を検討する．

■ 患者説明のポイント
☆扁摘後に一過性尿所見の悪化がみられることがある．
☆扁摘の効果は検査所見として尿蛋白減少，症状として上気道感染時の血尿の減少・消失として現れることが多い．
☆長期予後に関しては不明な点も多いため，定期観察や必要時の治療介入は重要である．
☆扁摘後も慢性的な上気道の持続感染（副鼻腔炎，う歯・歯周病）による再増悪がありうる．

6. 扁桃肥大
tonsillar hypertrophy

佐藤慎太郎　名古屋市立大学病院睡眠医療センター・副センター長

■ 病態・病因
　口蓋扁桃の生理的な肥大はアデノイドよりやや遅れて2～3歳でみられるようになり，7～8歳でピークを迎える．その後縮小に転じて10歳代後半にはほぼ消退するが，成人でも肥大が残存する例がみられる．

■ 症状
　最も問題となるのが閉塞性睡眠時無呼吸（obstructive sleep apnea：OSA）である．一方，扁桃肥大症例で習慣性扁桃炎が高率にみられるわけではない．また，幼小児では時に摂食速度の遅さとそれによる摂食量の少なさを訴えることがある．

■ 検査法と所見の把握
① 視診
　口蓋扁桃の肥大の程度について本邦では古くからいわゆるMackenzieの3段階分類が定着しているが，近年の海外の文献ではBrodskyあるいはFriedmanによる4～5段階の分類が多く用いられている．

② 睡眠時無呼吸の検査
　最も問題となる症状はOSAでありその評価は重要である．広く普及している検査施設外睡眠検査（out of center sleep testing：OCST），あるいは施設は限られるがより詳細な終夜睡眠ポリグラフィー検査（polysomnography：PSG）のどちらかは行うべきである．ただし，小児では近年，無呼吸低呼吸指数（apnea hypopnea index：AHI）は季節性変動が大きいことやAHIが5回/時以下では成長に大きな影響がないことがわかっており，可能な限り複数回の検査で治療方針を検討すべきである．
　成人のOSAには扁桃肥大以外の要因も大きいことを念頭におく必要がある．OCST，PSGのどちらの検査も行えない場合，治療方針の決定は慎重を要する．

■ 鑑別診断
　極端な左右差のある場合は，悪性リンパ腫や扁平上皮癌，乳頭腫などの腫瘍性疾患の鑑別が重要である．

治療指針

■ 保存的治療
　幼小児では思春期頃には扁桃組織の縮小を期待できるため，重症のOSAや習慣性扁桃炎がなければ経過観察を行う．
　成人でもOSAや習慣性扁桃炎がなければ経過観察を行う．重症のOSAでは扁桃肥大が単一の原因ではない症例も多く，その場合はしばしば持続陽圧呼吸（continuous positive airway pressure：CPAP）療法が第一選択となる．

■ 手術的治療
　幼小児で重症のOSA，頻回の習慣性扁桃炎を伴う症例は，術中・術後のリスクも考慮したうえで口蓋扁桃摘出術の適応を検討す

る．また，幼児のOSAではアデノイド切除術も必要となることが多い．

成人でも頻回の習慣性扁桃炎があれば口蓋扁桃摘出術を検討する．OSAでは症状の程度や他の要因の関与を検討し，他の手術・治療との併用を含めて適応を決める．ただし，いびきが主訴の場合，特に若年女性ではOSAの有無にかかわらず社会的に手術を行ったほうがよい場合もある．

■ 合併症

手術に際して術中・術後の出血，気道合併症について留意が必要である．

■ 予後

扁桃摘出後，舌扁桃が扁桃窩方向に代償性肥大をきたすことがある．

■ 患者説明のポイント

☆咽頭所見を画像記録し，それを供覧して扁桃肥大の程度を説明する．

☆扁桃肥大のみでは治療の対象にはならないため，睡眠中の無呼吸・いびきの有無，習慣性扁桃炎の有無などを確認する．

☆OSAでは扁桃肥大のみが単独の原因でないことも多く，手術のみでは期待した効果が得られない場合があることを説明しておく．

7. 扁桃周囲炎，扁桃周囲膿瘍

peritonsillitis, peritonsillar abscess

堀　龍介　天理よろづ相談所病院・部長［奈良県］

■ 病態・病因

扁桃の埋没部を包む被膜は，前口蓋弓を形成する口蓋舌筋や後口蓋弓を形成する口蓋咽頭筋，外側方の咽頭収縮筋などと結合する．この疎な結合織からなる間隙を扁桃周囲間隙とよぶ．扁桃周囲間隙は，上咽頭収縮筋を介して副咽頭間隙，咽後間隙・危険隙と隣接して，さらに顎下間隙，舌下間隙などの深頸部間隙と交通をもつ．また，副咽頭間隙は主に脂肪結合組織よりなる茎状前区と，頸動脈，内頸静脈，第Ⅸ～Ⅻ脳神経，交感神経幹などからなる茎状後区に分けられる．急性扁桃炎が先行して扁桃周囲間隙や外側組織に炎症が波及したものを扁桃周囲炎，炎症が増悪して扁桃周囲間隙に膿瘍を形成したものを扁桃周囲膿瘍とよぶ．深頸部に膿瘍を形成する深頸部膿瘍のなかで扁桃周囲膿瘍は頻度が多く，一般の耳鼻咽喉科・頭頸部外科の臨床においてよく遭遇する疾患の1つである．

起炎菌として好気性菌，嫌気性菌，混合感染と分けて理解するのがよい．好気性菌として肺炎球菌やA群β溶連菌を含むレンサ菌，インフルエンザ菌を含むヘモフィルス属，黄色ブドウ球菌などが検出され，全体ではグラム陽性菌が多い．嫌気性菌では*Prevotella*属などの口腔内嫌気性菌が多い．しかし，嫌気性菌は検体採取・輸送時や培養分離中に外気と触れて菌が死滅する可能性があり，検査での嫌気性菌検出率は低くなる傾向がある．

扁桃周囲膿瘍は20～30歳代に好発し，膿瘍の形成部位は前上型と後方型に分かれる．扁桃の上極付近では被膜と筋層の結合が比較的疎であるため，扁桃周囲膿瘍のほとんどが前上型である．膿瘍が上咽頭収縮筋を破り副咽頭間隙，咽後間隙・危険隙に波及すると，場合により舌骨下の深頸部間隙，ひいては縦隔にまで炎症や膿瘍が波及して重篤化する可能性があるため，正確な深頸部間隙の解剖を理解したうえで早急に対応する必要がある．

■ 症状

急性扁桃炎の先行後，多くの場合片側性に扁桃周囲炎や扁桃周囲膿瘍を引き起こすため，急性扁桃炎の症状が特に片側性に増悪した様相を呈する．左右差のある咽頭痛，38℃以上の高熱，頸部リンパ節の圧痛がまず挙げられる．炎症や膿瘍形成が上咽頭収縮筋に及ぶと嚥下時痛や耳への放散痛を生じ，飲水摂食困難となる．さらに内側翼突筋にまで及ぶと開口障害も起こす．口蓋扁桃を含めた咽頭粘膜全体の腫脹により構音障害（含み声）とな

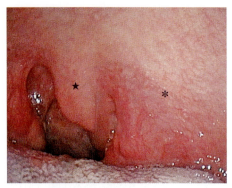

図1　左扁桃周囲膿瘍の口腔内所見
左口蓋扁桃周囲の発赤腫脹，軟口蓋の腫大と下垂（＊），口蓋垂の腫脹がみられる（★）．

り，腫脹が喉頭や下咽頭にまで波及すると呼吸困難もみられる．

■ 検査法と所見の把握

局所所見として，扁桃周囲炎では口蓋扁桃，前口蓋弓，軟口蓋の左右差のある発赤腫脹がみられる．扁桃周囲膿瘍では患側の所見が増悪して，口蓋扁桃周囲の著明な発赤腫脹，軟口蓋の腫大と下垂，口蓋垂の腫脹と健側への偏倚がみられる（図1）．前上型は膨隆部の触診で膿瘍の波動を触れることがある．膿瘍が自潰すると悪臭を伴った膿汁の排出がみられる．喉頭ファイバースコープによる咽喉頭の観察は必須であり，下咽頭や喉頭の浮腫をきたしていることもある．扁桃周囲炎でとどまっているのか，膿瘍を形成しているのかは局所所見のみでは判別が難しいことがある．

膿瘍形成を少しでも疑った場合は積極的に頸部造影CTを施行し，扁桃周囲膿瘍の部位，副咽頭間隙や深頸部間隙への進展の有無を確認する．また深頸部膿瘍は縦隔まで波及すると致命的になりうることも念頭において，頸部造影CTは縦隔まで撮影するほうが望ましい．採血検査では白血球数やCRP値の上昇を認める．後述する穿刺や切開排膿では，膿汁採取後直ちに嫌気性菌培養を含めた細菌検査を行う．呼吸困難や全身状態の悪化を伴うこともあり，患者の状態を注意深く観察する必要がある．

■ 鑑別診断

片側性の扁桃周囲腫脹をきたす疾患として，扁桃腫瘍，頸動脈瘤などが挙げられるが，臨床症状および頸部造影CTなどで鑑別可能である．

治療方針

■ 保存的治療

扁桃周囲膿瘍は入院加療が基本となる．扁桃周囲炎も入院加療が望ましい．扁桃周囲炎では抗菌薬点滴の保存的治療を行う．扁桃周囲膿瘍が単発で最大径が2～3cm以下と小さい場合，穿刺や切開で開放しにくいこともあり，まずは保存的治療を行う．

本来原因菌の感受性に応じて抗菌薬を選択すべきであるが，初診時に膿汁を採取し細菌培養に提出しても詳細が判明するまでに1週間ほどかかる．したがって使用する抗菌薬は，検出頻度の高いレンサ球菌などのグラム陽性菌，インフルエンザ菌，嫌気性菌をすべてカバーするものを選択することになる．ペニシリン系もしくはセフェム系抗菌薬とリンコマイシン系抗菌薬を併用する．抗菌薬の適正使用の観点から，セフェム系を選択するならまずは第1，2世代を使用し，安易に第3世代セフェム系やカルバペネム系を選択するべきではない．

扁桃周囲炎で外来治療とする場合は，キノロン系抗菌薬を選択することが多い．咽喉頭浮腫がある場合，浮腫の制御や抗炎症作用目的にステロイドも1～3日ほどの短期で使用するとよい．扁桃周囲膿瘍で保存的治療を行うも効果なく増大するようなら，すみやかに手術的治療とする．

■ 手術的治療

手術の治療でも抗菌薬点滴は併用する．

① 穿刺，切開排膿

　安全確実に施行するためには，患者自身が処置に協力的であること，膿瘍が扁桃周囲間隙に限局していること，経口的に膿瘍部の観察や処置が可能であること，すなわち炎症や膿瘍の波及による開口障害があっても軽度であること，局所麻酔へのアレルギーがないことは必須条件である．

　まず1％エピネフリン加キシロカインにて粘膜下の浸潤麻酔を行う．穿刺および切開部位はキアリ点，トンプソン点などがあるが，近年の診療においては頸部造影CTを施行していることが多く，その画像を参考にしながら最も腫脹した部位となるはずである．穿刺には18G針を用い，穿刺針の先端は矢状方向に進める．深さは2cm以内とし，上歯槽後端の矢状断面より内側にとどめれば，内頸動脈などの副咽頭間隙にある主要臓器の損傷を回避することができる．切開排膿ではメスにて粘膜のみ切開した後，ペアンや剝離鉗子で粘膜下組織を鈍的に広げる．穿刺と同様に矢状方向に剝離し，上歯槽後端の矢状断面より内側にとどめる．膿瘍腔に達すると抵抗がなくなると同時に膿汁の排出がみられる．十分排膿させた後，タンポンガーゼなしでもよいが，膿瘍腔からのドレナージや閉鎖防止のためにタンポンガーゼを挿入する場合には，誤飲や遺残の可能性を考えて適度な長さの挿入とする．穿刺のほうが低侵襲と思われがちであるが，適切に切開排膿を施行するほうが副咽頭間隙にある主要臓器の損傷は生じる危険性は低いと筆者は考えている．

② 膿瘍即時扁桃摘出術（即時扁摘）

　穿刺や切開排膿ができないか，効果がない場合に即時扁摘が選択される．患者自身が処置に協力的でない，膿瘍が副咽頭間隙や深頸部間隙に進展して深頸部膿瘍となっている，開口障害で経口的処置ができないなどの場合である．近年のエナジーデバイスの発達により，即時扁摘の難易度は通常扁摘とほぼ変わらないが，出血が多い傾向があり確実な止血操作が求められる．十分な麻酔管理と熟練した術者が対応すれば，膿瘍腔の早期開放により早期の疼痛緩和や治癒が得られる．

■ 予後

　扁桃周囲膿瘍の保存的治療後の再発率は，10〜20％と高く，反復性扁桃炎の既往がある症例では特に再発率が高い．したがって扁桃周囲膿瘍では，切開排膿で治癒した症例であっても待機的扁桃摘出術を検討する．

■ 患者説明のポイント

☆扁桃周囲膿瘍では頸部造影CTなどの適切な検査や，抗菌薬点滴・穿刺・切開排膿などの早急な治療を行わないと，深頸部膿瘍への移行や咽喉頭浮腫での窒息など重篤化する危険性があることを十分説明する．

8. ワンサン・アンギナおよび血液疾患を伴うアンギナ

Vincent angina, angina with hematodyscrasia

鈴木賢二　ヨナハ総合病院・院長［三重県］

I. ワンサン・アンギナ

■ 病態・病因

　紡錘状桿菌（*Bacillus fusiformis*）とスピロヘータ（*Spirochaeta denticulata*）の共棲による感染症が原因と考えられている．先進国ではまれな疾患となりつつあるが，通常成人，特に35歳以下の若年層に多く一側性の潰瘍と偽膜を特徴として，口蓋扁桃，歯肉，軟口蓋に深い潰瘍を生じるもので，硬口蓋，頰粘膜，舌根部に認められることもある．健康不良，う歯，口内不潔などが誘因となる．ワンサン・アンギナはフランスのHyacinthe Vincent（1862〜1950）およびドイツのCarl Plaut（1858〜1928）にちなんで命名された疾患である．またtrench mouthは，第一次世界大戦

において塹壕(trench)にこもった兵士に多く発症したことから名付けられた．

■ 症状

発症は比較的緩徐で一側の扁桃上極部に好発し，底面に灰白色の偽膜が付着し辺縁が発赤した噴火口状の深い潰瘍を形成する．潰瘍は扁桃を越え，軟口蓋，硬口蓋，歯肉，頬粘膜，舌根部と広い範囲に及ぶこともある．局所所見に比較して自覚症状は軽く，一側の軽度の咽頭痛や嚥下痛あるいは頭痛や全身倦怠感を訴えることもあるが，全身状態は良好に保たれる．特有の悪臭を伴う口臭を伴うことが多い．一般的には数日～2週間程度で治癒するが，喫煙，低栄養，ストレス，免疫不全状態などの増悪因子の存在下では感染の拡大が急速かつ激しいものとなる．

■ 検査と診断

局所所見と臨床症状から診断は比較的容易である．確定診断には菌の証明すなわち咽頭ぬぐい液のグラム染色により，*Fusobacterium* と *Spirochaeta* を証明するのであるが，口腔・咽頭からの細菌検査においては，常在菌の混在により目的菌の証明はやや困難である．嫌気培養による *Fusobacterium* の証明は必須であるが，偽陰性のこともあり，嫌気培養に時間を要することなどから，必ずしも確定診断は容易ではない．臨床的診断から治療を開始することが多い．

■ 鑑別診断

鑑別すべき疾患として，急性扁桃炎，ジフテリア，結核，梅毒，無顆粒球症，伝染性単核球症などが挙げられる．急性扁桃炎，ジフテリア，結核との鑑別は検出菌の検討から容易で，梅毒はTPHA法とFTA-ABS法から鑑別される．無顆粒球症，伝染性単核球症は特有の血液像から鑑別診断は容易である．

治療方針

局所処置が最も重要である．口内を清潔に保ち，含嗽し可及的に偽膜を除く．深い潰瘍が特徴であるので疼痛軽減のために鎮痛薬の投与とリドカイン塩酸塩などの局所麻酔薬も推奨され，10%硝酸銀液または5%トリクロル酢酸での腐蝕や，倍希釈3%過酸化水素水での局所処置がきわめて有用である．全身的には，ペニシリン系薬あるいはセフェム系薬の経口投与を行う．さらに嫌気性菌の混合感染を念頭におきクリンダマイシンやテトラサイクリン系薬の併用も奨められる．再発防止のため，う歯の処理あるいは必要なら口蓋扁桃を摘出することもある．

II．血液疾患を伴うアンギナ

■ 病態・病因

① 無顆粒球症あるいは顆粒球減少症性アンギナ

無顆粒球症あるいは顆粒球減少症(agranulocytic angina)は，原因不明の真正型と放射線照射・薬物・化学薬品などで2次的に引き起こされる症候型に分類され，いずれも末梢血液像で多核白血球数の著明な減少を認める．アンギナは感染防御能低下が原因である．

② 白血病性アンギナ

白血病の病因は不明であるが，アンギナは白血病による正常白血球の減少から感染防御能が低下することによる．急性・慢性いずれの白血病においてもアンギナ症状を呈するが，慢性では比較的軽度である．ここでは急性白血病につき述べる．

③ 再生不良性貧血性アンギナ

骨髄の低形成を特徴とし，汎血球減少症の代表的疾患である再生不良性貧血は，原因不明の本態性のものと薬物・放射線により起こる2次性のものに分けられる．感染症に伴う場合や，急性肝炎後に発症することもある．造血幹細胞の障害が想定される．これも白血球減少による感染防御能低下が原因のアンギナである．

■ 症状

① 無顆粒球症あるいは顆粒球減少症性アンギナ

悪寒・戦慄・高熱で発症する．皮膚の発疹・水疱，腸管，その他の粘膜に有痛性感染潰瘍病変を認める．半数以上に口蓋扁桃から咽頭粘膜に汚い灰白色ないし黒褐色の苔を伴う多発性潰瘍を形成し，口臭が強い．時に咽頭粘膜に多発性の出血をみることもある．真正型無顆粒球症あるいは顆粒球減少症ではリンパ節腫大は認めないが，症候型ではリンパ節をはじめとする網内系器官が強く腫脹することもある．

② 白血病性アンギナ

若年者に多く，発熱とともに表在リンパ節腫脹，頭痛，悪心・嘔吐などの全身症状を認める．咽頭粘膜に潰瘍・壊死を認め，さらに細菌による2次感染病変が加わることが多い．出血傾向が強く粘膜下出血もみられる．

③ 再生不良性貧血性アンギナ

貧血は徐々に起こり，その程度が強くなると動悸，息切れ，顔面蒼白などの貧血一般症状が現れる．血小板減少により皮下粘膜下出血など全身の出血傾向も出現する．顆粒球減少により易感染性となり，熱発し，咽頭はアンギナとなる．

■ 検査と診断

① 無顆粒球症あるいは無顆粒球減少症性アンギナ

血液検査での白血球減少，特に顆粒球減少所見から比較的容易である．
鑑別すべき疾患としてジフテリア，ワンサン・アンギナ，白血病などが挙げられるが，いずれも検出菌の検討や特有の血液像から鑑別される．

② 白血病性アンギナ

未熟型の白血球出現など特有の血液像からなされる．

③ 再生不良性貧血性アンギナ

末梢血液像，骨髄穿刺像検査により診断される．その他，伝染性単核球症（infectious mononucleosis）では，熱発，頸部リンパ節腫大，脾腫，肝機能障害を認め，アンギナを認める．

治療方針

原因疾患のいかんにかかわらず，基礎疾患のコントロールが第一で，その治療効果にアンギナの治癒も左右され，最も重要なことは早期発見・早期治療であり，基本的には対症療法が主となる．

■ 患者説明のポイント（Ⅰ・Ⅱ共通）

☆アンギナを示す疾患には，種々のものがあり，アンギナを主要症状として耳鼻咽喉科を受診する場合も多く，基礎疾患として血液疾患あるいは悪性疾患など重篤なものもあるので，それらの存在を絶えず念頭において日常診療をするべきであり，それらの疾患の可能性についての説明と諸検査も必ずしておく必要がある．

☆アンギナに対しては基本的には対症療法が主となるので，口腔内を清潔に保ち，含嗽をしっかりすることを説明する．

9. 伝染性単核球症

infectious mononucleosis

黒野祐一　鹿児島大学・名誉教授

■ 病態・病因

伝染性単核球症はエプスタイン・バー（EB）ウイルスの初感染によって発症するリンパ球増殖性疾患であり，ウイルスに対する細胞性免疫の過剰反応によって重症化する．そのため，本邦では2～3歳までに70～90％がEBウイルスに感染するといわれるが，細胞性免疫が未熟なこの時期に感染してもその多くは無症状か3～4日程度の咽頭炎のみで治癒することが多い．一方，細胞性免疫が発達した

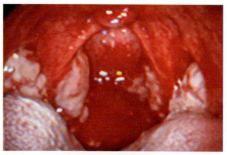

図1 伝染性単核球症の咽頭所見
口蓋扁桃と咽頭側索の白い偽膜を伴う発赤と腫脹を認める.

表1 EBウイルス感染症における血清学的検査所見の比較

	VCA-IgM	VCA-IgG	EA-IgG	EBNA
未感染者	−	−	−	−
既感染健常者	−	+	−	+
再活性化患者	− or +	+++	+++	− or +
伝染性単核球症患者				
急性期	+	++	++	−
回復期	−	+	+	− or +

思春期以降の若年者が初感染を受けると本症を発症する．また，EBウイルスは感染後も生涯にわたって宿主の口腔咽頭に残り唾液中に排出されるため，ほとんどが唾液を介して感染し，kissing diseaseともいわれる．

EBウイルスは口腔咽頭上皮細胞からリンパ節や扁桃のB細胞へと感染し，感染したB細胞が多クローン性の増殖を起こしリンパ節腫脹や扁桃の腫脹がもたらされ，さらに末梢血へと感染が拡大する．これを阻止するためNK細胞や細胞傷害性T細胞が誘導され，これらの細胞性免疫応答が強いと本症が生じる．

本症のほとんどがEBウイルスを原因ウイルスとする．しかし，サイトメガロウイルス，アデノウイルス，コクサッキーウイルス，単純ヘルペスウイルス，ヒト免疫不全ウイルス，A型およびB型肝炎ウイルス，トキソプラズマ，リケッチアなどさまざまな病原微生物によってもEBウイルス感染と同様の症状がみられることがあり，伝染性単核球症様症候群とよばれる．

■症状

EBウイルス感染後，4～8週間の長い潜伏期間を経て発症する．発熱，咽頭痛，頸部リンパ節腫脹を3主徴とし，肝脾腫，皮疹を伴う．その他，羞明や眼球後部の痛み，視神経炎，眼瞼腫脹などの眼症状，ギラン・バレー症候群などの神経症状を伴うこともある．発熱は38℃以上で，1～2週間持続する．咽頭痛は扁桃炎によるもので，咽頭扁桃および口蓋扁桃に白色の偽膜を伴う炎症を認め，扁桃の腫脹が高度になると鼻閉や呼吸苦を訴える．頸部リンパ節腫脹は発症後1～2週間でみられ，副神経領域の後頸部を中心に多発する．全身的には肝脾腫が生じ，超音波検査を行うとほとんどの症例で確認できる．皮疹は丘疹や紅斑などさまざまで四肢や体幹に生じ，1週間程度で消退する．しかし，ペニシリン，特にアンピシリンの投与で誘発・増悪し，それが本症の特徴の1つとされている．また，この薬剤による皮疹はセフェム系やテトラサイクリン系，キノロン系，マクロライド系の抗菌薬でも誘発されることがある．

■検査法と所見の把握

発熱と頸部リンパ節の腫脹を認め，咽頭所見で口蓋扁桃の白い偽膜を伴う発赤と腫脹があれば本症を疑う（図1）．偽膜形成は咽頭扁桃で著明なため，鼻咽腔内視鏡で確認する．

血液学的検査では，白血球数は正常または軽度増加するのみであるが，リンパ球数が増加する．そのため，リンパ球/白血球の比が0.35以上あり，さらに異型リンパ球が出現しリンパ球の10％以上を占めるときは本症が強く疑われる．肝機能障害を生じると，LDH，AST，ALTが上昇し，特にLDHが高値となる．

確定診断にはEBウイルス抗体価の測定が必要で，①VCA-IgM抗体が急性期に陽性で後に陰性化，②VCA-IgG抗体がペア血清で4倍以上の上昇，③EA-IgG抗体が急性

期から回復期にかけて一過性に上昇，④ EBNA抗体が急性期に陰性で回復期以降数か月で陽転のいずれに該当すれば，本症と診断できる．また，VCA-IgM抗体，VCA-IgG抗体，EA-IgG抗体が陽性であれば初感染，VCA-IgG抗体とEA-IgG抗体が強陽性の場合は再活性化の可能性が高い（表1）．最近はPCR法によるEBウイルスDNAの検出も可能になっており，免疫不全などのために血清学的検査による診断が困難なときに用いられる．

■ 鑑別診断

偽膜を伴う扁桃炎や頸部リンパ節腫脹が著明な疾患として，溶血性連鎖球菌やインフルエンザ菌による重症の急性扁桃炎，悪性リンパ腫，白血病，亜急性壊死性リンパ節炎，そして伝染性単核球症症候群の原因となるサイトメガロウイルスやアデノウイルスなどによるウイルス感染症が鑑別を要する疾患となる．

治療方針

■ 保存的治療

① 対症療法

本症に有効な抗ウイルス薬はなく，自然治癒する疾患なので，対症療法が中心となる．高熱があり全身倦怠感が強く経口摂取が困難あるいは肝機能障害が高度な場合は，入院のうえ安静を保ち治療する．発熱や咽頭痛に対しては非ステロイド系消炎鎮痛薬を投与し，補液を行う．

【処方例】

カロナール錠（200 mg） 1回2錠 頓用

② 抗菌薬治療

抗菌薬は本症には無効で，むしろ皮疹を誘発し，肝機能障害を増悪するため，投与せずに経過をみる．2次感染で扁桃周囲炎などを発症したときはクリンダマイシン（ダラシンS）を使用するが，皮疹の発現に注意する．

【処方例】

ダラシンS注 1回600 mg 1日2回 点滴静注 保外 適応症

③ 合併症に対する治療

上気道狭窄や溶血性貧血，血小板減少症などがみられたらステロイドを投与する．肝機能障害や脾腫が著しいときは内科の専門医に紹介する．

【処方例】

ソル・コーテフ注 1回100 mg 1日2回 点滴静注

■ 合併症

溶血性貧血，血小板減少症，再生不良性貧血，播種性血管内凝固（DIC）などの血液疾患が合併症として知られているが，比較的軽症である．その他，まれではあるが，ギラン・バレー症候群，顔面神経麻痺，視神経炎などの神経疾患，脾臓破裂，上気道閉塞を合併することがある．

■ 予後

免疫不全がなければ発症後4～6週間で後遺症もなく完治する．血液学的検査所見も1か月ほどで正常に回復するが，VCA-IgG抗体やEBNA抗体の上昇は生涯持続する．全身倦怠感や頸部リンパ節腫脹は回復まで若干時間を要し，全身倦怠感は時に6か月以上続くことがあり，女性に多い．

■ 患者説明のポイント

☆自然治癒する疾患であることを説明し，全身倦怠感が強ければ入院を勧める．自宅療養も可能であるが，安静および肝機能障害や脾腫を評価するため内科受診を指示する．

☆脾腫は数か月続き脾破裂の可能性があるので，脾腫が回復するまでは衝撃を伴う運動などを避けるよう注意する．

10. 特殊な咽頭炎
（ジフテリア，結核）
unusual pharyngitis
（diphtheria, tuberculosis）

山村幸江　東京女子医科大学・准教授

I．咽頭ジフテリア

■病態・病因

ジフテリアはジフテリア菌感染によって生じる粘膜疾患で，病変部位によって咽頭・扁桃ジフテリア，喉頭ジフテリア，結膜ジフテリア，皮膚ジフテリアなどに分類され，致命率は平均5〜10%とされる．本邦では予防接種によって1999年を最後に報告例は途絶えているが，海外からの持ち込み感染への警戒は依然必要である．感染症法では全数報告対象の2類感染症にあたる．

■症状

咳などにより飛沫感染し2〜5日間の潜伏期を経て発熱・咽頭痛・嚥下痛などで発症する．症状は菌が侵入した粘膜局所のものと菌が産生する外毒素によるものがある．

局所粘膜には白色〜灰白色の厚く辺縁鋭利で剥がれにくい偽膜が形成され，病変が喉頭に及ぶと嗄声・犬吠性咳嗽を呈する（真性クループ）．偽膜形成が下気道に及ぶと気道閉塞をきたして死に至ることがある．

外毒素では主に心筋炎と神経麻痺が生じる．心筋炎は早期（1〜2病週）および回復期（4〜6病週）に現れ死因として最も多い．神経麻痺は軟口蓋や眼筋，手足などに生じ，合併症の頻度としては高いが予後は比較的良好である．

■検査法と所見の把握

確定診断には菌の分離・同定が必要であり，患者に抗菌薬や抗毒素を投与する前に，粘膜の偽膜や変色・潰瘍部位，扁桃陰窩を塗抹染色・鏡検するとともに，塗抹培養による菌の分離・同定および血中ジフテリア抗毒素価測定を行う．一連の検査が可能な施設は限られるため，国立感染症研究所感染症情報センターWebサイトなどで確認する．

治療方針

ジフテリアでは外毒素の産生量が生命予後を左右するため，臨床像から疑わしければ確定診断を待たずに抗毒素療法を開始する．ただしウマ血清を用いるためアレルギー反応に十分な注意を要する．抗菌薬はペニシリン，エリスロマイシンなどに感受性がある．

予防接種は最も重要であり，現在の本邦では生後3〜90か月にDTP三種混合ワクチンを1期初回として3回，その12〜18か月後に追加接種を，11〜12歳にDT二種混合ワクチンにより第2期接種が行われているが，2期の接種率は70%程度であり低下が懸念されている．

II．咽頭結核

■病態・病因

肺外結核の病態の1つで近年ではまれである．上咽頭の報告例が多く，約6割に中耳病変，3割に頸部リンパ節炎を合併する．多くは肺結核に続発して生じるが肺に病変のない例もある．

■症状

局所粘膜の隆起性病変あるいは潰瘍性病変を生じ，中咽頭では時に軟口蓋穿孔を生じる．抗菌薬に反応しない咽頭痛や咳などの上気道症状がともにみられることもある．

■検査法と所見の把握

病変部粘膜の抗酸菌塗抹・培養検査，結核菌核酸増幅検査（PCR）と病理組織検査を行い，採血でQFTもしくはT-spotをみる．ツベルクリン反応はBCG接種者でも陽性となる点に留意する．検体は鼻汁や咽頭粘液では陽性率が低いため，粘膜の擦過による検体

採取や組織検査を積極的に行う．原発性咽頭結核では排菌もなく病理組織診断で確定される例も少なくない．

並行して肺と頸部リンパ節病変の確認のため頸胸部CTを行い，必要に応じて喀痰や胃液検査，頸部リンパ節穿刺吸引による検体採取を行う．上咽頭結核では中耳病変の有無も確認する．

治療方針

■ 保存的治療

咽頭結核の治療は確立されたものはなく肺結核に準じた抗結核療法を行う．

【処方例】 下記1）〜4）の4剤併用療法を2か月間行った後，1)2)を4か月間継続する．

1) リファジンカプセル(150 mg) 1回450 mg 1日1回
2) イスコチン錠(100 mg) 1日量200〜500 mg 1日1〜3回に分けて，毎日または週2回
3) ピラマイド末 1日量1.5・2.0 g 1日1〜3回に分けて毎日
4) エブトール錠(125・250 mg) 1日量0.75〜1.0 g 1日1〜2回に分けて毎日（または硫酸ストレプトマイシン注 1日1.0 g 週2〜3日あるいは最初1〜3か月は毎日，その後週2回）

11. 口腔内真菌症
fungal infection in oral cavity

中村誠司　九州大学・教授(歯学研究院)

■ 病態・病因

真菌感染症は，皮膚粘膜上皮が侵される表在性真菌症，皮膚粘膜上皮下組織から筋や骨まで侵される深在性皮膚真菌症，深部組織が侵される深部真菌症の3つに分類される．口腔内真菌症のほとんどは口腔粘膜が侵される表在性真菌症の口腔カンジダ症であるため，本項では口腔カンジダ症についてだけ述べる．

口腔カンジダ症はカンジダ属による真菌感染症で，検出される菌種としては *Candida albicans* が最も多いが，そのほかに *C. glabrata*, *C. tropicalis*, *C. dubliniensis* なども検出される．誘因としては，副腎皮質ステロイド，免疫抑制薬，抗癌剤などの投与，ヒト免疫不全ウイルス(human immunodeficiency virus：HIV)感染，臓器移植，加齢などに伴う免疫不全による日和見感染，抗菌薬の長期投与による菌交代現象，糖尿病，鉄欠乏性貧血，悪性貧血といった全身的因子，口腔衛生状態の不良，義歯，特に清掃不良な義歯の装着，副腎皮質ステロイド軟膏の長期使用，唾液の減少などの局所的因子が関与する．

■ 症状

口腔カンジダ症は，その症状から以下の3つに分類される．

1) 偽膜性カンジダ症(図1)：口腔粘膜や口角部に白色〜乳白色の斑点状の偽膜が多数みられ，ガーゼで拭うと容易に剝離でき，偽膜の下の粘膜には発赤やびらん，時に潰瘍がみられるのが特徴である．免疫不全による日和見感染や菌交代現象により生じることが多い．以前に鵞口瘡とよばれていたのはこのタイプである．

2) 肥厚性カンジダ症(図2)：偽膜性カンジダ症が慢性化して偽膜の剝離が困難となり，粘膜上皮の肥厚が著明になるのが特徴で，カンジダ性白板症とよばれることもある．

3) 紅斑(萎縮)性カンジダ症(図3)：灼熱感や刺激痛を伴う口腔粘膜や口角部の発赤が特徴で，偽膜はみられない．特に舌背部の発赤と舌乳頭の萎縮による平滑舌や溝状舌は代表的な症状である．唾液の減少による口腔乾燥症(ドライマウス)や鉄欠乏性貧血が誘因であることが多い．また，義歯床下の粘膜にみられることも多く，その場合には義歯性口内炎ともよばれる．

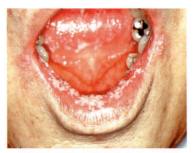

図1 偽膜性カンジダ症の口腔内と口角部
肺炎のために抗菌薬を長期に服用した患者で，下唇粘膜，舌，口角部に白色の斑点状の偽膜が多数みられる．ガーゼで拭うと容易に剥離できた．

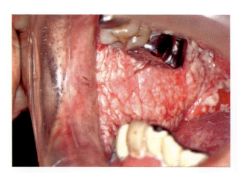

図2 肥厚性カンジダ症の頬粘膜
偽膜性カンジダ症が慢性化した患者で，白色の偽膜の剥離は困難であった．

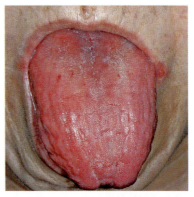

図3 紅斑性カンジダ症の舌と口角部
口腔乾燥症を伴ったシェーグレン症候群の患者で，舌背の舌乳頭は萎縮し，発赤，表面の平滑化，溝状化がみられる．さらに，口角部に発赤とびらんがみられる．
〔中村誠司：ドライマウス．住田孝之（編）：やさしいシェーグレン症候群の自己管理．p66-73，医薬ジャーナル社，2008 より〕

■ 検査法と所見の把握

臨床所見から診断が可能であることが多いが，顕微鏡検査と培養検査でカンジダ菌が同定できれば確実である．顕微鏡検査の検体としては，剥離した白苔や口腔粘膜表面の擦過物を用いることが多く，PAS染色やGram染色を行って同定する．後述するが，紅斑性カンジダ症や診断が困難な場合には生検を行うこともある．ただし，菌種を同定するためには培養検査が必要である．

■ 鑑別診断

偽膜性と肥厚性カンジダ症は特に白板症との鑑別が必要であるが，白板症はガーゼで拭っても剥離できないので鑑別は容易である．一方，紅斑性カンジダ症の場合は，特に抗真菌薬が奏効しない場合には生検が必要で，上皮性異形成や扁平上皮癌と鑑別することが重要になる．また，紅斑性カンジダ症で発赤や萎縮性変化が軽度な場合には，舌痛症との鑑別が必要である．疼痛の部位〔紅斑性カンジダ症は舌背部，舌痛症は舌縁部に好発〕や日内変動（紅斑性カンジダ症は摂食時に強く，舌痛症は安静時に強く，摂食時には軽快）などが診断の助けになる．

治療方針

■ 保存的治療

抗真菌薬による薬物療法が第一であるが，誘因の同定とその除去あるいは対応を行うことも大切である．

抗真菌薬の投与方法は，内服や静脈内注射よる全身的投与よりも，含嗽やゲル状の薬剤の塗布といった局所的投与が推奨される．まずはアムホテリシンB（ファンギゾンシロップ，ハリゾンシロップ）を用いた含嗽あるいはミコナゾール（フロリードゲル経口用）の塗布を行い，難治性の場合にイトラコナゾール（イト

リゾール内用液)を用いるのが一般的である．

【処方例】 下記の1)と2)のいずれかを単独，さらに難治性の場合は3)を用いる．

1) フロリードゲル　1本　1日4回(必ずしも1本を使い切る必要はなく，適量を患部に塗布)
2) ファンギゾンシロップ　1回1～2 mL　1日2回(水で10 mL 程度に薄め，口腔内にしばらく含んでから飲み込む)
3) イトリゾール内用液(1%)　1回20 mL　1日1回(口腔内にしばらく含んでから飲み込む)　空腹時

■ 手術的治療

外科的切除は適応ではなく，限局性かつ難治性の肥厚性カンジダ症の場合にのみ行われることがある．

■ 合併症

食道カンジダ症や誤嚥性肺炎による深部真菌症を引き起こすことがあるので，的確に治療する必要がある．

■ 予後

誘因が同定でき，除去あるいは対応が可能なのであれば，抗真菌薬がよく奏効することもあり，予後は良好である．ただし，誘因の除去あるいは対応が困難であれば，再発を繰り返したり，耐性菌が問題になったりすることがある．

■ 患者説明のポイント

☆いずれの症状も激しいものではなく，この疾患自体は生死にかかわるものではないが，合併症を考えると的確な治療が必要である．

12. 舌炎，歯肉炎，歯周炎
glossitis, gingivitis, periodontitis

別所和久　京都大学・教授(口腔外科)

■ 病態・病因

口腔粘膜に炎症が生じれば，総称として口内炎(口腔粘膜炎)という．病因としては，局所的なものと全身的なものがあり，原因不明であることも多いが，不適合義歯による義歯性口内炎や放射線治療に伴う放射線性口内炎，化学療法に伴う炎症性サイトカインなどが原因で生じる一次性口内炎，それに感染が生じて発症する二次性口内炎など，原因が明らかなものもある．症状から，カタル性・潰瘍性・壊疽性・偽膜性・水疱性・アフタ性口内炎などということもある．これらの口内炎の部分症状としてもしくは舌，歯肉に限局した状態の炎症を舌炎，歯肉炎と表現することもある．ただし，舌と歯肉などの歯周組織に生じる炎症には，他の口腔粘膜に発症する通常の口内炎とは異なる特殊な炎症が存在する．

舌炎とはいっても，舌背正中後方部に菱形もしくは楕円形の舌乳頭のない赤い平滑もしくは隆起したな部分がみられ，炎症のように見えるということから，正中菱形舌炎とよばれるが炎症ではない病態もある．また，悪性貧血患者の約半数にみられる舌背の糸状乳頭萎縮によるハンター舌炎も舌は赤く見えるがその本態は炎症ではない．

歯肉炎は急性壊死性潰瘍性歯肉炎という全身的な抵抗力低下に伴う炎症などの特殊な歯肉炎以外は，最も罹患率の高い疾患として知られている歯周炎(慢性辺縁性歯周炎：いわゆる歯槽膿漏)の初期症状である．つまり，多くの歯肉炎は歯周組織(歯肉，歯槽骨，歯根膜，セメント質)の中の歯肉にのみ炎症が限局した段階である．

歯周炎は歯のう蝕から続発する根尖性歯周炎を含めることもあるが，一般的には生活習慣病である歯周病と同義語である．つまり，本態は本邦では80％の成人が罹患しているともいわれる慢性辺縁性歯周炎で，歯と歯肉の間に存在する歯肉溝から生じた微生物感染が歯周組織に波及した炎症である．口腔内常在菌は800種ともいわれ，個々の原因菌を検索していた段階では，歯周炎の原因菌同定はう蝕の原因菌同定以上に多くの菌が関与して

いることから困難とされていた．しかし，近年，歯周炎の原因である歯垢（デンタルプラーク）内の歯周炎原因菌解明が，菌叢，複合体という考え方により急速に進み，深い歯肉溝深部に存在する *Porphyromonas gingivalis*（PG菌）を頂点とした3種の菌（ほか2種は *Treponema denticola* と *Tannerella forsythia*）がレッドコンプレックスといわれ，重度歯周炎に最も影響を及ぼしていることがわかってきた．現在では，このレッドコンプレックスの下にオレンジコンプレックス，さらにその下にブルーコンプレックス，パープルコンプレックス，グリーンコンプレックス，イエローコンプレックスの4種の複合体として分類される菌群の慢性歯周炎への影響・関連が広く提唱されている．これとは別に，特殊な歯周炎である侵襲性歯周炎にはグリーンコンプレックスのなかの *Aggregatibacter actinomycetemcomitans* が，妊娠性歯周炎にはオレンジコンプレックスのなかの *Prevotella intermedia*，*Fusobacterium nucleatum* が影響しているといわれている．

■ 症状

広範な口内炎の部分症状としてみられる舌炎，歯肉炎では，通常の炎症症状である発赤，熱感，腫脹，疼痛，機能障害もみられることが多いが，接触痛のみが著しいアフタ性口内炎が舌や歯肉に生じた際には同様の症状を示す．前述の特殊な舌の炎症は基本的に炎症ではないため，2次的に感染を生じない限り，自覚症状がないことが多い．

歯周炎では，一般的な炎症症状以外に歯肉溝からの排膿，出血，歯の動揺，口臭などの症状が歯槽骨吸収などの歯周炎進行とともに出現する．

■ 検査法と所見の把握

舌炎，歯肉炎に特殊な検査法はないが，歯周炎では歯肉溝の深さの測定，隣接する歯との間隙の測定，歯の動揺度の測定など歯科特有の検査法があり，所見としては，歯石の沈着や歯肉溝からの出血，排膿やX線による歯槽骨の水平性骨吸収などの把握が歯周炎の重症度の評価に有用である．また，歯周炎原因菌の解明が急速に進んだことから，積極的に細菌検査を行っている施設もある．

■ 鑑別診断

病名にのみ付されている炎症と感染などの原因による本来の炎症の鑑別に加え，全身疾患の一症状としての生じた舌，歯肉粘膜上の炎症様症状との鑑別には，治療を進めるにあたり注意が必要である．

特殊な歯周炎と一般的な慢性歯周炎を鑑別するには，患者の全身的状態，症状の進行などに注意を払う必要がある．

また，口腔内に発症する白色病変には口腔カンジダ症のほか，前癌病変の白板症や扁平苔癬があり，これらとの鑑別は重要である．

治療方針

基本的には舌炎，歯肉炎，歯周炎に共通して，治療の第一選択は保存的療法で，口腔清掃を中心にした患者指導が最も有用である．

■ 保存的治療

どの病態にも共通して有用な治療法は，2次感染予防という意味も含め，口腔内を清潔に保つことである．特に口腔内微生物の感染を伴う歯周病などに関しては，口腔内微生物の多くがバイオフィルムを形成しており，抗菌薬や消毒薬による化学的な清掃法は効果的でないため，歯ブラシや舌ブラシによる機械的な清掃に重点を置いた口腔清掃（清掃指導），つまり器質的オーラルケアが必要となる．

全身疾患に伴う前述のハンター舌炎などでは原因疾患の治療を行い，抵抗力の低下による急性壊死性潰瘍性歯肉炎などでは全身状態の改善に努めることも併せて必要である．

■ 手術的治療

歯周炎に関して，重度となり患者自身で口腔清掃が不可能な歯肉溝の深さになってしまえば，歯肉溝を浅くするための歯周外科手術が適応となる．ただし，手術に先立ち，歯肉

溝の浅い部位であれば患者自身で口腔清掃が十分に行えるようになっていることが必要である．統一見解ではないが，前述の侵襲性歯周炎（若年性歯周炎・早期発症型歯周炎）では急速に症状が進行することから，抗菌薬投与とともに歯周外科手術を早期に施術している施設もある．

■ 合併症

歯周炎をはじめ，多くの口腔内感染症は誤嚥性肺炎，糖尿病，虚血性心疾患，脳梗塞，感染性心内膜炎，低体重児出産などに影響を及ぼすことがわかってきている．予防には口腔清掃指導などの器質的オーラルケアにとどまらず，誤嚥などを防止すべく口腔機能訓練などの機能的オーラルケアも必要となる．

■ 予後

特殊な舌炎，歯肉炎，歯周炎を除けば，口腔清掃指導を行い口腔内保清に努めることで多くは良好な経過をたどるが，全身疾患などに伴うものや強い接触痛を訴え口腔清掃が困難なもののなかには難治性となることがある．

■ 患者説明のポイント

☆口腔内を清潔に保つことがいずれの場合も最も有効な治療法で，かつ予防法であることを十分患者に理解させ，日常生活における機械的な口腔清掃指導，オーラルケアを行うことが重要なポイントとなる．

13. 舌小帯短縮症

ankyloglossia, tongue-tie

中井麻佐子　滋賀県立小児保健医療センター・副部長

■ 病態・病因

舌小帯は舌下面と口腔底をつなぐ薄い膜状構造物である．舌小帯前縁の口腔底付近に舌下小丘があり，ワルトン管が開口し顎下腺・舌下腺で生成された唾液が分泌される．

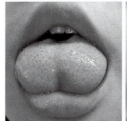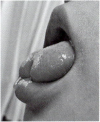

図1　舌小帯短縮症の臨床所見
〔香山智佳子：舌小帯短縮症．日本小児耳鼻咽喉科学会（編）：小児耳鼻咽喉科，第2版．p213-216，金原出版，2017より〕

舌小帯は新生児期には成人よりも厚く短く，舌尖付近まで付着しているが，成長とともに舌が大きくなることで次第に長く扁平に引き伸ばされ，付着部位前縁も舌の先端から中ほどに後退していく．このような自然な変化が生じず小帯が短いままの状態を舌小帯短縮症とする．

■ 所見・症状（図1）

典型例は舌挺出時に舌先端にハート型のくびれが生じることで気づかれることが多い．

軽度の場合は大きな支障をきたさないことが多い．中等度以上では，構音障害を中心に摂食障害などの口腔機能障害を引き起こす．

構音障害であるが，重症度に関係なくほとんどの症例に歯音・歯茎音への影響がみられ，中等度以上ではさらに（主に歯音から歯茎音への）置換を合併しやすい．これまでは，舌小帯短縮症患者の構音障害は比較的軽度とされ治療対象とされないことが多かったが，通常の会話速度では問題なくとも，速い会話速度で歪みがみられる症例が多いとの報告があるため注意を要する．摂食機能では，中等度以上で，咀嚼部位が前方に限定されたり，舌による食塊の移送障害などがみられる．

治療方針

症状が目立つ場合は手術適応となるが，適応基準と適切な手術時年齢については一定し

た見解が得られていない．

　乳幼児早期の舌小帯切除術後に創部の瘢痕化をきたし，2次的な口腔機能障害をきたした症例の報告もあるので注意を要する．舌小帯が成長とともに後退する可能性や，短縮があっても問題が生じていない，もしくは機能訓練により症状が改善する場合があることより，最近では視覚的印象のみで早期に手術適応とすべきでないとされる．3歳以下では言語訓練が十分に行えない可能性もあるため，4歳前頃から構音訓練を開始し，5歳頃に訓練の効果を判定して手術適応の有無を決定することが望ましいとの報告が多い．この年齢を大きく過ぎれば，手術前に獲得された代償性構音の癖が残存してその改善に長期間を要するとされる．術前から言語聴覚士と密接に連携をとれるよう，より専門的な対応が可能な医療・療育機関への紹介も考慮する．ただし，摂食障害や心理的負担が目立つ場合は早期の手術も考慮する．

■ 手術的治療

　小児の手術であり，全身麻酔での手術が望ましい．挿管チューブを口角に固定し開口器をかけ，舌尖を上方に牽引して舌小帯を水平に切断する．切開部は菱形を呈するため，縦方向に吸収糸で3，4針縫合する．

　協力が得られる場合には，外来・坐位にて無麻酔で行うこともある．大きく開口させ舌圧子などで舌尖を挙上し，舌小帯中央付近の最も薄い部位を剪刀で横切開する．出血がある際はボスミンガーゼで圧迫するか，電気凝固を行う．縫合しない場合は約半数で再癒着をきたすおそれがあるとされるため，術中の出血と再癒着の危険性については十分に説明する必要がある．

■ 合併症

　舌小帯前縁はワルトン管開口部に近いため，縫合の際などに損傷しないよう注意を払う．損傷すると術後に顎下腺の腫脹をきたす．

■ 患者説明のポイント

☆成長や機能訓練により構音障害などの症状が改善する可能性もあり，訓練を先行するか，手術を積極的に選択するか，などを含め，言語聴覚士とも連携して慎重に治療方針を決定することが望ましい．

14. アフタ性口内炎
aphthous stomatitis

佐藤公則　佐藤クリニック耳鼻咽喉科・頭頸部外科・院長［大分県］

■ 病態・病因

　アフタは口腔粘膜に発生する円形あるいは楕円形，大きさが小豆大までの境界明瞭な，炎症性病変である．表面に白色の線維素性の偽膜，周囲に紅斑（erythema）（紅暈）を伴う．広範囲に及ぶものはびらん性口内炎，粘膜固有層の深い病変は潰瘍とよばれアフタとは区別される．

　アフタは1つの病態であって疾患ではない．したがってさまざまな原因で起こり，全身疾患や皮膚疾患の部分症状として発生する場合もある．

　アフタ性口内炎は，口腔粘膜が発赤し，アフタが散在してみられる病態をいう．原因は不明である．

　病理組織像は，粘膜上皮が欠損した口腔粘膜の浅い非特異性炎症である．

■ 症状

　好発部位は上下口唇，舌尖，舌側縁，頬粘膜であり，有痛性のアフタを伴う口内炎を認める．

■ 検査法と所見の把握

　診断は視診と臨床症状でなされる．白色の偽膜と周囲の紅斑（紅暈）は特徴的であり，肉眼所見により診断できる（図1）．

■ 鑑別診断

　アフタを生じるウイルス性疾患，多形滲出性紅斑，結節性紅斑など，アフタを生じ

種々の疾患を除外する必要がある．再発する場合は，ベーチェット病などの全身疾患を疑う．歯の機械的刺激によることもある．

治療方針

■ 保存的治療

口腔粘膜用のステロイド（軟膏，貼付剤）が有効である．
【処方例】　1)2)のいずれかを用いる．3)の含嗽薬を併用してもよい．

> 1) アフタゾロン口腔用軟膏　1日1〜数回　患部に塗布
> 2) アフタッチ口腔用貼付剤　1回1錠　1日1〜2回　患部に貼付
> 3) アズノールうがい液　1日数回　含嗽

全身的にはビタミンCの併用を試みてもよい．

■ 合併症
通常，合併症はない．

■ 予後
通常は1〜2週間で治癒する予後良好な疾患である．

■ 患者説明のポイント
☆非腫瘍性の予後良好な疾患であること，再発する可能性があることを説明する．

☆ベーチェット病などの全身疾患の一症状である可能性もあるため，経過観察が必要であることを説明する．

15. 難治性口腔咽頭潰瘍
refractory oropharyngeal ulcer

中田誠一　　藤田医科大学ばんたね病院・教授

■ 病態・病因

難治性口腔咽頭潰瘍は「口腔咽頭に限局し，明らかな原因を見出すことができず，再発傾向をもち，適切な治療が行われないと1か月以上も治癒しない潰瘍性病変」と定義される．

口腔咽頭に生じる炎症を病因別に分類すると，**表1**に示したように病因や独立疾患として概念が確立された疾患と，現時点では特定の疾患を確定しえない難治性口腔咽頭潰瘍の2つのグループに大別される．

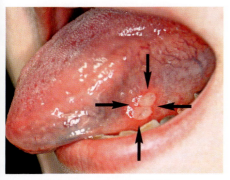

図1　舌側縁のアフタ性口内炎（矢印）
白色の偽膜と周囲の紅斑（紅暈）を認める．

表1　口腔咽頭に難治性潰瘍病変をきたす疾患

1. 感染症
   1) ウイルス（HSV，HZV，EBV，HIV，etc.）
   2) カンジダ症
   3) 梅毒
   4) 結核
2. 自己免疫疾患・膠原病
   1) ベーチェット病
   2) 扁平苔癬
   3) 天疱瘡
   4) 滲出性紅斑
   5) 全身性エリテマトーデス
   6) クローン病，潰瘍性大腸炎
   7) 多発血管炎性肉芽腫症
3. 腫瘍
   1) 悪性リンパ腫（鼻性NK/T細胞リンパ腫）
   2) 癌腫
   3) 白板症
4. 原因不明
   1) 難治性口腔咽頭潰瘍

■ 症状

口腔咽頭粘膜に多発する潰瘍を生じ，痛みを伴う．

■ 検査法と所見の把握

診断は問診，視診，触診による基本的な診察が中心となる．

問診は，口腔内の粘膜症状のほか，他の部位の皮膚症状や眼症状，消化器症状の有無や既往について尋ねる．アフタ(aphtha)とよばれる病変は，比較的小さな円形あるいは類円形の境界明瞭な炎症性局面であり，白色偽膜に被覆された粘膜上皮のみの欠損で周囲に紅暈を有する．アフタより大きいものは臨床上，びらんとよび，潰瘍とは限局性の粘膜組織欠落状態をいう．通常，潰瘍は粘膜上皮下層まで破壊・欠損が及んだものである．これより浅いものは一般にびらんとよぶ．

鑑別診断上，有用な臨床検査は，①血液一般，CRP，②血清ウイルス抗体価(HSV，HZV，EBV，HIVなど)，③梅毒検査(STS，TPHAなど)，④結核に対する検査(クォンティフェロン®TB-2G検査など)，⑤自己抗体検査〔多発血管炎性肉芽腫症(ウェゲナー肉芽腫症)疑い：抗好中球細胞質抗体(ANCA)，尋常性天疱瘡疑い：抗デスモグレイン1，3抗体など〕，⑥HLA抗原(ベーチェット病疑い：HLAB51など)，⑦腫瘍マーカー検査〔扁平上皮癌関連抗原(SCC抗原)〕，⑧細菌検査(真菌症，特にカンジダ症)，⑨病理組織生検(天疱瘡，白板症，腫瘍，真菌症)が挙げられる．

■ 鑑別診断

潰瘍の性状，ほかの随伴症状などから表1に挙げた疾患の数種類に絞り込み，それらを疑った際の臨床検査にて鑑別診断を行う．

治療方針

■ 保存的治療

鑑別診断した疾患ごとに治療薬は異なる．代表例を挙げると以下の通り．

① 単純ヘルペス性歯肉口内炎

【処方例】　下記を併用する．

1) ファムビル錠(250 mg)　1回1錠　1日3回　5日間
2) カロナール錠(200 mg)　1回1錠　1日3回　5日間
3) セルベックスカプセル(50 mg)　1回1カプセル　1日3回　5日間

食事摂取が困難な場合は入院にて輸液とともに抗ウイルス薬を点滴静注することもある．

【処方例】

ゾビラックス注　1回5 mg/kg＋生理食塩液100 mL　1日3回　8時間おき点滴静注　7日間

② ベーチェット病

【処方例】　下記を併用する．

1) コルヒチン錠(0.5 mg)　1回1錠　1日2回　7日間　保外　適応症
2) デキサルチン軟膏　1日数回　患部に塗布

③ 難治性口腔咽頭潰瘍

【処方例】　下記を併用する．

1) セファランチン錠(1 mg)　1回5錠　1日2回　14日間　保外　適応症
2) コルヒチン錠(0.5 mg)　1回1錠　1日2回　14日間　保外　適応症

場合によっては

3) プレドニン錠(5 mg)　1日30～60 mgを2～3回に分けて服用

長期間投与が必要な例もあり

④ 再発性口内炎の局所治療(潰瘍の前段階としてアフタ性の場合)

1) 焼灼治療〔化学的(10%硝酸銀)，電気的〕
2) 食事療法(ヨーグルト，ビフィズス菌など)
3) 薬物療法

【処方例】

1) 抗菌薬外用
アクロマイシントローチ(15 mg)　通常1日4～9錠を数回に分けて口中，舌下，頬

腔で溶かしながら使用する，など
2) ステロイド外用
　デキサルチン軟膏　1日数回　患部に塗布
　アフタッチ口腔用貼付剤(25μg)　1患部に1回1錠ずつ　1日1～2回

■合併症
原因疾患に大きく左右される．

■予後
原因疾患に大きく左右される．一般的に予後良好である．

■患者説明のポイント
☆難治性口腔咽頭潰瘍は全身疾患の初発症状として発症することも多い．
☆難治性口腔咽頭潰瘍は診断確定までに長期を要することもあり，かつまた結局，原因不明のこともある．よって患者に対しては支援的な態度をとりつつ情報を提供しながらも安易に楽観的な憶測を話してはいけない．

16. 口腔咽頭の性感染症
oropharyngeal manifestations of sexually transmitted infections

余田敬子　東京女子医科大学東医療センター・准教授

■病態・病因(表1)
梅毒第1期，淋菌およびクラミジア感染症は，それぞれの原因菌が口腔咽頭から侵入して感染すると，一部の感染者に口腔咽頭病変を生じる．梅毒第2期の口腔咽頭病変は梅毒トレポネーマが血行性に全身に散布されて生じる皮膚粘膜病変の1つで，オーラルセックスが原因とは限らない．

■症状
①梅毒
第1期病変の初期硬結と硬性下疳(図1)は，性器に次いで口唇・舌・扁桃に好発する．初期硬結が数日後に潰瘍化したものが硬性下疳で，どちらも軟骨様に硬くアズキ大から指頭大で暗赤色を呈し，無痛性で放置していても3～6週間で消退する．
　第2期病変の粘膜斑の好発部位は扁桃と口峡部で，典型例では口蓋垂を中心に蝶が羽を広げたような形を呈する(図2)．歯肉・舌・口角に生じる場合もある．周囲が赤く，扁平で若干の隆起があり，青みがかった白または灰色の病変だが，梅毒トレポネーマはほとんどの抗菌薬に感受性があるため，いったん抗菌薬が投与されると前記の粘膜斑の特徴に欠ける白斑やびらん(図3)となったり，潜伏梅毒に移行する可能性があるので，診断前の抗菌薬投与には注意を要する．主症状は咽頭痛で，咽頭違和感のみの軽症から，38～40℃の高熱を伴い摂食困難をきたす重症まで程度はさまざまである．

②淋菌・クラミジア感染症
どちらも無症候性に咽頭に感染する場合が多いが，一部の感染者に咽頭炎や扁桃炎を生じる．特徴に欠き，臨床所見から他の咽頭炎，扁桃炎と判別できない．
　クラミジアは上咽頭炎を生じる場合がある．10～20歳代に多く，耳閉感，難聴，鼻閉，時に咽頭痛や頸部リンパ節腫脹を訴え，時に滲出性中耳炎を併発する．内視鏡で上咽頭の発赤やアデノイド様腫脹が観察される．

■検査法と所見の把握
①梅毒
鏡検と梅毒血清反応による．抗菌薬投与前の硬性下疳や粘膜斑のスワブを鏡検すると，細菌に混じって多数のらせん菌が観察される．梅毒血清反応は感染から1～2か月後に陽転する．第1期疑い例で梅毒血清反応が陰性の場合は2～4週後に再検する．

②淋菌・クラミジア感染症
淋菌・クラミジアは混合感染の可能性もあるため，淋菌とクラミジアは同時に検査する．検査は，核酸増幅法のSDA法，TMA法，PCR法のいずれかを用いる．SDA法とTMA法は尿道または子宮頸管検査キットを

表1 梅毒，淋菌・クラミジア感染症の好発年齢と患者数の動向

		梅毒	淋菌・クラミジア感染症
好発年齢	男性	20〜40歳代	20〜30歳代
	女性	20〜24歳	15〜29歳
患者数の動向		2014年より急増中	2002年をピークに減少傾向

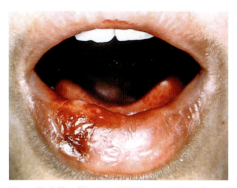

図1 梅毒第1期の下口唇における硬性下疳
〔宮野良隆：口腔咽頭粘膜におけるSTDの診断．口咽科 6：61-70，1994 より〕

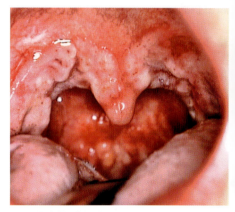

図2 梅毒第2期の粘膜斑（butterfly appearance）
〔荒牧 元，他：口腔疾患の診断と治療―口腔・咽頭と性感染症．耳喉頭頸 69：114-119，1997 より〕

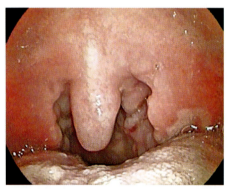

図3 梅毒第2期の咽頭病変（1か月前から抗菌薬投与あり）
〔余田敬子：口腔・咽頭に関連する性感染症．日耳鼻 118：841-853，2015 より〕

用いて咽頭からスワブを採取．PCR法は尿検査キットを用いて咽頭うがい液を採取して提出する．うがい液は食事や歯磨きの後を避けて，生理食塩液約20 mLを口に含ませて約20秒間上を向いてガラガラとうがいしたものを紙コップに吐き出させ，必要量を検査キットに収容する．

治療方針

■ 保存的治療

① 梅毒

ベンジルペニシリンベンザチン（DBECPCG：バイシリン）またはアモキシシリン（AMPC：サワシリン）が第一選択で，第1期で2〜4週間，第2期で4〜8週間，感染後1年以上経過している例や感染時期が不明な場合には8〜12週間投与する．

【処方例】 下記の1）または2）を用いる．

1) バイシリンG顆粒　1回40万単位　1日3回
2) サワシリン錠（250 mg）　1回500 mg　1日3回　食後

ペニシリンアレルギー例には3)4)のいずれか，または妊婦には5)を用いる．

3) ミノマイシン錠(100 mg) 1回100 mg 1日2回 食後
4) ビブラマイシン錠(100 mg) 1回200 mg 1日2回 食後 保外 適応症，用量
5) アセチルスピラマイシン錠(200 mg) 1回200 mg 1日6回

② 淋菌感染症

耐性化が深刻で，現在日本性感染症学会がガイドラインで咽頭感染の治療として推奨しているのは，セフトリアキソン(CTRX：ロセフィン)静注1g単回投与のみである．

【処方例】

1) ロセフィン注 1回1g 単回 静注

(難治例，再発例)

2) ロセフィン注 1回1～2g 1日1回 3日間 静注

③ クラミジア感染症

マクロライド系薬，キノロン系薬のうちクラミジアに抗菌力があるもの，またはテトラサイクリン系薬を用いる．

【処方例】 下記1)～4)のいずれかを用いる．

1) ジスロマック錠(250 mg) 1回1,000 mg 単回 食間(前後の食事と2時間以上あける)
2) ジスロマックSR成人用ドライシロップ(2 g) 1回2 g(成分量として) 単回 食間(前後の食事と2時間以上あける)
3) クラリス錠(200 mg) 1回200 mg 1日2回 食後 7日間
4) ミノマイシン錠(100 mg) 1回100 mg 1日2回 食後 7日間

(難治例，再燃例)下記のいずれかを用いる．

5) クラリス錠(200 mg) 1回200 mg 1日2回 食後 14日間
6) ミノマイシン錠(100 mg) 1回100 mg 1日2回 食後 14日間

■ 合併症

他の性感染症の合併を考慮し，HIV，梅毒，淋菌，クラミジア，HBV，HCVをスクリーニングする．

■ 予後

一般には良好だが，治癒が遷延する例や再感染例もあるため，治療後必ず治癒確認検査を行う．

■ 患者説明のポイント

☆性感染症検査希望者でない場合は，医師側から性感染症を疑うことで信頼関係を損なわないための配慮が必要となる．筆者は，検査するにあたって「特殊な感染症の疑い」と説明し，結果が陽性であった場合だけ性感染症であることを告知している．

17. 特殊な口内炎
specific stomatitis

大堀純一郎 鹿児島大学・准教授

■ 病態・病因

特殊な口内炎として全身性疾患に伴うもの，ウイルス感染症によるもの，薬剤性のものがある．

① 全身性疾患に伴う口内炎

1) 扁平苔癬：粘膜と皮膚に生じる難治性の慢性炎症性角化症である．補綴歯科金属や義歯が接触する頬粘膜が好発部位である．粘膜は発赤したびらん状を呈し，粘膜上皮の角化により生じる白色線条はレース状となる．びらん潰瘍部はしばしば疼痛を訴える．診断には生検を行う．複数の病型が混在する場合には複数箇所から検体を採取する．

2) 尋常性天疱瘡：口腔粘膜に疼痛を伴う難治性のびらん，潰瘍を呈する．診断は，生検と血清自己抗体(抗Dsg3 IgG抗体，抗Dsg1 IgG抗体)の検索を行う．生検は，新しい小水疱か，水疱辺縁部を採取する．抗

CD20抗体療法が海外で使用されその有用性が多数報告されている．

3) その他：ベーチェット病（➡ 582頁），クローン病，全身性エリテマトーデスなどによる口内炎がある．

② ウイルス感染と口内炎

1) 単純ヘルペスウイルス（HSV）：初感染は，通常乳幼児期に不顕性感染あるいは口内炎として発症する．歯肉，口唇内面，舌，頬粘膜が好発部位であり，発赤，腫脹と小水疱，アフタがみられる．HSVの再活性化による口唇ヘルペスが有名であるが，口唇内面，頬粘膜にもびらんを生じることがある．ビダラビン外用薬が有用である．

2) 水痘・帯状疱疹ウイルス（VZV）：初感染では，発熱と全身の皮膚に水疱を引き起こす．口腔咽頭粘膜にも生じ，口蓋，舌背，頬粘膜にアフタが1～数個孤立して散在性に生じる．VZV再活性化による口腔咽頭の帯状疱疹は，水疱，びらん，アフタを呈する．ビダラビン外用薬が有用である．

3) ヘルパンギーナ：乳幼児を中心に夏季に流行する．口蓋舌弓，軟口蓋，口蓋垂に1～2mmの水疱と潰瘍がみられ，2～3日で環状紅斑に囲まれたアフタを呈する．

4) 手足口病：4歳までの幼児を中心に夏季に流行する．口腔咽頭の炎症と舌，頬粘膜，咽頭後壁，口蓋，歯肉，口唇に散在する小水疱を認めた後，すみやかに破裂しアフタを生じる．同時に，手背，手指，足底，足指に3～7mmの小水疱，膿疱性病変を生じる．

5) 麻疹：全身の発疹が出現する1～2日前に頬粘膜にやや隆起し紅暈に囲まれた1mm程度の白色小斑点（コプリック斑）が出現する．コプリック斑は全身の発疹出現後2日目の終わりまでに急速に消失する．口腔粘膜は発赤し，口蓋部には粘膜疹が現れしばしば溢血斑を伴うこともある．

③ 薬剤性口内炎

1) アレルギー機序による薬剤性口内炎：アレルギー機序によるものの最重症型がスティーブンス・ジョンソン症候群（SJS）もしくは中毒性表皮壊死症（toxic epidermal necrolysis : TEN）である．高熱と粘膜疹を伴う表皮の壊死性障害を呈する一連の疾患と考えられている．特徴的な粘膜症状は皮膚粘膜移行部である口唇に生じる広範囲で重篤な紅斑とびらんで，血痂と出血を伴う．重症例では口腔内～咽頭にも粘膜症状が広がり，高度の疼痛により経口摂取が困難となる．

2) 薬物作用による薬剤性口内炎：原因薬物としては抗癌剤によるものの頻度が高い．

治療方針

ウイルス性を除く多くの口内炎に対してアフタ性口内炎（➡ 376頁）と同等の治療を行う．

18. 口腔アレルギー症候群
oral allergy syndrome

高野賢一　札幌医科大学・教授

■ 病因・病態

口腔アレルギー症候群は，特定の食物を摂取した際に，痒みや腫れといった口腔咽頭の粘膜症状をきたす病態の総称である．口腔アレルギー症候群は，花粉アレルゲンと植物性食物アレルゲンに共通する交差抗原によって発症するクラス2アレルギーであり，カバノキ科（シラカンバ，ハンノキ，ヤシャブシなど）花粉症で高頻度に合併する．イネ科，キク科などの花粉症にも合併することがある（表1）．花粉症以外では，経皮的感作によるラテックスアレルギーに合併することが多く，いわゆるラテックス・フルーツ症候群として知られている．

■ 症状

原因食物の経口摂取後，通常30分以内に食物が接触した粘膜部位（口唇，口腔，咽頭）

表1 口腔アレルギー症候群に関連する花粉症

原因となる植物	科	口腔アレルギー症候群を引き起こしやすい主な食物
シラカンバ，ハンノキ，ヤシャブシ	カバノキ科	バラ科果物（リンゴ，モモ，サクランボ，アンズ，プラム，ビワ，イチゴ，洋ナシ），ヘーゼルナッツ，アーモンド，クルミ，ニンジン，セロリ，キウイ
ブタクサ	キク科	メロン，スイカ，バナナ，キュウリ，ズッキーニ
ヨモギ	キク科	ニンジン，セロリ，キウイ，ハチミツ，ヒマワリの種
カモガヤ，オオアワガエリ	イネ科	メロン，スイカ，オレンジ，トマト，ジャガイモ，ピーナッツ

に瘙痒感，刺激感，粘膜腫脹などが出現する．鼻や目のアレルギー症状，咽喉頭浮腫による呼吸困難感，じん麻疹様の皮膚症状，消化器症状を伴うことがある．頻度は高くないがアナフィラキシーショックも起こりうる．

■ 検査法と所見の把握

口腔アレルギー症候群の診断には問診が大切である．すなわち，原因食物と口腔粘膜症状との関連，花粉症の有無や発症時期，ラテックスアレルギーの有無を詳細に問診することにより本疾患を疑うことができる．血清学的には抗原特異的IgE検査があるが，食物抗原の特異的IgEを検査しても陰性となることが多い．むしろ花粉症との合併が重要であり，原因食物と関連性の高い花粉アレルゲンに対する特異的IgE検査を行うのがよい．もう1つの血清学的検査として，より診断精度の高いアレルゲンコンポーネント検査があるが，まだ一般的ではなく今後の拡充が期待される．一方で経口負荷試験やスキンプリックテストといった負荷試験は，リスクも高く実際に行うことは少ない．

■ 鑑別診断

口唇，口腔粘膜，眼瞼，喉頭などの粘膜に浮腫をきたす血管性浮腫が挙げられる．血管性浮腫であれば抗原が関与することはまれで，食物摂取と症状出現に関連がないことから，問診で比較的容易に鑑別できる．

治療方針

■ 保存的治療

抗原回避が基本で，原因となる食物を摂取しないよう指導する．誤食した際は抗ヒスタミン薬を服用してもらう．軽症であれば頓服で，症状が強ければ数日間服用する．また，花粉飛散時期に抗ヒスタミン薬を服用している期間は，口腔アレルギー症候群の症状がマスクされるため，原因食物の過剰摂取に留意したい．

シラカンバ花粉症に合併する口腔アレルギー症候群には，シラカンバの減感作療法が有効であることが報告されている．

■ 予後

現在のところ長期予後に関する検討はなされていないが，原疾患である花粉症の改善により，口腔アレルギー症候群も同じく改善することが経験的に知られている．

■ 患者説明のポイント

☆口腔アレルギー症候群を自覚していない患者は意外に多く，花粉症に関連した疾患であることを知ってもらう．

☆患者が罹患している花粉症と関連する食物を知ってもらい，誤食に注意するよう促す．

☆咽喉頭浮腫による呼吸困難やまれにアナフィラキシーショックもあるため，決して本疾患を侮らないよう指導する．

19. 口腔底蜂窩織炎（Ludwig アンギナ）

phlegmon(cellulitis) of mouth floor
(Ludwig's angina)

森　一功　近畿大学・教授

■ 病態・病因

　口腔底蜂窩織炎とは，口腔底に存在する疎性結合組織の間隙へ，炎症が限局せずに広範囲に波及し，びまん性に周囲組織へと進展していく，重篤な疾患である．

　口底部は著しく腫脹し，疼痛や発熱，強い開口障害を伴い，口腔咽頭の浮腫腫脹が強度になると呼吸困難を生じる．この呼吸困難まで進展した重篤な状態を特にLudwigアンギナとよぶ．遷延すると口腔底膿瘍や深頸部膿瘍にも発展し，致命的となりうる．

　原因としては，第2，第3大臼歯のう歯の感染から生じることが多い．そのほかに顎下腺唾石，顎下リンパ節炎や下顎骨骨髄炎などから波及するものもある．糖尿病や膠原病などを基礎疾患として有する場合が多い．起炎菌は好気性菌と嫌気性菌との混合感染である場合が多いことが1つの特徴である．

■ 症状

　口腔底，顎下部の有痛性腫脹，高熱で始まる．下顎骨の下端は膨隆し，その形態は不明瞭になる．膿瘍を形成すると，頤下から顎下部の発赤も著明となる．特に口腔底は発赤と浮腫性腫脹が著明で，舌は高位となり二重舌様になることもまれではない．流涎が生じ，嚥下障害や構音障害をきたす．時には呼吸困難をきたすこともある．

■ 検査法と所見の把握

　一般血液検査（血算，生化学）などのルーチン検査を施行する．う歯，糖尿病の有無を確認する．膿瘍形成やガス産生の有無の確認には，単純CTではなく造影CTが有効である．喉頭内視鏡で気道の状態を観察する．

治療方針

■ 保存的治療

　まずは抗菌薬の投与を行う．口腔咽頭の浮腫腫脹が急速に進行する場合が時にあるので，ステロイドの大量投与が有効である場合がある．上述のごとく混合感染が多いことから，抗菌薬の2種類併用が推奨される．

【処方例】（点滴メニュー）

下記1)2)を併用する．

(朝)
1) 生理食塩液　100 mL＋フルマリン注　1 g
　＋デキサート注　16.5 mg（デキサートの量は浮腫の程度により増減するのが重要）
2) 生理食塩液　100 mL＋クリンダマイシン注　600 mg

(夕)
1) 生理食塩液　100 mL＋フルマリン注　1 g
2) 生理食塩液　100 mL＋クリンダマイシン注　600 mg

　膿瘍形成にまで至っていなければ，これで軽快する場合もある．

■ 手術的治療

　呼吸困難のわずかな徴候でもあれば，躊躇なく気管切開を行う必要がある．

　膿瘍形成が明らかであれば切開排膿術が必要．皮膚切開部位は最も発赤腫脹しているところが望ましいが，術前に，そこが大血管から離れていることを確認しておく．皮膚切開後は，指で鈍的に筋組織や筋膜間を剝離開放する．鋭利な器具で乱暴に行うのは危険なので避ける．創部内にはドレーンを挿入し，持続で吸引する．これにより，創部内のaerationが行われ，嫌気性菌にはきわめて有効である．なお，ドレーン先端部にあいている孔が重要血管を吸引して予期せぬ大出血を起こすことがあるので，ドレーン先端部はペンローズなどでカバーしておくのが安全である．

　絶食とするのが安全なので，栄養補給は経管栄養や中心静脈栄養が望ましい．

発症原因が歯性のものであれば歯科治療を依頼する．また，病変が縦隔に及んだ際は呼吸器外科医とのチーム医療が必要となる．

■ **患者説明のポイント**
☆きわめて重篤な状態であり，迅速な対応が必要な疾患であることを詳しく説明する必要がある．

20. 大唾液腺の急性・慢性炎症
acute/chronic inflammation of the major salivary gland

吉原俊雄 東都文京病院・部長/東京医科大学・客員教授

■ **病態・病因**

大唾液腺の炎症は急性と慢性の状態と，慢性炎症の急性増悪に大別される．

急性炎症についてはウイルス〔ムンプスウイルスによる流行性耳下腺炎は別項（→ 391 頁）を参照〕，細菌による感染，唾石の存在から唾液排出障害が背景にある場合や，ワルチン腫瘍を有している場合もその経過中に感染徴候を呈することがある．

慢性炎症にはシェーグレン症候群（→ 580 頁），線維素性唾液管炎，小児に特有の反復性耳下腺炎もムンプスとの鑑別において重要である．

■ **症状**

急性化膿性耳下腺炎は高齢者に多いが，小児でもみられステノン管開口部から逆行性に感染することが多い．耳下腺部の疼痛，腫脹，発熱，皮膚の発赤がみられる．膿瘍は高齢者，糖尿病罹患者，ステロイド長期使用，重症の手術後や出産後など衰弱した状態にしばしば発症し開口障害もみられる．口腔・咽頭領域の癌に対する放射線照射や抗癌剤投与に伴って起こる急性耳下腺炎と唾石症を基礎疾患として感染を併発する例がある．自己免

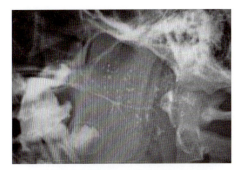

図1 反復性耳下腺炎の耳下腺造影 CT 画像
シェーグレン症候群と類似の点状漏洩像がみられる．

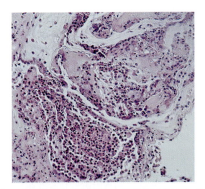

図2 線維素性唾液管炎における唾液管からの排出物
好酸球集積が著明である．

疫疾患であるシェーグレン症候群も耳下腺に感染を併発すると疼痛や発赤が著明となる．

唾石は耳下腺，顎下腺の両者に発症するが，顎下腺に優位にみられる．成人に発症する例が多いが，10 歳代でも認められる．感染を併発すると顎下部の疼痛，腫脹とワルトン管開口部の発赤，腫脹と膿汁の排泄がみられる．さらに口腔底蜂窩織炎を発症することがある．

小児反復性耳下腺炎はムンプスに次いで小児に多くみられる疾患である．反復する「おたふくかぜ」を訴えとして来院する場合は本疾患が多い．一側または両側の耳下腺部腫脹，疼痛とステノン管開口部から膿汁の排泄

表1　IgG4関連ミクリッツ病の診断基準(2008)

A. 診断項目
1) 涙腺・耳下腺・顎下腺の持続性(3か月以上)，対称性に2ペア以上の腫脹を認める．
2) 血清学的に，高IgG4血症(>135 mg/dL)を認める．
3) 涙腺・唾液腺組織中に，著明なIgG4陽性形質細胞浸潤(強拡大5視野でIgG4陽性細胞/IgG陽性細胞が50％以上)を認める．

B. 診断
上記1)と2)または3)を満たすものをIgG4関連ミクリッツ病とする．

これは全身性IgG4関連疾患の部分症であり，多臓器の病変を伴うことが多い．鑑別疾患は，サルコイドーシス，キャッスルマン病，ウェゲナー肉芽腫症(多発血管炎性肉芽腫症)，MALTリンパ腫，などが挙げられる．
〔日本シェーグレン症候群研究会，2008より〕

を認める．

耳下腺にもまれに結核が生じる．耳下腺への感染経路としてリンパ行性，血行性，ステノン管性が考えられるがリンパ行性が多いとされる．皮膚の発赤や潰瘍を伴うことがあるが疼痛は少なく，膿瘍形成をした場合もやはり疼痛，発熱など急性炎症症状に乏しい．

■ 検査法と所見の把握

化膿性炎症，膿瘍形成の有無は造影CTが有用で，唾石は単純CTで描出される．小児の反復性耳下腺の造影像はシェーグレン症候群と同様の点状漏洩所見を呈する(図1)．線維素性唾液管炎はステノンあるいはワルトン管からの白色線維素塊の排出が特徴であり，排出物の組織学的検査で好酸球の集積(図2)が認められれば診断は容易である．

■ 鑑別診断

IgG4関連唾液腺病変は従来ミクリッツ病(涙腺，耳下腺，顎下腺の対称性腫大を呈する)や慢性硬化性顎下腺炎(いわゆるキュットナー腫瘍)として知られていたが，血液検査でIgG4高値を示すこと，腺組織検査でIgG4陽性形質細胞浸潤が著明であることで診断される(表1)．腺腫脹は硬く，無痛で，口腔乾燥症状はシェーグレン症候群よりは軽微である．自己免疫性膵炎，自己免疫性腎炎などの疾患と合併することがある．

放線菌症は唾液腺に限局するものではないが，免疫力低下，口腔環境不衛生，低栄養の状態で，嫌気性グラム陽性放線菌感染から耳下腺部，顎下部の腫脹，皮膚発赤や自潰を伴う．

耳下腺内，耳下腺周囲のリンパ節炎も耳下腺炎と鑑別を要する．

治療方針

■ 保存的治療

急性化膿性耳下腺炎に対しては安静と水分補給，ペニシリンや第1世代セフェム系抗菌薬の点滴投与を行う．

反復性耳下腺炎は抗菌薬と消炎鎮痛薬投与と，間欠期には口腔の清潔保持と唾液分泌促進するためガム，レモンなどの摂取を行う．ステノン管開口部から唾液腺造影針を用いて直接抗菌薬注入や洗浄も有効だが，若年者にはやや困難である．

線維素性唾液管炎はステロイドや抗アレルギー薬の有効例がみられる．唾液管の洗浄やステロイドの導管内局注も有効である．

■ 手術的治療

膿瘍形成の際は切開排膿術の適応となるが，顔面神経の走行に注意し切開線の決定と慎重な開創操作が必要である．唾石については近年，唾液腺内視鏡による摘出が増え，外切開による治療に代わりつつある．

■ 合併症

唾液腺炎から副咽頭間隙や頸部に炎症波及し蜂窩織炎や膿瘍形成を起こすことがあるので早期の加療が必要である．

■ 予後

急性化膿性唾液腺炎については糖尿病があれば血糖コントロールを行い，膿瘍形成前に的確な抗菌薬投与と安静が保つことができれば予後良好である．反復性耳下腺炎も抗菌薬

投与が主体となるが，ほとんどの例は 10 歳前後で症状は自然軽快する．

■ 患者説明のポイント

☆大唾液腺の耳下腺と顎下腺の炎症が中心となるが，急性期の腫脹疼痛が顕著なときは抗菌薬の点滴加療，内服加療はいうまでもないが入院の可能性も説明する．

☆シェーグレン症候群や IgG4 関連唾液腺病変を疑う場合も各疾患の特徴と悪性リンパ腫などとの鑑別について説明し，唾液腺生検の必要性について理解してもらう．

21. 唾石症
sialolithiasis

濱島有喜　名古屋市立大学・非常勤講師

■ 病因・病態

唾石症は唾液腺に生じる結石で，大唾液腺，特に顎下腺に 8～9 割の唾石が発生する．耳下腺，舌下腺に生じることはまれで，小唾液腺にはほとんど生じない．顎下腺に唾石の多い理由は，ワルトン管の走行が，顎下腺から舌下小丘の開口部まで，約 5 cm と長いことや，顎下腺の唾液の性状がやや粘稠であること，pH の影響などが原因として考えられている．唾石の成分はほとんどの場合，リン酸カルシウムと蛋白質からなっており，歯石とほぼ同様な成分組成である．摂食時に唾液腺の腫脹を伴う場合や，口腔底や耳下部に感染，炎症を伴う場合には，唾石を疑う必要がある．唾石の存在部位は，顎下腺唾石の場合，ワルトン管開口部の舌下小丘，ワルトン管が顎舌骨筋と交差し，ワルトン管が軽度屈曲する移行部，その中間の中間部，顎下腺内に分けられる．病院へ手術目的で紹介される顎下腺唾石の場合，移行部付近に唾石が存在する割合が比較的高い．また，耳下腺唾石の場合は，開口部から咬筋までに存在する場合

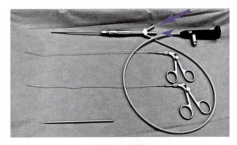

図 1　Marshal 型唾液腺内視鏡セット
外径 1.8 mm の処置用内視鏡生理食塩液灌流用（矢印）と鉗子用（矢頭）の 2 つのチャンネルがある．

と，咬筋との交差部位から腺内に存在する場合に分けられる．前者であれば内視鏡にて摘出可能である（図 1）．

■ 症状

摂食時の頸部腫脹を訴えることが多い．感染を伴う場合は，唾石周囲に膿瘍形成し，消炎に時間がかかる場合もある．また炎症を生じた場合，症状を繰り返すことが多い．

■ 検査法と所見の把握

単純 CT にて診断する（図 2a）．顎下腺の腺内唾石の場合や，耳下腺唾石の場合は，超音波検査でも診断可能である．また双手診にて唾石の部位診断をすることが重要である．

■ 鑑別診断

血管腫の場合，腫瘍内部に静脈結石を認めることがある．腺近傍に生じると唾石症と見間違うことがあり，注意が必要である（図 3）．

治療方針

■ 手術的治療

摂食時の腫脹や，感染を繰り返す場合を手術適応としている．

唾石の摘出方法として，外切開にて腺摘出する方法と，内視鏡にて唾石のみを摘出し，唾液腺を温存する方法がある．加齢とともに徐々に唾液分泌機能が低下することや，外切開での頸部瘢痕を避けること，顔面神経麻痺の危険性も危惧し，初回手術の場合は，内視

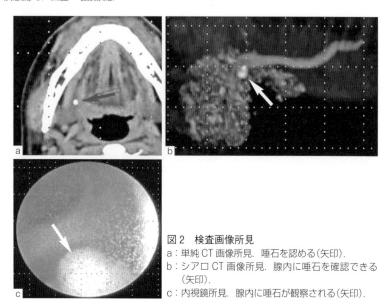

図2　検査画像所見
a：単純CT画像所見．唾石を認める(矢印)．
b：シアロCT画像所見．腺内に唾石を確認できる(矢印)．
c：内視鏡所見．腺内に唾石が観察される(矢印)．

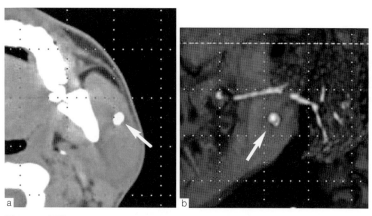

図3　CT画像
a：単純CTでの結石所見(矢印)．耳下腺唾石を疑う所見である．
b：シアロCTでの結石所見(矢印)．結石が耳下腺内にはないことがわかる．

鏡手術を勧める．しかし，腺内唾石で感染を伴う場合や，内視鏡で唾石にアプローチできないことが考えられる場合は，初めから外切開を選択する場合もある．そのため術前に唾石の局在診断と唾石の大きさをしっかり把握することが重要である．

① 唾石の局在診断

1) シアロCT：唾液腺管開口部から希釈したリピオドールを注入し，CTを撮影する．CTは2重管球である必要がある．2つの管球の電圧に差を設けて(140 kVと80 kV)，唾石と造影剤のコントラストの違いから唾石と管腔を描出し，3D処理する(図2b)．腺内

唾石の場合でも，管腔がまっすぐであれば，内視鏡で唾石に到達でき，摘出可能である（図2c）．造影剤注入時に痛みを伴うこと，造影剤が舌下腺管のみに入ることがあり，注入には経験が必要である．

2）MRI sialography：MRIを撮影し，T2強調画像にて，腺管内に唾液があれば，唾石は透亮像として描出される．唾液が少ない症例では診断が難しい場合もある．また撮影に時間がかかると，解像度が低下するため，高速撮影で行うことが望ましい．

② **手術方法**

唾石が開口部付近に陥頓しており，口腔内切開にて手術する場合は，局所麻酔でも可能である（外来手術）．浮遊唾石の場合（小唾石）は，摘出時に唾石が移動し，見失うことがあるため，内視鏡手術を選択し，全身麻酔にて行う．

内視鏡手術の場合は経鼻挿管にて全身麻酔し，アングルワイダーを口角にかけ，万能開口器を装着し手術を行う．舌尖に絹糸をかけて舌を上方へ牽引し術野を確保する．乳頭開口部を拡大させるか，乳頭後方外側切開にて粘膜下の唾液腺管を露出し，内視鏡を挿入する．内視鏡を管腔内に無事挿入できたら，生理食塩液を灌流させ，管内の堆積物や汚れを洗い流し，唾石を確認する．唾石が小さく，管腔内を移動可能であれば，把持鉗子で摘出する．5 mm以上の大きさのもので，鉗子で把持しても管腔内から摘出できないものは，ホルミウムYAGレーザーにて破砕し，少しずつ摘出する．唾石が移行部付近にあり，双手診で触知可能であれば，内視鏡の明かりをガイドに位置を確認しながら口腔内を追加切開し，舌神経を避けて，ワルトン管を切開し唾石を摘出する（コンバインアプローチ）．この方法では，唾石が一塊に摘出可能であるため，レーザーを使用したときのような破片が残存する可能性は低くなる．

■ **合併症**

舌のしびれ，口角炎，唾液腺管開口部の狭窄・管腔の狭窄．

■ **予後**

唾液腺内視鏡手術後には再発のリスクがある（約1割弱）．

外切開にて，唾液腺摘出した場合には，将来的に唾液分泌低下をきたし，口腔乾燥症状を訴える可能性が高まる．

■ **患者説明のポイント**

☆内視鏡にて唾石を摘出する場合は，早期退院が可能であり，また臓器も温存でき患者負担は少ないが，再発の可能性もある．また内視鏡手術を選択する場合，摘出できない可能性も説明し，外切開に移行して腺摘出を選択するかも含めて十分にインフォームド・コンセントすることが重要である．

☆唾石の再発を防ぐために，術後は水分摂取や咀嚼運動で唾液分泌を促進することも説明する．

☆たとえ症状がなくても，唾石の大きさが1 cmを超え，移行部よりも中枢に存在する場合，唾液腺の分泌機能が低下することもあるため，早期の摘出を勧めるべきである．

☆まれながら，顎下腺を摘出しても，舌下腺から唾石が生じることもあり，追記する．

22. 口腔内の囊胞性疾患
oral cystic disease

松塚　崇　朝日大学・教授

I．ガマ腫（ラヌラ）

■ **病態・病因**

ガマ腫（ranula）は舌下腺の貯留囊胞である．何らかの原因で舌下腺やその導管が閉塞し，唾液が被膜内や粘膜下に貯留し生じる．病理学的には周囲組織に流出した唾液成分が肉芽組織により被包された偽囊胞の場合と，

唾液成分が導管内に貯留した真性囊胞の場合とがある．存在部位から口腔底に限局した舌下型と顎下部に進展した顎下型，口腔底から顎下部に存在する舌下・顎下型に分けられる．

■ 症状

ガマ腫の多くは無痛性である．舌下型は口腔底が片側に偏在した腫脹をきたし，増大すると舌の可動性を制限するため構音や咀嚼が障害される．顎下型は片側の下顎部に弾性の腫脹をきたす．

■ 検査法と所見の把握

舌下型は視診にて貯留した唾液が青く透見できるのが典型的である（図1a）．画像では舌下腺周囲あるいは連続した囊胞病変がCTでは造影効果のない低密度，MRIではT1強調で低～中信号，T2強調で高信号（図1b），超音波では後部エコー増強を伴う無～低エコーを示す．

舌下腺は漿液腺と粘液腺が混合するため，ガマ腫を穿刺すると粘稠な透明の液体が吸引され，その液体はアミラーゼが高値である．

■ 診断と鑑別診断

舌下型の多くは視診・触診所見で診断に至るが，画像診断で舌下腺から発生した囊胞所見で結節を伴わないこと，穿刺内容液の病理・生化学的所見から診断する．唾石などによるワルトン管（顎下腺管）の拡張（図2），粘表皮癌などの囊胞を伴う腫瘍，側頸囊胞や類皮囊胞が鑑別診断に挙げられる．

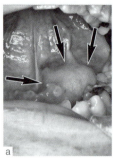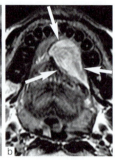

図1　舌下型ガマ腫
a：局所所見．口腔底片側に囊胞性腫瘤を認める（矢印）．
b：MRI T2強調画像．舌と下顎骨の間に高信号の占拠性病変が描出されている（矢印）．

治療方針

ガマ腫の治療は手術的治療が主体であるが，ピシバニールの局所投与も効果的である．

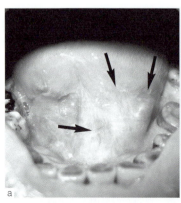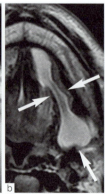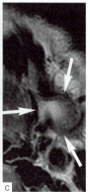

図2　顎下型ガマ腫と鑑別を要するワルトン管の拡張
a：局所所見．口腔底片側に深部へ続く膨隆を認める（矢印）．
b：MRI T2強調画像．口腔底から顎下部に連続する高信号の病変が描出されている（矢印）．
c：MRI T2強調画像．口腔底から連続する高信号は顎下腺内に達している（矢印）．

■ 保存的治療

囊胞内貯留液を穿刺・吸引する処置によって一時的に縮小することができる．

ピシバニール（略号：OK-432）は化膿性連鎖球菌 Su 株のペニシリン処理凍結乾燥粉末で，強い炎症反応を引き起こすためガマ腫のような囊胞を癒着・縮小させる効果があり，局所投与が保険診療でも適応外使用として認められている．ピシバニール注射用（1 バイアルあたり 0.2 KE，0.5 KE，1 KE，5 KE 規格あり）の投与に際し，本剤を生理食塩液で 0.05～0.1 KE/mL に希釈した懸濁液を総量 2.0 KE を上限に吸引した内容量と同量をガマ腫内へ注入する方法と 0.5～1.0 KE を生理食塩液 0.2 mL 程度に懸濁し，囊胞内容液は吸引せずにガマ腫内へ注入する方法がある．

■ 手術的治療

囊胞開放術や囊胞摘出術は再発することが多く，根治的には舌下腺摘出術を行う．顎下型の手術時に口内のみからアプローチする場合と顎下部の皮膚切開を行う場合とがある．

■ 合併症

ピシバニール局所注入の際には一過性の膨張や発熱，発赤，疼痛などを伴う．また，ピシバニールにはペニシリンが含まれるのでアレルギーの既往にも留意する．舌下型の場合はガマ腫が明視下におかれるため注入は比較的容易であるが，顎下型の場合はガマ腫が確認しがたいためガマ腫外に誤って穿刺・注入する場合がある．

手術操作において舌下腺が舌下神経や舌動脈の枝，ワルトン管と近接しているため留意しながら行う．顎下型の場合はガマ腫が顎下腺や舌下神経，舌神経，顔面動静脈とも近接することに留意する．

■ 予後

囊胞穿刺や囊胞開放術，囊胞摘出術は再発しやすい．ピシバニール局所投与も治癒までに何度か繰り返し行うことがある．

■ 患者説明のポイント

☆ガマ腫はしばしば遭遇する疾患であるが診断の際には鑑別診断の除外を入念に行う．ガマ腫は良性の疾患だが再発しやすく治療法も多様であり，それぞれの治療の利点と合併症があることを説明し理解を得てから治療を選択すべきである．

II．その他

① 粘液囊胞（mucous cyst）

粘液囊胞は，導管の損傷などによる小唾液腺の貯留囊胞で，下口唇の口腔側，次いで舌尖下面に起こることが多い．囊胞は自壊し消退することもあるが再発しやすく，難治性の場合には原因となった小唾液腺とともに囊胞を摘出することを勧める．周囲の小唾液腺に再発することがあり，あらかじめ説明に加える．

② リンパ管腫（lymphangioma）

リンパ管腫はリンパ管の形成異常が原因で新生児の 0.1～0.3％ に発生する．表在性（限局性）と，深在性（海綿状あるいは囊胞状）に分類され，口腔では深在性が巨舌の原因となることがある．表在性リンパ管腫は透明や赤色調を呈する水疱が多発し蛙の卵状となる場合がある．小児期までに自然消退することが多いが，外科的治療として冷凍凝固，電気焼灼，レーザー照射などの方法がある．

23. 流行性耳下腺炎

mumps, epidemic parotitis

岩井　大　　関西医科大学・教授

■ 病態・病因

ムンプスウイルスは RNA を核にもつパラミクソウイルス科に属し，その宿主であるヒトに感染して流行性耳下腺炎を発症させる．母体由来の移行抗体消失後はいずれの年齢層でも感染するが，好発年齢は集団保育・就学の始まる 3～8 歳と行動範囲の広がる青年期

である．発症は通年性であり，ワクチン接種が十分に行われていない本邦では3～4年の周期で大きな流行がみられる．

このウイルスは気道分泌液内に排出され，飛沫感染によって伝播する．潜伏期間は2～3週（主に16～18日）である．

従来一度感染すると終生免疫が成立するとされたが現在は否定され，小児の流行性耳下腺炎患者の16.7%が再感染で，成人ではさらに高率であるとするなどの報告がある．また，ムンプスワクチンによる抗体獲得率は90～95%，このときの抗体陽性持続率は70～80%とされる．すなわち，2次性ワクチン不全（免疫減衰）が生じやすく，既感染例やムンプスワクチン接種例においても本疾患に罹患する可能性がある．医療従事者における最近の報告では，本疾患に罹患したと，あるいはワクチンを接種したと自己申告した者のそれぞれ9.6%と17.6%で抗体が陽性でなかった．さらにこれらの医療従事者はワクチン接種を受けたところ，82.9%でしか抗体を獲得できなかった．したがって，本症罹患患者との接触には十分慎重でなければならないと思われる．

■ 症状

ウイルスに感染しても顕性感染は70%に過ぎず，ほかは耳下腺を含め症状の出ない不顕性感染である．不顕性感染でも感染源となりうるので，感染源を確定することが難しい場合がある．若年ほど不顕性感染率が高く，1歳児で80%に対し4歳児では10%である．

顕性感染の場合は潜伏期を過ぎると前駆期の症状が現れる．すなわち，食欲不振，筋肉痛，全身倦怠などである．これらの症状が始まって数日中に耳下腺炎が起こる．発熱はないかあっても38℃程度である．唾液腺腫脹前から熱発し，唾液腺腫脹のピーク時まで続く．間質の浮腫状腫脹が主体で，耳下腺全体が有痛性・緊満性に柔らかく腫脹する．皮膚発赤はなく，ステノン管からの膿汁排泄もない．ステノン管開口部の発赤が認められる．

耳下腺炎は両側に生じるため，古くから本疾患はおたふくかぜとよび慣わされてきた．耳下腺腫大は2～3日後に消退し始める．ただし，左右の耳下腺で病状進行は必ずしも一致せず，一側の腫脹が数日～5日ほど遅れて現れることもしばしばみられ，また，25%は一側性とされる．顎下腺・舌下腺の腫脹は約10%に認められるが，顎下腺・舌下腺単独腫脹の例は少ない．発症後およそ10日前後で回復するが，思春期以降は2～3週間かかることが多い．

■ 検査法と所見の把握

患者との接触歴，既往歴，ムンプスワクチン接種歴などを参考にして本症を推定する．唾液腺の腫大を伴うときは，血中アミラーゼ活性の上昇が認められる．末梢血白血球は正常範囲のことが多い．後述のごとく血清診断やウイルス検査も行われるが，これらの検査は疾患消退頃に結果が返ってくるのであって，初診時での診断に有用とはいえない．上記の症状に加え，ステノン管からの膿排出がなく両側耳下腺が同時性あるいは5日以内の異時性腫脹を示した場合は，本症を強く疑う．ただし，耳下腺炎をきたさず合併症のみが前面に出た場合，当初診断が困難な場合が多い．

血清診断としてIgG EIA抗体とIgM EIA抗体を同時に測定すれば感染の有無を診断できる．IgM抗体は発症時には上昇しており約3か月高値を維持するため，IgM抗体が高値ならムンプスの初感染といえる．IgG抗体は終生免疫ができていれば陽性となり，また，再感染時は高値を示す．

■ 鑑別診断

耳下腺腫脹をきたす病原体はムンプスウイルスのほかにコクサッキーウイルス，エコーウイルス，パラインフルエンザウイルス，インフルエンザウイルスなどがあり，鑑別のためには血清診断が必要となる．反復性耳下腺炎や化膿性耳下腺炎では，ステノン管開口部から膿の排泄が認められることが多い．

治療方針

現在抗菌薬を含め有効な化学療法薬はなく，安静と対症療法が主体となる．ウイルス曝露後のムンプスワクチン緊急接種は有効性が低く，ガンマグロブリン投与は無効である．無菌性髄膜炎，脳炎を発症した場合や，精巣炎，膵炎などの炎症が強い場合は入院管理を行う．膵炎症状がある場合は補液を行う．脳炎，髄膜炎の脳圧亢進に対し，髄液排除とマンニトール静注を行う．難聴に対するステロイドやビタミン B_{12} の投与は有効でなく，一般に治療抵抗性である．

■ 保存的治療

① 鎮痛解熱薬としての処方例

【処方例】

(成人例)
アセトアミノフェン錠(200 mg)または細粒(20%) 1回 300〜500 mg を頓用として内服 原則として1日2回まで 1日総量として 1,500 mg を限度

(小児例)
アセトアミノフェン坐剤小児用(50 mg) 1回 10〜15 mg/kg 成人量を超えない．投与間隔は 4〜6 時間以上とし，1日総量として 60 mg/kg を限度

② 処方の際の注意点

鎮痛解熱薬としてポンタール(メフェナム酸)やボルタレン(ジクロフェナクナトリウム)の使用は避ける．

■ 予防

ムンプスの予防は重要であり，かつて3種混合(MMR)ワクチン(麻疹，風疹，ムンプス)が導入されたが，ムンプスワクチン株による無菌性髄膜炎が報告され，1993年にこの混合ワクチンは中止された．ワクチンの改良が求められる．ただしワクチンの副反応は，軽度耳下腺腫脹(1〜2%)，無菌性髄膜炎(0.05%)にとどまる．現在はムンプスワクチン単独での任意接種の状態であるが，1993年以降ムンプス感染率が上昇したこと，ワクチンの副反応の発生頻度が自然感染の症状のそれより明らかに低いこと，さらに費用対効果の点からも，ワクチンによる予防はやはり有効と考えられる．接種する場合は生後12か月を過ぎた小児に対し，できるだけ早い時期に行う．

■ 合併症と予後

合併症(脳炎，無菌性髄膜炎，精巣炎，精巣上体炎，膵炎)のほか，難聴，甲状腺炎，関節炎，腎炎，卵巣炎，心筋炎，心膜炎，乳腺炎などもみられる．これらの合併症は耳下腺炎の有無と無関係に起こる．

難聴の多くは一側性で突然発症する．一過性難聴(高周波数域)のものも数%でみられるが，ほとんどの例で永続的高度の感音性難聴を起こす．急性期，回復期のいずれでも起こる．一方，平衡障害は軽度で，生じても一過性である．不顕性感染で推移する個体もあることから，一見健常者とみられる小児や成人で突発性の高度感音難聴が現れることもまれではない．日本におけるムンプス罹患患者における難聴の発生率は，0.029%(1/3,500)とされ，さらに突発性難聴とされた患者のうち本症の不顕性感染由来は 5.7〜7.2% とされる．また，小児後天性一側性難聴の多くをムンプス難聴が占める．突発性難聴と診断された症例の 5〜7% でムンプス IgM 抗体が陽性とされ，ムンプスの不顕性感染から難聴が発症していることがうかがえる．幼小児では聴力低下を訴えない場合も考えられ，本疾患が疑われた場合はスクリーニングとしてアブミ骨筋反射などを行っておく．

■ 患者説明のポイント

☆ムンプスウイルスに未感染あるいは十分な抗体のない児童において，同一教室での感染率は 89.5% と高い．さらに，同家族内では 97.4% であり，患者の自宅待機のみならず，自宅での可及的隔離を行い，家庭内での2次感染予防にも努める必要がある．マスクの使用や，手洗い，タオル共用の中止などに心が

ける．また，耳下腺腫脹が消退するまでは登校・出勤は禁止と説明する．

24. 睡眠時無呼吸症候群
sleep apnea syndrome

森田武志 兵庫県立尼崎総合医療センター・部長

■ 病態・病因

睡眠時無呼吸症候群の大半は，上気道の狭窄・閉塞によって生じる閉塞性睡眠時無呼吸症候群(obstructive sleep apnea syndrome：OSAS)である．最新の睡眠障害国際分類第3版(ICSD-3)では，①無呼吸低呼吸指数(apnea hypopnea index：AHI)が5以上で眠気などの自覚症状がある場合，②自覚症状がなくても AHI が5以上で高血圧，気分障害，認知機能障害，冠動脈疾患，脳血管障害，うっ血性心不全，心房細動，2型糖尿病のいずれかを合併している場合，③自覚症状・合併症がなくても AHI が15以上の場合，このいずれも成人 OSAS と定義している．

男性は40歳代後半，女性は閉経後の50歳代前半が好発年齢で，有病率は2～4％とされ，肥満者に多いが，小顎の痩せ型でも起こる．小児ではアデノイド肥大・口蓋扁桃肥大が主因のことが多いが，ダウン症や多発奇形など合併疾患のある場合は筋緊張の低下など他の原因のこともある．呼吸努力が停止する中枢性無呼吸症候群は，心不全や脳梗塞後などに生じやすい．

■ 症状

成人では，夜間にはいびき，無呼吸，頻回な夜間中途覚醒，夜間頻尿などが，昼間には眠気，倦怠感，起床時の頭痛，集中力・記憶力低下などが生じる．小児では，夜間にはいびき，無呼吸，頻繁な覚醒・体動，夜尿症などが，昼間には落ち着きのなさ，多動，反抗的・攻撃的な性格などがあり，重症例では発達遅滞，肺性心，胸郭変形が生じる．

■ 検査法と所見の把握

外来診察室にて，視診・軟性ファイバースコープで鼻腔・咽喉頭に狭窄や腫瘤性病変がないか確認する．小児ではアデノイド・口蓋扁桃の大きさに，成人では舌根扁桃肥大や頸部脂肪による咽頭狭窄に注意する(図1)．小児で，軟性ファイバースコープによる観察が困難な例では，咽頭側面 X 線写真でアデノイド肥大を評価する．自覚的な眠気の強さは質問票(Epworth Sleepiness Scale：ESS など)を用いて評価する．

確定診断には，終夜検査を行う．本邦の保険制度では，簡易検査，入院 PSG(polysomnography)の順に行う．簡易検査は在宅で行う検査で，普段の生活習慣・環境での測定が可能な利点があるが，測定誤差が大きく，実際よりも過小評価となりやすい欠点もある．測定項目は機種により多少異なるが，鼻呼吸センサーによる呼吸状態，経皮的センサーによる動脈血酸素飽和度状態が基本である．

簡易終夜検査で異常があれば，精密検査として入院 PSG 検査を行う．検査室で測定するため，日常の睡眠と異なってしまうという欠点があるが，睡眠検査のゴールデンスタンダードである．脳波，眼球運動，オトガイ筋筋電図，鼻または口における気流の検知，いびき音，胸壁および腹壁の換気運動記録，パルスオキシメーターによる動脈血酸素飽和度連続測定，心電図，体位，下肢筋電図(図2)を測定する．睡眠中の10秒以上(小児では2呼吸分)の気流停止を睡眠時無呼吸とし，呼吸努力が継続していれば閉塞性無呼吸(obstructive apnea：OA)(図3)，消失していれば中枢性無呼吸(central apnea：CA)，前半は CA で後半が OA となるものを混合性無呼吸(mixed apnea：MA)とする．前後の安定した呼吸に比べて，気流が10秒以上にわたり30％以上低下し，かつ酸素飽和度の3％ないし4％の低下や覚醒反応が伴う場合を低呼吸(hypopnea)とする．睡眠時無呼吸と低呼吸

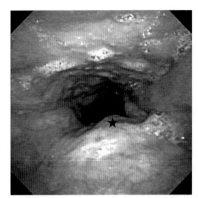

図1 30歳代,肥満男性(BMI 28 kg/m²)の咽頭所見
口蓋垂(★)レベルで全周性に狭窄している.

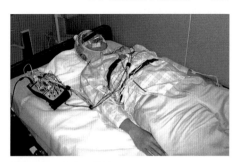

図2 PSG検査の様子

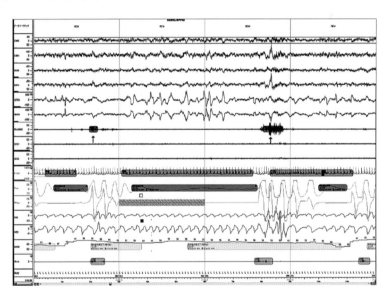

図3 図1と同じ症例のPSG波形
呼吸努力は続くが(■上段:胸部,下段:腹部),気流は停止し(□上段:口・鼻呼吸,下段:鼻呼吸),SpO_2が低下する典型的なOAを示す.呼吸再開時には,オトガイ筋が活動する(矢印).AHI:61回/時であった.

の合計数を睡眠時間で除し,1時間あたりの無呼吸低呼吸回数を算出したものがAHIであり,重症度もAHIに基づいて分類される(表1).

表1 睡眠時無呼吸の重症度分類

	成人	小児
正常	AHI<5	AHI<1
軽症	5≦AHI<15	1≦AHI<5
中等症	15≦AHI<30	5≦AHI<10
重症	30≦AHI	10≦AHI

鑑別診断

いびきはあるものの無呼吸・低呼吸に乏しい単純いびき症は，積極的な治療は要さないと考えられている．また，日中の強い眠気はナルコレプシー，睡眠不足症候群，特発性過眠症などでも生じるが，通常いびきを伴わない．いずれも終夜検査（簡易検査もしくはPSG検査）で区別することができる．

治療方針

■ 保存的治療

① 持続的気道内陽圧呼吸（continuous positive airway pressure：CPAP）療法

上気道に陽圧を加えることで気道狭窄を解除する治療であり，成人重症者へは第一選択となる．本邦の保険制度では簡易検査でAHI≧40もしくはPSGでAHI≧20を満たし，自覚症状がある場合に適応となる．ただし，PSGで20≦AHI<40の場合は，CPAP装着で再度PSG検査を行い，治療前より睡眠構築が改善していることを確認する必要がある．マスクから圧が漏れないようマスクフィッティングの指導が重要であり，導入直後は患者の不満に細やかに対応することで脱落しないよう心がける．1～3か月毎に受診させ，使用状況を内蔵のSDカードなどで確認する．4時間以上使用できる夜が70%以上あれば良好な使用状況と判断する．

② 歯科装具

下顎歯を突出させて固定するマウスピースを歯科に依頼し作成する．主に体位依存性の強い軽症者へ用いる．最大突出量の7割程度の突出とすることが多い．医師が歯科医師に検査結果に基づき依頼すれば保険適用となる．顎関節痛や流涎が不快で脱落する例があるが，1か月を超えて使用できれば継続できることが大半である．残存歯が少ない（16本以下）と使用できない．

③ 減量

体重減少でSASは改善する．

④ 断酒・減酒

アルコールはSASを悪化させる．

⑤ 中枢性無呼吸が主の場合

心不全などの原疾患の治療およびadaptive servo ventilation（ASV）の導入を原疾患担当科へ依頼する（睡眠時無呼吸症候群のみではASVは保険適用とならない）．

■ 手術的治療

① 小児の場合

アデノイド・口蓋扁桃肥大がある場合は，アデノイド切除・口蓋扁桃摘出が第一選択となる．術後症状が残れば，CPAPや鼻炎治療を考慮する．

② 成人の場合

若年で口蓋扁桃肥大・口峡での狭窄があれば，軟口蓋形成術（uvulo-palato-pharyngoplasty：UPPP）が適応となる．鼻茸や鼻中隔弯曲症など鼻疾患で鼻腔通気が悪くCPAPを使用しにくければ，鼻手術を考慮する．鼻・咽頭手術の効果が不十分な場合，顎骨を延長する上顎骨下顎骨切離・前方移動術（bimaxillary mandibular advancement：BMA）を追加することがある．laser assisted uvula palatoplasty（LAUP）は，術後瘢痕を形成し，SASを悪化させることがあるので行わない．

■ 合併症

成人では生活習慣病（メタボリックシンドローム，糖尿病，冠動脈疾患，高血圧，など）のリスク因子であり，脳血管障害発症への寄与も強い．小児では低身長をきたし，アデノイド切除・口蓋扁桃摘出後に急激に成長することがある．

■ 予後

重症成人例を治療しないと，脳血管障害が2倍以上，心血管イベントが5～6倍増加する．CPAP導入で心血管イベントは正常群と同等まで減少する．重症未治療例では有意に生存率が低く，心筋梗塞での死亡が多い．

■ 患者説明のポイント

☆適切な治療を受けないと，さまざまな生活習慣病を引き起こす．特に心血管イベントの

発生率は CPAP 導入により正常化するが，放置すれば 5～6 倍高くなる．
☆重度の眠気の症状を呈する睡眠障害では運転免許の取得・更新ができない可能性がある．

25. 顎関節症
temporomandibular disorders

別所和久　京都大学・教授（口腔外科）

■ 病態・病因

　当初，顎運動時の顎関節痛，顎関節雑音，顎運動異常を主症状とし，顎関節部の明確な炎症症状を欠く症候群を顎関節症とするとされていたが，現在では微弱な炎症は存在するなどの病態解明も進み，種々の異なる病態を含む慢性顎関節疾患の総称的な診断名とされている．その病態には咀嚼筋障害，顎関節の関節包・靱帯障害，顎関節円板障害，変形性顎関節症などが含まれていることから，**表 1** のように症型分類されている．
　顎関節円板の転位（ほとんどが前方転位）によるⅢ型に分類されるものが圧倒的に多く，全顎関節症の 70% 以上を占める．

■ 症状

　日本顎関節学会の顎関節症診断基準では，「顎関節や咀嚼筋等の疼痛，関節（雑）音，開口障害ないし顎運動異常を主要症候とし，類似の症候を呈する疾患を除外したもの」とされている．ただし，註として，「顎関節および咀嚼筋等の疼痛，関節（雑）音，開口障害ないし顎運動異常を主要症候の少なくとも 1 つ以上を有すること．なお，顎位の変化あるいは筋の圧痛のみは顎関節症の主要症候に含めない」，「咀嚼筋等には，咬筋，側頭筋，内・外側翼突筋の 4 咀嚼筋以外に顎二腹筋と胸鎖乳突筋を含む」，「画像所見のみ陽性で主要症候のいずれも有しないものは，顎関節症として取り扱わない」が付されている．

表 1　顎関節症の病態分類（2013 年）
- 咀嚼筋痛障害　myalgia of the masticatory muscle（Ⅰ型）
- 顎関節痛障害　arthralgia of the temporomandibular joint（Ⅱ型）
- 顎関節円板障害　temporomandibular joint disc derangement（Ⅲ型）
  a. 復位性　with reduction
  b. 非復位性　without reduction
- 変形性顎関節症　osteoarthrosis/osteoarthritis of the temporomandibular joint（Ⅳ型）

註 1：重複診断を承認する．
註 2：顎関節円板障害の大部分は，関節円板の前方転位，前内方転位あるいは前外方転位であるが，内方転位，外方転位，後方転位，開口時の関節円板後方転位等を含む．
註 3：間欠ロックの基本的な病態は復位性関節円板前方転位であることから，復位性顎関節円板障害に含める．

〔日本顎関節学会：「顎関節症の概念（2013 年）」「顎関節症と鑑別を要する疾患あるいは障害（2014 年）」「顎関節・咀嚼筋の疾患あるいは障害（2014 年）」および「顎関節症の病態分類（2013 年）」の公表にあたって．日顎誌 26：120-125，2014 より〕

■ 検査法と所見の把握

　病歴を聴取することおよび視診・触診・聴診により現症を把握することで，Ⅰ型での咬筋・側頭筋の圧痛，Ⅲa 型での開口時顎関節クリック音，Ⅲb 型での開口障害などの典型的症状の既往もしくは現症を有する症例は診断可能となることもある．しかしながら，スクリーニングとして歯科用パノラマ X 線などで顎関節硬組織に問題のないことを確認しておくべきである．さらに，難治性症例では硬組織のみならず，軟組織の診断にも有効な顎関節 MRI での画像診断や顎関節鏡視診断が必要となる．

■ 鑑別診断

　顎関節症は前出の診断基準に「類似の症候を呈する疾患を除外したもの」とされ，多くの疾患との鑑別・除外診断が必要となる．歯科・口腔外科・耳鼻咽喉科領域の疾患のみならず，頭蓋内疾患，神経疾患，精神神経学的疾患などとの鑑別も求められる．

顎関節症と診断するには，少なくともこれらの臨床症状（開口障害 25 mm 未満，顎関節部や咀嚼筋部の腫脹を認める，神経脱落症状を認める，発熱を伴う，他関節に症状を伴う，安静時痛を伴う）を呈さないことという提唱もある．

治療方針

基本的に顎関節症に対する治療の第一選択は保存的治療で，最近，手術的治療を行う症例は激減している．

■ 保存的治療

病態により適応する治療法は異なるが，鎮痛消炎薬・筋弛緩薬・抗不安薬の経口投与，経皮的電気神経刺激，顎関節・咀嚼筋への負担軽減のための安静指示やスプリント（口腔内装置）療法，開口訓練，徒手的円板整位術などの非侵襲的治療を行う．咬合調整のために歯を削るなどの不可逆的治療を初期治療として行うことは避けるべきである．

■ 手術的治療

手術的治療まで必要となる症例は全症例中の 1% 以下であるが，保存的治療が奏効せず，日常生活に支障をきたす症状が持続する場合には考慮が必要となる．手術法もできる限り低侵襲手術が選択される傾向にあり，顎関節腔洗浄療法，顎関節腔鏡視下手術，顎関節開放手術などが行われる．

■ 予後

保存的治療を行っても症状の進行・悪化が止まらない症例は少ない．しかし，ストレスなどによる筋過緊張の持続などから長期間完治には至らず，難治性となることもある．

■ 患者説明のポイント

☆単一原因のみではなく複数の発症原因の関与のほか，生活習慣やストレスも考えられることから，患者に対しては治癒後も再発防止の意味で，日常生活において原因となりうる問題の改善を指導することも必要である．

6

喉頭・気管・食道・頸部疾患

1. 急性・慢性喉頭炎
acute/chronic laryngitis

山内彰人　東京大学

■ 病態・病因

急性喉頭炎は喉頭粘膜の急性炎症である．原因はウイルス感染が主体である．かぜ症候群として，鼻炎・咽頭炎・気管炎を伴うことが多い．

慢性喉頭炎は，喉頭粘膜が長期にわたり炎症を起こしている状態である．原因が明らかなもの（結核・梅毒・真菌など）を特異的炎症，原因が特定できないものを非特異的炎症とよぶ．通常は後者である．非特異的炎症では，急性喉頭炎の反復，声の酷使，喫煙，後鼻漏，逆流性食道炎（咽喉頭酸逆流症），粉塵，アレルギー（喉頭アレルギー）などが誘因として知られている．病期によって慢性カタル性喉頭炎，慢性肥厚性喉頭炎，慢性萎縮性喉頭炎にさらに分類される．

急性と慢性を分ける罹病期間に厳密な定義はないが，急性喉頭炎では数日から数週間，慢性喉頭炎は数か月以上である場合が多い．

■ 症状

急性喉頭炎では，嗄声・失声，喉の違和感・疼痛，咳嗽・痰などが生じる．経過は数日から数週間である．

慢性喉頭炎は急性喉頭炎より症状が軽度だが，経過はより長期となる（数か月，時に数年）．嗄声，咳嗽・痰，喉の違和感（つまり・痰がらみ感など）などを呈する．

■ 問診の要点

急性喉頭炎では，発熱などの全身症状と呼吸困難の有無を問診する．渡航歴，流行している感染症（インフルエンザ・百日咳など），結核・梅毒の既往，発病者への接触の有無，免疫抑制の有無などにも留意する．

慢性喉頭炎では，喫煙の有無，声の濫用の有無，粉塵や乾燥などの環境因子，鼻副鼻腔炎の有無，逆流性食道炎（胸やけ・おくびなど）の有無，アレルギー性疾患（喘息・アレルギー性鼻炎）の有無などに注意する．

■ 検査法と所見の把握

喉頭の観察を間接喉頭鏡や喉頭ファイバースコープを用いて行う．急性喉頭炎では，喉頭粘膜の発赤・腫脹・痰などを認める．時に粘膜下出血・白苔を認め，咳嗽の強い場合や声の酷使がある場合，声帯結節・声帯ポリープを併発することがある．慢性喉頭炎では，喉頭粘膜の発赤・腫脹・喉頭分泌を伴うが，急性喉頭炎よりも発赤は軽度であることが多い．肥厚・びらん・潰瘍など，粘膜変化に留意する．必要に応じて，NBI内視鏡や喉頭ストロボスコピーの評価も併せて行う．特異的炎症が疑われる場合には，喀痰培養（一般・抗酸菌・PCR），血液学的検査（WBC・CRP・LDH・クォンティフェロン®・TPR・TPHAなど）などを適宜追加する．

■ 鑑別診断

急性喉頭炎の鑑別診断として，急性喉頭蓋炎，急性声門下喉頭炎が挙げられる．急性喉頭蓋炎では喉頭ファイバースコープで喉頭蓋の腫脹を認める．症状が強い場合，急激に悪化する経過をとる場合，呼吸困難・嚥下困難・流涎・含み声などを伴う場合には特に注意を要する．急性声門下喉頭炎は，主に小児が罹患する疾患である．小児例で吸気性喘鳴・呼吸困難・発作性犬吠様咳嗽を伴う場合には特に念頭におく．喉頭ファイバースコープで，両側声門下粘膜の発赤・腫脹を認める．時に声門下が白色に腫脹して，声帯が2枚になったかのようにみえる．

慢性喉頭炎の場合，機能性発声障害，声帯萎縮，声帯溝症，声帯瘢痕との鑑別や，これらの重複に注意する．肥厚性・隆起性病変を伴う場合には，声帯結節，声帯白斑症，喉頭乳頭腫，喉頭癌などとの鑑別や，特異的炎症の可能性の再検討も行う．

治療方針

急性喉頭炎では，消炎薬，鎮咳薬などの対症的投薬のほか，ネブライザー，必要に応じ抗菌薬やステロイド吸入を適宜行う．浮腫腫脹を伴う場合は，ステロイド内服・点滴などを考慮する．その他，安静療養，保湿，十分な栄養・水分摂取，声の衛生指導を行う．

慢性喉頭炎では，急性喉頭炎と同様に，消炎薬，鎮咳薬などの対症的投薬のほか，ネブライザー，必要に応じて抗菌薬やステロイド吸入を適宜行う．併存疾患(鼻副鼻腔炎・逆流性食道炎・アレルギー疾患など)がある場合には，点鼻ステロイド，マクロライド少量長期療法，抗ヒスタミン薬，プロトンポンプ阻害薬などを必要に応じて組み合わせる．喫煙者には禁煙を指導し，声の濫用がある場合には声の衛生指導や発声指導を行う．また，腎障害などの禁止事項がなければ，飲水励行を指示する．不適切な環境因子については，空気の清浄化や保湿を指導する．

■ 経過・予後

急性喉頭炎は通常数日〜数週間で治癒する．しかし，治療が不十分である場合，機能性発声障害や声帯結節などの2次的な疾患を併発した場合には長期化することがある．

慢性喉頭炎では，治療が適切であった場合には1週間〜数週間で症状の軽快や治癒が得られるが，さまざまな要因によってしばしば遷延する(治療が不適切である，治療が適切でも罹患期間が長い，炎症が強い，喫煙・不衛生な環境・声の酷使の持続など原因が取り除かれない，など)．一定期間治療を行っても改善が得られない場合，症状が増悪する場合，喉頭の局所所見の悪化を伴う場合には，随時他の疾患の可能性を再検討する．

■ 患者説明のポイント

① 急性喉頭炎

☆呼吸困難の出現時に早めに再診すること，できる範囲での声の安静，部屋の空気の清浄化・保湿，十分な身体の安静と水分・栄養の摂取を指導する．

② 慢性喉頭炎

☆声の濫用がある場合は声の衛生を指導する．生活・仕事の空気環境に問題があれば，空気の清浄化・保湿などを指導する．

☆腎障害など飲水制限を必要とする状況でなければ，十分な水分摂取を勧める．喫煙者には禁煙を指導する．

☆鼻副鼻腔炎・逆流性食道炎・アレルギー疾患などがある場合は，それらの治療を行うように指導する．

2. 急性喉頭蓋炎
acute epiglottitis

岸本　曜　京都大学

■ 病態・病因

細菌感染による喉頭蓋に限局した急性化膿性炎症であり，リンパ組織の豊富な舌根や喉頭蓋基部の炎症が波及し，喉頭蓋舌面粘膜下の蜂窩織炎や浮腫をきたすことで生じる．喉頭蓋舌面粘膜下層は結合織が粗であるため，炎症により血管透過性が亢進すると容易に浮腫性変化をきたすこととなり急激に発症し，時として呼吸困難をきたし致死的となりうる．

欧米では小児に多く認められ，起炎菌としては *Haemophilus influenzae* type B(Hib)が多いとされてきたが，近年ではHibワクチンの導入により小児例が減少してきている．本邦では成人に多く，インフルエンザ菌の検出率は低く，*α-Streptococcus* や *Neisseria* などの口腔内常在菌が検出される．中年男性に多く，糖尿病，喫煙，喉頭蓋囊胞の存在，異物による損傷などが誘因，増悪因子となる．

■ 症状

初発症状としては咽頭痛，嚥下痛，発熱などが多いが，受診時には呼吸困難や喘鳴を呈

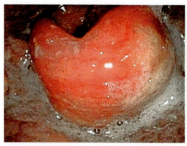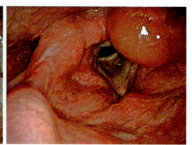

図1 喉頭所見
喉頭蓋および左披裂部の腫脹を認める.

表1 菊地らの病期分類

Ⅰ期		喉頭蓋の腫脹が舌面のみに認められるもの
Ⅱ期		喉頭蓋の腫脹が舌面から喉頭面に及んでいるもの
Ⅲ期		呼吸困難を伴うもの
	劇症型	症状発現から呼吸困難が生じるまでの時間が1日未満
	非劇症型	症状発現から呼吸困難が生じるまでの時間が1日以上

喉頭蓋の形状と呼吸困難の有無を判断基準としている.
〔菊地正弘, 他:急性喉頭蓋炎の病期分類. ENTONI 40:20-24, 2004 より〕

していることもある.そのほかには,含み声(何かを口に含んで話しているような声;muffled voice, hot potato voice)や耳への放散痛などを認めることがある.

■ 検査法と所見の把握
① 全身所見

仰臥位では腫大した喉頭蓋が背側に落ち込み呼吸困難感が増強するため坐位をとり,前傾し,頸部を伸展し,下顎を突き出し口を開けるという特徴的な体位(tripod posture, sniffing posture)をとる.痛みが強い場合は唾液を飲み込めず,流涎を認める.

吸気性喘鳴を認めるが,小さな喘鳴の聴取には喉頭に聴診器を当てることが有効である.小児の重篤例では陥没呼吸(鎖骨上窩,肋間,胸骨下)を認める.

② 咽喉頭所見

痛みが強い割に中咽頭レベルでは炎症所見に乏しいため,喉頭の観察が難しい耳鼻咽喉科以外の診療では軽度の急性咽頭炎と診断され見逃されることもあり注意を要する.

喉頭内視鏡・間接喉頭鏡検査では喉頭蓋の腫脹,発赤が認められる(図1).重症例では喉頭蓋は丸く腫大し,腫脹が披裂喉頭蓋ヒダ,披裂部,仮声帯に及ぶこともある.内視鏡所見や呼吸状態をもとにした病期分類が提唱され,よく用いられている(表1).

③ 頸部所見

触診ではリンパ節腫大のほか,舌骨部の圧痛を認めることがある.

④ 画像検査所見

頸部側面X線では腫大した喉頭蓋(thumb print sign)を認め(図2),頸部CTでも腫大した喉頭蓋が確認できる.前述の通り仰臥位では呼吸困難が増強することがあるため,CT撮影時には留意しなくてはならない.

⑤ 血液検査所見

白血球数の増加,CRPの上昇,赤沈の亢進など細菌感染を反映する所見を認める.

⑥ 細菌培養検査所見

起炎菌としては *Streptococcus pneumoniae* のほか *Neisseria*, *Staphylococcus aureus*, *H. influenzae* などが検出される.急性喉頭蓋炎は粘膜下層での炎症であるため,分泌物の細菌培養検査では起炎菌の同定に至らない

ことも多い．また，咽頭，喉頭ぬぐい液の採取が刺激となり急激な呼吸困難をきたす場合があるので，注意を要する．菌血症を伴うことがあるので，血液培養検査も行う．

その他，必要に応じて経皮的酸素飽和度モニターなどで呼吸状態を管理する．

■ 鑑別診断

① 急性声門下喉頭炎（仮性クループ）

パラインフルエンザウイルスをはじめとしたウイルス感染による急性の声門下狭窄であり，3歳以下の乳児に多くみられ，特徴的な犬吠様咳嗽や嗄声をきたす．頸部正面 X 線では steeple sign が確認されることがある．

② 咽後膿瘍

多くは，Streptococcus pyogenes や S. aureus, Fusobacteria, Prevotella などの嫌気性菌が中心の混合感染による．厳密には咽頭後間隙に生じた膿瘍を指すが，広義には危険間隙や椎前間隙に生じた膿瘍も含む．咽頭後リンパ節の豊富な乳幼児に多く，先行する上気道炎から咽頭後リンパ節へ感染が波及し膿瘍を形成するが，成人例では外傷より生じる場合もある．発熱，咽頭痛，嚥下時痛，喘鳴などのほか，項部硬直や斜頸を認める．

③ 喉頭異物

気道異物の多くは小児（特に乳幼児期）に認められる．小児ではピーナッツなどの食物が大半を占めるが，成人では魚骨や歯科補綴物などが原因となる．気道異物における喉頭異物の割合は非常に少ないが，適切に対処しないと，窒息から致死的になることもありうる．その診断には問診が非常に重要であり，異物の可能性を念頭におき診療にあたらなくてはならない．また，異物による外傷は急性喉頭蓋炎や咽後膿瘍の原因となりうる．

④ 喉頭蓋囊胞

主に喉頭蓋舌面に発生する囊胞性病変であり，貯留嚢胞と類上皮囊胞が大半を占める．小さなものは無症状のことが多いが，感染などを契機に大きくなると咽喉頭異常感や嚥下困難感，呼吸困難感の原因となる．急性喉頭

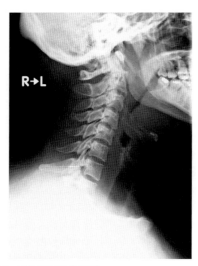

図2　頸部側面 X 線所見
腫大した喉頭蓋（thumb print sign）を認める．

蓋炎の原因ともなりうる．

⑤ 血管性浮腫

眼瞼，口唇，舌，頸部，喉頭，消化管，四肢，外陰部などの皮下または粘膜下組織に突発的に出現する non-pitting edema であり，1882 年に Quincke により初めて報告された．遺伝性血管性浮腫（hereditary angioedema：HAE）に代表される遺伝性のもののほか，ACE 阻害薬をはじめとした薬剤誘発性，好酸球性などの後天性のものなど，その原因は多岐にわたる．喉頭蓋に生じた場合は急性喉頭蓋炎によく似た外観を呈し，重篤な場合は気道確保を要するため注意が必要である．

⑥ 喉頭ジフテリア

ジフテリア毒素を産生する Corynebacterium diphtheriae による上気道の粘膜感染症であり，白色偽膜を形成する．その特徴的な所見から鑑別は可能であるが，急性喉頭蓋炎と同様に痛み，嗄声などを呈し，時として気道閉塞をきたす．ワクチンにより予防可能であり本邦での発症は少ないが，2 類感染症に指定されており，感染が確認された場合は保健所への届出が必要な疾患である．

治療方針

入院のうえ，点滴加療が必要となる．抗菌薬，ステロイドを用いた保存的治療が基本であるが，常に気道閉塞に伴う窒息の可能性を念頭におき，気道確保手段を確保したうえでの治療が必要となる．

■ 保存的治療
① 抗菌薬

抗菌薬投与に先立ち，可能であれば血液や咽頭・喉頭分泌物の培養検査を行う．中咽頭所見があれば扁桃炎の波及が考えられるため，S. pyogenes などに感受性のあるペニシリン系もしくはセフェム系，中咽頭所見に乏しければ S. pneumoniae や H. influenzae などに感受性のあるニューキノロン系抗菌薬の点滴静注を行う．中等症以上では上記に加えてカルバペネム系抗菌薬を用いることもある．膿瘍形成など嫌気性菌感染が疑われる場合にはクリンダマイシン (CLDM) を併用し，メチシリン耐性黄色ブドウ球菌 (methicillin-resistant S. aureus : MRSA) が検出された場合や，敗血症，髄膜炎を合併する場合はバンコマイシン (VCM) を併用する．通常は7～10日程度投与することが多いが，培養検査の結果に応じてその内容は変更する．欧米ではセフォタキシム (CTX) もしくはセフトリアキソン (CTRX：ロセフィン) と VCM，もしくは，レボフロキサシン (LVFX) と CLDM (ダラシン S) が用いられる．

【処方例】 1) 単独もしくは 1) 2) を併用する．

1) ロセフィン注 (1g)　1回 2g　24時間ごと　点滴静注
2) ダラシン S 注 (600mg)　1回 600mg　1日 2回　点滴静注

② ステロイド

抗炎症作用や浮腫軽減作用を期待して使用されることが多いが，エビデンスに乏しくコンセンサスは得られていない．併存疾患を十分確認したうえで，ヒドロコルチゾンコハク酸エステルナトリウム (短時間作用型)，メチルプレドニゾロンコハク酸エステルナトリウム (中時間作用型)，デキサメタゾン (長時間作用型) などが点滴静注される．また，ネブライザー療法に用いられることもある．

■ 外科的治療

喘鳴や呼吸困難感が強い場合は，迅速な気道確保が必要となる．気管挿管を行う場合には頸部伸展により窒息する可能性があるため注意を要する．また，喉頭蓋の腫脹により視野が確保できないことも多いため，挿管が困難と判断した場合には代替手段へ躊躇することなく切り替えなくてはならない．喘鳴が軽度で，呼吸困難感が強くなくても，腫脹が高度であり，急速な症状の進行を認める場合には気道確保を考慮すべきである．

① 輪状甲状靱帯穿刺・切開術

輪状甲状靱帯は解剖学的に体表と気道が最も近接する部位であり，アプローチが容易かつ安全なことから，緊急時の一時的な気道確保方法として穿刺・切開が行われる．各社からキットが販売されており，それらを利用することで耳鼻咽喉科医でなくても気道確保が可能と考えられているが，現実的には上気道閉塞をきたした患者では呼吸困難感により体動も多く，必ずしも容易な手技ではない．

② 気管切開術

可能であれば頸部伸展位とするが，呼吸困難により難しい場合もある．3cm 程度の横 (もしくは縦) 切開を加え，前頸筋を正中 (白線) で左右に分けることにより甲状腺および気管を露出させる．必要に応じて甲状腺は頭側へ牽引するか，狭部で切離し，気管前壁の術野を確保する．第3～4気管輪で横切開を加えた後，縦に1ないし2輪分の軟骨を切開し，逆 U 字フラップ (anteriorly based flap, Bjork flap) を作製する．

③ 喉頭蓋乱切術

坐位局所麻酔下にフレンケルの喉頭刀などにより喉頭蓋舌面に切開を加えることで浮腫

性変化の進行を予防でき，膿瘍形成をきたした症例では排膿により病変の改善が得られると考えられている．しかしながら，エビデンスのある治療法とはいい難く，近年ではほとんど行われない．

■ 合併症

気道閉塞以外に下記の疾患が挙げられる．

① 陰圧性肺水腫（negative pressure pulmonary edema：NPPE）

気道狭窄をきたすと強い吸気努力により胸腔内圧は著明に低下するため，肺毛細血管と肺間質の圧較差が生じ水分が肺胞内に漏出することにより生じる．比較的急激に発症するが，予後は良好で，すみやかに気管挿管もしくは気管切開を行い陽圧換気を開始することにより軽快する．

② 縦隔膿瘍

重力や胸腔内陰圧のため椎前間隙（prevertebral space），血管周囲間隙（perivascular space）や気管前間隙（pretracheal space）などを通じて炎症が縦隔に波及し生じる．致死的となりうる疾患であり，早期診断のうえ，緊急外科的ドレナージと強力な抗菌治療が必要となる．

③ 菌血症

急性喉頭蓋炎はしばしば菌血症を合併し，肺炎や髄膜炎，関節炎，蜂窩織炎などの原因となる．

■ 予後

約1割の症例で挿管や気管切開などの気道確保が必要となる．特に小児の場合は手技的な難しさを考慮し，診断がついた時点での気道確保が考慮されるが，成人では重症例に対して考慮される．迅速かつ適切な対応によりほとんどの症例が軽快するが，1%程度の死亡率が報告されている．

■ 患者説明のポイント

☆急激に増悪し気道閉塞をきたし死に至る可能性がある疾患であること，入院のうえすみやかに治療を開始する必要があること，気道閉塞をきたした場合は挿管や気管切開の処置が必要であることを患者本人だけではなく，家族も含め説明する必要がある．

3. 急性声門下喉頭炎（クループ症候群，仮性クループ）

acute subglottic laryngitis（croup syndrome, pseudocroup）

小森　学　東京慈恵会医科大学附属第三病院・診療部長

急性声門下喉頭炎はウイルス感染により声帯直下の粘膜が腫脹，狭窄をきたす疾患である．かつてはジフテリアで同様の病態が起こり，これをクループ（croup）とよんでいたがジフテリアが激減したため本疾患を仮性クループとよぶようになった．しかし，現在ではジフテリアによるクループが皆無のため臨床的にはクループ症候群と総称される．

■ 病態・病因

上気道のウイルス感染症に起因する疾患であり，原因ウイルスとしては，パラインフルエンザウイルスが2/3と大多数を占める．ほかにはインフルエンザウイルス，アデノウイルスが多く，麻疹ウイルス，ライノウイルス，RSウイルスなどの報告もある．多くは軽症で予後良好であるが，興奮や啼泣などで急に悪化することがあるため注意を要する．さらに一部の症例では気道閉塞症状から重篤な状態に陥る危険性がある．1～3歳に生じやすく，空気が乾燥し寒くなる冬季に好発し，夜間に症状が増悪することが多い．クループ症状を反復する疾患として痙性クループ（spasmodic croup）という概念があり，アレルギー体質の患児に多く，感染を伴わず軽症が多いとされている．

■ 症状

感冒様症状が先行することが多く，発熱，犬吠様咳嗽やオットセイ様咳嗽，吸気性喘鳴などを認める．気道閉塞症状が強くなると喘

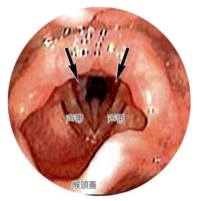

図1 喉頭内視鏡所見
声門直下に両側性に赤いソーセージ様の腫脹を認める（矢印）．

表1 クループ症候群の重症度分類（Westley 分類）

吸気性喘鳴	なし	0点
	聴診すると聞こえる（安静時）	1点
	聴診器なしでも聞こえる（安静時）	2点
陥没呼吸	なし	0点
	軽度	1点
	中等度	2点
	高度	3点
呼吸音	正常	0点
	低下	1点
	極度の低下	2点
チアノーゼ	なし	0点
	興奮するとあり	4点
	安静時もあり	5点
意識レベル	正常	0点
	異常	5点

軽症：≦2点，中等症：3〜7点，重症：≧8点

鳴が増強し，呼吸困難症状を認めるようになる．幼小児の呼吸困難症状は多呼吸，鼻翼呼吸，胸骨上窩や肋間の陥没呼吸として認められる．

■ 検査法と所見の把握

問診による病歴聴取でほぼ診断が可能である．喉頭高圧 X 線正面像で声門下・気管移行部の wine bottle appearance や pencil sign, steeple sign を呈することがある．側面透亮像で喉頭蓋の腫大，披裂喉頭蓋ヒダの腫大，喉頭腔の拡大がないことも大切な所見である．通常は喉頭内視鏡検査は施行せずとも診断が可能だが症状が遷延する場合には施行すべきである．典型例では両側声門下に赤いソーセージ様の腫脹を認める（図1）．血液検査では白血球数は正常〜軽度増加する一方，CRP などの炎症反応は低値のことが多い．

重症度分類として吸気性喘鳴，陥没呼吸，呼吸音，チアノーゼ，意識レベルなどにより軽症，中等症，重症に分類されている（表1）．

治療方針

■ 保存的治療

ウイルス感染が主体であることから対症療法が主となり抗菌薬は不要である．基本的な治療としては気道への加湿，水分補給，安静となる．ただし，全身状態が不良な場合や SpO_2 を測定して，90％以下である場合には重症と判断し，直ちに酸素投与を行うとともに輸液・吸入療法を開始する必要がある．

初期治療としては 0.1％ ボスミン 0.1〜0.2 mL を生理食塩液 2〜3 mL に混合して吸入させる．30 分以上の間隔をあければ反復吸入が可能である．反応が乏しい場合にはステロイドの経口投与（デカドロンエリキシル 1.5〜3.0 mL/kg/回あるいはデカドロン錠 0.3〜0.4 mg/kg/回）を行う．この場合は内服後に再度吸入を行い 2〜3 時間外来での経過観察を要する．ステロイドの経口投与は 12 時間ごとに 3 日間ほど投与することが多い．

初期の治療に反応しない場合は入院させ，デカドロン静注（0.15〜0.6 mg/kg/回）を行いつつ以下の鑑別診断を考える必要がある．重症の場合は気管挿管を要することもある．

■ 鑑別診断

発熱を認めない場合や緩徐な発症の場合にはクループ症候群は否定的であるとされる．強い咽頭痛・嗄声，流涎などの症状がみられる場合には急性喉頭蓋炎を疑うべきである．

鑑別疾患を以下に示す．

1) 急性喉頭蓋炎：原因菌は *Haemophilus influenzae* type b(Hib)が多いとされるがさまざまな菌が原因となりうる．Hibワクチンの接種歴は重要な問診事項となる．成人であれば気管切開を考慮すべきであるが，小児の場合は気管挿管が第一選択となる．

2) 細菌性気管炎：黄色ブドウ球菌によるものが多く，呼吸障害が強い．喉頭高圧X線正面像ではpencil signは認めず，側面像で下咽頭腔の拡大が顕著となる．

3) 痙性クループ：アレルギー体質をもつ児に多く，乾燥や気温の変化などに感作されて発症し，何度も繰り返すことが多いものの軽症が多く，治療によく反応する．

4) 声門下血管腫：先天性疾患であり，生後1～2か月頃より吸気性喘鳴を呈してくるが，1歳までは徐々に増悪する．

5) 喉頭嚢胞：先天性疾患であり，生後1～2か月頃より吸気性喘鳴を呈してくるが，喉頭内視鏡検査で容易に診断が可能である．

6) 心大血管・気管異常：3D造影CTで診断が可能である．

7) 気道異物：必ずしも誤嚥のエピソードが聴取されないこともあるため，吸気性喘鳴などの呼吸器症状が変動を認める場合には本症を考慮する必要がある．

■ 患者説明のポイント

☆自宅では部屋を暖かくし湿度を高く保つことが重要である．

☆通常は初期治療を行うことで，数日で呼吸障害が消失して日常生活に戻る．

☆重症の場合や症状が遷延する場合には入院し各種検査で他の病気との鑑別を行う．

☆デカドロン内服は2～4時間，ボスミン吸入は2時間以内に効果が出る．そのため症状が改善したあとに再度悪化することがあるため帰宅した後でも注意が必要となる．

4. 喉頭の特殊炎症
specific inflammation

松﨑洋海　日本大学・准教授

Ⅰ. 喉頭結核

■ 病態・病因

結核菌の喉頭における感染によって引き起こされる．多くは肺結核に続発する．

■ 症状

症状は，嗄声，咽喉頭異常感，嚥下時痛などがある．肺結核の並存例は咳嗽を伴う．

■ 検査法と所見の把握

主に声帯に病変を認める．早期では，片側性の声帯病変(充血，肉芽)が特徴とされる．診断には，生検組織中や喀痰培養における結核菌の確認，または PCR 法による結核菌 DNA を確認する．

インターフェロンγ遊離試験(Tスポット®検査やクォンティフェロン®検査)が有用である．ツベルクリン反応と異なり，インターフェロンγ遊離試験であれば，BCG接種歴による影響を受けず結核菌の感染を確認できる．しかし，インターフェロンγ遊離試験は，結核菌の感染後8～12週間経過していないと陽性とならないので注意する．

病理組織所見として，乾酪壊死を伴った類上皮肉芽腫やラングハンス巨細胞が特徴的な所見として認められる．

■ 鑑別診断

喉頭癌，喉頭梅毒，サルコイドーシス，喉頭肉芽腫などが挙げられる．

治療方針

結核治療の基本は，抗結核薬による化学療法が中心だが，症例によっては外科的治療を併用する．結核の感染が確認された場合，保

健所へ報告をする．結核菌の排菌がある場合は，すみやかに結核専門施設での入院治療を行う．排菌がない場合，外来での内服治療を行う．結核治療は厚生労働省告示の結核医療の基準にしたがって行われ，抗結核薬（イソニアジド，リファンピシン，ピラジナミド，ストレプトマイシン硫酸塩，エタンブトール，レボフロキサシン，カナマイシン硫酸塩，エチオナミド，エンビオマイシン硫酸塩，パラアミノサリチル酸，サイクロセリン，デラマニド）のなかで感受性のあるものを3～4剤併用して行う．

■ 合併症

ストレプトマイシン硫酸塩，カナマイシン硫酸塩を投与する際は内耳毒性に注意する．

■ 患者説明のポイント

☆薬剤耐性化を防ぐため，確実に薬剤を服用する．

Ⅱ．喉頭サルコイドーシス

■ 病態・病因

多臓器に発生する肉芽腫性病変であり，原因は不明である．主に肺・気管支・胸膜などの呼吸器系，眼，心臓，皮膚に発生し，喉頭に発生することはまれである．

■ 症状

病変の程度や発生部位により呼吸困難や嚥下困難感を訴える．無症状な場合もある．

■ 検査法と所見の把握

喉頭所見では，表面平滑かつ浮腫状を呈する．こうした所見は喉頭各部位に発生しうるが，主に喉頭蓋や披裂部などの声門上に認められることが多い．

診断は，日本サルコイドーシス学会の定めた診断基準にある組織診断群と臨床診断群の2通りで検討する．喉頭サルコイドーシスは主に前者が用いられ，喉頭組織中に乾酪壊死を伴わない類上皮肉芽腫が認められたのち，全身検索と特徴的な検査所見を加味して診断される．生検は必要とあれば複数回行う．

特徴的な検査所見とは以下の5項目を指す．以下の5項目中2項目以上陽性のものが有意と考える．

1) 両側肺門リンパ節腫脹
2) 血清アンジオテンシン変換酵素（ACE）活性高値または血清リゾチーム値高値
3) 血清可溶性インターロイキン-2受容体（sIL-2R）高値
4) クエン酸ガリウム（^{67}Ga）を用いたシンチグラムまたはフッ素18-FDG（^{18}F-FDG）を用いたPETにおける著明な集積所見
5) 気管支肺胞洗浄検査でリンパ球比率上昇，CD4/CD8比が3.5を超える上昇

■ 鑑別診断

局所所見からは，急性喉頭蓋炎や喉頭浮腫が鑑別に挙げられる．

治療方針

無症状であれば経過観察のみでよい．薬物治療はプレドニゾロンを体重換算0.5～1.0 mg/kgで内服開始し，3か月程度漸減投与する．気道狭窄を伴い呼吸困難を呈していれば，病変切除や気管切開などを考慮する．

■ 患者説明のポイント

☆発症後数年で自然寛解することもあるため，症状がなければ長期的な経過観察という選択肢もありうる．

Ⅲ．喉頭梅毒

■ 病態・病因

喉頭梅毒は梅毒トレポネーマ（*Treponema pallidum*：TP）の感染によって発症する．性感染症の1つで，感染症法に基づく医師の届け出を要する5類感染症と指定されている．

■ 症状

梅毒は1～4期に分類された臨床的特徴を示す．喉頭梅毒では，嗄声を訴えて喉頭ファイバーを行った際に，2期の特徴である灰白色の粘膜疹が認められることで発見される．

■ 検査法と所見の把握

診断には，局所所見で梅毒を疑ったのち，TPの証明，血液検査を行う．喉頭所見は，灰白色の粘膜疹・白苔が喉頭に認められる．

TPの証明には，病変部から採取した漿液を塗抹，ギムザ染色液で染色後に検鏡する直接法がある．しかし，抗菌薬投与が先行した場合，直接法ではTPの確認は困難である．

血液検査には，梅毒血清反応（serologic tests for syphilis：STS）と梅毒トレポネーマ赤血球凝集反応（*Treponema pallidum* hemagglutination：TPHA）の定性検査を行う．両検査が陽性であれば，梅毒あるいは治癒後の梅毒抗体保有状態と考えられ，さらに定量検査を行う．また，STSが陽性でTPHAが陰性の場合でも1期の可能性もあるので，その後に本症例を疑うような局所所見があれば1～2か月後に再検査をする．

■ 鑑別診断

喉頭白板症，結核，真菌感染，多発血管炎性肉芽腫症などである．

治療方針

■ 保存的治療

【処方例】下記のいずれかを用いる．ペニシリンアレルギーの場合は，3）を選択する．

1) バイシリンG顆粒　1回40万単位　1日3回　毎食後
2) サワシリンカプセル（250 mg）　1回1カプセル　1日3回　毎食後
3) ミノマイシン錠（100 mg）　1回1錠　1日2回　朝・夕食後

投与期間は，1期は2～4週間，2期は4～8週間，感染後1年以上または感染時期不明の場合は8～12週間投与する．

■ 合併症

梅毒が進行すれば，ゴム腫や結節の発生，口蓋や鼻中隔の穿孔，さらに中枢神経症状などの多様な症状を呈する．また，HIV感染を伴っていることも散見される．

■ 予後

一般的に予後良好だが，遷延や再感染する症例もある．

■ 患者説明のポイント

☆性感染症のため，十分に駆梅されないまま診療を中断したり，他者へ感染させない．
☆治療開始直後に悪寒戦慄・発熱・倦怠感・咽頭痛・頭痛・筋肉痛・頻脈の症状が出現することがある．しかし，これらの症状は解熱薬使用で対応し，駆梅を中止しない．
☆HIV感染を伴う症例もあり，HIV検査が必須である．

5. 咽喉頭異常感症

globus sensation of the throat

渡邊雄介　国際医療福祉大学東京ボイスセンター・教授

咽喉頭異常感症とは，咽喉頭異常感の訴えがあるにもかかわらず，通常の耳鼻咽喉科的診察で訴えに見合うだけの異常所見を局所に認めないものとされる．しかし実際には原因疾患が存在し2次的に異常感がでるものも併せて咽喉頭異常感症と取り扱うことが多い．

診断には，種々の検査を行いながら異常感を引き起こす原因疾患を検索し，特定できれば症候性の咽喉頭異常感症となり，原因疾患を見出せない場合に真性の咽喉頭異常感症と診断される．症候性のものの原因疾患としては大きくは①局所的要因，②全身的要因，③精神的要因の3つに分けられる．診断のうえで特に重要になってくるのは局所的検査であり，症候性のうち約80％は局所的病変を有するとされている．そして違和感の原因として疑われる所見を認めた場合にはまずその治療を行い，それで違和感の改善がみられなければ引き続き他の原因を検索し除外診断を進めていく場合が多い．原因となるそれぞ

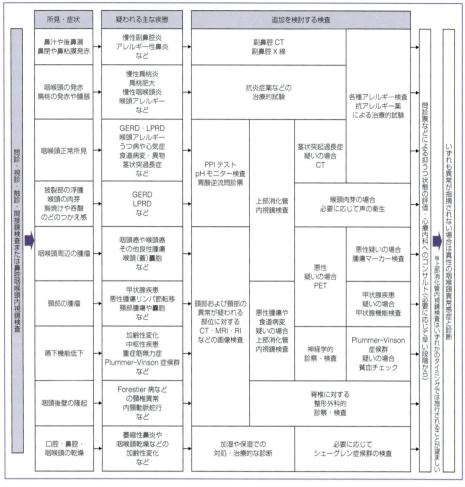

図1 咽喉頭異常感に対する診療の概要

れの疾患の詳細については他項を参照されたいが，ここでは検査および診断についての概略を述べる(図1).

■ 病態
・患者の咽頭と喉頭部に原因となる器質的疾患がない咽頭喉頭部の違和感.
・嚥下痛を伴わない漠然とした痛み，物が貼りついている感じなどと表現される違和感.

■ 症状
のど・頸部の違和感．具体的には「何かつまった感じ」,「イガイガする」,「息苦しい感じ」で，疼痛・かゆみなどは訴えないことが多い.

■ 検査法と所見の把握
診断には，器質的疾患の除外が必要であり，詳細な問診に加えて耳鼻咽喉頭の診察，喉頭ファイバースコピー・CT・MRIなどの画像検査，採血検査などにより器質的疾患を除外する.

小さい腫瘍性病変の同定は，内視鏡検査が

有効でバリウム造影検査では困難である．ただし輪状咽頭アカラシアなどの輪状咽頭部嚥下困難症の同定には有効である．

唾液分泌能低下は同症状の悪化をきたす．

自己免疫疾患の患者は同症状を呈する場合が多いとされる．

近年胃食道逆流症（GERD）と喉頭アレルギーが原因として注目されている．

■ 鑑別診断
図1を参照のこと．

治療方針

器質的疾患を認めた場合には，その疾患の治療を行う．器質的疾患がなければ，咽頭喉頭神経症として治療を行う．のどの違和感を主訴に耳鼻咽喉科外来を受診した患者と不安抑うつ状態の相関が報告されている．患者の背景には，精神医学的・心理学的・全身的要因があると推測されるが，その同定は困難な場合が多い．効果の高い治療法はなく，試行錯誤の連続である．耳鼻咽喉科領域のみならず食道など悪性疾患の除外は重要である．

■ 経過観察
有効な薬物治療がない点で，経過観察も1つの方法である．有症状率は3年で73％，5年で44％，7年で45％との報告がある．

■ 保存的治療
① 抗不安薬
不安抑うつ状態の相関が報告されている．メイラックス錠を4週間投与した場合に改善を認めた報告もある．

【処方例】
> メイラックス錠（1 mg） 1回1錠 1日2回 朝・夕食後

② プロトンポンプ阻害薬
GERDを合併する場合，プロトンポンプ阻害薬（PPI）投与が症状の改善をきたすことがある．

【処方例】 GERDが疑われる場合は下記のいずれかを用いる．

> 1) パリエット錠（20 mg） 1回1錠 1日1回 朝食後
> 2) オメプラール錠（10 mg） 1回2錠 1日1回 朝食後
> 3) ネキシウムカプセル（20 mg） 1回1カプセル 1日1回 朝食後

③ 漢方薬
東洋医学の診断の1つに「証」が挙げられる．「証」とは状態を表すものであり，病名ではない．「証」を判断し処方を行うのであり，病名で処方を行うものではない．咽頭喉頭神経症の症状を呈する「証」の際に用いる処方の1例を示す．半夏厚朴湯では73％の改善率，柴朴湯では68.2％の改善率との報告がある．

【処方例】 下記のいずれかを用いる．

> 1) ツムラ半夏厚朴湯エキス顆粒（2.5 g/包） 1回1包 1日3回 毎食間
> 2) ツムラ柴朴湯エキス顆粒（2.5 g/包） 1回1包 1日3回 毎食間

④ 抗ヒスタミン薬
喉頭アレルギーが原因と考えられる場合，下記処方にて加療する．

【処方例】 下記のいずれかを用いる．

> 1) アレロック錠（5 mg） 1回1錠 1日2回 朝・就寝前
> 2) タリオン錠（10 mg） 1回1錠 1日2回 朝・就寝前

■ 患者説明のポイント
☆咽頭および喉頭には生命に関連するような器質的疾患を認めないことを説明する．
☆決めつけず患者の訴えをまず聞く姿勢をみせることにより，患者は安心する．

6. 喉頭アレルギー
laryngeal allergy

片田彰博　旭川医科大学・准教授

■ 病態・病因

喉頭アレルギーは，喉頭蓋や披裂部の粘膜に急激な腫脹が起こる急性型と，アトピー素因をもつ患者が経過の長い咳嗽や咽喉頭異常感を訴える慢性型に分類される．

急性喉頭アレルギーは食物（小麦，甲殻類，ソバなど）や薬剤（βラクタム系抗菌薬，NSAID，造影剤など）による全身性アレルギー（アナフィラキシー）の粘膜症状として出現する．慢性喉頭アレルギーは，吸入抗原が鼻腔や口腔を経由して喉頭粘膜に付着し，アレルギー反応を誘発すると考えられている．

■ 症状

急性喉頭アレルギーはアナフィラキシーの粘膜症状の1つであり，口唇，舌，口蓋の粘膜腫脹とともに生じることが多い．また，日常診療で遭遇する機会の多い慢性喉頭アレルギーの症状は，咳嗽と咽喉頭異常感である．咳嗽は痰の喀出を伴わない乾性咳嗽の頻度が高い．咽喉頭異常感は瘙痒感，イガイガ感，痰が絡んだような感じ，チクチクした感じの咽頭痛などさまざまであり，特徴的なものがあるわけではない．

■ 診断および鑑別診断

急性喉頭アレルギーでは喉頭粘膜に著明な浮腫状の腫脹が観察され，診断には誘因の特定が重要となる．鑑別診断としては，非アレルギー性血管浮腫である遺伝性血管浮腫やACE阻害薬関連の血管浮腫が挙げられる．

慢性喉頭アレルギーの診断には診断基準が用いられる．最新の診断基準（2011年版）では，慢性喉頭アレルギーが通年性と季節性に分類され，各々に厳格に診断するための「きびしい診断基準」と一般診療所でも使用しやすい「あまい診断基準」（表1, 2）が示されている．鑑別診断は，アトピー咳嗽，咳喘息，気

表1　通年性喉頭アレルギーのあまい診断基準（2011年版）

1. 喘鳴を伴わない3週間以上持続する乾性咳嗽．
2. 3週間以上持続する咽喉頭異常感（瘙痒感，イガイガ感，痰が絡んだような感じ，チクチクした感じの咽頭痛など）．
3. アトピー素因を示唆する所見（注1）の1つ以上を認める．
4. 急性感染性喉頭炎，特異的喉頭感染症（結核，梅毒，ジフテリアなど），喉頭真菌症，異物，腫瘍などその他の咳や異常感の原因となる局所所見がないこと（典型所見としては披裂部蒼白浮腫状腫脹を認める）．
5. 症状の改善にはヒスタミンH_1拮抗薬が有効である．

追加事項：上記のうち，1. が欠落してもよい．
注1：アトピー素因を示唆する所見
(1) 喘息以外のアレルギー疾患の既往あるいは合併，(2) 末梢血好酸球増加，(3) 血清総IgE値の上昇，(4) 特異的IgE陽性，(5) アレルゲン皮内テスト即時型反応陽性
〔内藤健晴：喉頭アレルギー．耳喉頭頸 87：673-677, 2015より〕

表2　季節性喉頭アレルギーのあまい診断基準（2011年版）

1. 原因花粉飛散期間の前後を含めた喘鳴を伴わない乾性咳嗽．
2. 原因花粉飛散期間の前後を含めた咽喉頭異常感（瘙痒感，イガイガ感，痰が絡んだような感じ，チクチクした感じの咽頭痛など）．
3. 原因花粉即時型アレルギーの証明（注1）．
4. 急性感染性喉頭炎，特異的喉頭感染症（結核，梅毒，ジフテリアなど），喉頭真菌症，異物，腫瘍などその他の咳や異常感の原因となる局所所見がないこと．
5. 症状の改善にはヒスタミンH_1拮抗薬が有効である．

追加事項：
a. 上記のうち，1. が欠落してもよい．
b. 原因花粉による鼻炎，結膜炎症状があっても診断に支障ない．
注1：原因花粉即時型アレルギーの証明
(1) 原因花粉アレルゲン皮内テスト即時型反応陽性
(2) 末梢血原因花粉特異的IgE抗体陽性
〔内藤健晴：喉頭アレルギー．耳喉頭頸 87：673-677, 2015より〕

管支喘息，などのアトピー素因を背景とする気道疾患(表3)のみならず，胃食道逆流症，後鼻漏症候群，薬剤誘発性咳嗽，感冒後遷延性咳嗽，心因性咳嗽，咽喉頭異常感症，喉頭癌，下咽頭癌，肺癌，肺結核，肺線維症など，非常に多岐にわたっている．

治療方針

　急性喉頭アレルギーの治療は喉頭への局所療法とアナフィラキシーに対する全身療法に分けられる．局所療法の目的は気道確保であり，保存的治療としては喉頭粘膜の浮腫を軽減させる薬剤の局所投与(アドレナリンと副腎皮質ステロイドの吸入)，ならびに全身投与(アドレナリン注射，副腎皮質ステロイドの注射，抗ヒスタミン薬の内服)，および酸素吸入を行う．保存的治療による気道確保が困難な症例では，気管挿管や気管切開が必要となる場合もある．全身的な対応としてはバイタルサインの測定，体位，輸液の管理なども重要であり，救急医とのチームによる対応が望ましいだろう．

　慢性喉頭アレルギーは診断基準に示されているように，通年性，季節性ともにヒスタミンH_1拮抗薬が有効である．診断が的確であれば，咳嗽や咽喉頭異常感に対する治療効果は比較的早期から認められる．理論的には吸入ステロイドも有効な可能性があるが，咳喘息や気管支喘息との鑑別を難しくする可能性があることから診断基準には盛り込まれていない．ヒスタミンH_1拮抗薬の治療効果が思わしくない場合には，慢性喉頭アレルギーの診断が的確ではない可能性を考え，呼吸器疾患や消化器疾患の精査を進めるべきである．

■患者説明のポイント

☆急性喉頭アレルギーについては，喉頭局所に対する治療に加えてアナフィラキシーに対する全身療法が必要であることを説明するべきである．アナフィラキシーの発症初期では，進行の速さや最終的な重症度の予測は困難であり，呼吸停止や心停止などの致死的反応が生じる可能性があることを伝えておく必要がある．

☆慢性喉頭アレルギーについでは，ヒスタミンH_1拮抗薬の治療効果が得られなければ専門診療科による他疾患の精査が必要であることを説明するべきである．また，漫然と経過を観察することで喉頭癌，下咽頭癌，食道癌，肺癌などの悪性疾患，また百日咳や肺結核など伝染性の呼吸器疾患を見逃すことがないよう気をつける必要がある．

表3　鑑別診断

	喉頭アレルギー	アトピー咳嗽	咳喘息	気管支喘息
症状	咳嗽,咽喉頭異常感	咳嗽	咳嗽	喘鳴，呼吸困難，咳嗽
アトピー素因	あり	しばしばあり	しばしばあり	しばしばあり
気道過敏性	なし	なし	亢進	亢進
気管支拡張薬	無効	無効	有効	有効
ヒスタミンH_1拮抗薬	有効	有効	やや有効	やや有効
吸入ステロイド	おそらく有効	有効	有効	有効

7. 喉頭軟弱症(先天性喘鳴)

laryngomalacia(*congenital stridor*)

梅﨑俊郎　福岡山王病院音声・嚥下センター・部長

■病態

　近年NICUの管理の高度化などに伴い，超低出生体重児においても，長期の予後が期待できるようになり，それに伴い呼吸管理の

表1 先天性喘鳴の原因疾患(症例は重複あり)

年齢(歳)	0	1	2	3	4	5	計
原因不明	28	8	2	0	1	1	40
嚥下障害	14	0	1	2	3	1	21
気管軟弱症	15	3	0	1	1	0	20
喉頭軟弱症	13	0	2	2	0	0	17
喉頭狭窄(後部声門癒着を含む)	8	0	1	1	1	1	12
声帯麻痺	4	0	1	0	0	0	5
神経線維腫	2	0	0	0	0	0	2
舌根囊胞	2	0	0	0	0	0	2
vocal cord dysfunction	1	0	0	0	0	0	1
舌根横紋筋肉腫	0	0	1	0	0	0	1
リンパ管腫	1	0	0	0	0	0	1

〔安達一雄,他:当科における小児喘鳴症例の検討.喉頭 28:31-35, 2016 より〕

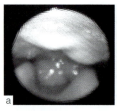
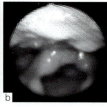

図1 典型例のファイバースコピー所見
a:吸気時披裂部粘膜の引き込みを認める.
b:呼気時披裂部の吹き上がりを認め,声帯には異常を認めない.
〔安達一雄,他:披裂部余剰粘膜を伴う laryngomalacia 症例に対する外科的治療.耳鼻 50:306-312, 2004 より〕

ための気道評価を依頼される機会が激増している.先天性の喘鳴をきたす原因疾患は**表1**(自験例104例を検討したもの)の通りさまざまながら,喉頭軟弱症の多くは小児,特に新生児にみられ,先天性喘鳴の多くを占める.

■ 病因と病型分類

新生児および乳児期の喉頭軟弱症は,喉頭の上部構造の脆弱性により吸気時に声門に引き込まれることによって生じ,吸気性の喘鳴をきたす.その病型は通常,吸引嵌頓する主たる構造部位によって,披裂部型,披裂喉頭蓋襞型,喉頭蓋型の3型,およびそれらの混合型に分類されている.その成因は単なる声門上部構造の未発達や脆弱性の個人差による

ものと考えられていたが,近年,酸逆流の関与や喉頭防御反射のメカニズムに変調をきたす神経原性の関与も示唆されており,それを裏づけるように喉頭軟弱症児の披裂部粘膜内に膨大した異常感覚神経の存在が証明されている.このような器質的変化が生じているという知見がある一方で,喉頭軟弱症の多くは2歳までに自然治癒するとされる.新生児の喉頭軟弱症の発症のメカニズムは,単に新生児喉頭における声門上部構造の未熟性・脆弱性だけではないと考えられ,今後の研究が待たれる.

新生児の典型的な喉頭軟弱症は,披裂部の余剰粘膜が吸気時(特に啼泣時や呼吸が促迫しているときに著明)に喉頭内腔に引き込まれ(図1),吸気抵抗が著しく増大し,さらに吸気性の努力により陥没呼吸をきたすものである.

喉頭ファイバースコピーによる観察を行うが,前述のとおり形態により一般には3つの型に分類されることが知られている(図2).これらは重複する場合も多く認められる.また,観察時には声帯麻痺や声門下狭窄が合併する場合もあり,声門部の詳細な観察が重要である.さらに,**表1**のように気管軟弱症や声門下狭窄を合併していることも珍しくなく,可能であれば,細径(2 mm)のファイ

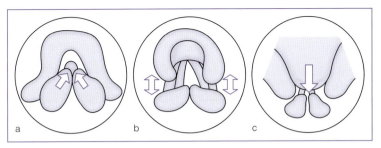

図2 喉頭軟弱症の病型分類
a：粘膜余剰型，b：披裂喉頭蓋襞短縮型，c：喉頭蓋倒れ込み型．これらの病型の混合型もあり，注意が必要である．
〔安達一雄，他：披裂部余剰粘膜を伴う laryngomalacia 症例に対する外科的治療．耳鼻 50：306-312，2004 より〕

バースコピーにより，声門を越えて気管内も観察するとよい．

■ 鑑別診断

喉頭軟弱症であるか否かの診断は喉頭ファイバースコピーによる観察により比較的容易である．しかしながら上述のごとく，気管軟弱症や声帯麻痺の合併例，その他には，低出生体重児の場合，長期挿管の既往がある新生児，乳幼児では，声門下狭窄など診断が困難な場合もあり，細径のファイバースコピーによる注意深い観察が必要となってくる．直接観察が困難な場合，喉頭高圧撮影（2方向）が有用な場合もある．筆者らは気道狭窄の外来での経過観察では，thin slice CT よりも多用している．

治療方針

多くの場合，喉頭軟弱症では2歳頃までに改善あるいは自然治癒する場合が多いので，比較的順調に体重増加のみられる症例では外来にて経過観察という方針がとられる．一方で，呼吸障害に伴う哺乳障害や努力性呼吸による体力の消耗による体重増加不良例，あるいは陥没呼吸が著しく啼泣時に容易にチアノーゼをきたしたり，睡眠時も低酸素状態に陥る症例では，2年を待たずして手術的に呼吸の改善を図るべきである．

最も多い病型の披裂粘膜余剰型では，喉頭微細手術により腫大しているいずれかの披裂粘膜あるいは両側の披裂粘膜をレーザーなどで切除し，癒着防止に粘膜断端を1針縫合しておくと治癒も良好である．一般に気管切開をおく必要はない．

喉頭の手術ではなく，気管切開で時間を稼いで成長を待つという選択肢を推奨している成書もあるが，いったん気管切開をおくと気切状態が長期化し，患児の言語発達や誤嚥や唾液流入などにより著しく患児のQOLを損ねることになり，また，言語発達の妨げにもなるため極力避けたい選択である．

■ 患者（保護者）説明のポイント

☆一般に，軽症で体重増加も順調であれば外来での定期受診で経過観察しても問題ないが，患児の病態と重症度によっては2歳を待つことなく，可及的早期に呼吸改善の手術を行うほうが，長期の低酸素状態や発育・発達にとっても有利であることを理解してもらうことが肝要である．

☆ただ，気管脆弱症の合併などによりやむを得ず気管切開に至った場合には，閉鎖までに比較的長期間を要し，気道管理や発声の訓練などが必要になることも十分に説明し，理解を得る必要がある．

8. 声帯ポリープ
vocal fold polyp

大森孝一　京都大学・教授

■ 病態・病因

声帯ポリープは声帯に生じる軟性の腫瘤で，発声障害をきたす喉頭の良性器質的疾患のなかで最も多い．病態は声帯の機械的刺激により声帯粘膜下の微小血管が破れて出血し，血腫や浮腫が形成されて，これが器質化してポリープを生じるとされている．誘因には音声酷使，喫煙，上気道感染，咳嗽などがある．特に感冒時のカラオケ，スポーツ応援，大声での会話など無理な発声が発症リスクとなる．

■ 症状

主訴は嗄声で，ポリープの大きさ，性状，位置によって，粗糙性嗄声（がらがら声）や気息性嗄声（かすれ声）となる．音声障害をきたす機序は声帯の非対称性，粘膜の質量増加，声門閉鎖不全である．

■ 検査法と所見の把握

診断は間接喉頭鏡検査や喉頭内視鏡検査で軟性の腫瘤を視認できれば比較的容易である．好発部位は声帯膜様部の前1/3～1/2の部位で，通常は片側性で，両側性でも左右非対称である．色調は赤色，淡赤色，白色などで，形状は球形，半球形，有茎性，広基性などである．微小な病変では喉頭ストロボスコピーによる声帯振動の評価が有用である．

■ 鑑別診断

声帯結節，ポリープ様声帯，声帯嚢胞，喉頭肉芽腫，喉頭乳頭腫，声帯癌などである．

治療指針

原則的には，手術による切除の適応である．手術方法には大きく分けて，局所麻酔下の喉頭内視鏡手術と，全身麻酔下の喉頭顕微鏡下手術（laryngeal microsurgery）の2種類がある．発声の習慣に問題がある場合には音声治療を行い，先行する炎症がある場合は投薬治療を行う．

■ 保存的治療

声の衛生指導（咳払いや硬起声の禁止，大声の制限，加湿や水分摂取など）が重要である．のど詰め発声などが原因となっている場合は言語聴覚士が行う音声治療（発声訓練）も有用である．

急性炎症を伴っている場合はステロイド吸入，抗菌薬や抗炎症薬の投与を行う．歌手などで急激に発症した場合は経口ステロイドを投与することがある．

■ 手術的治療

① 局所麻酔下の喉頭内視鏡手術

外来，日帰りで行う．1) 硬性内視鏡下に経口腔から鉗子操作を行う，2) 軟性内視鏡のチャネルからワイヤー鉗子操作を行う，3) 軟性内視鏡下に経口腔から鉗子操作を行う，以上の3通りの手技がある．3) を概説すると，患者は坐位で，助手が軟性内視鏡を鼻腔より挿入し，術者がモニターを見ながらメス，横開き鋭匙鉗子を口腔より挿入して，ポリープを切除する．図1にその手順を示す．術中に発声させて，声質や声帯振動の改善を確認できるので，機能的な音声外科手術といえる．咽頭反射のため手術を完遂できない場合がある．

② 全身麻酔下の喉頭顕微鏡下手術

入院で，全身麻酔下に直達喉頭鏡を口腔から挿入し，顕微鏡で喉頭を拡大して観察する．図2に直達喉頭鏡下にみえる左声帯ポリープを示す．鉗子，メス，ハサミでポリープを切除する．安定した術野を確保できる一般的な手術である．最近，粘膜上皮を切開して上皮下のポリープ組織を切除するmicroflap法が試みられている．

いずれの術式でも，術後3～7日間の沈黙療法を必要とする．炎症を伴えば抗菌薬や抗炎症薬を投与する．

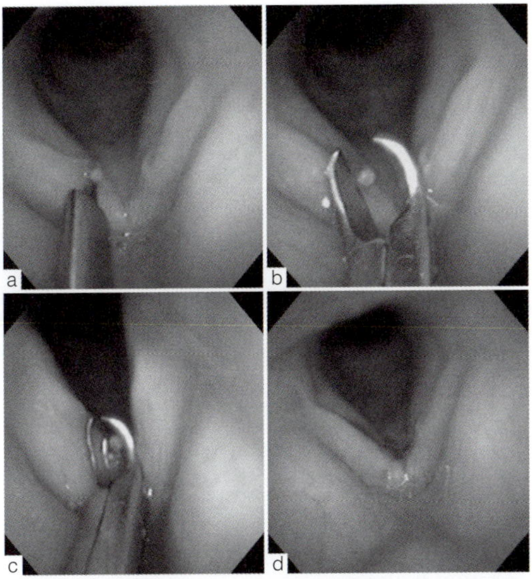

図1 局所麻酔下の喉頭内視鏡手術
（右声帯ポリープ切除術）
a：メスで切開，b：鉗子の位置を決定，
c：鉗子ではさんで切除，d：切除後．

■ 合併症

術創が瘢痕化し音声障害をきたすことがある．手術では切除過剰に注意する．術後出血はほとんどない．

直達喉頭鏡を使用する場合，歯牙損傷，口腔咽頭粘膜損傷，舌のしびれ，味覚低下，全身麻酔に伴う合併症（声帯麻痺，披裂軟骨脱臼など）について説明しておく．

■ 予後

良性の炎症性腫瘤で，手術で切除してもポリープはまれに再発することがある．

■ 患者説明のポイント

☆内視鏡画像を記録し，これを患者に見せて病状を説明し，治療の必要性を理解させる．
☆誘因を回避することと声の衛生を守ることが重要である．
☆通常，手術により音声改善が得られるが，合併症や再発の可能性も説明しておく．
☆悪性腫瘍の可能性がないわけではないので，摘出標本の病理組織検査は必要である．

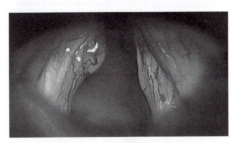

図2 全身麻酔下の直達喉頭鏡で観察した左声帯ポリープ

9. 声帯結節
vocal fold nodules

小川　真　　地域医療機能推進機構大阪病院・部長

■ 病態・病因

声帯結節は，声帯膜様部全長の前方1/3の部分と後方2/3の部分の間に両側性および対称性に生じる良性の隆起性病変である．病理組織学的には，基底膜肥厚，浮腫，粘膜固有層の線維化，上皮の不全角化が認められる．

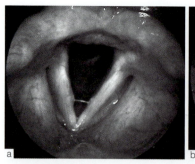
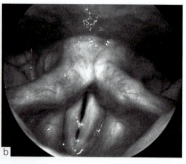

図1　声帯結節症例の喉頭所見
硬性内視鏡を使用．a：吸気時，b：発声時．発声時には両側結節病変同士が接触し，アワーグラス（水時計）様の声門間隙が認められる．

全患者の約95％が女性であり，特に学校教師・保育士・歌手などの大声を多く使用する職業の女性に多く認められる．時に，大声で騒いで遊ぶことが多い小学生男児にも認められる．声帯結節の発症機序として慢性的な音声酷使において声帯粘膜局所に作用する衝突応力および引き裂き・剪断応力が原因と考えられている．

■ 症状

主訴は嗄声である．嗄声の特徴に関し，発声時に声帯が十分に内転した場合には，左右の結節病変同士が接触して声帯振動が不安定になり，粗糙性嗄声（がらがら声）が生じる．一方で，声帯の内転の程度が不十分な場合は，図1のように結節病変の前後にアワーグラス（水時計）型の声門間隙が形成されジェット雑音が生じるため，気息性嗄声（息が抜けたような声）を呈する．すなわち嗄声の性質は，声帯の内転の程度によって個人で異なる．

■ 検査法と所見の把握

硬性あるいは軟性喉頭内視鏡を用いて声帯を観察し前述の位置に病変が視認できれば容易に診断できる．しかしながら，安静呼吸時には声帯所見が正常であるが，発声時にのみ結節病変が出現する症例があり，このような症例の診断にはストロボスコピーを必要とする．また裏声発声時においてのみ嗄声を呈する場合もある．歌唱時の嗄声を訴える患者においては，通常の持続母音発声のみでなく，裏声発声を指示して声帯を観察する．また結節病変そのものの有無だけでなく，結節周辺の浮腫・発赤・瘢痕，先端部の血腫形成・嚢胞形成の有無，ストロボスコピー下での結節病変の声帯振動への影響に注目する．また嗄声の程度の評価のために，GRBAS尺度を用いた聴覚心理学的評価および音響分析を行う．

■ 鑑別診断

声帯炎，声帯ポリープ，声帯嚢胞，声帯肉芽腫，声帯乳頭腫，声帯癌．

治療方針

■ 保存的治療

① 薬物治療

浮腫性腫脹を伴うものに対しては副腎皮質ステロイドの内服および吸入が有効である．内服製剤は長期投与による副作用を避けるため1〜2週間の短期投与にとどめる．吸入製剤に関しては，パウダー状の製剤は声帯炎を生じさせて嗄声を悪化させることがあるため，液状の製剤を用いる．胸焼け・おくびを伴う場合，あるいは披裂部・声門下に炎症が認められるときは胃食道逆流の関与を疑い，胃酸分泌抑制薬を使用する．

【処方例】　下記を併用する．
1) プレドニン錠(5mg)　1回1～3錠　1日1回　朝
2) キュバール100エアゾール　1回2吸入　1日2回　保外　適応症
3) タケキャブ錠(20mg)　1回1錠　1日1回　朝

② 音声治療

　声の衛生指導と音声訓練に分けられる．声の衛生指導では，患者の日常での発声習慣について問診し，発症の原因となっている音声酷使の内容を医師と患者の双方が共有して，声の使用方法を量的・質的の両面より正常化することを目指す．声帯結節の発症においては，大声を慢性的に使用する特殊な発声習慣が必ず存在するが，尋常でない声の使い方をしているにもかかわらず，「自分が声を使い過ぎている」という自覚がない患者が多い．このような場合，問題となる発声習慣を患者本人に理解させてやめさせるにはかなりの根気を必要とする．

　音声訓練は通常言語聴覚士によって行われる．声帯結節患者では，発声時に声帯を過剰に内転させる傾向があり，これを是正する目的で音声訓練を行う．共鳴音発声の誘導が有効である．さらに腹式呼吸を習得し，声帯の過内転に頼らず，呼気努力によって大声を出せるようになることが訓練のゴールである．

■ 手術的治療

　結節病変に瘢痕，あるいは先端部の血腫形成・囊胞を伴う場合には可逆性が乏しいと考えられるため，最初から手術的治療を勧めることが望ましい．

　結節病変の切除のためには喉頭微細手術が施行される．適応となる患者のほとんどが女性であるため，喉頭展開には慶大式喉頭鏡の小あるいは極小を使用して，喉頭展開を行う．顕微鏡下に病変を切除する際には，最初に声帯上面の病変の外側の粘膜をメスにて切開し，その後にカップ状の切除鉗子を用いて病変を切除すれば，必要な部分のみを切除できる．遺残した病変を追加切除し，トリミングを行う．鉗子で病変を把持しながら鋏で病変を切離する手技では，病変を内方へ牽引し過ぎると正常粘膜の過剰切除を招いてしまう危険性がある．術後3～7日間の沈黙療法が必要である．

■ 合併症

　手術の合併症として歯牙損傷，舌のしびれ，味覚障害，咽頭粘膜損傷がある．

■ 予後

　音声酷使の原因となっている発声習慣を正すことができるか否かが，予後に最も影響する．音声酷使が職業に関連していてやめることが困難な場合や，音声酷使を伴う問題行動(例えば，カラオケ，長時間の友人との会話など)を控えることができない場合には，薬物療法，手術療法のいずれを行っても予後不良である．

■ 患者説明のポイント

☆内視鏡下の動画所見(可能ならストロボスコピー下のもの)を記録し，これを患者に見せて治療の必要性を理解させる．
☆声の衛生上問題となっている発声習慣を患者に把握させ，それを避けるよう指導する．
☆問題となっている発声習慣を正せるか否かで予後が決まることを治療前に患者に重々説明しておく．

10. 喉頭肉芽腫
laryngeal granuloma

香取幸夫　東北大学・教授

■ 病態・病因

　喉頭の肉芽腫病変には結核，梅毒，血管炎〔多発血管炎性肉芽腫症(ウェゲナー肉芽腫症)〕，サルコイドーシスなど特異的疾患の病理像としてみられるものと，非特異的な肉芽腫がある．前者の特異的肉芽腫については

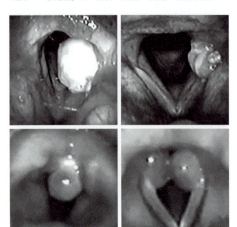

図1　喉頭肉芽腫の内視鏡所見

各々の疾病の項に解説を譲り，本項では非特異的な喉頭肉芽腫を扱う．

喉頭肉芽腫は喉頭粘膜表面に生じる表面平滑な炎症性腫瘤で，一時的ないし反復的な機械的刺激や化学的刺激により粘膜に損傷，慢性炎症を生じ，肉芽組織が増生する病態を呈す．機械的刺激の誘因として，全身麻酔時の気管挿管に伴う気管内チューブと喉頭粘膜の接触，外傷，ならびに強い発声・音声酷使による両側披裂軟骨声帯突起の接触が挙げられる．一方，化学的刺激の誘因として咽喉頭酸逆流による慢性炎症が指摘されている．

■ 症状

嗄声，咽喉頭異常感，咳，呼吸苦感を主訴に受診することが多い．無症状に経過して上部消化管内視鏡検査の際に検出される例もみられる．

■ 検査法と所見の把握

喉頭ファイバースコープ検査で白色，乳白色ないし赤色の表面平滑な腫瘤として観察される．腫瘤は単発で半球状のことが多いが，複数の隆起を呈する場合や両側性に出現することもまれではない（図1）．喉頭癌でみられるような角化物，白苔，潰瘍性病変を伴うことは少ない．

好発する部位は声門後方の披裂軟骨声帯突起付近で，発声や気管挿管時に機械的な刺激を受けやすい部位である．そのほか声帯膜様部（特に声帯切除術後など）や前交連，声門下にも認められることがある．

喉頭腫瘍との鑑別診断に迷う場合や，保存的治療に抵抗性の場合には生検が行われる．

問診で酸逆流症が疑われる場合には逆流性食道炎の有無を確認するために上部消化管内視鏡検査を進める．

■ 鑑別診断

喉頭腫瘍（扁平上皮癌，神経鞘腫，神経内分泌腫瘍，傍神経節腫など），声帯ポリープ，喉頭囊胞．

治療方針

一期的に肉芽腫を切除しても，原因となる機械的刺激や化学的刺激の誘因がある場合，切除創部から再び肉芽の増生が生じることがある．それゆえ，気道狭窄や強い嗄声などがある場合を除いて，手術的治療より保存的治療が優先される．しかし保存的治療による肉芽腫の消失には3～6か月程度の期間を要するため，嗄声の強い症例や早期の回復を希望する患者には手術が選択され，その後に再発予防の保存的治療が組み合わせて行われる．

■ 保存的治療

肉芽腫増生の背景となる誘因を軽減する治療が行われる．

① 声の衛生指導

無理な発声を控えてリラックスした発声を心がける，長話を控える，のどの乾燥を防ぐ，など一般的な声の衛生指導を行う．呼吸-発声時の病変の所見を患者に供覧して理解を得ることも治療のコンプライアンスを上げる工夫としてよい．

② 消炎治療

局所の消炎を目的に，医院でのネブライザー治療や，自宅で可能な吸入ステロイドが用いられる．ステロイドは漫然と長期使用に

ならないように留意すべきであり，効果が少ない場合に数か月にわたり連用するのは避けるべきである．

これに加えて薬物の全身投与では，瘢痕形成を抑制するトラニラスト（リザベン）の内服，また気道狭窄傾向のある場合にはステロイドの全身投与が行われる．

なお気道狭窄傾向のある場合には頻回の診察を行い，肉芽の増大傾向がある場合にはすみやかに手術的治療を行う．

③ 酸逆流症への治療

酸逆流症が考えられる場合には，炭酸や油もの，夜食を避けるなどの食生活の指導に加え，プロトンポンプ阻害薬の投与が行われる．

【処方例】　下記を適宜併用する．

1) リザベンカプセル（100 mg）　1回1カプセル　1日3回
2) ネキシウムカプセル（10 mg）　1回1カプセル　1日1回
3) キュバール100エアゾール　1回1噴霧　1日2回　吸入　保外　適応症
増大傾向が強いとき
4) プレドニン錠（5 mg）　1回2錠　1日2回　朝，昼　頻回に観察しながら1週間程度投与

■ 手術的治療

気道狭窄の進行が予想されるとき，早期の症状改善を患者が望むとき，また腫瘍との鑑別診断が必要で切除生検が好ましいときは手術による肉芽腫の切除を行う．生検をかねて局所麻酔下に経口的に行うこともあるが，基本的には切除創をできるだけ小さくして切除することが再増大のリスクを低くするものと考えられ，全身麻酔下の喉頭顕微鏡手術（ないし内視鏡手術）による切除が望ましい．

手術では，メスや鉗子を用いて肉芽腫の茎部を丁寧に鋭的に切離する．再発予防を目的に切除創部を炭酸ガスレーザーで処置する方法や，切除部位にステロイド局所投与が行われるが，前向き研究などによる十分なエビデンスは検証されていない．筆者らは創部に難溶性のステロイドであるケナコルト-Aを投与している．術後に創部が上皮化される2～3週間の間は，大きな声の発声や酸逆流を促す生活習慣を控えるように指導し，反復的な刺激が原因と考えられる症例には前項の保存的治療に準じて治療を継続する．

■ 合併症

増大傾向のある場合，気道狭窄を念頭におくことが重要である．その場合，早期の切除が必要であり，気道確保のうえで気管切開を要することもある．

■ 予後

通常，保存的治療により，数か月～半年くらいの経過で消退することが多い．半球状の腫瘤が有茎性の形に変化しつつ徐々に縮小する．肉芽腫の病態は炎症性変化であることから，基本的に悪性化する病変ではない．手術治療の切除後に肉芽増生の要因がなければ再燃することは少ないが，酸逆流や発声時の刺激の大きい症例では切除創部から肉芽病変が再燃する．

■ 患者説明のポイント

☆炎症に起因し，悪性腫瘍ではない．
☆手術をしない治療が一般的である．
☆声の衛生指導や薬物による消炎治療により半年くらいまでに消失することが多い．しかしながら増大する傾向が強い場合には，気道狭窄による窒息を予防するうえで，手術治療が必要になる．
☆早い時期の嗄声の改善や確定診断を希望する場合にも手術が選択できる．
☆手術で切除しても，機械的刺激や化学的刺激が継続する場合，病変の再燃がありうる．
☆発声習慣や酸逆流に起因することもあり，発声指導や酸逆流を防ぐ生活習慣が治療に重要である．

11. ポリープ様声帯（ラインケ浮腫）
polypoid vocal fold（Reinke's edema）

田村悦代　東海大学医学部付属東京病院・教授

■ 病態・病因
　主に，粘膜固有層浅層に浮腫，線維化，血管拡張が起こった状態で，多くは両側性にみられる．原因としては，喫煙との関連があり，声帯ポリープや声帯結節とは異なり音声酷使との関連はそれほど強くない．疫学的に発症が多いのは，中年以降といわれるが男女比は一定の結論に至っていない．女性では閉経後にみられホルモンとの関連も推察される．

■ 症状
　主訴は嗄声で，音声は低くなり，いわゆる「だみ声」が典型的だが，声帯病変の程度により，軽度から重度の嗄声までさまざまである．症状は，徐々に進行するため気づかず，感冒などを契機として来院することが多い．

■ 検査法と所見の把握
　問診時に音声が低音で粗糙性であり，既往歴で喫煙歴がある場合が多く推測しやすい．
　喉頭内視鏡検査では，通常は両側性で声帯膜様部の全長にわたる腫脹があり，腫脹の程度はさまざまであるが，淡赤色で軟らかそうな印象にみえる．発声時，吸気時に病変部がはためくように見え，発声時のストロボスコピーでは，大きな粘膜波動が観察されることが多い．

■ 鑑別診断
　声帯結節，声帯ポリープ，声帯嚢胞，喉頭乳頭腫，声帯癌などである．

治療方針

　原則的には，手術適応である．全身麻酔下の喉頭顕微鏡下手術が一般的であるが，喫煙習慣が原因と考えられるので，術後の再発予防に禁煙を勧めたい．

■ 保存的治療
　急性炎症を伴っている場合は，ステロイド吸入などの効果も期待できるが，そのほかに有効な治療法はないといえる．もちろん，禁煙は長期的な効果は期待できると考える．

■ 手術的治療
　米川は，病型をⅠ型，Ⅱ型，Ⅲ型に分類しており，全身麻酔下の喉頭顕微鏡下手術の方法も，この病型に対応して行えばよい．手術は，いわゆるマイクロフラップ法で，声帯の遊離縁には創は作らないというのが最も大事な原則である．

　1）Ⅰ型：声帯膜様部全長にわたる浮腫病変で，浮腫の程度が比較的軽度なものでは，声帯上面で，遊離縁に平行に上皮に切開を加え，粘膜固有層内を sucking，あるいは，squeezing する（図1）．

　2）Ⅱ型：声帯の浮腫がⅠ型より高度で，両側声帯の一部が付着する場合は，上記のⅠ型の方法では上皮が余剰になるので，切開ではなく上面の上皮を声帯遊離縁に平行に斉藤式の横開き鉗子で鉗除し，大きく開窓する．その後，粘膜固有層内を sucking，あるいは，squeezing や鉗子で粘膜内の内容物を直接鉗除する（grasping）（図2）．

　3）Ⅲ型：Ⅱ型より高度な病変に対しては，開窓と余剰上皮および粘膜内の内容物を一挙に摘出する方法として絞断器を用いることもある．しかし，この場合，注意すべき点は，絞断する際に，絞断する部分を鉗子で牽引せずに，粘膜を自然に絞断のワイヤーから逃がしてあげることである．そうすることで，過剰な切除を防止できる（図3）．

■ 合併症
　全身麻酔下の手術であるための合併症や喉頭展開に伴う歯牙損傷については，説明し，歯牙損傷に対する予防としてマウスピースを作成し装着させる．
　手術に際しては，粘膜上皮の過剰な除去や声帯遊離縁部の広範な創形成は，術後に瘢痕を形成し，音声改善が得られないので，十分

11. ポリープ様声帯（ラインケ浮腫）　423

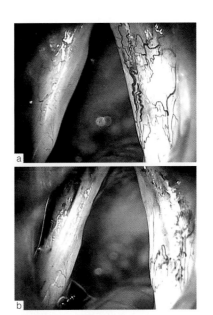

図1　I型ポリープ様声帯
62歳，女性．a：術前，b：上面を切開し，suckingとsqueezingを施行した．

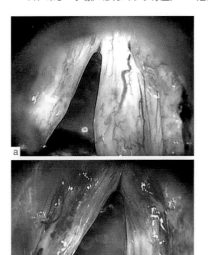

図2　II型ポリープ様声帯
77歳，女性．a：術前，b：上面の上皮を鉗除し，内容物をgraspingし，squeezingを施行した．

な注意が必要である．

■ 予後

　病理組織学的には，良性の炎症性疾患であるが，喫煙歴があるため，喉頭悪性腫瘍の合併に注意する必要がある．

■ 患者説明のポイント

☆動画の内視鏡画像を提示し，治療の必要性を説明するが，喫煙者が多いので，悪性腫瘍の除外診断が必要であることの理解を得る．
☆疾患名が「声帯ポリープ」と似ているので，混同しないように，病態と治癒経過を詳しく説明する．つまり，声帯ポリープとは異なり，手術範囲が広いため，創傷治癒に時間が必要で，術後の音声改善までには1か月程度かかることを，図で示しながら説明すると理解が得られやすい．
☆術後，喫煙により声帯の浮腫状変化が再発することを説明する．

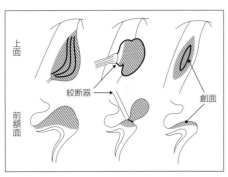

図3　高度病変に対する喉頭絞断器を用いた際の模式図
〔川井田政弘，他：高度病変のポリープ様声帯に対する治療法—喉頭絞断器を用いた喉頭顕微鏡下手術．日気食39：260-266，1988より改変〕

12. 声帯嚢胞
vocal fold cyst

太田史一　太田総合病院・院長[神奈川県]

■ 病態・病因
声帯膜様部中央に黄白色ないし白色の腫瘤として認められることが多い(図1).

声帯嚢胞には，他の部位にできる嚢胞と同じく，類表皮嚢胞と貯留嚢胞がある．類表皮嚢胞は，先天性または後天性の炎症や外傷などにより，上皮が粘膜固有層に迷入して生じると考えられている．貯留嚢胞は，炎症や外傷により喉頭の分泌腺の閉塞により生じるものとされる．原因としては声の酷使が主なものである．

■ 症状
粗糙性や気息性の嗄声を生じるが，一般に声帯ポリープなどに比べその程度が強い．これは声帯嚢胞が粘膜上皮下のより深部に存在するため，声帯の粘膜波動を強く障害するからである．

■ 検査法と所見の把握
喉頭内視鏡検査で声帯に表面平滑な腫瘤を認めることで診断する．ストロボスコピーでは粘膜波動の障害を認める．

治療方針

ごく小さいものを除いて手術の適応である．喉頭微細手術による嚢胞の摘出が基本となる．嚢胞の外側で粘膜上皮を切開し，上皮を剥離して嚢胞を露出，次いで周囲組織から剥離する(図2a)．上皮を可及的に温存しながら嚢胞を摘出する(図2b)．

■ 患者説明のポイント
☆内視鏡の画像を見せながら病状を説明することで，治療(手術)の必要性を理解させる．
☆手術により音声の改善が期待できるが，再発の可能性があることを説明しておく．
☆誘因として声の濫用が考えられるので，避けるよう指導する．

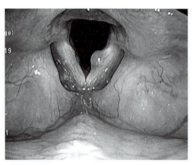

図1　声帯嚢胞

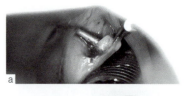
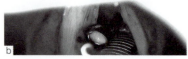

図2　喉頭微細手術による声帯嚢胞摘出
a：粘膜上皮を切開し嚢胞を剥離．
b：上皮を温存し嚢胞を摘出．

13. 声帯溝症
sulcus vocalis

角田晃一　国立病院機構東京医療センター臨床研究センター感覚器センター・部長

■ 病態・病因
声帯溝症は左右の声帯に声帯の前後方向に溝ができることで，発声に際して左右の声帯のしまりが悪くなる(声門閉鎖不全；発声時左右の声帯が閉まらずに隙間ができる)病態

同様の所見や病態が，加齢変化としての声帯萎縮や溝が高齢の男性の多くにみられる．声の濫用による瘢痕が原因の場合もある．一卵性双生児に同時に認められた報告からの先天性の発生説，囊胞が破裂して起こる場合や，ウェルナー症候群との関連も示唆されている．高齢者での声帯萎縮を含む声帯溝状変化の頻度は約60%以上であるが，厚生労働省難治性疾患研究班によれば日本人における15歳時の声帯溝症頻度は約8,000人に1人とされる．

■ 症状

症状としては声門閉鎖不全が原因のかすれ声(気息性嗄声)による発声障害，大きな声が出ない，話すのがつらい，など音声言語コミュニケーション障害をきたす．このため正常では，一息で15秒以上発声ができるところが，数秒となる．ひどくなると，声門閉鎖不全の声帯でのコミュニケーションが習慣的となり努力性の嗄声も加わる．また「息こらえ」ができないため「力が入らない」など運動能力の低下，過換気に伴う症状やせき込む，ムセるなど嚥下障害症状を生じる．特に30歳未満の若年者においては外見上問題がなく，社会的に病態への周囲の認識が低いため学校・社会生活において，その個人の客観的評価において負の評価となり，コミュニケーション障害のみならず，精神的ストレスによるあらゆる病態が起こりうる．高齢者においてはリタイアによる会話や活動性の低下，独居による会話コミュニケーション低下による廃用性の萎縮も加わり，進行すれば誤嚥による肺炎などをきたしやすい．

■ 検査法と所見の把握

診断は気息性嗄声や「ムセやすい」などの症状を訴える患者に，間接喉頭鏡検査や喉頭内視鏡検査で，声帯に長軸方向の溝を認め，声門閉鎖不全をきたし，その所見が症状と一致し，成因と考えられれば声帯溝症と考えられる．発声時に仮声帯の過内転や喉頭上部構造の絞扼を認める場合も多い．

喉頭ストロボスコピーでは発声時に，声門下から声帯上面に左右対称に流れる粘膜波動が溝の部分で途切れる所見を認める．高度の場合ストロボに声帯振動が同期しない．

音声機能検査では発声持続時間が短縮し10秒未満になると，気息性のみならず努力性の嗄声も出現しやすい．

■ 鑑別診断

声帯の萎縮や声門閉鎖不全をきたす病態はすべてである．一側反回神経麻痺に代表される喉頭麻痺や脱臼の可能性も考え，喉頭の位置関係，特に斜位喉頭などの要素も加え深く観察する．若年者ではウェルナー症候群，高齢者では廃用性の声帯萎縮なども同様の病態である．

治療方針

厚生労働省難病研究班による紹介から治療までの流れを図1に示す．

治療は，声門閉鎖不全を改善させるための音声訓練をまず試みる．改善が十分でない場合は自家脂肪，自家筋膜，自家コラーゲンの声帯内注入術(症例によっては異物も行われる)が行われるが追加の注入が必要となる場合も多い．

注入部位は病変や個々の治療方針によってさまざまである．注入にあたっては全身麻酔下の喉頭顕微鏡手術による自家組織が安全である．

喉頭形成手術(一色のⅠ型)も症例によっては行われ，声帯を創傷治癒機転より再生させるための垂直切開術(声帯溝に垂直に上下に切開を入れる)や，自家組織を使った声帯再生手術である声帯内自家筋膜移植術(autologous transplantation of fascia into the vocal folds：ATFV)も行われている．

■ 保存的治療

声の出る仕組みを解説し，何が問題かをうまく理解させることが大切である．声門閉鎖不全による仮声帯の習慣的過内転を補正し，

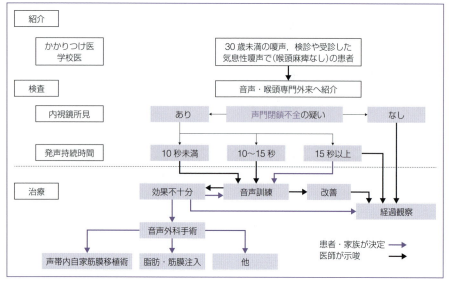

図1　声帯溝症における紹介から治療までの流れ
〔厚生労働省難治性疾患研究班：声帯溝症．平成21年度報告書/Tsunoda K, et al：Patients' perceptions of vocal problems：results from a survey in the Tokyo area. Acta Otolaryngol 135：532-535, 2015 より改変〕

声帯筋や内転筋を鍛えて効率よく声門閉鎖を得る方法がある．拝むように両手を胸の前に合わせ，短く強く力を入れた瞬間に1，2，3，…と数字を発声する．この際，"いち"で瞬間的に短く声を発声し，すぐリラックスして2～3秒休み，次いで"にぃ"と瞬間的に短く声を出す方法が有効である（http://www.kankakuki.go.jp/video_nhk.html）．

喉頭麻痺に対する一般的な自己訓練法であるプッシング法は，強く長く発声するため，仮声帯の過内転を惹起する．

本法は毎日，朝晩，習慣的に行うことがポイントで，音声治療として定期的に外来で過内転が発生していないか確認するとより有効である．手術に先立ち本法を行うことで手術を回避できる場合も多い．また声帯の刺激により自家組織の移植や注入後の再生の効率も高めると考えられ，まず試みるべきである．

■ 手術的治療

注入は内視鏡の発達により局所麻酔での注入も行われるようになったが，全身麻酔，自家組織が望ましい．注入部位は病変や施設による考え方で異なる場合が多いが，今後はこれまでの単なるシリコンやコラーゲン時代の充填療法から，再生を目的とした方法が望ましい．

① **ATFV（声帯内自家筋膜移植術）**

図2のように声帯溝症は声帯の粘膜（cover）と筋肉（body）のあいだの緩衝地帯であるラインケスペースの萎縮・瘢痕である．そこで患者の健康な本来の組織と同様の間葉系の自家筋膜をラインケスペースに移植する方法である．手技的には声帯の剝離や縫合など難易度は高いが，機器も開発され容易になりつつある．基本は自家組織による声帯の再生手術であり効果発現まで半年かかる場合が多いが，一番自然で安全な患者満足度の高い術式である（http://www.kankakuki.go.jp/video.html#video1）．

再生に向け，筋膜の代わりにさまざまな物

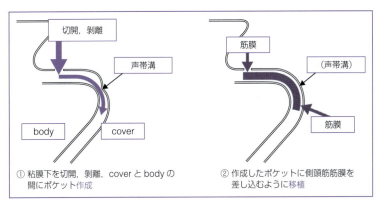

図2 声帯内自家筋膜移植術（ATFV）
〔Tsunoda K, et al：Autologous transplantation of fascia into the vocal fold. Laryngoscope 110：680-682, 2000 より改変〕

質や添加物を移植する方法も試みられている．

■ 合併症

本人の感じる嗄声が引き起こす音声言語コミュニケーションの障害，声門閉鎖不全によるムセ，咳，仮声帯，咽頭の過内転収縮による咽喉頭異常感症，誤嚥による肺炎，心肺への負担などで，特に加齢に伴い増強する．

■ 患者説明のポイント

☆患者の年齢，社会生活や生活状況に応じて，患者の立場に立ち何が大切か？　を考えることが重要である．
☆若年患者の場合，決して本人の生活習慣や態度が原因ではないことを，家族はもちろん学校や職場に病態を患者の不利にならないよう説明する場合もある．
☆高齢患者に対しては，いかなる治療で改善しても，いずれは加齢・廃用変化が進行するため声門閉鎖不全は悪化するが，習慣的に発声して会話をすることを啓発することが大切である．
☆「健康長寿は会話から」である．

14. 喉頭横隔膜症

laryngeal web

齋藤康一郎　杏林大学・教授

■ 病態・病因

先天性と後天性がある．
　先天性は，①声門，②声門下，③披裂間，④声門上に分類される．声門前方の場合が最も多い．
　後天性は声帯の手術後や外傷あるいは気管挿管後に発症する．前連合をまたいで両側声帯膜様部遊離縁に傷がつき，その創傷治癒過程で癒着することで発症する．

■ 症状

先天性の場合，病変の程度により嗄声，喘鳴，呼吸困難などの症状を呈する．
　後天性の主症状は嗄声である．

■ 検査法と所見の把握

喉頭内視鏡検査で診断されることが多い．ただし，癒着した病変の尾側の診察は，外来の内視鏡検査では困難なことが多く，正確な病状の把握には全身麻酔下での喉頭直達鏡下手術が必要となる．先天性の場合，声門下狭

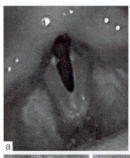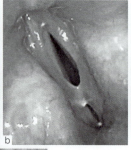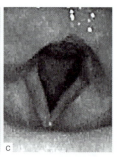
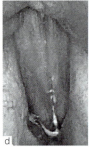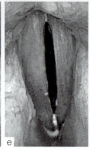

図1　ビデオスコープおよびストロボスコピーにより観察された術前・術後の病変部の所見
64歳，男性．感冒後1か月改善しない嗄声を主訴に受診．ビデオスコープ（電子内視鏡）による観察では，声帯前方の癒着した横隔膜症に見受けられる(a)．ストロボスコピーにより，声帯膜様部前方の癒着症であることが観察できる(b)．このような症例では，癒着の切離のみで改善が得られる．術後のビデオスコープでも病変は消失し(c)，ストロボスコピー(d, e)でも正常の声帯振動が回復しており，再発も認めない．

窄あるいはその他の重大な心疾患や染色体異常も合併している場合がある．

■ 鑑別診断

観察困難な声門下にある腫瘍性病変などを見逃さないよう注意を要する．また，まれではあるが声帯前方に生じた橋状癒着が，内視鏡検査では前方の横隔膜症に類似して見えることがある．喉頭ストロボスコピーなどで慎重に観察し，前連合部分まで癒着が及んでいるか否かを見極める(図1)．

治療方針

症状が軽度であれば経過観察でよい．先天性で気道の問題である場合，気管切開などによる確実な気道確保を優先する．薄い膜様癒着であれば，切離のみで再癒着は不要とされる．再癒着防止には，癒着解離後に何らかのステントを1～3か月留置するか，創面(raw surface)が前連合付近で向き合わないように内視鏡下で粘膜の縫合などを行う．

■ 予後

癒着を切離してステントを留置するような場合，切離した部分は瘢痕化して治癒するため音声機能の改善は期待できない．

■ 患者説明のポイント

☆先天性の新生児や小児の場合，気道確保を優先する．また，声帯以外にも異常がある可能性があり，小児科などと連携して調べる必要がある．

☆後天性の場合，他覚的に癒着が高度ではなく，自覚症状も軽度であれば経過観察でよい．音声障害や呼吸困難などにより(社会)生活に支障があるようであれば外科的治療を考慮する．治療を行っても，声質は改善しないことが多いことを十分説明し，了承を得たうえで治療を行う．

15. 反回神経麻痺
（混合性喉頭麻痺を含む）
recurrent nerve paralysis

讃岐徹治　名古屋市立大学・准教授

表1　反回神経麻痺の原因

中枢性麻痺	進行性球麻痺 筋萎縮性側索硬化症など
迷走神経麻痺	頸静脈孔周辺の病変など
反回神経麻痺 　胸部	縦隔腫瘍，食道癌，心臓大血管疾患など
頸部	甲状腺癌，転移性頸部腫瘍など
その他	感冒，ウイルス性疾患など

■ 病態・病因

　一般に，反回神経の障害による声帯運動の障害は「反回神経麻痺」と診断される．本当に反回神経が麻痺しているかどうか不明であることが多い．実際，反回神経に障害がなくても声帯運動が制限される病態として，輪状披裂関節の亜脱臼，声門後部の癒着，関節リウマチに伴う輪状披裂関節の固着や癌の浸潤などが挙げられる．本項では反回神経あるいは，迷走神経に障害（混合性喉頭麻痺）があって声帯運動が制限された状態について解説する．

　原因としては甲状腺癌，転移性頸部腫瘍，縦隔腫瘍，心臓大血管疾患とその術後などがある（表1）．また混合性喉頭麻痺をきたすのは頸静脈孔周辺の多くの病変と術後による．ウイルス性麻痺の診断は困難なことが多いが，粘膜の発疹を伴う場合や上気道感染に続発する場合にウイルス性が疑われ，単純ヘルペスウイルス（HSV）や水痘・帯状疱疹ウイルス（VZV）の可能性が報告されている．反回神経麻痺と鑑別を要する疾患として，輪状披裂関節亜脱臼，両側声帯癒着，関節リウマチによる輪状披裂関節の固着が挙げられる．

　片側性反回神経麻痺と両側性反回神経麻痺に大別される．片側性麻痺では気息性嗄声を生じ，両側性麻痺では気息性嗄声または呼吸困難が起こる．反回神経麻痺は合併する神経麻痺によって分類できる．また神経麻痺の程度（神経無動作，軸索断裂，神経断裂），神経再生および過誤支配の有無の程度によって症状と予後が異なる．

■ 症状

　反回神経麻痺では，麻痺を診断するとともに，麻痺の原因を診断することが重要である（図1）．

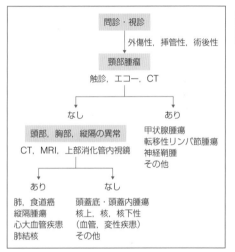

図1　反回神経麻痺の鑑別診断フローチャート

① 片側性反回神経麻痺

　片側性麻痺は，ごく軽度な嗄声から非常に高度な発声障害までの種々の程度の嗄声や嚥下障害をきたす．麻痺側声帯が正中位でないときは咳による声門下圧が十分に上昇しないために喀痰や食物残渣の排泄能が低下し，さらに喉頭内腔，特に声門上の感覚の低下が重なって不顕性誤嚥をきたすことがある．しかし，他の合併症や下位脳神経麻痺がないときは，誤嚥は比較的軽度で2〜3週で軽快することが多い．一方，高度嗄声は，「声が続かない」，「大きな声が出ない」など話声によるコミュニケーションを困難にし，社会復帰の妨げになるだけでなく，会話を続けると過呼

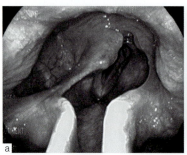
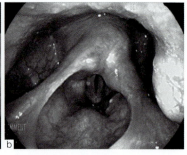

図2　右反回神経麻痺の喉頭所見
a：吸気時，b：発声時

吸になって疲労・倦怠感・体がしびれる，といった身体症状を起こすことから患者のQOLを著しく低下させる．

② 両側性反回神経麻痺

声帯の固定位置によって，またわずかでも発声時に声帯内転運動が残っているかどうかによって症状が異なる．声門が広いときは気息性嗄声を，声門が狭いときは音声はよいが吸気時呼吸困難を生じる．また，声門がある程度確保されていてかつ一側声帯にわずかな内転運動がみられるときは無症状である．

■ 検査法と所見の把握

診断は，間接喉頭鏡検査や喉頭内視鏡検査により声帯の運動を観察する．喉頭に腫瘍や瘢痕がなく，呼吸や発声時に声帯が浮動であれば，反回神経麻痺と診断される（図2）．

治療を検討するためには，以下に述べる検査が重要となる．まず問診で日常生活における音声使用の実際と必要性を把握し，声の聴診（聴覚印象評価：GRBAS尺度）を行う．引き続き内視鏡検査を行う．内視鏡で麻痺側声帯の固定位置を確認するが，麻痺側声帯の固定位置は正中位，傍正中位，中間位と記載されることが多い．しばしば声帯膜様部の弛緩や萎縮を伴うので声帯突起の位置を確認しないと固定位置の判定が不正確になる．披裂部の前傾によって声帯突起を観察できないときがあるので注意がいる．しかし声帯病変の状態をより正確に把握するためには喉頭ストロボスコピー検査が必要である．

空気力学的検査として，最長発声持続時間および発声時平均呼気流率とAC/DC比（声の能率指数）や音響分析（周波数のゆらぎ，振幅のゆらぎ，雑音パラメーターなど）は補助的検査であるが，音声障害の重症度を評価するのに有用である．また患者の主観的評価をするVoice Handicap Index（VHI）やVoice-Related Quality of Life（V-RQOL）がある．

他の下位脳神経麻痺を合併する混合性喉頭麻痺の場合は，嚥下障害をきたすことが多く，嚥下内視鏡検査や嚥下造影検査により障害程度を評価する．

また呼吸困難の程度は呼吸抵抗，フローボリューム曲線などで検査する．

治療指針

原則的に原因治療後，あるいは術後性麻痺の場合は，麻痺による障害と病態を評価して治療方針を立てる．

片側性麻痺で高度な嗄声を伴う症例には，声帯内注入術や声帯内方移動術などを行う．ただし，感冒や神経炎，手術・挿管性の場合は回復の可能性があるので，発症後3～6か月は保存治療で経過をみる．

両側性麻痺で高度な呼吸困難を伴う症例に

は，まず気管切開で気道確保をする．発症後数か月経過し麻痺の回復がなければ，声門開大術を施行して気管孔を閉鎖する．ただし，声門開大術では音声が悪化したり，誤嚥をきたすことがあるので注意が必要である．また気管孔が完全に閉鎖できないこともある．

■ 保存的治療

感冒や挿管や手術時に反回神経への一時的な障害などで，神経断裂してない症例や原因不明の神経麻痺では保存加療が適応である．

内服薬としては，ビタミンB_{12}剤(メチコバール)，末梢血管拡張薬(アデホス)を用いる．ステロイドは，神経損傷早期に副作用に注意して使用することがある．

【処方例】　下記を併用する．

> 1) メチコバール錠(500μg)　1回1錠　1日3回　毎食後
> 2) アデホス顆粒(10%)　1回1g(製剤量として)　1日3回　毎食後

発声時声門間隙が小さいときや嗄声が軽度な場合，まずプッシング法による音声治療を行う．神経が切断されたか不明な場合，麻痺発症後6か月程度経過をみて手術治療を行う．

■ 手術的治療

① 片側性麻痺に対する手術(図3)

発声時の声門間隙が大きくなく，マニュアルテストで音声改善するときは，声帯内注入術や甲状軟骨形成術I型を行う．発声時に声門間隙が大きい場合や両側声帯間のレベル差がある場合は，披裂軟骨内転術と甲状軟骨形成術I型を併用する．また術後音声を喉頭麻痺発症前の正常音声まで改善するには麻痺側声帯の形態と緊張を健側声帯と等しくすることが必要であると考え，発声調節に最も重要な甲状披裂筋の神経再支配を再建する方法を組み合わせることもある．

さらに混合性喉頭麻痺で嚥下障害をきたす場合は，嚥下改善手術の併用を検討する．

1) 声帯内注入術：全身麻酔下に喉頭直達鏡を用いて注入する方法が多い．

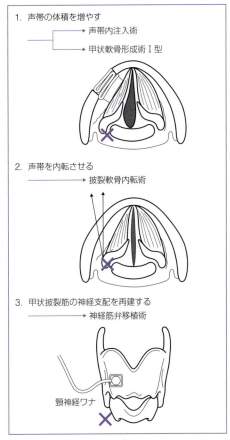

図3　片側性反回神経麻痺に対する音声外科
×：麻痺側

注入材料には各種あり，各々一長一短がある．一般診療で用いられる注入材料としてはアテロコラーゲンか自家脂肪である．脂肪以外の材料は異物であるため，投与後の異物反応は滅多にないが喉頭浮腫には注意する．

2) 声帯内方移動術：声帯を外方から圧排する方法(甲状軟骨形成術I型)と披裂軟骨を回転する方法(披裂軟骨内転術)がある．

甲状軟骨形成術I型は，声帯の位置を外部から推定して甲状軟骨翼を窓状に開放して内軟骨膜を保存したまま窓枠の軟骨とともにシリコンブロックで声帯を内側へ圧排するとい

うものである．手術は局所麻酔下に行い，患者の声を聞きながらシリコンブロックの厚みを調整する．内方への圧排材料として，本邦ではゴアテックス®シートが広く用いられる．

披裂軟骨内転術は，患側の甲状軟骨板を外側より挙上して披裂軟骨に達し，披裂軟骨筋突起にナイロン糸を通し，前外側に牽引して固定する．

3）甲状披裂筋への神経再建術（神経筋弁移植術）：頸神経ワナ胸骨舌骨筋枝と神経が筋に侵入する部で3×3mm大の小筋肉片を採取して神経筋弁を作製し，頭側に剝離して緊張なく甲状軟骨に設けた窓枠まで到達するようにする．窓枠の内軟骨膜を顕微鏡下に切開し甲状披裂筋束を確認して筋弁を移植する．

② **両側性麻痺に対する手術**

吸気性呼吸困難に対して声門開大を行う．

1）披裂軟骨摘出術：全身麻酔下にレーザーを用いた披裂軟骨の摘出を行う．

2）エーネル（Ejnell）手術：全身麻酔下に喉頭直達鏡と頸部外切開との視野で片側声帯をナイロン糸で声帯突起を外転するよう糸を牽引し声門を開大する．

■ **患者説明のポイント**

☆感冒や挿管，手術時の一時的損傷による神経断裂ではない麻痺においては治癒率が高い．しかし麻痺発症後6か月以降は麻痺回復の見込みが少ないので，音声障害や呼吸困難，嚥下障害などがあれば手術を勧める．

☆原因不明の麻痺では少なくとも3か月は保存的治療を行いつつ原因発見に努める．

16. 痙攣性発声障害
spasmodic dysphonia

兵頭政光　高知大学・教授

■ **病態・病因**

痙攣性発声障害は，発声器官に器質的異常や運動麻痺を認めない機能性発声障害の1つで，発声時に内喉頭筋の不随意的，断続的な収縮により発声障害をきたす疾患である．本症は大きく内転型と外転型に分けられるが，内転型では発声時に声帯が内転して声門が過閉鎖されることで発声中の呼気流が遮断され，一方，外転型は発声時に声帯が外転して声門が開大することでそれぞれ特徴的な音声症状を呈する．年齢は20～30歳代が約60％を占め，男女比は1：4と女性に多い．病型は内転型が90～95％と大部分を占める．病因は十分には解明されていないが，現在のところ喉頭の局所性ジストニア（focal dystonia）と考えられている．ジストニアとは中枢神経系（主に大脳基底核）の障害により，持続的または不随意的に筋肉が収縮することで生じるさまざまな症候の総称である．

■ **症状**

内転型は声門閉鎖筋の不随意的，断続的な収縮により声門の過閉鎖をきたし，過緊張性または努力性の発声様式，発話中の声の途切れや非周期的なふるえなどを特徴とする．患者の訴えとしては，「声がつまる」，「声が途切れる」，「声が出しにくい」などが多く，母音で始まる語で症状が現れやすい．外転型は声門開大筋の不随意的収縮により声門が開大して，気息性発声や失声，声の翻転，囁き声のような無力性発声を特徴とする．訴えとしては，発声中に「声が抜ける」，「声が途切れる」，「声に力が入らない」などが多い．サ行やハ行などの無声子音で始まる語で症状が現れやすい．

このような症状は，電話での会話や大人数の前で発言するなど精神的緊張やストレスを伴う場面での発声，あるいは大声での発声などで強くなる．一方，笑い声，泣き声，囁き声，裏声，歌声では症状が軽減あるいは消失する．また，喉に手を当てる，ガムを嚙む，首を少し傾ける，などの「感覚トリック」により音声症状が一時的に軽減することがある．

■ 検査法と所見の把握

 喉頭内視鏡検査は必須である．喉頭などの発声・発語器官に形態的異常はなく，安静呼吸時や咳嗽時の運動障害もない．内転型では音声症状出現に一致して，声帯や声帯上部構造の過内転や前後径の短縮が観察される．重症例では披裂部と喉頭蓋が接近して，声帯の観察が困難になる．外転型では声帯が大きく外転するというよりは，発声時に一瞬声帯が弛緩して声門間隙が生じる所見がみられる．いずれの型でも，これらの所見が音声症状と同期して断続的，非周期的にみられる．

 内転型では母音で始まる語で，外転型では無声子音で始まる語で症状が現れやすいことから，内転型では「雨がやんだら海にもぐろう」など，外転型では「本屋と花屋は通りを隔てて反対側にあります」などの文章を朗読させると音声症状をとらえやすい．音声障害の自覚度評価法である Voice Handicap Index (VHI) では，本症を含む機能性発声障害で高値を示しやすいことがわかっており，重症度の評価，症状の推移や治療効果の判定に有用である．

■ 鑑別診断

 声の途切れやふるえなど音声症状を呈する以下の疾患との鑑別診断が必要になる．鑑別のポイントを以下に示す．

 1) 本態性音声振戦症：4～5 Hz の周期的な声のふるえがみられ，特に母音の持続発声で顕著である．裏声発声でも声のふるえが改善しない．

 2) 過緊張性発声障害：発症後の経過中に症状が一時期，寛解することがある．また音声治療により症状が改善することが多い．

 3) 心因性発声障害：精神的ストレスなどの誘因に引き続いて急激に発症し，緊張に伴い音声症状が変動する．音声治療，心理療法または薬物療法で症状の改善が得られる．

 4) 吃音：発語困難は主に語頭にみられる．音の途絶，音の引き伸ばし，繰り返しがみられる．

治療方針

■ 保存的治療

 保存的治療として，音声治療とボツリヌストキシンの局所投与による薬物治療がある．

① 音声治療

 痙攣性発声障害は喉頭の局所性ジストニアが本態と考えられており，音声治療は根本的治療法ではないが発声時の喉頭筋の過緊張をとることで，症状を軽減できる場合がある．海外では本症に対して積極的に音声治療が行われており，後に述べるボツリヌストキシン治療に併用することで治療間隔を延長することができるとの報告がある．治療手技としては，発声と呼吸のパターンを整えて努力性発声やスムーズな発声を誘導するための腹式呼吸，喉頭筋の過緊張を軽減するためのあくび・ため息法や喉頭リラクゼーション法，高いピッチでの発声，発話速度と語音の引きのばしなどがある．

② ボツリヌストキシン治療

 ボツリヌストキシンを責任筋である内喉頭筋に注入することでその筋を一時的に麻痺させ，それによって音声症状を寛解ないし消失させる治療法である．海外では米国耳鼻咽喉科・頭頸部外科学会の「嗄声の診療ガイドライン」で，痙攣性発声障害に対してはボツリヌストキシンの局所注入療法が第一選択の治療法として推奨されている．ボツリヌストキシンには現在 A 型と B 型があるが，国内外ともに A 型ボツリヌストキシン（商品名：ボトックス）が最も一般的に用いられる．ボトックスによる治療の実際としては，内転型では経皮的に輪状甲状間膜経由で一側の甲状披裂筋に 1.0～2.5 単位を，外転型では輪状甲状間膜経由もしくは輪状軟骨外側からのアプローチで後輪状披裂筋に 2.0～5.0 単位を注入する．この際，筋電図モニターにより針先が標的筋に刺入されていることを確認する．内転型では両側声帯に分割したり，症状が高度

な場合に投与量を増やしたりして注入する場合もある．治療効果は注入後1,2日後より現れ，平均12〜14週間持続する．その後，薬効の消退に伴って症状が再燃してくるため，再投与が必要となる．本治療に伴う有害事象としては，内喉頭筋の一過性麻痺による嗄声や誤嚥などがあるが，通常は1か月程度で消失する．

本治療は侵襲が少なく安全性も高い治療法である．現在は保険適用がないが，本邦での保険適用取得を目的とした医師主導治験が行われ，間もなく承認される見込みである．

■ 手術的治療

手術の治療には，甲状披裂筋切除術と甲状軟骨形成術Ⅱ型がある．

① 甲状披裂筋切除術

全身麻酔下の喉頭微細手術のアプローチにより，声帯外側上面に切開を加えて甲状披裂筋を露出して，両側の同筋を鉗除する．手術手技が比較的簡単で頸部皮膚切開が不要な利点があるが，術後に気息性嗄声がみられる欠点がある．

② 甲状軟骨形成術Ⅱ型

局所麻酔下に甲状軟骨上に皮膚切開を置き，甲状軟骨を正中で縦切開して離断する．離断した軟骨を左右に開大して，音声をモニタリングしながら開大幅を調節して軟骨を固定する．この軟骨の固定にはチタン製のプレート（チタンブリッジ®）が用いられることが多い．手術により症状はすみやかに改善し，術後の気息性嗄声もあまりないが，長期的な効果に関するエビデンスが乏しく，頸部皮膚切開が必要な欠点もある．

■ 予後

本症の自然経過に関する疫学調査はなく予後は不明であるが，10年以上の長期にわたって症状が持続，ないし徐々に増強する例も少なくない．一方，ボツリヌストキシン治療を反復することで，徐々に症状が軽減し治療間隔が延長する例や長期にわたって症状の寛解が得られる例もある．

■ 患者説明のポイント

☆診断までの病悩期間が長いことが多く患者は不安を抱えていることが多いので，病態を丁寧に説明して本症に対する理解を得る．
☆ボツリヌストキシン治療および手術的治療の長所・短所を説明して，患者のニーズに合わせた治療法を選択する．

17．心因性発声障害
psychogenic dysphonia

渡嘉敷亮二　新宿ボイスクリニック・院長［東京都］

■ 病態・病因

声帯に器質的あるいは麻痺などの神経学的な原因がないにもかかわらず発声障害をきたすものがあり，このなかには単純に発声のフォームがおかしくなったものと心理的な要因が背景にあるものがある．前者は機能性発声障害とよばれ，その多くは絞り出すような声のつまりと頸部の過緊張を伴う．一方で古くから心因性失声症とよばれる疾患がある．これは発声時に息漏れのような極度の気息性の声しか出ない，あるいは気息性の音すら出ないものである．過去にはヒステリー性の失声とよばれ，心理的ストレスが原因である．機能性発声障害は「心理的要因が明確でないもの」ととらえられることが多いが，実際には発声フォームの異常のみで生じるものはまれで，機能性発声障害の70％以上の患者には発症の直接の原因あるいは症状を増悪させる因子として精神的な要素が絡んでいる．精神的な原因で生じる発声障害イコール心因性失声症とされることが多いが，実際には統合失調症など明らかな精神疾患に合併する発声障害は過緊張型で発声時に絞り出すような声のつまりを訴えるものが多い．上記の理由で本項ではあえて「心因性発声障害」という病名

を用いる．

■ 症状

　心因性の発声障害にはさまざまなタイプがあるがここでは最も一般的な失声型（心因性失声症）と過緊張型について述べる．

① 失声型

　内視鏡で声帯を観察すると発声時に声帯が完全に閉鎖せず気息性嗄声となる．内視鏡の先端で刺激するなどして咳が出た場合は声門閉鎖があることになり，このことで神経疾患による声帯運動障害を否定できる．

② 過緊張型

　強く絞りだすような，時にとぎれるような特徴的な声で診断可能である．内視鏡では発声時に声帯が強く閉じており時に仮声帯の強い内転により声帯の観察が不能となる．この症状は痙攣性発声障害と類似しており，区別がつきにくい．

　頸部を触診すると舌骨上下の筋が過剰に収縮して硬くなっている例が多い．喉頭を左右からつまんで用手的に下降させて胸に響くような発声を促すと瞬時に症状が軽減することが多いが一時的である．

治療方針

　失声型，過緊張型ともに言語聴覚士によるリハビリテーションが第一選択となる．

　失声型の場合はほとんどの例で精神的ストレスが明確である．原因が精神的なものであることを患者に伝えたうえで治療を開始する．ハミングやあくびため息発声などで有響音を誘導しそこから単語，文章へ移行していく．短期間に治癒することが多いが，解決困難な要因がある場合は治癒までに数か月を要する例や，一度治癒しても再発を繰り返す例がある．過緊張型では喉頭挙上筋の過剰収縮を緩和するため，喉頭を下降させ胸へ共鳴する発声の誘導やチューブ発声などを行う．心的要因が明確でない場合でも社交不安障害や自意識過剰な気質をもつことが多く認知行動療法などの心理療法を併用する例もある．

■ 患者説明のポイント

☆短期に改善する例もあるが，心的要因の内容によって長期化することもあると説明する．

18. 喉頭痙攣

laryngismus, laryngeal spasm, laryngospasm

村川雅洋　福島県立医科大学・教授（麻酔科学）

■ 病態・病因

　声門閉鎖筋が反射的に攣縮し，声門開大筋の活動が抑制されて呼吸困難をきたす状態をいう．食物や異物による喉頭の刺激，不十分な局所麻酔および全身麻酔下での喉頭周辺処置などの局所的原因，くる病，テタニー，破傷風，尿毒症，溺水などの全身的原因によって起こる．小児では，生後4か月頃〜2歳までに発症することが多く，突然死の原因の1つになると考えられている．

　本来，気道へ異物侵入を反射的に防ぐために生体に備わっている喉頭閉鎖反射が，刺激が除去されても持続する状態である．周術期の発生頻度は0.1〜10数％といわれており，成人に比べて小児で多く，上気道に炎症があると頻度は高くなる．麻酔薬ではセボフルランより気道刺激性が強いイソフルランのほうが起こしやすい．抜管時では，特に扁桃摘出術やアデノイド切除術で頻度が高い．

■ 症状

　呼息はできるが吸息時に声門がcheck valveとなって吸息性呼吸困難と喘鳴が起こる．完全な声帯閉鎖での吸気（肺へのガス流入がない状態）では，肋間筋の収縮より横隔膜の収縮力が強いため，腹壁は膨隆するが胸郭は陥没し，呼気では，横隔膜弛緩により腹壁は下がり胸郭は上がるため，シーソー様パターンとなる．換気不能の結果として，低酸素血症，高二酸化炭素血症をきたす．

小児で重症の場合はチアノーゼや失禁，全身痙攣などがみられる．成人と比べて小児は機能的残気量が少なく酸素消費量は多いため，低酸素血症をきたしやすい．

■ 検査法と所見の把握

間接喉頭鏡や喉頭ファイバースコープ，周術期であれば直接喉頭鏡などで声門の閉鎖を確認できる．視診ではシーソー様呼吸が観察され，胸部の聴診では吸気性の喘鳴が聴取されるか，呼吸音がほとんど聴取されない．

■ 鑑別診断

喘息発作，気管支痙攣，舌根沈下や異物による上気道および下気道の閉塞を鑑別すべきである．また，過換気症候群との鑑別も必要である．

治療方針

■ 保存的治療

局所的原因によるものの多くは自然寛解する．発症直後は，頸部冷却が有効とされている．また，カルシウム剤や精神安定薬の使用も有効とされている．

処置中や周術期に発症した場合は，気道確保の基本手技（下顎挙上と頭部後屈）を確実に行ってエアウェイを開存させる．マスクを密着させて純酸素で気道を持続的陽圧に保持しながら，原因となりうる刺激を取り除く（口腔内吸引，刺激操作の中断）．寛解しない場合は，静脈路を確保して，静脈麻酔薬プロポフォール（局所麻酔下では 1～2 mg/kg，全身麻酔下では 10～30 mg）を投与し，麻酔を深くする．低酸素血症（チアノーゼ）が出現している場合は，筋弛緩薬（ロクロニウム 0.6～1.0 mg/kg，あるいはスキサメトニウム 1～2 mg/kg）を静注（静脈路なければスキサメトニウム 4～5 mg/kg 筋注）する．

喉頭痙攣ノッチ（laryngospasm notch；耳たぶの付け根の後ろのくぼみの部分，下顎骨関節突起と乳様突起の間）を強く圧迫すること（Larson maneuver）や gentle chest compression（手のひらで胸骨の中心を 20～25 回/分，CPR 時の半分以下の力で圧迫する）も試みる価値のある処置である．

■ 手術的治療

気管挿管，必要に応じて気管切開を行う．

■ 合併症

数分以内に気道が再開通しない場合は，低血圧，徐脈，不整脈，心停止を生じる．胸腔内は著しい陰圧となるため急性肺水腫をきたすことがある．

■ 予後

手術期発症のものは予後良好である．全身的原因によるものでは原因疾患の治療が必要である．

■ 患者説明のポイント

☆神経過敏な患者に対しては事前に精神安定薬を投与するなど心身の安定に配慮する必要がある．

19. 喉頭・気管外傷（薬物・熱傷を含む）

laryngeal trauma

二藤隆春　埼玉医科大学総合医療センター・准教授

■ 病態・病因

喉頭外傷は外表部から物理的な力が加わり喉頭に損傷が生じた状態である喉頭外損傷と，喉頭内腔から損傷が生じた状態である喉頭内損傷に大別され，前者が狭義の喉頭外傷である．さらに喉頭外損傷は外表部と喉頭内腔の交通の有無により，鈍的外傷（または閉鎖性外傷）と開放性外傷に分けられる．喉頭内損傷は，気管挿管や喉頭手術など医原性に生じる場合が多いが，薬物による化学損傷や高熱による熱傷も原因になりうる．

下顎と頸椎に囲まれ，また咽頭と気管の間にあり可動性に富む喉頭は比較的外傷を受けにくい臓器であるが，前方からの圧迫により頸椎との間に挟まれた場合に鈍的外傷が最も

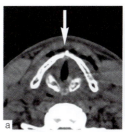 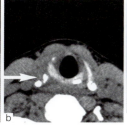 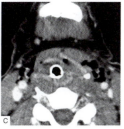

図1 喉頭外傷のCT画像
a：甲状軟骨正中の骨折(矢印)と皮下気腫を認める．
b：甲状軟骨右下角の骨折(矢印)と輪状軟骨の変位を認める．
c：甲状軟骨の複数箇所の骨折と変位，皮下気腫を認める．

生じやすい．外力が強ければ軟骨は骨折するが，輪状軟骨よりも甲状軟骨で多い．骨折しない程度の外力でも，圧迫後の反跳時に粘膜や血管の破断，披裂軟骨の脱臼など内腔の損傷が生じうる．原因として，交通事故でのハンドルやダッシュボードとの接触，スポーツでの腕や道具との接触，転倒での家具との接触などが多いが，扼頸で生じる場合もある．交通外傷のような強大な外力が加わると気管の断裂も生じうる．開放性損傷はナイフや包丁による刺傷(自傷行為が多い)，事故でのガラスによる外傷などが原因となる．

整復処置が比較的容易な受傷2週間程度までを新鮮例，それ以降を陳旧例として区別して取り扱う場合が多い．

喉頭が小さく，位置が高い小児の喉頭外傷はまれであるが，軟骨が軟らかく骨折しにくい反面，粘膜下組織が疎であり浮腫や血腫が生じやすい．自転車や転落など遊戯中の受傷が多い．

喉頭の化学損傷は酸性やアルカリ性の家庭用洗浄剤の誤飲が原因となる場合が多い．表面が凝固壊死する酸と比較し，進行性に深部組織まで侵食するアルカリは重症化しやすい．熱傷は火災や熱い食品が原因となる．

■ 症状

外傷の程度により，嗄声，呼吸困難，喘鳴，嚥下困難，咽頭痛・違和感，喀血などをきたす．血腫や浮腫の増悪により遅発性に呼吸困難が出現する場合もあるため，初診時に軽症のようであっても安易に帰宅させるべきではない．

■ 検査法と所見の把握

① 視診・触診

頸部の外表部の状態を観察し，腫脹や圧痛，皮下気腫，喉頭・気管の変形の有無などを確認する．

② 内視鏡検査

喉頭内視鏡検査により，咽頭・喉頭の浮腫や出血，粘膜損傷，声帯の形態や運動の異常，気道狭窄の有無などを確認する．陳旧例ではストロボスコピーも併用して，瘢痕や癒着の影響を評価する．

③ 画像検査

頸部CT検査により，甲状・輪状軟骨や舌骨の骨折や変位，披裂軟骨の変位，輪状甲状関節の脱臼，気道狭窄，気腫・血腫などの有無を確認する(図1)．骨折線は方向によって同定しにくい場合もあるので，可能なら3次元構築も行う．嚥下障害が疑われる場合は嚥下造影検査も行う．

■ 鑑別診断

多発外傷で気管挿管されている症例で喉頭外傷が疑われるならば，早期に気管切開術を行い，喉頭の評価を行う．

喉頭内視鏡検査で声帯運動障害を認めたら，

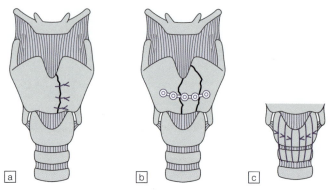

図2 喉頭・気管外傷の整復
a：甲状軟骨の骨折に対するモノフィラメント糸やワイヤーによる整復．
b：甲状軟骨の複数箇所の骨折に対するチタンミニプレートによる整復．
c：輪状軟骨・気管間の断裂に対するモノフィラメント糸による整復．

CT検査，直達鏡検査，筋電図検査などにより披裂軟骨脱臼と反回神経麻痺を鑑別する．

治療方針

急性期ではまずバイタルサインを評価し，呼吸障害があれば気管切開術による気道確保を最優先に行い，続いて内視鏡検査やCT検査により詳細に病態評価を行う．呼吸障害がなく，諸検査の結果，粘膜の血腫や浮腫，軽微な粘膜損傷，変位のない軟骨骨折，披裂軟骨の変位を伴わない声帯運動障害のみならば，保存的に経過観察を行う．変位を伴う軟骨の骨折や輪状甲状関節の脱臼，広範囲の粘膜損傷，披裂軟骨の脱臼などが認められれば，早期の観血的整復を検討する．簡易な軟骨の整復のみならば局所麻酔下に施行可能だが，高度損傷例や術後の浮腫が懸念される症例では全身麻酔や気管切開術が必要となる．開放性外傷では洗浄の後，外表部も含めて即時整復を行う．

陳旧性外傷では周囲組織の瘢痕化などにより整復が困難である場合もあるため，症状の程度と治療の侵襲，患者の希望などを考慮して方針を決定する．

■ 保存的治療

受診時に気道狭窄がなくても数時間後に浮腫が進行する場合もあるため，受傷後24〜48時間は厳重な経過観察が必要であり，必要に応じて入院管理とする．特に熱傷では危険性が高い．

喉頭外損傷では感染予防に抗菌薬を投与する．特に開放性損傷では必須である．喉頭の浮腫を伴う場合はステロイドを投与する．消炎鎮痛薬，止血薬などを適宜併用する．ネブライザーや吸入ステロイドを用いてもよい．

化学損傷や熱傷でも抗菌薬とステロイドの投与を行う．

■ 手術的治療
① 気管切開術

喉頭内腔に損傷があり，気道狭窄が存在または将来生じる可能性が高い場合は気管挿管による病態の増悪を防ぐため，気管切開術を優先する．開放性損傷でも緊急時を除き損傷部から挿管せず，気管切開術を行う．陳旧例の治療で喉頭内腔に手術操作を加える場合も必要に応じて気管切開術を行う．

② 軟骨の整復

軟骨の骨折は軽微な変形でも音声障害が生じうるため，原則的に整復を検討する．整復

後はナイロン糸やワイヤー，チタンプレートなどで軟骨を固定するが，複数箇所の骨折や強固な固定が必要な場合はチタンプレートの使用が望ましい．気管の断裂では漏れがないよう丁寧に縫合する(図2)．

披裂軟骨脱臼は瘢痕化すると整復が困難となるので，早期に適切な位置への整復を試みる．ただし，関節が破壊されている場合，声帯運動の回復は期待できない．

③ 内腔の整復

喉頭内腔の著しい損傷により気道狭窄や音声障害が生じる可能性が高い場合は，喉頭截開術により内腔の整復が必要となる．可能なら骨折部よりアプローチする．必要に応じて喉頭皮膚瘻造設やステント留置を行う．

④ ステント留置

整復後に喉頭の枠組みが維持できない場合や広範囲の粘膜損傷により内腔の瘢痕狭窄が生じそうな場合にステントを留置する．ステントとして，Tチューブやシリコンキール，手術用手袋を加工したコアモールドなどが用いられる．

⑤ 音声・嚥下機能改善手術

陳旧例で音声障害が残存している場合，形態や機能の修復が困難でも，声帯内注入術や喉頭枠組み手術により一定の効果が得られる場合もある．また，リハビリテーションを行っても誤嚥が続く場合は，喉頭挙上術や輪状咽頭筋切断術などを検討する．

■ 合併症

開放性外傷では咽頭や食道にも穿孔が生じている場合もあるため，整復時に見逃さないようにする．

喉頭外傷の治療期間は長く，頸部の醜形や高度音声障害を残す場合も多いため，必要に応じて精神的ケアを行う．

■ 予後

軽症例ではほとんど後遺症を残すことなく治癒するが，中等症以上では嗄声や音域の変化など音声障害が残存する可能性が高い．重症例では気道再建後も労作時呼吸苦により気管孔を閉鎖できない場合もある．

化学損傷，特にアルカリによる損傷では遅発性に咽頭や食道の癒着や狭窄が進行し，摘出手術が必要となる場合もある．

■ 患者説明のポイント

☆軽症と診断し帰宅させる場合でも，症状が増悪する傾向があれば，気道確保の可能な救急病院を受診するよう指示する．

☆治療によっても音声が完全に元の状態に戻らない場合があることを説明する．

☆重症例では段階手術が必要であり，治療期間が長期にわたることを説明する．

☆スポーツが原因の場合，一定期間ボディコンタクトのある練習を控えるよう指示する．

20. 喉頭狭窄(声門下狭窄)

laryngeal stenosis(*subglottic stenosis*)

多田靖宏　福島赤十字病院・部長

■ 病態・病因

① 概念

喉頭狭窄は，喉頭蓋から輪状軟骨の高さまでの間に，何かしらの原因で狭窄が生じている状態を指す．輪状軟骨の高さに起こることが多く，位置的な表現として声門下狭窄と称される．気道閉塞症状を呈し嗄声のみならず呼吸困難を呈するために慎重な対応が必要である．難治性であることが多く，狭窄の程度もさまざまであるため治療は個々の病態によって適切な判断が必要となる．緊急気道確保が必要になる場合もあり，注意を要する．

② 原因

狭窄の原因を表1に示す．最も多いのは外傷である，そのほかに熱傷(酸・アルカリによる化学熱傷も含む)，気管切開術後，気管挿管によるもの，腫瘍性疾患などがある．再発性多発軟骨炎や類天疱瘡などは比較的まれであり，耳鼻咽喉科医単独での治療は難しく

表1 喉頭・気管狭窄症の原因

外傷	骨・軟骨異常
熱傷（火気および化学薬品）	再発性多発軟骨炎
手術（気管切開術，輪状甲状間膜穿刺術）	ANCA関連血管炎
	結核
気管挿管	類天疱瘡
腫瘍性疾患による伸展・圧排	先天性
気管軟化症	特発性

他科との連携が重要となる．受診時には原因確定に至らない場合があり，後日病状が進行して原因が判明する場合もあるため慎重に治療方針を決める必要がある．

③ 好発部位

最も多い部位は輪状軟骨部である．原因が外傷であった場合は，どの部位に外力が加わったかによって狭窄が生じる部位は変わる．舌骨の高さであれば，舌骨の骨折，喉頭蓋の断裂や変形をきたし，甲状軟骨の高さであれば，甲状軟骨骨折による声門狭窄，披裂軟骨脱臼による声帯可動性低下などをきたし，輪状軟骨の高さであれば，輪状軟骨骨折による声門下の変形や粘膜下出血による腫脹をきたす．原因が気管挿管の場合は輪状軟骨部の機械的損傷が多い．熱傷が原因の場合は，晩期的に生じることが多く，声門下狭窄のみならず声帯癒着症などをきたす．

■ 症状

病変が喉頭蓋の場合は無症状であることが多いが，変形が高度であれば，嚥下障害や呼吸障害をきたす場合もある．声門部の場合は早期から嗄声や呼吸苦をきたす．声門下の場合は，初期は無症状であるが，病変が進行すると呼吸苦をきたし，特徴的な犬吠様の咳を呈する．

■ 検査法と所見の把握

狭窄の有無を判断するには喉頭内視鏡検査が最も簡便で有用な方法である．声門上から声門，声門下の観察は重要で，可能であれば喉頭麻酔を行い，声門を越えて実際に声門下まで直接内視鏡を挿入して観察するとよい．また，気管切開孔があれば，そこから上方に声門下を観察するのも有用である．声門上から声帯の可動性や声門閉鎖の有無などが明確に判断できない場合も，声門下の観察では明らかになる場合がある．ただし，内視鏡のみでは狭窄が粘膜病変であるのか軟骨病変であるかは判別が困難である．

画像検査としては，CTやMRIは，狭窄の程度や範囲を詳細に把握することができる．狭窄部位が粘膜病変か軟骨病変かの判断が可能であり，治療を考えるうえで重要である．内腔の計測により，治療に用いるTチューブやカニューレのサイズを事前に決定することも可能となる．水平断・冠状断・矢状断の3面で評価すると状況を把握しやすくなり，さらに，三次元再構築を行うことで病変を立体的にとらえることができ有用である．造影CTは腫瘍性疾患の診断に有用である．

■ 診断

現病歴と症状から喉頭狭窄症を推察することは比較的容易である．診断は，各種検査で狭窄部位の証明となるが，その後の治療方針を決定するにあたっては，狭窄の程度の判断が特に重要となる．

治療方針

■ 気道確保

治療方針は気管切開や気管挿管などの気道確保が必要かどうかの判断が最優先される．

1）狭窄の程度：軽度では無症状の場合が多いが，呼吸苦を呈していれば，基本的には気道確保が必要である．ステロイドなどで改善が望めると判断しても，急性増悪をきたす可能性があり，入院での厳重な経過観察が必要である．血中酸素飽和度が低下している場合は，緊急気道確保を行うべきである．

2）狭窄部位：喉頭蓋の高さで無症状の場合は経過観察でよい．声門の高さで呼吸苦を呈し消炎による改善が望めない場合は，輪状甲状靱帯穿刺・切開や気管切開の準備を行

う．声門下で呼吸苦を呈している場合は，緊急気管切開を行うべきである．気管挿管は，挿入時に狭窄部位を損傷する危険性があることと，挿管したチューブが狭窄部位を刺激して悪化させる危険性があるため，できれば避けるべきである．

3）原因：腫瘍性疾患であれば腫瘍の治療を行う．特殊炎症であれば全身的治療を優先する．感染症であれば感染対策を優先する．化学熱傷と火気熱傷は受診時には粘膜の発赤しか認めなかったとしても数日〜数週間後に粘膜肥厚や瘢痕癒着などを生じて狭窄をきたすことがあるので必ず経過観察を行う．

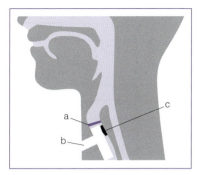

図1　Tチューブ挿入時
a：声帯，b：Tチューブ，c：狭窄部（粘膜移植部）

■ 保存的治療

腫瘍性病変でなければ，まずはステロイド吸入療法や内服から開始する．狭窄が中等度以上で呼吸困難をきたす場合は，浮腫の軽減目的にアドレナリン 0.3〜0.5 mg を筋注する．同様の目的で，副腎皮質ステロイド（メチルプレドニゾロン 125 mg，ヒドロコルチゾン 500 mg など）の静注を行い，改善がない場合は積極的に気管切開術を施行する．

■ 手術的治療

手術療法は狭窄部位の切除が目的であるが，粘膜だけでなく軟骨の合併切除を余儀なくされる場合があり，その際は硬性組織の再建が必要になる．内腔の軟骨露出は再瘢痕形成を促してしまうため粘膜移植も必要になる．

狭窄の範囲が限局する場合は，内腔からのアプローチとして直達喉頭鏡下レーザー切除術を選択する場合もある．切除の際に軟骨膜を焼灼しないように注意する．狭窄が全周性，瘢痕が長軸方向に広範囲，支持軟骨が欠損している症例に対しては，外切開を用いた手術がよい適応となる．

従来から行われているトラフ法は，瘢痕を切除した後に，残存する粘膜と頸部皮膚を縫合して瘻孔を作り，後日有茎皮弁で溝を閉鎖する方法である．しかし，粘膜欠損が大きい場合や，溝が大きい場合は形成が難しいことがある．瘢痕組織切除後の創面ができるだけ raw surface とならないよう口唇粘膜や頬粘膜を移植し，ステントとして T チューブを留置する（図1）．6 か月を目標とするとよい．その後に T チューブを抜去し，再狭窄が起こらないことを約 2 週間確認する．再狭窄を認めなければ喉頭溝を閉鎖する．閉鎖方法は，頸部の有茎皮弁，肋軟骨などの生体組織や，チタンなどの人工物を用いる方法がある．生体組織は生着しやすいが移植組織の形状に制約がある．人工物は形状は自由に変えられるが異物反応が起こる可能性がある．近年はこの両者の欠点を補うべく人工気管の開発が行われており商品化が望まれる．狭窄部位を全周性に切除し直接吻合する喉頭気管吻合術があるが，最近はあまり行われていない．

■ 術後管理

術後は，感染防止に第 2 世代セフェム系の静注を 5 日程度行い，その後はマクロライド系の内服薬を投与する．そのほか，去痰薬の蒸気吸入，肉芽防止にトラニラスト，胃酸の逆流防止に消化管運動賦活薬などを投与する．

■ 予後

予後は，原因によって大きく異なる．外傷性や挿間性の場合は狭窄の程度が大きくても治癒する場合が多い．しかし，再発性多発軟骨炎などの場合は，再発することが多く難渋する．保存的にせよ手術療法にせよ，しっか

りと時間をかけて再狭窄がないことを確認して閉鎖するべきと考える．

■ 患者説明のポイント

☆喉頭狭窄症は，時に窒息という致死的状況を引き起こす危険性がある疾患である．
☆治療には時間が必要で，各段階に移行するタイミングをあせらない．
☆全身疾患による場合は再発性が高いため，全身的治療を優先して行う必要がある．

21．喉頭・気管・気管支異物
foreign body in larynx, trachea and bronchus

櫻井一生　藤田医科大学岡崎医療センター・教授

■ 病態・病因

　喉頭・気管・気管支異物は，重篤な呼吸障害により致命的となることもあり，早期の診断・治療が求められる重要な疾患である．喉頭異物の頻度は，下気道異物の10～24％といわれており，最も頻度が高いのは3歳以下の乳幼児の気管・気管支異物である．異物の種類は，乳幼児ではピーナッツなどの豆類が多く，成人の気管・気管支異物では，義歯や歯冠などの歯科関連異物が多い．喉頭異物は，プラスチック片，薄板状物，針状物が多い．乳幼児では，口に物を入れているときに急に驚いたり，泣いたりしたときに誤飲することが多い．成人では，歯科治療中に誤って歯科材料を口腔内に落としたときに誤飲することが多い．

■ 症状

　喉頭・気管・気管支異物の主な症状は，突然の激しい咳き込みと吸気性喘鳴で，時に急速に呼吸不全に陥ることがある．異物誤飲直後は激しい咳嗽発作，喘鳴，呼吸困難が認められるが，異物が停留し固定すると症状は軽減する．声門部に介在する異物では嗄声や失声，声門下異物では喘鳴が主症状となる．

■ 検査法と所見の把握

① 問診

　気道異物の診断には，問診が非常に重要である．特に小児例では，家族から症状ならびに経過を詳細に聴取する必要がある．食事中に急に咳き込んだりしたことがないかどうかや体動時に咳き込むことがないかなどを注意深く聴取する．異物誤飲のエピソードの丁寧な聴取により気道異物を強く疑うことができ，早期診断が可能となる．

② 視診・聴診

　喉頭異物の診断には，呼吸状態が落ちついていれば経鼻的にファイバースコープで咽喉頭を観察するが，ファイバースコープの刺激で呼吸困難が増悪することがあるので注意が必要である．喉頭異物であれば容易に診断できると考えがちであるが，診断が遷延する場合が少なくない．喉頭異物は，小児に多く異物誤飲の詳細な病歴を聴取しにくいことや声門下に異物が介在する場合が多く観察しにくいこと，異物が長期に介在すると喉頭粘膜の浮腫状腫脹や肉芽形成が生じ異物が確認しづらい状態に陥ることなどが診断の遅れる原因である．以上を念頭におき，注意深く喉頭を観察することが重要である．

　小児の気管・気管支異物の診断において，聴診は病歴の聴取とともに大変重要である．異物の介在部位により，気道狭窄や無気肺の所見が認められ，喘鳴ないしは呼吸音の減弱が聴取される．胸部の聴診上で何らかの異常所見が認められることが多い．

③ 画像診断

　気管・気管支異物を疑った場合は，胸部単純X線検査は必須の画像診断である．可能であれば正面像と側面像を撮り，正面像では深吸気時と深呼気時を撮影する．X線非透過性異物であれば，異物の大きさ，位置，側面像があれば形状が判明する．X線透過性異物では直接異物を確認することはできないが，深吸気時に呼吸時に比べて，心縦隔陰影が異物の存在する患側に移動するホルツクネ

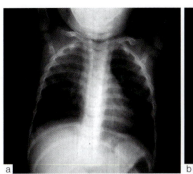
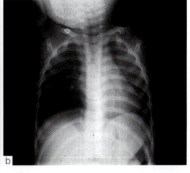

図1 胸部単純X写真像（ホルツクネヒト徴候）
a：吸気時，b：呼気時．異物により吸気時のみに主気管支の換気が少し可能になる場合はcheck valve様の状態になり，呼気時には患側（右側）が肺気腫様になるため心縦隔陰影は健側（左側）に移動し，吸気時には患側に移動する．

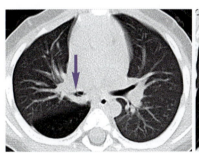
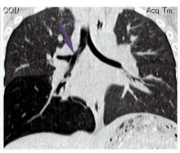

図2 X線透過性異物のCT画像
右気管支に異物（セロハンテープ）を疑う異常陰影を認める（矢印）．

ヒト徴候により，患側を推測することができる（図1）．

ホルツクネヒト徴候は，異物の存在する3種類の状態にそれぞれ対応する．1）異物により主気管支が狭窄している場合は，健側の吸気量が患側より多いことにより吸気時の心縦隔陰影が患側に移動する，2）異物により吸気時のみ主気管支の換気が少し可能になる場合でcheck valve様の状態，呼気時には患側が肺気腫様になるため心縦隔陰影は健側に移動し，吸気時には患側に移動する，3）異物により主気管支が完全に閉塞している場合は，吸気時に無気肺となる患側に心縦隔陰影が移動する．

胸部CT検査は，X線透過性異物の描出も可能であり，診断が困難な例では呼吸困難が切迫する緊急時以外は施行すると多くの情報が得られ，有用である（図2）．摘出に際しては，胸部CTはより多くの情報を得ることができる．特に冠状断や矢状断画像，3D構築画像を作成すると，異物の局在，形状などが把握でき，摘出方法の検討に有用である．

④ 気管支鏡検査

気道異物の診断はまず疑うことといわれているが，気道異物を疑った場合は，早急に気管支鏡にて実際に気管や気管支を検査し，異物を確認することが重要である．小児の場合は，声門下の腫脹を軽減するために，摘出前

の観察はラリンジアルマスクと軟性気管支鏡で行うのがよいとされている．

治療方針

■ 手術的治療
気道異物摘出術は，術中や術後に窒息や低酸素性脳症などの重大な障害をきたす危険性があることを認識し，十分な技量のもと手技を進めなければならない．摘出術の手順や機器の使用法について十分な知識や技量をもち合わせていることはもちろんのこと，起こりうる偶発症への知識や対応能力も兼ね備えていなければならない．異物摘出の設備・準備・人手などが不備な状況下では，呼吸困難がなければ異物の摘出は慎むべきである．

① 喉頭異物
喉頭異物は，マスクによる吸入麻酔下にマッキントッシュ喉頭鏡にて喉頭展開を行い，異物を明視下に置き，鉗子で摘出する．もしくはラリンジアルマスクにて気道を確保し軟性喉頭鏡にて摘出する方法もあるが，小児では換気が不十分になりやすく注意が必要である．異物の摘出が容易であると予想されても手術操作中に異物が気管に落下する危険性があるため，摘出を行う際には術前に麻酔科医とよく連絡をとり，気管切開や硬性気管支鏡の準備をしておく必要がある．異物が周囲組織に嵌頓し短時間での摘出が困難と考えられる場合は，気管切開を施行し気管挿管麻酔下に喉頭直達鏡を使用し摘出する．

気管切開の適応は，1）異物による呼吸困難ならびに異物摘出後の喉頭浮腫をきたすことが予想される場合，2）手術手技の面から必要となる場合などが挙げられる．

② 小児の気管・気管支異物摘出術
小児の気管・気管支異物は，硬性気管支鏡で異物を摘出する．その手順は以下の通り．

1）麻酔：全身麻酔下に行う．
2）体位：仰臥位で上半身は動かせる状態にする．
3）挿入方法：喉頭直達鏡で喉頭展開をして挿入するか，もしくは直接，気管支鏡を挿入する．
4）摘出方法：異物を確認したら，鉗子で異物を把持し摘出する．鉗子の選択は重要で異物の種類により，摘出に最も適した鉗子を選択する必要がある．気管支鏡内に引き込めない大きさであれば，気管支鏡，鉗子とともに三位一体で異物を摘出する．
5）摘出後の確認：異物摘出後は，異物の残存がないか再度詳細に確認する．特に長期間介在したピーナッツ異物は鉗子で把持した際に割れてしまうことがあるため，残存がないことをしっかりと確認する必要がある．

③ 成人の気管・気管支異物摘出術
成人の気管・気管支異物は軟性気管支鏡もしくは硬性気管支鏡で摘出する．軟性気管支鏡は，1）末梢にも到達可能である，2）局所麻酔であり全身麻酔のリスクがない，3）簡便に施行できるなどの利点がある一方，1）把持鉗子が制限され把持力が弱い，2）局所麻酔であり患者の体動の可能性がある，3）大きな異物や鋭利な異物，長期間介在した異物などは摘出が困難となりうるなどの欠点がある．硬性気管支鏡の利点は，1）把持力の強い硬性鉗子が使用できる，2）全身麻酔であり患者の体動がなく手技がしやすい，3）鋭利な異物でも気管壁を損傷せず摘出できることなどが挙げられるが，欠点としては，1）全身麻酔のリスクがある，2）末梢気管支に到達しにくい，3）喉頭浮腫や粘膜損傷などの併発症のリスクがある，4）硬性鏡のテクニック習得に鍛錬が必要，などが挙げられる．これらの利点と欠点を理解し，症例によって適切な方法を選択し，施行する．

■ 合併症

① 喉頭異物摘出術
喉頭異物による気道閉塞による窒息では，死亡率は45％で，30％の症例に低酸素脳症を合併するといわれている．乳幼児の喉頭異物による窒息では，自発呼吸がある場合は背

部を数回叩打し，次に仰臥位にして，指2本で胸部圧迫を数回行う．異物が確認できたら指で掻き出す．異物が見えないときは，異物を押し込む危険性があるので盲目的に口腔内に指を入れてはいけない．成人では，患者の背部から，片手の拳を剣状突起の下端より下方の腹部に当て，もう一方の手でこれを覆い両手で上方に突き上げるハイムリック法が広く施行されているが，喉頭が完全に異物によって閉塞された状態でないと無効である．ハイムリック法の施行にあたっては，異物の嵌頓状態を把握し施行する必要である．

② **小児の気管・気管支異物摘出術**

小児では声門下に一致する輪状軟骨部が成人に比べ狭く，異物摘出の際に異物が鉗子からはずれ，嵌頓する危険性がある．異物が嵌頓した場合は，もう一度気管支鏡を挿入して異物を気管支まで押し込んで気道を確保する．また，術後喉頭浮腫や声門狭窄をきたすことがあり，気管切開による気道確保が必要になることがある．異物摘出後24時間は，危険な状態であることを家族に説明しておく必要がある．

③ **成人の気管・気管支異物摘出術**

鋭利な異物では気管粘膜の損傷に伴う出血を生じることがあるため，異物摘出後気管内の出血の有無を確認する必要がある．

■ 患者説明のポイント

☆麻酔の方法，併発症・偶発症について
☆異物の摘出方法
☆その他の摘出法について
☆異物をそのまま放置した場合の予測される危険性
☆併発症・偶発症の可能性と万一そのような併発症・偶発症が生じた場合の対処方法
☆異物が摘出できない可能性について

22. 気管狭窄
tracheostenosis

平林秀樹 獨協医科大学・特任教授

■ 病態・病因

気管狭窄は新生児の先天性気管狭窄と，成人の外傷や気管内外の腫瘍性疾患による狭窄に分けられる．先天性の病因はいまだ十分に解明されていない．

■ 症状

先天性であれば，出生時の喘鳴，チアノーゼ，陥没呼吸など呼吸困難の徴候を示す．
成人であれば，喘鳴などの呼吸困難のほかに，原因疾患である頸部の腫脹，皮膚損傷などを認める．

■ 検査法と所見の把握

先天性の気管狭窄を含めた気道の狭窄は，胎生期のエコー，MRI検査にてその診断が可能になってきている．

耳鼻咽喉科医が新生児の気道疾患にかかわるのは，出生直後よりも1次治療が終了し，気管挿管などにより気道が確保されている状態と，喘鳴など上気道狭窄が疑われるケースが多い．すでに気管挿管を受けている症例では，挿管チューブを抜去して声門・声門下・気管の状態を観察する必要がある．局所麻酔下の観察では，挿管に伴う声門の浮腫や，抜管刺激による嘔吐を考慮する必要がある．小児科との連携により観察前のステロイドの投与や，哺乳後3時間以内の検査は避けるべきである．しかし，局所麻酔下の観察は，声帯運動や嚥下運動の観察には都合がよいが，気管の観察はできない．観察には全身麻酔下にlaryngeal mask airwayを使用し観察する．挿管チューブに視野を妨げられることがなく，さらに検査後の接触による声門下浮腫の発生を軽減できる利点をもつ．

同様に画像診断も重要で，単純X線，断層撮影，CTなどの撮影が必要である．最近

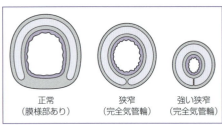

図1　先天性気管狭窄の種類
（正常（膜様部あり）／狭窄（完全気管輪）／強い狭窄（完全気管輪））

は3DCTやバーチャル気管支鏡などが活用でき，術前の気道狭窄の部位・程度の診断に有効である．

成人の気管狭窄も同様に画像診断が中心となる．気管・気管支内視鏡検査も狭窄の程度，距離の把握に重要であり，腫瘍性病変では生検など確定診断のもととなる．

■ 鑑別診断

上気道狭窄の原因となる下記疾患は小児，成人とも鑑別が必要である．

1）鼻・咽頭疾患：新生児の鼻閉（後鼻孔閉鎖），咽頭浮腫，舌根膿瘍，口腔底蜂窩織炎，咽後膿瘍，舌根沈下，鼻・副鼻腔腫瘍，咽頭腫瘍

2）喉頭疾患：喉頭軟化症，声帯麻痺（両側），声門下狭窄，急性喉頭蓋炎，急性声門下腔炎（仮性クループ），喉頭ジフテリア，喉頭浮腫，喉頭腫瘍，喉頭外傷

3）気管・気管支疾患：気管形成不全，気管食道瘻，気管外傷，気管内肉芽，気管腫瘍，外側からの圧迫（甲状腺，食道，縦隔，大血管疾患）

4）異物

治療方針

気道にかかわる疾患は生命に維持に直接関連し，迅速な診断と治療を要求される．気道確保，QOLの向上を目指したさまざまな診断・治療が必要とされている．

■ 手術的治療

① 胎生期

喉頭周囲の狭窄であれば，ex-utero intrapartum treatment（EXIT）を行う．これは全身麻酔下に子宮切開し，胎児上半身のみを子宮外に露出し，胎児-胎盤血流を維持したまま，気道確保を行い，その後に児娩出をはかる手術手技である．

また胎生期に上気道狭窄が確定した症例に対し，超音波と内視鏡装置を用いて，気道拡張させる試みも始まっている．

② 新生児

先天性の気管軟骨の形成異常で気管膜様部が欠損することがあり（図1），完全気管輪という．狭窄が強度であると救命が不可能なこともあるが，近年では狭窄気管輪をスライドさせて拡張させる報告もある．

多く経験するのが，気管軟化症を伴った大血管による気管の圧迫である．狭窄が強度のときは気管挿管によって気管内腔の保持をはかるが，海外では可溶性の気管ステントを新生児に用いる試みも行われている．

耳鼻咽喉科では，頸部気管の粘膜下の肥厚による狭窄では，肥厚した粘膜や瘢痕を除去して，頰部粘膜を移植し，シリコンTチューブを挿入する（図2）．内腔の保持が確認できてから前頸部の皮膚を用いて気管孔を閉鎖する方法である．

③ 成人

成人の気管狭窄の原因は，気管壁の虚脱が原因の気管軟化症，気管内腫瘍（腺様嚢胞癌など），気管外腫瘍（甲状腺，食道，肺，縦隔），気管外傷（気管切開，気管挿管）などが挙げられる．

気管軟化症の治療は難しく，内腔保持のみを目的に金属ステントなどを挿入すると，粘膜に肉芽の造成をきたしかえって治療に難渋する．

腫瘍性の狭窄は原疾患の治療が優先されるが，根治不能例などで内腔保持の目的にステントの適応となる．

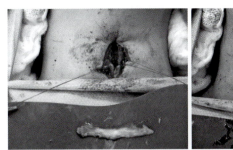
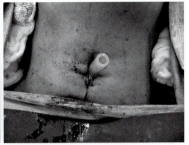

図2　頸部気管狭窄に対する瘢痕除去，頬部粘膜移植，Tチューブ留置

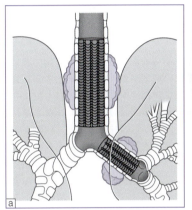
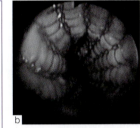
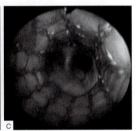

図3　拡張型気管ステント(EMS)
a：模式図，b：ステント挿入直後，c：拡張後

　Dumonステントはステント外側の突起が規則的で，留置後の移動が少ない．シリコン製で生体組織になじみやすく不活性である．ステント表面のコーティングにより組織，体液，血液が付着しにくく，抜去が可能である．ステントの両端は丸みをおび柔軟性を有するため，肉芽の発生が少ない．

　expandable metallic stent(EMS)(図3)は折りたたんであるステントが，イントロデューサーにて挿入後気管内で開き気道を確保する．X線での確認が容易で，挿入時は透視下に行う．悪性腫瘍例ではステントのワイヤーの隙間から気道内に腫瘍が増殖する欠点があったが，最近ではEMSにフィルムのカバーが付けられたものも考案されている．しかし，ステントの前後端に発生した肉芽に対しては，内視鏡下にレーザーによる焼灼や鉗子での除去が試みられるが，狭窄の高度な症例では二重ステント(stent in stent)が必要となることも多い．

　シリコンTチューブは声門部から頸部気管狭窄が治療の対象となる．挿管性の気道狭窄，気管切開後の肉芽による狭窄に対しTチューブを挿入する．Tチューブ挿入後，少なくとも3〜6か月の観察が必要で，肉芽や再狭窄がないことを確認する必要がある．気道内腔保持のため，肋軟骨や鼻中隔軟骨を側壁や前壁に使用することも有効である．

■予後
　気管狭窄の予後は大変厳しく，種々の治療法が試みられているが，楽観できない．良性の甲状腺疾患による気管狭窄は摘出で劇的な

改善が見込まれるが，ステント治療に関しては予後の改善は見込めないのが現状である．

■ 患者説明のポイント

☆気管狭窄は，生命維持に最も重要な呼吸の経路を塞ぐ病態であること，ステントなどの人工資材による治療は一時的には有用であっても，根治が不可能なこともあることの説明と理解が必要である．

23. 気管・食道の奇形

malformation of trachea and esophagus

前田貢作　にこにこハウス医療福祉センター・部長(小児外科)[兵庫県]

I．気管食道瘻(先天性食道閉鎖症)

■ 病態・病因

食道が途中で中断している先天異常である．食道と気管は前腸から発生し，胎生8週以前に分離が進んでいくが，その過程の異常により，食道閉鎖症が発生する．食道閉鎖症の90%以上に気管と食道との間の交通(気管食道瘻，tracheoesophageal fistula：TEF)がみられる．発生頻度は5,000～10,000の出生に1例とされており，やや男児に多い．食道閉鎖症は合併奇形を伴うことが多く，50%以上の症例に何らかの重篤な奇形を合併することが知られている．心奇形，消化管奇形，泌尿器系奇形，染色体異常などが主なものである．また，低出生体重児であることが多い．一連の合併奇形にはVATER連合とよばれるものが有名で，これはV：椎骨奇形(vertebral)，A：直腸肛門奇形(anal)，TE：気管食道瘻(tracheoesophageal fistula)，R：腎奇形(renal)もしくは橈骨欠損(radial defect)の頭文字を合わせたものである．また，重度の染色体異常(13トリソミー，18トリソミー)に合併することも多い．

① 分類

わが国ではGrossの分類が広く用いられている(図1)．最も多いのがC型で約90%を占める．これは上部食道が盲端となり，下部食道は気管食道瘻を形成し気管分岐部付近の気管膜様部と交通している．気管食道瘻を形成せず，上下食道が盲端となるA型がそれに次ぐ．E型はその形態からH型ともよばれ，食道閉鎖はなく，頸部に気管食道瘻のみが認められる．以上から，食道閉鎖で腹部にガス像が認められれば気管食道瘻のあるC型と診断してまずよい．

■ 症状

出生前から羊水過多が多くの症例で認められ，羊水の嚥下ができないためと考えられている．胎児超音波検査で羊水過多と拡張した上部食道が認められれば本症が強く疑われる．出生直後からの呼吸障害と，口腔から泡沫状の唾液の流出を認める．経鼻的に挿入された胃チューブが胃内まで到達せず，口腔内でUターンしてくる(coil-up)ことから食道閉鎖の診断が確定する(図2)．前述のように消化管のガス像の有無で，C型と診断できる．引き続き合併奇形の検索を行う．

■ 検査法と所見の把握

気管食道瘻の診断には気管支鏡を用いる．多くの場合，気管食道瘻は気管分岐部の前後に認められることが多いが，B型のような特殊なものでは分岐部よりかなり近位に認められるので，気管挿管されたチューブ内を通して気管支ファイバーで観察すると見落とされることが多い(図3)．食道閉鎖症を伴わない気管食道瘻に対しては水溶性造影剤を用いた食道造影も有効である．また，食道閉鎖症の約3%に喉頭気管食道裂(laryngotracheoesophageal cleft：LTEC)が合併する．

治療方針

心奇形や消化管の奇形などを術前に評価

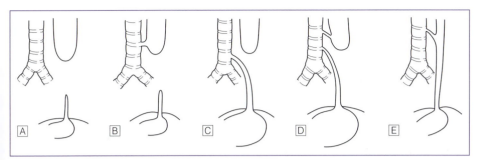

図1　Grossの分類
〔Gross RE : The surgery of infancy and childhood. p76, W.B. Saunders Co., Philadelphia, 1953 より改変〕

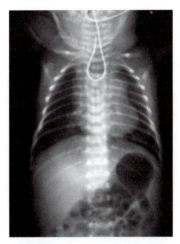

図2　食道閉鎖症：coil-up sign

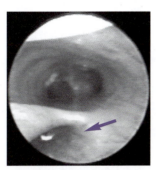

図3　気管食道瘻の気管支鏡所見
C型の食道閉鎖症例（矢印が気管食道瘻）．

し，重症度を判定する．可能な限り一期的に根治手術（気管食道瘻閉鎖，食道食道吻合）を試みるが，上下食道の距離が長い場合（long gap）や低出生体重児で他の重篤な心奇形を合併している場合はいったん胃瘻のみもしくは気管食道瘻の閉鎖を行い，体重増加を待って根治手術を行う．

■ 合併症

食道吻合部の縫合不全，術後吻合部狭窄，胃食道逆流症，気管食道瘻の再開通，気管軟化症．

■ 予後

食道閉鎖症は手術の難易度が高く，その治療成績が小児外科施設の治療水準を示すといわれてきた．現在では合併奇形を伴わない，成熟児例ではほぼ100％の治癒率が期待される．ただし，1,500g未満の低出生体重児例や重症心奇形合併例ではなお治療成績は不良である．

■ 患者説明のポイント

☆気管食道瘻が疑われれば，全身検索を行い，重症度を評価してから早期の外科治療の必要性と予後を説明することが重要である．

II．気管軟化症

■ 病態・病因

気管軟化症（tracheomalacia）は気管や気管支の内腔が保たれず，虚脱（扁平化）し，閉塞

表1 気管軟化症の分類

I型：内因性（気管内腔を保持している軟骨の未熟性，もしくは形成異常によるもの）
1. 低出生体重児にみられるもの
2. 先天性食道閉鎖症もしくは気管食道瘻に合併するもの
3. 骨軟骨系統疾患（ファイファー症候群，campomelic 症候群など）

II型：外因性（外部からの気管の圧迫によるもの）
1. 大血管異常（腕頭動脈起始異常，肺動脈スリング，重複大動脈弓などによる血管輪症）
2. 腫瘍や先天性の腫瘤（嚢胞）による外部からの圧迫

III型：後天性（炎症や腫瘍の浸潤による気管壁の脆弱化）
1. 気管切開や咽頭気管分離を施行したことによる気管壁の変形・脆弱化
2. 重症心身障がい児の脊椎変形や筋緊張の増大，腕頭動脈による気管の圧迫
3. 悪性腫瘍による気管壁への浸潤

〔前田貢作，他：気管軟化症に対する治療アルゴリズム—新分類の提案とそれによる治療法の選択．小児外科 43：234-237，2011 より改変〕

症状をきたすものと定義される．

胸郭内の気管・気管支については，吸気時には胸郭内の陰圧より気管内の圧のほうが高く，気管内腔を広げる方向に力がかかるが，呼気時にはこの圧差が逆転し，気管は自らの剛性でこの圧に抵抗して内腔を維持しなければならない．気管軟骨が適度な剛性をもつことに加えて，気管膜様部が過剰に広くないことも必要である．これらが十分でなく，呼吸困難をきたした状態が気管軟化症である．

成因として，気管壁を保持している気管軟骨の構造的欠陥によるものと，外部からの圧迫（血管輪症や腫瘍性病変による）の両方が原因として挙げられる．しばしば食道閉鎖症の術後に合併する（表1）．

① 疫学

正確な症例数，発症頻度は明らかになっていない．

■ 症状

呼吸障害は気道壁が内腔を保持できないための呼出障害として現れる．低出生体重児では呼吸障害のために気管挿管され，抜管ができないことから本症が疑われることも多い．

① 新生児期や乳児期からの喘鳴

吸気時に喘鳴を聴取する．

② 咳嗽

特徴的な咳嗽を認める．犬吠様咳嗽と表現され，音が低いのが特徴である．泣きいったときのチアノーゼ発作，窒息，繰り返す肺炎などが主症状で，ほとんどの例において生後1か月以降に進行する呼吸障害としてとらえられる．

③ 繰り返す呼吸器感染症

分泌部の貯留が起こりやすく，気道感染を反復することが多い．

④ 低酸素血症・呼吸困難

狭窄の程度が高度になると低酸素血症や呼吸困難を呈する．特に啼泣時には症状が増悪し，窒息に至ることもある．

■ 検査法と所見の把握

単純X線撮影では正面で太い気管が側面では細く虚脱して認められる．

気管支鏡検査にて内腔が三日月状に変形し閉塞した気管が観察され診断が確定する．

大血管の圧迫が疑われる場合は血管造影もしくは心大血管の超音波検査を施行し，血管と気管の位置関係を明らかにする．造影3DCTも診断に有効である．

治療方針

軽症例では感染の予防をしながら，経過観察する．特に低出生体重児にみられるものでは，気道の成熟による気管壁の強度の改善を待つ．

■ 保存的治療

保存的治療としては high PEEP 療法がある．PEEP（呼気終末陽圧換気）をかけることで，呼気時の気道の虚脱を防ぎ有効な換気を維持する方法である．また，腹臥位にすることにより気道の開存が得られることがある．

■ 手術的治療

外科的治療の適応は，窒息を起こすような発作(dying spell)のある例や，気管挿管や人工呼吸管理から離脱できない例である．

外因性の圧迫が原因と考えられる，主に気管分岐部付近に限局する軟化症の場合には大動脈胸骨固定術およびその変法が有効である．

気管内腔への金属ステント留置も試みられてきたが，内腔の肉芽形成や抜去時の出血の問題から適応について見直されている．外ステント術は大動脈胸骨固定術の適応外や広範囲の軟化症などに用いられている．異物がそのまま残されるので，気道の成長に対する影響が危惧されている．

気管切開の適応は病変部が胸腔内外に及ぶ場合や，長期のPEEP療法を必要とする場合である．

■ 患者説明のポイント

☆気管軟化症は軽症例では保存的治療で軽快することも多い．重症度を評価してから外科治療の必要性と予後について説明することが重要である．

24. 過換気症候群
hyperventilation syndrome : HVS

東田有智　近畿大学・教授(呼吸器・アレルギー内科)

■ 病態と症状

過換気症候群(HVS)は器質的疾患がないが心理的，精神的な要因により過換気状態となりさまざまな症状をきたす疾患である．HVSは呼吸困難や手足のしびれなど強い症状があるためしばしば救急受診の原因となるが，器質的疾患がないため基本的には予後良好な疾患で入院の必要がない場合が多い．しかし，重篤な基礎疾患が潜んでいる可能性があることから注意が必要である．また，放置

表1　過換気をきたす病態と疾患

1. 低酸素血症	5. 神経・精神疾患
A) 高地 B) 肺疾患 C) 心内シャント	A) 心因性または不安神経症による過換気 B) 中枢神経系の感染，腫瘍
2. 呼吸器系疾患	6. 薬物誘発性
A) 肺炎 B) 間質性肺炎，線維症，肺水腫 C) 肺塞栓症，血管疾患 D) 気管支喘息 E) 気胸 F) 胸郭系の異常	A) サリチル酸 B) メチルキサンチン製剤 C) β刺激薬 D) プロゲステロン
	7. その他
3. 心血管系疾患	A) 発熱，敗血症 B) 痛み C) 妊娠
A) うっ血性心不全 B) 低血圧	
4. 代謝性疾患	

〔Eliot AP(著)，坪井知正(訳)：過換気と換気障害．ハリソン内科学．第3版，p1725-1726，メディカルサイエンスインターナショナル，2009より〕

しておくと，うつ病やパニック障害が増悪する可能性があるため専門医の診察が必要である．

過換気(肺胞過換気)をきたす病態や疾患はさまざまなものが考えられる(表1)．低酸素血症では末梢性化学受容器が刺激されて換気が増加する．呼吸器疾患や心疾患では肺や気道内の求心性迷走神経が刺激されて換気が増加する．腎不全や肝不全などで起こる代謝性アシドーシスでは末梢性と中枢性両方の化学受容器が刺激されて換気量が増加する．脳幹の呼吸中枢を抑制している脳皮質に障害が起こる脳梗塞などでも過換気の原因となる．妊娠時は慢性的な過換気が正常に認められる．

HVSは原因となる器質的疾患がなく，心理的ストレスにより誘発された不随意性の発作的な過呼吸により，呼吸，循環，神経，消化器症状および精神症状を起こす症候群とされる．男女比は1：3.7～4.6で女性に多く，20歳代が最も多いが，10～50歳代まで幅広く発症する．最も典型的な症状は頻呼吸(過換気)でほとんどの症例にみられる．過換気

により低CO_2性アルカローシスとなり，低リン血症とイオン化カルシウムの減少，細胞内カリウムの減少が惹起されるため，末梢神経，筋肉の被刺激性が亢進する．その結果，四肢のしびれ，知覚異常，振戦，テタニー様痙攣発作が誘発される．低CO_2は脳血流の低下を惹起し，めまいや意識障害をきたす症例もある．不安反応によって交感神経β受容体の機能が亢進して，心悸亢進，発汗，時に胸痛や胸部苦悶感を訴える場合もある．その他，低カルシウム血症，交感神経刺激により，口渇，悪心，腹痛，腹部膨満感などもみられることがある．

■ 診断

確立された診断基準はないが，中山らは以下の3つの項目に当てはまる症例を過換気症候群としている．

① 過換気とこれに伴う呼吸困難，四肢のしびれ，動悸などの症状の存在
② 自然にまたはなんらかの処置による症状の急速な改善
③ 過換気を生じる器質的疾患の除外

この際に最も重要なのは器質的疾患の除外である．重篤な基礎疾患がHVSの誘因となっている場合があるため，できるだけの検査を実施する．まず，問診できる状態であれば，詳細な病歴聴取が重要で，妊娠の可能性も確認する必要がある．HVSは再発例が多いため，以前の救急受診歴，うつ病などの精神疾患の有無，心疾患，呼吸器疾患，肝臓疾患，腎臓疾患の既往も大事な情報となる．

■ 検査法と所見の把握

検査では，血液ガス分析にて呼吸性アルカローシスを確認し，A-aDO_2の開大がないことを確認する．心疾患や呼吸器疾患の有無の確認のため胸部X線，心電図は必須の検査である．それらの検査で異常がなく，上記の項目を満たす症例はHVSと診断される．

治療方針

HVSは不安や精神的ストレスが誘因となっている場合が多いため，まずは患者に器質的疾患がなく心配がないと説明し，過剰に呼吸をしていることが症状を引き起こしていることを説明する．

HVSの治療法として，以前は患者の呼気を吸い込ませるペーパーバッグ法が行われていたが，効果が期待できないことと，低酸素血症をきたすおそれがあることから現在は推奨されていない．Ohiらは，健常者であっても，過換気後に一時的に低酸素血症が起こることを報告している．低CO_2濃度状態から正常な濃度に復するまでには少なくとも一時期は無呼吸を含む低換気の状態があり低酸素血症をきたすとされている．実際，大倉らは救急受診したHVS症例でペーパーバッグ法を施行した症例は施行しなかった症例に比べて外来での滞在時間が長いと報告している．基礎疾患がないことが確認されている症例ではペーパーバッグ法を使用してもよいが厳密に血中酸素濃度の監視のもとに実施する必要がある．

必要な検査と病状説明をしている間に症状が改善する症例も多いが，改善がみられない場合は，鎮静薬の投与が必要な場合がある．ジアゼパム（セルシン）5〜10 mgの緩徐な静注，あるいは，抗不安薬のロラゼパム（ワイパックス）0.5〜1 mgを経口投与する．経口投与は誤嚥に注意する必要がある．抗不安薬投与後は低酸素血症をきたすおそれがあるため血中酸素濃度の監視をする．

【処方例】　下記の薬剤を症状に応じて適宜用いる．

1) セルシン注（5 mg）　1回5 mg　緩徐に静注
2) ワイパックス錠（0.5 mg）　1回1錠　頓用

■ 予後

一般にHVSの予後は良好で，救急外来に受診してもほとんどの症例はその日のうちに帰宅でき，入院が必要であった症例は1.1～5.5%と報告されている．しかし，一部に重篤な器質的疾患が誘因となる症例もあるため注意が必要である．くも膜下出血による嘔吐がHVSの誘因になった症例，髄膜炎による発熱が誘因になった症例，卵巣嚢腫による宿便が誘因になった症例，脳腫瘍によるめまいが誘因になった症例などが報告されている．

■ 患者説明のポイント

☆一般に予後は良好であることを十分説明する．発作が落ち着いたら心療内科等の受診を進め，心理的ケアをはかる必要性を説明する．

25. 吃逆
hiccups

山下　拓　北里大学・教授

■ 病態・病因

吃逆（しゃっくり）は，横隔膜をはじめとした呼吸筋の不随意な攣縮により生じる一種のミオクローヌスである．吃逆反射弓は求心路として横隔神経（C2-4），舌咽神経，迷走神経，胸部交感神経幹（T6-12）からの刺激が延髄孤束核や延髄網様体などの反射中枢に伝達され，遠心路として横隔神経，迷走神経を介して吸気運動と声門閉鎖運動が協調して起こるために生じるとされる．

持続時間により，48時間以内で消失する一過性吃逆発作（acute attack），48時間を超えて持続し1か月以内に消失する持続性吃逆（persistent hiccups），1か月以上続く難治性吃逆（intractable hiccups）に分類される．

一過性吃逆発作の原因として，①食事・アルコール・炭酸飲料などの過剰摂取，呑気症，上部消化管内視鏡検査などに伴う医原性空気注入による胃拡張，②シャワーや飲み物による消化管周囲の急激な温度変化刺激，③急激な興奮や感情的なストレスなどが挙げられる．しかし一過性吃逆発作が臨床上大きな問題となることは少ないため，以下は持続性・難治性吃逆を中心に述べる．

■ 症状

呼吸筋の攣縮による胸腔内陰圧が急激な吸気を生じ，それに伴って閉鎖した声門部に吸気がぶつかって「ヒック」という特徴的な音を反復して生じる．吃逆が長期間にわたる場合は，食事摂取不良から脱水・低栄養・体重減少・電解質異常，症状持続に伴う疲労，胃食道逆流，不整脈などをきたしうる．

■ 検査法と所見の把握

持続性・難治性吃逆の原因としては，吃逆反射路上の神経障害，全身麻酔・脳や頸胸腹部の手術操作によるもの，代謝・薬物・中毒性疾患，心因性など多岐にわたる．したがって病歴や吃逆以外の症状をよく聴取したうえで原疾患検索のため精査を進める．頭頸部・胸腹部の視触診，胸腹部聴診，神経学的所見の診察は必須である．また咽喉頭内視鏡により器質的疾患の有無および下位脳神経障害・誤嚥の有無を調べる．さらに胸部X線，心電図，血液検査（血算，分画，電解質，肝・腎機能，血糖値，CRP，栄養指標など）は基本的検査として行う．そのうえで，病歴や随伴する症状から原疾患の局在部位が想定されれば，その部位のMRIやCTなど画像検査，腹部超音波検査，上部消化管内視鏡検査などを追加する．悪性疾患の存在が確定している，あるいは強く疑う所見がある場合はPET検査を併せて行う．

■ 鑑別診断

吃逆の原因となる疾患は表1に示すごとく多岐にわたる．持続性・難治性吃逆の診療においては，まず器質的疾患の有無について精査しつつ，吃逆による全身状態やQOLへの影響が大きい場合には，並行して下記の吃逆に対する治療を行う．

表1 持続性・難治性吃逆の原因疾患

1. 中枢神経障害
脳腫瘍，多発性硬化症，水頭症，VPシャント，てんかん，脊髄空洞症，頭部外傷・脳挫傷，頭蓋内血腫，脳出血，脳梗塞，くも膜下出血，脳動静脈奇形，側頭動脈炎，髄膜炎，脳炎
2. 末梢神経(舌咽神経，迷走神経，横隔神経)の刺激・障害
咽頭喉頭炎，肺・気管支・胸膜炎，肺癌，胸水，喘息，食道炎，食道癌，食道カンジダ症，頸部・胸部・腹部外傷，大動脈瘤，心不全，心筋梗塞，心外膜炎，縦隔炎，縦隔腫瘍，転移性リンパ節腫大，異物などによる鼓膜刺激，甲状腺腫，頸部腫瘍，胃拡張性疾患，胃炎，胃癌，胃・十二指腸潰瘍，胆石，胆囊炎，膵炎，膵癌，炎症性腸疾患，腸閉塞，腹膜炎，腹腔内出血，腎盂腎炎，尿路結石，食道裂孔ヘルニア，胃食道逆流症，肝脾腫，脾損傷，肝周囲炎，ヘルペス，結核
3. 代謝性疾患・薬物・中毒
アルコール，尿毒症，敗血症，ウイルス感染，糖尿病，電解質異常，メチルドパ，ベンゾジアゼピン，短時間型バルビツール，ステロイド，抗癌剤，オピオイド，5-HT$_3$受容体拮抗薬
4. 手術関連
全身麻酔，挿管，頸部伸展，人工換気，胃拡張，脳・頸・胸・腹部術後
5. 心因性
ストレス，興奮，ヒステリー，転換反応，神経性食思不振症，詐病

治療方針

吃逆の原因となる原疾患が判明している場合は，その治療を行う．一方，原因不明あるいは検索中で症状を早期に軽減する必要がある場合は以下に示すような治療が用いられる．しかし持続性・難治性吃逆の患者を多く集めることが難しい点や原因が多岐にわたる点から前向きの臨床試験を行うことは現実的ではなく，エビデンスレベルの高い治療法は存在しない．

■ 保存的治療
① 非薬物療法

非薬物療法は吃逆反射弓に作用して効果を発するものと理解される．舌咽神経咽頭枝への刺激法として，舌を強く引っ張る，スプーンで口蓋垂を挙上する，氷水でうがいをする，外耳道を指で強く圧迫するなどがある．いずれも数分間にわたって，患者が不快に感じる程度に強く行わなければ効果は期待できない．また迷走神経への刺激法としてバルサルバ法，眼球圧迫なども有効と報告されている．さらに横隔神経への刺激を減じる方法として，前かがみで胸部を圧迫，経鼻胃管による吸引・胃洗浄，経管栄養の投与速度低減あるいは胃管抜去，などが行われている．これらは患者への負担が少なくないこと，効果はある程度認められるが再発する可能性も高いことを理解しておく必要がある．

② 薬物療法

繰り返しになるが，エビデンスの高い治療法は存在しないので，比較的副作用の少ないプリンペランや漢方薬から使用し，効果がなければ変更していくとよい．

【処方例】 下記のいずれかを用いる．

1) プリンペラン注(10 mg) 1回1アンプル 静注あるいは筋注 頓用あるいは1日1～3回 保外 適応症
2) 漢方薬：いずれかを用いる．
 ツムラ芍薬甘草湯エキス顆粒(2.5 g/包) 1回1包 1日3回 毎食前または食間 保外 適応症
 ツムラ呉茱萸湯エキス顆粒(2.5 g/包) 1回1包 1日3回 毎食前または食間 保外 適応症
3) ギャバロン錠(5 mg) 1回1錠 1日1～3回 食後(1日30 mgまで徐々に増量可) 保外 適応症

表2 吃逆に対する薬物療法

ドパミン拮抗薬	プリンペラン	副作用も少なく使いやすい．静注ないし筋注投与が推奨される．
漢方薬	芍薬甘草湯，呉茱萸湯	芍薬甘草湯はあらゆる証に使用可能で，呉茱萸湯は虚証・寒証に処方する．
筋弛緩薬	ギャバロン	眠気，血圧低下，意識障害などの副作用に注意する．腎不全には減量し慎重投与．
抗痙攣薬	アレビアチン，デパケン，ガバペン，テグレトール，リボトリール	徐脈，心ブロック，低血圧，肝毒性などの副作用あり，慎重なモニターを行う．
カルシウム拮抗薬	アダラート	低血圧，頻脈に注意．
抗精神病薬	ウインタミン（コントミン），セレネース	ウインタミン（コントミン）は唯一「吃逆」に適応があるが，その効果に関して懐疑的データも存在する．鎮静，血圧低下，ふらつき，転倒，呼吸抑制に注意．
三環系抗うつ薬	トリプタノール	高齢者，眠気，倦怠感，腎障害に注意．

その他，表2に示すような薬剤の有効性が報告されているが，副作用の強いものも多く，また効果について懐疑的なデータもあることを十分留意したうえで，難治例に使用する．また上記薬剤も含めて，吃逆に適応のある薬剤はクロルプロマジン（ウインタミン，コントミン）のみである点は理解しておく．

■ **予後**
　一般的には吃逆の予後は良好で短期間に消失することが多い．しかしまれに持続性・難治性・反復性の吃逆があり，治療に難渋することがある．民間療法やさまざまな機序の薬物療法が行われているが，効果は報告によりばらつきや相反する結果がみられる．

■ **患者説明のポイント**
☆持続性・難治性吃逆をきたす原疾患は多岐にわたるため，病歴や既往症，周辺症状の正確な聴取が必要なこと，検査もさまざまなものが必要となることを初めに説明する．
☆エビデンスのある治療が少なく，さまざまな治療法が用いられてきた現状にあることを説明する．
☆非薬物療法では，不快に感じる程度の強い刺激がないと，効果を発揮しないことを説明する．
☆薬物療法では，安全性の高い治療から始め，効果不十分の場合に治療を変更していく

ことを説明する．

26. 胃食道逆流症
gastroesophageal reflux disease : GERD

金子賢一　　長崎大学・教授

■ **病態・病因**
　胃食道逆流症（GERD）は，胃酸が食道へ逆流することにより生じる食道粘膜傷害もしくは自覚症状のいずれかまたは両者を引き起こす疾患であり，食道粘膜傷害を有する逆流性食道炎（びらん性GERD）と，症状のみを認める非びらん性GERD（non-erosive reflux disease：NERD）に分類される．日本人の逆流性食道炎の有病率は約10％だが，近年 *Helicobacter pylori* 感染者の減少，食生活の欧米化，高齢社会化に伴い増加傾向にある．胃食道逆流の機序として，嚥下と無関係な一過性下部食道括約筋弛緩が重要である．また，後述のように胃食道逆流により咽喉頭症状をきたしうるが，この機序には，逆流による下部食道への刺激が迷走神経反射を引き起こし生じるとする反射説と，逆流が直接咽喉頭を傷害することによる直接傷害説とがある．

■症状

　胸やけ，呑酸などの定型的逆流症状のほか，食道外症状として咽喉頭違和感や咽頭痛などの耳鼻咽喉科症状，慢性咳嗽，喘息などの呼吸器症状，非心臓性胸痛などの循環器症状がある．食道外症状のみを示すGERD患者が，割合は少ないながらも存在するため注意が必要である．また逆流症状，特に夜間に症状を有する例は，睡眠障害をきたしうる．

　耳鼻咽喉科へは，のどの違和感，イガイガした感じ，咽頭痛，耳痛，嗄声，慢性咳嗽などを訴え受診することがあるため，このような症状を訴えた場合はGERDの可能性を念頭におく必要がある．酸の逆流により咽喉頭症状を呈するものを，咽喉頭逆流症(laryngopharyngeal reflux disease：LPRD)とよぶ．

　GERDの診断や治療効果判定には，問診が最も簡便で患者の負担も少ないため，QUESTやFスケールなどの問診票の活用が勧められる．なお，胸やけという症状を患者が正しく理解していない場合があるため，「胸の真ん中あたりがチリチリ焼けるような感じ」など，必要に応じて具体的な表現を交えて問診を行う．

■検査法と所見の把握

　咽喉頭内視鏡検査によるLPRDの所見として，披裂部～披裂間部粘膜の発赤や腫脹，声帯後部の肉芽腫などがみられることがあるが，特異的ではない．咽喉頭になんら所見を認めないこともある．

　胃食道逆流による症状が疑われた場合，簡便，非侵襲的で診断的価値が高い検査法として，治療を兼ねたプロトンポンプ阻害薬(PPI)テストがある．すなわち，強力な酸分泌抑制作用を有するPPIを約2週間投与し，症状の改善や消失がみられれば胃食道逆流による症状と診断する．ただし，GERD診断のPPIテストに使用するPPIの用量や投与期間に統一されたものはなく，またLPRDでは改善に長期を要する例やPPIに抵抗する例の割合が高いため，PPIテストで改善がみられなくてもLPRDを否定できない．

　上部消化管内視鏡検査により，ロサンゼルス(LA)分類でGrade A～Dの食道粘膜傷害がみられれば，逆流症状の有無にかかわらずGERDと診断される．本邦では欧米と比較し軽症が多いため，LA分類の4型に微小病変である色調変化型(Grade M)と内視鏡的に変化を認めないもの(Grade N)を加えた改訂LA分類が広く使用されているが，Grade Mは読影医間の一致率が悪く，これを逆流性食道炎とみるかはまだ議論されている．また，本邦では非びらん性GERDの割合が高いため，GERD全体からみると感度は高くない検査であり，粘膜傷害の重症度も自覚症状と必ずしも相関しない．

　24時間食道pHモニタリングおよびインピーダンス・pHモニタリングは，GERD診断のゴールドスタンダードの1つであり，薬物療法に抵抗する例などが対象となるが，専門的な施設でしか行われない．

■鑑別診断

　のどの違和感，イガイガした感じ，咽頭痛などを訴える患者が胸やけなど定型的逆流症状を伴っていたとしても，その原因が胃食道逆流によると決めつけずに，慎重に腫瘍性病変などを除外する必要がある．また，胸やけはGERDの存在を示唆するが，これに胃・十二指腸潰瘍や食道癌・胃癌など他の病変を合併することもあるため，消化器症状が強い場合は早めに上部消化管内視鏡検査や消化器科医への紹介を行うのがよい．

治療方針

　GERDの治療目的は，自覚症状の早期改善，内視鏡所見の改善・治癒，再発や合併症(出血，食道狭窄，バレット食道など)の予防にある．GERDと診断がついたときの初期治療としては，症状改善が高率かつすみやかなPPIが第一選択であり，標準量PPIの8週間投与が推奨される．

【処方例】 下記のいずれかを用いる.

1) タケプロン OD 錠（30 mg） 1回1錠 1日1回
2) パリエット錠（10 mg） 1回1錠 1日1回

　PPI 単独で効果が不十分なときは，必要に応じ下記のいずれかを追加する.

3) ガスター 10 錠 1回1〜2錠 1日1回 就寝前 (保外) 一般用医薬品
　（PPI との併用が保険適用外のため患者に市販薬を購入してもらう）
4) ツムラ六君子湯エキス顆粒（2.5 g/包） 1回1包 1日3回 食前または食間

　また，生活や食事の習慣に問題がある例が多く，その改善が重要である．すなわち，適正な体重を維持する，高脂肪食・炭酸飲料を減らす，大食・早食い・夜食を控える，飲酒と喫煙量を減らす，ベルトなどで体を締めつけないようにするなどである．これらは効果を得るのに薬物療法よりも時間はかかるが，より本質的な治療といえ，PPI 療法の開始と同時に指導を行う．

■ 予後

　PPI の開始により，多くの例で胸やけ，呑酸などの定型的逆流症状は1週間以内に改善を認めるが，咽喉頭症状については前述のように奏効率が低い傾向にある．また，あくまでも薬物療法は対症療法であるため，服薬中止により再発・再燃する可能性は高い．このため，初期治療が終了したあとも維持療法が必要になることが多い．症状のコントロールが良好になれば PPI を半量とし，もし再燃すれば標準量に戻す．再燃がなければ，患者自身の判断で症状が出た時点あるいは症状が出そうだと感じた時点で内服を開始し，よくなったと思えば中止するオンデマンド療法へ移行する．薬物療法に抵抗するものや，長期的な PPI の維持投与を要する逆流性食道炎に対して，腹腔鏡下手術が行われる場合がある．しかし，現時点では咽喉頭症状に対する手術の治療効果は確定していない．

■ 患者説明のポイント

☆胃酸の逆流により，咽喉頭はじめ食道以外にもさまざまな症状が出現する可能性がある．
☆PPI の長期投与により，臨床的に問題となる副作用はほとんどない．
☆咽喉頭症状は，それが胃食道逆流によるものであったとしても，薬物療法に抵抗性のことがある．他疾患の可能性も考慮しながら，慎重に経過をみていく．
☆薬物療法はあくまでも対症療法であり，服薬中止により再発・再燃する可能性は高い．
☆生活や食事の習慣に問題がある場合，その改善が症状の軽減や再発予防に有効である．

27. プラマー・ヴィンソン症候群

Plummer-Vinson syndrome

千年俊一　　久留米大学・准教授

■ 病態・病因

　本症候群はパターソン・ケリー（Patterson-Kelly）症候群，鉄欠乏症候群，鉄欠乏性嚥下困難とよばれることもあり，低色素性貧血により嚥下障害と舌炎を呈するものである．貧血は鉄欠乏によることが多く，中年以降の女性に多くみられる．鉄欠乏の原因として菜食主義やダイエットなどによる鉄摂取不足，胃切除などに起因する鉄吸収障害，消化管出血や病的性器出血などによる鉄損失増加などが挙げられる．

■ 症状

① 鉄欠乏性貧血

　貧血が中等度以下の場合は，自覚症状に乏しいことが多い．貧血が高度になれば易疲労感，眩暈，動悸，息切れ，頭痛など貧血特有の症状を訴えるが，本症候群に特徴的なものはない．

② 嚥下障害

数年の経過で徐々に進行する嚥下困難感が特徴的である．食事に時間がかかるようになり，液体よりも固形食のほうが症状は強い．中年以降の女性で「胃カメラが入らない」などで診察依頼が来た際には本症候群を念頭におく．嚥下関与筋の組織鉄減少による筋機能低下が嚥下障害の主因と考えられている．

③ 舌炎

舌，口角，口唇の変化が特徴的である．最も多い口腔粘膜症状は舌炎と口角炎（口角亀裂）で，両者はしばしば合併する．舌は舌乳頭が萎縮し扁平となるか消失して，舌苔を伴わず，平滑で赤色調となる．悪性貧血の際の舌炎と比べると，症状は軽く舌の痛みや灼熱感が少ないため見落とされやすい．

■ 検査法と所見の把握

① 血液検査

小球性低色素性貧血を呈するが，その程度はさまざまである．最も重要な所見は血清鉄値の低下で，総鉄結合能・不飽和鉄結合能は高値，血清フェリチン値は低値を示す．

② 嚥下造影検査

側面像では web 像（下咽頭輪状後部や頸部食道前壁の膜様陰影欠損）を認め，正面像では同部に一致する絞扼像を認める．嚥下中に食道入口部が開いたときに確認できる．咽頭クリアランスの低下もみられる．同部は組織学的に粘膜の瘢痕，線維化であり，前癌病変と考えられている．

③ 消化管内視鏡検査

食道入口部の前壁粘膜に web（膜様隆起）を認めるものもあるが，明らかでないことも多い．また，喉頭ファイバースコープでは観察できない場合が多い．web が高度になれば食道入口部は膜様に狭窄する．食道や胃粘膜に萎縮性変化がみられることもある．鉄欠乏の原因の1つである消化管出血の有無も検索しておく必要がある．

治療方針

■ 保存的治療

鉄剤を経口投与すると，1～2週間で舌・口腔粘膜症状は急速に改善する．これによって嚥下困難も徐々に改善される．

【処方例】

フェロミア錠(50 mg)　1回2錠　1日1～2回　食後

鉄剤の吸収障害が予想される場合や出血による鉄の損失が多い場合は，経静脈的に投与する．血色素量や血清鉄値が正常になっても数か月は継続する必要がある．鉄欠乏をきたす原疾患があれば，それに対する治療も必要になる．

■ 手術的治療

嚥下障害に対し，内視鏡的バルーン拡張術または食道消息子による食道入口部の拡張術を行う場合もある．

保存的治療および上記の手術的治療で嚥下障害が改善しない場合は，内視鏡下輪状咽頭筋切断術により病変粘膜(web)を含めて輪状咽頭筋を切断することで食道入口部を拡げることができる．

■ 合併症

サジ状爪を伴うことがある．下咽頭輪状後部の web は，女性の下咽頭癌の原因となるため注意が必要である．

■ 患者説明のポイント

☆鉄欠乏性貧血をきたす疾患が疑われる場合は，原因検索が必要であることを告げる．

☆症状を改善するためだけでなく，長期経過で下咽頭癌になるおそれがあるため，しばらくは鉄剤投与が必要であることを説明する．

☆鉄欠乏性貧血を改善することで症状が改善することを説明し安心させる．

☆仮に下咽頭輪状後部の web が原因となる嚥下障害が持続しても，食道入口部の拡張により症状緩和がはかれることを説明する．

28. 食道異物
foreign body in esophagus

鹿野真人　大原綜合病院・副院長［福島県］

■ 病因・病態

食道異物の停留部位は第1狭窄の食道入口部が80%以上を占める．異物の種類は50歳以上の中高齢者ではPTP，魚骨，義歯，肉片が多く，10歳未満ではコインや玩具がほとんどである．近年の特徴として，摘出後に重篤な後遺症を残す乳幼児のボタン型リチウム電池が問題となっている．

■ 症状

異物感，咽頭痛や嚥下時痛が代表的であるが，痛みの程度は異なり，背部痛を訴える場合もある．認知症など意識障害を有する症例では，経口摂取困難だけで受診する場合もあり注意を要する．食道穿孔により，すでに膿瘍や縦隔炎を合併するものでは発熱を伴っている可能性が高い．魚骨は貫通し腔外異物になると，咽頭痛が軽快，消失することがあり受診が遅れる場合もある．

■ 検査法と所見の把握

① 喉頭内視鏡検査

まず，喉頭内視鏡での観察を行い，咽頭，喉頭粘膜の損傷や浮腫の所見の有無をみる．第1狭窄の異物は下咽頭に一部が見えることあり，丁寧な内視鏡での下咽頭の観察が重要である(図1a)．バルサルバ法に加えて，上体を十分に前傾する姿勢の修正キリアン法(modified Killian's method)を行うと食道入口部までの視野を得ることができ，異物の形状の把握に役立つ．

② 画像診断

1) 単純X線検査：頸部に加えて胸腹部も同時に撮影しておく．頸部単純X線検査は正面とともに側面と加えた二方向撮影が不可欠である．ボタン型電池では二重の輪郭(double contour)の特徴的な所見からコインとの鑑別に有用である(図2a)．小さなボタン型電池ではすでに胃内に落ちている場合もあり，腹部撮影も行っておく．

2) CT：単純で頸部胸部の範囲を撮影する．すでに感染が疑われるときには，膿瘍や粘膜浮腫の存在を明確にするためにも造影CTを考慮する．CTは異物の検出に優れ，単純X線で検出困難な魚骨でも診断精度が高い．加えて，穿孔による頸部・縦隔の気腫，膿瘍形成などの合併症や腔外異物の診断においてもCTは不可欠で，外切開摘出術の適応決定のための重要な検査となる(図1c)．

治療方針

■ 摘出術

摘出には上部消化管内視鏡(内視鏡)，食道直達鏡(硬性鏡)，外切開による方法がある．異物の種類や大きさ，停留部位や状態，合併症から適切な摘出法を的確に選択する．

① PTP

従来の硬性鏡から現在は全身麻酔不要な内視鏡による摘出が選択される施設が増えている．しかし，硬性鏡は不穏な症例や食道穿孔の疑わしい症例ではより安全で確実な方法であり，耳鼻咽喉科医はその手技に熟練しておきたい．胃内にすでに落下したときの対処法は，そのほとんどは排泄されるが，PTPのように鋭利な部分を有するものでは腸，特に回盲弁部に穿孔をきたすこともあり，胃内に停滞している間に摘出すべきとされる．

② 魚骨

魚骨異物は鋭利な異物であり(図1b)，食道穿孔の危険性が高い．さらに大きさ，硬さ，形状や停留角度により摘出の難易度が異なるため，安全を重視した摘出法の選択が必要となる．最近は内視鏡が容易に選択される傾向であるが，その適応は長径が25mm未満で腔内に留まり，気腫や膿瘍の明らかな所見がない場合に限られる．25mm以上の異物では食道穿孔の危険性は高く(図1b)，送

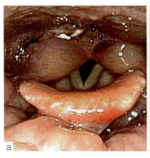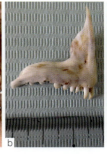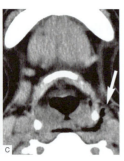

図1　魚骨異物症例
a：複雑な形状の魚骨(鯛：30 mm, b)の一部が下咽頭に見えている.
c：披裂粘膜の出血所見. 穿孔による気腫の所見(矢印)あり.

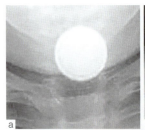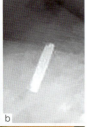
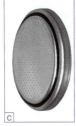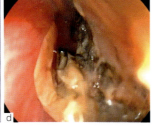

図2　ボタン型リチウム電池異物
a：リチウム電池(正面)X線の特徴「二重の輪郭(double contour)」.
b：側面X線写真像.
c：ボタン型リチウム電池 CR2032 (直径 20 mm).
d：摘出後の食道粘膜.

気を多用する内視鏡での無理な摘出は食道穿孔から膿瘍・皮下気腫,縦隔気腫・縦隔炎・膿瘍,膿胸など重篤な合併症を引き起こす. 25 mm 未満でも咽頭反射の強い症例などは内視鏡の適応は慎重にする. 一方, 硬性鏡は全身麻酔が必要であるが, 食道穿孔のリスク の高い魚骨異物では安全な摘出法となる. 従来の食道直達鏡だけでなく, 最近は広い視野が得られる弯曲型咽喉頭鏡も選択肢となっている. しかし, すでに穿孔し膿瘍や気腫をきたしているものや腔外異物では, 早期の外切開による確実な摘出が望ましい.

③ 義歯異物

義歯摘出では停留位置とともに鈎(クラスプ)の形状と開いている方向が重要な要素であり, 頸部X線での形状把握が必須である. クラスプが2個以上あり, その開いている方向が食道側壁に向いている場合は粘膜に刺入していることが多く, 内視鏡での摘出は困難である. 盲目的な牽引操作で容易に食道穿孔をきたし, 送気で気腫や感染を併発するリスクが増す. 硬性鏡では, 粘膜に刺さった鈎を引き抜く操作が可能で摘出できるものもある. 下咽頭に近い義歯異物では広い視野の弯曲型咽喉頭鏡が有用になる. しかし, 鈎が3個以上のものやすでに腔外に出ている状態, 内視鏡が最初に試みられ失敗している症例では硬性鏡でも摘出の可能性は低く, 粘ることなく頸部外切開に切り替える.

④ ボタン型電池

ボタン型電池はアルカリ電池とリチウム電池に分類されるが, 食道異物となるのは直径 20 mm 以上と大きく食道にはまるリチウム電池がほとんどである(図2c). リチウム電

池は起電力が3Vと高く，組織傷害力が強いため重篤な合併症を併発する．リチウム電池は型番の最初が「B」「C」「G」で，判別できる（「CR2032」など）．誤嚥後，4時間の食道停留で食道粘膜の潰瘍形成が始まるため，緊急の摘出が不可欠である(図2d).最終摂食後6時間以内で全身麻酔に多少のリスクが伴ったとしても，可能な限り4時間以内の摘出を心がける．摘出後には食道の障害の程度を確認し，気管食道瘻などの重篤かつ致命的な合併症併発とともに瘢痕狭窄への注意が必要である．すでに潰瘍をきたしている場合は内視鏡での摘出に難渋する場合があり，把持力の高い鉗子が使える硬性鏡の選択も考慮したい．

■ 患者説明のポイント

☆異物を放置した場合の危険性，現在の状態，特に穿孔に伴う気腫や膿瘍などの重篤な合併症の有無や合併時の予後について，厳しく説明する．その理解のうえで，摘出法の説明を行うが，摘出困難が予測される症例では外切開への移行も同意を得ておきたい．

☆ボタン型電池では，摘出後の食道穿孔や狭窄など合併症が重篤であり，予断を許さない経過観察が必要であることを十分に説明することが重要である．

29. 腐食性食道炎
corrosive esophagitis

島田英雄　東海大学医学部付属大磯病院・教授(外科)

■ 病態・病因

① 病因

腐食性食道炎は酸やアルカリまたは重金属など，組織傷害性のきわめて強い薬剤の飲用により生じる食道損傷である．小児では洗剤などの誤飲が多く，成人では自傷目的での飲用が大半を占める．一般的な酸性物質はトイレ用洗剤に含まれる塩酸，硫酸などがある．アルカリ性物質は漂白剤や配水管洗浄剤などに含まれる水酸化ナトリウム（苛性ソーダ），次亜塩素酸ナトリウムなどがある．

② 病態

粘膜や組織傷害で強い疼痛を生じるため多量飲用にはならないが，少量でも重篤な組織傷害をきたす．酸性物質は一般に組織表面に凝固壊死が起きるため深部組織への浸透が少ないとされる．しかし酸の吸収による代謝性アシドーシスや急性腎不全が問題となる．損傷部位は酸では中部，食道から下部食道，特に食道胃接合部の傷害が強く，胃幽門前庭部にも傷害が及ぶことが多い．アルカリ物質は，吸湿性があり，鹸化作用や蛋白融解作用により傷害が深部に及ぶ．食道損傷の程度は腐食物質の種類のほか，濃度，量，接触時間にも左右される．アルカリでは口腔内，上部食道に傷害が目立ち，胃は比較的軽微とされる．

■ 診断

飲用後の症状として，口腔咽頭痛，胸部灼熱感，頻回の嘔吐，吐血，喘鳴などがある．

■ 検査法と所見の把握

病歴聴取や症状などから薬剤の飲用が疑われれば，胸部X線検査，CT検査で食道穿孔による縦隔気腫，胃穿孔などによる腹腔内遊離ガスの有無などを確認する．声門浮腫で呼吸困難を認めれば緊急挿管を行う．全身状態が安定した症例では緊急内視鏡検査を行い，粘膜傷害の範囲と程度を確認する．観察は咽喉頭領域から始めて食道，胃，十二指腸まで行う．Rosenowらの内視鏡所見による分類でⅠ度(充血，浮腫，粘膜表層潰瘍)，Ⅱ度(紅斑，水疱，フィブリンの滲出を伴う表層潰瘍)，Ⅲ度(表皮脱落，深い潰瘍，肉芽組織)としている．

治療方針

急性期には，重症例では呼吸循環の管理を第一優先に行う．声門浮腫で呼吸困難を認め

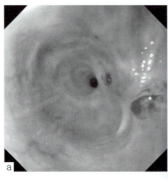
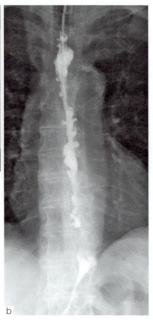

図1　食道瘢痕狭窄の内視鏡および造影所見
a：著明な瘢痕狭窄を認める.
b：食道は全長狭窄し憩室変化を認める.

れば緊急挿管が必要である．消化管穿孔例では緊急手術の適応となる．保存的治療は絶飲食として中心静脈栄養管理とする．軽症例を除くと，急性期後には多くの症例で瘢痕狭窄が問題となる．通常，長期間の内視鏡的バルーン拡張術，食道ブジーが必要となる(図1)．また食道狭窄の範囲・程度また胃・十二指腸の損傷状況により外科手術が適応される場合もある．

■ 合併症・予後

腐食性食道炎後の晩期合併症として食道癌の発生が知られている．保存的に改善した症例では内視鏡検査による定期的観察が求められる．また多くは自殺企図による症例であり，精神面のケアもきわめて重要である．

■ 患者説明のポイント

☆本疾患においては，患者よりも第一発見者などへのアドバイスとなる．薬物の飲用が疑われた際には，薬物の確認ならびに医療機関へのすみやかな受診また緊急搬送の手配を行うことが重要である．急性期を克服しても瘢痕狭窄などの晩期合併症に対する対策が必要となる．

7 頭頸部疾患

1. 頸部蜂窩織炎，壊死性筋膜炎

neck cellulitis, necrotizing fasciitis

佐藤進一　倉敷中央病院・主任部長［岡山県］

■ 病態・病因

　頸部蜂窩織炎は，頭頸部に存在する間隙に炎症が生じた状態である．原因としては，咽頭感染症（扁桃炎，扁桃周囲膿瘍，咽頭炎），歯牙感染症，唾液腺感染症，外傷，異物，先天性瘻孔などがある．壊死性筋膜炎は，細菌感染により筋膜や筋肉などに壊死性病変が急速に拡大する病態である．耳鼻咽喉科領域の最も重篤な感染症の1つで，対応を誤れば死に至る危険性のある疾患である．

■ 症状

　咽頭，頸部などの疼痛，発熱，頸部の発赤腫脹（図1），開口障害，呼吸困難，嚥下障害などを生じる．進展すると降下性壊死性縦隔炎，敗血症をきたし，胸痛やショック症状をきたす．

■ 検査法と所見の把握

　まず問診，視診，触診を行う．感染の経過と頸部発赤腫脹で頸部蜂窩織炎を疑う．皮膚所見に比べ強い圧痛があれば壊死性筋膜炎を考慮に入れる．続いて早急に全身状態を把握し，緊急度を見極める必要があり，バイタルサイン，採血で重症度を判断する．また咽喉頭ファイバースコープで気道狭窄の有無を評価する．頸胸部造影 CT で膿瘍形成の有無，範囲，縦隔進展の有無を判断する（図2, 3）．壊死性筋膜炎では軟部組織の肥厚や脂肪の破壊を認めるが，ガス産生は 55%，膿瘍形成は 35% といわれている．糖尿病，免疫不全など基礎疾患の有無も確認しておく．

■ 起因菌

　好気性菌と嫌気性菌の混合感染が多く，好気性菌では Streptococcus 属が最も多い．特に A 群溶血性連鎖球菌（Streptococcus pyogenes）は死亡率が 3, 4 割といわれている劇

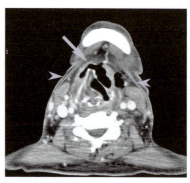

図2　頸部 CT 画像
頸部にガス像（矢印）を認め，低吸収域（矢頭）を認める．ガス像は約半数にしか認めないため注意が必要である．

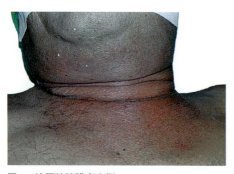

図1　壊死性筋膜炎症例
両頸部に発赤腫脹がみられ，圧痛を伴う．発赤は上胸部にも及んでいる．

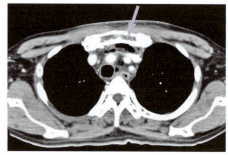

図3　縦隔 CT 画像
縦隔にガス像，低吸収域（矢印）を認める．

症型 A 群連鎖球菌感染症の起炎菌となりうるため，注意が必要である．一方，嫌気性菌は Peptostreptococcus 属，Prevotella 属などが多い．

治療方針

①呼吸，循環など全身管理，②抗菌薬投与，③外科的ドレナージ，④合併症対策，⑤原因疾患・基礎疾患の治療を迅速に行うことが必要である．

■ 保存的治療

起因菌が確定するまでは，ペニシリン系またはセフェム系とクリンダマイシンとの併用を行うことが多いが，重症例ではカルバペネム系も使用される．特に壊死性筋膜炎に対しては極量の投与が推奨される．

【処方例 1】　下記 1)，2)を併用する．

1) ユナシン-S 注　1 回 1.5〜3 g　1 日 4 回　点滴静注　(保外) 適応症
2) ダラシン S 注　1 回 600 mg　1 日 4 回　点滴静注

【処方例 2】

メロペン注　1 回 0.5〜1 g　1 日 3 回　点滴静注

■ 手術的治療

喉頭周囲に進展し，気道狭窄がみられるときには迷わず挿管または気管切開を行い，気道確保をする．壊死性筋膜炎を疑った場合は迷わず切開排膿，デブリードマンを行う．切開部位は病変の場所により判断するが，胸鎖乳突筋前縁付近を大きく切開することが多い．縦隔膿瘍の場合は縦隔も開放排膿を行う．上縦隔限局例では頸部からの開放でもよいが，下方進展例では呼吸器外科と相談のうえ胸腔鏡下縦隔ドレナージ術などが必要なこともも多い．切開排膿後も全身状態をみながら厳重な CT フォローを行い，デブリードマン不十分と判断したら再手術を行う．特に壊死性筋膜炎の場合は健常組織が確認されるまで広範囲のデブリードマンが必要である．

■ 合併症

気道狭窄，敗血症性ショック，播種性血管内凝固(DIC)，多臓器不全(MOF)，降下性壊死性縦隔炎，内頸静脈血栓，頸動脈破裂など．

■ 予後

壊死性筋膜炎の約半数が縦隔へ波及するといわれている．この降下性壊死性縦隔炎合併時には 25〜40％の致死率である．

■ 患者説明のポイント

☆非常に重篤な状態で，長期挿管，気管切開，複数回の切開排膿術，縦隔ドレナージが必要な可能性があること，通常 1 か月前後の入院による濃厚な治療が必要であること，敗血症性ショックや突然の大出血で救命できない可能性もあること，救命できても嚥下障害が残存する可能性があることを説明，了承してもらう．

2. 咽後膿瘍，副咽頭間隙膿瘍
retropharyngeal abscess,
parapharyngeal abscess

本田耕平　新潟大学・特任准教授

■ 病態・病因

頸部には筋・骨・血管・神経の周囲に筋膜が存在し，頸部の間隙を多数形成している．深頸部膿瘍の代表的なものとして扁桃周囲膿瘍や咽後膿瘍，副咽頭間隙膿瘍があるが，扁桃周囲膿瘍については別項(➡ 363 頁)に譲り，本項では後 2 者について解説する．

小児例での咽後膿瘍の発症機序は，咽後，鼻腔，中耳などからのリンパが流入している後咽頭リンパ節(Gillette または Henle のリンパ節)が上気道感染から化膿性リンパ節炎を併発し，咽後間隙に穿破して生じる．3 歳以後にはこのリンパ節は萎縮消失する．成人例では異物や外傷，化膿性脊椎炎，頸椎カリエスによる続発性のもが多い．以前は原発性

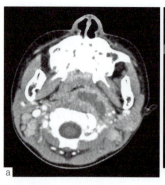
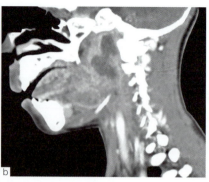

図1　頸部造影 CT 画像
a：水平断．咽後部から副咽頭間隙に低吸収域像を認める．
b：矢状断．低吸収域周囲に ring enhancement を認める．頭蓋底の高さまで膿瘍形成を認める．

の乳幼児例が多かったが，近年では乳幼児例が減少し続発性の成人例が増加している．

副咽頭間隙膿瘍の原因は急性咽頭炎や扁桃周囲膿瘍が最も多い．歯原性感染由来も認められる．また咽後膿瘍が進展し副咽頭間隙膿瘍を呈する場合もある．

舌骨より下方に膿瘍が進展すると，気道狭窄，敗血症，降下性縦隔炎，内頸静脈血栓症などの生命にかかわる合併症を引き起こす可能性が生じる．

糖尿病などの基礎疾患が関与している場合もありそれらの制御も重要である．

主な起因菌は A 群溶血性連鎖球菌，黄色ブドウ球菌，嫌気性菌などがみられる．

■ 症状

咽後膿瘍では咽頭痛，嚥下時痛，発熱が認められる．

副咽頭間隙膿瘍では顎下部腫脹，発熱，咽頭痛がみられ内側翼突筋に炎症が波及すると開口障害を生じる．両疾患とも炎症が喉頭蓋，声門，披裂部などに波及すると呼吸困難を生じる．

■ 検査法と所見の把握

① 視診・触診

咽頭後壁，扁桃・扁桃周囲の腫脹，口腔底の腫脹の有無について確認する．皮膚の色調

変化，頸部腫脹の有無や圧痛の有無，皮下気腫の有無を確認する．

② 内視鏡検査

咽頭，喉頭の腫脹や圧排像の有無について確認する．炎症の波及による喉頭蓋，声門，披裂部の浮腫や腫脹による気道狭窄の有無についても十分確認を行う．

③ 造影 CT 検査

典型例では膿瘍に一致した低吸収域と ring enhancement（周囲の造影効果像）を認める（図1）．膿瘍形成の有無，膿瘍の位置と縦隔や深頸部への進展の有無，気道閉塞の有無など正確な評価を行ううえで最も有効な検査である．また手術におけるアプローチ法の決定，主要血管走行の把握などにおいても重要な情報が得られる．単純 CT のみでは蜂窩織炎か膿瘍か腫瘍かの区別は困難であるため造影 CT が望ましい．

④ 頸部 X 線検査

咽後膿瘍では，側面像で咽後間隙の拡大を認める．頸部軟部陰影の拡大，ガス像や喉頭・気管の偏移の有無を確認する．

⑤ 超音波検査

膿瘍は低エコー域として描出されることが多いが，副咽頭間隙などの深部の観察は困難である．頸部エコー下での膿瘍穿刺には有用

である．

■ 鑑別診断

　年長児で著明な頸部リンパ節腫脹を伴う川崎病では，咽後膿瘍様の画像所見を呈することがある．抗菌薬の反応が乏しい場合や穿刺・切開で排膿が認められない場合は川崎病も疑う必要がある．

治療方針

■ 手術的治療
① 気道確保
　気道狭窄が認められる場合は気管切開を行い気道確保を最優先とする．
② 切開排膿
　小児の限局した膿瘍の場合においては保存的治療のみで軽快する場合もあるが原則的には切開排膿を行う．造影 CT の画像検査から膿瘍の位置，進展範囲を確認し切開排膿を行う．咽後部に限局した膿瘍の場合は，口内切開排膿と抗菌薬投与が基本である．最も膨隆している部位を大きく縦切開にて排膿する．小児の場合は全身麻酔下に行うほうがより安全である．

　副咽頭間隙膿瘍の場合は，口内法と頸部外切開法が用いられる．気道狭窄が認められる場合や舌骨下に感染が波及している場合，ガス産生が認められる場合は外切開の適応となる．皮膚切開は，下顎縁の下方に横切開を選択するが，感染が舌骨下方へも波及している場合は T 字切開を行う．顎下腺を露出し顎二腹筋後腹，胸鎖乳突筋前縁を剝離・露出する．顎下腺下縁より裏面を剝離し副咽頭間隙に到達する．膿瘍腔を開放し十分に洗浄を行いドレーンを留置する．

■ 保存的治療
① 抗菌薬治療
　細菌検査や薬物感受性検査に応じ抗菌薬を投与することが望ましい．培養の結果が判明するまでは，カルバペネム系やペニシリン系またはセフェム系とクリンダマイシンの併用投与で治療を開始する．

■ 患者説明のポイント

☆炎症の波及や浮腫により気道狭窄・呼吸困難が生じる可能性があり気管切開が必要となる場合があること，膿瘍が縦隔に進展した場合は大血管破綻による出血死の危険性もありえることを説明する．

3. 側頸嚢胞，側頸瘻
lateral cervical cyst and fistula

峯田周幸　浜松医科大学・教授

■ 病態・病因

　鰓性器官(咽頭器官)は胎生 4 週より発生し，頭部・顔面・頸部を形成する隆起が起こる．この隆起を鰓弓(咽頭弓)，分けている溝を鰓溝とよぶ．外(胚葉)面に 4 つの鰓溝とそれを挟んで 5 つの鰓弓が形成され，内(胚葉)面に 4 つの鰓嚢(咽頭嚢)が形成される．側頸嚢胞は第 2 鰓溝の遺残により生じ，皮膚に開口しているのが側頸瘻である．咽頭に開口したものが内頸瘻であり，第 2 鰓溝由来のものは口蓋扁桃窩に開口する．10 万人に 1 人にみられ，性差や左右差はない．大部分は片側性であり両側性は 1% 程度である．側頸瘻のほうが若年小児で発見される．側頸嚢胞では徐々に液体が貯留し腫瘤を形成するため，思春期以降に発見されることが多い．嚢胞が 75%，瘻孔は 25% である．

■ 症状

　側頸嚢胞は，胸鎖乳突筋の前縁に沿って下顎角の下部に，無痛性で波動性のある軟らかい腫脹である．上気道感染が起こると有痛性で大きくなるが，嚢胞液が感染することはなく，嚢胞壁のリンパ組織が腫大するために生ずる．側頸瘻は，通常胸鎖乳突筋前縁の下 1/3 の高さの皮膚に開口し，少量の粘液を分泌する．

■ 検査法と所見の把握

触診と存在部位でおおよそ診断は可能である．超音波検査では，非充実性で円形から卵形，辺縁が整，隔壁のない無エコー像を示す．しかし内容の成分によって泥状のものあり，さまざまなエコー像を示す．CTでは不整のない薄い壁に覆われた低濃度の腫瘤を示し，造影効果はない．MRIではT1低信号，T2高信号を示す．感染を併発すると囊胞壁は肥厚し，造影される．穿刺すると褐色で透明な漿液性の液体が吸引される．

■ 鑑別診断

囊胞状リンパ管腫や血管腫，皮様囊胞，脂肪腫などの良性疾患が挙げられるが，囊胞状変化を示す頸部リンパ節転移や鰓性癌なども考えられる．従来，原発部位が不明で，囊胞壁に正常扁平上皮から浸潤性の癌細胞までの過程を組織学的に確認できる場合に鰓性癌と診断された．しかし最近では，それらはヒトパピローマウイルス(HPV)関連中咽頭(舌根や咽頭扁桃原発に多い)原発の扁平上皮癌の頸部リンパ節転移と考えられている．鰓性癌は理論的には考えられるが，あってもきわめてまれとされている．また甲状腺乳頭癌の転移性頸部リンパ節も，囊胞状変化を呈する．

治療方針

■ 保存的治療

エタノールやOK-432を囊胞内に注入して炎症を惹起させ，囊胞腔を閉鎖する硬化療法があるが，一般的ではない．

■ 手術的治療

手術による囊胞や瘻孔の完全摘出が確実な治療法である．周囲の血管や神経からの剝離に注意すれば，摘出は容易である．感染があると癒着して剝離が困難になるので，抗菌薬による消炎をしてから施行する．内瘻孔がある場合には，導管を切断しないように扁桃窩の方向(内外頸動脈の間を通り舌下神経の上を走る)に追っていく．瘻孔に色素(メチレンブルーやピオクタニン)を注入して導管を見やすくして摘出術を行う．

■ 合併症・予後

感染や癒着が著明でなければ，合併症の危険性はほとんどない．内瘻孔を確実に摘出しないと再発の原因となる．側頸囊胞の再発率は5%，側頸瘻では9.5%である．感染や切開の既往があると再発率は高まる．硬化療法では皮膚の発赤や疼痛が起こる．

■ 患者説明のポイント

☆自然消退はない．感染を起こさず，整容的な問題もなければ経過観察でよい．しかし感染を起こすと組織の癒着が起こるため手術が少し難しくなる．

4. 正中頸囊胞，正中頸瘻
median cervical cyst and fistula

廣瀬正幸　大阪母子医療センター・前主任部長

■ 病因・病態

甲状腺原基は，第1，2咽頭弓間の将来，舌盲孔となる点に内胚葉性隆起として胎生4週で現れ，細管(甲状舌管)を伴ったまま，胎生7週に喉頭原基前面にまで下降する．この甲状舌管が消失せず囊胞化した場合が正中頸囊胞(甲状舌管囊胞)である．舌骨前が多いが，甲状舌管の経路上どこにでも生じうる．小児頸部腫瘤の1/3を占め，先天性頸部腫瘤では最多であるが，1/3は20歳まで症状が出ない．甲状腺原基そのものが十分に下降しない場合には異所性甲状腺となる．約1%で癌が発生し，その多くは甲状腺乳頭癌である．

■ 症状

感染を起こさなければ痛みのない正中の腫瘤となる．感染時は，腫脹，発赤，疼痛，排膿，瘻孔形成．

■ 検査法と所見の把握(図1)

弾性硬の腫瘤で，通常は舌骨付近だが，正

中からそれることもあり，また舌内，胸骨上，甲状腺内の報告もある．舌骨に付着することが多いので，舌骨を動かす所作である嚥下，舌突出に伴って腫瘤が動くかどうか確認する．超音波検査で腫瘤の性状が囊胞性で，正中であれば可能性は高くなる．通常位置に甲状腺が確認できなければ，甲状腺機能検査，甲状腺シンチグラフィーで異所性甲状腺の有無を確認する．超音波検査で囊胞中に塊状の所見がある際は癌の合併に注意する．

■ 鑑別診断

正中でない場合，鰓弓性疾患との鑑別が必要．類皮囊胞と本疾患はともに囊胞性だが，前者のほうがエコー輝度はやや低い．類皮囊胞は舌骨に付着することもあり，最終的には病理診断によるが，どちらの場合も以下に述べるシストランク手術が大事である．そのほか，リンパ管奇形，腫大リンパ節，異所性甲状腺など．

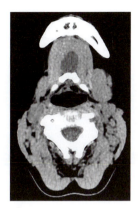

図1 CT画像

癌の発生もあり，手術で摘出するのが一般的である．再発防止には舌骨正中部切除が大事である．癌の場合は追加治療が必要になることもある．

治療方針

摘出が第一選択となる．

■ 手術的治療

シストランクの方法で再発率は50%から3〜5%に減ったという．同法は舌骨正中部を含めて，盲孔に向かって盲目的に甲状舌管と思われる部位を約3mmで切除する方法である〔単に舌骨中央を取るのはシュランゲ(Schlange)の方法〕．合併症として，再発，上喉頭神経・舌下神経障害，感染，血腫，咽頭瘻孔形成など．

■ 保存的治療

囊胞感染に対しては抗菌薬投与を行う．

■ 合併症

感染，舌甲状腺を含む異所性甲状腺．約1%で癌合併．

■ 予後

再発を起こさなければ予後は良好である．

■ 患者説明のポイント

☆先天性のもので，きわめてまれに(1%弱)

5. 下咽頭梨状陥凹瘻

pyriform sinus fistula

高橋克昌 群馬大学・准教授

■ 病態・病因

小児の急性化膿性甲状腺炎の多くは，下咽頭梨状陥凹瘻が原因である．胎生期に左第4咽頭囊の動脈が大動脈弓になる際，左咽頭囊が尾側に長く牽引され遺残が生じると考えられている．先天性の疾患で小児の左側に多いが，成人例や右側発症例もまれに報告される．

■ 症状

前頸部腫脹，発熱，疼痛を伴う急性化膿性甲状腺炎や頸部蜂窩織炎，もしくは深頸部膿瘍として発症する(図1)．根治的な手術治療がされない限り，炎症を反復する．

■ 検査法と所見の把握

炎症時の典型的なCT所見は，甲状腺左葉に至る膿瘍形成であるが(図1)，瘻管は同定

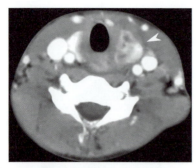

図1　頸部造影CT画像
甲状腺左葉に膿瘍が存在する(矢頭).

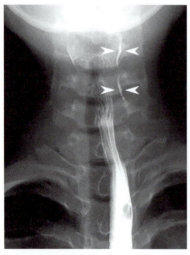

図2　下咽頭食道造影所見
左梨状陥凹より下方に伸びる瘻管が描出される(矢頭).

できない．確定診断には，下咽頭食道造影で瘻管の描出が必要であるが(図2)，炎症中は瘻管が閉鎖しているため，描出が困難である．消炎後に複数回施行する必要があるが，小児例では造影検査自体が難しい．

治療方針

■ 保存的治療
急性期の頸部膿瘍に対しては，抗菌薬の点滴や切開・ドレナージを行う．消炎後に根治的な手術が望ましい．

■ 手術的治療
外切開で瘻管を下咽頭から甲状腺内まで追い確実に摘出する．炎症後の瘢痕のなか，瘻管を同定するのは困難で，切開前に直達喉頭鏡下に下咽頭の瘻孔開口部を同定し，カテーテルやピオクタニンなどの色素を注入する工夫がされている．弯曲型喉頭鏡下に瘻孔開口部をトリクロロ酢酸で化学焼灼する，簡便な方法もある．数年の短期成績は良好で約8割で治癒したが，長期成績は明らかでない．

■ 合併症
反回神経麻痺の危険がある．炎症後の癒着や瘢痕のなかで神経を温存しなくてはならない．簡便法のみならず，根治術後でも瘻孔遺残から頸部膿瘍が再燃することがある．

■ 患者説明のポイント
☆反復する頸部膿瘍の臨床症状から疾患を疑うのは容易だが，瘻孔を証明するまで複数回の検査が必要である．
☆炎症後の根治手術は難易度が高く，上記合併症の危険がある．

6. 亜急性・慢性甲状腺炎
subacute/chronic thyroiditis

吉村　弘　伊藤病院・部長(内科)[東京都]

I．亜急性甲状腺炎

■ 病態・病因
甲状腺が破壊され甲状腺ホルモンが血液中に放出されるために，甲状腺中毒症状を認める．好発年齢は40歳代で女性に多い．前駆症状として感冒症状が多いことよりウイルス感染が原因とされているが，女性に多いこと，小児に発症することは非常にまれである

ことがウイルス感染症に合致しない．

■ 症状
38℃以上の発熱，甲状腺の自発痛と硬い甲状腺腫を触知する．疼痛部位はしばしば移動する(クリーピング現象)．甲状腺中毒症になるために動悸，息切れ，体重減少を認める．

■ 検査法と所見の把握
遊離トリヨードチロニン(FT_3)，遊離チロキシン(FT_4)高値，甲状腺刺激ホルモン(TSH)抑制，TSHレセプター抗体(TRAb)陰性，抗サイログロブリン抗体(TgAb)，抗甲状腺ペルオキシダーゼ抗体(TPOAb)は陰性または弱陽性．CRPは軽度上昇するが，赤沈は50〜100 mm/時まで中等度亢進する．頸部エコーでは甲状腺腫大と疼痛部に一致して低エコー領域が認められる．

■ 鑑別診断
急性化膿性甲状腺炎，橋本病の急性増悪，甲状腺未分化癌，囊胞周囲炎などである．

治療方針
原則安静とし肉体労働，運動は禁じる．

■ 保存的治療
① 疼痛が強いとき
【処方例】
> プレドニン錠(5 mg) 1日3錠 朝食後2錠・昼食後1錠に分けて 2週間
> 2週間後疼痛が消失し，甲状腺腫も縮小または消失すれば
> プレドニン錠(5 mg) 1回2錠 1日1回 朝食後 4週間
> 4週間後，甲状腺腫が消失すれば
> プレドニン錠(5 mg) 1回1錠 1日1回 朝食後 4週間
> 4週間後甲状腺腫と疼痛がなければ中止

② 疼痛があまり強くないとき
【処方例】
> ロキソニン錠(60 mg) 1回1錠 1日3回 毎食後
> 疼痛と甲状腺腫の程度に応じて漸減

③ 動悸が強いとき
【処方例】
> テノーミン錠(25 mg) 1回1錠 1日1回 朝食後

■ 予後
予後は良好であり，甲状腺中毒症もほとんどは自然に改善する．プレドニンの減量を急いだ場合は再燃しやすいのでゆっくり減量する．再発は非常にまれである．

■ 患者説明のポイント
☆予後良好ながら，運動は病勢を悪化させるので薬が中止できるまでは運動を制限する．

II．慢性甲状腺炎

■ 病態・病因
臓器特異的自己免疫疾患であり，甲状腺にリンパ球浸潤，リンパ濾胞，線維化，甲状腺濾胞細胞の好酸性変化を示す．自己抗体としてはTgAb，TPOAbが陽性になる場合が多いが，自己抗体陰性の場合もある．甲状腺は典型的にはびまん性に腫大する．好発年齢は40〜50歳代であり男女比は1：20〜30である．橋本病ともよばれる．

■ 症状
典型的にはびまん性甲状腺腫を認めるが，自己抗体陽性で甲状腺腫を認めない例もある．甲状腺機能は約70〜80％は正常で，残りが潜在性から顕性甲状腺機能低下症．

■ 検査法と所見の把握
FT_3，FT_4，TSH，TgAb，TPOAbを測定する．びまん性甲状腺腫を認め，TSHが基準値内または基準値以上で，TgAbまたはTPOAbのいずれかが陽性の場合は慢性甲状腺炎と診断できる．甲状腺機能低下症の場合は，1回はTRAbも測定し甲状腺抑制抗体による機能低下症でないことを確認する．

甲状腺エコー所見は典型的には内部エコー低下や不均一を認める．またエコーで悪性腫瘍の合併(甲状腺癌，悪性リンパ腫)がないこ

とを確認する．可能であれば甲状腺容積を測定しておき，将来甲状腺腫が増大したときの比較に使用する．

■ 鑑別診断

慢性甲状腺炎を基礎疾患とする無痛性甲状腺炎を発症した場合は，バセドウ病との鑑別が必要になる．TRAb は無痛性甲状腺炎で陽性になることはまれであるので，鑑別の補助診断になる．確定診断には甲状腺シンチグラフィーが必要になる．

治療方針

あまりに甲状腺腫が巨大になった場合は手術も考慮する．機能正常の場合は半年から1年に1回 FT_3，FT_4，TSH をチェックする．機能低下症の場合は「甲状腺機能亢進症，甲状腺機能低下症」の項（➡次項）参照．

■ 予後

悪性リンパ腫を合併しない限り予後良好である．

■ 患者説明のポイント

☆良性であるが慢性疾患であるので定期検査は必要である．ヨウ素（昆布，ヨウ素含有咳嗽薬など）の過剰摂取は避ける．

7. 甲状腺機能亢進症（バセドウ病），甲状腺機能低下症
hyperthyroidism（Basedow disease），hypothyroidism

吉村　弘　伊藤病院・部長（内科）[東京都]

I．甲状腺機能亢進症（バセドウ病）

■ 病態・病因

甲状腺ホルモンが過剰産生される病態である．最も頻度の高いバセドウ病では，甲状腺刺激ホルモン（TSH）レセプターに対する刺激作用をもった自己抗体（TRAb）が，持続的に甲状腺細胞を刺激することにより甲状腺機能亢進症になる．それ以外に自律的に甲状腺ホルモンを産生する腫瘍（プランマー病）や過形成（中毒性多結節性甲状腺腫），TSH が過剰に分泌される TSH 産生下垂体腫瘍がある．

■ 症状

動悸，息切れ，発汗，体重減少，心不全による下腿浮腫，男性のバセドウ病患者では周期性四肢麻痺が起こる．

■ 検査法と所見の把握

遊離トリヨードチロニン（FT_3），遊離チロキシン（FT_4）高値で TSH 産生下垂体腫瘍以外は TSH が抑制される．TSH 産生下垂体腫瘍では TSH は基準値以上となる．バセドウ病では TRAb が陽性である．自律的に甲状腺ホルモンを産生する腫瘍では，エコーで結節を認め甲状腺シンチグラフィーでホルモンを産生する部位に取り込みが増強する．

■ 鑑別診断

亜急性甲状腺炎や無痛性甲状腺炎などの破壊性甲状腺炎，甲状腺ホルモンを大量に含んだ薬剤（やせ薬など）や食物などの外因性甲状腺中毒症が鑑別対象になる．

治療方針

■ 保存的治療

バセドウ病では抗甲状腺薬にてコントロールする．重篤な副作用もある薬なので患者に十分副作用について説明する．

【処方例】　妊娠初期以外および授乳中でない場合は下記を用いる．

（$FT_4 \leq 5.0$ ng/dL） メルカゾール錠（5 mg）　1回3錠　1日1回 （$FT_4 > 5.0$ ng/dL） メルカゾール錠（5 mg）　1回3錠＋ヨウ化カリウム丸（50 mg）　1回1錠　1日1回

動悸が強い場合は下記を併用する．

テノーミン(25 mg) 1回1錠 1日1回

メルカゾールで薬疹などの軽度の副作用が出現した場合，妊娠初期および授乳中はチウラジール(プロパジール)錠に変更する．無顆粒球症など重篤な副作用が出現した場合はヨウ化カリウム丸で加療し，すみやかに^{131}I内用療法，手術に変更する．

■ 手術的治療，^{131}I内用療法

抗甲状腺薬が副作用で使用できない場合，巨大甲状腺腫を認めた場合，抗甲状腺薬で寛解が望めない場合は手術，または^{131}I内用療法の適応である．

■ 予後

抗甲状腺薬での寛解率は，病勢によるが数年の治療で20〜50%くらいである．

■ 患者説明のポイント

☆コントロール良好であれば原則生活に制限はない．寛解後も再発することがあるので定期検査は生涯必要である．

II．甲状腺機能低下症

■ 病態・病因

甲状腺ホルモン合成が低下または消失した病態である．疾患としては慢性甲状腺炎が最も多いが，甲状腺腫瘍やバセドウ病の術後，バセドウ病の^{131}I内用療法後にも起こることがある．母体の甲状腺機能低下症は軽症でも胎児の発育に重篤な悪影響をもたらすので注意が必要である．

■ 症状

重症では全身倦怠感，浮腫，徐脈，嗄声，脱毛，記憶力低下，無月経などがみられる．軽症では自覚症状がない場合が多い．

■ 検査法と所見の把握

FT_3，FT_4基準値以下で TSH が基準値以上になる．FT_3，FT_4基準値内で TSH のみ基準値以上は潜在性甲状腺機能低下症であるが，これは軽い機能低下症である．

■ 鑑別診断

FT_3 のみ基準値以下で FT_4，TSH が基準値内は low T_3 症候群とよばれている．神経性食欲不振症，重症糖尿病，重症肝障害，悪性腫瘍の末期，心筋梗塞時など重篤な病態で認められる．甲状腺ホルモン投与は必要ない．

治療方針

虚血性心疾患の有無，妊娠，高齢などで初期投与量，増量の速度，維持投与量が異なる．チラーヂンSを開始してTSHが安定するまで1〜2か月必要である．増量の速度は，妊娠時以外はそれほど急ぐ必要はない．

【処方例】

(40歳未満で虚血性心疾患を認めない場合)
チラーヂンS錠(50 μg) 1回1錠から開始
(40歳以上)
チラーヂンS錠(25 μg) 1回1錠から開始
(虚血性心疾患を認める場合)
チラーヂンS錠(12.5 μg) 1回1錠から開始
いずれも1日1回 起床時

■ 予後

慢性甲状腺炎による場合はチラーヂンSを減量・中止できる場合もある．手術後，^{131}I内用療法後はほぼ永続的である．

■ 患者説明のポイント

☆永続性の場合は生涯チラーヂンSの服用が必要と説明する．

8．頸部リンパ節結核
cervical lymph node tuberculosis

井口広義 大阪市立大学・元教授

日本における結核罹患率は先進国のなかではいまだ高い．頸部リンパ節結核を含む肺外結核は，全結核の約20%を占める．HIV感染者や血液透析患者では，結核発症のリスク

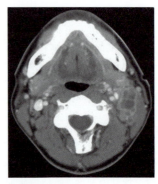

図1　頸部造影CT画像
病期の進行に伴い，内部に壊死と膿瘍形成を示唆する低吸収域を呈する．辺縁は造影効果を呈する．

が高いとともに，肺外結核の頻度も高いことが指摘されている．

■ 病態・病因

結核菌が肺門リンパ節や縦隔リンパ節からリンパ行性もしくは血行性に，または咽頭からリンパ行性に到達し発症する．

■ 症状

活動性の肺結核を有するものは10%程度で，大部分の症例では症状は頸部腫瘤のみである．炎症が強ければ，疼痛や熱感を有することもある．膿瘍化していれば，膿汁が流出することもある．肺結核は男性に多いが，頸部リンパ節結核は女性に多く，若年者にも好発する．大部分は片側性である．腫脹リンパ節存在部位は，副神経領域，内深頸領域，鎖骨上窩，顎下部に多い．

■ 検査法と所見の把握

詳細な問診が重要で，①2週間以上続く咳，痰，発熱，倦怠感の有無，②結核既往や結核感染者との接触の有無，③BCG接種歴の有無，④ツベルクリン反応施行歴の有無，⑤高蔓延地域居住歴・渡航歴の有無，⑥結核発症高リスク（HIV陽性，血液透析中，悪性腫瘍治療中，副腎皮質ステロイドや免疫抑制薬使用中，糖尿病，胃切除後，珪肺など）の合併症の有無，に注意が必要である．

診断は免疫学的検査，頸部リンパ節からの結核菌の証明（塗抹検査，培養検査，核酸増幅検査），画像検査，病理組織学的検査結果から総合的に行う．

頸部CT検査にてリンパ節内に壊死部を認める場合（図1）は，穿刺吸引検体にて結核菌の証明が比較的行いやすいが，壊死部を伴わない場合には診断率が低下するため，切開生検にて頸部リンパ節の病理組織学的検査を遅滞なく行うことも必要である．

インターフェロンγ遊離試験は頻用されるが，活動性結核と潜在性結核の区別ができないこと，既感染と現感染の区別ができないこと，など結果判定時の注意が必要である．

■ 鑑別診断

悪性疾患では悪性リンパ腫および転移性癌が，良性疾患では反応性濾胞過形成，組織球性壊死性リンパ節炎，キャッスルマン病，EBウイルス感染症，ネコひっかき病などが挙げられる．

治療方針

膿瘍型，潰瘍瘻孔型では外科療法も検討されるが，基本的には肺結核の治療と同様に抗結核薬（イソニアジド：INH，リファンピシン：RFP，ピラジナミド：PZA，ストレプトマイシン：SM，エタンブトール：EB）による化学療法が主体となるため，診断がつき次第，呼吸器内科にコンサルトを行う．培養陽性患者のうち約90%はINH，RFP，SM，EBすべてに感受性を有する（2015年の報告）．予定治療の完遂が重要で，直接観察下短期化学療法（directly observed treatment, short-course：DOTS）が推奨されている．

■ 合併症

活動性肺結核，喉頭結核，中耳結核を合併していることがあり，排菌して周囲への感染源となることがある．

■ 予後

現在の日本においては多剤耐性結核の割合

は低く予後は良好である.

■ 患者説明のポイント

☆治療は長期間となるが自己判断で中断してはならないことを説明する.

9. 特殊炎症による頸部リンパ節炎

specific cervical lymphadenitis

田中信三　宇治徳洲会病院・部長

全身の感染症に伴い頸部リンパ節が腫大する場合,特殊炎症による頸部リンパ節炎と総称される.代表例が結核によるものであるが,伝染性単核球症や単純ヘルペス,風疹,アデノウイルスなどのウイルス感染と,トキソプラズマ症やオウム病クラミジアなどの寄生虫感染も含まれる.特殊炎症による頸部リンパ節炎では,感染初期に所属リンパ節に病原微生物が侵入しリンパ流にのって全身に播種するという機序が考えられている.しかし,感染の原因によってリンパ節腫大の程度や部位,発症時期は大きく異なる.本項ではトキソプラズマ感染症と風疹ウイルス感染症を取り上げて解説する.

I. トキソプラズマ感染症

■ 病態・病因

トキソプラズマ(*Toxoplasma gondii*)という原虫による感染症である.トキソプラズマはほぼすべての温血脊椎動物(哺乳類・鳥類)に感染能をもち,一度感染すると終生免疫が継続する.ネコ科の動物が最終宿主である.人への感染経路は主に生肉の摂取やネコの糞便に関連する経口感染である.本邦での抗体陽性率は10～20％である.

健常者が感染した場合は,臨床症状は顕在化しないか軽度の急性感染症状のみであることが多い.しかし,免疫能が低下していると重篤な症状を引き起こすため,十分に注意すべきである.また,妊娠中に初感染すると胎児に伝染し精神運動障害などの先天性トキソプラズマ症を発症することがある.なお,ネコひっかき病は創傷部から細菌が感染し所属リンパ部が腫脹するもので本症とは異なる.

■ 症状

健常者の初感染では2割程度に発熱と頸部リンパ節炎が発症する.発熱の数日後から両頸部にリンパ節腫脹が多発する.圧痛は軽度で膿瘍化することはない.リンパ節腫大は伝染性単核球症に類似するが偽膜性扁桃炎などの咽頭病変がないことで鑑別できる.通常は1か月程度で自然に治癒する.まれに,網脈絡膜炎や肺炎,心筋炎,神経障害など比較的重篤な症状が生じる.

抗癌剤の投与や移植治療などで免疫が低下した患者では,既感染者でも,トキソプラズマの再活性化により,脳炎や肺炎などの重篤な症状が生じることがある.また,HIV感染者ではトキソプラズマ脳炎によって意識障害や痙攣,視力障害などが発症するので注意を要する.妊娠中の女性がトキソプラズマに初感染した場合,胎児に垂直感染する可能性があり,重症度は妊娠初期ほど高い.水頭症と視力障害,脳内石灰化,精神運動機能障害などが生じる.

■ 診断

問診では生肉摂食の習慣とネコとの接触歴を聞く.トキソプラズマの特異的IgGとIgMの抗体価測定により血清学的な診断を行う.ただしIgM抗体は陽性期間が持続することがあるのでペア血清での評価が望ましい.

治療方針

■ 保存的治療

健常者でのリンパ節炎は無治療で経過をみる.網脈絡膜炎などの比較的重篤な症状が遷延する場合は以下の処方が推奨される.

【処方例】 下記を併用する.

1) Daraprim 錠 (25 mg) 初日 1 回 100 mg 1 日 2 回，その後 1 回 50〜75 mg 1 日 1 回 症状軽快後 1〜2 週まで 保外 国内未承認
2) Sulfadiazine 錠 (500 mg) 1 回 1〜1.5 g 1 日 1 回 保外 国内未承認
3) ロイコボリン錠 (5 mg) 1 回 5〜20 mg 1 日 1 回 週 3 回 Daraprim 錠中止後 1 週まで継続 保外 適応症
4) プレドニゾロン錠 (5 mg) 1 日 1 mg/kg 1 日 2 回に分けて 症状が軽快するまで

■ 予防

飼いネコはなるべく外出させず，生肉を与えない．ガーデニングではゴム手袋などを着用する．肉類は十分に加熱して食べる．

妊娠が判明したときにトキソプラズマ IgG 抗体検査を行い，陰性例にはネコとの接触や生肉の摂取を避けガーデニングをなるべく行わないように指導する．

■ 患者説明のポイント

☆ほとんどは合併症なく自然治癒することを説明する．ただし，免疫が低下しているものには重篤な症状が生じることがあり，妊婦の感染では胎児に先天性トキソプラズマ症のリスクがあることに注意する．

II．風疹ウイルス感染症

■ 病態・病因

風疹 (rubella) は風疹ウイルスによる感染症で，麻疹に似た発疹と頸部リンパ節炎を主徴とする．麻疹 (はしか) では高熱と口腔咽頭粘膜疹，発疹が 1 週間程度持続するが，風疹では程度が軽く数日で軽快するので「三日はしか」ともよばれる．飛沫または直接接触により感染する届出伝染病 (5 類感染症) の 1 つであり，学校保健安全法では発疹が消失するまで登校が禁止されている．

潜伏期間は 2〜3 週，伝染期間は発疹の出現前 1 週〜出現後 1 週の間である．春から初夏に多い．

小学生に好発し一度感染すれば終生免疫を得る．風疹に免疫のない成人にも発症する．根本的な治療はなくワクチンによる予防が行われる．妊娠初期に感染すると，胎児に，心奇形と難聴・白内障を 3 主徴とする先天性風疹症候群が生じることがあり注意を要する．妊娠可能年齢の女性で風疹抗体がないか低い場合はワクチン接種が推奨される．ただし接種後 2 か月は避妊が必要である．また妊娠中のワクチン接種は禁忌とされる．

最近では定期予防接種として幼小児に風疹ワクチンを 2 回接種することでほとんどが終生免疫を得られている．しかし，過去には任意接種としたり女子中学生に制限したりしていたので，20〜40 歳代の男性には免疫のないものが少なくない．

■ 症状

微熱とかぜ様症状から始まり，赤く癒合性のない点状の紅斑が顔面と耳後部から全身に広がり，3〜5 日で消失する．落屑や色素沈着は残さない．小児では半数足らずで発熱し，3 日程度で解熱する．3 割程度は咽頭痛のみや無症状である．

リンパ節腫脹は全身に生じるが，特に，耳介後部と後頭部，頸部の腫脹が顕著である．発疹と同時に出現することが多いが，発疹に先立って生じることもある．リンパ節腫脹は発疹消失後も数週間にわたり持続する．腫脹したリンパ節は圧痛を伴うが，癒合することや膿瘍化することはなく，自然に消退する．

■ 診断

流行の状況や感染源との接触について問診する．特徴的な皮膚の発疹と耳介後部を含む頸部のリンパ節腫脹があれば容易に診断できる．しかし，典型例が比較的少ないため，臨床像からの診断は一般に困難である．発疹出現から 28 日以内の風疹特異的 IgM 抗体検査が確定診断になる．

治療方針

根本的な治療はない．安静や保温などの対症的治療を行う．

■ **患者説明のポイント**

☆合併症はほとんどないことを説明する．
☆妊婦への感染が最も大きな問題である．患者の近くに妊婦がいれば，患者と妊婦の双方に十分に注意を促す．妊婦に風疹抗体がないか低い場合や風疹に免疫のないと推定される場合には，発疹出現後1週間は患者を妊婦から隔離すべきである．

10. 亜急性壊死性リンパ節炎
subacute necrotizing lymphadenitis

高原　幹　　旭川医科大学・講師

■ **病因・病態**

菊池病ともよばれる頸部リンパ節腫脹を主症状とする疾患である．何らかの感染（ウイルスなど）を契機にTリンパ球の異常増殖が生じ発症すると考えられている．通常1～3か月の経過で自然治癒し，若年女性に多い．

■ **症状**

有痛性のリンパ節腫脹と発熱を認める．腫脹リンパ節は自発痛，圧痛を伴うことが多いが，周囲組織との癒着はなく可動性は良好である．発熱は38℃以上になることが多く，数日から数週間続く．

■ **問診の要点**

若年者，熱発，圧痛のある多発性頸部リンパ節腫脹，抗菌薬への反応の有無が問診のポイントとなる．時に皮疹を認める．感冒や扁桃炎と診断されている例が多い．

■ **検査法と所見の把握**

① 血液検査

典型例では白血球数の低下や異型リンパ球の出現，LDHの上昇を認める．特にLDH値は本疾患の重症度と相関する．CRPの上昇はさまざまである．肝逸脱酵素の上昇を認めることがある．血清フェリチン値や可溶性IL-2受容体抗体値は軽度上昇にとどまることが多く，高値であれば悪性リンパ腫や血球貪食症候群の合併を疑う．

② 病理検査

穿刺吸引細胞診（FNAC）での確定診断が難しい場合は生検が必要となる．最近では経皮針生検の有用性が報告されており，医学的，美容的に生検がためらわれる症例においては試みてもよいと思われる．病理組織としては，傍皮質に特徴的な壊死巣がみられ，核崩壊産物や赤血球を貪食した組織球を認める．病巣内に異型細胞，好中球，好酸球，肥満細胞，形質細胞などは認められない．

③ 画像検査

超音波検査や頸部CT検査で多発性リンパ節腫脹を認める．膿瘍形成は認めないが造影CTでは壊死を反映し内部が造影されないことがある．

■ **鑑別診断**

腫瘍性疾患では悪性リンパ腫，炎症性疾患では伝染性単核球症，急性化膿性リンパ節炎，結核性リンパ節炎，オウム病，クラミジア感染症，ネコひっかき病，サルコイドーシスなどの鑑別が必要である．

治療方針

多くは1～3か月で自然治癒するため，積極的な治療は必要ない．持続する発熱や頸部リンパ節の痛みが強い場合には治療対象となる．腫瘍性病変を除外できない場合はリンパ節生検を行う．

■ **治療法の選択**

治療には非ステロイド系抗炎症薬を第一選択とし，効果不十分であればステロイドを考慮する．抗菌薬投与には反応しない．

【処方例1】

カロナール錠(200 mg) 1回2錠 1日3回

1週間処方し，症状経過をみて増減する．

【処方例2】 下記を併用する．

プレドニン錠(5 mg) 1回3錠 1日2回
朝，昼
ネキシウムカプセル(20 mg) 1回1カプセル 1日1回 朝

7週間処方し，症状経過をみて漸減する．
ステロイド投与後は病理診断が困難となるため，生検後に投与するのが望ましい．

■ 予後

予後は良好であるが，経過中に無菌性髄膜炎，全身性エリテマトーデス，混合性結合組織症，血球貪食症候群などを合併した例も報告されている．再発を数%に認める．

■ 患者説明のポイント

☆若年者が多く，不安に陥りやすいが，自然治癒傾向があることを説明する．
☆上記合併症を生じる可能性があり，症状が消失するまで定期受診が必要なことを理解させる．

11. 外耳癌
carcinoma of external ear

大月直樹 近畿大学・准教授

■ 病態・病因

外耳癌は耳介癌と外耳道癌に分類される．耳介癌は皮膚を発生原器とする扁平上皮癌(有棘細胞癌)が多く，悪性黒色腫が次ぐ．外耳道癌は頭頸部癌全体の0.8%とまれな腫瘍で，扁平上皮癌が約8割，腺様嚢胞癌が約1割を占める．外耳道癌の誘因として機械的刺激や反復性外耳炎がある．

■ 症状

耳介癌では腫瘍形成がみられ，外耳道癌では血性耳漏，耳痛，難聴，腫瘍形成があり，進行するとめまい，顔面神経麻痺をきたす．初期には外耳道炎と見間違うことがあり注意を要する．

■ 検査法と所見の把握

① 生検

組織量が十分に採取できないため，1回で診断がつかない場合も少なくない．疑わしい場合には繰り返し行う，全身麻酔下に行うなどの工夫が必要である．

② 画像診断

進展範囲の把握，病期分類にはCT，MRIが必要である．CTは骨破壊を把握するために有用で，手術のプランニングにも欠かせない．MRIは炎症との鑑別，軟部組織への浸潤の把握に有用である．側頭骨悪性腫瘍の病期分類を2種挙げる(表1, 2)．

治療方針

治療法としては手術，放射線療法，化学放射線療法，粒子線治療，ガンマナイフなどが挙げられる．手術であれば安全域をつけての一塊切除が基本となるが，進行外耳道癌では必ずしも容易でなく，合併症や後遺症を考慮して放射線治療を主体とした保存的治療が選択される場合もある．

■ 保存的治療

① 放射線療法

放射線単独での根治は困難であり，手術不能例に対する緩和目的で行われる．粘膜炎をきたす可能性が低い部位であり，治療強度を高める目的で1回線量を増やすなど工夫がなされる．

② 化学放射線療法

放射線照射にシスプラチン，5-FU，ドセタキセルなどの殺細胞性抗悪性腫瘍薬を併用して根治を目指す試みがなされている．

③ 粒子線治療

手術を希望しない場合の選択肢として挙げられるが，経済面の問題や脳壊死，脳神経麻痺，骨壊死などの晩発障害の可能性がある．

■ 手術的治療

脳実質，内頸動脈，頸静脈孔への浸潤は根治切除不能である．

① 外耳道部分切除

軟骨部外耳道など外側に限局した早期の症例に対して骨部外耳道を温存して層状切除する術式であるが，適応となる例は少ない．

② 外側側頭骨切除

軟骨部と骨部外耳道を鼓膜，ツチ骨とともに一塊として切除する術式で，鼓膜を越えずに外耳道内にとどまった症例が適応となる．

③ 側頭骨亜全摘

頸動脈管，S状静脈洞より外側の側頭骨を一塊として切除する術式である．中耳進展例では顎関節や耳下腺内に進展するため下顎関節突起や耳下腺の合併切除も必要となる．頭蓋底の欠損に対しては側頭筋弁や遊離腹直筋皮弁による再建を行う．

④ 耳下腺切除と頸部郭清

頸部リンパ節転移を認める例ではもちろん，耳下腺への進展を認める場合には耳下腺の切除と頸部郭清術が必要となる．

⑤ 合併症

側頭骨亜全摘の合併症として感音難聴，平衡機能障害，顔面神経麻痺は不可避で，下位脳神経麻痺や髄液漏，脳浮腫，髄膜炎，脳梗塞などの頭蓋内合併症を生じることがある．

■ 予後

5年疾患特異的生存率は約50～60%であるが，稀少な癌であり一施設からのまとまった報告は少ない．広範な硬膜への浸潤，脳実質への浸潤，錐体尖部，頸静脈孔への進展は予後不良である．

表1 側頭骨悪性腫瘍の病期分類(ピッツバーグ分類)

T分類	進展範囲
T1	外耳道に限局し，骨・軟部組織への進展なし
T2	外耳道骨への部分浸潤，または限局した軟部組織浸潤(<5 mm)
T3	外耳道骨に全層浸潤し，限局した軟部組織浸潤(<5 mm)，または中耳や乳突蜂巣に浸潤
T4	蝸牛，錐体尖，中耳内側壁，頸動脈管，頸静脈孔，硬膜に進展，または顎関節や茎状突起などの軟部組織浸潤(>5 mm)，または顔面神経麻痺あり

〔Moody SA, et al：Squamous cell carcinoma of the external auditory canal：an evaluation of a staging system. Am J Otol 21：582-588, 2000 より〕

表2 側頭骨悪性腫瘍の病期分類(岸本分類)

T分類	進展範囲		進展方向					
			後方	上方	前方	下方	内方	外方
T1	外耳道限局，骨浸潤なし	側頭骨内	外耳道					耳介
T2	骨部分浸潤		後壁	上壁	前壁	下壁	(鼓膜)	
T3	外耳道骨壁を超える		乳突蜂巣	(鼓室天蓋)	(Santorini切痕)	下鼓室，顔面神経管	鼓室，耳小骨	
T4	側頭骨外に進展	側頭骨周囲	S状静脈洞		顎関節窩，卵円孔，棘孔，側頭下窩	頸動脈管，破裂孔，頸静脈球	耳管(内耳・錐尖部)	側頭部皮膚，耳下腺，側頭筋，胸鎖乳突筋
		頭蓋内	後頭蓋窩，硬膜，小脳		中頭蓋窩，硬膜，側頭葉			

〔岸本誠司：中耳の早期癌の診断と治療．JOHNS 13：585-588, 1997 より改変〕

患者説明のポイント

☆早期発見が難しい疾患であり，診断時には進行している場合も少なくない．
☆放射線単独での根治は期待できず，手術が第一選択となる．
☆早期癌では手術による合併症は少ないが，側頭骨亜全摘では重篤な頭蓋合併症の可能性がある．
☆化学放射線療法は手術と同等の成績が報告されているが，多数例での長期の治療成績はまだ十分なデータがない．
☆治療方針は患者の希望，社会的背景，全身状態を加味して検討する．

12. 中耳癌
carcinoma of middle ear

中川尚志　九州大学・教授

■病態・病因

中耳の悪性腫瘍で最も頻度が高いものは扁平上皮癌である．通常，中耳に扁平上皮はない．このため，中耳原発の扁平上皮癌は慢性中耳炎などで上皮が中耳腔に入りこむ疾患の結果か，呼吸上皮の異形成の過程で生じた上皮に由来すると考えられている．中耳の扁平上皮癌の約半数は中耳の慢性感染を併発しており，慢性中耳炎の存在はその発症率に有意に関係していることが示唆されている．

腺癌は緩徐に進行することが特徴的で，細胞の多型性，分裂像が欠けている．内リンパ嚢腫瘍は数年以上続くメニエール病類似の症状を呈する．

小児は肉腫が最も頻度が高い．横紋筋肉腫は特に進展が速く，局所を破壊，浸潤する．発症平均年齢は4歳で，小児の側頭骨悪性腫瘍の30％を占める．肺や骨格筋，肝，脳などに遠隔転移する．線維肉腫の半数は1歳の誕生日までに発症する．進行が遅く，予後が良好である．小児例では局所所見として破壊と石灰化を伴った周囲骨への浸潤を伴うことが多いが，転移が10％と少ない．

白血病や悪性リンパ腫は中耳粘膜への浸潤，出血により，浮腫，滲出液の貯留が生じる．顔面神経，内耳神経へ浸潤することがある．中耳に転移する腫瘍の原発は乳腺，肺，腎臓，胃，前立腺の順である．転移はほとんどの場合，血行性である．

■症状

特異的な症状がないことが特徴である．非定型的な経過をとる外耳炎や中耳炎では腫瘍性疾患の存在を疑うことが大切である．周囲組織への mass effect もしくは浸潤で初発症状が決まる．換気が障害されると滲出性中耳炎を合併する．感染を伴うと耳漏を生じる．骨を破壊進展し，顔面神経麻痺や頸静脈孔症候群を呈する場合がある．顔面神経麻痺が生じる前に神経鞘への刺激のために顔面痙攣を自覚する．錐体尖に生じると外転神経麻痺やホルネル徴候など多発神経症状を呈する．腺癌や肉腫はその進展速度によって症状が異なる．転移性腫瘍はほとんど血行性転移のために血流が豊富な中耳粘膜への転移が多い．

■検査法と所見の把握

中耳癌で外耳所見は2次性の症状であるため，中耳より観血的生検を行わなくてはならない．特徴的な症状がないので確定診断には組織生検が必須である．組織検査は侵襲的で画像検査における病変の所見や範囲を修飾するため，可能な限り画像検査を先に行う．側頭骨CTで骨破壊の程度，MRIで病変の質的評価を合わせて進展範囲や浸潤性を評価する（図1）．腫瘍が外耳道に突出していない乳突洞に病変がある場合は出血の制御が容易なため，経乳突洞的に生検を行う．悪性腫瘍の場合は顔面・頸部CT，PETなどを追加する．

■鑑別診断

慢性の炎症疾患，または骨破壊性疾患が鑑別に挙げられる．外耳の症状が主訴であっても，中耳癌が原因であることがある．鑑別す

べき疾患について簡潔に記す.

1) 悪性外耳道炎：外耳道を原発とする軟部組織の炎症を伴った骨髄炎で，致死的になりうる．重度の外耳道炎，夜間に増強する痛み，外耳道底部に生じる肉芽，緑膿菌を検出，糖尿病の合併が特徴である．

2) 真珠腫：先天性や手術既往耳の遺残性再発の場合，鼓膜所見のみからは診断がつかない．画像で expansive に周囲骨を破壊する軟部組織陰影が参考となる．

3) 好酸球性肉芽腫：単発もしくは複数の部位の骨融解病変で発症し，持続する鈍痛または軟部組織腫脹を伴う．小児や若年者に多い．histiocytosis X の亜型である．小児の histiocytosis X は耳科病変を伴っており，5〜25% で耳症状のみを有する．

4) 結核性中耳炎：通常の抗菌薬治療に抵抗性である．骨破壊の有無もさまざまで，全く所見がないもの，乳突部骨のびらん，蜂巣の破壊，皮質骨の硬化などが挙げられている．錐体尖の急性炎症は激しい痛みを伴うことがある．

5) 髄膜脳瘤：CT で頭蓋との境界部の骨破壊像がみられる．MRI では脳実質と内容物が連続しており，中耳腫瘤は造影されない．

6) グロムス腫瘍：伝音難聴と耳鳴が主たる症状で，耳痛も 40% 弱で伴う．MRI で血流豊富な占拠性病変と頸静脈球との間の骨欠損などが診断の手がかりとなる．

7) 顔面神経鞘腫：CT で顔面神経管の拡大や破壊が特徴である．

8) 乳頭腫：中耳，乳突腔原発の乳頭腫もある．

治療方針

組織型によって治療を選択する．中耳癌そのものがまれであるため，標準的な治療はなく，他の部位に発症した同じ組織型の腫瘍の治療に準じる．

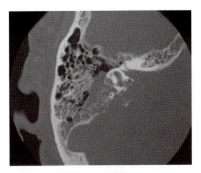

図1 内リンパ腫瘍の CT 画像

■ 保存的治療

肉腫や血液疾患は化学療法が主となり，組織型によっては局所放射線治療を選択する．転移性腫瘍は原発腫瘍の治療を基本とし，局所の範囲や進行度によって，判断する．

■ 手術的治療

側頭骨亜全摘は錐体尖を残し，内耳，錐体骨を含めて，腫瘍を一塊に摘出する手術である．内頸動脈や脳実質へ浸潤がある症例の根治切除は困難である．後方の切断線は S 状静脈洞，上方は中頭蓋底，内側は頸静脈孔および内頸動脈管である．前方は腫瘍の進展に応じて，決める．顔面神経は sacrifice する．欠損部は遊離腹直筋弁や側頭筋弁，大胸筋皮弁で充填する．

■ 合併症

化学療法ではレジメンによって異なる．放射線治療は遅発性の放射線壊死を起こす可能性がある．放射線壊死は閉塞性動脈炎により緩徐に進行する無血管性壊死が本態で，骨新生を伴わない骨融解病変である．繰り返す痛みと耳漏が主症状で，顎関節が含まれると，開口障害を合併する．また放射線治療で内耳を保存しても，加齢による感音難聴の進行が速くなる．

手術による合併症は切除範囲によって異なる．内耳機能障害・廃絶や顔面神経麻痺，下位脳神経麻痺，髄液漏，頭蓋内感染症をはじめとする頭蓋内合併症を生じる．

■ 予後
　組織型によって異なる．完全摘出が可能な切除線をとれるかどうか，さまざまな治療方法への感受性で予後が左右される．

■ 患者説明のポイント
☆早期発見が難しく，かつ診断をつけるために観血的生検が必要である．治療法は病理診断によって異なる．
☆まれな疾患であるため，標準的な治療が確立していない．
☆周囲に脳神経や内頸動・静脈，頭蓋内組織など重要臓器が近接しているため，合併症を避けることが難しい．
☆これらを前提にして，患者の社会的背景や全身状態なども含め，十分なインフォームド・コンセントによって，治療方針を選択しなくてはならない．

13. 鼻副鼻腔乳頭腫
sinonasal papilloma

鈴木幹男　　琉球大学・教授

■ 病態・病因
　鼻副鼻腔乳頭腫は鼻副鼻腔の呼吸性上皮に生じる良性腫瘍である．組織学的に内反性（inverted），外反性（exophytic），円柱上皮性（oncocytic）の3タイプに分かれ，異なった臨床像を示す．内反性乳頭腫は乳頭腫全体の約半数を占め，年間発生率は10万人あたり0.6人である．円柱上皮性乳頭腫は最も少なく3%前後とされる．外反性乳頭腫は鼻前庭，鼻中隔粘膜に好発し，内反性・円柱上皮性乳頭腫は中鼻道を中心とした鼻腔外側に生じやすい．多くは一側に発生し，時に炎症性鼻茸を伴う．外反性，内反性乳頭腫は男性に多いのに対し，円柱上皮性乳頭腫では性差はないとされる．内反性乳頭腫は再発しやすく癌病変との合併（同時性）や癌化（異時性）を示すため，診断や治療に特別な配慮を必要とする．発生の病因としてヒトパピローマウイルス（HPV）との関連が注目されている．最近のレビューでは，乳頭腫全体の約40%にHPV感染がみられ，外反性乳頭腫では約60%に低リスク型HPVの感染がみられる．内反性乳頭腫では約35%にHPV感染が報告されている．

■ 症状
　多くは一側性の鼻閉である．鼻腔外側に発生した場合には慢性副鼻腔炎を生じ，膿性鼻汁が主訴となることがある．疼痛はほとんどの症例で生じない．疼痛や鼻出血がある場合は，悪性腫瘍の合併を念頭におく．

■ 検査法と所見の把握
　鼻鏡やファイバースコープによる視診を行う．病変は一側性のことが多い．腫瘤は花キャベツ状，いぼ状の外見を呈するが，慢性副鼻腔炎を合併している場合は炎症性鼻茸や膿性鼻汁があるため視診のみで診断をつけにくくなる．明視下に生検を行い，病理組織診断を行う．炎症性鼻茸の部位を生検した場合は，乳頭腫との診断がつかないことがある．鼻副鼻腔乳頭腫では血中SCC癌抗原が約80%で高値を示すため，診断の参考になる．腫瘍の占拠部位を確認するためにはMRI検査が有用である（図1）．MRI検査では，T2強調画像では脳回状の腫瘤を認め，腫瘍には著明な造影効果がみられる．腫瘍の基部，合併している副鼻腔炎の評価も可能である．CT検査では腫瘍基部に骨増生がみられることがある．乳頭腫では通常の副鼻腔炎手術のように腫瘍基部粘膜を温存した場合，再発することから進展範囲の把握は重要である．

■ 鑑別診断
　悪性腫瘍の鑑別，合併有無が重要である．CT検査で骨の圧迫菲薄化および骨破壊が認められる場合には注意深い検討が必要である．術前病理組織診断が内反性乳頭腫であっても，術中に骨破壊や出血が多いなどの所見があれば，術中迅速病理検査を行い悪性腫瘍

の合併の有無を確認する．術中迅速病理検査ができない環境の場合は，手術標本を必ず術後病理検査に提出し病理を確認する．

治療方針

薬物療法では根本的な治療にならないため，手術療法が必要である．患者の全身状態，併存症を加味して，診断確定後に患者の愁訴がなければ，経過観察のみでよい場合もある．この場合，悪性転化の可能性について説明が必要である．

■ 手術的治療

術式には内視鏡下切除と鼻外法(側鼻切開，コールドウェル・ルック手術など)がある．

① 術式の選択・適応

メタ解析では内視鏡下切除と鼻外法による再発率の差は報告されていない．しかし，ランダム化比較試験の報告はなく進行例に鼻外法が選択された結果を反映している可能性がある．内視鏡下切除では術後の顔面の腫れ，痛み，知覚障害が少なく，入院期間を短縮することができる．内視鏡システム・手術機器の改良，ナビゲーションシステムの普及，新しい手術手技の開発により，多くの施設で，内視鏡下切除が第一選択となっている．しかし，副鼻腔の形態，腫瘍基部の位置，出血の程度により，鼻外法に切り替えることもある．鼻外法では一塊(en bloc)切除が可能であり，病変を明視下に切除でき手術時間も短い利点がある．また再発例では骨化・瘢痕形成，癒着が強いことから最初から鼻外法が選択されることもある．この場合でも鼻内視鏡を補助的に用いることが一般的である．

② 手術の要点

内視鏡下切除では分割切除となることが多い．分割することにより腫瘍播種，遺残の可能性が生じるため，可能であれば en bloc に切除する．分割切除の場合，分割する切除断端を常に明視下におくことで遺残リスクを減らすことができる．内視鏡下切除では症例に

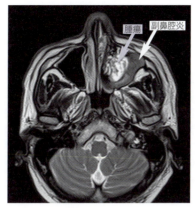

図1　MRI(T2強調画像)
左上顎洞に腫瘍(色矢印)を認め，副鼻腔炎(白矢印)が続発している．

よっては上顎洞の前壁，上顎洞底部，前頭洞では十分切除できないこともあるが，その他の部位では切除可能である．乳頭腫は良性腫瘍で病理学的には上皮下に浸潤していない．このため，分割切除により播種する可能性は低いが，骨肥厚を伴う基部では遺残する可能性がありドリル，ノミなどを用いて十分な切除が必要である．内反性乳頭腫では自然孔から上顎洞内に病変をもつ例が多く，この場合，内視鏡下に内側上顎部分切除術が行われる．鼻中隔手術を追加すればさらに良好な視野，術操作スペースを得ることができる．

■ 予後

手術対象により異なるが，新鮮例の内視鏡下切除における再発率は10%前後である．再発例では骨化・瘢痕・癒着のため腫瘍再発部位が判然とせず再発を繰り返すことがある．術中，術後病理検査で悪性腫瘍の合併がみられた場合は，追加治療が必要となる．内反性乳頭腫の癌病変合併率は，同時性7.1%，異時性3.6%と報告されている．

■ 手術合併症

内視鏡下内側上顎部分切除術の合併症として鼻涙管狭窄，鼻内乾燥感，歯牙感覚異常などがある．歯牙感覚異常は数か月持続するこ

とがある．これらの合併症を防ぐために，鼻涙管温存，下鼻甲介温存など各種の変法が考案されている．いずれにしても再発が少なく，かつ，より低侵襲な術式が望ましく，さらなる術式の改良が期待される．

■ 術前術後管理

手術終了時に創部を被覆材で覆い止血を確認する．術後3日で被覆材を抜去し，出血がなければ翌日から鼻洗浄を行う．術後鼻内が乾燥すると痂皮形成が強くなるため，マスク装用を行い，湿潤した状態にしておく．

■ ピットフォール

特に内反性乳頭腫の場合は，術前病理検査，術後病理検査を行い，悪性化のないことを確認することが必要である．腫瘍をマイクロデブリッダーですべて吸引除去すると組織材料の提出が困難になるため，基部の腫瘍組織は吸引除去せず採取し病理検査を行う．また術中に副鼻腔外への進展を認めた場合は，悪性腫瘍の合併を考えるべきである．

■ 患者説明のポイント

☆特に内反性乳頭腫では再発しやすいこと，時に癌化が生じる可能性について説明する．さらに長期間にわたる経過観察を要する疾患であることも説明する．

14. 鼻副鼻腔良性腫瘍（乳頭腫を除く）

benign tumors of nasal cavity and paranasal sinus (except papilloma)

近藤健二　東京大学・准教授

■ 病態・病因

鼻副鼻腔に生じる良性腫瘍は乳頭腫が最も多いが，それ以外には血管腫（図1, 2），血管平滑筋腫，血管外皮細胞腫，神経鞘腫，多形腺腫，骨腫，エナメル上皮腫などさまざまなものが発生する．腫瘍ではないが化膿性肉芽腫は頻度の高い鼻腔腫瘤である．また線維性骨異形成症（図3）は上顎骨に好発する骨腫瘍に類似した良性病変である．血瘤腫は上顎洞に好発し，器質化した血腫を本体とする腫瘤であるが，周囲組織を圧排性に破壊して増大するので良性腫瘍と同様に扱われる．

血管腫以外の良性腫瘍は比較的まれなものである．多形腺腫は鼻中隔に発生する．化膿性肉芽腫症は女性に多く，キーゼルバッハ部位に好発し，妊娠によって増大することがある．線維性骨異形成症は思春期に発症し，成人後は通常増大しない．

■ 症状

鼻腔に発生した場合は増大により鼻閉を呈する．血管腫や化膿性肉芽腫の場合は鼻出血の反復が起こることもある．一方，副鼻腔に原発した腫瘍は増大して閉塞性の副鼻腔炎を惹起したり周囲組織を破壊するまで症状を自覚しないことが多い．頭痛など鼻以外の症状の精査目的で撮影した画像で偶然にみつかることもある．

■ 検査法と所見の把握

鼻腔腫瘍の場合は肉眼による前鼻鏡検査や内視鏡検査でその存在を確認できる．副鼻腔の良性腫瘍はまずCT，MRIで評価を行う．副鼻腔炎との鑑別は圧排性に骨破壊があることで予測するが，小さい病変の場合は困難な場合が多い．また組織型を術前に予測することは難しく，悪性病変との鑑別のためには開洞生検が必要となる．

■ 鑑別診断

組織型の診断には生検による病理学的検査が必要になるが，血管腫や化膿性肉芽腫などは易出血性であり，外来で安易に生検を行うと大出血することもあり注意を要する．易出血性の腫瘍で性状から悪性病変が考えにくい場合は診断的切除を行うこともある．

治療方針

いずれも薬物療法は効果がないため，手術的に摘出を行う．近年内視鏡技術の発達によ

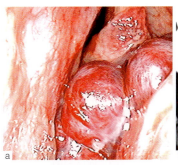
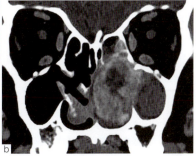

図1 左鼻腔海綿状血管腫
a：鼻腔内視鏡所見，b：冠状断CT画像．

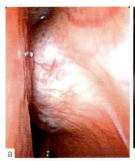
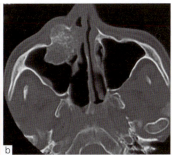

図2 骨内血管腫
a：鼻骨の骨内血管腫の左鼻腔内視鏡所見，b：右上顎の骨内血管腫の軸位断CT画像（骨条件）．骨内血管腫は線維性骨異形成症と似た像を呈する．

り，以前外切開で摘出されていた腫瘍でも多くは内視鏡下に摘出が可能となってきたが，病変の大きさと部位によっては外切開を併用する場合もある．血管腫や血瘤腫の場合で術中多量の出血が想定される場合は，術前に自己血の貯血や支配動脈の血管塞栓術を行う場合もある．

■ 患者説明のポイント

☆診断確定のためには生検による病理検査を行う必要があるが，多量の出血が予測される病変では全身麻酔下の生検となる場合や，全体を切除後に病理検査を行う場合もある．
☆治療は手術的な摘出である．多くの場合内視鏡下に摘出が可能であるが，腫瘍の部位や大きさによっては外切開を併用する．

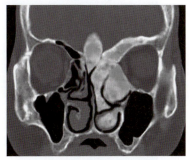

図3 左篩骨の線維性骨異形成症の冠状断CT画像

15. 上顎癌
carcinoma of maxillary sinus

西野　宏　自治医科大学・教授

■病態・病因
　上顎洞に発生する悪性腫瘍は扁平上皮癌，腺癌，粘表皮癌，腺様嚢胞癌，神経内分泌腫瘍，粘膜悪性黒色腫と多彩である．そのなかでも扁平上皮癌が大多数を占める．扁平上皮癌は60歳前後の男性に多い．喫煙が扁平上皮癌発症に関与するとされている．内反性乳頭腫（inverted papilloma）の悪性転化による扁平上皮癌の発症も存在する．上顎洞癌の発症頻度は低く，2013年の日本頭頸部癌学会全国登録の結果では登録症例の3.9％を占めるのみであった．

■症状
　早期には症状を呈さない．やがて鼻閉や膿性鼻漏または血性鼻漏が出現する．進行すると頬部腫脹，眼球突出，複視，開口障害，頭痛，歯肉腫脹，口蓋腫脹を生じる．

■検査法と所見の把握
　早期癌は例えば脳ドックの画像などで偶然に発見されることが多い．比較的早期の症状は癌に特化したものではないが，疑わしき患者が来院した場合にはファイバースコープによる鼻腔内観察と画像診断を考慮する．鼻腔内の観察では，鼻腔側壁および中鼻道の腫脹の有無が観察ポイントとなる（図1）．骨破壊の有無はCTによりよくわかるが，上顎洞内の陰影の質的評価はMRIが勝る（図2）．

■鑑別診断
　画像診断において骨破壊を伴う病変は真菌性副鼻腔炎および上顎嚢胞が挙げられるが，MRIによる鑑別は比較的容易である．鼻腔組織の壊死を伴う病変ではNK/Tリンパ腫を考える．

治療方針

　治療の概念としては切除手術と術後放射線治療である．
　定型的な術式は上顎部分切除，上顎全摘出術および眼窩内容摘出術を伴う拡大上顎全摘

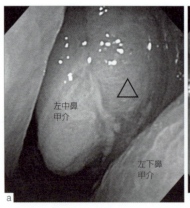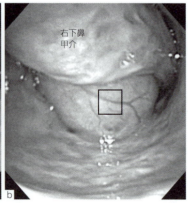

図1　ファイバースコープによる鼻腔の所見
上顎癌により腫脹した鼻腔組織の表面は正常粘膜が覆っている場合が多い．腫脹または腫瘤の存在に注意する．癌により生じた中鼻道の腫瘤表面を正常粘膜が覆う（三角）．組織型は扁平上皮癌であった（a）．下鼻道から下鼻甲介を持ち上げるように後鼻孔近傍に腫瘤を認める（四角）．組織型は腺様嚢胞癌であった（b）．

出術に分類される．しかし個々の患者における進展範囲は異なる．術前画像により診断した進展範囲に応じた適切な範囲の切除を行うことが大切である．解剖学的理由により一塊切除が困難な場合には，分割切除も許容されると考える．その場合でも完全切除することが大切である．手術中迅速診断を活用する．癌が眼窩内に進展しても，集学治療により眼窩内容を保存できる場合がある．リンパ節転移には頸部郭清を行うが，予防的頸部郭清術は行わない．

2018年1月12日現在，「頭頸部癌(口腔・咽喉頭の扁平上皮癌を除く)への陽子線・重粒子線治療」について，既存のX線治療を上回るとして十分な科学的根拠があると先進医療会議で判断された．今後保険導入される可能性がある．

■ 切除可能例の治療
① T1・T2 の治療

切除標本の病理結果に基づき補助療法の方針が決定される．断端陰性の場合には経過観察が選択される．断端が陰性でも癌細胞の傍神経浸潤を認める場合には術後放射線治療または術後化学放射線治療が選択される．断端陽性では再切除術後の放射線治療が推奨される．再切除の組織標本で断端陰性の場合は術後放射線治療を，再び断端陽性となった場合には術後化学放射線治療が選択される．

腺様嚢胞癌では切除手術後に放射線治療を行う．ただし下部構造の範囲のみの進展の場合，切除断端陰性かつ傍神経浸潤がない場合には経過観察でもよい(図3)．

② T3・T4a の治療

切除手術標本の断端が陰性であっても原発部位には術後放射線治療を行う．扁平上皮癌と未分化癌ではN0であっても頸部にも予防的照射を行う．断端が陽性の場合では原発部

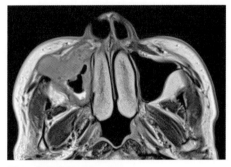

図2　質的診断に勝る MRI
上顎洞前壁の扁平上皮癌である．前壁のみならず鼻腔側壁と後壁にも進展していることがわかる．上顎洞内腔には貯留液を認める．癌は後壁を破壊し翼口蓋窩にも進展している．

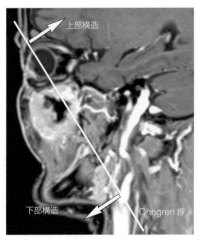

図3　腺様嚢胞癌 T1・T2 の術後治療
腺様嚢胞癌の存在部位で治療方針が決まる．上部構造とは Ohngren 線より上部の上顎洞を指す．Ohngren 線は内眼角と下顎角を通る仮想の線である．内眼角は上下眼瞼の内側部分が連結するところを指す．つまり上部構造は上顎後壁と上壁の一部を含む．

上部構造
→ 術後放射線治療

下部構造
→ 経過観察
　または
　術後放射線治療

位と頸部に術後放射線治療または術後化学放射線治療を行う．

■ T4b の治療

多くの場合が根治切除困難である．限られた眼窩尖端部進展，限局した硬膜浸潤，正円孔より前方の中頭蓋窩進展，限局した上咽頭進展の場合には切除可能である．しかし治療成績は悪い．切除不能例には放射線治療または化学放射線治療が選択される．頭蓋底組織の破壊がなければ高度先進医療として粒子線治療も選択肢に挙げられる．切除不能例として治験の適応症例になることもある．

■ stage Ⅳc（遠隔転移あり）の治療

頭頸部癌では遠隔転移を認めた場合には，手術が選択されない場合が多い．その場合には全身状態（PS）に応じた化学療法，放射線治療および支持療法が施行される．また切除不能例として治験の適応となることがある．上顎洞癌が増大した場合には容姿の変化，多量の分泌物，開口障害などにより QOL の著しい低下をきたす．患者の全身状態および予測される予後を考慮し，患者と相談のうえ原発部位の進展に応じた手術を選択する場合がある．

■ 化学療法および化学放射線治療

「頭頸部癌の薬物療法」（➡ 554 頁）および「頭頸部癌の化学放射線療法」（➡ 558 頁）の項を参照．

■ 合併症

容姿の変化，視機能低下，咀嚼障害および嚥下障害をきたす場合がある．

■ 予後

一般に 5 年粗生存率は 60～70％ であるが，進行癌は約 40％ と低下する．

■ 患者説明のポイント

☆前述した合併症を生じることがあるが，選択した治療方法が癌を根治させるためになぜ必要であるかを十分に説明する．

16. 鼻副鼻腔癌（上顎癌を除く）
malignant tumor of nasal cavity and paranasal sinus（except maxillary sinus）

鬼塚哲郎　静岡県立静岡がんセンター・部長

■ 病態・病因

上顎洞を除く鼻副鼻腔悪性腫瘍の原発部位では，鼻腔が最も多く，次に篩骨洞と続く．蝶形洞は少なく，前頭洞はまれである．組織型は扁平上皮癌が最も多く約 30％，嗅神経芽細胞腫約 20％，悪性黒色腫 20％，腺癌と腺様嚢胞癌が合わせて 15％ 程度でみられる．

この部位の腫瘍は組織型に関係なく初診時に頸部リンパ節転移や遠隔転移がみられることはまれである．一方，しばしば局所進展すると眼窩内，頭蓋内に及ぶ．

① **扁平上皮癌**

平均 60 歳であるが若い 40 歳代にもみられる．低分化型は篩骨洞，蝶形洞に多く，中～高分化型は鼻前庭を主とした鼻腔に多い．約 80％ は T3・T4 である．内反性乳頭腫の悪性化したものもみられる．

② **その他の組織型〔悪性黒色腫，嗅神経芽細胞腫は別項（➡ 551，490 頁）を参照〕**

これらの平均年齢は 40 歳と比較的若い．横紋筋肉腫は 10 歳代が多い．腺様嚢胞癌は平均 50 歳である．腺癌は悪性度の高低がみられ，腸型腺癌も混じる．その他，悪性リンパ腫，小細胞癌，神経内分泌癌，未分化癌，肉腫，疣贅癌，腺房細胞癌，なども散見される．

■ 症状

多くは鼻閉，鼻出血である．進行したものでは眼症状（複視，視力障害，流涙）や頭蓋内進展による頭痛をきたす．

■ 検査法と所見の把握

CT では骨破壊がわかりやすく，冠状・矢状断，3D 構築も有用である．MRI では軟部組織の評価に優れる．神経周囲浸潤をきたしやすい腺様嚢胞癌などでは必須である．生検

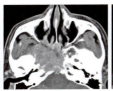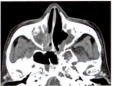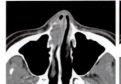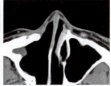

図1 右蝶形骨洞癌,低分化扁平上皮癌のCT画像
61歳,男性,T4bN0M0(頭蓋内浸潤,海綿静脈洞浸潤,右外転神経麻痺).ICT→CRTにて根治.左初診,右治療後12年.

図2 右鼻腔腺様嚢胞癌(篩状型)のCT画像
30歳,女性,頭皮冠状切開で腫瘍切除,有茎頭蓋骨外板による再建.術後陽子線50 GyE.左初診,右術後5年.無再発.

の際は,ポリープの深部や上皮下に腫瘍が隠れていることも多い.MRIやCTで生検したい部位を鼻入口部から計測して,その長さに生検鉗子の入る深さを合わせると生検精度があがる.鼻出血するが多くは止血できる.

治療方針

■ 保存的治療

この部位では安全域をつけた切除を行うと眼球摘出,頭蓋底切除などが必要となり,また審美的問題も生じるため,ほとんどの症例にまず保存的治療が試みられている.照射に関しては,視神経,脳などへの影響を抑えつつ腫瘍に線量集中させる粒子線(陽子線,重粒子線)治療がよい適応である.照射の前に腫瘍体積を減らすために化学療法もよく行われる.

扁平上皮癌は導入化学療法(ICT)の後,化学放射線治療(CRT)を行う(図1).ただし年齢,合併症を考慮して治療強度を検討する.

■ 手術的治療

前述のように部位的な問題から初回治療で手術となる症例はまれである.病理学的に悪性度の低いものか,比較的,局所に限局したものしか適応とならない.実際には,低悪性度腺癌,腺房細胞癌,疣贅癌,内反性乳頭腫からの扁平上皮癌,限局性の悪性黒色腫や腺様嚢胞癌(図2)などである.内視鏡を併用してのデンケル(Denker)法や外側鼻切開が行われる.照射後のサルベージとして手術が行われることもあるが,多くは外鼻切除となり,審美的な問題が生じる.欠損部を形成的に再建しても審美的な満足は得られないことが多く,エピテーゼも考慮される.

■ 合併症

1) 鼻閉:放射線治療による鼻粘膜癒着により高率に発生する.照射中,照射後は,鼻粘膜癒着を防止するように定期的に鼻処置を行う.照射野が広ければ健側にも生じる.

2) 副鼻腔炎:放射線治療による粘膜癒着からの鼻閉や副鼻腔自然孔閉鎖などにより難治性の副鼻腔炎を生じる(図1).多くは無症状であるが,感染が加わり頬部腫脹や痛みを生じた場合は抗菌薬を投与する.

3) 流涙:鼻涙管狭窄による.手術の際には症例に応じて鼻涙管チューブを留置する.

4) 上顎骨骨髄炎,腐骨:照射後,数年経てから生じることが多い.歯科との連携が重要である.アンピシリン,クリンダマイシンなどの投与で収束をはかる.

5) 前頭葉壊死:照射後,数年経てからみられる.無症状なら経過をみてよい.

6) 視力低下・失明:初診時に眼症状のあるものでは照射後に高率に生じる.

■ 予後

初診時は,N0M0が多いため,局所制御できれば根治の可能性が出てくる.

1) 扁平上皮癌:全体では約50〜60%の根治率である.T3・T4が多いわりには保存的治療に反応するものも多い(図1).

2) 腺癌:導入化学療法と粒子線治療で根

治例がみられる．

3) 腺様嚢胞癌：完全切除できた症例では，陽子線などの追加治療にて局所制御が期待できる(図2)．長期経過してからの肺転移が問題．局所制御不能例は予後不良である．

■ 患者説明のポイント
☆手術適応となりにくい部位であり，多くは化学療法と放射線治療(粒子線治療)で根治を目指す．照射後は鼻内に痂皮が生涯，生じるため自己鼻洗浄を継続指導する．

17. 嗅神経芽細胞腫
olfactory neuroblastoma : ONB

三浦弘規　国際医療福祉大学三田病院・教授

■ 病態・病因
嗅神経の上皮嗅覚粘膜から発生するとされ，神経原性腫瘍(neuroblastoma, paraganglioma)と神経内分泌腫瘍(carcinoid, neuroendocrine carcinoma, small cell carcinoma)の中間の性格をもつとされる．ゆっくり増大するタイプから，局所に非常に破壊的な予後の悪いタイプまでさまざまである．

1) 病悩期間：鼻閉で6か月，鼻出血では3か月ほどで受診される．
2) 頻度：鼻・副鼻腔悪性腫瘍の3〜6％，全悪性腫瘍の1％以下とされ，100万人に0.5人ほどである．
3) 好発年齢：全年齢層に発症する．以前は20歳代と60歳代に2峰性とされたが，最近は50〜60歳代に1峰性の分布とされる．
4) 部位：嗅神経の分布する鼻腔の上部，篩板，鼻中隔上部，上鼻甲介内側である．
5) 性差：わずかに男性に多いとされていたが，最近は性差なしとする報告が多い．

■ 症状
特異的な症状はない．受診動機としては鼻閉(約50％)，鼻出血(約30％)が多く，鼻腔周囲へ進展すると鼻汁，複視，疼痛などを訴える．

■ 検査法と所見の把握
① 局所所見
表面平滑な腫瘤が多くポリープと間違えやすい．

② 画像検査
CTで篩板，篩骨天蓋，紙様板への浸潤の有無，リンパ節・肺転移を評価する．MRIは周囲副鼻腔の炎症，貯留液との鑑別と，眼窩内，硬膜，脳実質浸潤を評価する．

③ 所見の把握
modified Kadish 病期分類が広く治療前評価に用いられる(表1)．
DulguerovのT分類は，篩板へ浸潤(T2)，硬膜外で前頭蓋内へ浸潤(T3)，硬膜以上(〜脳実質)の浸潤(T4，図1右)の視点が，内視鏡下経鼻手術の適応の決定に有用である(表2)．

④ 生検
免疫組織学的検査で診断する．当院では嗅神経芽細胞腫(ONB)として紹介された14％(4/29)に病理診断の訂正があった．挫滅がない可能な限り大きな組織採取を心がける．Hyamsの病理学的分類によってgradeⅠ・Ⅱを低悪性，Ⅲ・Ⅳを高悪性に評価する．Ⅰ〜ⅢとⅣに分けるとより予後に反映される．

■ 鑑別診断
一側性，嗅裂部のポリープでは常にONBの可能性を念頭におく(図1)．蝶形骨洞が主体の場合は，下垂体腺腫を鑑別する免疫染色の追加を忘れない．

治療方針

手術＋術後放射線療法が標準治療といえる．頸部への予防郭清/放射線療法の効果は明確ではない．進行例は化学療法を考慮する．

■ 保存的治療
① 放射線療法(RT)
術後の追加治療として50〜60グレイ施行

表1 modified Kadish 病期分類

stage A	鼻腔に限局
stage B	鼻腔・副鼻腔に限局
stage C	鼻腔・副鼻腔外へ浸潤(篩板・頭蓋底,眼窩)
stage D	転移あり

表2 Dulguerov の T 分類

T1	鼻腔・副鼻腔(蝶形骨洞除く)に限局 篩骨天蓋まで距離あり
T2	蝶形洞・篩板に及ぶ
T3	篩板・紙様板を越える
T4	硬膜以上の浸潤

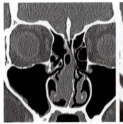

modified Kadish　　A　　　　C
Dulguerov　　　　 T1　　　 T4

図1　嗅神経芽細胞腫

する．手術適応外の症例には単独あるいは化学療法と併用して行われる．ピンポイント照射といわれる強度変調放射線療法(IMRT)，粒子線は腫瘍本体へ線量を増加することで治療効果が期待される．術後の局所・頭蓋内再発へはサイバーナイフなどの定位放射線も有効と思われる．

② 化学療法

単独での効果は明確でないが，進行例には手術，放射線療法に追加されることが多い．シスプラチン＋エトポシド，ビンクリスチン＋シクロホスファミド＋ドキソルビシンなどが用いられる．

■ 手術的治療

① 頭蓋顔面切除(craniofacial resection：CFR)

頭皮冠状切開からの前頭開頭に加え，顔面皮膚切開からの経鼻アプローチを併用し腫瘍を一塊に切除する．

② 内視鏡下前頭蓋底切除

最終的な完全切除が最重要という概念で，腫瘍を断片的に切除することをいとわない内視鏡下鼻副鼻腔手術(ESS)の適応が近年拡大してきた．

腫瘍の基部以外を十分な術野が得られるまで減量し，切除断端が迅速病理検査で陰性となるまで断片的切除を行う．症例を見極めればESSのみで完遂することができる．

③ 適応

広範囲の硬膜浸潤，脳実質浸潤，海綿静脈洞浸潤は適応外である．眼窩尖端部，蝶形骨洞浸潤を適応外とする報告もある．内視鏡下前頭蓋底切除の限界は，両側眼窩内側壁天蓋，蝶形骨洞前壁，前頭洞後壁と思われる．

④ ピットフォール

まれな疾患で症例の蓄積が難しい，10年超えてからの再発も珍しくない，時代によって病理診断基準が異なる〔1986年ONBから鼻副鼻腔未分化癌(SNUC)が独立したなど〕，開頭手術と内視鏡手術の選択にはバイアスがかからざるをえない(進行例には開頭を選択せざるをえない)，などの背景から単純に治療成績を比較することができない．

⑤ 成績

International Collaborative Study(ICS)によればCFRの5年生存率は78%，5年無再発率64%であった．内視鏡下前頭蓋底切除でも良好な成績が報告されているが，比較するには時期尚早と思われる．

■ 合併症

ICSによるCFRの術後死は4.7%であり，併存疾患の有無が有意な予測因子であった．術後合併症は36.3%であり，創部19.8%，中枢神経系16.2%，眼症状1.7%，全身的合併症4.8%，併存疾患，硬膜・脳実質への浸潤，放射線療法の既往が有意な予測因子であった．

内視鏡下前頭蓋底切除では合併症の頻度とともに患者への負担は低下する.

IMRT，粒子線治療であっても，嗅覚障害，視力障害，腐骨，脳壊死などのリスクを完全に避けられるものではない．粒子線治療は現在のところ保険適用がない．

■ 予後

5年・10年生存率は，85〜60%・75〜45% ほどである．再発頻度は局所 20〜35%，リンパ節 10〜25%，遠隔 5〜20% ほどである．

modified Kadish 分類では，10年生存率で A 80%, B 50%, C 40%, D 15%, Hyams 分類では 5年生存率では低危険度 80%, 高危険度 40% ほどである．

■ 患者説明のポイント

☆手術＋RT が現状では一般的な治療である．
☆低悪性から高悪性まで非常に幅の広い性格の腫瘍である．
☆したがって，ESS で完結する場合から，CFR＋RT＋化学療法，場合によっては手術以外の方法で対応せざるをえないことがある．
☆10年超えても画像経過観察が必要である．

18. 口腔良性腫瘍（歯原性腫瘍を含む）

benign tumor in oral region
(including odontogenic tumor)

古郷幹彦 大阪大学・教授（歯学研究科）

■ 病態・病因

口腔の良性腫瘍は大きく分けて歯原性腫瘍と非歯原性腫瘍に分けられる．

口腔粘膜は扁平上皮であり上皮性は乳頭腫，非上皮性は他の組織にみられる良性腫瘍と特に変わらない．ただし大唾液腺，小唾液腺が存在するため唾液腺由来の腫瘍が他にみられる．ここでは唾液腺由来以外の腫瘍について述べる．また口腔は歯が存在するため歯および歯胚由来の腫瘍が多く認められる．非歯原性腫瘍の分類を表1に，歯原性腫瘍については頭頸部腫瘍の WHO 分類が最近変更されたため WHO Classification 2017 の抜粋を表2に記載した．病理組織については病理の教科書を参照していただきたい．

口腔軟組織においては肉眼的あるいは食事などの際の口腔感覚から発見が早い．軟組織の腫瘍については疼痛があることは少ないがサイズが小さくても咀嚼の障害となるため自覚できることが多い．ことに舌に発生するものは自覚が早い．また歯肉や口蓋においては変形から咀嚼時に異常に気づく．顎骨内は無症状で経過することが多く歯科での X 線検査で異常所見として認めることが多い．口腔内は粘膜が外来刺激や機械的な刺激などを受けやすく，また歯由来の炎症の影響も受けるため乳頭腫や線維腫，歯槽部歯肉粘膜に発生する特殊なものとして義歯不適合による義歯性線維腫，歯肉歯根膜の炎症由来の歯肉エプーリスなどが発生しやすい．

■ 症状（診かた）

口腔内は肉眼で確認できるので表面の性状，増殖速度，腫瘍境界の状態から良性・悪性が区別しやすいのも特徴である．ただし唾液腺腫瘍の場合は悪性でも増殖速度が遅いことが多く注意を要する．歯周組織の炎症性肉芽腫との鑑別も必要で近在に歯の検査も重要である．血管腫，リンパ管腫についてはいわゆる奇形腫として生直後より認められることが多い．血管腫については小さいものでは圧迫すると脱色する．

顎骨に発生する良性腫瘍については外方性増殖や変形をきたす．顎骨の良性腫瘍では正常な表面粘膜を示す．

■ 鑑別診断

軟組織においては舌癌や歯肉癌との鑑別が重要であるが，肉眼で確認できるため表面性状で判断でき，悪性を疑う場合は病理検査で最終診断する．顎骨内の良性腫瘍では X 線検査での境界が通常明瞭，歯根の吸収状態や X 線透過性，硬組織の形成の有無などから

表1 非歯原性良性腫瘍

上皮性	乳頭腫　papilloma
非上皮性	線維腫　fibroma
	粘液腫　myxoma
	脂肪腫　lipoma
	平滑筋腫　leiomyoma
	横紋筋腫　rhabdomyoma
	血管腫　hemangioma
	血管腫類似病変
	リンパ管腫　lymphoma
	神経腫　neuroma
	神経鞘腫　schwannoma
	神経線維腫　neurofibroma
	軟骨腫　chondroma
	良性滑膜腫　benign synovioma
	骨腫　osteoma
	骨芽細胞腫　osteoblastoma
	巨細胞腫　giant cell tumor

疾患が推定できるが，悪性を疑う場合は試験切除は必要である．囊胞との鑑別でも病理検査が必要なことも多い．

治療方針

■ 手術的治療

① 軟組織

通常の軟組織の良性腫瘍は病変境界組織を含めて摘出すれば問題ない．多形腺腫（唾液腺腫瘍）は被膜外を含める必要がある．

血管腫，リンパ管腫は腫瘍の性質から摘出にあたっては腫瘍の限局性がわかりにくいことや出血などに注意を要する．

② 硬組織

a．代表的な良性上皮性歯原性腫瘍

1) エナメル上皮腫：下顎骨内臼歯部に発生することが多い．下顎の無痛性膨隆を呈することが多い．

X線透過性を示し，単房性・多房性がある．顎骨内発症がほとんどであるがまれに軟組織にも認められる（骨外型周辺型エナメル上皮腫）．約50％に埋伏歯が認められる．臨床的には病変の成長は遅く，摘出にあたっては周辺骨と剝離しやすいが，細胞が周辺骨に

表2 歯原性良性腫瘍 WHO 組織分類
odontogenic and maxillofacial bone tumours

benign epithelial odontogenic tumours
　ameloblastoma
　　ameloblastoma, unicystic type
　　ameloblastoma, extraosseous/peripheral type
　　metastasizing ameloblastoma
　squamous odontogenic tumour
　calcifying epithelial odontogenic tumour
　adenomatoid odontogenic tumour

benign mixed epithelial & mesenchymal odontogenic tumours
　ameloblastic fibroma
　primordial odontogenic tumour
　odontoma
　dentinogenic ghost cell tumour

benign mesenchymal odontogenic tumours
　odontogenic fibroma
　odontogenic myxoma/myxofibroma
　cementoblastoma
　cemento-ossifying fibroma

odontogenic cysts of inflammatory origin
　radicular cyst
　inflammatory collateral cysts

odontogenic and non-odontogenic developmental cysts
　dentigerous cyst
　odontogenic keratocyst
　lateral periodontal cyst and botryoid odontogenic cyst
　gingival cysts
　glandular odontogenic cyst
　calcifying odontogenic cyst
　orthokeratinized odontogenic cyst
　nasopalatine duct cyst

〔WHO Classification of Head and Neck Tumours. WHO/IARC Classification of Tumours, 4th Edition, Volume 9 より改変〕

浸潤性を示すため再発しやすい．病理組織像は単房型は叢状型を示し，多房型は濾胞型を示す．治療としては数回の摘出搔爬術を主体とするが，大きいものでは顎切除を行う．

2) 石灰化上皮性歯原性腫瘍：ピンドボルグ（Pindborg）腫瘍として知られる．石灰化物を含むのでX線像で病理生検前にも本疾患の可能性を疑うことができる．摘出する．

b. 歯原性間葉系腫瘍

1）セメント質関連腫瘍：セメント芽細胞腫，セメント形成性線維腫などは歯の歯根膜とつながるので診断できる．機能的障害となれば抜歯摘出する．

2）歯原性粘液腫，歯原性粘液線維腫：X線的に多房性の境界明瞭な透過像として認められることが多いが，きわめて再発しやすく顎切除することが多い．

c. 歯原性混合腫瘍

1）歯牙腫：集合性歯牙腫と混合性歯牙腫がある．簡単にいうと歯を形成する腫瘍，集合性歯牙腫は腫瘍のなかに多くの歯が存在する．混合性歯牙腫は歯の組織，エナメル質・象牙質・セメント質が歯の形態とならずに存在する．X線検査での診断が容易．辺縁組織と容易に分離でき摘出は容易である．

■ 患者説明のポイント

☆歯原性であっても本質的に良性腫瘍であり予後はよい．摘出手術が主となるが隣接歯や後続永久歯との関係を明確に説明する必要がある．摘出手術によって隣接歯が影響を受けることがよくある．

19. 舌癌
carcinoma of tongue

朝蔭孝宏　東京医科歯科大学・教授

■ 病態・病因

日本頭頸部癌学会全国登録において，2013年度には7,458例の登録があり，最も多い部位は口腔で2,202例あった．そのうち舌癌は1,238例を占め全体の17％であった．性別では男性が775例，女性が463例であり男女比は約1.7対1.0であった．好発年齢は男性では60歳代で，女性では70歳代であった．病理組織型は99％が扁平上皮癌であった．発生部位では舌縁が大半を占め，以下舌下面，舌背と続く．病因としては他の頭頸部癌と同様に喫煙や飲酒との関係が指摘されている．また，歯牙や義歯による物理的刺激も病因の1つに挙げられている．

■ 症状

舌の疼痛および舌の腫瘤を主訴とするものが，最も多い．舌は患者自身で鏡を用いて見ることができる部位であり，比較的早期の状態で発見されることが多い．一方で粘膜病変がほとんどなく，内向型の発育をするようなケースでは舌下神経麻痺が出現して初めて異常に気づく場合もある．

■ 検査法と所見の把握

舌癌に特徴的な検査法はないが，口を開けてもらえば直接，見て触ることができるのが特徴で，触診は重要な位置を占める．まず，問診では喫煙歴，飲酒歴，それとフラッシングの有無を確認する．フラッシングについては以前または現在も，コップ1杯程度のビールで顔が赤くなるかどうかを尋ねる．赤くなる人はアセトアルデヒド脱水素酵素の非活性化型の人であり，多重癌の危険性が高いと判断する．前述のごとく，舌癌は直接見ることができるので，腫瘍の進展範囲のみならず腫瘍の周囲の白斑の範囲を正確に把握する．さらに硬結を直接触れて，口腔底への浸潤，下顎骨との距離，舌根への浸潤，中咽頭側壁への浸潤の有無を把握する．そして生検により扁平上皮癌の診断を確定する．

ファイバースコープにより舌根，中咽頭側壁への進展の有無，重複癌の有無をチェックする．頭頸部扁平上皮癌では上部内視鏡検査による胃・食道癌の検索も必須である．原発巣の深部浸潤の程度の把握には造影MRIが最も有用である．頸部リンパ節転移の有無は造影CT，超音波検査などで評価を行う．PETは必須ではないが，頸部リンパ節転移が多発する症例など遠隔転移のリスクが高いと判断される症例では行ってもよい．

■ 鑑別診断

進行癌では他の疾患との鑑別はほとんど不

要である．しかし，表在性の早期癌では口腔白斑症との鑑別が必要な場合がある．また，前述のように癌の周囲に白斑症が連続することも珍しくない．最終的には生検で明らかにするしかない．

定された．そしてT4aから外舌筋への浸潤の項目がはずされた．T4bは変わらずで，基本的には手術の適応外症例ということになる．進行度別に治療方針を示す．

stage Ⅰ/Ⅱ舌癌では舌部分切除術が標準

治療方針

2017年にUICC第8版にて新TNM分類が発表された．口腔癌に関してはここ30年ほど，ほとんど改定されることがなかったが，今回大幅に改定されたのでまずこれを紹介する(表1)．大きな改定点は今までの腫瘍の長径に加えて腫瘍浸潤の深さ(depth of invasion：DOI)の概念が加わったことと，T4aで外舌筋への浸潤の項目が除外されたことである．T1は従来の最大径が2cm以下の腫瘍に加えて，DOIが5mm以下，T2は従来の最大径が2cmを超えるが4cm以下の腫瘍に加えてDOIが5mmを超えて10mm以下，T3は従来の最大径が4cmを超える腫瘍に加えてDOIが10mmを超える腫瘍と改

表1 口腔癌T分類

TX	原発腫瘍の評価が不可能
T0	原発腫瘍を認めない
Tis	上皮内癌
T1	最大径が2cm以下かつ深達度が5mm以下の腫瘍
T2	最大径が2cm以下かつ深達度が5mmを超えるが10mm以下の腫瘍，または最大径が2cmを超えるが4cm以下でかつ深達度が10mm以下の腫瘍
T3	最大径が4cmを超えるまたは深達度が10mmを超える腫瘍
T4a	下顎もしくは上顎洞の骨皮質を貫通する腫瘍，または顔面皮膚に浸潤する腫瘍
T4b	咀嚼筋間隙，翼状突起，頭蓋底に浸潤する腫瘍，または内頸動脈を全周性に取り囲む腫瘍

〔UICC日本委員会TNM委員会(訳)：TNM悪性腫瘍の分類，第8版．p 19, 金原出版, 2017より改変〕

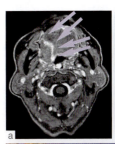
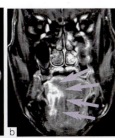
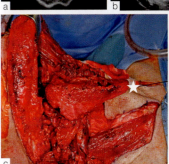
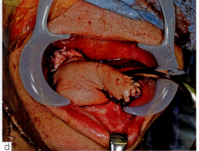

図1 舌半側切除術
a, b：造影MRI．舌の右側を中心とした腫瘍を認める(矢印)．
c：pull-through後．左側が頭側．星印は舌尖．
d：遊離皮弁移植後．

的治療に位置づけられる．切除後には一期縫縮を原則とする．表在癌の切除後では一期縫縮をしようとすると，はじけてしまう場合もあり，そのような症例ではPGAシート（ネオベール®）などをフィブリン糊を用いて貼付するのも有効である．また，stage II舌癌では舌部分切除後1～2年のうちに30%の症例において後発頸部リンパ節転移が出現するため，level I～IIIの予防的頸部郭清術を行うべきかの議論が古くからあるが，まだ結論は出ていない．NCCNガイドラインver 1.2017では科学的根拠に乏しいが，DOIが2mm未満であれば経過観察，4mm以上であれば予防的頸部郭清術を推奨し，その間の2～4mmでは症例ごとに判断すべきとしている．

stage I/II舌癌および表在性のstage III舌癌は，今日限られた施設でしか行われていないが，小線源治療の適応ともなる．

stage III/IVA舌癌では腫瘍の進展範囲に合わせて，舌可動部半側切除術，舌可動部（亜）全摘出術，舌半側切除術，舌（亜）全摘出術の適応となる．通常，頸部へのpull-through法切除が行われる（図1）．舌（亜）全摘出術後には誤嚥の危険性が伴うため，誤嚥防止のために喉頭挙上術および輪状咽頭筋切断術を行う．高齢者における舌（亜）全摘出術後には誤嚥の危険性が高く，誤嚥防止目的に喉頭を合併切除することも少なくない．また，このような広範囲切除後には原則的に遊離組織移植による再建術が必要となるため，N0症例であっても移植のための吻合血管確保を兼ねてlevel I～IIIの予防的頸部郭清術が行われる．頸部リンパ節転移陽性例においては，リンパ節転移の部位，分布にもよるが原則level I～IVの頸部郭清術が施行される．さらに，原発巣が正中の舌中隔を越えて健側にまで進展する症例においては，健側のlevel I～IIIの予防的頸部郭清術が行われる．切除後の再建材料は欠損の大きさ，患者の皮下脂肪の厚さ，筋体の厚さを総合的に判断して決定される．一般的には舌半側切除術程度までの欠損であれば前外側大腿皮弁が，舌（亜）全摘出術以上の欠損に対しては遊離腹直筋皮弁が用いられることが多い．このような手術後には喉頭浮腫や皮弁のむくみにより気道狭窄が生じることが多い．また，前述のごとく誤嚥の危険性が高いため，気管切開術を行う．

後治療については他の頭頸部癌と同様で，原発巣の切除断端陽性例，リンパ節転移の節外浸潤例では，化学放射線療法の追加が推奨される．多発リンパ節転移では放射線治療の追加を検討する．

■ 合併症

手術の合併症としては舌部分切除後，一期縫縮した場合は創部の離開による出血の危険性がある．また，この場合疼痛を伴うこともある．ネオベール®を貼った場合も同様に後出血の危険性はある．予防的頸部郭清術を施行する場合は，顔面神経下顎縁枝の損傷に気をつける．進行癌でpull-through法による切除および遊離組織移植による再建が原則となる．再建組織の吻合血管トラブルによる皮弁壊死が数%の確率で生じる．術後48時間までが最も不安定な時期で，逆に1週間を過ぎると，まず吻合血管トラブルは生じない．皮弁の血流障害は早期に発見されれば救済されることもあるので，コメディカルも含めた皮弁のチェックが重要である．

また，皮弁の部分壊死や縫合不全が起こると，口腔内の細菌や唾液が頸部に流入し膿瘍形成することがある．早期発見，排膿が重要である．こちらのトラブルは逆に術後1週間頃から出現することが多い．WBC，CRPなどの炎症反応，発熱，頸部腫脹・発赤，悪臭などに気をつける．試験的に頸部の創を一部開創したり，はっきりしなければCTなどで膿瘍の有無を確認する．

創部が落ち着いて1～2週間程度で経口摂取が開始となる．その時点で気をつける必要があるのが前述した，嚥下性肺炎である．やはり，炎症反応や発熱をチェックし，聴診を

行う．必要に応じて胸部X線撮影を行う．

■ 予後

stage別の5年粗生存率はstage Ⅰで約80%，stage Ⅱで80〜70%，stage Ⅲで70〜60%，stage Ⅳで50〜40%である．病理組織検査の結果から，高危険群に術後照射を行うことにより，stage Ⅳでも60%の成績が得られたとの報告もある．

■ 患者説明のポイント

☆舌は食べること，話すことにおいて重要な器官である．よって，舌を切除することによって，切除範囲に応じた摂食，構音機能障害が生じる．術後のリハビリテーションが重要であるが，食事内容に関しては制限が生じる可能性があることを説明する．特に高齢者における亜全摘以上の手術では，経口摂取が困難で胃瘻に頼ることになる危険性があることも説明しておく．

20. 舌以外の口腔癌
carcinoma of the oral cavity except tongue

三谷浩樹　がん研究会有明病院・部長［東京都］

■ 病態・病因

口腔癌は全頭頸部癌の約40%を占めており，亜部位別では舌が最も多く60%を占め，残り40%を下顎歯肉，口腔底，頬粘膜，上顎歯肉，硬口蓋で分けている．舌癌では扁平上皮癌が圧倒的に多いが，舌以外の口腔癌では扁平上皮癌のほかに腺癌，腺様嚢胞癌も散見される．発生原因として疫学的に根拠のあるものは少ないが，歯牙の機械的刺激，飲酒・喫煙などの生活習慣が挙げられている．年齢層は全年齢に及ぶが，壮年期の40〜50歳以上が多く，人工補綴物の刺激により後期高齢者になってからの発生もみられる．

■ 症状

初期では「白色病変がある」，「ザラザラする，びらんがある」といって来院するか，疼痛や出血，あるいは「歯牙が動揺して歯科で抜歯しても治らない」，「上顎・下顎のしびれ」（図1），「開口時痛，開口障害」など，相当に進行した状態でみつかることがある．

■ 検査法と所見の把握

① 視診・触診

患者の訴えがある部位だけでなく，口腔全体をくまなく診るため義歯を外して観察する．口腔底・舌下小丘，上下歯肉・歯槽，頬粘膜，硬口蓋を視診し，次に粘膜下（特に小唾液腺由来の癌腫は要注意）に腫瘤，痛みがないか柔らかく触診していく．口腔癌は粘膜不整で正常組織と見分けがつきやすいが，電子内視鏡での観察（通常光・NBI）も有用である．結果，腫瘍を疑う病変があればサイズ，深部浸潤・固着の程度，歯牙との関係を記録しておく．頸部リンパ節はlevel Ⅰ〜Ⅲをはじめ，全頸部を触診する．また，病理検査前の全体像をデジタルカメラで撮影しておくと肉眼では気づけなかった主病変からの意外な粘膜変化の広がりを見出せたり，印刷して病状説明に用いれば患者の理解も得られやすい．

② 画像検査

頭頸部腫瘍においてはリンパ節転移の有無や進展範囲の把握のために詳細な画像診断が必要不可欠である．当院ではCTでは2mmスライス撮影で再構成画像（multi planar reconstruction : MPR）も活用，MRIでは3mmスライス撮影として診断精度を上げ，造影を原則としている．舌癌以外の口腔癌に対する主な評価項目は上顎歯肉・硬口蓋では上顎骨浸潤，翼突筋進展の程度であり，下顎歯肉・頬粘膜・口腔底では下顎骨浸潤の程度（骨膜まで・皮質骨まで・骨髄浸潤）である．また，T2N0までは遠隔転移はまれであるが肺X線評価は必須であり，胸部CTでの検索が望ましい．リンパ節転移を伴う，あるいはT3以上の進行症例においては遠隔転移のリスクも高まり，その有無によって大きく治療の方向性が異なるので胸部CTとともに，

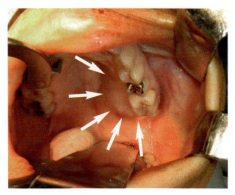

図1　左硬口蓋癌
粘膜下が腫れているのみ(矢印).

PETを施行すれば診断・治療方針決定の一助となる.

さらに上部消化管内視鏡検査を付加して胃・食道の重複癌がみつかった場合は，口腔癌とどちらを優先して治療すべきかを関連科と協議しておく.

③ 病理検査

腫瘍は露出している場合が多く，局所麻酔下での生検は出血もコントロールしやすいので病理診断は必須である．一方，細胞診はあたりをつけるには有用であるが，確定診断としては不十分である．特に粘膜下病変では生検組織採取に難渋することがあるが，安易に細胞診を信じて良性疾患として手術すると摘出病理診断で悪性腫瘍に覆ることがあり，切除マージン不足で明らかに断端陽性となれば再手術を余儀なくされ患者の不信を招く．どうしても術前に採取不能であればその旨を説明し，同意を得てから進むのがよい．

治療方針

扁平上皮癌では舌癌と同様，原発巣・リンパ節転移巣ともに手術による切除が原則である．ただし，原発巣においてはT2までの頬粘膜癌に小線源治療が行われたり，放射線感受性が低い小唾液腺由来の腺系癌(腺様嚢胞癌など)では手術を回避するために粒子線治療が選択されることがある．外照射は一般的ではないが，口腔粘膜全体に広がる表在性病変で切除しきれないケースでは根治治療として単独照射，手術拒否例では(化学)放射線治療や選択的動注化学療法が施行されるが，下顎骨はもとより耐容線量が低く，放射線骨髄炎を起こさないよう配慮が必要である．

■ 手術的治療

上歯肉癌・硬口蓋癌では上顎骨の処理が必要であり，上顎癌・鼻腔癌の切除テクニックを応用して上顎部分切除・上顎亜全摘(まれに全摘)を施行する必要があるが(図2)，それ以外は舌癌手術と同様に軟部組織における切除マージンを10mm以上に設定した切除範囲を摘出する．下顎骨の処理としてはMRIで骨膜変化がなければ骨膜切除，骨膜肥厚や皮質骨までの浸潤であれば辺縁切除，骨髄脂肪の変化がみられれば区域切除を要する．腫瘍の進展範囲から口内法切除と経頸部切除・再建を要するケースに分かれる．口腔ケアは感染(局所・肺炎)の発生率軽減または重症化を防ぐ意味があるが，特に経頸部切除・再建例では検査段階から術直前まで行うことが重要で，周術期管理に大きな影響を与える．

区域切除では硬性再建として血管柄付き骨・遊離皮弁移植(腓骨・肩甲骨皮弁)を併施するが，遊離骨弁手術が不適なケースでは腹直筋皮弁＋チタンプレートを用いたり，何も挿入せず腹直筋皮弁または大胸筋皮弁で軟組織充填にとどめる場合がある．リンパ節の処理では転移陽性なら同側levelⅠ〜Ⅴを郭清，転移陰性で口内法切除なら後発転移の有無を経過観察，遊離皮弁再建例では栄養血管を求めるので同側levelⅠ〜Ⅲの予防郭清を併施する．リンパ節摘出病理診断で節外浸潤陽性なら術後治療として(化学)放射線治療を付加するか検討する．

■ 予後

リンパ節転移を認めないものの予後はよ

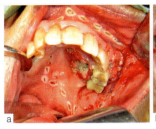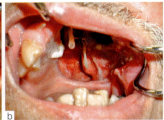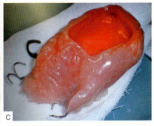

図2 左上歯肉癌
a：左上歯肉癌と切除範囲(点)，b：上顎部分切除後，c：顎義歯を入れて日常生活を営む．

い．5年粗生存率では stage Ⅰ：90%，Ⅱ：80～85%，Ⅲ：65～70%，ⅣA：45～50% が目安となる．

① 構音・嚥下機能

上歯肉癌，硬口蓋癌では可動部舌・舌根切除を行わず，下歯肉癌・口腔底癌・頰粘膜癌であっても同部位の切除は限定的であるので，舌癌と比較して嚥下機能は良好である．一方，下顎区域切除・上顎骨切除を行ったケースでは構音・咀嚼機能への影響があり，下顎再建時はCTを基にあらかじめ作成したモデルで切除標本と再建骨形状を合わせて加工して術後咬合機能維持につなげたり（図3），上歯肉・硬口蓋癌切除後欠損部への顎補綴または腹直筋皮弁再建併施により審美性を回復すると同時に口腔・鼻咽頭交通が閉鎖され開鼻声を軽減できる．なお，顎補綴は創部の変化に伴い，退院後も日常生活に支障のないレベルを維持するためきめ細かな調整が必要である．

■ 患者説明のポイント

☆舌癌以外の口腔癌でも治療法の基本は手術である．口内法で切除可能な早期癌は嚥下・構音機能障害は僅少であるが，後発転移が15～30%程度出現することを説明する．
☆進行癌では再建術を付加することで審美性や機能面で日常生活に支障のないレベルまで回復させることを目標とするが，術後病理診断（原発巣切除マージン・リンパ節の節外浸潤評価）により術後補助治療（化学放射線治療

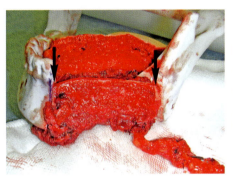

図3 左下顎域切除施行後
下顎モデルを用いて再建骨を合わせる（矢印）．

など）を付加すれば口腔・嚥下機能が思いのほか低下するケースがあることを説明する．

21. 咽頭の良性腫瘍
benign tumor of pharynx

小川武則 岐阜大学・教授

■ 病態・病因

咽頭良性腫瘍は，上咽頭，中咽頭，下咽頭いずれの部位でも発生頻度は少ないものの上皮性腫瘍のほか筋や神経由来の腫瘍がある．上皮性では，乳頭腫，多形腺腫，腺腫，囊胞，粘液貯留囊腫，異所性甲状腺(腫)などが発生し，非上皮性では，血管腫，鼻咽腔血管

線維腫（➡501頁），頭蓋咽頭腫などが発生する．

代表的なものとして，乳頭腫，多形腺腫，血管腫について述べる．

① 乳頭腫
性差はなく，口蓋扁桃，軟口蓋，口蓋垂，舌根部など中咽頭に多く発生する．軟らかく，ピンク〜白色の疣状，カリフラワー状の腫瘍で，表面は小顆粒状を呈する．多発することもある．ヒトパピローマウイルス（HPV）が証明されることは80％であり，タイプ6または11が多い．

② 多形腺腫
小唾液腺から発生し，軟口蓋から硬口蓋にかけて起こり，無痛性の粘膜下腫瘤として触知される．疼痛や出血，開口障害などはまれである．口蓋多形腺腫は被膜をもたないことがある．また，副咽頭間隙から発生したものが軟口蓋から中咽頭側壁の腫脹として観察されることがある．

③ 血管腫
口唇，頬粘膜，舌などの口腔発生が多いが，まれに中下咽頭などにも発生する．自然退縮する乳児血管腫と血管奇形（広義での血管腫）がある．

■ 症状
症状は咽頭異物感程度で，偶然発見されることが多い．大きくなると，上咽頭発生であれば，鼻閉，難聴，閉鼻声，中下咽頭においては，咳嗽，発声障害，嚥下障害など部位により多彩な症状を出すことがある．血管腫の場合出血をきたすことがある．

■ 検査法と所見の把握
中咽頭は舌圧子を用いて視察し，触診する．上咽頭・下咽頭はファイバースコープを用いて観察する．小病変は別として，ある程度大きい病変については，CTやMRIの画像検査を行って腫瘍の内部性状，周囲血管などとの関係を把握する．病理検査は，可能であれば行う．小病変であれば，切除生検でよいが，血管原性腫瘍が疑われる場合，生検は控える．粘膜下腫瘍に対しては，穿刺吸引細胞診が有用である．

■ 鑑別疾患
乳頭腫や線維腫が疑われる場合，扁平上皮癌や疣状癌との鑑別を要する．また，口蓋に発生する小唾液腺腫瘍は50％が悪性であり，治療にあたっては留意する．

治療方針

■ 保存的治療
機能障害が大きい巨大血管腫に対しては，塞栓治療が行われることがある．

■ 手術的治療
咽頭良性腫瘍の治療の第一選択は手術である．小病変であれば局所麻酔下に経口的に摘出する．血管腫（血管奇形）では，KTPレーザーによる凝固治療も有用である．大きい腫瘍や副咽頭間隙腫瘍の場合，占拠部位によって，アプローチ法を考える．

一般的に，上咽頭に対しては，内視鏡切除，経口蓋的アプローチ，maxillary swing，ルフォールⅠ型骨切り術などがある．中咽頭・副咽頭間隙に対しては，経口切除（transoral surgery：TOS），頸部横切開，経耳下腺，下顎正中離断，下顎骨側方離断，下咽頭に対しては，TOS，咽頭側切開などによりアプローチする．異所性甲状腺（腫）は[123]Iの甲状腺シンチグラフィで正常甲状腺部の確認を行ったうえで処理を考える．

■ 合併症
腫瘍の大きさにもよるが，合併症の頻度は低い．巨大腫瘍切除においては，神経損傷，咽頭穿孔などに留意する．

■ 予後
一般に良好な経過をとるものが多い．

■ 患者説明のポイント
☆治療の第一選択は手術であり，一般に良好な経過をとるものが多い．

22. 若年性鼻咽腔血管線維腫
juvenile nasopharyngeal angiofibroma

西池季隆　大阪労災病院・部長

■ 病態・病因

若年性鼻咽腔血管線維腫は血流に富む結合組織の増殖であり，思春期男性に好発する良性の間葉系腫瘍である．発生頻度としては頭頸部腫瘍の 0.5% 程度である．一般に腫瘍は鼻腔後方の蝶口蓋孔に近接して存在する．進行に伴い側頭下窩や頭蓋内への進展を起こすこともある．

発症には性ホルモンの関与が考えられ，思春期以降に加齢による自然退縮がありうる．

■ 症状

鼻出血，鼻閉，鼻漏が起こる．輸血を必要とするような出血を繰り返すことがある．腫瘍が進展すると眼球突出，頬部腫脹が起こり，脳神経症状が生じる．

■ 検査法と所見の把握

臨床症状，年齢，性別，鼻腔内所見，CT，MRI から診断する．若年男性で，鼻咽腔後方に赤色の腫瘍がある際に疑う．内視鏡下の観察では，腫瘍は表面平滑な赤色の腫瘍であることが多い(図1)．生検では大量の出血が起こる可能性があり，診断も比較的容易に予想がつくことから禁忌である．造影 CT では，蝶口蓋孔付近に存在する非常によく造影される腫瘍として描出される(図2)．MRI では，血流豊富を示唆する無信号の小斑点(flow void)が腫瘍内に観察される．MRI で側頭下窩や頭蓋内への進展の有無を確認する．ステージ分類として Radkowski のものが広く知られている(表1)．

治療方針

治療の第一選択は手術である．放射線治療は根治性がなく，ホルモン療法には統一され

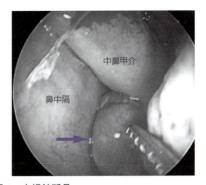

図1　内視鏡所見
鼻腔後方に表面平滑な腫瘍を認める(矢印)．

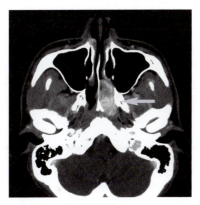

図2　造影 CT 画像(軸位断)
よく造影される腫瘍が蝶口蓋孔付近に存在する(矢印)．Radkowski の病期分類で stage ⅡA である．

表1　若年性鼻咽腔血管線維腫の進展度の分類

病期	腫瘍占拠部位
ⅠA	上咽頭・鼻腔内に限局
ⅠB	上記および1つかそれ以上の副鼻腔進展
ⅡA	翼口蓋窩に一部進展したもの
ⅡB	翼口蓋窩を占拠，上方の眼窩骨進展の場合もある
ⅡC	側頭下窩あるいは翼状突起後方への進展
ⅢA	頭蓋底浸潤(中頭蓋窩あるいは翼突起基部)，一部頭蓋内に進展
ⅢB	高度の頭蓋内進展，海綿静脈洞進展の場合も

〔Radkowski D, et al : Angiofibroma. Changes in staging and treatment. Arch Otolaryngol Head Neck Surg 122 : 122-129, 1996 より改変〕

た見解はない．手術の際には，選択的動脈塞栓療法の併用が有効である．手術手技の発展により経鼻腔内視鏡下手術の適応が拡大されている．しかし，stage II以上では，内視鏡下切除術単独で行うか，外切開で行うか慎重に判断すべきである．外切開による手術アプローチとして経口蓋アプローチ，鼻側切開術，顔面正中展開法，顔面移動法（facial translocation）法，側頭下窩アプローチなどがある．

■ 予後
腫瘍後方部位の翼突管での遺残が多い．

■ 患者説明のポイント
☆治療として手術が第一選択であるが，経過観察により自然退縮する可能性を説明する．
☆美容的には内視鏡下切除術が望ましいが，進行例では困難である．また内視鏡下切除中にコントロール困難な出血が起こった際は，輸血や外切開を併用する可能性を伝える．

23. 上咽頭癌
carcinoma of nasopharynx

吉崎智一　金沢大学・教授

■ 病態・病因
約90％の上咽頭癌はエプスタイン・バー（EB）ウイルスが関与する分化度の低いタイプである．このタイプは高転移性で，化学放射線高感受性であり，東南アジアに多発する．この地域からアメリカへの移民は2世，3世となると罹患率が低下するが，それでも，白人や日本などからの移民と比べると罹患率は有意に高く，遺伝的要因と環境的要因が関与する疾患と考えられている．残りの10％ほどは，分化度が高い，EBウイルスが関与しないタイプの扁平上皮癌である．

■ 症状
上咽頭は通常の診察では観察する機会が少ないblind spotである．そして，上咽頭癌は日本ではまれな疾患であるので見逃されやすい．上咽頭周辺の複雑な解剖学的特性と高転移性の生物学的特性から多彩な症状を呈する（図1）．そのため，早期で発見されることはまれで，これらの多彩な症状に遭遇した際に，上咽頭癌の可能性を念頭におくことが大切である．

■ 検査法と所見の把握
1）耳：感冒や気圧変化などの明らかな誘因がなく，もしくはあっても遷延する滲出性中耳炎，特に一側性の場合には上咽頭癌を疑う必要がある．しばしば上咽頭癌を精査せず，耳管カテーテル通気にて対症療法を施行するうちに病状が進行してしまってから専門施設へ紹介されて，トラブルとなるケースを経験するので注意を要する．

2）脳神経：初診時の脳神経麻痺としては，海綿静脈洞，特に内頸動脈のすぐそばを走行する外転神経の障害が最も多い．よく話を聞くと「目の奥が痛い」などの原因不明の頭痛を訴えていることが多い．

3）頸部：高転移性の上咽頭癌では，初診時に最も多い症状が頸部腫瘤，すなわち，頸部リンパ節転移である．特にレベルIIの無痛性増大傾向のある腫瘤は本疾患を疑う．不用意な生検を行わず，上咽頭癌ならびに他の頭頸部癌を念頭において，検査を進める．

4）内視鏡検査：上記のような症状があり，上咽頭癌を疑って鼻咽腔内視鏡により精査した場合には，癌の存在を見逃す可能性は低い．ただし，腫瘤を形成せず，粘膜下に浸潤性発育を呈する例がある．リンパ組織と区別がつきにくい場合など，深部まで到達するように生検する必要がある．

5）病理診断：確定診断は組織診による．約90％を占めるEBウイルス関連上咽頭癌の場合には，角化像に乏しい未分化な上皮系腫瘍細胞とリンパ球の著明な浸潤を伴う，リンパ上皮腫とよばれる病理像を呈する．リンパ腫との鑑別や他の腫瘍との鑑別にはEBV-

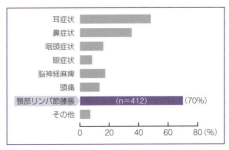

図1 中部地区13大学と2がんセンターにおける上咽頭癌初診時の症状頻度(重複あり)

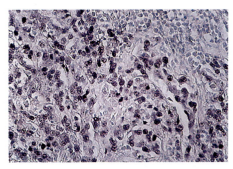

図2 上咽頭癌生検組織におけるEBERs発現
in situ hybridizationにより癌細胞の核にEBERs(濃紺)が検出される.

encoded small RNAs(EBERs)の *in situ* hybridizationが診断の一助となる(図2). EBウイルスが検出されないタイプは角化型の組織型を呈することが多いと考えられている.

6)免疫学的検査:腫瘍ボリュームとほぼ相関して一定の細胞からEBウイルスが放出されていると考えられる. そのため, 抗原性が高いEBウイルスのウイルスカプシド抗原(VCA)に対するIgGの上昇を伴うことが多い. さらに, 上皮系腫瘍であり, 管腔側にも多量のウイルスが放出されることからIgAの上昇も伴うことが多い. 感度は前者が勝るものの特異度は後者が勝る. 残念ながら保険適用は認められていないが, 世界的には血中EBウイルス-DNAが鋭敏な腫瘍マーカーとして認知されている.

7)画像診断:病期診断のために画像診断が必要である. CTは頭蓋底骨浸潤の評価に, MRIは頭蓋内および頭頸部軟部組織浸潤の評価に, そしてPETは遠隔転移の評価に有用である.

■ 鑑別診断

リンパ上皮腫といわれるくらいリンパ球浸潤が強いものが多い. そのため主として悪性リンパ腫が鑑別にあがる. 上皮系マーカー, EBウイルス-EBERsなどの発現が鑑別に用いられる.

治療方針

■ 化学放射線療法

局所制御には放射線治療が主体となる. 従来の2次元照射による放射線治療と比較して唾液腺や脳実質などの線量を減らすことで有害事象を軽減させる目的で強度変調放射線治療(IMRT)が推奨される. 早期(stage I, IIa)は放射線単独での制御が期待できる. stage IIb以上の進行癌は化学放射線治療を考える. EBウイルス陽性の上咽頭癌は遠隔転移再発が多く, 化学療法の意義は高い. 欧米の標準治療はIntergroup Study 0099に基づくシスプラチン同時併用化学放射線+シスプラチン 5-FU 地固め化学療法(CCRT+CC)であるが完遂率が低いため日本では第一選択としていない施設も多い. 日本では同時併用よりも化学療法のintensityが高く, 導入化学療法+放射線療法よりも治療期間が短い交替療法を選択としている施設もある(図3).

世界標準とされるCCRT+CCにおけるCCの追加治療効果については否定的な報告が多く, CCRTのみで十分とする施設もある. 現在, 全例にCCを追加するのではなく, 顕微鏡的遺残や転移が予想されるような症例(血中EBウイルス-DNAが検出される症例)のみにCCを行うことのメリットにつ

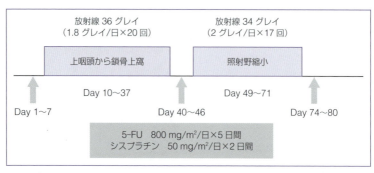

図3 交替療法

いて臨床試験が進行中である.

タキサン系薬剤とプラチナ系＋5-FUによる導入化学療法については，タキサン系薬剤の上乗せ効果に関する報告が多いが，0099のCCRT＋CCもしくは交替療法に対する優位性は示されていない．3剤併用導入化学療法＋プラチナ系同時併用化学放射線治療はintensityが強く，腫瘍制御に関しての期待が高いが，その一方で，有害事象の重篤化が懸念されている．そのため，現在は臨床試験の段階と考えて，一般臨床での治療には慎重を期す必要がある.

粒子線は線量分布がクリアである点，特に頭蓋内浸潤などを伴う症例での応用が試みられている．エネルギー的にはEBウイルス陽性上咽頭癌は従来のガンマ線による治療で，腫瘍が十分にカバーされていれば局所制御が期待できるため，IMRTに勝る局所制御と有害事象の軽減についてはあまり期待できないと考えられている.

■ 合併症

シスプラチンによる聴力障害や腎障害，5-FUによる粘膜障害，放射線皮膚粘膜炎など化学療法と放射線療法に起因する有害事象一般が起こりうる．他の頭頸部癌とは異なるものとして照射野により頭蓋底骨壊死，脳壊死などが起こることがある．2次元照射による照射では唾液腺障害が問題となったがIMRTの時代ではこの問題は軽減されるようになった.

■ 予後

世界標準とされる0099のCCRT＋CCでも交替療法でも，そして，導入化学療法＋放射線療法でも，この30年の間に治療成績が向上している．しっかり完遂できればstage Ⅱb以上の進行癌でも3年粗生存率80%程度が期待できる.

■ 患者説明のポイント

☆進行している状態で受診されることが多いが化学放射線によく反応するので治療を開始したら最後までしっかりと治療を続けることが大切であることを話す.

☆治療開始とともに頸部のリンパ節腫脹が縮小していく様子が自覚できることが多く，治療に対する意欲と満足が得られやすい．しかし，照射野が広く，さらにしっかりした化学療法が加わるので，評価できる病変が消失したあとの後半戦では患者は途中で治療に対しての意欲を喪失しかかってくる．治療完遂しないとどうしても治癒率が低下するので再発を少しでも減らすためにも治療完遂を目指してともにがんばっていくことを繰り返し話し，早期から支持療法を併用しながら励ましていく.

24. 中咽頭癌（悪性リンパ腫を除く）
carcinoma of oropharynx

猪原秀典　大阪大学・教授

■ 病態・病因

中咽頭癌のほとんどは病理組織学的に扁平上皮癌であり，小唾液腺由来の腺系癌はまれである．中咽頭は側壁（口蓋扁桃・扁桃窩・口蓋弓），前壁（舌根・喉頭蓋谷），上壁（軟口蓋下面・口蓋垂），後壁の4亜部位に分類される．側壁に発生するものが最も多く，次いで前壁に発生するものが多い．側壁では口蓋扁桃，前壁では舌根に発生するものが多い．

中咽頭扁平上皮癌はヒトパピローマウイルス（human papillomavirus：HPV）の感染により発生するHPV関連例と，喫煙・飲酒により発生する古典的な頭頸部癌であるHPV非関連例に二分される．HPVは環状二本鎖DNAウイルスであり，子宮頸癌の原因となる高リスク型（タイプ16，18ほか）と尖圭コンジローマなどの原因となる低リスク型（タイプ6，11ほか）に分類される．中咽頭癌の原因となるのは高リスク型HPVであり，その90％以上はタイプ16である．HPVは扁桃陰窩の基底細胞に感染し，HPVゲノムがヒトゲノムに組み込まれ発癌に至る．HPV関連中咽頭癌の発生数はわが国を含め世界的に増加傾向にある．また，中咽頭癌に占めるHPV関連例の比率はわが国では約50％であり，この比率も増加傾向にある．

HPV関連中咽頭癌とHPV非関連中咽頭癌は全く異なる臨床像を呈する（表1）．HPV陽性中咽頭癌では性活動が発生リスクとなり，セックスパートナーの数が多いほど，特にオーラルセックスのパートナーの数が多いほど発生リスクが増大する．HPV関連中咽頭癌もHPV非関連中咽頭癌と同様に男性に多いが，これは女性に外性器のHPV保因者が多いためと理解される．また，HPV関連

表1　HPV感染の有無による臨床像の特徴

	HPV関連	HPV非関連
亜部位	口蓋扁桃，舌根	すべて
年齢	若年者	老年者
性差	3：1　男性に多い	3：1　男性に多い
T分類	早期	さまざま
N分類	進行	さまざま
危険因子	性活動	喫煙，飲酒
頻度	↑	→～↘
重複癌	少ない	多い
組織型	非角化，basaloid	角化
起源	陰窩上皮	表層上皮
予後	良好	不良

〔猪原秀典：HPVと中咽頭癌．耳喉頭頸 84：641-647, 2012より改変〕

中咽頭癌は比較的若年の非喫煙・非飲酒者に多い．すなわち，喫煙・飲酒歴が長く合併症が少なくないHPV非関連中咽頭癌患者と異なり，HPV関連中咽頭癌患者は一見健康な成人に多い．HPV関連中咽頭癌では重複癌が少ないが，これは非喫煙・非飲酒者が多いことを反映している．ただし，両側口蓋扁桃や，舌根と口蓋扁桃にHPV関連中咽頭癌の重複を認めることがある．HPV関連中咽頭癌では一般に原発巣が小さく，転移リンパ節が大きい．HPV関連中咽頭癌は扁桃陰窩を起源とするため，原発巣が小さく表層に病変が出現しないと原発不明癌の像を呈する．

■ 症状

咽頭違和感や咽頭痛が主訴となることが多い．耳への放散痛から耳痛を主訴とすることもある．進行すると嚥下障害を訴える．また，原発巣が翼突筋へ進展すると開口障害，舌深層へ進展すると舌運動障害を生じる．一方，咽頭は無症状で，無痛性頸部腫瘤を主訴とすることも少なくない．

■ 検査法と所見の把握
① 視診・触診

多くの中咽頭癌は視診で診断可能であるが，HPV関連中咽頭癌は粘膜下病変が主体

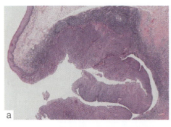 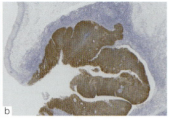

図1 HPV 関連中咽頭癌（扁桃癌）
a：HE 染色．陰窩を中心とした扁平上皮癌の病巣を認める．b：p16 免疫染色．癌組織がびまん性に p16 蛋白を発現している．
〔Yasui T, et al：Human papillomavirus and cystic node metastasis in oropharyngeal cancer and cancer of unknown primary origin. PLoS One 9：e95364, 2014 より〕

で，視診では診断が困難なことがある．中咽頭の評価では触診は必須であり，特に舌根の評価に有用である．また，口蓋弓鉤を用いて前口蓋弓を牽引し，口蓋扁桃を広く明視下においた観察も適宜行う．軟口蓋や口蓋弓の表在性病変を見落とさないよう留意する．

② 内視鏡検査

内視鏡検査は経鼻的だけでなく経口的にも行うと，より詳細な進展範囲の評価が可能である．narrow band imaging（NBI）を併用して粘膜表層の血管形状の変化を観察し，表在性病変の進展範囲を評価する．また，上部消化管内視鏡による食道癌スクリーニングは必須である．

③ 画像検査

頸部造影 CT を必須とし，頸部造影 MRI を適宜行う．MRI は翼突筋・椎前筋・舌など軟部組織への浸潤の評価や，咽頭後リンパ節（ルビエールリンパ節）の描出に有用であり，進行例では必須である．PET は遠隔転移や重複癌の描出に優れる．頸部エコーもリンパ節転移の評価に有用である．

④ 病理検査

生検による病理検査は確定診断に必須である．リンパ節腫大を認める場合は原発巣の生検だけでなく，リンパ節の穿刺吸引細胞診（fine needle aspiration cytology：FNAC）を行うことも考慮する．これは悪性リンパ腫が同時重複するなど，生検と FNAC で異なる病理診断が得られることがあるためである．HPV 関連の判定は，組織検体を用いて HPV DNA を PCR 法や in situ hybridization 法で証明する方法が一般的であるが，免疫組織化学で p16 蛋白の強発現（癌組織の 75% 以上）を証明することでその代替となる（図1）．

■ p16 陽性中咽頭癌（TNM 分類第 8 版）

TNM 分類第 8 版では p16 陽性中咽頭癌が独立して分類された．その詳細は別の成書に譲る．p16 陽性中咽頭癌は p16 陰性中咽頭癌よりも予後良好なことが確立されているが，p16 陽性中咽頭癌の一部は HPV 関連中咽頭癌ではなく，必ずしも予後良好ではない．第 7 版の TNM 分類を第 8 版に基づいて再分類することは容易であるが逆は困難であることから，当面は第 8 版のみで分類するのではなく第 7 版の分類も併記しておくことが望ましい．また，p16 陽性中咽頭癌であっても当面の治療法は TNM 分類第 7 版に基づくことが現実的であり，本書では第 7 版に基づいた治療法を後述する．

■ 鑑別診断

中咽頭には悪性リンパ腫が発生することも多いが，その鑑別は生検による病理検査で容易である．一方，側頸嚢胞との鑑別は臨床上きわめて重要である．中咽頭癌，特に HPV 関連中咽頭癌の転移リンパ節は嚢胞状を呈す

ることが多い(図2). 前述のようにHPV関連中咽頭癌は原発不明癌の像を呈しやすいこと, 囊胞性リンパ節転移ではFNACで癌細胞が証明されない頻度が高いことから, 囊胞性頸部リンパ節転移を伴うHPV関連中咽頭癌はしばしば側頸囊胞と誤診される. 側頸囊胞の臨床診断で摘出した病変に扁平上皮癌を認めると鰓性癌と診断されるが, これはほとんどの場合HPV関連中咽頭癌である. 安易に側頸囊胞と診断せず, 口蓋扁桃や舌根に原発巣と思われる病変がないか徹底した評価を行う臨床態度が求められる.

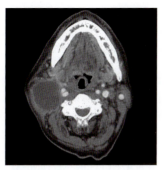

図2 頸部造影CT画像(HPV陽性中咽頭癌)
囊胞性頸部リンパ節転移を認める.

治療方針

　小唾液腺由来の腺系癌は放射線感受性が低く, 一般に手術が主体となるが, 腺様囊胞癌などでは重粒子線療法も選択肢となる. 以下に扁平上皮癌の病期別治療法を示すが, 腺系癌の手術は扁平上皮癌に準じる.

　腫瘍の状態だけでなく患者の身体的状況や治療の侵襲度, 治療後の機能障害などを考慮して, 治療方針を決定する. 同等の治療成績が見込めるのであれば, 治療後のQOLがより高いと予想される手技を選択するべきである. 原発巣進行例に対する手術では術後の嚥下障害が問題となり, また舌全摘や喉頭全摘を要することもある. 近年では臓器温存を目指して局所進行癌において化学放射線療法が選択されることが多い. しかし, 化学放射線療法では晩発障害として唾液分泌障害や味覚低下が認められ, 嚥下障害を生じることも少なくないことから, 安易に化学放射線療法を選択してはならない. さまざまな条件を考慮した慎重な治療方針の決定が必要である.

　メタ解析により, HPV関連中咽頭癌はHPV非関連中咽頭癌と比べ有意に予後良好であることが確立された. また, HPV関連中咽頭癌は比較的若年者に多いことから, 化学放射線療法を施行した場合, その晩発障害によるQOLの低下が大きな問題となる. そこで現在, HPV関連中咽頭進行癌を対象として, QOLへの影響がより軽微な低侵襲治療を行っても予後の低下をきたすことがないか検証する臨床試験が行われている. その代表的なものは, 米国のRadiation Therapy Oncology Group(RTOG)が行っている高用量シスプラチン(CDDP)併用化学放射線療法を標準治療とし, セツキシマブ併用放射線療法を試験治療とした非劣性試験である. 現状ではこうした低侵襲治療は臨床試験として行うべきものであり, 日常臨床としては行ってはならない. すなわち, HPV感染の有無で治療法を変えるべきではない.

■ 病期別治療法

① stage Ⅰ(T1N0)

　手術ないし放射線単独療法で加療する. 経口的切除が可能な場合, 放射線単独療法よりも経口的切除が推奨される.

② stage Ⅱ(T2N0)

　手術ないし放射線単独療法で加療する. 原発巣がbulkyな場合は化学放射線療法を考慮する. 手術の場合, 原発巣切除に加え予防的頸部郭清を行うこともある. 十分な安全域を確保した経口的切除が可能な場合, 放射線療法よりも経口的切除が推奨される.

③ stage Ⅲ(T1-2N1, T3N0-1)

　手術ないし化学放射線療法で加療する. 照射後に腫瘍が遺残した場合, 救済手術を行

う．手術の場合，N0 症例では予防的頸部郭清を考慮する．原発巣が正中を越える場合，健側の予防的頸部郭清を考慮する．原発巣の切除範囲が広範で嚥下機能障害や鼻咽腔閉鎖機能不全が懸念される場合，前外側大腿皮弁など適切な遊離皮弁を用いて再建を行う．軟口蓋の再建に咽頭弁を用いることもある．また，症例に応じて喉頭挙上術や輪状咽頭筋切除術などの嚥下機能改善手術を併施する．

④ stage IVA/B(T1-3N2-3, T4N0-3)

切除可能例では，手術ないし化学放射線療法を行う．手術では原発巣切除＋頸部郭清が基本となるが，病理組織学的所見に基づいて術後照射を行うことが多い．surgical margin が少ない（切除断端近傍で病理陽性），pN2 以上，神経周囲・血管・リンパ管への浸潤を認める場合は放射線療法を行い，切除断端が病理陽性，転移リンパ節の節外浸潤を認める場合は化学放射線療法を行う．健側の予防的頸部郭清や原発巣切除後の再建，嚥下機能改善手術の併施は，stage III に準じる．化学放射線療法を施行した場合，照射後の遺残腫瘍に対しては救済手術を行う．ただし，化学放射線療法では頸部の制御が困難と予想される場合，頸部郭清を化学放射線療法に先行することは許容される．一方，局所進行切除不能例では化学放射線療法を行い，切除可能となれば手術を考慮する．なお，stage III/IV であっても患者の全身状態に問題がある場合は姑息的に放射線療法のみを行うこともある．

経口的切除が可能な場合，手術を選択すると経口的切除＋頸部郭清に加え術後照射が必要となる．一方こうした症例の多くでは，化学放射線療法のみで救済手術を要することなく治癒可能である．したがって，それぞれの治療後の QOL を考慮して，慎重に治療方針を決定しなくてはならない．

⑤ stage IVC(TanyNanyM1)

遠隔転移例では化学療法を選択することが多い．原発巣や頸部に対する局所治療は，化学療法が奏効した際に考慮する．症例によっては best supportive care を提供する．

■ 化学放射線療法

化学放射線療法は化学療法と放射線療法の同時併用として行うのが標準的であるが，導入化学療法を行い，その後に連続して（化学）放射線療法を行うこともある．放射線に同時併用する化学療法は高用量 CDDP の 3 週ごと投与（計 3 コース）が標準的である．ただし，導入化学療法後に行う化学放射線同時併用療法では，高用量 CDDP の使用は困難である．化学放射線療法終了の約 3 か月後に治療効果判定を行い，遺残病変が認められた場合，切除可能であれば救済手術を行う．N2 以上の症例では planned neck dissection として，化学放射線療法が原発巣・頸部ともに著効しても頸部郭清を施行することがある．しかし，化学放射線療法後の頸部郭清は嚥下機能障害など QOL の低下をきたすことがあるため，近年では遺残を認める症例を選択して頸部郭清を施行する傾向にある．

■ 予後

HPV 関連中咽頭癌の病期別 5 年粗生存率は stage I が約 90%，stage II が約 80%，stage III が約 70%，stage IV が約 70% である．一方，HPV 非関連中咽頭癌ではそれぞれ約 80%，約 70%，約 60%，約 50% であり，HPV 関連中咽頭癌のほうが予後良好である．一般に高齢者や喫煙者の予後は不良である．

■ 患者説明のポイント

☆進行癌の治療では手術，化学放射線療法のいずれを選択しても嚥下機能障害をきたしうることを十分に説明する．

☆（化学）放射線療法後は唾液分泌低下に伴う口腔衛生の悪化でう歯となりやすく，定期的な歯科受診を勧める．また，（化学）放射線療法後の抜歯は禁忌なため，治療前に抜歯を含めた歯科治療が必要なことを説明する．

☆HPV 感染の有無にかかわらず喫煙は予後を悪化させることを説明し，禁煙指導を行う．また，禁酒あるいは節酒を勧める．

☆頭頸部領域以外にも重複癌（食道，胃，肺

25. 下咽頭・頭頸部食道癌

carcinoma of hypopharynx and cervical esophagus

林　隆一　国立がん研究センター東病院・副院長

■ 病態・病因

　2014年の日本頭頸部癌学会全国登録では下咽頭癌は頭頸部癌の約20%を占め，98%は扁平上皮癌である．発症年齢は50歳以上で全体の90%を占め，60歳代にピークがあり，男性に圧倒的に多い．下咽頭は梨状陥凹，輪状後部，後壁の3亜部位に分けられるが梨状陥凹癌が約70%を占める．頸部リンパ節転移を好発しstage Ⅲ・Ⅳの進行癌が70〜80%を占めるが，近年では内視鏡技術の進歩もあり早期の症例も増加しつつある．発癌には長年にわたる過度の喫煙や飲酒の習慣が大きく関与している．輪状後部癌では鉄欠乏性貧血に基づく嚥下障害（プラマー・ヴィンソン症候群）が関与していることがあり，造影X線検査における輪状後部のウェブの所見は前癌病変と考えられている．そのほか，他癌に対する放射線治療後，照射野内に晩発性発癌が発生することがまれにある．

■ 症状

　早期には咽喉頭異常感や閉塞感など特徴的な症状に乏しいが，癌が進行するにつれて咽頭痛の増強（耳への放散痛），血痰，嗄声，嚥下障害，呼吸困難などのさまざまな症状が加わってくる．また，20%に頸部リンパ節腫脹が初発症状としてみられ，その約半数は咽頭症状を伴わず，頸部リンパ節腫脹が唯一の症状である．

など）が多いことを説明し，人間ドックなど定期的な検診を受けることを勧める．
☆HPV関連中咽頭癌のリスク因子は活発な性活動であることから，家族への病態の説明は慎重に行う．

■ 検査法と所見の把握

① 問診

　喫煙・飲酒は下咽頭・頸部食道癌のみならず，頭頸部癌のリスク因子である．初期においては特異的な症状はないが，嚥下時のつかえ感や嚥下時にしみるような痛みを訴えることが多い．

② 視診・触診

　進行癌であれば間接喉頭鏡でも存在診断は可能であるが，主座や進展範囲の評価，微小癌，早期癌の診断には内視鏡検査が不可欠である．最近はnarrow band imaging(NBI)機能も耳鼻科用内視鏡に搭載されており表在性進展の評価に有用である．喉頭麻痺の有無についても評価する．癌の存在を疑う間接的所見として披裂部粘膜の浮腫，梨状陥凹の唾液の貯留に注意する．咽頭綿棒で疑わしいところを擦過すると血液が付着する場合は，腫瘍が視認できない場合でも癌の存在が疑われる．その際に必ず綿棒付着液の細胞診も行うようにする．頸部の触診ではリンパ節転移の有無，転移が認められる場合は転移部位や大きさ，可動性を評価する．頸部食道癌では甲状腺左葉部分に圧痛を訴えることがある．

③ 画像診断

　原発巣進展の評価，頸部リンパ節転移の診断には，CT検査は必須である．咽頭後リンパ節や椎前筋や頸動脈浸潤の評価には適宜MRIを追加する．X線造影検査は意義が少なくなったとはいえ，癌が大きくて内視鏡を十分挿入できない場合には腫瘍下端の評価に有用である．また，誤嚥の程度や嚥下運動の情報を得ることができる．頸部食道癌では喉頭温存手術の適応を判断するために，X線造影検査で腫瘍の上端と喉頭との位置関係を評価することが必要である．

④ 病理検査

　確定診断のためには生検による病理組織検査が必須である．通常，内視鏡下に採取が可能である．

⑤ 上部消化管内視鏡検査

食道癌が重複することが多く必須の検査である．特にアルコール多飲，喫煙歴は重複癌のハイリスク因子と考えられ，上部消化管内視鏡検査は必須である．また上部消化管内視鏡は耳鼻咽喉科内視鏡に比べ解像度が高く，拡大機能も有するため，腫瘍の表在進展など詳細な評価が可能であることから，喉頭温存手術を行う際には適宜施行するとよい．

治療方針

癌の根治と同時に喉頭機能の温存も考慮した治療方針が求められる．一般的に早期例には（化学）放射線治療が，進行例には手術的治療が選択される．また，早期例に対する経口的手術や喉頭温存手術も有用である．

■ 保存的治療
① 放射線療法

T1・T2の早期の癌では根治を目的とした放射線治療の適応となり，局所制御率はT1で80%，T2で60〜70%である．T3・T4の進行癌では，放射線治療単独での根治は困難である．標準的な照射線量は1回2グレイで総線量65〜70グレイである．近年，局所制御の向上を目的として多分割照射法や化学療法併用などの工夫が行われるようになっているが，早期癌に対する化学療法併用のエビデンスは十分でない．

② 化学療法

化学療法単独での根治はほとんど期待できず，放射線治療（RT）との同時併用や導入化学療法（ICT）として使用される．切除可能局所進行頭頸部扁平上皮癌に対して放射線治療を行う場合に，化学療法を併用することで喉頭温存率は向上し，標準的な併用薬剤はシスプラチン（CDDP）とされる．ICT＋RTでの標準化学療法はCDDP＋5-FU（PF）であるが，これにドセタキセル（DTX）を加えた3剤（TPF）とPFの比較試験ではTPFで有意に喉頭温存率が向上した．

③ 分子標的薬

セツキシマブ（Cmab）は頭頸部扁平上皮癌ではヒト上皮成長因子受容体のErbBファミリーの1つであるEGFRに結合する抗EGFR抗体薬である．Cmabは放射線療法への上乗せ効果が認められ放射線治療との併用療法が行われる．しかし，現時点では標準治療は化学放射線療法であり，化学放射線治療との比較がないことから，化学放射線療法の適応が難しい場合に考慮されるべき治療法である．

■ 手術的治療
① 原発部位

喉頭温存の有無，咽頭粘膜の切除範囲，食道切除の有無によって次のような術式に大別される．

1) 内視鏡切除術*：内視鏡的粘膜切除（EMR）や内視鏡的粘膜下層剝離術（ESD）が含まれる．

2) 経口的切除術*：内視鏡的咽喉頭手術（ELPS），経口的ビデオ喉頭鏡下手術（TOVS），レーザー切除などが含まれる．

＊ EMR，ESDについては表在性腫瘍病変に対して主に行われる．経口的な切除法でもあり今後経口的切除術の手技として包括される可能性がある．

3) 喉頭温存・下咽頭部分切除術（喉頭の一部または全部を温存し，下咽頭の一部を切除する手術）：適応としてT1・T2，後壁癌ではT3の一部にも行われる．

4) 喉頭摘出・下咽頭部分切除術（喉頭を全摘出し，下咽頭の一部を切除する手術）：梨状陥凹内側壁や輪状後部を主座とする癌で切除後の残存咽頭粘膜が非全周性切除となって，粘膜の連続性が保たれる．

5) 下咽頭・喉頭全摘出術（喉頭および下咽頭の全摘出を行う手術で，頸部食道まで切除が及ぶ場合も含む）：進行下咽頭癌に対して最も行われる頻度が高い基本的な術式であり，全周性の粘膜欠損になる．

6) 下咽頭・喉頭・食道全摘出術（下咽頭・喉頭に加えて食道を全摘出する手術で，食道

抜去も含む）：食道癌の重複がある場合や，頸部食道癌，スキップ病変のために切除が胸部食道に及ぶ場合などに適応となる．

7）下咽頭・頸部食道切除術（頸部食道癌に対する手術で，頸部食道を中心に下咽頭・上部胸部食道の一部または全部を切除し喉頭を温存する手術）

② 頸部リンパ節

頸部リンパ節転移は高頻度（60～70％）にみられ，大部分は上・中・下内深頸リンパ節（level Ⅱ，Ⅲ，Ⅳ）である．N+に対する頸部郭清の術式は，かつては根本的頸部郭清術が中心であったが，近年では保存的頸部郭清術や選択的頸部郭清術も行われることも多い．ただし，頤下・顎下リンパ節（level Ⅰ）の郭清は通常省略される．下咽頭癌は臨床的にN0でも潜在性転移率が高く，手術症例では好発転移部位である level Ⅱ，Ⅲ，Ⅳの予防的郭清術が行われることが多い．気管傍リンパ節転移は，原発巣が下方に進展するほど高率にみられる傾向がある．頸部食道にまで進展する下咽頭癌では30～40％，頸部食道癌では70％に転移がみられ，これらの症例では気管傍リンパ節の郭清は必須である．その他，咽頭後リンパ節転移にも注意を要する．後壁癌では同部位への転移頻度が他の亜部位に比べ高いとされる．

■ 下咽頭癌切除後の再建法

1）喉頭温存手術では遊離空腸移植や前腕皮弁，前外側大腿皮弁などが選択される．下咽頭癌症例で梨状陥凹，後壁粘膜に加え，披裂喉頭蓋ヒダを合併切除する場合には前腕皮弁など薄い皮弁でヒダの形態を再構築することが嚥下機能の保持につながる．

2）喉頭摘出・下咽頭部分切除術で下咽頭粘膜の非全周性欠損で残存粘膜の連続性が保たれている場合，その横幅が3cm以上あれば狭窄をきたさずに1次縫合閉鎖が可能である．それ以下であれば，前腕皮弁，前外側大腿皮弁，遊離空腸，大胸筋皮弁などでパッチ状に再建するか，全周性欠損として以下の遊離空腸再建を行う．

3）下咽頭・喉頭全摘出術で下咽頭粘膜の全周性欠損に対しては，遊離空腸による再建が標準的となる．開腹の必要があるが，生着率が高く合併症が少ない，消化管粘膜をもつ管腔構造であり吻合数も少ないため瘻孔や狭窄が皮弁より少ないという利点がある．

4）下咽頭・喉頭・食道全摘出術で食道全切除を伴う欠損では再建法は胃管挙上による再建が第一選択となる．胃の手術の既往などで胃を使うことができない場合に有茎結腸で再建する．胃管が咽頭側まで届かない場合は遊離空腸を胃管と咽頭断端の間に移植する．

■ 治療法の選択

① T1・T2 症例

放射線治療，手術両者の選択肢があるが，早期なので喉頭温存を十分考慮する．多くは（化学）放射線治療が中心となるが，経口的手術や喉頭温存・下咽頭部分切除術の適応と判断されれば手術的治療を優先してよい．頸部外切開による手術の場合は移植床の血管確保もかね予防的頸部郭清術を行うことが多い．放射線による制御が困難なN2以上の頸部リンパ節転移症例では，頸部郭清を先行した後，（化学）放射線治療が行われることもある．

② T3・T4 症例

原発巣は放射線による制御が困難であり，後壁癌の一部を除きほとんどの場合，原発部位の術式4）～6）のような喉頭摘出を伴う手術が選択される．N0であっても手術の際には予防的頸部郭清術が行われる．非手術的治療では化学放射線治療が行われる．

③ 頸部食道癌症例

頸部食道癌に対しても喉頭摘出を回避する目的で化学放射線治療が行われる．しかし，リンパ節転移形式や放射線治療後の狭窄の危険性から化学放射線治療のレジメンは下咽頭癌と必ずしも同様でない．喉頭・気管に浸潤がなく腫瘍が頸部食道にとどまるものであれば喉頭温存手術〔原発部位の術式7）〕，ないしは喉頭を温存した食道全摘術も適応とな

る．頸部食道切除後の再建は一般的に遊離空腸で行われる．喉頭・気管，下咽頭に浸潤するものでは下咽頭・喉頭全摘出術〔原発部位の術式5）〕ないしは下咽頭・喉頭・食道全摘出術〔原発部位の術式6）〕が選択される．

④ 術後治療

術後再発のリスク因子として切除断端陽性，リンパ節転移の個数・大きさ・節外浸潤・転移レベルなどがある．特に切除断端陽性，節外浸潤陽性症例は再発ハイリスク群であり，CDDP を放射線療法と同時併用することで生存率の向上が示されている．

⑤ 経口的手術

頭頸部癌発生のハイリスク群の抽出，拡大内視鏡，狭帯領域内視鏡など内視鏡技術の向上から咽喉頭領域の表在癌が発見されるようになり，低侵襲・機能温存治療として経口的手術が開発された．EMR，ESD に始まり現在では ELPS，TOVS などが開発され，表在癌から進行したものまで適応は広がりつつある．手術用ロボットを用いた経口的ロボット支援手術（TORS）も導入が期待される．

⑥ 救済手術

化学放射線治療の普及に伴い治療後の残存，再発病変に対する手術の機会も増えている．化学放射線治療後の手術は，治療後の高度な瘢痕形成により実施困難な場合や局所合併症のリスクが高いことが問題となる．適応については化学放射線治療前の状態が切除可能か否か，病期，頸部瘢痕の状態や患者の全身状態などを考慮し慎重に判断する．

⑦ 代用音声

食道発声や電気式人工喉頭が代用発声法として一般的である．食道発声の習得はどの再建でも可能であるが，遊離空腸での習得率は約 20％ と低率である．シャント発声法は人工物を挿入しない天津法と人工物を挿入する方法に大別されるが，近年ではボイスプロテーゼを装着する方法が広く行われるようになってきた．詳細は「喉頭摘出後の代用音声」の項（➡ 655 頁）に譲る．

■ 予後

下咽頭癌全症例での 5 年相対生存率は 44.7％ と報告されている（2016 年全国がんセンター協議会の生存率共同調査）．再発の 80％ が治療後 2 年以内にみられることを考慮して経過観察を行う．最も重要な予後決定因子は N 因子であり，N 病期が進むほど予後不良である．下咽頭癌は中咽頭癌と同様，多重癌が生じやすく発生部位として食道および頭頸部領域が多く，多量飲酒・喫煙歴のある患者は多重癌のハイリスクと認識する必要がある．

■ 患者説明のポイント

☆各治療法について喉頭温存の可能性と予後について十分に説明する．
☆発癌危険因子である喫煙，飲酒を慎むように促す．特に若いときの少量飲酒で顔面の発赤や動悸，発汗などの症状を認めた場合はアセトアルデヒド脱水素酵素（ALDH2）の欠損型と考えられるため，異時性多重癌予防のためアルコール摂取を慎むように指導する．
☆重複癌（特に食道，胃，肺）が多いことを説明し，定期的な検診を勧める．
☆喉頭摘出者では喉頭摘出後の状態や代用音声の習得法について説明し，発声教室への参加を促す．

26. 喉頭良性腫瘍（アミロイドーシスを含む）

benign tumors of larynx (including amyloidosis)

楯谷一郎　藤田医科大学・教授

本項では別項（➡ 499 頁）のある乳頭腫・多形腺腫・血管腫以外の腫瘍について述べる．治療は外科的切除であり，悪性化リスクの有無，術後後遺症，患者の年齢を考慮し，適応を決定する．

26. 喉頭良性腫瘍(アミロイドーシスを含む)

■ 病態・病因

喉頭良性腫瘍は，声帯ポリープやポリープ様声帯などの炎症性病変や喉頭悪性腫瘍に比べ比較的まれな疾患である．多くは乳頭腫，血管腫であるが，ほかにも多形腺腫，神経原性腫瘍(神経鞘腫，神経線維腫)，軟骨腫，脂肪腫，横紋筋腫，血管平滑筋腫，線維腫，アミロイドーシスなどが報告されている．

■ 症状

発生部位と大きさにより症状が異なる．声帯に発生した場合は比較的早期から嗄声をきたすが，仮声帯や喉頭蓋など声門上部に発生した場合は症状の出現が遅く，腫瘍が大きくなって初めて嚥下時の異物感，嚥下障害，含み声などを自覚する．また声門下腫瘍の場合は吸気時喘鳴や呼吸困難などの症状を呈する．悪性腫瘍に比べて発育が緩徐であり，無症状のまま画像検査や耳鼻咽喉科での喉頭内視鏡検査時に偶然腫瘤を指摘されることも多い．

■ 検査法と所見の把握

喉頭内視鏡による検査が必須である．喉頭内視鏡検査時には，腫瘍の発生部位と大きさを把握し，腫瘍の性状，色調を観察する．さらにCTやMRIなどの画像検査により，腫瘍の進展範囲，内部の性状，血流の程度を評価する．吸気時喘鳴や呼吸困難を伴っている場合には，診断と並行して早期の気管切開を考慮する．確定診断には原則として生検が必要であるが，血管腫(動静脈奇形)は視診で容易に診断がつき，また生検により出血をきたすため生検は行わない．乳頭腫や多形腺腫などの隆起性病変や粘膜に異常をきたした病変の場合は，表面麻酔下での生検を容易に行えるが，神経原性腫瘍や横紋筋腫，血管平滑筋腫などの粘膜下腫瘍の場合は外来での生検では診断がつかないことが多く，全身麻酔下の喉頭微細手術による生検を考慮する．生検でアミロイドーシスと診断された場合には，全身性アミロイドーシスの可能性を考慮し，心電図，尿所見，腎機能，消化器・神経皮膚症状を含めた精査を行う．

治療方針

一般に保存的治療は有効ではなく，治療を行う場合は原則として外科的切除を行う．腫瘍の発育は緩徐であることが多く，特に無症状の場合は年齢や術後の後遺症も考慮に入れて慎重に手術適応を決定する．

腫瘍のサイズが小さい場合，隆起型である場合や声門腫瘍は，経口的切除のよい適応であり，喉頭微細手術あるいは経口的ビデオ喉頭鏡下手術(transoral videolaryngoscopic surgery：TOVS)，内視鏡的咽喉頭手術(endoscopic laryngopharyngeal surgery：ELPS)を行う．腫瘍径が大きい場合は頸部外切開術を考慮する．頸部外切開の場合は咽頭側切開あるいは舌骨上咽頭切開，喉頭截開などのアプローチ法が選択される．経口手術，外切開手術，いずれの場合にも術後出血や浮腫などで気道狭窄をきたすリスクがあり，術後気道狭窄のリスクが高いと判断される場合には予防的気管切開をおく．声門腫瘍では嗄声，声門上腫瘍では嚥下障害を生じる可能性があり，また切除部位・範囲によっては喉頭狭窄によるカニューレ抜去困難症を生じる可能性や喉頭全摘術を要する場合もある．

■ 予後

良性腫瘍であり，予後は一般的に良好であるが，多形腺腫や乳頭腫の場合は悪性化をきたす可能性もある．

■ 患者説明のポイント

☆予後は一般的に良好であるが，多形腺腫や乳頭腫の場合は悪性化をきたす可能性があること，切除により嗄声や嚥下障害，喉頭狭窄をきたす可能性があることを説明する．

27. 喉頭血管腫
hemangioma of larynx

平野　滋　京都府立医科大学・教授

■ 病態・病因

血管腫は血管内皮から発生する良性腫瘍で，原因は不明である．この呼称については近年多くの議論がなされており，いまだに解決に至っていない．従来，血管性腫瘍をすべて血管腫とよんでいたが，これには真の腫瘍と血管奇形が含まれており，区別すべきとの指針が出ている（「血管腫・血管奇形・リンパ管奇形診療ガイドライン 2017 年版」）．喉頭血管腫は小児と成人で病態が異なり，小児血管腫は声門下に発生し，2〜3 歳で自然消退するため，腫瘍とされる．一方，成人の喉頭血管腫はほとんどが海綿状血管腫で，声門上部に発生し自然消退することはなく徐々に増大する．ガイドラインではこのような従来の海綿状血管腫を静脈奇形とよぶ方向にあるが，ここでは従来の血管腫として，また臨床上よく遭遇する成人の喉頭血管腫について解説する．

■ 症状

成人の喉頭血管腫は声門上部に発生するため初期での症状はなく，増大するとともに咽頭違和感や出血（血痰）をきたすことがある．よほど大きくなると嚥下障害をきたすこともあるが，実臨床では，無症状であるが上部消化管内視鏡のときに偶然発見されるケースのほうが多い．

■ 検査法と所見の把握

喉頭内視鏡検査により暗赤色〜暗青色の腫瘍として確認できる．仮声帯とその後方の下咽頭に腫瘍を形成する像がよくみられる（図 1）．形状と色調から診断され，生検は出血の可能性が高く推奨されない．

治療方針

■ 手術的治療

従来，咽頭側切開や喉頭截開により腫瘍摘出が行われ，大量の出血が予想される場合は術前に血管塞栓術が併施されたが，近年はより低侵襲な経口的レーザー手術が主流となっている．特に光凝固レーザーは血管腫を凝固し縮小するのでほとんど出血なく手術が可能である．ほかに凍結手術や硬化療法があるが，一般的ではない．

■ 合併症

外切開の場合は術中・術後の出血や喉頭浮腫による気道閉塞の危険性があり，腫瘍が大きい場合は気管切開を要することがある．経口的光凝固レーザー手術では同様のリスクは低いが，注意は必要である．

■ 予後

再発の可能性はあるが，基本的に良性腫瘍なので再発様式は緩徐である．

■ 患者説明のポイント

☆基本的に良性腫瘍であるが，放置するとまれに気道狭窄や大量出血をきたすことがあるので，手術適応になることを説明する．
☆術中，術後の出血や気管切開の可能性，および再発の可能性を十分説明しておく．

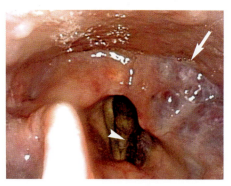

図 1　咽頭血管腫
仮声帯（矢頭）と梨状窩（矢印）に血管腫を認める．

28. 喉頭乳頭腫
papilloma of larynx

室野重之　福島県立医科大学・教授

■ 病態・病因

　喉頭乳頭腫はヒトパピローマウイルス（HPV）の低リスク型であるタイプ6やタイプ11が原因となる良性腫瘍である．組織学的には良性であっても，多発性で再発傾向が強く臨床的には難治な疾患である．成人のみならず若年にも発症するが，人口10万人あたり1人前後の罹患率であり，比較的まれな疾患といえる．

■ 症状

　声帯が主病変となることが大半であるため，嗄声をきたすことが多い．腫瘍の増大により呼吸困難をきたすこともある．小児は嗄声を適切に訴えることができないため，見過ごされることも少なくない．そのため，喘鳴を生じて気づかれることもあるが，耳鼻咽喉科以外において気管支喘息や声門下喉頭炎として対処されていることも多い．

■ 検査法と所見の把握

① 内視鏡検査

　喉頭内視鏡検査が必須である．カリフラワー様の隆起性病変が特徴的であり，個々の隆起の中に毛細血管が点状，時に線状に観察される（図1）．近年普及してきた狭帯域光観察（narrow band imaging：NBI）では，咽頭の表在癌のようないわゆる brownish area とは異なり，白色調の個々の隆起の中に腫瘍の毛細血管が点状，時に線状に茶色く強調して観察される（図2）．声帯下唇，喉頭室の上・下縁，喉頭蓋喉頭面などが好発部位である．

② 病理検査

　HE染色では，間質の中心に毛細血管をもつ乳頭状に増殖する重層扁平上皮の腫瘍塊として観察される．HPV感染を示唆するコイロサイトーシス（核の周囲の細胞質の淡明化）

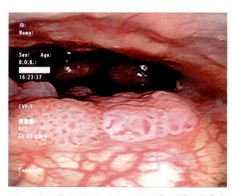

図1　喉頭蓋喉頭面に生じた喉頭乳頭腫の通常光による所見

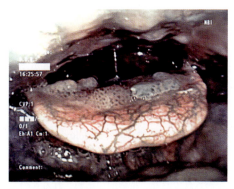

図2　喉頭蓋喉頭面に生じた喉頭乳頭腫のNBIによる所見

が顆粒層にみられることも多い．高リスク型HPVが原因となる中咽頭癌ではHPV感染の代替マーカーとしてp16に対する免疫染色が頻用されているが，喉頭乳頭腫ではp16は必ずしも陽性とはならない．

■ 鑑別診断

　診療にあたる医師が喉頭乳頭腫という疾患を念頭におくことが重要である．鑑別診断として，小児では声帯結節，気管支喘息，声門下喉頭炎などがあり，成人では声帯ポリープ，喉頭肉芽腫，喉頭癌などが挙げられる．

治療方針

■ 保存的治療

　保存的治療はあくまでも補助療法として位置づけられている．補助療法の適応として，①年間に4回以上の手術を要する，②気道閉塞を引き起こす急速な腫瘍の増大，あるいは③末梢側に多発性の播種を認める，という米国から提唱された基準もあり約20%の患者が対象になるとされるが，現状は患者ごとに判断されることが多い．なお，喉頭乳頭腫に対して適応を有する薬剤はなく，いずれも保険適用外の使用であることに注意しなければならない．また，明確なエビデンスに乏しいことも理解しておかねばならない．

　インターフェロンは病勢の激しい症例に対して試みる価値のある補助療法であるが，長期にわたる治療や感冒様症状に代表される副作用のため現在はあまり用いられていない．インターフェロンに代わり抗ウイルス作用のある核酸アナログであるCidofovirの局所投与が欧米で頻用されたが，本邦では未承認であるうえに，欧米でも適応外使用への注意喚起がされており，積極的に推奨されるものではない．インドール-3-カルビノールも抗腫瘍効果が期待され欧米で比較的使用されており，サプリメントとして入手可能である．胃酸逆流による扁平上皮化生が増悪因子である可能性からH_2ブロッカーなどの制酸薬の使用も考慮される．本邦では免疫賦活作用を期待して補中益気湯や薏苡仁などの漢方薬がよく用いられる．

■ 手術的治療

　手術的治療が一般に行われているが，統一された術式はない．手術器具や方法は各施設の方針や術者の経験にもよるが，喉頭乳頭腫は基本的に粘膜上皮内の良性疾患であるという認識のもと，正常組織の損傷に伴う過度の瘢痕化を引き起こす操作は避けるべきである．一般に全身麻酔での直達喉頭鏡下にレーザーやマイクロデブリッダーによる手術が汎用されるが，マイクロフラップ手技によるcold instrumentsを用いた切除もよく行われる．レーザーではCO_2レーザーを用いる施設が多いが，KTPレーザーも使用される．KTPレーザーは新規販売が中止されている現状では使用しにくい状況にあるが，毛細血管の凝固が可能であるため喉頭乳頭腫の組織学的特徴を考慮すると有用性が示唆される．KTPレーザーは軟性内視鏡経由でも使用できるため，局所麻酔下の外来手術により施行する施設もある．マイクロフラップ法では，粘膜上皮内の病変を摘出しつつ温存すべき粘膜固有層浅層以下の深部組織は保護される．なお，レーザー焼灼時の煙によるHPV感染の可能性も否定できず，マスクを正しく使用しなければならない．

■ 合併症

　両側声帯にまたがる手術や複数回の手術のため，声帯の瘢痕形成をきたすことが少なくなく，その場合音声障害を生じる．腫瘍が大きな場合に気管切開を考慮することがある．エビデンスは確立していないが，一般に気管切開は下気道への腫瘍播種のリスクファクターと認識されている．繰り返し必要とされる手術は患者・家族に大きな心理的負担となる．

■ 予後

　特に多発型では再発のリスクが高く，頻回の手術を要することが多い．非腫瘍部位や寛解状態の喉頭粘膜からもHPVが検出されることがあるため，長期に慎重な経過観察が必要である．

　癌化のリスクも指摘されており，2~3%程度の確率である．疑わしい場合には病理組織学的検査を行う．

■ 患者説明のポイント

☆決定的な治療法がなく，手術を行っても再発・多発により難治性となることが少なくないこと，根治を目指した徹底的な処置よりも形態と機能を維持しながら腫瘍を除去することや，手術間隔の延長を目指すことも多いこ

とを丁寧に説明しなければならない．
☆とりわけ若年発症型の場合は保護者への対応が重要である．
☆癌化の可能性のあることも忘れずに伝えなければならない．

29. 喉頭白板症
white lesion of larynx

平野　滋　京都府立医科大学・教授

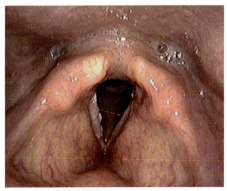

図1　喉頭白板症
右側声帯に白色病変を認める．

■ 病態・病因
　通常声帯に発生する上皮の過形成であり，上皮の肥厚に伴う白色病変の総称である．よって，病理学的には過形成から異型（軽度・中等度・高度），上皮内癌（carcinoma in situ：CIS）までが含まれる．高度異型とCISの病理学的区別は難しく，最近ではhigh grade neoplasiaと一括して診断されることもある．主な原因は喫煙である．

■ 症状
　嗄声をきたす．通常異型が高度になるほど嗄声は強くなるが，病変の厚みや範囲によりさまざまである．上皮病変なので呼吸困難をきたすことはまずない．

■ 検査法と所見の把握
　喉頭内視鏡検査で声帯表面の白色病変として観察される（図1）．喉頭ストロボスコピーは病変の深さを確認するのに有用であり，CISか否かの診断に役立つ．病変が深いほど，またCISのほうが声帯振動の減弱をきたす．確定診断は生検による．

治療方針

■ 手術的治療
　喉頭マイクロ手術による切除を行う．炭酸ガスレーザーを用いる方法と，マイクロ用剝離器具による切除法（マイクロフラップ法）がある．レーザーは術中の出血のコントロールに有用であるが，熱損傷の可能性がある．いずれの方法でも，必要最小限の切除により音声の温存が可能である．

■ 合併症
　術後声帯の瘢痕化をきたすが，程度が強いと嗄声の増悪をきたす．経口的手術であり，喉頭鏡による歯牙損傷や舌のしびれをきたすことがある．

■ 予後
　完全切除により治癒しうるが，再発も少なくない．喫煙継続は再発の高リスクである．再発を繰り返すうちに癌化することがある．

■ 患者説明のポイント
☆手術の合併症について説明する．決して声をよくするための手術ではなく，逆に悪くなることがあることを十分に説明しておく．再発の可能性についても説明が必要である．

30. 喉頭癌
laryngeal cancer

藤井　隆　大阪国際がんセンター・部長

■ 病態・病因

　主たる発癌要因は喫煙習慣であるが，声門上癌では飲酒も影響する．男女比は 10〜20：1 で圧倒的に男性に多く，平均年齢は 65 歳前後と高齢者に多い．病理組織学的にはほとんどが扁平上皮癌である．声帯以外の大部分は上気道として多列線毛上皮であるが，喫煙や加齢などにより扁平上皮化生が生じ，異型細胞を経て扁平上皮癌が発生する．好発部位は声帯（声門癌）であり，全体の約 2/3 を占める．声門上部が約 1/3 で，声門下からの発生はまれである．

　喫煙率低下により，喉頭癌の罹患率も低下している（癌の 1 次予防）．大阪府がん登録の資料では，喉頭癌の年齢調整罹患率（人口 10 万人当たり）は 1987 年では男性 5.8，女性 0.5（全体 2.8）であったが漸減し，25 年後の 2012 年には男性 4.3，女性 0.3（全体 2.1）と約 3/4 に減少している．

■ 症状

　声門癌では小さな病変でも嗄声が生じるため早期癌のうちに発見されることが多い．病変が進行して声帯固定が生じると嗄声はさらに高度となり，声門間隙が狭くなると喘鳴や呼吸困難が生じる．

　一方，声門上癌では初期にはのどの違和感程度のため放置されやすい．声帯に病変が及ぶと嗄声が生じるが，隆起性病変が声門にかぶさるだけでもこもるような声（hot potato voice）になることがある．進行癌となり潰瘍が生じると血痰や嚥下時痛が出現し，耳への放散痛がみられることもある．また，頸部リンパ節腫脹が主訴となることもある．最近では上部消化管内視鏡検査時に，喉頭蓋や披裂部の微小な表在病変が指摘されることが増加してきている．

■ 検査法と所見の把握

① 視診・触診

　のどに自覚症状がある場合，喉頭病変の存在診断は喉頭鏡や咽喉頭内視鏡により比較的容易であるが，喉頭病変にのみ目を奪われないような注意が必要である．喉頭癌では重複癌の頻度が高いことを念頭において，経口腔的に口腔内や咽頭の視診は怠らずに行うことが大切である．頸部の触診では，リンパ節腫脹の有無のほか，甲状軟骨翼外側の硬結や圧痛の有無も確認しておく．

② 内視鏡検査

　narrow band imaging（NBI）の併用により表在病変の存在と進展範囲の診断が可能となったが，喉頭癌が疑われる場合には，4% キシロカインなどで表面麻酔を行って，声門上部から声門下まで粘膜表面の腫瘍の進展範囲の評価を行う．腫瘍のないところを確認しながら進展範囲を図示できるように診察することが，部分切除術を行う際には重要となる．また，声帯や披裂部の可動性の評価は不可欠であるため，内視鏡検査の際には動画で記録を残しておくことが望ましい．

　粘膜病変がなくても仮声帯の一側性腫脹が認められれば要注意である．仮声帯裏面と声帯上面の間（喉頭室）に発生した腫瘍は増大するまでの間は粘膜病変の直視が困難で，仮声帯の粘膜下腫脹のみが主たる所見となることがある（図 1）．また，喉頭蓋の形態によっては，喉頭蓋舌面の観察は経口的にアプローチしたほうが容易なことがある．

　上部消化管内視鏡検査は，呼吸困難がない限り，他の頭頸部癌同様，重複癌のスクリーニングのために行う．

③ 病理組織検査

　確定診断には必須であり，喉頭鉗子や内視鏡下に鉗子を用いて組織採取を行う．粘膜面上の病変が小さい場合や咽頭反射が強い場合などでは，全身麻酔下に生検を行うとともに進展範囲を正確に把握するよう努める．

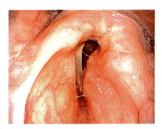
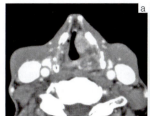
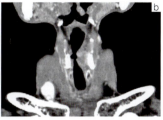

図1　喉頭内視鏡所見
左仮声帯の腫脹のため声帯の確認が困難．喉頭室原発腫瘍の存在が疑われる．

図2　造影 CT 画像（図1と同一症例）
a：軸位断．傍声門間隙に腫瘍陰影が認められる．
b：前額断．喉頭室を中心に声門上部および声門下部に腫瘍陰影が認められる．

④ 画像検査

造影 CT は原発巣の深部浸潤の評価と頸部リンパ節転移の診断に不可欠であり，スライス厚 1 mm 前後の thin slice CT が望ましい．喉頭蓋前間隙や傍声門間隙への浸潤の有無，甲状軟骨・輪状軟骨や甲状腺，頸部軟部組織への浸潤の有無について評価を行う（図2）．特に，部分切除術や亜全摘出術などの喉頭温存手術の適応を検討する際には thin slice CT が必要である．

頸部エコーは頸部リンパ節の評価に有用であり，転移の有無の評価に迷う場合には穿刺吸引細胞診を併用する．PET は遠隔転移や重複癌の診断に有用であるため，可能であれば施行する．できない場合には，少なくとも胸部 CT で原発性や転移性肺癌の精査を行っておく．

■ 鑑別診断

鑑別疾患として，喉頭良性腫瘍，声帯白板症，非上皮性悪性腫瘍のほかに喉頭結核は常に念頭におく．乳頭腫や血管腫などの良性腫瘍および白板症については，別項（→ 499, 512, 514, 515, 517 頁）を参照されたい．

悪性リンパ腫や形質細胞腫，軟骨肉腫などの非上皮性悪性腫瘍は，表面平滑な隆起性腫瘤で粘膜下腫瘍の形態を示すことが多い．そのため，内視鏡で喉頭を観察する際には，粘膜面上の病変とともに左右の対称性についても注意を払うことが大切である．粘膜下腫瘍に対する生検は，粘膜を切開して深部から行う必要があるため全身麻酔下に行う．診断確定のために免疫染色が必要となる場合があることを想定して，十分な組織量を採取することを心がける．

喉頭結核は視診のみでの鑑別は困難であるが，多くの場合，肺結核を合併している．肺結核の既往があるような場合には，生検を行う前に喀痰検菌（抗酸菌染色）や胸部 X 線検査を行うことが望ましい．また，声門上部などにびらんや潰瘍性病変が多発している場合には，全身的な免疫関連疾患の部分症状の可能性も考慮しておく必要がある．

治療方針

局所制御に失敗した場合には患者を苦しめる悲惨な状況となるため，根治性を損なわずに QOL を考慮する治療戦略が基本となる．早期癌（Ⅰ，Ⅱ期）に対しては，良好な予後が期待できることから喉頭温存治療が推奨される．進行癌症例に対しては，年齢や全身状態，家族関係や社会的背景，患者の理解力や希望などを十分考慮し，喉頭温存治療か喉頭全摘出術かを検討する．

■ T 病期別治療法

1) Tis：声帯や声門上部の表在病変に対しては手術（顕微鏡下喉頭微細手術，内視鏡下切除）が推奨される．

2) T1：放射線単独治療が基本となるが，

声帯膜様部に限局するT1aや声門上部の表在病変では手術（顕微鏡下喉頭微細手術，内視鏡下切除，経口的切除）も推奨される．

3) T2：表在病変であれば放射線単独治療，深部浸潤を伴う場合には化学放射線療法が推奨される．十分な切除安全域が確保できる場合には手術（喉頭温存手術）も推奨される．

4) T3：化学放射線療法か手術（一般的には喉頭全摘出術）を検討する．

5) T4：手術（喉頭全摘出術）が推奨される．

■ 放射線（単独）治療

早期癌に対する標準治療．1回2グレイ週5回の通常分割法で，総線量はT1では60～66グレイ，T2以上では66～70グレイが標準的である．

■ 化学放射線療法

進行癌に対しては，シスプラチンの併用が標準的である．放射線単独治療に比して局所制御率の向上による高い喉頭温存率が期待されるが，急性期有害事象は多くなるためしっかりとした支持療法（疼痛管理や栄養管理）を行い完遂することが重要である．治療中のみならず治療後も，嚥下性肺炎を予防するために口腔ケアは不可欠である．晩期有害事象としての顎骨壊死を予防するため，歯科との連携も治療前から行う．全身状態をふまえ，遺残や再発時に喉頭全摘出術により救済できることを前提として症例選択を考えるべきである．

■ 手術的治療

機能温存をはかる喉頭温存手術と音声機能廃絶を伴う喉頭全摘出術に大別される．喉頭温存手術には，声門癌に対する垂直部分切除術と，主に喉頭蓋原発の声門上癌に対する水平部分切除術，それより切除範囲の広い喉頭亜全摘出術がある．逆に切除範囲が小さければ，より低侵襲な術式として，外切開を加えない顕微鏡下喉頭微細手術，内視鏡下切除，経口的切除術がある．

① **顕微鏡下喉頭微細手術，内視鏡下切除，経口的切除術**

内視鏡技術と手術器具の進歩により，声帯や声門上部の微小な表在病変を正確に切除することが可能となり，手術適応が拡大している．特に，声帯の表在性病変に対しては術前にストロボスコピーで粘膜波動の状態を観察し，顕微鏡下にレーザーなどを用いて過不足なく切除することで術後の良好な音声が期待できる．また，披裂部や喉頭蓋などの声門上部の病変に対しては，彎曲型喉頭鏡を用い消化器内科医と協力して行う内視鏡的粘膜下層剥離術（endoscopic submucosal dissection：ESD）や拡張型喉頭鏡と喉頭硬性内視鏡を用いて耳鼻咽喉科医が行う経口下咽頭喉頭部分切除（transoral videolaryngoscopic surgery：TOVS）などの術式があり，いずれも術後早期から経口摂取が可能である．

② **垂直部分切除術**

早期声門癌で頸部に照射歴のある場合や根治照射後の救済手術で行われることが多い．

前連合腱の付着する甲状軟骨翼の正中を合併切除するように，垂直方向（頭尾側方向）に軟骨の切離を行う．健側から喉頭内腔を明視下におき，腫瘍の進展範囲に応じて数mm程度の安全域をつけて切除を行う．前頸筋や頸部皮膚で欠損部の声門再建を行う．

術後約2週間の経鼻経管栄養の後，経口摂取が可能となる．主な合併症は，創部感染，軟骨壊死で，既照射例では再建声門組織の縫合不全や壊死が生じやすい．

③ **水平部分切除術**

T1・T2声門上癌および喉頭蓋前間隙浸潤のみによるT3症例が適応となる．切除範囲が両側披裂喉頭蓋ヒダの2/3以上を要する場合や高齢者・心肺機能不良例は，術後の誤嚥の点から適応外である．

甲状軟骨頭側を合併切除するように水平方向（左右方向）に切離を行う．健側喉頭蓋谷で咽頭に入り，披裂喉頭蓋ヒダから仮声帯前方を喉頭室まで切離して腫瘍を明視下におき，数mm程度の安全域をつけて切除を行う．摘出後は広がった披裂喉頭蓋ヒダ断端を縫合し再形成した後，舌骨と残存甲状軟骨を縫合

固定して咽喉頭の閉鎖を行う.

術後数日は喉頭から気管内への唾液のたれ込み防止のためカフつき気管カニューレを留置する. 披裂部の浮腫が軽快し声門間隙が十分になればカフなしカニューレに栓をして痰の喀出練習や直接嚥下練習を行った後に, カニューレを抜去し, 経口摂取が可能となる. 主な合併症は, 縫合部不全, 創部感染と誤嚥である.

④ 喉頭亜全摘出術

代表的術式として輪状軟骨上喉頭摘出術 (supracricoid laryngectomy with cricohyoidoepiglottopexy: SCL-CHEP) がある. 両側声帯から傍声門間隙を甲状軟骨ごと摘出し, 舌骨と輪状軟骨を固定する術式である. 術後機能に披裂の温存が重要であるため, 前方に進展する進行癌がよい適応となる. 声帯〜声門上部構造が大きく切除されるため, 主な合併症は水平部分切除術とほぼ同様である.

⑤ 喉頭全摘出術

進行癌(多くのT3・T4)および根治照射後の再発例に対する標準術式で最終の切り札.

癌が喉頭内に限局していれば, 喉頭の枠組みを支える外喉頭筋・血管・神経を切離して喉頭を摘出する. 喉頭外に進展したT4症例では進展範囲に応じた周囲組織の合併切除が必要となる. 術前に緊急気管切開を施行した場合には, 気管孔周囲の皮膚および軟部組織, 甲状腺などを一塊として合併切除し, 十分な気管周囲郭清を行うことが望ましい. 摘出後の咽頭縫合は, 吸収糸を用いて粘膜下組織を面で密着させるようにGambee縫合などで1次縫縮を行う. 永久気管孔作成の際には, 気管断端の血行を確認し, 断端が皮膚で覆われるように縫合する.

術後は気管カニューレは不要であるため, 術翌日には抜去する. 1〜2週間の経鼻経管栄養の後に経口摂取を開始する. 主な合併症は, 創部感染と咽頭皮膚瘻孔, 唾液漏である. 多くは術後数日以内に起こる. 発熱, 前頸部の発赤・腫脹や熱感・圧痛などがみられれば, 早急に切開・排膿を行う.

■ リハビリテーション(代用音声)

喉頭全摘出術後の代用音声は, 食道発声と人工喉頭(電気式人工喉頭, パイプ式人工喉頭)が主流であったが, ボイス・プロテーシスの進歩により多様化してきた. 手術前からのオリエンテーションが有用で, 術後は個々の患者に合わせ進めていくことが望ましい.

■ 予後

喉頭癌の約2/3を占める声門癌では, 初期から嗄声が生じ自覚症状が出やすく, 頸部リンパ節転移の頻度も低いため, 早期癌の占める割合が高い. そのため, 頭頸部癌のなかで最も予後良好である. 喉頭癌全体の病期別5年粗生存率は, Ⅰ期が約90%, Ⅱ期が約80%, Ⅲ期が約70%, Ⅳ期が約60%である. 原病死のみをイベントとした疾患特異的5年生存率では, Ⅰ期は95%以上, Ⅱ期が約90%, Ⅲ期が約80%, Ⅳ期が約70%である.

■ 患者説明のポイント

☆喉頭全摘出術の説明では, 「手術後には声は出なくなる」で終わらず, 「手術前の声は出なくなる」が「練習すればまた話ができること」, 「代用音声の存在」を必ず説明し, 前向きな気持ちになれるようにすることが大切.

☆喉頭温存手術に際して, 希望に沿えず喉頭全摘出術となる可能性(主に以下の3つ)についてもインフォームド・コンセントが必要. ① 病変の進展範囲による手術中の術式変更, ② 創傷治癒不良による重篤な喉頭壊死, ③ 重篤な誤嚥性肺炎.

☆化学放射線療法は, 「切らずに治せる」治療であるが, 決して楽な治療ではないこと. 治療後の咽頭乾燥は後遺症として残ること, それによる去痰困難や嚥下障害が程度の差はあれ生じることについては, 必ずインフォームド・コンセントを行うことが必要.

☆治療後も禁煙が必要であること.

☆重複癌の高リスク患者であることの自覚. 頭頸部以外の肺や食道・胃などの定期検査の重要性.

> **トピックス**
>
> 喉頭摘出者(喉摘者)にとって，社会復帰のために代用音声習得は不可欠である．1949 年に喉摘者の患者会として阪喉会が設立されて以降，全国各地にピアサポートで代用音声習得を指導する発声教室が誕生し，1970 年に全国 23 団体で日本喉摘者団体連合会(日喉連)が設立された．2013 年に障害者総合支援法のスタートに伴い，「日本喉摘者団体連合会認定喉頭摘出者発声訓練士」の資格制度が発足した．地方行政や社会への理解を求めるためには，今後も多くの医療従事者の理解と支援が必要である．

31. 唾液腺良性腫瘍
benign tumor of salivary gland

河田　了　　大阪医科大学・教授

■ 病態・病因

① 発生

唾液腺良性腫瘍には大唾液腺(耳下腺，顎下腺，舌下腺)由来のものと小唾液腺由来のものがあるが前者のほうがきわめて多い．そのなかでも最も頻度が高い耳下腺腫瘍について主に述べる．

② 病理組織

耳下腺良性腫瘍は WHO の 2017 年分類によれば病理組織学的に 11 種類に分類されるが(表1)，その 90% 程度が多形腺腫あるいはワルチン腫瘍である．多形腺腫は全体の約 2/3 を占める．第 2 に多い組織型はワルチン腫瘍である．ワルチン腫瘍は耳下腺に発生し，顎下腺に発生することはない．両側発生が約 20% にみられる．第 3 に多い組織型は基底細胞腺腫であり，全体の約 4% を占める．その他の組織型はまれである．第 1 鰓弓由来の嚢胞は耳下腺内あるいは周囲に発生することがあり，腫瘍との鑑別を要する．

■ 症状

主訴は耳前部あるいは耳下部の無痛性腫瘤であることが多い．多形腺腫は弾性硬，ワルチン腫瘍は弾性軟である．ワルチン腫瘍は高齢男性に多く，好発部位は耳下腺下極である．一方多形腺腫はやや女性に多く，発生部位に特徴的なことはない．耳下腺癌の悪性三徴候は疼痛，周囲組織との癒着，顔面神経麻痺である．疼痛は重要な所見で悪性腫瘍の約半数に認められるが，良性腫瘍では炎症の併存を除けば 5% 程度とされている．顔面神経麻痺は良性腫瘍では一般に認められない症状である．周囲組織との癒着も重要なサインであり，丁寧な触診が重要である．

■ 検査法と所見の把握

多形腺腫とワルチン腫瘍の特徴を表2に示す．耳下腺腫瘍では良性：悪性が約 7～8：1 であるから，腫瘍を疑ったときまず多形腺腫かワルチン腫瘍を考える．多形腺腫あるいはワルチン腫瘍ではないと考えたとき，まれな良性腫瘍，悪性腫瘍，特に悪性度の低い癌との鑑別が重要になる．視診・触診で耳下腺腫瘍を疑ったならまず施行すべき検査は超音波エコー(US)と穿刺吸引細胞診(FNAC)である．手術適応と判断したならば MRI を行う．

FNAC は基本的には US ガイド下で行うのがよい．多形腺腫あるいは悪性腫瘍に対する播種の指摘があるが，頻度はまれであり，危険性より有用性が断然勝っていると考えられる．FNAC の正診率は多形腺腫で 80～90%，ワルチン腫瘍 60～70% である．CT より MRI のほうが腫瘍の描出が良好であり，MRI において多形腺腫は一般的には T1 強調で低信号，T2 強調で高信号を示す．特に MRI の冠状断は手術施行時に有用な情報を得ることができる．^{99m}Tc 唾液腺シンチグラフィーはワルチン腫瘍の約 80% の症例で集積を認める．以上の診断で多形腺腫とワルチン腫瘍はほぼ術前診断可能である(表2)．したがって，組織型が確定できない症例は積極的な手術適応と考えられ，術中迅速診断(frozen section biopsy：FSB)を行うことが必須であり，低悪性腫瘍と判明する例がある．

表1　唾液腺良性腫瘍 WHO 組織分類

- 多形腺腫
- 筋上皮腫
- 基底細胞腺腫
- ワルチン腫瘍
- オンコサイトーマ
- リンパ腺腫
- 嚢胞腺腫
- 乳頭状唾液腺腺腫
- 導管乳頭腫
- 脂腺腺腫
- 細管状腺腫とその他の導管腺腫

〔日本唾液腺学会(訳)：唾液腺腫瘍 2017 WHO 分類．日本唾液腺学会，2017 より改変〕

表2　多形腺腫とワルチン腫瘍の特徴

	多形腺腫	ワルチン腫瘍
年齢	中〜高齢	高齢
性	女性≧男性	男性≫女性
硬さ	弾性硬	やや軟
位置	さまざま	下極
両側発生	まれ	20%
FNAC 正診率	80〜90%	60〜70%
^{99m}Tc シンチ	集積なし	集積あり

治療方針

■ 手術的治療

　唾液腺良性腫瘍の唯一の治療法は手術である．多形腺腫は，発育速度は遅いが徐々に増大すること，悪性化の危険(多形腺腫由来癌)があることにより手術適応と考えられる．発育は緩徐であるから，手術を早急に行う必要はないが，一般には腫瘍径が小さいほどやはり手術はやりやすいから，発見した時点で手術を勧めている．腫瘍径が 20 mm あれば，一般に顔面神経のいずれかの枝とは接している．腫瘍径が大きくなれば当然顔面神経から剥離する距離が長くなり，それだけ手術の難易度は上がる．ただ当科のデータでは，特に浅葉腫瘍では腫瘍径と術後一時麻痺頻度の関連は認めなかった．多形腺腫では細胞播種による再発が起こりうるといわれているが，これも腫瘍径が大きいほど起こりやすいことが推定される．腫瘍が深葉にあれば，なおさら小さいうちに摘出することが望ましい．深葉腫瘍では 50% 以上の確率で一時麻痺を起こすことがわかっている．困難な手術だからといって，先送りすることがあってはならない．多形腺腫は一般に核出術が播種の危険性から禁忌とされており，正常部分を一部付けた葉部分切除が基本術式である．しかし，腫瘍が顔面神経と接した部位が核出術になるのは避けられないので，同部位の操作は被膜を破らないような慎重な操作が大切である．

　一方ワルチン腫瘍はその確定診断がついているならば経過観察でもよい．ただワルチン腫瘍における FNAC の誤診率は数 % という報告が多い．誤診のなかで最も深刻なのはリンパ腫の誤診と思われる．FNAC 診断だけでなく，増大傾向がないこと，両側性腫瘍であること，下極の比較的軟らかい腫瘍であること，高齢男性であることなどが参考となる判断材料である．経過観察を選択するうえで ^{99m}Tc 唾液腺シンチグラフィーを実施し確認するのもよい．

　第3に多い組織型は基底細胞腺腫である．本疾患の臨床像はワルチン腫瘍より多形腺腫に近い．FNAC の正診率はわれわれの検討では 50% 程度であるが，病理診断医と密に連携をとればそれより良好な診断率を得ることができるかもしれない．基底細胞腺腫の悪性型は基底細胞癌であるが，この癌は組織学的に被膜あるいは血管浸潤で診断されるため，両者を細胞診で確定することは不可能に近い．そのため FNAC で基底細胞腺腫と診断された症例は手術適応と考えられる．

　術前診断で良性と推定されるが，組織型が確定できないという症例が 10〜20% 程度存在する．結果的に多形腺腫やワルチン腫瘍という場合も多いが，まれな良性腫瘍の組織型の場合もある．嚢胞の多くは第1鰓弓由来を考えられるが，耳下腺腫瘍が良性でも悪性で

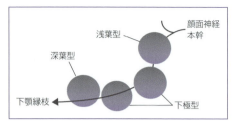

図1 耳下腺腫瘍の部位分類
顔面神経下顎縁枝より下方に存在する腫瘍を下極型とする．下極型は下顎縁枝より深い層にあっても，摘出は深葉型より難易度は低い．

も囊胞形成することはしばしばあり，鑑別に苦慮することがある．一番困るのは FNAC や FSB で良性と診断し，永久病理組織診断で悪性とでる場合である．高悪性のことはまれであるが，粘表皮癌低悪性，腺房細胞癌，腺癌低悪性などは時に経験する．したがって，術前組織型が確定できない症例は一般的に手術適応としてよいと考えられる．

手術のプランを立てるうえで，常に顔面神経との位置関係に注意する．腫瘍部位によって，顔面神経より浅い層にある浅葉型，深い層にある深葉型，顔面神経下顎縁枝より下方に存在する下極型に分けられる（図1）．画像診断では一般に神経は描出できないため，MRI 画像で神経の走行を推定しながら，腫瘍との位置関係を考える．前方にある腫瘍は神経がより浅層を走行するので，たとえ浅い腫瘍でも深葉腫瘍であることが少なくない．腫瘍の浅層の正常耳下腺組織の厚さを測定して，浅葉か深葉かを推定することもできる．

■ 合併症

最も問題となる術後合併症は顔面神経麻痺である．良性腫瘍では神経温存が基本である．ただし多形腺腫再発例では温存が困難な例も少なくない．一時的顔面神経麻痺の頻度は腫瘍部位によって異なり，浅葉で約 20%，深葉で約 50% である．麻痺部位は下口唇麻痺（下顎縁枝麻痺）が多い．すなわち神経を切断しない限り永久麻痺は起こらない．フライ症候群は約 1 年後に 20〜30% の症例に発生するといわれている．摂食時創部に汗が出るという症状である．耳下腺切除の創面を露出させない手術の工夫が必要であるが，創面を正常組織で覆うことができない場合も多い．胸鎖乳突筋を有茎に用いる方法もあるが，その侵襲を考えると必ずしも有用ではない．一度フライ症候群が発生すると回復が見込めない．その他，大耳介神経損傷による耳介の感覚麻痺，術後出血，唾液瘻などがありうる．

■ 患者説明のポイント

☆術後合併症としての顔面神経麻痺はほとんどすべてが一時麻痺であるが，一定の割合で起こる合併症である．

☆術後顔面神経の一時麻痺が起こったとき，約半数の症例は 2 か月以内に回復する．6 か月以内に 90% の症例，1 年以内に全例が回復する．神経を切断した場合は完全麻痺になる．そのようなケースはきわめてまれであるが，文献上その可能性はゼロではない．

☆良性腫瘍であること，外見にかかわることであること，若年者症例も少なくないことから丁寧な説明が必須である．

32. 耳下腺癌
carcinoma of parotid gland

岡本美孝　千葉ろうさい病院・病院長

■ 病態・病因

耳下腺癌発症の頻度は低く，耳下腺腫瘍全体の 10〜15% 程度を占める．組織型は多彩で，中高年男性に多い．原因は不明で，喫煙，飲酒の関与も明らかにはなっていない．

■ 症状

顔面神経麻痺，三叉神経第 3 枝の知覚異常を伴う耳下腺腫瘍は悪性が強く疑われるが，実際にはほかに症状を認めない無痛性腫瘤として受診する症例が多い．腫瘍の増大の経

表1 多彩な組織型が存在する耳下腺癌

低悪性度	
・腺房細胞癌	・腺癌 NOS（低悪性度）
・多型性低悪性度腺癌	・粘表皮癌（低悪性度）
・基底細胞腺癌	
・転移性混合腫瘍	

中悪性度	
・腺様嚢胞癌（篩状・管状）	・粘液腺癌
・上皮筋上皮癌	・脂腺癌
・明細胞腺癌	・腺癌 NOS（中悪性度）
・嚢胞腺癌	・粘表皮癌（中悪性度）

高悪性度	
・腺様嚢胞癌（充実性）	・オンコサイト癌
・扁平上皮癌	・筋上皮癌
・唾液腺導管癌	・腺扁平上皮癌
・未分化癌	・腺癌 NOS（高悪性度）
・悪性混合腫瘍	・粘表皮癌（高悪性度）
（多形腺腫由来癌，癌肉腫）	

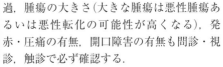

〔日本唾液腺学会（編）：唾液腺腫瘍アトラス．p 21，金原出版，2005 より改変〕

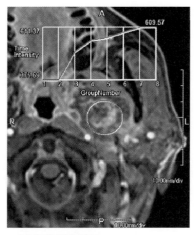

図1 左耳下腺深葉腫瘍
MRI ダイナミックスタディー（time-intensity curve）では造影剤は多形腺腫に多い漸増型を示したが，最終的には非特異的腺癌であった．

過，腫瘍の大きさ（大きな腫瘍は悪性腫瘍あるいは悪性転化の可能性が高くなる），発赤・圧痛の有無，開口障害の有無も問診・視診，触診で必ず確認する．

■ 検査法と所見の把握

検査では ① 良性，悪性の鑑別，② 悪性度の評価（低悪性度，中悪性度，高悪性度）（表1），③ 腫瘍の進展範囲が重要である．

① 超音波検査

超音波検査は負担も少なく有用な情報が得られる．腫瘍の位置，形状，周囲との境界，腫瘍内部構造，後方エコーの有無を確認する．可能であればカラードップラーで血流速度，血管抵抗を測定する．悪性腫瘍では一般に，良性腫瘍として頻度が高いワルチン腫瘍に比べると血管抵抗は高く，血流は少ないが，多形腺腫に比較すると血管抵抗は低く（参考値：pulsatility index 平均 1.7±0.5 cm/秒），血流速度も速く（参考値：平均血流速度：14.3±6.8 cm/秒），血流も多い．

② MRI

腫瘍を確認すれば軟部組織の分解能に優れるMRIを実施する．可能なら脂肪抑制T2強調画像（あるいは STIR 画像），T1強調画像，拡散強調および ADC map，造影ダイナミック（例：造影剤注入開始後 240 秒まで 30 秒ごと），脂肪抑制造影 T1 強調画像の撮影を依頼する．腫瘍の位置，形状，境界，内部構造，耳下腺外の筋肉，骨，あるいは皮下組織への進展の有無，リンパ節腫脹の有無を確認する．特に，耳下腺外組織への進展，皮下浸潤，転移が疑われるリンパ節腫脹が認められれば通常は癌として評価できる．悪性腫瘍の ADC 値は $1.0〜1.4 \times 10^{-3}$ mm^2/秒（報告によって多少異なる）で，多形腺腫ではより高く，ワルチン腫瘍はより低いことが多い．また，造影パターンでは悪性腫瘍は造影ピークが早く（基準値は報告によって異なるが，参考例として：120 秒以内）で造影効果が減弱しにくい（同じく参考例として：180 秒までに 30% 未満）ものが多く，多形腺腫では造影ピークが遅く（漸増型），ワルチン腫瘍では造影効果が減弱しやすい（30% 以上）のものが多いが，ただし，これら ADC 値，造影パ

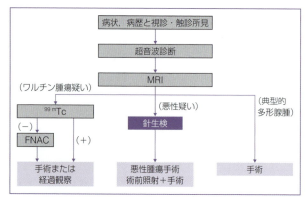

図2 耳下腺癌治療のフローチャート

ターンは例外も少なくはなく(図1), あくまで参考値で, 解析にあたり関心領域(region of interest : ROI)をどこに設定するかでも結果は大きく異なる. 実際には, 境界の明瞭度など他の評価も含めて総合的な判断を行う.

③ 病理検査

臨床症状, 超音波検査(エコー), カラードップラー法, MRIにより良悪性を判断し, 良性腫瘍としては問題があれば穿刺吸引細胞診(fine needle aspiration cytology : FNAC)を行う. FNAC で class Ⅳ, Ⅴであれば偽陽性の可能性はほとんどない. ただ, FNACの偽陰性は比較的高い割合でみられることは従来から知られており注意が必要である. FNAC所見と臨床所見, 画像所見が一致しない症例では再検査を行う. 必要に応じエースカット臓器生検針を用いた針生検(core needle biopsy : CNB)を行い, 良悪性の判断, 可能なら組織像を確認する. ただ, 耳下腺癌は多彩な組織像を示すこと, 頻度が高くないことからも病理診断に熟練を要するとされ, 臨床像と病理診断が合致しないとき診断には慎重な判断が必要である. また, FNAC, CNBを行った症例では, 腫瘍の播種を防ぐため穿刺針刺入組織を皮膚も含めて en bloc に切除を予定することが望ましい.

■ 鑑別診断

良性腫瘍以外に, IgG4関連疾患(血清IgG4高値, 境界明瞭), シェーグレン症候群(腫脹の繰り返し, 口内乾燥, 自己抗体), ミクリッツ病あるいは症候群(両側性, 基礎疾患の存在)がある. また, 耳下腺結核との鑑別も重要で(T-spot検査陽性, 針生検から特徴的な病理所見, 培養検査)顔面神経麻痺を伴うこともある.

治療方針(図2)

耳下腺癌の治療にあたって留意すべきことは, ①耳下腺腫瘍では術前の良悪性の鑑別が必ずしも容易ではないこと, ②多彩な組織型が存在すること, ③TNM分類による病変の進展はいうまでもないが, 組織学的悪性度が予後に大きく影響すること, ④手術以外の治療の有効性については現在のところ十分なエビデンスがないことである.

通常, 手術が第一選択の治療となる. 腫瘍周囲に十分な安全域をとり, 必要に応じて顔面神経および耳下腺周囲組織(皮膚, 外耳道, 耳介, 咬筋, 下顎骨, 側頭骨)を含めて en bloc に切除することが原則となる. 特に腺癌, 多形腺腫内癌, 扁平上皮癌, 腺様嚢胞癌, 低分化型粘表皮癌, 未分化癌など高悪性

癌に対する一般的な手術は顔面神経合併切除を含めた耳下腺全摘術であり，腺房細胞癌，高分化粘表皮癌などの低悪性度癌に対しては顔面神経の一部，または全体を保存できる症例が少なくない．ただ，低悪性度癌でも長期経過をみると再発は決して少なくないことを念頭におく必要がある．頸部郭清を行わない症例においても術中に術野下方に露出する内頸静脈周囲，および顎下部のリンパ節を採取し，術中迅速組織検査を行い，転移がないことを確認することが望ましい．また，切除標本を組織学的に検討し，安全域に問題があれば術後照射を行う．術後照射の効果については高いエビデンスはないが，切除断端陽性などの症例については推奨されている．

■ 手術的治療
① 手術の概略

切除線は耳介付着部上縁の高さからS字状切開とするが，腫瘍が前下方に位置する場合には，S字状切開の皮切縁を前下方の舌骨後方に向けて延長する．顔面皮膚を安全に保存できる症例では顔面皮膚は耳下腺前縁および上縁まで剝離する．一方，FNAC，CNBを行った症例では針の刺入部位，穿通部位は切除範囲に含める．

乳様突起前面の約 0.5 cm 幅の結合組織の索状物（temporoparotid fascia）がみられるが，その深部に顔面神経主幹が存在する．組織型，腫瘍の大きさ，位置を確認しながら，顔面神経保存の安全域を判断する．顔面神経の主幹を保存するときには temporoparotid fascia を乳様突起から切離し，露出される茎乳突動脈を結紮切断し，その内側で顔面神経主幹を露出する（図3）．

顔面神経を切断をするときは，神経切断部位を決め，神経をメスで鋭的に切断する．顔面神経を主分枝より，末梢で切断できれば，神経移植後の過誤再生の程度は低い．耳下腺前縁，上縁で耳下腺に接する脂肪組織を剝離して，切断した顔面神経主分枝の末梢分枝を耳下腺外で確認，切断し，切断末梢端を黒ナ

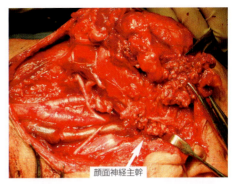

図3　低～中等度悪性の左耳下腺粘表皮癌の手術
上頸部の選択的リンパ節郭清術と耳下腺全摘術．

イロン糸で結紮して，神経移植時の目印とする．移植神経は，大腿から外側大腿皮神経，あるいは下腿から腓腹神経を移植に必要な長さ，分枝の形状に応じて採取するが，低悪性度癌では同側の大耳介神経を用いることもある．神経縫合は 10-0 ナイロン糸を用いて顕微鏡下に上膜縫合を行う．神経断端が緊張なく接合する程度に縫合する．主幹では約4～6針，末梢分枝では1～2針かけて，フィブリン糊で補強する．

顔面神経麻痺を伴い，耳下腺被膜外に腫瘍浸潤を認める症例では，腫瘍進展範囲，進展方向に応じて範囲を拡大し，切除後には顔面神経移植と同時に耳下腺周囲軟部組織または骨欠損に対して前外側大腿皮弁などを用いた再建術を行う．また，腫瘍が皮下組織に近接する症例，または浸潤する症例では，2～3 cm の安全域をとって皮膚を合併切除する．頸部リンパ節転移を認める症例ではまず頸部郭清術を行い，深頸筋膜上を下方から上方，頸部から耳下腺内面へと剝離を進める．頭蓋底に進展する，あるいは茎状突起の内側から頸静脈孔に明らかに進展する癌では，開頭による頭蓋底の合併切除が必要となる．

■ 経過・予後

腫瘍の進展度のみでなく，あるいはそれ以上に組織型が多く影響する．耳下腺癌全体の

5年粗生存率は60%以上を示す報告が多いが，T4症例，リンパ節転移陽性例に限ると30%以下になる．また，低悪性度の粘表皮癌，腺房細胞癌の5年粗生存率は通常80%以上示すが高悪性度癌では50%以下となる．特にリンパ節転移を伴う唾液腺導管癌では20%以下の低い値である．低悪性度，中悪性度癌も10年生存率でみると50%前後に低下するといった報告もある．

■ 患者説明のポイント

☆術前に良悪性の判断，可能なら組織型の判断をつけることが望ましいが，病理診断の難しさから術中にも判断が困難なことがあることを説明しておく．

☆顔面神経については術前に麻痺がなくても癒着があれば切断・移植が必要なこと，特に高悪性度癌では可能性が高いこと，顔面神経を保存しても術後に麻痺が出現する可能性があること，耳下腺外に進展して拡大切除が必要な場合には皮弁による再建が必要なことを説明して同意を得る．特に進行癌では，移植した場合の顔面神経麻痺の予後（施設で成績に差異はあるが，本幹で切断・移植した場合には不全麻痺が残ること，病的共同運動出現の可能性），その他，顔面皮膚切除した場合の再建皮弁とのカラーマッチの問題，外耳道切除の場合の術後の狭小化，難聴出現の可能性についても十分な説明が必要である．

33. 顎下腺・舌下腺・小唾液腺癌

carcinomas of submandibular gland, sublingual gland, minor salivary gland

別府　武　埼玉県立がんセンター・部長

■ 病態・病因

大唾液腺には耳下腺，顎下腺，舌下腺の3つがある．小唾液腺は口唇，舌，頰粘膜，硬口蓋，軟口蓋に分布し，全体で500〜1,000個存在するとされる．顎下腺，舌下腺，小唾液腺由来の腫瘍は耳下腺と比較し悪性腫瘍の頻度が高いとされる．小唾液腺癌は実際には通常その発生部位により口腔癌や中咽頭癌の非扁平上皮癌として扱われ治療される．

唾液腺悪性上皮性腫瘍の組織学的分類としては，唾液腺腫瘍2017 WHO分類で24種類にも及ぶが，実際には，粘表皮癌，腺様嚢胞癌，多形腺腫由来癌，唾液腺導管癌が主で，それら以外は比較的まれといえる．

■ 症状

頸部，口腔底の腫脹ないしは腫瘤触知が主な症状である．傍神経浸潤をきたせば，舌下神経麻痺による嚥下障害，構音障害，または舌神経浸潤による舌のしびれや痛みなどが出現しうる．

■ 検査法と所見の把握

まず，問診にて疼痛の有無，神経症状の有無，具体的には舌の違和感などの舌神経麻痺症状，鼓索神経麻痺による味覚障害，顔面神経下顎縁枝麻痺の有無などを聴取する．視診・触診では手術を念頭に評価することが肝要で，腫瘤の可動性や硬さを評価するほか，皮膚をつまむことで皮膚浸潤の有無を，また口腔底と顎下部との双手診にて口腔底浸潤や下顎骨浸潤の有無を評価する．双手診により腫瘤が顎下腺由来のものなのか，腫脹した顎下部のリンパ節なのかなどを予想することも可能となる．頸部超音波検査にて頸部リンパ節転移の有無を確認する．転移陽性の場合は頸部郭清術を念頭に，転移が疑われるリンパ節転移の部位，個数，周囲への浸潤所見の有無などを評価する．さらにCT（図1）やMRI（図2）で局所・領域の詳細な情報を得る必要があるが，CTでは特に骨浸潤の有無を，MRIでは軟部組織解像度に優れることから傍神経浸潤の評価などを行う．遠隔転移をきたしやすい唾液腺癌ではPET検査を積極的に実施し病期診断を行う．病理学的検査として，穿刺吸引細胞診を一般には行うが，顎下腺癌や粘膜下主体の舌下腺癌，小唾液腺癌では有用で

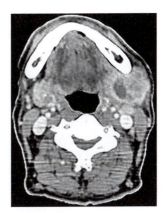

図1 顎下腺癌の造影CT画像
左顎下腺に境界不明瞭で内部に一部低吸収域を含む腫瘍性病変を認める.

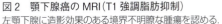

図2 顎下腺癌のMRI(T1強調脂肪抑制)
左顎下腺に造影効果のある境界不明瞭な腫瘍を認める.

ある.粘膜病変を認めれば生検でもよい.

■ 鑑別診断

1)顎下腺癌では:唾液腺良性腫瘍,悪性リンパ腫の顎下部リンパ節腫大,炎症性疾患(腺内唾石症など),キュットナー腫瘍.

2)舌下腺癌では:ガマ腫,ワルトン管内唾石症.

治療方針

切除可能例では第一選択は手術である.

■ 保存的治療

放射線治療の有効性は限定的であり根治治療の第一選択とはならない.化学療法で有効性が確立されたレジメンは現状ではない.ただし,HER2陽性の唾液腺導管癌ではトラスツズマブによる分子標的治療の有効性(無病生存期間と全生存期間の延長)が報告されているが,依然現時点では保険適用外の治療である.唾液腺癌への術後化学療法は無効であり,術後放射線治療への上乗せ効果もないとされる.腺様嚢胞癌で切除不能例や手術拒否例では重粒子線治療も選択肢に挙がる.

■ 手術的治療

完全切除が根治のためには必須である.顎下腺や舌下腺の進行癌では舌神経の切除のほかに,口腔底切除や下顎骨の切除,皮膚合併切除が必要となることも多い.腺様嚢胞癌では顎下神経節の神経断端を迅速病理検査に必ず提出して傍神経浸潤の有無を評価し追加切除の要否を検討するべきである.頸部リンパ節転移陽性例では全頸部を郭清する.組織型が高悪性度群に分類される症例や断端陽性例では術後照射が一般的に考慮されるが,稀少癌ゆえエビデンスに乏しい.

■ 合併症

顎下腺癌,舌下腺癌では,顔面神経下顎縁枝麻痺による流涎,舌神経麻痺による舌のしびれ,鼓索神経成分の切除による味覚障害などは必ず説明しておく.舌下神経の合併切除を要する進行例はまれであるが,術前から不全麻痺があるような症例では切除に伴い舌がもつれるような感じがしたり,多少嚥下しづらくなる症状が出現する.口腔底を切除する場合は,その範囲にもよるが一般には遊離皮弁が移植されるので,皮弁壊死や瘻孔形成,それに伴う頸部膿瘍なども起こりうる.

■ 予後

組織型により,低悪性度癌(5年生存率:85%以上),中悪性度癌(5年生存率:50〜85%),高悪性度癌(5年生存率:50%以下)に分類される.高悪性度癌でも完全切除がで

きれば局所の制御は期待できるが，遠隔転移の制御が今後の課題である．耳下腺癌に比して顎下腺癌，舌下腺癌，小唾液腺癌の予後は一般に不良である．

■ 患者説明のポイント
☆腺様嚢胞癌や唾液腺導管癌などの高悪性度癌では遠隔転移をきたしやすいことや長期間における経過観察が必要となること，手術の場合は上記の起こりうる合併症などをよく説明しておくことが重要である．

34. 甲状腺良性結節
benign thyroid nodules

岡村律子　日本医科大学・病院講師（内分泌外科）

■ 病態・病因
　甲状腺良性腫瘍とは，病理組織学的には甲状腺濾胞上皮由来の濾胞腺腫（follicular adenoma）のみであり，日常臨床でよく遭遇する腺腫様甲状腺腫（adenomatous goiter）や嚢胞などは，腫瘍性病変（tumor-like lesions）に分類される（表1）．本項では両者を含めた甲状腺の良性結節について述べる．一般に女性に多く，家族歴を有することが多い．病因としてヨウ素欠乏，喫煙，アルコールなどが示唆されているが一定した見解はない．
　濾胞腺腫は通常単発で，線維性被膜に囲まれ，圧排性に増殖し，被膜浸潤，脈管浸潤，転移は認められない．これらのうち1つでも認められれば濾胞癌と診断される．
　腺腫様甲状腺腫は，甲状腺が非腫瘍性，結節性に増殖，腫大する多発性病変である．結節の形態は多様，不均一であり，出血，壊死，嚢胞形成，結合織の増生，硝子化，石灰化などの2次的変化を伴うことが多い．腺腫と異なり，全周性の被膜を欠く．非腫瘍性の結節性増殖が1個あるいは少数の場合は腺腫様結節（adenomatous nodule）とよぶ．腺腫様甲状腺腫では自律的に甲状腺ホルモンを分泌する場合があり，単発では自律性機能性甲状腺結節（autonomously functioning thyroid nodule：AFTN），多発性では中毒性多結節性甲状腺腫（toxic multinodular goiter：TMNG）とよぶ．サイログロブリン（thyroglobulin：Tg）遺伝子異常，甲状腺ペルオキシダーゼ（thyroid peroxidase：TPO）遺伝子異常，ペンドレッド症候群などに伴う甲状腺ホルモン合成障害では，多結節性の甲状腺腫大を認めることがある．

■ 症状
　頸部の結節以外には無症状のことが多い．胸部X線画像での気管偏位や胸部CT，超音波検査，PETなどで偶発的に発見されることが多い．
　まれに，結節の増大や縦隔内への進展により頸部圧迫感，静脈還流障害，呼吸困難，嗄声などをきたす場合がある．嚢胞では，貯留液の増大や出血により疼痛，圧迫症状をきたすことがある．
　機能性結節での甲状腺中毒症は，多くの場合軽症である．

■ 検査法と所見の把握
　症状，臨床経過，既往歴，家族歴などの問診を行う．触診では通常，弾性軟で可動性良好である．血清TSH，FT_4測定を行い，甲状腺機能を評価する．
　超音波検査では，結節の部位，多発性の有無，大きさ，形状，境界部の性状，内部エコーパターン，内部エコーレベル，石灰化の有無，リンパ節腫大の有無を評価する．腺腫様甲状腺腫では多発性の結節に嚢胞形成や石灰化などの多彩な所見を認める．濾胞腺腫は通常単発で，形状整，内部エコー均質，境界部低エコー帯を認める．縦隔内甲状腺腫は頸胸部CT検査で評価する．
　悪性を疑う場合や最大径2cmを超える充実性結節については穿刺吸引細胞診（fine needle aspiration cytology：FNAC）を行う（表2）．

表1　甲状腺腫瘍の組織学的分類

1. 良性腫瘍　benign tumors
   a. 濾胞腺腫　follicular adenoma
      特殊型　variants
      1) 高酸性細胞型濾胞腺腫　follicular adenoma, oxyphilic cell (oncocytic) variant
      2) 明細胞型濾胞腺腫　follicular adenoma, clear cell variant
      3) 異型腺腫　atypical adenoma
2. 悪性腫瘍　malignant tumors
3. その他の腫瘍　other tumors
4. 分類不能腫瘍　unclassified tumors
5. 腫瘍性病変　tumor-like lesions
   a. 腺腫様甲状腺腫　adenomatous goiter
   b. アミロイド甲状腺腫　amyloid goiter
   c. 嚢胞　cyst

〔日本甲状腺外科学会(編)：甲状腺癌取扱い規約，第7版．p 15，金原出版，2015 より改変〕

表2　FNAC を行うべき対象

1) 充実性結節
   ・20 mm 径より大きい場合
   ・10 mm 径より大きく，超音波検査で何らかの悪性を示唆する所見がある場合
   ・5 mm 径より大きく，超音波検査で悪性を強く疑う場合
2) 充実性成分を伴う嚢胞性結節
   ・充実性成分の径が 10 mm を超える場合
   ・充実性成分に悪性を疑う超音波検査所見がある場合
3) 既往歴，家族歴，臨床所見で甲状腺癌の危険因子がある場合

〔日本甲状腺学会(編)：甲状腺結節取扱い診療ガイドライン 2013．p 59，南江堂，2013 より許諾を得て抜粋し転載〕

■ 鑑別診断

甲状腺刺激ホルモン (TSH) が抑制されている場合は，バセドウ病や AFTN/TMNG などの鑑別のため，^{123}I または ^{99m}Tc 甲状腺シンチグラフィーを行う．TSH 高値では，慢性甲状腺炎や甲状腺ホルモン合成障害などを鑑別する．甲状腺ホルモン合成障害では，びまん性に腫大した軟らかい甲状腺腫を触知する．

FNAC では濾胞腺腫と濾胞癌の鑑別はできないため，濾胞性腫瘍 (follicular tumor) と診断される．確定診断は，手術標本による病理組織学的検査で行う．手術適応は腫瘍径，Tg 値や臨床経過などを考慮して決定する．

治療方針

■ 保存的治療

12～18 か月ごとに超音波検査を施行し経過観察を行う．結節の増大や形状の変化があれば FNAC を行う．

TSH 抑制療法は，甲状腺ホルモン薬投与により結節を縮小する目的で行われてきたが，現在は推奨されていない．

エタノール注入療法 (percutaneous etanol injection therapy：PEIT) は，嚢胞成分が多いものや機能性結節などに適応となる．^{131}I 内用療法は機能性結節で施行される場合がある．PEIT や ^{131}I 内用療法は手技に習熟した施設で行うことが望ましい．

■ 手術的治療

適応は，① 甲状腺腫が大きく圧迫症状や整容上の訴えがある，② 結節の増大傾向がある，③ 濾胞癌を否定できない，④ 機能性結節，⑤ 縦隔内に進展している，⑥ 嚢胞内への液体貯留を繰り返すなどである．

腺腫様甲状腺腫では，甲状腺温存手術(葉切除ないし亜全摘)が行われることが多いが，残存甲状腺再発を考慮して(準)全摘を勧める意見もある．濾胞性腫瘍は，確定診断のため葉切除術を行う．

2016 年 4 月に良性疾患に対する内視鏡(補助)下甲状腺切除術が保険収載された．甲状腺への到達方法はさまざまだが，創部が頸部正中から離れているため整容上の利点がある．

■ 手術合併症

術後出血に注意する．術後 6 時間以内が多いとされる．術後に呼吸困難と頸部腫脹があれば緊急に再開創して圧迫を解除する．

甲状腺温存手術と(準)全摘では，合併症が異なる．後者では，術後甲状腺機能低下症は

必発であり，生涯にわたり甲状腺ホルモン薬を内服する．そのほかに，術後副甲状腺機能低下症に伴う低カルシウム血症によるテタニー症状や，片側反回神経麻痺による嗄声，嚥下障害，両側反回神経麻痺による窒息にも留意する．

■ 予後

予後は良好である．しかし，濾胞癌との鑑別は困難である．FNAC や病理組織診断で良性であっても遠隔転移を生じる症例がまれにあるため注意する．

■ 患者説明のポイント

☆検診機会の増加や画像診断機器の精度向上により，偶発的に甲状腺結節が発見される頻度が増加している．その多くは良性で無症状だが，経過観察が必要であり，結節の増大や悪性を疑う場合には FNAC を行う．

☆結節が増大しても多くは無症状だが，腫瘍最大径が 4 cm 以上となった場合には手術についても説明する．濾胞性腫瘍では濾胞腺腫と濾胞癌の鑑別の困難さ，手術と経過観察の利点とリスクについて十分な説明を行う．

35. 甲状腺癌
carcinoma of thyroid gland

家根旦有 近畿大学医学部奈良病院・教授

■ 病態・病因

甲状腺癌は組織型で病態は異なり ① 分化型の乳頭癌と濾胞癌，② 髄様癌，③ 未分化癌の 3 つに大きく分類され，それぞれ異なる病期分類が適応される．分化型の乳頭癌と濾胞癌は年齢で病期分類が異なるのが特徴で，新しい TNM 病期分類(UICC 第 8 版)では従来の 45 歳から 55 歳に年齢が引き上げられ，55 歳以下の予後は良好とされている．分化癌と未分化癌の間には低分化癌が分類され，通常の分化癌に比べると遠隔転移の頻度は高く，予後は不良である．甲状腺癌のなかには遺伝により発生するものがあり，その代表的なものが髄様癌である．髄様癌以外でも約 5% が遺伝性と考えられ，それらは家族性甲状腺癌とよばれる．

甲状腺癌のうち乳頭癌が圧倒的に多く 90% 以上を占め，濾胞癌が 5%，髄様癌と未分化癌は 1〜2% である．分化癌は女性が男性より約 3 倍多く 50 歳代にピークがあり，未分化癌は 60 歳以上の高齢者に多く男性の頻度が分化癌に比べて高い．

■ 症状

前頸部腫瘤が主な症状であるが，最近は人間ドックなどの健康診断で行われる超音波検査や CT で偶然に発見されることも多い．頸部リンパ節転移や反回神経麻痺による嗄声も甲状腺癌の症状として重要である．濾胞癌では遠隔転移の肺・骨転移を初発症状として見つかることもある．未分化癌は急速に増大する硬く可動性のない頸部腫脹が特徴で，呼吸困難や嚥下障害を伴い，発熱，倦怠感，体重減少などの全身症状を伴うことも多い．

■ 検査法と所見の把握

甲状腺癌の診断は，第一に触診が挙げられ，硬さ，可動性，表面の性状が悪性の判断に参考になる．腫瘍が 4 cm 以上の硬い結節で，前頸筋や気管などの周囲組織と癒着している場合は悪性を疑う．触知が可能な大きさは 1.5〜2 cm 以上で，1 cm 以下の場合は触知が困難なことも多い．特に男性は女性と比べると前頸筋が発達し甲状腺が下方に位置していることも多いので触診は難しい．

甲状腺癌の鑑別には超音波検査と穿刺吸引細胞診の組み合わせが有用で，この 2 つの検査でほとんどの乳頭癌の診断が可能である．細胞診の正診率を向上させるために，超音波ガイド下に行うことが推奨されている．しかし，濾胞癌は細胞診で診断することは困難で，明らかな転移や被膜浸潤のある場合を除いて術前に診断することは難しい．

髄様癌は血中カルシトニンと CEA が重要

な腫瘍マーカーであり，遺伝性かどうかは RET 遺伝子の変異によって判明する．血縁者の保因者診断は倫理面に十分配慮して行う必要がある．

　未分化癌は臨床症状や画像所見から推測されるが，悪性リンパ腫との鑑別が重要となり細胞診または生検による組織診断が必要となる．悪性リンパ腫は橋本病を発生母地とすることが多く，未分化癌に比べて全身状態は良好なことが多い．

■ 鑑別診断
① 乳頭癌

　甲状腺癌では最も頻度が高く，高率にリンパ節転移を認めるが遠隔転移は少ない．腫瘍内の微細石灰化（砂粒小体），スリガラス状の核と核内封入体および核溝が乳頭癌の特徴で，術前診断には細胞診が有用である．高リスク癌では甲状腺全摘後にアブレーションも考慮する．リスク分類における危険因子としては年齢，腫瘍径（4～5 cm 以上），被膜外浸潤，リンパ節転移，遠隔転移が挙げられる．

② 濾胞癌

　被膜浸潤，脈管侵襲，甲状腺外への転移のいずれかを組織学的に確認することが必要であるため術前に診断することは困難である場合が多い．濾胞癌を疑う所見としては，① 腫瘍径の大きいもの，② エコーで血流の多いもの，③ サイログロブリン（Tg）値が 1,000 ng/mL 以上が挙げられる．発育は緩徐だが，肺，骨などに血行性転移を起こしやすい．乳頭癌と同じリスク分類が用いられる．

③ 髄様癌

　甲状腺傍濾胞細胞（C 細胞）に由来し，約 40％ が遺伝性で，それ以外は遺伝性と関係ない散発性である．遺伝性の多発性内分泌腫瘍症 2 型（MEN2）では髄様癌以外に副腎褐色細胞腫と副甲状腺機能亢進症を伴うものを MEN2A，副甲状腺機能亢進症の代わりに口唇や舌の粘膜神経腫とマルファン様体形を合併するものを MEN2B と分類する．原因遺伝子は RET 遺伝子の変異で，血液検査で発症前診断が可能である．

④ 未分化癌

　高齢者で男性にも多く，いかなる治療にも抵抗し余命は 1 年以内が多い．大部分が分化癌からの未分化転化と考えられている．急速に増大し，圧痛や皮膚の発赤もみられる．白血球増加や血沈亢進が特徴的である．

治療方針

　欧米では以前は 1 cm 以上の甲状腺癌は甲状腺全摘および術後放射性ヨード（RI）治療が推奨されていた．しかし，近年の米国甲状腺学会（2015 年版）のガイドラインでは甲状腺全摘が推奨されるのは腫瘍径 4 cm 以上，明らかな被膜外進展，臨床的リンパ節転移，遠隔転移が認められた症例とされ，それ以外では葉峡切除が許容されている．また 1 cm 以下の微小癌でリンパ節転移や局所進展のないものは，画像で癌を疑っても細胞診は行わないことを推奨し，また癌と診断がついたとしてもすぐに手術を行うのではなく経過観察する選択肢も示された．本邦における「甲状腺腫瘍診療ガイドライン」（2010 年版）では腫瘍径 5 cm 以上，リンパ節転移（3 cm 以上，周囲へ進展，多数），気管および食道粘膜面を越える浸潤，遠隔転移がある場合に全摘を適応すべきと提唱している．

　乳頭癌に対する全摘は残存甲状腺からの再発の危険性がなく，術後直ちにアブレーションや術後 RI 治療を行うことができ，Tg を再発マーカーとして用いることができる．しかし，生涯にわたり甲状腺ホルモンの補充が必要であり，反回神経麻痺や副甲状腺機能低下の危険性も葉切除より高い．一方，葉切除は手術合併症やホルモン補充の可能性は少ないが，残存甲状腺からの再発の危険性，Tg を再発マーカーとして用いることができないなどの欠点がある．

　濾胞癌の微小浸潤型は，術後の病理診断にて初めて濾胞癌と診断されることも多い．そ

の場合，残存甲状腺の全摘は行わず，再発に注意して経過観察することが一般的である．広範浸潤型の場合は補完全摘が推奨される．

髄様癌の場合，遺伝性で褐色細胞腫があればその治療を先行した後，甲状腺全摘(副甲状腺全摘・自家移植)を行う．散発型であれば葉切除も可能で，術後はカルシトニン，CEAの腫瘍マーカーで経過観察する．

未分化癌は有効な治療手段はなく，手術，放射線，化学療法を組み合わせた集学的治療が勧められている．手術可能な場合には手術を先行し，その後化学療法，放射線治療を行う．化学療法としてはパクリタキセル毎週投与が有用との報告があり，放射線外照射は40グレイ以上の照射が望ましいとされている．近年は分子標的薬の有用性が報告されている．

甲状腺癌における反回神経の取り扱いは，術前にすでに麻痺が存在する場合は合併切除を行うが，可能な限り術中に反回神経を再建することが推奨されている．術中に再建しても声帯の動きは改善されないが，声帯内筋の萎縮が防止され嗄声の程度が軽減する．術中に再建が困難である場合は，術後に甲状軟骨形成術などの音声改善術を考慮する．

■ TSH抑制療法

癌の残存が疑われる高リスク群や術前Tgが高い症例では甲状腺ホルモンを投与してTSHを測定感度0.1 mU/L以下にするように推奨されているが，女性や高齢者では骨粗鬆症を予防するためにTSHを0.5 mU/L(正常下限)程度に保つのが望ましいとされている．高齢者では心房細動や虚血性心疾患のリスク増加があり慎重に投与する必要がある．低リスク群ではTSHを正常下限程度に維持するのがよいとされている．なお，Tgを再発マーカーとして用いる場合には抗Tg抗体も同時に測定して陰性である場合に有用である．

■ アブレーション

[131]Iを用いた甲状腺全摘(準全摘)後の残存甲状腺組織の除去をアブレーションとよぶ．甲状腺全摘術を行った場合でも，わずかに甲状腺組織が残存すると，術後Tgを用いた再発の検出は困難である．また高リスク群では微小な腫瘍組織の残存による再発の危険性もある．このような観点からアブレーションが推奨されている．アブレーションには外来投与量の上限である30 mCiが一般的に用いられ，前処置としてTSHを上昇させるために遺伝子組換えヒト甲状腺刺激ホルモン製剤(rhTSH)の使用は可能であるが，ヨード制限は必要である．

■ 放射性ヨード内用療法

分化型甲状腺癌の肺などの遠隔転移に対しては入院で100 mCi以上の投与を行うのが妥当と考えられている．放射性ヨード内用療法の効果が期待できるのは若年の微小結節型の肺転移で，高齢者や粗大結節型の転移では効果は低い．髄様癌や未分化癌には無効である．骨転移や脳転移への効果は低く，外科的対処や外照射が考慮される．治療目的の放射性ヨード内用療法ではrhTSHの使用はできず，甲状腺ホルモン剤投与を中止し，厳密なヨード制限が必要である．

■ 分子標的薬治療

放射性ヨード内用療法に不応な転移・再発分化型甲状腺癌に対して多標的チロシンキナーゼ阻害薬(TKI)が保険適用となっている．しかし，放射性ヨード治療に抵抗性となっても，明らかな病勢進行がない場合(2年以上不変，緩徐な進行)はすぐにTKIの適応にはならない．画像やTg値で病勢が進行していると判断した場合にTKI導入を考慮すべきと考えられている．分化癌以外で髄様癌や未分化癌に対してもTKIは保険適用となっている．

■ 合併症

甲状腺癌手術で重要な合併症は反回神経麻痺で，術後の嗄声を引き起こす原因となる．両側性の場合は呼吸困難・窒息となる可能性があり，場合によっては気管切開が必要となることもある．上喉頭神経麻痺では高音・強音の発声障害が引き起こされる．これらの神

経損傷を予防するため術中の神経モニタリングが推奨されている．術後の後出血は緊急性が高く，迅速に開創・止血が必要となる．全摘，亜全摘の場合には術後の甲状腺機能低下，副甲状腺機能低下に注意が必要である．

■ 予後

乳頭癌の予後は一般に良好で10年生存率は90%以上で，低リスク群では99%以上，高リスク群では50～70%である．濾胞癌は遠隔転移を生じやすく，10年生存率は80～90%，髄様癌は70～80%である．未分化癌は1年以上の生存はまれで，3年生存率は10%以下である．小児甲状腺癌は成人と比べて予後は良好で，遠隔転移に対する放射性ヨード内用療法にもよく反応することから，適切な治療を行うことによって長期生存が期待できる．

■ 患者説明のポイント

☆甲状腺癌は病理組織型によって治療方法が全く異なることを説明し，個々の組織型においても，リスクに応じた治療方針，経過観察が選択されることを説明する．

☆高リスク患者の術後はTSH抑制療法を考慮して適切な甲状腺ホルモン剤の内服が必要であると説明する．

☆乳頭癌や濾胞癌などの分化癌は10年以上経過して再発する可能性もあるので長期の観察が必要であることを説明する．

36. 副甲状腺腫瘍
tumor of parathyroid gland

安里 亮　京都医療センター・科長

■ 病態・病因

副甲状腺腫瘍は副甲状腺の単腺ないし複数腺に発生し，副甲状腺ホルモン（PTH）を過剰に分泌して，高Ca・低P血症，骨塩量低下などを特徴とする原発性副甲状腺機能亢進症（PHPT）として発見される．PHPTは，80～90%が腺腫（2～3%が多発性腺腫），10～15%が過形成，約1%が癌である．病理学的には腺腫と過形成，腺腫と癌も鑑別が困難なことがあり，診断には画像・術中所見などが重要である．

■ 症状

多くは，無症候性だが，腎結石・骨粗鬆症・近位筋筋力低下・うつ・消化器症状などがみられることがある．

■ 検査法と所見の把握

血清 intact(i-)PTH ないし whole PTH 高値，補正血清 Ca 値の高値があれば PHPT である．

超音波検査（US）：画像分解能が優れ，5mm弱の腫瘍でも同定可能である．

CT：単純＋造影が有用で，画像分解能はUSに劣る．

^{99m}Tc-MIBIシンチグラフィー：60～80%で病変の描出が可能で，US・CTでの同定困難例で行う．

穿刺吸引細胞診（FNAC）は禁忌である．なお，血清 i-PTH 500 ng/mL 以上，Ca 値 12 mg/dL 以上，腫瘍径 3 cm 以上，辺縁不整などは，癌の可能性を考える．

■ 鑑別診断

複数腺の腫大では過形成を鑑別する．

治療方針

治療の第一選択は手術であるが米国国立衛生研究所（NIH）のガイドラインでは無症候性・50歳以上・血清Ca値正常上限＋1mg/dL未満では経過観察でよいともされている．

■ 保存的治療

癌・再発例などの切除不能例における高Ca血症にはシナカルセトを投与する．

■ 手術的治療

術前単腺腫大例：腫瘍を鈍的に剥離し，流入血管を結紮して摘出する．腫大腺のみの摘出を行い，腫瘍が特徴的な色調（白色，黒色，脂肪に比べやや赤みがかかる）で流入血管が

確認できれば，術中迅速病理は不要である．
　癌の診断には病理所見よりも臨床所見が重要で術前検査や術中所見で癌を疑う場合は，腫瘍の周辺組織も含めて郭清する．
　術前複数腺腫大例：術中に全腺を確認し，腫大腺を摘出する．過形成なら 2/3 腺埋め込む．

■ 合併症
　反回神経麻痺・術後出血・術後低 Ca 血症（ALP 高値例では，ハングリーボーン症候群の可能性）をきたすことがある．

■ 予後
　手術で治癒するが，腺腫の診断でも後日過形成として再発をすることもある．癌は経過が緩徐で 10〜20 年後に再発することがある．

■ 患者説明のポイント
　☆治療は，単腺摘出術を行うが，他腺にも病変の可能性もあり，術後 PTH が正常化を確認するまで安心できないこと，臨床的に癌が疑われる場合は，病理結果によらず癌として長期間経過観察すること，などを説明する．

37. 頸部リンパ節転移（頸部郭清も含む）
cervical lymph node metastasis（and neck dissection）

菅澤　正　埼玉医科大学国際医療センター・教授

■ 病態・病因
　甲状腺疾患を除く成人頸部腫瘍の 80% は悪性でそのうち 80% は転移性，さらにその 80% が頭頸部癌の転移とされている．頸部リンパ節転移は，頭頸部癌の最も重要な予後因子の 1 つであり，その早期の診断，評価が肝要である．
　一方，頭頸部外臓器からの頸部転移もまれではない．肺，乳腺，消化管，泌尿器系など，大半の例で左右リンパ本管末端沿いに転移することが多く，鎖骨上窩の腫瘍として受診することが多い．特に消化管や泌尿器生殖器系からの転移は左鎖骨上窩に頻度が高く，ウィルヒョウ（Virchow）転移として知られている．頭頸部外臓器の転移が鎖骨上窩をパスして，上頸部にダイレクトに転移することはまれである．一方甲状腺を除くと，頭頸部原発癌が下頸部のみに転移を認めることもまれである．組織型，転移の分布から，原発巣を予想して，検査計画を組む必要がある．

■ 症状
　頸部リンパ節転移は，無痛性の頸部腫瘤として，認められることが多く，1 cm を超えて初めて自覚されることが多い．炎症性の場合，平滑で軟らかく可動性良好で，自発痛・圧痛を認めることが多い．一方，癌の転移では，表面が不整で著しい硬さを示すことが多く，多発例では相互に癒合し可動性が制限される．自発痛・圧痛のないことが多いとされるが例外も多く注意を要する．悪性リンパ腫では表面は平滑であるが，充実性で硬く（弾性硬），可動性があり圧痛はないことが多い．ヒトパピローマウイルス関連の中咽頭癌頸部リンパ節転移では囊胞状変化を示す例も多く，側頸囊胞との鑑別も重要である．甲状腺乳頭癌転移では囊胞性変化のほか，石灰化を示すことも多く，診断の参考となる．
　咽頭癌では初診時すでに過半数の症例で，頸部リンパ節転移を伴っているが，上顎癌，喉頭癌では 10% 程度である．早期舌癌では，潜在的転移が 20% 程度は認められるため，標準的治療では原発巣手術時に予防的頸部郭清の施行が推奨されているが，実臨床では頸部 wait and see の戦略がとられることが多い．近年，頭頸部でも口腔癌を中心にセンチネルリンパ節生検が試みられている．

■ 検査法と所見の把握
　頸部リンパ節腫脹患者が来院したとき，まず，触診により腫脹の特徴，部位を明らかにして，悪性の可能性を評価する．悪性の疑いのあった場合は，内視鏡で頭頸部の精査を行う．粘膜下の病変は内視鏡では見落としやす

く，触診が有用な場合もあり注意を要する．また，下咽頭梨状陥凹深部，輪状後部の病変は，内視鏡による観察が困難であり，修正キリアン（modified Killian）法などで視野の確保に努める．頭頸部に原発が明らかでないとき，穿刺吸引細胞診（fine needle aspiration cytology：FNAC）を施行し悪性の可能性を検討する．転移が鎖骨上に限局している場合は，鎖骨下臓器からの転移の可能性が高く，スクリーニング検査として，上部消化管内視鏡，胸腹部 CT などを考慮する．

頸部リンパ節転移の画像診断として，エコー，CT が優先されるが，MRI，PET も施行されることが多い．CT は MRI に比べて，短時間で撮像でき，動きによる劣化も少なく任意断面の再構成画像の表示が可能であり，造影 CT が頸部リンパ節評価の標準的診断法である．転移を疑う所見として，① 短径 10 mm 以上（レベル I B，Ⅱ では 15 mm 以上），② 円形で 3 個以上集簇している，③ 壊死，局所欠損，④ 辺縁不整な造影効果，周辺脂肪織の混濁，被膜の不整など節外進展を疑う所見，などが挙げられる．

超音波エコー検査は非侵襲的で被曝のリスクもなく，外来で施行可能であり，転移診断能は CT をしのぐとの報告もある．FNAC 時の穿刺部位の確認に有用である．

① 6 mm 以上の厚みで球形に近いもの，② 内部高エコー，不均一エコーで粗雑，③ リンパ門の狭小化，消失，などの所見で転移を疑う．

MRI も診断能では CT と同等とされるが，拡散強調画像で転移リンパ節は低 ADC 値を示すことが明らかになり，小転移リンパ節の同定に利用されている．

また画像診断より，治癒切除可能か判断することは重要である．技術的には，頸動脈や深部の神経叢に浸潤しても，切除可能であるが，予後や合併症を考慮すると通常は頸部郭清の適応外である．頸動脈浸潤の正確な評価は困難であるが，経験的に造影 CT にて 270

度程度までは取り囲まれていても，剝離温存が可能とされている．

PET は質的要素を加味することによって，従来の画像診断より頸部リンパ節転移の検出に優れている．従来の画像診断に比べて，特異度は変化しないが感度は 20％ 弱向上しているとの報告が多い．特に CRT 後の治療効果判定では，PET の陰性的中率が 90％ 以上でさまざまな診断手技のなかでも最も高い．治療終了後 2〜3 か月後の時点で治療効果判定として行うことが推奨されている．

あくまで画像診断は補助診断であり，原発巣がはっきりしないとき，細胞診を施行し，悪性度組織型を確認し，原発巣推定の参考にする．

生検は，最後の診断手技であり，できる限り避けるべきである．特にリンパ節の楔状切除は，周囲に腫瘍の播種をきたし，その後の治療経過にも大きな影響を与えるので避ける．生検の施行は，リンパ腫が強く疑われるとき，原発巣がはっきりせず免疫染色などで原発巣を推定したいときなどに限るべきで，播種のリスクを最小にするよう留意する．

■ 鑑別診断

炎症性リンパ節腫脹，側頸嚢胞，悪性リンパ腫などとの鑑別が重要である．経過，随伴症状から炎症性のリンパ節腫脹との鑑別診断は容易であるが，悪性リンパ腫との鑑別には生検が必要となることが多い．また，高齢者の頸部リンパ節結核が増加しており，常に念頭におく必要がある．

治療方針

頸部リンパ節転移の標準治療は頸部郭清術である．根治的頸部郭清術（radical neck dissection：RND）が基本術式であるが，原発巣，転移の進行度によって，切除範囲，合併切除組織も変更され，さまざまな変法が存在する．また，その目的により，リンパ節転移の制御目的の治療的頸部郭清術と，潜在転

移に対して行われる選択的(予防的)頸部郭清術に分類され，後者は正確な staging のための診断的意義もある．

原発巣が根治照射の選択されることの多い，上咽頭癌，ヒトパピローマウイルス関連中咽頭癌などでは，頸部転移に対しても根治照射あるいは化学放射線療法(chemoradiotherapy：CRT)が選択される．

また，原発巣が根治照射，CRT で制御可能と予想される症例で，頸部転移が進行しているとき，確実な頸部制御のため，頸部郭清を先行して行うことも試みられている．

原発巣操作があるかどうか，両側か片側かなどの状況でさまざまな皮切が選択される．通常の Y 字・U 字切開，S 状切開，横 1 本，平行 2 本線〔マカフィー(MacFee)切開〕などが視野と整容面を考慮に入れつつ選択される．

■ 手術的治療

頸部郭清術は切除領域の観点から全頸部郭清術か領域郭清術に分かれ，切除組織の観点から RND と機能温存術式とに分けられる．

RND では，レベル I (オトガイ，顎下部)，II (上内深頸部)，III (中内深頸部)，IV (下内深頸部)，V (後頸部)すべての領域のリンパ節群を内頸静脈，胸鎖乳突筋，副神経とともに切除する．基本術式であるが，機能障害も大きく現在では高度転移進行例に行われるのみで，ほとんどの症例で明らかな癌の浸潤を認めなければ内頸静脈，胸鎖乳突筋，副神経をできる限り温存する術式(保存的頸部郭清術)が選択される．

原発巣によっては，切除リンパ節領域を限定する術式が選択される．肩甲舌骨筋上郭清術(レベル I，II，III)は舌癌の予防郭清に，側頸部郭清術(レベル II，III，IV)は喉頭癌，咽頭癌に対して行われる．また，近年 CRT 後の残存再発例に対する手術する機会が増加している．このようなケースでは創傷治癒機転も不良で合併症の頻度が高いことから，さらに切除範囲を狭め，残存する転移リンパ節領域のみの郭清も試みられている．

外側咽頭後リンパ節は上記のレベル分類に含まれていないが，下咽頭後癌，中咽頭癌などでは転移の頻度が高い．解剖学的にアプローチ困難な部位であるが，進行癌手術例では郭清を行う施設が多い．

頸部郭清術を施行することにより，頸部リンパ節転移の制御率は 90% を超える．摘出標本の病理評価で，複数個リンパ節転移例，節外浸潤陽性例は予後不良因子であり，こうした症例は高リスク症例として全身状態に応じて術後 RT，CRT が推奨されている．

■ 合併症

急性期の合併症として，術後出血，喉頭浮腫，リンパ漏が挙げられる．

術後出血から喉頭の循環不全をきたし，急速な喉頭浮腫が出現し窒息に至ることがあるので，手術当日はドレーン排液の性状，層の膨隆の有無，皮膚の色調を頻回にチェックする．術後 6 時間以内に発症することが多い．

喉頭浮腫は両側郭清例，CRT 後の症例ではリスクが高くなるので，手術中も中甲状腺静脈などの保存に努める．帰室後もベッドサイドで喉頭観察を行い，ステロイド使用も躊躇しない．両側郭清症例ではあらかじめ予防的気管切開を留置するか，あるいは手術終了後に気管挿管チューブの抜管を数日遅らせ急性期の喉頭浮腫の軽減を待つこともある．

リンパ漏は 2～3 病日で食事を開始してから明瞭になることが多い．通常低脂肪食，鎖骨上窩の圧迫など保存的治療で軽快するが，持続するときはミノサイクリン注入による癒着療法あるいは再開創，リンパ管結紮も考慮する．

副神経を保存しても，術後一過性の僧帽筋麻痺を呈することが一般的である．そのため，肩周囲関節癒着の予防を目的に，早期から肩関節の可動域訓練を施行し肩関節の拘縮を防ぐ．

知覚障害，絞扼感は術後数か月がピークであり，その後徐々に軽快するが，CRT 後の例では遷延する．

嚥下障害は，迷走神経，舌下神経切断例，両側郭清例などで生じることがある．通常は嚥下訓練で軽快する．

■ 術後管理

頸部郭清術のみであれば床上安静は手術当日のみで翌日から歩行可である．経口摂食も手術翌日ら開始する．経口摂食開始後でドレーンから乳びの流失を認めないか注意する．ドレーンは30 mL以下になれば抜去可能で，通常術後3日前後で抜去する．1週間で抜糸し，退院可能となる．

■ 患者説明のポイント

☆手術合併症について，十分に説明する．特に副神経麻痺は温存しても生じるので，早期のリハビリテーションの重要性を説明する．
☆頸部のしめつけ感，浮腫は年余の単位で徐々に解消することも説明し不安を抑える．
☆摘出標本病理所見によっては，後治療として放射線療法や化学放射線療法が必要になる可能性を説明することも忘れない．

38. 原発不明頸部リンパ節転移
cervical metastasis from unknown primary

倉富勇一郎 佐賀大学・教授

■ 病態・病因

頸部に転移性リンパ節腫脹があるが，内視鏡を含めた視診や各種の画像診断による臨床診断で原発巣が同定できないもの（広義）である．狭義には原発巣検索目的の生検や口蓋扁桃などの組織検査によっても原発巣が不明のものをいい，頭頸部癌の3％程度を占める．近年増加しているヒトパピローマウイルス（HPV）関連中咽頭癌は扁桃陰窩の深部に生じるため，原発巣が不明瞭で広義の原発不明頸部リンパ節転移の臨床像を示すことがあり，転移リンパ節に嚢胞化がみられるのが特徴である．

■ 症状

頸部に無痛性で増大傾向があるリンパ節腫脹を認めるのみで，頸部腫瘤が主訴となる．

■ 検査法と所見の把握

初診時に頸部腫瘤が転移性リンパ節腫脹であることを触診，エコーで診断し（疑い），部位診断を行う．最も多い上深頸部の転移性リンパ節腫脹では頭頸部（口腔・咽喉頭領域）の原発巣を想定し，鎖骨上窩や下深頸部では胸腹部臓器や甲状腺の原発巣を想定する．頭頸部の観察では十分な視診・触診と narrow band imaging（NBI）などを含む詳細な内視鏡観察が必要であり，内視鏡観察では舌を牽引させ経口的に口蓋扁桃をみる方法や，キリアン（Killian）体位による下咽頭輪状後部や食道入口部までの観察が有用である．

以上の視診で原発巣が同定されなければ，頭頸部腫瘤の被膜損傷を最小限にとどめることに留意して穿刺吸引細胞診（FNAC）を行う．甲状腺癌のリンパ節転移も嚢胞化することがあり，疑われる場合は貯留液のサイログロブリン値の測定が有用である．初診時にここまで可能である．次いでCTおよびMRIを可能な限り造影下に行い，明らかに悪性病変と思われればPETを計画する．

画像診断でも原発巣が同定または疑われず，頸部腫瘤のFNACにて異型上皮細胞がみられれば，この段階で広義の原発不明頸部リンパ節転移と診断される．

■ 鑑別診断

1）悪性リンパ腫：同様に無痛性で増大傾向を有するリンパ節腫脹である．累々とリンパ節腫脹が多発する場合や，画像診断で腫瘤内部が均一である場合は悪性リンパ腫の疑いが強くなる．FNACや血清可溶性IL-2受容体などの血液検査が有用である．

2）頸部嚢胞：最も多い側頸嚢胞は嚢胞性リンパ節転移との鑑別が必要である．嚢胞の画像所見は薄い嚢胞壁と均一な内部貯留液が特徴であり，これと異なる不均一な嚢胞壁などの所見があれば，嚢胞性リンパ節転移を疑

い中咽頭を中心とする十分な原発巣検索が必要である．

治療方針

原発不明頸部リンパ節転移は基本的には組織診断がついていない．したがって手術可能例では，組織診断と治療をかねて腫脹リンパ節の摘出と術中迅速組織検査を行っている．扁平上皮癌組織が検出されるなど転移と診断されれば（または強く疑われれば）原則的に全頸部リンパ節郭清を行い，加えて原発巣として可能性がある部位の生検を行う．生検部位は少なくとも患側の上咽頭の盲目的生検と口蓋扁桃摘出を行い，硬結があれば舌根部の深部からも生検する．喉頭・下咽頭も全身麻酔下に観察するが，粘膜面の異常がなければ生検は行っていない．扁桃や生検組織にも癌が認められなければ，狭義の（真の）原発不明頸部リンパ節転移と診断される．

真の原発不明頸部リンパ節転移であっても，郭清リンパ節に被膜外浸潤や多発転移などの予後不良因子があれば，原則的に放射線療法や化学放射線療法を追加する．また転移リンパ節が手術不能で治療希望がある場合は，可及的にFNACで組織診断を推定し，それに応じた化学放射線療法などの保存的治療を行っている．

■ 予後

N2aまでの予後は比較的良好であるが，N2b以上の予後は不良である．

■ 患者説明のポイント

☆まれではあるが原発巣が不明な頸部リンパ節転移があることを十分に理解してもらう．また頸部の治療後に原発巣が明らかになる可能性があり，長期の定期的経過観察と検査の必要性を説明する．

39. 頭頸部領域の悪性リンパ腫
malignant lymphoma of head and neck

長門利純　旭川医科大学・学内講師

■ 病態・病因

悪性リンパ腫は，リンパ組織やそれ以外の臓器（節外臓器）に分布しているリンパ球が異常増殖して腫瘤を形成した悪性腫瘍である．WHO分類ではホジキンリンパ腫と非ホジキンリンパ腫に大別される．非ホジキンリンパ腫はB細胞リンパ腫とT/NK細胞リンパ腫に大別されるが，そのなかに多くの病理組織型が存在する．わが国では非ホジキンリンパ腫が悪性リンパ腫の約90％を占める．

頭頸部領域は悪性リンパ腫の好発部位であり，わが国における非ホジキンリンパ腫全体の30～40％，特に節外性リンパ腫の60～70％を占める．原発部位はワルダイエル咽頭輪が60％と最も多く，頸部リンパ節15％，鼻腔10％，唾液腺8％，副鼻腔3％，甲状腺2％，口蓋2％である．

WHO分類による病理組織型としては，ワルダイエル咽頭輪や頸部リンパ節ではB細胞型が80～90％を占め，びまん性大細胞型B細胞リンパ腫が約60％と最も多い．ワルダイエル咽頭輪では70％が口蓋扁桃原発である．鼻腔原発では80％以上が鼻性NK/T細胞リンパ腫であり，鼻腔や咽頭に破壊性の壊死性肉芽腫性病変を認め，多臓器浸潤や血球貪食症候群が高頻度に出現し，予後がきわめて不良である．

原因としては遺伝子異常，ウイルス感染，慢性炎症が挙げられるが，遺伝子異常に関してはいまだ不明な点も多い．鼻性NK/T細胞リンパ腫では全例にエプスタイン・バーウイルス（EBV）-DNAが同定され，EBV発癌蛋白も発現していることからEBVがその病因と考えられている．甲状腺や唾液腺に好発する粘膜関連リンパ組織リンパ腫（MALTリ

表1 R-CHOP療法

薬剤	投与量	投与法	1	2	3	4	5	(日目)
リツキサン	375 mg/m^2	点滴静注	●	(または−2日目，−1日目のいずれか)				
エンドキサン	750 mg/m^2	点滴静注	●					
アドリアシン	50 mg/m^2	点滴静注	●					
オンコビン	1.4 mg/m^2	静注	●					
プレドニン	100 mg	内服	●	●	●	●	●	

ンパ腫）では，その背景に慢性甲状腺炎やシェーグレン症候群などの自己免疫疾患が存在することが多い．また，近年，関節リウマチなどの自己免疫疾患に使用される免疫抑制薬メトトレキサート（MTX）を内服している患者にリンパ増殖性疾患が生じうることが明らかとなり，頸部リンパ節や口蓋扁桃，鼻腔，唾液腺などの頭頸部領域の発生例が報告されている．MTX関連リンパ増殖性疾患とよばれ，多様な病理組織像を示すことから，診断や治療において注意を要する．

■ 症状

頭頸部領域の悪性リンパ腫は比較的早期に発見されることが多く，Ⅰ〜Ⅱ期が80〜90%を占めるが，発生部位により症状が異なる．ワルダイエル咽頭輪原発では咽頭痛や咽頭異常感が70〜80%に認められるが，扁桃肥大を主訴とする例も存在する．頸部リンパ節原発では頸部腫瘤を主訴とする症例が90%を占める．鼻性NK/T細胞リンパ腫は鼻閉，鼻出血，頬部や鼻部の腫脹が主な症状である．また，発熱，盗汗，体重減少のB症状を確認することも重要である．

■ 検査法と所見の把握

確定診断は生検での病理組織検査による．HE染色のみならず，免疫染色によって細胞型を決定する．さらに，フローサイトメトリーによる表面形質の解析，染色体分析や遺伝子解析などを行うことが重要である．病期診断には全身CT，骨髄穿刺，消化管内視鏡検査，PETが必要である．病勢診断として血清LDH値，可溶性IL-2受容体，フェリチンなどが有用である．

鼻性NK/T細胞リンパ腫の診断では，病理組織検査にてEBV遺伝子の1つであるEBERs *in situ* hybridizationを行うことが重要である．また，血清中のEBV-DNAが上昇するため，DNA量の測定が病勢や治療効果判定，予後判定に有用である．

■ 鑑別診断

口蓋扁桃原発では扁平上皮癌や扁桃過形成，頸部リンパ節原発では頭頸部癌のリンパ節転移や感染症によるリンパ節炎との鑑別が重要となる．鼻腔原発では，壊死性肉芽腫性病変をきたす疾患として多発血管炎性肉芽腫症が鑑別に挙がる．

治療方針

発生部位，組織型，病期に基づいて治療方針を決定する必要がある．

ワルダイエル咽頭輪や頸部リンパ節に好発するびまん性大細胞型B細胞リンパ腫は，ほとんどの症例で腫瘍細胞にCD20が発現しており，抗CD20抗体リツキシマブ（R）を併用したR-CHOP療法（**表1**）が標準的化学療法である．限局期に対しては，R-CHOP療法3コース後に病変部放射線療法を追加，またはR-CHOP療法6コースのいずれかを実施する．

鼻性NK/T細胞リンパ腫は放射線に比較的感受性があるため，放射線療法と多剤併用化学療法を併用する．最近では，限局期症例に対して放射線療法と多剤耐性非関連薬剤を主体とするDeVIC療法（2/3投与量）の同時併用が行われ，比較的良好な成績を得てい

る．当科では新しい試みとして，限局期症例に対し浅側頭動脈から抗癌剤を動注し同時に放射線療法（54 グレイ）を行っている．レジメンとしては DeVIC 療法と同様に多剤耐性非関連薬剤を主体とする MPVIC-P 療法を採用しているが，本法は毒性が低く，5 年生存率も 100％ と良好な成績を得ている．

甲状腺や唾液腺などに発生する MALT リンパ腫は低悪性度群に分類され，限局期病変に対しては手術による切除または放射線療法が適応となる．

MTX 関連リンパ増殖性疾患に関しては MTX の投薬を中止し，2～4 週間は病変の変化を観察する．投薬中止で改善を認めない症例は，各組織型に応じた悪性リンパ腫の治療を行う．

■患者説明のポイント

☆組織型と病期により治療方針が異なるため正確な病理診断と病期決定が重要であること，治療による白血球減少，粘膜炎，唾液分泌低下などの副作用が生じることを説明する．

40. 頭頸部領域の肉腫
sarcoma of head and neck

岸本誠司　亀田総合病院・部長[千葉県]

■病態・病因

成人の肉腫は頭頸部領域に発生することは非常にまれで，肉腫全体の 10％ 以下とされている．また，頭頸部悪性腫瘍全体の 0.5％ にすぎない（2014 年 頭頸部悪性腫瘍全国登録より）．肉腫は骨由来と軟部組織由来に大別され，前者には骨肉腫，軟骨肉腫，ユーイング肉腫など，後者には横紋筋肉腫，平滑筋肉腫，脂肪肉腫，線維肉腫，血管肉腫，未分化多形肉腫〔悪性線維性組織球腫（MFH）〕，滑膜肉腫などが含まれる．部位としては骨由来肉腫では下顎・上顎・斜台などに発生し，軟部組織由来肉腫では鼻副鼻腔・口腔・咽喉頭・頸部・顔面など頭頸部のあらゆる部位に発生する．

小児の肉腫では横紋筋肉腫の頻度が最も高く，その約 30％ は頭頸部領域に初発する．その他，ユーイング肉腫，骨肉腫，滑膜肉腫などもまれに頭頸部領域に発生する．頭頸部領域は大きく 3 つの亜領域に分けられる．すなわち ① 傍髄膜（中耳，鼻腔，鼻咽喉，副鼻腔，側頭中頭蓋窩下，翼突口蓋，傍咽頭），② 眼窩，③ 頭頸部（傍髄膜，眼窩以外の頭頸部領域すべて）であるが，そのなかで傍髄膜型は予後不良とされている．

一般に明らかな病因は特定されていない．ただし，放射線治療の既往やフェノキシ酢酸・クロロフェノールなどの化学物質への曝露は発症要因となるとされている．

■症状・診断

腫瘍は皮下もしくは粘膜下に発生し腫瘤形成とそれによる随伴症状が主であるが，発生部位によりその症状はさまざまである．また腫瘍の増大速度も病理組織型により異なる．確定診断は生検による病理組織学的所見であるが，さまざまなマーカーによる免疫組織化学的検査や遺伝子検査も重要である．組織学的悪性度は予後を大きく左右するため病期判定の重要な因子の 1 つとなっている．さらに MRI，CT および PET などによる情報も病期判定には欠かせない．すなわち組織学的悪性度・腫瘍のサイズと深度・所属リンパ節転移や遠隔転移の有無などをもとに病期が決定される．

治療方針

外科的切除が肉腫治療の要である．手術単独で適切な切除縁の確保が困難な場合や手術不能例には，化学療法や放射線治療を行う．

小児の場合，化学療法が先行する集学治療となることが多い（図1）．

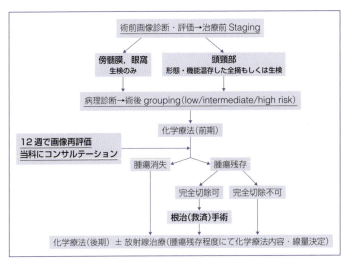

図1 日本横紋筋肉腫研究グループ（JRSG）による小児横紋筋肉腫治療ガイドラインをもとに著者が作成したフローチャート
太字の段階で耳鼻咽喉科頭頸部外科が関与．

■ 手術的治療

　四肢の肉腫では腫瘍反応層の外で切除する広範切除が原則であり，低悪性肉腫では1 cm，高悪性肉腫では2 cmの安全域をとった切除が望ましいとされている．これは頭頸部領域の肉腫にも適用されるものと思われ，同等の安全域をとった切除が必要である．頸部リンパ節転移があれば頸部郭清術を行うが，癌腫に比べリンパ節転移の頻度は少なく積極的な予防的頸部郭清術は一般に行われない．

　小児の傍髄膜肉腫では手術侵襲が大きいうえ，術後の形態的および機能的障害が著しいため，原則として生検のみにとどめ，手術は化学療法や放射線治療後の救済手術として行われることが多い．この場合，頭蓋底手術となることが多く専門的技術をもった施設で行われることが望ましい．それ以外の頭頸部領域の肉腫では完全切除が可能で術後の障害も軽微であれば手術が第一選択とされる．

■ 化学療法

　横紋筋肉腫やユーイング肉腫は化学療法に対する感受性が高く，前者ではビンクリスチン・アクチノマイシンD・シクロホスファミドの3剤によるVAC療法，後者ではビンクリスチン・ドキソルビシン・シクロホスファミドの3剤によるVDC療法などのレジメンが確立された標準治療として用いられている．特に小児ではその奏効率は高い．

　一方，平滑筋肉腫，未分化多形肉腫，滑膜肉腫やその他の肉腫では化学療法の感受性は低く，術後の補助療法としてあるいは手術不能例に対して，ドキソルビシンを中心とした化学療法が行われる．

　ただし，一般的に耳鼻咽喉科医や頭頸部外科医はこれらの化学療法には十分習熟していないため，小児例は小児科医，成人例は腫瘍内科あるいは整形外科医に協力を求めることが望ましい．

■ 放射線療法

　切除断端陽性例の術後照射としての有用性は認められている．さらに切除不能例に対する根治照射として用いられる．

　最近，「小児腫瘍の陽子線治療」および「切除非適応の骨軟部腫瘍の重粒子線治療」の有

効性が確認され，保険適用となった．今後これら粒子線治療の適応が拡大していくものと思われるが，特に小児においては2次癌発症のリスクを考慮しておく必要がある．

■ 予後

予後不良因子は，遠隔転移の存在，四肢以外の発生部位，5cmを超える大きさ，深在性，組織学的高悪性度，高齢者などである．

■ 患者説明のポイント

☆肉腫の場合，手術・化学療法・放射線療法の集学治療が必要となることが多く，治療に長期間を要すること，複数の診療科にまたがる治療が重要であることなどを説明する．

41. 頭頸部領域のメラノーマ
melanoma of head and neck

花井信広　愛知県がんセンター中央病院・部長

■ 病態・病因

2013年の日本頭頸部癌学会全国登録によると，全登録数7,458例のうちメラノーマは0.8%ときわめて頻度の低い疾患である．

頭頸部癌治療医が担当するメラノーマのほとんどは鼻副鼻腔，口腔に発生する粘膜メラノーマである．粘膜メラノーマは進行が速くきわめて予後不良であり，病期分類はstage Ⅲから始まっている．粘膜メラノーマの約55%が頭頸部領域に発生し，うち約2/3が鼻副鼻腔，1/4が口腔である．その他，頭頸部領域では顔面〜頭皮に発生するが，これは皮膚メラノーマであり粘膜メラノーマとは区別して扱われる．

粘膜メラノーマの罹患率は増減なく推移している．粘膜メラノーマは日本人では全メラノーマの8〜10%，欧米人では1〜2%と報告され，人種間の格差を認める．日本人は白人に比べ皮膚メラノーマが少ないため，相対的な頻度が高くなる．明らかな発症要因は確立されていないが，口腔では喫煙，鼻副鼻腔ではホルムアルデヒドなどの曝露がリスクファクターであると推測されている．明らかな性差はなく，好発年齢は65歳以上，好発部位は鼻副鼻腔では鼻腔側壁，鼻中隔，口腔では硬口蓋，歯肉である．

■ 症状

鼻副鼻腔では鼻閉，鼻汁，鼻出血など一般の耳鼻咽喉科的症状と類似する．黒色の腫瘍性病変を呈する場合が多いが，粘膜の色素斑を呈する場合もある．口腔では出血，疼痛などの症状を伴うこともあるが，色素沈着以外に症状を有しないものもある．また歯科治療中に発見されることもある．結節性または斑状の病変で色調は黒〜茶褐色，赤色，白色と多岐にわたる．特徴的なメラニンを欠く無色素性の病変では診断の難しいこともある．鑑別のために組織生検が推奨される．

■ 検査法と所見の把握

口腔内は比較的容易に視診されるが，鼻副鼻腔内は内視鏡による精査が必要である．多発性病変を伴うことが多いため，粘膜病変を詳細に評価する．

粘膜メラノーマの診断にはMRIがより好ましい．典型的なMRIパターンはメラニンと関係してT1・T2でそれぞれ高信号・低信号を示すといわれているが，メラニンが欠失すると非特異的な所見となる．また所属リンパ節転移や遠隔転移の評価のためにCTやPETが推奨される．初診時の頸部リンパ節転移の割合は口腔に多く25%，一方，鼻副鼻腔では6%と報告されている．

治療方針

■ 手術的治療

現在でも多くの粘膜メラノーマ治療の主軸であり，治療の第一選択である．十分なマージンを取った切除が肝要であるが，解剖学的に狭く重要臓器が近接する頭頸部領域では十分な安全域を確保することが困難であること

も多い．そのためメラノーマは放射線に低感受性であるが，局所制御を向上させるために術後放射線治療が行われる．多くの研究によって術後照射は全生存を改善しないが，局所制御を改善させることが明らかとなっている．よって外科的切除と術後放射線治療は粘膜メラノーマに対する標準治療である．治療成績はさまざまであるが5年全生存率で20〜50%と報告されている．

また局所制御が得られても遠隔転移の頻度も高い疾患である．それゆえ患者のQOL維持を考慮した内視鏡的な手術アプローチも報告されているが，拡大手術を凌ぐ成績は得られていない．

■ 放射線治療
切除不能例や手術拒否例に対して放射線治療が考慮される．

① X線治療

術後治療として行われることが多く，X線治療による根治治療成績の報告は少ない．X線による放射線治療では，近接する重要臓器（眼球，視神経，脳幹，脳など）の有害事象を避けるため，高精度放射線治療を用いても十分な範囲に根治線量を投与できないことが問題となる．X線による根治的放射線治療の3年全生存率は33%，5年全生存率は13〜18%と報告され，満足のいく結果は得られていない．

② 粒子線治療

粒子線治療はブラッグピークという物理的な特性から腫瘍のみに線量を集中させることができ，周囲のリスク臓器への線量を低減することが可能である．粒子線治療には陽子線治療と炭素イオン線治療がある．どちらも治療施設がごく限られ，治療費が高額であるため一般的な治療としては普及していない．

1) 陽子線治療：生物学的効果比はX線の1.1倍であるが，線量の集中性がより優れている．脳壊死，視神経障害などの晩期有害事象の軽減が期待される．メラノーマに対する陽子線治療は寡分割照射が有効であり，その成績は1年局所制御率70〜92%，2年全生存率58%，3年全生存率46〜68%と報告される．Grade 3以上の急性期粘膜炎3〜25%，皮膚炎0〜13%，晩期有害事象として患側の視力低下は4〜15%，白内障，視力低下，粘膜炎を合わせ9%と報告されている．

2) 炭素イオン線治療：生物学的効果比が2〜3倍と考えられており，X線治療と比較して高い抗腫瘍効果が期待できる．また優れた線量集中性を併せもつため腫瘍周囲の重要臓器を避けながら高線量を照射することが可能である．これらの特性により頭頸部のメラノーマに対する局所治療として期待されている．2年の局所制御率および全生存率は59〜84%および62〜69%，5年の局所制御率および全生存率は72〜84%および27〜45%（一部はダカルバジンを含む化学療法併用例）と報告されている．急性期有害事象として皮膚炎，粘膜炎，晩期有害事象として視力障害，顎骨障害，脳障害が挙げられる．長期的なデータが成熟しておらず，その有用性が十分なコンセンサスを得るには至っていない．

■ 薬物療法

① 術後補助療法

副作用に見合った生存への寄与，予後改善が一貫して得られているわけではなく，薬物による術後補助療法の標準治療は確立されていない．本邦ではDAV-Feron療法やフェロン療法が頻用されてきたが，科学的根拠に乏しく，見込まれる有益性と副作用を十分説明したうえで患者ごとに適応が決められるべきである．

② 再発・転移頭頸部メラノーマに対する薬物療法

これまでダカルバジン単剤がメラノーマに対する薬物療法の基準となってきたが，その有益性は満足できるものではなく，ダカルバジンに勝る治療薬の導入が望まれていた．

2010年代からメラノーマに対して，免疫療法，特に免疫チェックポイント阻害薬の開発が急速に進んだ．現在では，抗PD-1抗体

であるニボルマブ（オプジーボ）が承認されている．また，抗CTLA-4抗体であるイピリムマブ（ヤーボイ）も承認された．粘膜メラノーマに対する免疫チェックポイント阻害薬の臨床情報は限られているが，一定の効果が見込まれるため使用を考慮してよい．

また分子標的治療薬としてBRAF遺伝子変異の働きを阻害するベムラフェニブ（ゼルボラフ）が承認されている．適応はBRAF遺伝子変異を有する根治切除不能なメラノーマに絞られるが，粘膜メラノーマにはBRAF変異例が少なく5％程度と報告されている．

これらの薬剤は承認されて間もない薬のため，副作用について特に慎重な検討が必要である．

■ 患者説明のポイント
☆切除可能例に対する治療選択は慎重な検討が必要であることを説明する．
☆外科治療は標準的な治療であるが，整容面や機能面に大きく影響する．
☆悪性度が高く，再発転移の可能性があり，拡大手術が必ずしも良好な予後と直結しない．
☆粒子線治療後やX線治療後の救済手術は術後合併症のリスクが高くなる．

42. 副咽頭間隙腫瘍
tumor of parapharyngeal space

岩江信法　兵庫県立がんセンター・部長

■ 病態・病因
副咽頭間隙は解剖学でいう咽頭側隙に相当する部位である．咽頭腔の外側にあり，頭蓋底を底面とし，舌骨大角を頂点とする逆円錐形の脂肪組織で満たされた間隙である．

副咽頭間隙に発生する腫瘍は頭頸部腫瘍全体の0.5～1％以下であり非常にまれである．副咽頭間隙腫瘍の90％は良性であり，耳下腺を含む唾液腺由来のものが最も多く，次に神経組織由来のものが続く．ほかにはリンパ組織，間葉組織，血管組織由来のものなど非上皮性腫瘍が多い．悪性腫瘍の場合は，上記由来の悪性腫瘍に加えて甲状腺癌などの転移性腫瘍も認められる．

■ 症状
周辺組織の圧迫症状が出るまで（特に良性腫瘍では）自覚症状がないことも多い．自覚症状としては腫瘍の圧排による違和感や，間隙を通過する迷走神経・交感神経・舌下神経の麻痺症状などである．

■ 検査法と所見の把握
MRI検査やCT検査などの画像検査が主体となる．穿刺吸引細胞診も施行される．

茎状突起に付着する茎突咽頭筋，茎突舌筋，茎突舌骨筋を境として，茎突前区と茎突後区に分けられる．

■ 鑑別診断（図1）
茎突前区には耳下腺深葉が近接しており，発生する腫瘍は唾液腺由来の多形腺腫などが多い．茎突後区には交感神経幹・舌咽神経・迷走神経・副神経・舌下神経などが走行しており，発生する腫瘍は神経由来の腫瘍である神経鞘腫の比率が高い．

治療方針

原則として摘出手術を行う．
■ 保存的治療
切除不能な悪性腫瘍の場合，薬剤や放射線を主体とした治療が行われるが，可能な限り組織型を確認し組織型に応じた適切な治療を行う．粒子線治療なども必要に応じて考慮する．良性腫瘍の場合，切除が可能であっても発育が緩徐で手術による合併症が高度になると推測される場合は，年齢や症状を考慮して経過観察のみとすることも少なくない．
■ 手術的治療
通常は外切開での摘出を行う．下顎に沿った切開の経頸部法やそれを頭側へ延長した経

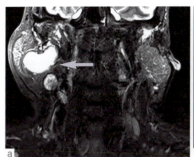
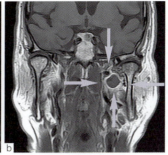

図1 副咽頭腫瘍の MRI
a：茎突前区の腫瘍．T2強調画像，冠状断．右耳下腺深葉由来多形腺腫．
b：茎突後区の腫瘍．T1強調画像，冠状断．左迷走神経由来神経鞘腫．

頸部耳下腺法で大部分が対処可能であるが，頭蓋底側最深部の視野確保は困難なことが多く，多形腺腫のような良性腫瘍では用手的核出も多用される．悪性腫瘍や神経鞘腫などでは必要に応じて下顎骨に切開を加えて深部視野の確保をはかり確実な切開を目指す．

■ 合併症

副咽頭を走行する当該神経の損傷や切断による神経脱落症状が現れる．交感神経幹（ホルネル症候群），舌咽神経（嚥下障害），迷走神経（嗄声や誤嚥），副神経（上肢挙上障害），舌下神経（舌運動障害）など，損傷神経により異なり，複合して生じることもある．特徴的な合併症として，ファーストバイト症候群がある．食事の際の一口目に耳下部に痛みを生じる．自律神経支配異常の関連が疑われているがいまだ不明な点が多い．

■ 患者説明のポイント

☆「副咽頭間隙」は医療者でも解剖学的部位の把握が困難であるため，頭蓋模型などを用いた説明が有用である．
☆良性腫瘍の場合，切除手術のリスクとベネフィットを十分に説明のうえでインフォームド・コンセントを得る．

43. 頸部神経鞘腫
schwannoma of the neck

中島寅彦　国立病院機構九州医療センター・科長

■ 病態・病因

神経鞘腫はシュワン細胞から発生する良性腫瘍である．頭蓋外神経鞘腫の 25〜45％ は頭頸部領域に発生する．頸部神経鞘腫の由来神経は迷走神経，腕神経叢，頸神経叢，交感神経の順に多いとされる．

■ 症状

無痛性の頸部腫瘤を主訴とすることが多い．発育は緩徐で腫瘤形成以外の症状を認めることは少なく，手術前から由来神経の麻痺症状を呈することはまれである．

■ 検査法と所見の把握

触診にてやや硬い平滑な腫瘤として認められる．超音波検査では紡錘形の境界明瞭な腫瘍として描出され，周囲臓器との位置関係や両端の神経移行部の描出により術前診断が可能な場合がある．造影CT検査では造影効果の高い楕円形腫瘤として描出され，副咽頭間隙では茎突後区に認めることも特徴である．MRI では T1 で低〜中信号，T2 で高信号（図1）を呈し，内部が造影され断面によっては由

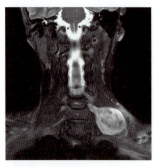

図1　腕神経叢の神経鞘腫のMRI
T2強調画像で高信号を呈する境界明瞭な腫瘍を認める．両端に神経束が描出される．

来神経が描出される．穿刺吸引細胞診検査では紡錘形の細胞集塊により診断の一助となるが，十分量の細胞の採取ができないことも多く術前の細胞診による診断確定は難しい．

■ 鑑別診断

頸部リンパ節腫脹，頸動脈小体腫瘍などとの鑑別が重要である．嚢胞変性をきたし側頸嚢胞などの嚢胞性疾患との区別が難しい場合もあり注意を要する．

治療方針

治療は手術による摘出が基本である．腫瘍の増大傾向，整容面も含めた患者の現在のQOLを相談，見極めたうえで，摘出後の神経脱落症状によるQOLの低下の可能性のインフォームド・コンセントを行い，慎重に手術適応を決める．術前に診断が得られている場合は同意を得たうえでwait and seeも選択肢となりうる．

■ 手術的治療

神経切断による機能障害は極力回避すべきであり可能な限り被膜間摘出術を行う．

腫瘍の被膜（神経上膜から神経周膜）に沿って周囲組織から丁寧に剝離を行ったのち，神経束から離れた部位で神経の走行に沿ってメスにて被膜にごく浅い縦切開を入れ被膜を左右に分ける．数層にわたる被膜（神経上膜から神経周膜）を剝離していき最内層の真の腫瘍被膜を確認し，真の腫瘍被膜に沿って腫瘍を剝離摘出する．

■ 患者説明のポイント

☆神経鞘腫は良性の腫瘍であり悪性化はまれである．由来神経の脱落症状の可能性についてのインフォームド・コンセントが重要である．
☆被膜間摘出によっても全例機能温存が可能というわけではない．被膜の確認が困難な場合もある．迷走神経や腕神経叢由来の腫瘍では，場合によっては核出術を選択する．

44. 頸動脈小体腫瘍
carotid body tumor

志賀清人　岩手医科大学・教授

■ 病態・病因

頸動脈小体腫瘍は頸動脈分岐部に発生するまれな傍神経節腫で，副腎に発生する褐色細胞腫などと同じ組織像を呈するが，副交感神経由来であるため分泌顆粒をほとんどもたず，機能的な腫瘍はほとんどない．近年，原因遺伝子としてSDH (Succinate dehydrogenase)遺伝子ファミリーである*SDHA*, *SDHB*, *SDHC*, *SDHD*遺伝子のほか，10種類以上の遺伝子に変異が発見されており，遺伝性傍神経節腫・褐色細胞腫症候群 (hereditary paraganglioma-pheochromocytoma syndrome : HPPS)という疾患概念が提唱されている．これまでの予想より多くの症例が遺伝子変異を有していると考えられる．

これらの遺伝子変異をもった症例では両側例や他の部位の傍神経節腫，褐色細胞腫の合併もあり，また10%程度といわれているが悪性例が存在し，リンパ節転移や遠隔転移を認める例もある．病理組織学的に良性と悪性を区別できず，臨床経過で転移があれば悪性

例となる.

■ 症状
　無痛性の拍動性頸部腫瘤を主訴とすることがほとんどだが，画像診断で偶発的に発見されることもある．迷走神経や頸神経ワナ，舌下神経，舌咽神経に近接するため，まれに疼痛，嗄声，嚥下障害などの神経症状を呈することもある．

■ 検査法と所見の把握
　安易な細胞診や生検は禁忌である．この腫瘍が疑われる場合はまず造影 CT や造影 MRI などの画像診断を行う．いずれでも非常に造影効果の高い腫瘍として認められるが，MRI では salt and pepper sign など特徴的な所見が認められる．遠隔転移例や腹部などの傍神経節腫の合併もあるので，PET をはじめとする全身の画像診断を行うべきである．手術的治療を行う際にはさらに術前の頸動脈造影とマタステストが必須である．頸動脈造影では栄養動脈の同定が可能であり，また腫瘍の周囲の血管網の存在も検出できる．マタステストで病側内頸動脈閉塞の際の神経症状や脳虚血所見の有無を確認する．内頸動脈合併切除＋血行再建を要する症例が少なくないことから必須の検査である．

■ 鑑別診断
　よく鑑別に挙がるのは神経鞘腫である．時に悪性リンパ腫や頭頸部癌のリンパ節転移との鑑別が必要な場合もある．

治療方針

　ほとんどが良性であるがまれに悪性例があり，後発転移例もあるので第一選択は手術摘出であるが，両側例や転移例，巨大な腫瘍などでは放射線治療を選択する場合もある．高齢者などで経過観察例もある．

■ 手術的治療
　術前の栄養動脈塞栓術が手術時の出血量を減少させ，また塞栓により腫瘍体積が減少し，手術操作を容易にする効果もある．

腫瘍の被膜は非常に血流が豊富であり，塞栓術を行っても無造作に被膜を切除すると出血する．下位脳神経（迷走神経，舌咽神経，舌下神経），交感神経幹が腫瘍に巻き込まれていることがあるが，可能な限り神経を温存する必要がある．Shamblin 分類 Type Ⅲ の場合はほとんどの例で頸動脈の合併切除を必要とするため，血行再建術を準備する．

■ 合併症
　神経を温存できれば術後一過性に神経麻痺（迷走神経→反回神経麻痺，舌下神経麻痺，舌咽神経麻痺→嚥下障害，ホルネル症候群など）を認めても改善することが多い．時に反回神経麻痺などが残存する症例もある．

■ 予後
　まれに局所再発があるが，切除術ができれば，90％ 以上が良性腫瘍であるので予後は良好である．しかし，後年遠隔転移をきたしたり，対側や別の部位に新たな傍神経節腫が発生する可能性があるため長期間の経過観察を要する．

■ 患者説明のポイント
☆まれな疾患であるが，遺伝子変異をもっている可能性があること，頻度が低いが悪性例があること，長期の経過観察を要することなどを伝え，手術が第一選択と説明する．

45. 頭頸部領域のリンパ管腫（リンパ管奇形）
lymphangioma of head and neck
（*lymphatic malformation：LM*）

藤野明浩　国立成育医療研究センター・医長（小児外科）

　リンパ管腫は近年リンパ管奇形（lymphatic malformation：LM）と呼び変えられつつある．脈管疾患の国際分類（ISSVA 分類，2014 年）では lymphatic malformation のなかの common or cystic LM にあたる．

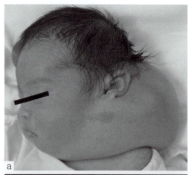
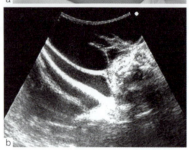

図1　頸部リンパ管腫の乳児例
a：外観．左頸部皮下に軟らかい腫瘤を認める．
b：超音波検査所見．薄い隔壁による囊胞性病変の集簇．エコー輝度の高い液体は出血のことがある．

■ 病態・病因

　リンパ管腫は，胎生期のリンパ管の形成異常により生じる大小さまざまなリンパ囊胞の集簇による腫瘍性病変で，多くは小児期に発症する．特に頸部に多い．疫学的には遺伝性，性差はなく発生原因は不明である．

■ 症状

　一般的には弾性軟〜硬の無痛性腫瘤で圧迫により消失しない(図1a)．時に青黒く内容が透見される．内出血や感染による急性腫脹時には，自発痛・圧痛を生じ，感染では皮膚の発赤や発熱などの炎症症状を伴う．時に上気道狭窄を生じるため注意を要する．

■ 検査法と所見の把握

　超音波検査が有用である．薄い隔壁を有する囊胞性病変を認める(図1b)．鑑別診断には造影MRI，造影CTが有用である．確定診断には組織の病理学的検査が必要だが，切除前に生検を行うことはまれである．

■ 鑑別診断

　頭頸部のリンパ管腫の鑑別疾患として，ガマ腫，静脈奇形，奇形腫，神経鞘腫，側頸瘻，梨状窩瘻，甲状舌管囊胞などがある．

治療方針

　硬化療法と外科的切除が治療の中心となる．

■ 硬化療法

　本邦では一般的に硬化療法を第一選択とする．病変を穿刺しリンパ液の流出を確認し，排液後に硬化剤を注入する．炎症・線維化に引き続いて1〜3か月ぐらいかけて縮小する．大きな囊胞が病変を占めるタイプ(囊胞状，マクロシスティック)には有効であるが，囊胞の小さいタイプ(海綿状，ミクロシスティック)では効果が得られにくい．硬化剤としては日本では現在唯一の保険収載薬剤OK-432(ピシバニール注)が第一選択である．発熱，局所の強い炎症反応を生じるが，後遺症を残すことなく多くの場合には最終的に病変部を縮小する．ほかにブレオマイシン，無水エタノールなどが有効である．

■ 手術的治療

　全摘除により完治するが，血管・神経・筋肉などの正常組織の犠牲を避け得ない病変分布であることが多く，機能的・整容的な問題を避けるため病変の亜全摘もしくは部分摘除が選択されることが多い．

■ 保存的治療

　乳児期に経過観察にて縮小傾向を認める場合には，治療不要となる場合もある．エビデンスの十分な内服治療はないが，最近，利水作用を示す漢方薬(越婢加朮湯，黄耆建中湯，ほか)により病変の容積を縮小すると報告が出ている．

■ 予後

　約10％で自然退縮がみられるが，多くの場合，病変の範囲は変化しない．良性病変で

あり，リンパ管由来の悪性腫瘍の発生の報告はないため，ある程度の治療後に病変を残したままとすることも多い．治療困難な巨大病変の場合もあり，出血，リンパ漏，感染，醜形などに対して保存的治療が続くこともある．また上気道閉塞を生じる場合には気管切開が必要となる．

■ 患者説明のポイント

☆頸部病変で外観上の腫瘤が小さい場合も，内出血などを契機に急速に上気道へ突出し狭窄を生じることがある．一方，悪性疾患ではないため，必ずしも根治を得る必要はなく，整容性，機能，症状の各方面で許容範囲であれば治療をしなくてもよい．

46. 頭頸部癌の放射線療法
radiotherapy for head and neck cancer

秋元哲夫 国立がん研究センター東病院・科長（放射線治療科）

　放射線治療および化学放射線療法は機能温存の観点から，頭頸部癌に対する根治的治療の重要な選択肢として確立している．頭頸部癌では局所制御の成否がその長期成績，有害事象や治療後のQOLに大きく影響するため，いかに局所制御率を向上できるかが重要な課題となってきた．一般的に放射線治療による局所制御は線量に依存する側面があるが，頭頸部癌では脊髄，脳幹や視神経などのリスク臓器に近接して腫瘍が発生または進展することが少なくないため，リスク臓器の耐容線量により照射可能な線量に制限または限度が生じる場合も少なくない．幸い，放射線治療の照射技術の進歩により，近年高い線量が安全に照射可能になりつつある．強度変調放射線治療（intensity-modulated radiation therapy：IMRT）はその代表的な技術であるが，陽子線治療や重粒子線治療などの粒子線治療も，その物理学的な特性から線量集中性の高い照射技術の1つで，頭頸部癌を対象に積極的に行われてきている．本項では，頭頸部癌に対する放射線治療について，その技術的な進歩や臨床的な貢献を含めて概説する．

■ 頭頸部癌に対する放射線治療の進歩

　放射線治療の進歩で重要な臨床試験の結果やメタアナリシスが発表された年などを図1に示す．1970年代の後半にシスプラチンが臨床導入され，化学放射線療法の複数の臨床試験が実施され，メタアナリシスでその有効性が検証され，局所進行頭頸部扁平上皮癌の標準治療として現在に至っている．時を同じくして，後述するように多分割照射法に関して有効性が確認された．その間，放射線治療の照射技術も改良や新技術の導入がはかられ，2008年にIMRTが保険収載されている．

■ 放射線治療の分割方法と治療効果・有害事象

　多分割照射法の理論は分割照射に関する放射線生物学に裏打ちされたもので，その臨床応用の歴史は決して新しいものではなく，これまでも多くの臨床試験を通じて，頭頸部癌の放射線治療における多分割照射法の有用性はメタアナリシスでも確認されている．メタアナリシスの結果の骨子は，過分割照射法は通常分割照射法に比較して，5年の局所制御率で6.4％，生存率で8％の向上が期待でき，多分割照射法の方法では加速過分割照射法より過分割照射法で生存率向上の寄与がより大きいというものである．

　これらの多分割照射法の根拠には以下のような放射線生物学的な事実が基礎にある．多分割照射法を理解するうえで重要な因子には，①分割線量（1回線量），②週間線量，③治療期間などがある．これらの因子の変化を組織のα/β比の違いに基づく線量効果曲線の形の相違で説明可能するのがlinear-quadratic（LQ）model である．急性反応の標的組織であるα/β比が大きいacutely responding tissueは，分割線量を変化させて

1978 年	シスプラチン導入
	導入化学療法の有効性の検証
1987 年	PhaseⅡ：シスプラチンによる化学放射線療法（RTOG）
	多分割照射法の有効性を示す臨床試験の報告（RTOG）
1991 年	PF による化学放射線療法（ECOG）
1999 年	PhaseⅢ：カルボプラチン＋5-FU による化学放射線療法（GORTEC）
2000 年	化学放射線療法の有効性を示すメタアナリシス
	PhaseⅢ：多分割照射 vs 通常分割照射（RTOG 90-03）
2003 年	Inter-group PhaseⅢ：シスプラチンによる化学放射線療法（Adelstein）
	RTOG 91-11：放射線治療単独 vs 導入化学放射線療法 vs 化学放射線療法
2006 年	PhaseⅢ：放射線治療単独 vs セツキシマブ併用放射線治療（Bonner）
	多分割照射法の有効性を示すメタアナリシス
2007 年	導入化学療法の有効性
	PF vs TPF
2008 年	日本で IMRT が保険適応となる（脳腫瘍，頭頸部癌，前立腺癌）

図1　頭頸部癌に対する放射線治療の進歩

もその影響は小さく，分割線量の大きさに依存しない．acutely responding tissue は照射期間中に増殖がみられるとされるため，治療期間が延長すると急性反応は低下する．頭頸部癌の α/β 比は acutely responding tissue とほぼ同様の 10 グレイ前後とされ，頭頸部癌では治療期間が延長すると抗腫瘍効果も低下するため，治療休止期間が長くなることは治療効果を落とす原因になる．晩期反応の標的組織である late responding tissue は放射線の分割線量の大きさに強く影響され，分割線量を小さくすれば晩期反応は低下するため，分割線量を通常分割の 2 グレイより小さくした過分割照射法では晩期反応の低減が期待できる．

■ 2 次元から 3 次元，IMRT

頭頸部癌に対する放射線治療の技術的進歩による大きな臨床的な変化は，従来の 2 次元の放射線治療では左右対向などのシンプルな照射方法で実施されていたものが，CT 画像を基に治療計画をする 3 次元照射方法の導入により，解剖学的に複雑な頭頸部癌に対して，腫瘍に 3 次元的な広がりを考慮した放射線治療が可能となってきたことである．正確に照射することが可能となったが，さらに IMRT の導入で腫瘍の解剖学的進展範囲に基づいた正確性と正常組織への線量抑制の両立が実現した．IMRT の線量分布の比較でわかるように，耳下腺や脊髄などの正常組織への線量を意図的にかつ正確に抑制できる（図 2）．これは，放射線治療計画においても，外科切除と同様に頭頸部の正確な解剖学の知識が必要となったともいえる．

IMRT の臨床導入以降，IMRT の治療成績や有害事象が多く報告され，頭頸部癌に対する IMRT のメタアナリシスが 2014 年に報告された．その結果では，IMRT は口内乾燥などの有害事象を有意に減少するが，治療成績については従来の方法と差はないとされている．しかし，IMRT の技術進歩を応用した臨床的な取り組みは進んでおり，治療後の嚥下障害の原因となる咽頭収縮筋への線量を低減した IMRT による線量分布実現とその有効性も明らかになりつつある．反面，IMRT の線量分布ではその線量勾配が急峻であるため，従来の方法よりも辺縁再発のリスクや照射範囲の設定ミスで再発をきたすこともあるので，より正確で慎重な治療計画を要することを肝に銘ずる必要もある．

■ 化学放射線療法

上記のように，分割方法の工夫や照射技術の進歩で，頭頸部癌は他の癌腫より高い線量

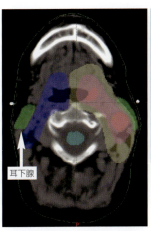
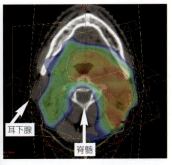

図2　頭頸部癌に対するIMRTの線量分布

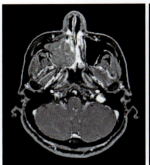
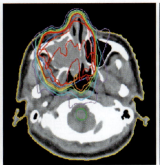
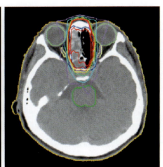

図3　鼻腔悪性黒色腫のMRIと陽子線治療の線量分布

が安全に照射可能な疾患の1つである．NCCNガイドラインでも，T1およびT2N0の喉頭癌以外でも，中咽頭癌，下咽頭癌および上咽頭癌でもT1N0や一部のT2N0症例では根治的な放射線治療単独が現在も推奨されている．しかし，リンパ節転移を伴う局所進行癌では，放射線治療単独では局所制御率を含む遠隔成績は満足いくものではなく，化学療法併用による試みがなされてきた．

Pignonらが行った頭頸部癌の放射線治療に関する93の臨床試験（17,346例）を対象としたメタアナリシスでは，化学療法と放射線治療を同時併用した場合に放射線治療単独に比較して5年生存率で8%の向上が得られる

ことが明らかとなっている．しかし，化学療法を放射線治療の前に施行する導入化学療法例では，放射線治療単独に比較して2.4%の生存率向上にとどまり，化学放射線療法ではその併用のタイミングが重要である．年齢と治療成績向上との関連では，50歳以下の症例では24%の生存率向上に対して，70歳以上では3%に留まり，治療強度増強における年齢の影響については注意を要する．

メタアナリシスでも放射線治療単独に比較して生存率向上に寄与することが明らかな化学放射線療法は，放射線治療単独の線量増加では得ることが容易でない治療効果を示すことは否定のできない事実である．その反面，

化学放射線療法では腫瘍の放射線増感作用と引き替えに粘膜炎などの正常組織の有害事象の頻度や程度も増強するという代償を払っていることも，頭頸部癌や食道癌などの臨床結果からわかっている．化学放射線療法に頻用されているシスプラチンや5-FUなどの抗癌剤は，腫瘍だけでなく正常組織の放射線感受性の増強作用も有しているからである．

最近ではセツキシマブなどの分子標的薬併用の化学放射線療法の結果も報告されているが，有害事象の性質やその出現時期も異なることが示されている．これらの新規薬剤は治療成績向上の可能性を秘めているが，放射線治療の領域にも薬剤選択の観点からの個別化治療としての対応やその研究の必要性や重要性を提起している．その概要や現況は，各疾患の項を参照されたい．

■ 粒子線治療の適応と有用

粒子線治療はブラッグピークという優れた物理学的特性を有していることから，X線に比較してより集中性の高い線量分布が得られる（図3）．そのため，頭頸部癌に対する粒子線治療は，腫瘍が視神経や視交叉，脳幹などのリスク臓器が近接して存在するために，X線による放射線治療では高い線量が照射できない場合に特にその威力を発揮する．代表的な疾患として，悪性黒色腫や嗅神経芽細胞腫を含む鼻副鼻腔悪性腫瘍，脊索腫などの頭蓋底腫瘍，根治切除が難しい腺様嚢胞癌，その他の肉腫を含む非上皮性腫瘍などがある．頸部リンパ節転移を有する咽頭癌や転移リスクが高いために広範囲の予防照射を必要とする腫瘍などでは，頸部リンパ節を含めて広い範囲への複雑な照射が可能なIMRTが優れる．

鼻副鼻腔悪性腫瘍に発生する腫瘍には，扁平上皮癌に加えて悪性黒色腫，嗅神経芽細胞腫などの比較的まれな疾患が含まれる．一般的に頸部リンパ節への転移頻度も低いため，原発病巣に対する高い線量による局所制御向上が生存率を含めた遠隔成績向上に直結す

る．悪性黒色腫，嗅神経芽細胞腫などは化学療法の反応性は良好でないため，根治切除が難しい場合は粒子線治療が選択される場合が多い．Patelは鼻副鼻腔腫瘍（扁平上皮癌も含む）に対する放射線治療および粒子線治療のシステマティックレビューで，生存率と局所制御についてX線による放射線治療より粒子線治療が有意に優れると報告している．

47. 頭頸部癌の薬物療法
chemotherapy for head and neck cancer

岡野　晋　国立がん研究センター東病院・医長（頭頸部内科）

本項では，頭頸部癌の多くを占める扁平上皮癌の局所進行例，再発・遠隔転移例に対する薬物療法の治療指針を述べる．

治療方針

■ 局所進行例（LA-SCCHN）に対する治療指針（表1）

局所進行例（切除可能例と切除不能例の2つに分ける）に対して用いる薬物療法は，導入化学療法，放射線治療との併用療法，根治治療後の補助薬物療法の3つに大別される．薬物療法を用いる目的と使用方法は状況に応じて異なるため，それぞれのエビデンスを十分に理解したうえで使い分ける．

推奨される薬物療法のレジメンは，導入化学療法であればシスプラチン（CDDP）+5-FU+ドセタキセル（DTX）の3剤併用療法（TPF療法），放射線治療との併用療法であればCDDP単剤，プラチナ製剤+5-FUの2剤併用療法（PF療法），セツキシマブ（Cmab）単剤であり，根治治療後の補助薬物療法は確立していない．

表1 薬物療法と推奨度

レジメン	用量	用法	NCCN ガイドライン	JSMO ガイダンス
局所進行列				
導入化学療法				
TPF	DTX 75 mg/m² 静注, day 1 CDDP 75 mg/m² 静注, day 1 5-FU 750 mg/m² 持続静注, day 1-5	3週ごと3サイクル	1	B
PF	CDDP 100 mg/m² 静注, day 1 5-FU 1,000 mg/m² 持続静注, day1-4	3週ごと3サイクル	—	C1
放射線との併用療法				
CDDP	CDDP 100 mg/m² 静注, day 1	3週ごと3サイクル	1	A
Cmab	Cmab 400 mg/m² 静注(初回) →250 mg/m² 静注(2回目以降)	1週ごと8サイクル	1	B
PF	CDDP 20 mg/m² 静注, day 1-4 5-FU 1,000 mg/m² 持続静注, day 1-4	3週ごと3サイクル	2A	B
根治治療後の補助薬物療法				
	未確立			
再発・遠隔転移例				
1st line				
PF+Cmab	CDDP 100 mg/m² 静注, day 1 (CBDCA AUC 5 静注, day 1) 5-FU 1,000 mg/m² 持続静注, day 1-4 Cmab 400 mg/m² 静注(初回) →250 mg/m² 静注(2回目以降)	PF:3週ごと6サイクル Cmab:1週ごと	1	B
2nd line				
ニボルマブ	ニボルマブ 3 mg/kg 静注	2週ごと	1	—
その他				
DTX	DTX 35〜80 mg/m² 静注	3〜4週ごと	2A	—
PTX	PTX 100 mg/m² 静注	6週投与1週休薬	2A	—
PTX+Cmab	PTX 80 mg/m² 静注 Cmab 400 mg/m² 静注(初回) →250 mg/m² 静注(2回目以降)	1週ごと	—	C1

DTX:ドセタキセル, CDDP:シスプラチン, 5-FU:フルオロウラシル, Cmab:セツキシマブ, CBDCA:カルボプラチン, PTX:パクリタキセル, NCCN:全米総合がん情報ネットワーク, JSMO:日本臨床腫瘍学会

NCCN ガイドライン
Category 1:高レベルのエビデンスに基づいており,その介入が適切であるというNCCNの統一したコンセンサスが存在する.
Category 2A:比較的低レベルのエビデンスに基づいており,その介入が適切であるというNCCNのコンセンサスが存在する.

JSMO ガイダンス
推奨度A:強い科学的根拠があり,行うよう強く勧められる.
推奨度B:科学的根拠があり,行うよう勧められる.
推奨度C1:科学的根拠はないが,行うよう勧められる.

〔NCCN Clinical Practice Guideline in Oncology: Head and Neck Cancers, Version 1. 2017. NCCN org, 2017/日本臨床腫瘍学会(編):頭頸部がん薬物療法ガイダンス. p 16, 20, 27, 金原出版, 2015 より改変〕

① 導入化学療法（推奨レジメン：TPF）

　放射線療法（radiotherapy：RT）あるいは化学放射線療法（chemoradiotherapy：CRT）などの根治治療の前に行う薬物療法を導入化学療法（induction chemotherapy：ICT）とよんでいる．治療の主目的は，切除可能例に対する臓器温存，切除不能例に対する生存期間延長の2つであり，これまでに数多くの臨床試験が行われてきた．ICTは切除可能例に対する標準治療の1つであり，切除不能例に対しては試験的治療として位置づけられ，推奨されるレジメンはTPFである．

　1）切除可能例に対するICT：切除可能喉頭もしくは下咽頭癌を対象にPF療法によるICTを行い，腫瘍が縮小すればRTを，縮小しなければ手術を行う群（ICT群）と，ICTを行わずに手術のみを行う群（手術単独群）を比較する第Ⅲ相試験が米国（VETERANS）と欧州（EORTC24891）から報告されている．いずれも両群で生存期間（overall survival：OS）に差は認めず，ICT群において，前者では64％の喉頭温存割合（larynx preservation rate：LPR），後者では42％のLPRであったことから，ICTとしてPF療法を用いた場合，手術とほぼ同等の生存成績が得られ，かつ，喉頭温存も可能となることが示された．

　RTOG91-11試験は，切除可能な喉頭癌を対象に，CDDPを同時併用するRT（CRT群）とPF療法によるICTの後にRTを行う群（ICT群）とRTのみの群（RT群）の比較試験である．3群間のOSには差を認めなかったが，2年LPR（CRT群：88％，ICT群：75％，RT群：70％）はCRT群が他の群と比べて有意に優れており，喉頭温存を希望する症例に対してはCRTが標準治療と位置づけられた．その後の長期成績では，5年LPR（CRT群：84％，ICT群：70％，RT群：66％）は以前の報告と同様にCRT群が優れていたが，5年喉頭非摘出生存割合（laryngectomy free survival：LFS）（CRT群：47％，ICT群：45％，RT群：34％）ではCRT群とICT群は同等であり，ともにRT群を有意に上回っていた．LPRは死亡をイベントとしないが，LFSではイベントとしていることから，現在ではLFSのほうが適切なエンドポイントとしてコンセンサスが得られている．さらに，CRTは晩期毒性にて喉頭機能障害（嚥下障害，音声障害），誤嚥性肺炎，救済手術が困難となる点などが問題視されておりICTも標準治療の1つとされている．

　GORTEC2000-01試験は，切除可能な下咽頭癌と喉頭癌を対象に，TPF療法後にRTを行う群（TPF群）と，PF療法後にRTを行う群（PF群）を比較したICTレジメン間の試験である．奏効率（response rate：RR）（TPF群：80％，PF群：59％），3年LPR（TPF群：70％，PF群：58％）ともにTPF群で有意に良好であったことから，ICTの標準レジメンはTPFと認識されている．

　2）切除不能例に対するICT：従来，切除不能例に対してはRTが行われてきたが，60〜70％が局所再発あるいは遠隔転移をきたし，生存期間中央値13.3か月，5年生存割合18％ときわめて予後不良であった．

　切除不能例を対象に，局所制御率向上，遠隔転移抑制，予後改善が期待され，数多くのICTを用いた臨床試験が行われてきたが，遠隔転移は抑制させるものの，予後改善には寄与しないとされてきた．ICTのレジメンについては，PF療法とTPF療法との比較試験にて，TPF療法は生存で有意に優れていることが示されたことから，ICTを用いるのであれば標準レジメンはTPF療法と認識されている．

　その後，CRTにICTを加える意義を検証する比較試験が実施され，これまでの大規模な4試験（DeCIDE, PARADIGM, Hitt, H & N07）において，H & N07試験のみでICTの上乗せ効果が示されたものの，試験内容にいくつかの問題点があり，切除不能例に対するICTの意義は明確になっていないことから，試験的治療として位置づけられている．

② 放射線治療との併用療法(推奨レジメン：CDDPもしくはPFもしくはCmab)

治療の目的は，臓器温存，局所制御率の向上，生存期間の延長などが挙げられる．推奨される併用レジメンはCDDP，PF療法，Cmabなどがある(➡558頁)．

③ 根治治療後の補助薬物療法：(推奨レジメン：なし)

治療の目的は，局所および遠隔転移再発の抑制である．術後の再発リスクを考慮して，放射線療法との同時併用療法として用いる場合(➡558頁)と薬物療法のみを用いる場合の2つに分けられる．根治治療後の薬物療法を行うことの意義を検証する臨床試験が過去にいくつも行われてきたが，メタアナリシスの結果では，化学療法単独の有用性は否定的である．

以上より，現時点で生存に寄与する術後化学療法単独のエビデンスはない．

■ 再発・遠隔転移例(R/M-SCCHN)に対する治療指針(表1)

R/M-SCCHNの予後は非常に悪く，生存期間中央値は6～8か月，1年生存率は20～40%である．使用する薬物療法にはいくつかのレジメンが存在し，治療の目的(生存期間の延長，QOLの維持，症状緩和)，患者の状態(年齢，PS，精神状態，合併症，サポート体制)によって使用するレジメンは異なる．

ファーストラインの標準治療はPF+Cmabの3剤併用療法であり，そのほかには，ニボルマブ，パクリタキセル(PTX)+Cmab，DTX，PTX，S-1などが用いられるが，それぞれに適応患者，有効性，有害事象，投与時間などが異なるため，個々の患者の状態に合わせて選択する．

① ファーストラインの標準治療(推奨レジメン：PF+Cmab)

EXTREME試験は，R/M SCCHN対象に標準治療であったPF療法とPF+Cmabを比較した第Ⅲ相試験である．主要評価項目であるOS中央値〔10.1 vs 7.4か月，ハザード比(HR)：0.80 (0.64-0.99)；p=0.04〕，副次的評価項目であるRR (36 vs 20%；p<0.001)，PFS中央値〔5.6 vs 3.3か月，HR：0.54 (0.43-0.67)；p<0.001〕のいずれにおいてもPF+Cmab群が有意差をもって優れており，現在のR/M-SCCHNに対する標準治療と位置づけられている．

② プラチナ不応例に対する治療(推奨レジメン：ニボルマブ)

CheckMate141試験は，プラチナ製剤不応なR/M-SCCHNを対象に，セカンドライン以降の治療と考えられる単剤療法(investigator's choice：MTX or DTX or Cmab)と免疫チェックポイント阻害薬であるニボルマブを比較した第Ⅲ相試験である．主要評価項目であるOS中央値〔7.5 vs 5.1か月，HR：0.70 (0.51-0.96)；p=0.01〕は有意差をもってニボルマブ群が優れており，セカンドラインの標準治療として認識されつつある．

③ プラチナ不適例に対する治療(推奨レジメン：PTX+Cmab)

R/M-SCCHNを対象に，PTXとCmabの併用療法の有用性を検証した第Ⅱ相試験では，主要評価項目であるRR〔54% (39-69)〕，副次的評価項目であるOS中央値〔8.1か月(6.6-9.6)〕，PFS中央値〔4.2か月(2.9-5.5)〕のいずれにおいても良好な成績であり，毒性も低いことから，何らかの理由によりファーストラインの標準治療を行えない際の選択肢の1つと考えられる．ただし，PTXは100 mg/m² 以上の毎週投与で感覚鈍麻，灼熱感といった末梢神経障害の発現率が上昇することも知られており，CmabだけでなくPTX特有の有害事象の管理についても注意が必要である．

④ その他(推奨レジメン：DTX，PTX)

薬物療法単剤の無増悪期間は2～5か月程度，OSは4～12か月程度であり，併用療法が無効もしくは使用できない場合に用いられることが多い．

■ 患者説明のポイント

☆LA-SCCHN であれば，化学療法を用いる目的を明確にし，その意義を説明しなければならない．ICT のエビデンスは一部不明確であること，CRT と手術との違い，根治治療後の補助薬物療法は未確立であることなどを説明する．

☆R/M-SCCHN であれば，ファーストラインの標準治療を説明した後に個々の患者に適した選択肢を提示することとなるが，標準治療を行わない，もしくは行えない場合には，その理由や他の選択肢，治療スケジュール，期待される効果，予想される有害事象などについて説明する．使用可能な薬剤が限られる場合には，緩和医療へ移行する可能性も早めに説明すべきである．

48. 頭頸部癌の化学放射線療法
chemoradiotherapy for head and neck cancer

本間明宏 北海道大学・教授

■ 化学放射線治療の原理，目的

放射線治療と化学療法の同時併用療法（concurrent chemoradiotherapy：CCRT）を指すことが多いが，導入化学療法後に放射線治療を行う治療を"sequential chemoradiotherapy"，放射線治療→化学療法→放射線治療という一連の治療を"alternating chemoradiotherapy"として広義の"化学放射線療法"として取り扱う場合もある．

CCRT は抗癌剤自体の効果と抗癌剤が放射線治療の効果を増強する"増感効果"を期待して行われる．切除不能例では原発巣・頸部の制御率を向上させ，その結果，生存率の向上につながることを目的とする．切除可能例では原発巣を制御し臓器・機能を温存することが目的となる．化学療法により照射野外の潜在的な病巣を制御することも理論的には期待される．動注化学療法も，放射線治療と同時併用して行われることが多く，動注化学療法が放射線治療の効果を増強し，動注される原発巣・頸部の制御率を向上させることを目的に行われる．

■ 適応

頭頸部扁平上皮癌 stage Ⅲ・Ⅳが対象となる．部位としては上・中・下咽頭，喉頭，場合によっては口腔が対象となる．部位によっては stage Ⅱでも行われることもある．化学療法の有害事象に加え，放射線治療の有害事象が増強されるため良好な全身状態でなければ治療を完遂できず，治療を完遂できない場合は治療成績が低下し，時には合併症により死亡する場合もあるので，適応を慎重に決める必要がある．

手術を行った結果，顕微鏡的切除断端陽性，リンパ節転移の節外浸潤陽性の場合は，術後に CCRT を行うことが推奨される．

■ 検査法と所見の把握

CCRT を完遂できる状態であるかを適切に評価・判断することが重要である．心機能，呼吸機能，腎機能などの臓器機能が保たれていることは必須である．また，高齢者機能評価法は以下のように多くの方法があり，実際に患者を診察した印象だけでなく客観的に評価することも重要である．

① 暦年齢

メタ解析では 70 歳以上の患者に化学療法を加える意義は乏しいとされている．しかし，高齢者の状態には個人差が大きいので，症例ごとに判断する．

② 一般全身状態（performance status：PS）の評価

評価法として ECOG と Karnofsky の分類があり，これらは広く日常臨床で使われている．簡単な分類であるが有用性は高い．

③ 高齢者機能の評価

G8，VES-13 などさまざまなものが提唱されており参考にする．

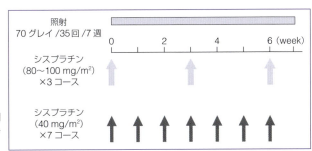

図1 放射線治療と化学療法の同時併用療法(シスプラチンの投与スケジュール)

④ 併存疾患の評価法

Charlson Comorbidity Index, Adult Comorbidity Evaluation Index(ACE27)が簡便で使いやすい.

⑤ その他

重要なものとして"倦怠感"の評価がある. 癌領域のQOL調査票で広く用いられているEORTC QLQ-C30の倦怠感の項目だけで, 頭頸部癌の重要な予後因子となるという報告がある. 倦怠感の項目は3つで, ①一日中ベッドやイスで過ごしているか, ②この1週間について, 休息をとる必要があったか, ③この1週間について, 疲れていたか, を患者自身が4段階で評価する.

治療方針

■ 治療法

① CCRT(図1)

シスプラチン単剤と放射線治療との同時併用がエビデンスレベルが最も高く, 頻用されている. 多剤併用も試みられたが, シスプラチン単剤を上回る成績は得られていない.

【処方例】

シスプラチン注 1回 100 mg/m² day 1, 22, 43(3週ごと) 点滴静注
放射線治療 70グレイ/35回に分けて(術後の場合は60〜66グレイ)

100 mg/m^2 を3週ごとに3回投与する方法が標準治療とされている. しかし, コンプライアンスが悪いため, 日本では 80 mg/m^2 を3回投与する場合もある. また, 40 mg/m^2 を毎週投与する方法などがある. 照射中のシスプラチンの総投与量が 200 mg/m^2 以上であることが予後に関係しており, 一般的には 200 mg/m^2 以上投与することが最も重要で, 投与スケジュールを比較した試験はないものの投与スケジュールにより効果は変わりないだろうと考えられている.

② 導入化学療法後の(化学)放射線療法

導入化学療法を行った後に照射単独あるいはCCRTを行う方法. シスプラチン+5-FU+ドセタキセルなどの導入化学療法後は腎障害, 倦怠感などの有害事象のために上述のシスプラチン 100 mg/m^2 の方法を行えない場合が多く, 照射単独, カルボプラチン, セツキシマブとの同時併用が選択される場合が多い. シスプラチンを行う場合でも 40 mg/m^2 だと可能な場合が多い.

③ シスプラチンの超選択的動注と放射線同時併用療法

大腿動脈からセルジンガー法により腫瘍の栄養血管に選択的にカテーテルを挿入し, そこからシスプラチンを動注し, 同時にチオ硫酸ナトリウムを静注しシスプラチンを中和することにより副作用を軽減する. 通常の根治線量の放射線治療と週に1回の動注を同時併用し, 手術を行わずに根治を目指す.

上顎洞癌 T4aN0M0, T4bN0M0 に対する多施設共同試験(JCOG1212)において, シスプラチンの1回投与量を 100 mg/m^2 に固定

し，7回の投与を目指して行った用量探索試験の結果，18例中7回投与できたのが13例，6回投与が5例であった．そのため，有効性検証札では動注の推奨投与回数を7回として行っている．他のステージ，部位の場合には照射野が異なるため至適投与回数は明らかではないが，少なくても4回，できればもっと多くの回数を行いたい．

【処方例】

シスプラチン注　1回100 mg/m²　週1回動注
デトキソール注　1回20 g/m²　動注と同時に点滴静注
放射線治療　70グレイ/35回に分けて

■ 支持療法

治療前から治療後の患者管理がCCRT成功のカギである．支持療法を確実に行うことにより，治療の完遂率が向上し，治療成績の向上，晩期障害を減らすことにつながる．

1) 悪心・嘔吐への対応：シスプラチンは高度催吐性の代表的な抗癌剤であるため，制吐薬の予防的投与を行う．5-HT₃拮抗薬・NK₁受容体拮抗薬・ステロイドなどの予防的投与および追加投与を行う．

2) 口腔ケア：治療前に歯科を受診し治療あるいは抜歯が必要な歯がないか確認してもらう．抜歯が必要な歯がある場合は治療開始が遅れることがあるがやむを得ない．また，治療中の口腔ケアにより粘膜炎が増悪するのを予防できるため必須である．また，治療後も定期的に歯科で歯のチェックをしてもらい下顎骨壊死を防止する．

3) 疼痛管理：白金製剤を用いる場合は腎障害を予防するためNSAIDを使用せず，まずアセトアミノフェンを使用し，十分な効果が得られない場合はオピオイドに進む．疼痛をコントロールすることで，経口摂取を治療中も続けられるようになる．

4) 栄養管理：治療後半は経口摂取が困難となる場合が多く，それに備えて胃瘻を造設しておくことも検討する．

■ 合併症

① 急性期有害事象

シスプラチン100 mg/m² 3週ごとのCCRTでのgrade 3~4の有害事象は，白血球減少35%，好中球減少30%，粘膜炎10%，発熱性好中球減少10%，肺炎5%と報告されている．シスプラチンによる腎機能障害は治療中にNSAIDの使用を控えること，補液，マグネシウム製剤の投与により予防可能であり，治療前の腎機能が良好であれば，さほど恐れる必要はない．粘膜炎・皮膚炎は必発であるが，口腔ケアや細やかな支持療法により重篤化をある程度は防ぐことができる．

② 晩期有害事象

口腔乾燥，嚥下障害，甲状腺機能低下，開口障害，下顎骨壊死，シスプラチンの神経毒性として聴神経毒性，四肢遠位優位に発現する左右知覚障害が挙げられる．

■ 予後

CCRTは照射単独に比べて生存率の上乗せが8%あるとメタ解析で報告されている．導入化学療法については，臓器・機能の温存目的には有効であるが，生存率の向上には結びついていないのが現状である．

■ 患者説明のポイント

☆CCRTの対象となるような症例は，手術が適応された場合は侵襲が大きい手術であったり，あるいは喉頭摘出など機能障害をきたす手術になることが多い．手術を行う場合に予想される侵襲，術後合併症，機能障害，予後などと，CCRTを行う場合に予想される侵襲，合併症・晩期障害，機能障害，予後などとを考慮して，患者本人・家族，そして治療側のわれわれも，あとで後悔しないように十分話し合って治療方針を決めることが大切である．

☆治療の侵襲は，再建を伴う手術よりもCCRTのほうが大きいと考えられる．併存疾患があっても全身麻酔可能な全身状態があれば1回の大手術は適切な術中・術後管理で

乗り切れることが多いが，CCRTは約7週にわたり続く治療で，手術よりも良好な全身状態でなければ治療を完遂するのは難しい．そのため，高齢者の場合は手術を勧めることが多い．

☆CCRTをまず行って残存・再発した場合には救済手術を行えばよいという安易な考えはもたないよう念を押す必要がある．喉頭癌は比較的な救済率は高いが，それでもCCRT後は術後合併症の頻度が高く，瘻孔が発生した場合には再手術や長期入院を余儀なくされる場合もある．中・下咽頭癌の場合は救済率が低く，術後合併症は喉頭癌と同様に起こりやすいことも十分，説明しておく必要がある．

☆頭頸部癌の治療法を決定するのは，さまざまな要素を考慮に入れなければならず，非常に難しい．何を最優先に考えるか，最も安全で治る可能性の高い治療を選ぶのか，多少，治療成績は落ちても機能・形態の温存を望むのかなどを整理して決めていく．

49. 頭頸部癌の分子標的薬
molecular-targeted agents for head and neck cancer

清田尚臣　神戸大学・特命准教授(腫瘍センター)

頭頸部扁平上皮癌では上皮成長因子受容体(epidermal growth factor receptor：EGFR)に対する抗体であるセツキシマブ(アービタックス)，甲状腺癌では血管内皮成長因子受容体(vascular endothelial growth factor receptor：VEGFR)を中心に阻害する低分子化合物であるソラフェニブ(ネクサバール)・レンバチニブ(レンビマ)・バンデタニブ(カプレルサ)が保険適用となっており，これらの薬剤について解説する．

表1　セツキシマブ併用放射線療法の治療成績

治療法	局所領域制御割合(2年)	無増悪生存期間中央値	生存期間中央値
セツキシマブ併用放射線療法	50%*	17.1か月*	49か月*
放射線単独療法	41%	12.4か月	29.3か月

*有意差あり

治療方針

■頭頸部扁平上皮癌に対するセツキシマブ(アービタックス)

頭頸部扁平上皮癌に対する抗EGFR抗体に関するエビデンスは，大きく分けて局所進行例に対するものと，転移再発例に対するものとに分けられる．

①局所進行例に対するセツキシマブ

局所進行例においてセツキシマブは放射線単独療法に対する有意な上乗せ効果が示されている(表1)．このため，標準治療であるシスプラチン併用化学放射線療法ともに，局所進行例における非外科的治療オプションの1つとみなされている．

【処方例】　(アービタックス併用放射線療法)

> アービタックス注　1回400 mg/m² 　120分かけて点滴静注　day 1
> その後
> アービタックス注　1回250 mg/m² 　60分かけて点滴静注　day 8, 15, 22, 29, 36, 43, 50

②転移・再発例に対するセツキシマブ

「頭頸部癌の薬物療法」の項(➡554頁)参照．

③抗EGFR抗体の有害反応

セツキシマブはEGFRに対するIgG1サブクラスのヒト・マウスキメラ抗体である．特徴的な有害反応にインフュージョンリアクション(表2)，痤瘡様皮疹などの皮膚反応(表3)，低マグネシウム血症などが挙げられる．さら

表2　インフュージョンリアクションの対応

軽～中等度(grade 1～2)
・投与を一時中断して観察する．
・抗ヒスタミン薬，非ステロイド系抗炎症薬，ステロイドなどを投与
・上記薬剤に反応良好であれば投与再開もしくは後日再投与
・改善なければ投与中止
重度(grade 3以上)
・投与を即時中止する．再投与はしない．
・エピネフリン 0.3～0.5 mg 筋注
・大量輸液
・酸素投与
・抗ヒスタミン薬投与
・ステロイド投与(効果発現は遅い)

表3　セツキシマブによる皮膚反応対策

目的	薬剤
保湿	ヘパリン類似物質：ヒルドイドソフト 尿素配合薬：ウレパール
痤瘡様皮疹など皮疹対策	ステロイド含有軟膏 medium：顔を含めて使用可能．軽症向き．ロコイド，アルメタなど very strong：皮疹が強い場合．原則は顔以外に用いる．マイザーなど
爪囲炎	strongest：デルモベートなどを肉芽部分に塗布
皮疹予防と治療	ミノマイシン 100～200 mg/日

表4　ソラフェニブ，レンバチニブの効果

DECISION 試験	奏効割合	無増悪生存期間中央値
ソラフェニブ	12.2%*	10.8 か月*
プラセボ	0.5%	5.8 か月
SELECT 試験	奏効割合	無増悪生存期間中央値
レンバチニブ	64.8%*	18.3 か月*
プラセボ	1.5%	3.6 か月

*有意差あり

には疾患背景の影響もあり呼吸器合併症も多く間質性肺炎などにも注意して管理する．

■ 甲状腺癌に対する分子標的薬

　甲状腺癌は，90%以上を占める乳頭癌および濾胞癌に代表される分化型甲状腺癌と，それぞれ1～2%程度の髄様癌と非常に予後不良な未分化癌に大別される．

① 分化型甲状腺癌に対する分子標的薬

　最も頻度の高い分化型甲状腺癌の予後は一般的に良好であり，外科的治療と再発リスクに応じた放射性ヨウ素治療が治療の主役である．しかし，放射性ヨウ素治療に不応な分化型甲状腺癌の10年生存割合は10%と予後は不良と報告されている．このような放射性ヨウ素不応分化型甲状腺癌に対して，VEGFRを中心に阻害活性をもつ多標的キナーゼ阻害薬であるソラフェニブ(ネクサバール)とレンバチニブ(レンビマ)はプラセボに比較して有意な効果が示されている(表4)．

② 甲状腺髄様癌に対する分子標的薬

　甲状腺髄様癌は30%程度が家族性(MEN2A, 2B)とされるが，家族性・散発性ともに特徴的な RET 遺伝子変異(M918T など)が知られている．バンデタニブ(カプレルサ)は VEGFR1, 2 を強力に阻害するとともに EGFR や RET を阻害する．その有効性と安全性は海外第Ⅲ相試験および国内第Ⅱ相試験において証明されている．また，ソラフェニブとレンバチニブも海外および国内第Ⅱ相試験において一定の有効性と安全性が報告されている．このため，バンデタニブ・ソラフェニブ・レンバチニブは本邦では甲状腺髄様癌に対して使用可能である．

③ 甲状腺未分化癌に対する分子標的薬

　甲状腺未分化癌は頻度が低いものの，生存期間中央値も6か月程度とされ非常に予後不良である．希少疾患であり有効性を証明する十分なデータはないが殺細胞性抗癌剤ではパクリタキセルの有効性が示唆されている．一方，分子標的薬で十分な有効性を示す薬剤はなかったが，レンバチニブは国内第Ⅱ相試験で奏効割合24%，生存期間中央値10.6か月と有望な結果が報告されている．このため，本邦ではレンバチニブは甲状腺未分化癌に対しても使用可能である．しかし，甲状腺未分

化癌は急速に進行することが多く，十分な知識を有する専門医が在籍し，迅速に出血時の対応や気道管理が可能な医療機関で使用すべきである．

④ 甲状腺癌に対する分子標的薬に特徴的な有害反応

各分子標的薬で発生頻度に差はあるが，手足症候群・下痢・皮疹・倦怠感・体重減少・高血圧・蛋白尿などは共通して注意すべき有害事象であり適切な対処が必要となる．

手足症候群はソラフェニブに頻度が高く，患者の日常生活への影響も大きく，その対策は非常に重要である．尿素配合クリーム，ステロイド含有軟膏を積極的に併用し，日常生活における注意点の指導も重要である．

高血圧・蛋白尿はレンバチニブに頻度が高い．高血圧と蛋白尿の両方への効果を期待して，アンジオテンシンⅡ受容体拮抗薬(ARB)・ACE阻害薬を中心にカルシウム拮抗薬なども組み合わせた管理を積極的に行う．

バンデタニブでは，間質性肺疾患やQT間隔延長に伴う不整脈，光線過敏症などにも注意して管理する必要がある．

VEGFR阻害作用を有する分子標的薬に共通する注意すべき重篤な有害事象として，高血圧クリーゼ・ネフローゼ・可逆性白質脳症・消化管穿孔・出血・血栓症などが存在する．これらの重篤な有害事象発現頻度は高くないが，万一生じた場合には致命的となることもあるため，いずれの薬剤も慎重に適応を判断し治療する必要がある．

【処方例】
(分化型甲状腺癌，甲状腺髄様癌に対して)

> ネクサバール錠(200 mg)　1回 400 mg　1日2回　連日

(分化型甲状腺癌，甲状腺髄様癌，甲状腺未分化癌に対して)

> レンビマカプセル(4・10 mg)　1回 24 mg　1日1回　連日

(甲状腺髄様癌に対して)

> カプレルサ錠(100 mg)　1回 300 mg　1日1回　連日

50. 頭頸部癌の免疫療法
immunotherapy for head and neck cancer

近松一朗　群馬大学・教授

癌細胞と免疫細胞との相互関係は非常に複雑で，自然免疫系と獲得免疫系の細胞群が協働しながら抗腫瘍免疫応答を発揮する一方で，癌細胞はさまざまなメカニズムによって免疫応答から逃避しようとする．癌免疫療法は，癌細胞によって形成された免疫抑制ネットワークを打破し，癌に対する免疫機能を高めることによって癌細胞を傷害するというものである．従来の殺細胞性抗癌剤や分子標的薬が癌細胞に直接作用するのに対して，免疫療法は抗腫瘍免疫応答を賦活化させる点において，大きく異なる(表1)．

治療方針

■ 頭頸部癌に対する免疫療法

2010年以降に免疫チェックポイント阻害薬として登場したイピリムマブ(抗 cytotoxic T-lymphocyte antigen 4：CTLA-4 抗体)とニボルマブ(抗 programmed cell death 1：PD-1 抗体)によって癌免疫療法を取り巻く状況は大きく変化しつつある．「がん免疫療法ガイドライン」が発刊されたことは，この治療が癌治療の1つとして確立してきたことを示している．2017年末の時点で，イピリムマブは悪性黒色腫に，ニボルマブは悪性黒色腫，非小細胞肺癌，腎細胞癌，ホジキンリンパ腫，頭頸部癌，胃癌に保険適用となっており，今後も適用疾患の拡大が予想される．

表1 癌免疫療法の分類

		能動免疫療法	受動免疫療法
免疫増強	特異的	癌ワクチン療法 樹状細胞療法	抗体療法 腫瘍浸潤リンパ球(TIL)療法 癌抗原特異的T細胞療法(CAR導入T細胞/TCR導入T細胞)
	非特異的	免疫賦活薬 サイトカイン療法	LAK療法 活性化T細胞療法 NK細胞療法
免疫抑制解除	免疫チェックポイント阻害薬		

ここでは頭頸部癌の免疫療法として免疫チェックポイント阻害薬を中心に，癌ワクチン療法と細胞療法についても述べる．

① 免疫チェックポイント阻害薬

抗腫瘍免疫応答において中心的役割を果たしているT細胞が活性化するためには抗原刺激とともに正の共刺激分子からのシグナルが必要とされる．一方，T細胞は抗原への過剰反応や自己免疫応答を制御するために負の共刺激分子からのシグナルも必要とする．負の共刺激分子は免疫チェックポイント分子ともよばれ，癌細胞は抗腫瘍免疫応答から逃避するための手段の1つとしてこの免疫チェックポイント分子を巧みに利用している．免疫チェックポイント分子としてCTLA-4やPD-1といった分子が知られており，これを標的とした薬剤が免疫チェックポイント阻害薬である（図1）．抗PD-1抗体であるニボルマブについて，再発・転移頭頸部扁平上皮癌患者を対象にした第Ⅲ相臨床試験（CheckMate-141試験）において，ニボルマブ群のoverall survival（OS）中央値が7.5か月に対して，治験医師選択治療群（セツキシマブ/メトトレキサート/ドセタキセルのいずれか1剤）は5.1か月であった（ハザード比：0.70, 97.73%CI：0.51-0.96, p = 0.01）．1年生存率は，ニボルマブ群が36.0%，治験医師選択治療群が16.6%であった．

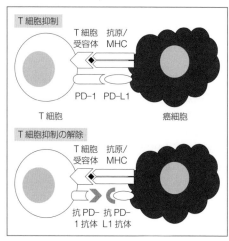

図1 免疫チェックポイント阻害薬の作用機序

もう1つの抗PD-1抗体であるペムブロリズマブについても，同様の第Ⅲ相臨床試験（KEYNOTE-040試験）や再発・転移頭頸部扁平上皮癌に対する1stラインとしてシスプラチン（CDDP）＋5-FU＋セツキシマブをコントロールにペムブロリズマブ単剤あるいはCDDP＋5-FU＋ペムブロリズマブとの第Ⅲ相臨床試験（KEYNOTE-048試験）が行われている．

・保険適用：ニボルマブが頭頸部癌に対して保険適用となっているが，その対象は再発または遠隔転移を有しプラチナ製剤による治療歴がある症例となっている．

・有害事象：CheckMate-141試験における有害事象については，grade 3, 4を生じた割合がニボルマブ群で低く（ニボルマブ群13.1% vs. 治験医師選択治療群35.1%），患者のQOLの評価においても身体，役割，そして社会的機能の悪化の程度もニボルマブ群で低かった．しかしながら，免疫チェックポイント阻害薬は従来の薬剤とは異なり，活性化されたT細胞に起因する免疫関連有害事象（immune-related adverse events：irAE）があらゆる器官に発生する可能性がある．特に

注意すべきものとして，肺臓炎，大腸炎・下痢，肝機能障害・肝炎，内分泌障害（甲状腺機能低下，下垂体機能低下症，副腎機能低下など），神経障害（重症筋無力症，筋炎），1型糖尿病などが挙げられる．これらの有害事象の重篤化を防ぐために，十分な患者教育，早期発見，診療科・職種横断的な連携による早期の対処が必要であることを認識すべきである．また免疫チェックポイント阻害薬には，irAEの出現に加え，まれながら，薬剤投与後活性化されたT細胞が癌組織に集簇し，増悪したように見える偽増悪（pseudo-progression）という現象や薬剤の投与中止後も効果が持続する症例が存在するなどの特徴がある．一方，薬剤投与による急速な腫瘍増大（hyperprogressive disease）の症例も報告されており，そのメカニズムなどについては今後の研究の結果が待たれる．

② **癌ワクチン**

1991年にヒトの癌腫において癌抗原が同定されて以降，多数の癌抗原が同定されてきた．これにより，癌細胞に特異的かつ高頻度に発現する癌抗原を用いたワクチン療法の臨床試験が行われてきたが，その効果は限定的なものであった．頭頸部癌においてもp53，melanoma-associated antigen-3，ヒトパピローマウイルス，エプスタイン・バー（EB）ウイルス由来のペプチドワクチンの臨床試験の結果が報告されている．そのようななか近年注目されているのがneoantigen（新生抗原）によるワクチン療法である．次世代シークエンサーをはじめとした革新的技術開発によって，個々の癌患者の腫瘍特異的変異蛋白由来のneoantigenの同定が可能となり，これを癌ワクチンとして投与する臨床試験が始まっている．

③ **細胞療法**

腫瘍浸潤リンパ球（tumor-infiltrating lymphocytes：TIL）や末梢血リンパ球といった免疫担当細胞に体外でさまざまな操作を加え，癌に対する反応性を高めて患者に戻す治療である．細胞療法についても，現時点では臨床試験の域にとどまっているが，そのなかでも遺伝子改変T細胞療法は強力な抗腫瘍効果を示しており，今後大きく発展することが予想される．癌抗原特異的細胞傷害性T細胞から得られた癌抗原特異的T細胞受容体遺伝子を患者のT細胞に遺伝子導入したものや，抗体のリガンド結合領域とT細胞受容体のシグナル伝達領域のCD3ζ鎖とのキメラ型抗原受容体（chimeric antigen receptor：CAR）をT細胞に遺伝子導入したものが開発され，特に後者では一部の悪性腫瘍に対し高い臨床効果を示すことが報告されている．

■ **患者説明のポイント**

☆免疫チェックポイント阻害薬単剤での奏効率は癌種による違いもあるが，おおよそ2割程度といわれている（再発・転移頭頸部扁平上皮癌患者を対象にした第Ⅲ相臨床試験での奏効率は13.3%）．免疫療法の有害事象は免疫応答の活性化に関連したものであり，発症臓器，発症時期，重症度，持続期間などがさまざまである．患者に対して，本薬剤投与によって起こりうる有害事象とともに，その早期発見と早期治療の重要性について十分な説明が必要である．

トピックス

免疫チェックポイント阻害薬の治療効果を予測するバイオマーカーや有害事象予測因子の探索が進んでいる．またPD-1のリガンドであるPD-L1のほか，T細胞上の正あるいは負の共刺激分子に対するさまざまな抗体が開発中である．今後，治療効果をさらに高めるために免疫療法と他の標準治療や免疫療法どうしの組み合わせによる複合免疫療法の開発が期待される．

51. 頭頸部の再建手術
head and neck reconstruction

松本　洋　岡山大学(形成外科)

　頭頸部領域は生命ならびにQOLの維持に不可欠な器官が集中しており，機能や外観を考慮した再建手術は非常に重要である．腫瘍切除後の欠損は3次元的に複雑で，粘膜や骨，皮膚など複合組織欠損を生じることも多い．したがって，個々の症例に応じたオーダーメードの再建手術を常に意識する必要がある．

治療指針

■ 術前検討事項
① 再建手術における術前準備＆検査
　原発巣の切除範囲と頸部リンパ節郭清範囲をあらかじめ頭頸部外科医と情報共有する．過去に頸部に対する手術歴や放射線照射歴がある場合は，術前に造影CTで吻合血管の状態を評価する．また，術前から嚥下機能低下をきたしている症例では，嚥下機能評価を行い再建術式選択(喉頭温存の可否など)の参考にする．術前口腔ケアの介入により術後合併症発生率の低下が示唆されており，術前から口腔ケアを積極的に行う．

② 術式の選択
　遊離皮弁移植による頭頸部再建がほぼ確立された現在，一般的に遊離皮弁移植が第一選択となり，大胸筋皮弁やDP皮弁などの局所有茎皮弁は限られた再建や皮弁壊死の救済手術に用いられることが多い．移植組織の採取部位は，腫瘍切除後の組織欠損量と術後機能を考慮し選択する．現在では，ほぼすべての頭頸部癌症例で術前に全身PET検査がなされており，PET画像より皮弁採取部の脂肪織の正確な厚みの計測が可能である．上顎や下顎など硬組織再建を行う場合は，3次元実体モデルの作成を行うことで手術のプランニングが容易となる．

■ 手術の要点
① 舌再建
　可動部舌と舌根部の切除に分けて再建を考える．可動部舌1/2までの切除であれば，残存舌の動きを阻害しない薄くてしなやかな皮弁(前外側大腿皮弁や前腕皮弁，鼠径皮弁など)が適する．舌根部も含めた舌半側切除では，欠損がやや大きく術後嚥下圧がかけにくくなるため，中等量の皮弁ボリュームが必要となる．体型に応じて前外側大腿皮弁か腹直筋皮弁を選択する．舌全摘出では移植組織が上に凸となるような形状が術後の嚥下，会話機能に効果的に働くため，腹直筋皮弁などボリュームの多い皮弁を選択する．

② 下咽頭再建
　下咽頭癌喉頭合併切除後の広範囲な粘膜欠損に対しては，有茎大胸筋皮弁や遊離前外側大腿皮弁などで欠損部をパッチする．咽頭喉頭頸部食道摘出術がなされた場合は，遊離空腸移植の適応となる．頭尾側方向に移植空腸を伸展し，やや緊張をもたせた状態で移植するほうが術後の食塊の通過がスムーズである．

③ 中咽頭再建
　口峡部を狭く再建し，鼻咽腔閉鎖機能の再獲得と，術後の嚥下圧維持をはかることがポイントになる．側壁に限局した欠損であれば前外側大腿皮弁や前腕皮弁など薄い皮弁による再建でよい．一方，上壁に切除が及ぶ場合は咽頭後壁断端と軟口蓋断端を縫縮するGehanno法を行い，狭い鼻咽腔を作りつつ咽頭の欠損を2次元化する．その後，口峡部を狭小化すべく欠損部に移植組織を充填する．通常，軟口蓋1/2までの欠損であれば前外側大腿皮弁を，それ以上の欠損であれば腹直筋皮弁を用いる．

④ 上顎再建
　上顎全摘後の機能的再建のポイントは，口蓋の閉鎖と眼窩内容の保持である．皮弁による口蓋の閉鎖は確実かつ永久的で，眼窩下壁の再建はチタンメッシュプレートが簡便で使

いやすい．硬組織再建を同時に行うか否かは，意見の分かれるところである．しかし，軟部組織のみの再建では移植組織の口腔内への下垂や顔面の陥凹変形を生じやすいため，硬性再建を行った場合と比べ機能的，形態的に劣るのは否めない．

⑤ **下顎再建**

performance status（PS）や歯牙の有無，切除範囲で再建方法を検討する．重度併存疾患などで低侵襲手術が望まれる以外は何らかの硬性再建は行うべきである．硬性再建材料として自家骨やチタンプレートがある．自家骨再建では，骨採取部の犠牲は無視できないものの，プレート再建と比べ術後の機能は優る．

■ **ピットフォール**

頭頸部再建において，感染や血腫などの術後合併症の原因の1つに死腔形成が挙げられる．特に顎下部や鎖骨周囲など骨が周囲にある場合は死腔を生じやすく，再建時には移植組織の筋体や脂肪をうまく配置し死腔を充填するようにする．

■ **術後管理**

術後の頸部安静は不要で，早期離床，早期リハビリテーションがせん妄予防，機能回復に有用である．また口腔癌術後は早期より口腔ケアを行うことが創部感染の予防になる．

① **合併症**

頭頸部再建後に生じうる合併症としては，出血（血腫），感染，縫合不全（瘻孔），移植組織の血流障害などがある．術前に化学療法や放射線療法がなされている症例の創感染では，白血球などの炎症データの変化が乏しいことが多い．したがって，常に創感染の可能性を念頭におき注意深く創部を観察する．少しでも創感染が疑われたなら，エコーや造影CT検査を行い感染の早期発見に努める．

② **術後機能評価**

摂食嚥下・会話機能，咬合，開口量などを定期的に評価する．また，術後に体重の定期的な測定（栄養評価）を行う．これは体重減少に伴い皮弁のボリュームも減少し，それにより機能低下をきたすことがあるからである．

③ **リハビリテーション**

外科的治療によりいったん低下した機能の回復をはかるためのリハビリテーションは必須である．摂食嚥下・会話リハビリテーションに加え，開口障害に対する開口訓練など，個々の症例に応じて対応する．

④ **修正手術**

移植組織の状態が落ち着く術後6〜12か月後をめどに，必要に応じて機能向上や整容性向上を目的とした皮弁修正術や顔面神経麻痺再建術などの2次修正術を行う．

■ **患者説明のポイント**

☆再建を要する切除がなされた場合，多くの患者は術直後から摂食，嚥下，会話機能低下をきたす．したがって，患者に対する術前説明は，技術的な説明に加え，いかに術後の状況を術前にイメージさせることができるかがポイントとなる．これには食事形態や会話機能の事例を挙げ，術後どのくらいの期間で，どの程度の生活を送ることができるようになるかなど，具体的な経過を説明する．

☆機能回復のためには術後のリハビリテーションが重要であることを術前にしっかり認識させる必要がある．さらに，移植組織の経時的推移による機能的変化の可能性や皮弁採取部の状態に関しても説明しておく．

> **トピックス**
>
> **緩和再建（palliative reconstructive surgery）**：頭頸部癌治療において，遠隔転移を伴う進行癌や腫瘍再発，放射線治療後の後遺症など，担癌状態で機能的・整容的な問題や疼痛などQOLが著しく低下した患者に遭遇することがある．近年，放射線治療の進歩や分子標的薬の登場などで担癌生存期間の延長がはかられ，その間の患者のQOL維持向上は最重要事項となってきている．担癌状態における症状緩和目的の再建手術（緩和再建）の適応は全身状態や予後を加味し慎重に検討する必要があるが，今後，担癌患者のQOL改善に対する緩和再建も癌医療の重要な一面を担うと考える．

52. 頭頸部癌の緩和医療
palliative medicine for head and neck cancer

古田　康　手稲渓仁会病院・副院長[北海道]

■ 頭頸部癌の特徴

頭頸部癌患者の終末期においては，疼痛緩和のほか，腫瘍再発による上気道閉塞に伴う呼吸困難や嚥下障害，発声障害によるコミュニュケーションの問題，顔面・頸部再発に伴う整容面での問題などに対処する必要がある．また，患者のみならず家族を含め，身体的な苦痛，精神的な苦痛，社会生活における苦痛，スピリチュアルな苦痛に多方面からアプローチすることが望まれる．

■ 多職種連携

緩和治療においては，耳鼻咽喉科・頭頸部外科医のみならず，緩和ケア専門医，看護師，薬剤師，理学療法士，作業療法士，言語聴覚士，管理栄養士，医療ソーシャルワーカーなど多職種による情報の共有，必要に応じてカンファレンスで方針を確認することが重要である．また，外来で癌の告知を受けてからの通院や，1次治療が終了した後の通院，再発の告知を受けた後のフォローなど，各時点においての適切な支援や相談を行ううえで，外来看護師の果たす役割も大きい．頭頸部癌診療においては，診断から1次治療，さらには緩和治療に至る医学知識や医療技術を常にアップデートするとともに，多職種間の良好なチーム作りに配慮することが何よりも重要である．

■ 意思表示の確認

緩和医療において最も重要なことは，患者の状態が悪くなる前に，今後の見通し，起こりうる症状などについて時間をかけて説明し，終末期の治療に対する要望について意思表示を求めることである．あくまでも患者の年齢や病気に対する理解度にもよるが，意思表示があれば，急変時にも迅速な対応と処置が可能となる．根治不能と考えられる癌の再発が明らかとなった段階で，抗癌剤治療などについて説明するとともに，必ず緩和治療についても触れ，患者家族の理解が得られる場合は終末期の治療法について説明を行う．そのためには患者家族との信頼関係を築いておくことが必須である．当科では高崎総合医療センターで配布している「私の意思表示ノート」を利用している（http://www.tnho.jp/livingwill からダウンロードできる）．可能な場合は，外来通院期間中に患者の意向を確認し，急変時にも救急当番医が困らないようにカルテに明記している．ただし，一度にいろいろな事項を説明すると患者も家族も混乱するので，面談の場に配慮しつつ通院のたびに徐々に伝えるなど工夫が必要である．

■ 疼痛コントロール

WHO方式がん疼痛治療法に則り，非オピオイド鎮痛薬，弱オピオイド，強オピオイドの3段階ラダーによる段階的な使用と，鎮痛補助薬，副作用対策，心理的社会的支援などにも配慮する．また，鎮痛薬使用の5原則では，経口的投与（by mouth）が推奨されるが，頭頸部癌の場合は当てはまらない．当院で頻用している，強オピオイド開始時の処方例を挙げる．

【処方例】
（経口投与可能な場合）

オキシコンチン錠（5 mg）　1回1錠　1日2回　8時と20時
オキノーム散（2.5 mg）　1回1包　疼痛時頓用

（経鼻チューブまたは胃瘻から投与する場合）

モルペス細粒（2%）　1回1包（10 mg 成分量として）　1日2回　8時と20時
オプソ内服液（5 mg）　1回1包　疼痛時頓用

（注射薬で開始する場合）

1%モルヒネ塩酸塩注　4倍希釈液（2.5 mg/mL）を以下のとおり調製

> 1%モルヒネ塩酸塩注(50 mg/5 mL) 2アンプル＋生理食塩液 30 mL(全量 40 mL) 0.1 mL/時(1日 6 mg＝経口モルヒネ 12 mg) 0.1 mL フラッシュ後に開始し，疼痛時1時間量を早送りする(30分あけて反復投与可能)．効果・副作用をみながら，レスキューが3回以上必要となれば流速を 0.1 mL/時ずつ増量(増量から再増量まで3時間あける)する．呼吸数 10回/分未満，縮瞳がみられる場合は，増量を保留する．

■ 呼吸困難

頭頸部癌の場合，再発腫瘍による上気道閉塞，唾液の貯留または痰や腫瘍からの浸出液による気道閉塞，胸水貯留などが原因となる．気道閉塞に対し，気管切開を行うか否かの選択は慎重に行う必要がある．一時的に症状の改善は望めるが，延命のための侵襲を伴う手術であること，発声困難となり，カニューレ交換などのため，その後の療養に制限が生じること，気管切開を行わず，酸素投与やモルヒネ投与，鎮静によるケアという選択肢もあることを説明する．患者の意思を尊重して，最終的に決める．

鎮静導入の際は，「治療抵抗性判断のためのチェックリスト」(日本緩和医療学会)に従い，医療チームの倫理的な判断に基づき，患者・家族との話し合いの結果で開始する．

【処方例】 (鎮静のための処方例)

> ミダゾラム注 5倍希釈液(1 mg/mL)を以下のとおり調製
> ミダゾラム注(10 mg/2 mL) 5アンプル＋生理食塩液 40 mL(全量 50 mL) 0.2 mL/時(ミダゾラム 1日 4.8 mg 相当)から開始する．鎮静不十分な場合，1時間量を早送りし，0.1 mL/時ずつ増量する

■ 栄養

食事量，病状の変化に応じて，摂取しやすい食事形態，経腸栄養剤などを考慮する．状況により，輸液によるカロリー量を絞ることも検討する．頭頸部癌患者は経口摂取が困難となっても，消化管機能が保たれ，胃瘻栄養により長期間の療養が可能となる例も多い．そのため，将来的に経口摂取が困難となることが予測される患者においては，全身状態がよい時期に経皮内視鏡的胃瘻造設術をあらかじめ施行しておくことも考慮する．

■ 浸出液・臭気・出血の管理

腫瘍による皮膚浸潤により，創部から浸出液，出血，臭気の対策が必要となる．浸出液の吸収にはハイドロファイバー(アクアセル)やフォーム材(ハイドロサイト)など各種ドレッシング材も使用されるが，保険適用期間が3週間と短いのが難点である．腫瘍からの出血に対しては酸化セルロース(サージセル)，アルギン酸塩(ソーブサン，カルトスタットなど)による被覆，軟膏塗布ガーゼによる圧迫などにより対処する．臭気に対しては当院では 0.8% メトロニダゾール軟膏(院内調製)を用いることが多い．メトロニダゾール外用薬としてロゼックスゲルもあるが若干高価である．その他，Mohs ペースト，カデックスなどが工夫されている．

【処方例】 〔0.8% メトロニダゾール軟膏 100 g の組成(院内調製)〕

メトロニダゾール	0.8 g
マクロゴール軟膏	69.2 g
マクロゴール400	30 mL

疼痛が強い場合にはマクロゴール400 30 mL のうち 10 mL を 2% リドカインゼリー 10 mL で調製する．

■ コミュニケーション障害

頭頸部癌においては喉頭全摘出術が行われていたり，腫瘍再発による上気道閉塞などにより気管切開が行われ，発声ができない状況になることが多い．終末期においては代替手段として，筆談となることもよくある．身体状況に応じて，ホワイトボードと太めのマジックなどで対応するが，表情やジェスチャー，口の動きなどでもある程度の意思を把握できるような努力も必要である．

■ 心のケア

　癌の根治が困難であることを告げられると，多くの患者は死を間近と意識する．将来の希望が失われ，気分が落ち込み，抑うつが生じる．抗不安薬や抗うつ薬，睡眠薬を用いるが，状況に応じて精神科（精神腫瘍科）や心療内科に紹介する．患者の不安や気持ちに理解を示し，受け止めることが精神的ケアにつながる．緩和ケアチームの看護師，臨床心理士などに相談できる体制を整えることも大切である．

8

免疫・アレルギー疾患，特殊感染症

1. 再発性多発軟骨炎
relapsing polychondritis : RP

宮本康裕　聖マリアンナ医科大学・講師

■病態・病因

再発性多発軟骨炎（RP）は，1923年にpolychondropathyとして報告され，1960年にRPと命名された．RPは，全身の軟骨や，糖と蛋白質の複合体であるプロテオガングリオンを多量に含む組織（耳，鼻，眼，気管，血管，心臓，関節など）が，再発性かつ進行性に侵され，多彩な症状を呈する比較的まれな慢性炎症性疾患である．

病因は不明だが，病変部位の軟骨に免疫グロブリンが付着していること，血清抗II型コラーゲン抗体がRP患者の14〜67％で検出されること，同抗体がRPの急性期に検出され，その抗体価がRPの疾患活動性と相関すること，約30％で血管炎，関節リウマチ，全身性エリテマトーデス，橋本病などの自己免疫疾患や骨髄異形成症候群を合併すること，治療において副腎皮質ステロイドや免疫抑制薬が有効であることなどから，軟骨組織に対する自己免疫異常の関与が想定されている．

■症状

RPに特徴的な症状は，軟骨の炎症所見である．初発症状として①耳介軟骨炎が一番多くみられる．次いで②鼻閉，鼻出血，鼻の疼痛，鞍鼻などの鼻根部軟骨炎，③大・小関節での非びらん性，非変形性の関節炎，④結膜炎，角膜炎，ぶどう膜炎などの眼症状，⑤喉頭，気管，気管支の軟骨病変による気道症状，⑥感音性難聴，耳鳴，めまいなどの蝸牛・前庭症状，⑦結節性紅斑，蕁麻疹などの皮膚症状，⑧大動脈弁閉鎖不全，僧帽弁閉鎖不全や動脈瘤などの心・血管病変，そのほかに腎病変や脳神経症状をきたすこともある．また，小〜大血管のすべてのサイズの血管に血管炎が生じうる．

■検査法と所見の把握

RPに特異的な検査所見はない．急性期には赤沈亢進，CRP上昇，白血球および血小板増多と炎症所見を認める．その他γグロブリン増加や正球性正色素性貧血などを認める．通常リウマトイド因子（RF）は陰性である．他の自己免疫性疾患を伴う場合には，RFや抗核抗体が陽性となることがある．HLA-DR4を検出する頻度が高い．抗II・IX・XI型コラーゲン抗体およびmatrilin-1に対する自己抗体は臨床上の有用性は確立されていないが，抗II型コラーゲン抗体は病勢評価に有用とされ，補助診断に用いられる．またRPに非特異的ではあるが，関節軟骨破壊の指標とされる血清，軟骨オリゴマーマトリクス蛋白質（cartilage oligomeric matrix protein : COMP）も病勢評価に有用とされている．

また，喉頭や気管の病変に対してはファイバースコープによる視診が有用である．気道病変は予後に影響を与える重要な病変の1つであるので，臨床症状が乏しくても呼吸機能検査，吸気時・呼気時の胸部CT検査は行うべきである．気道病変には3DCTが有用と考えられている．またGaシンチグラフィーや^{99m}Tc MDP（methylene diphosphonate）骨シンチグラフィー，PETの有効性も近年報告されている．

病理学的には軟骨細胞の編成，壊死，線維組織による置換や，軟骨基質の塩基性の減少や消失，アルシアンブルーによる染色性の低下（基質の酸性ムコ多糖の欠損を示す），リンパ球や好中球，形質細胞を中心とした炎症細胞浸潤などを認めるといわれているが，炎症による変化が主体でRPに特異的なものではない．動脈瘤や心臓の弁異常は，無症状であることが多いが突然死の要因となるので，心電図と心エコーを施行することが望ましい．

■診断

診断基準を表1に示す．McAdamらは耳，関節，鼻，眼，気道，内耳のうち3か所の臨床症状と組織学的所見による診断基準を提唱

した．しかし，RP は早期診断が困難である．早期診断を目的に，Damiani らはステロイドまたはダプソン（ジアフェニルスルホン）に対する反応を診断基準に加えた．その後 Michet らが提唱した診断基準では病理所見は含まれず，臨床所見のみでの診断となっている．

治療方針

■ 保存的治療

① 軽症例
炎症が軽度で，耳や鼻に病変が限局する場合は，非ステロイド系抗炎症薬を用いる．効果不十分な場合は，少量の経口ステロイド（プレドニゾロン 0.5～1.0 mg/kg/日）を用いる．

② 中等症例
炎症が強く，気道病変，眼，心臓などの臓器病変や血管炎合併例では高用量ステロイド（プレドニゾロン 1 mg/kg/日）による治療が必要となる．

③ 重症例
炎症が非常に高度で，気道病変の進行や生命予後に影響があるような場合，ステロイドパルス療法（メチルプレドニゾロン 1 g/日×3 日間）が用いられる．効果が得られれば漸減するが，維持療法を要することが多い．

④ ステロイド抵抗例
ステロイドの減量で炎症が再燃する場合やステロイド単独では効果が不十分な場合は，免疫抑制薬の併用を考慮する．メトトレキサート，シクロホスファミド，アザチオプリン，シクロスポリンなどが用いられる．

■ 手術的治療
気道病変に対しては気管切開術，気管・気管支狭窄例には拡張型金属ステント（expandable metallic stent：EMS）の挿入や気管形成術が施行される．

その他重症の気道病変に対して，external airway splinting や喉頭気管再建術なども行われている．気道病変が高度で，致命的な呼吸不全を有する場合，気管挿管下に人工呼吸器管理を要することもある．非侵襲的陽圧呼吸管理法である経鼻的（nasal）持続陽圧呼吸（continuous positive airway pressure：CPAP）や二相式（bilevel）気道陽圧（positive airway pressure：PAP）が有用である．

■ 予後
RP は緩徐であるが一般的に進行性である．5 年生存率は 74%，10 年生存率は 55% と必ずしも予後良好とはいえない．しかし，最近の報告では平均罹病期間 8 年の集団における生存率が 94% という報告もある．最大の死因は気道病変に関連した呼吸器感染症と気道病変による呼吸不全であり，次いで心・血管系病変となっている．

■ 患者説明のポイント
☆耳介軟骨炎，鼻軟骨炎，喉頭や気管軟骨炎が初発のことが多く，内耳障害をきたすこと

表1 再発性多発軟骨炎の診断基準

McAdam らの診断基準（1976）
1. 両側外耳軟骨炎
2. 非びらん性血清反応陰性の炎症性多関節炎
3. 鼻軟骨炎
4. 眼の炎症（結膜炎，角膜炎，強膜炎，上強膜炎，ぶどう膜炎）
5. 気道軟骨炎（喉頭，気管）
6. 蝸牛および前庭機能障害

上記のうち 3 項目以上を満たし，病理学的に確認されたものを確定診断例とする

Damiani らの診断基準（1979）
1. McAdam らの 6 項目中 3 項目以上
2. McAdam らの 6 項目中 1 項目以上および病理組織学的所見
3. 解剖学的に異なる 2 つ以上の離れた領域の症状が，ステロイドまたはダプソンに良好な反応を示す場合

Michet らの診断基準（1986）
1. 耳介，鼻，喉頭，気管軟骨のうち少なくとも 2 か所の炎症の存在
2. 上記の 1 か所の症状に加えて眼部の炎症，蝸牛・前庭機能障害，血清反応陰性の関節炎，これらのうち 2 つ以上の所見を示すもの

〔肥塚 泉：再発性多発軟骨炎．耳喉頭頸 86：596-601，2014 より改変〕

も少なくない．また気道病変が生命予後因子になることが多く，進行すると重度の障害を残すため早期診断，早期治療が重要である．
☆ステロイド，免疫抑制薬などの治療により，長期予後は比較的良好となってきているが，長期にわたる経過観察と治療を要する疾患であることを十分に説明する必要性がある．

2. 多発血管炎性肉芽腫症（ウェゲナー肉芽腫症）

granulomatosis with polyangiitis : GPA
（Wegener granulomatosis）

岸部　幹　旭川医科大学・講師

■病態・病因

多発血管炎性肉芽腫症（GPA）は ① 鼻，耳，眼，上気道および肺の壊死性肉芽腫性病変，② 全身の中小血管の壊死性肉芽腫性血管炎，③ 腎の壊死性半月体形成性腎炎を3徴とする難治性の全身性血管炎である．その発症機序に抗好中球細胞質抗体（antineutrophil cytoplasmic antibody : ANCA）が関与し，ANCA関連血管炎（ANCA-associated vasculitis : AAV）に属している．主要なANCAには，PR3-ANCA（c-ANCA）とMPO-ANCA（p-ANCA）があり，PR3-ANCAはGPA，MPO-ANCAは顕微鏡的多発血管炎，好酸球性多発血管炎性肉芽腫の疾患マーカーであり，診断基準にも盛り込まれている．しかし，アジア人種ではMPO-ANCAが，欧米人より高率に陽性となることが知られている．そのため，わが国のGPAの約半数は，MPO-ANCA陽性とみられている．

GPAの病因は，ANCA-サイトカインシークエンス説（PR3-ANCAと炎症性サイトカインの存在下に好中球が活性化され，血管壁に固着した好中球より活性酸素や蛋白分解酵素が放出されて血管炎や肉芽腫性炎症を起こす），好中球細胞外トラップの血管炎への関与などがいわれているが，確定されていない．

本疾患は，プレドニゾロン（PSL）を中心とした糖質コルチコイド（GC）とシクロホスファミド（CY）を中心とした免疫抑制薬を併用する治療により長期生存が期待できる疾患となった．また，本疾患は指定難病であり，医療費助成の適応となっている．

■症状

全身の血管炎を引き起こすため，症状は非常に多彩である．多くの症例は，鼻，耳，喉頭などの上気道から初発し，肺病変，腎病変へと進展する．鼻症状として，膿性・膿血性の鼻漏，鼻内痂皮による鼻閉をきたし，鼻中隔などの鼻内構造物を破壊する．その結果，外鼻所見として鞍鼻をきたすこともある．耳症状としては，難治性中耳炎から発症する症例が多く，耳漏，難聴をきたす．AAVによって生じる中耳炎は，ANCA関連血管炎性中耳炎（otitis media with AAV : OMAAV）とよばれる．喉頭症状としては，嗄声をきたすが，声門下狭窄を認める例があり，この場合は呼吸困難を引き起こし，気管切開が必要な症例もある．耳鼻咽喉科領域以外の症状としては，肺病変では血痰，呼吸困難などを生じ，腎病変では血尿，乏尿などが生じる．また，その他の血管炎症状として，紫斑，しびれなどの多発単神経炎，多関節痛も生じる．

■診断

GPAの診断は，臨床症状，ANCA，組織像から総合的に判断する．診断基準は厚生労働省難治性血管炎研究班から提唱され（**表1**），症状と臨床所見に加えて，病理所見またはPR3-ANCAが陽性であれば本疾患と診断できる．しかし，耳鼻咽喉科を初診するような上気道病変に限局した症例では，ANCAが50％で陰性であり，病理所見で血管炎など特徴的所見を認めない症例も70％と多く，初診時は現在の診断基準に当てはまらない症例も多い．

耳病変の診断は，日本耳科学会より提唱されているOMAAV診断基準（**表2**）による．

表1　多発血管炎性肉芽腫症の診断基準

1. 主要症状
    - (1) 上気道(E)の症状
        E：鼻(膿性鼻漏, 出血, 鞍鼻), 眼(眼痛, 視力低下, 眼球突出), 耳(中耳炎), 口腔・咽頭痛(潰瘍, 嗄声, 気道閉塞)
    - (2) 肺(L)の症状
        L：血痰, 咳嗽, 呼吸困難
    - (3) 腎(K)の症状
        K：血尿, 蛋白尿, 急速に進行する腎不全, 浮腫, 高血圧
    - (4) 血管炎による症状
        ① 全身症状：発熱(38℃以上, 2週間以上), 体重減少(6か月以内に6kg以上)
        ② 臓器症状：紫斑, 多関節炎(痛), 上強膜炎, 多発性単神経炎, 虚血性心疾患, 消化管出血, 胸膜炎

2. 主要組織所見
    ① E, L, K の巨細胞を伴う壊死性肉芽腫性炎
    ② 免疫グロブリン沈着を伴わない壊死性半月体形成腎炎
    ③ 小・細動脈の壊死性肉芽腫性血管炎

3. 主要検査所見
    proteinase-3(PR-3)ANCA(蛍光抗体法で cytoplasmic pattern, C-ANCA)が高率に陽性を示す

4. 判　　定
    ① 確実(definite)
        (a) 上気道(E), 肺(L), 腎(K)のそれぞれ1臓器症状を含め主要症状の3項目以上を示す例
        (b) 上気道(E), 肺(L), 腎(K), 血管炎による主要症状の2項目以上および, 組織所見①②③の1項目以上を示す例
        (c) 上気道(E), 肺(L), 腎(K), 血管炎による主要症状の1項目以上と組織所見①②③の1項目以上およびC-(PR-3)ANCA陽性の例
    ② 疑い(probable)
        (a) 上気道(E), 肺(L), 腎(K), 血管炎による主要症状のうち2項目以上の症状を示す例
        (b) 上気道(E), 肺(L), 腎(K), 血管炎による主要症状のいずれか1項目および, 組織所見①②③の1項目を示す例
        (c) 上気道(E), 肺(L), 腎(K), 血管炎による主要症状のいずれか1項目とC-(PR-3)ANCA陽性を示す例

5. 参考となる検査所見
    ① 白血球, CRPの上昇
    ② BUN, 血清クレアチニンの上昇

6. 鑑別診断
    ① E, Lの他の原因による肉芽腫性疾患(サルコイドーシスなど)
    ② 他の血管炎症候群(顕微鏡的多発血管炎, アレルギー性肉芽腫性血管炎：チャーグ・ストラウス症候群)など

7. 参考事項
    ① 上気道(E), 肺(L), 腎(K)のすべてが揃っている例は全身型, 上気道(E), 下気道(L)のうち単数もしくは2つの臓器にとどまる例を限局型と呼ぶ
    ② 全身型はE, L, Kの順に症状が発現することが多い
    ③ 発症後しばらくすると, E, Lの病変に黄色ブドウ球菌を主とする感染症を合併しやすい
    ④ E, Lの肉芽腫による占拠性病変の診断にCT, MRI検査が有用である
    ⑤ PR-3ANCAの力価は疾患活動性と並行しやすい

〔吉田雅治, 他：厚生省特定疾患免疫疾患調査研究班 難治性血管炎分科会 平成10年度研究報告書. p239-246, 1999より改変〕

表 2　ANCA 関連血管炎性中耳炎(OMAAV)診断基準(2015 年)

以下の A），B），C)のすべてが該当する場合 OMAAV と診断する
A）臨床経過(以下の 2 項目のうち，1 項目以上が該当)
　1．抗菌薬または鼓膜換気チューブが奏効しない中耳炎
　2．進行する骨導閾値の上昇
B）所見(以下 4 項目のうち，1 項目以上が該当)
　1．既に ANCA 関連血管炎と診断されている
　2．血清 PR3-ANCA または血清 MPO-ANCA が陽性
　3．生検組織で血管炎として矛盾のない所見(①②のいずれか)がみられる
　　①巨細胞を伴う壊死性肉芽腫性炎，②小・細動脈の壊死性血管炎
　4．参考となる所見，合併症または続発症(①〜⑤のうち 1 項目以上が該当)
　　①耳以外の上気道病変，強膜炎，肺病変，腎病変，②顔面神経麻痺，③肥厚性硬膜炎，④多発性単神経炎，⑤副腎皮質ステロイド(プレドニゾロン換算で 0.5〜1 mg/kg)の投与で症状・所見が改善し，中止すると再燃する
C）鑑別疾患(下記の疾患が否定される)
　　①結核性中耳炎，②コレステリン肉芽腫，③好酸球性中耳炎，④腫瘍性疾患(癌，炎症性線維芽細胞腫など)，⑤真珠腫性中耳炎，⑥悪性外耳道炎，頭蓋底骨髄炎，⑦ANCA 関連血管炎以外の自己免疫疾患による中耳炎および内耳炎

〔日本耳科学会(編)：ANCA 関連血管炎性中耳炎(OMAAV)診療の手引き 2016 年版．p 37，金原出版，2016 より改変〕

OMAAV の聴力像は早期には中耳滲出液による伝音難聴を呈するが，その後，内耳への波及によって高率に感音成分も低下する．聾耳は治療しても回復せず，進行すると両側聾にもなる．OMAAV の合併症，続発症で最も特徴的なのは肥厚性硬膜炎と顔面神経麻痺であり，ともに 30％程度にみられる．

　本疾患は，指定難病となっており，診断され，重症度が 5 段階中の 3 度〔上気道および下気道，腎臓障害あるいはその他の臓器の血管炎症候により，非可逆的な臓器障害ないし合併症を有し，しばしば再燃により入院または入院に準じた免疫抑制療法を必要とし，日常生活(家庭生活や社会生活)に支障をきたす患者〕以上であれば対象となる．3〜5 度の臓器障害の程度は，PaO₂，血清クレアチニン値，New York Heart Association(NYHA)の心機能分類，脳血管障害による片麻痺の程度，末梢神経障害，視力障害で判定する．

■ 鑑別診断
　鼻病変の鑑別は，IgG4 関連疾患，鼻性 NK/T 細胞リンパ腫との鑑別が重要である．耳病変の鑑別には，好酸球性中耳炎，コレステリン肉芽腫，結核性中耳炎，中耳腫瘍，頭蓋底骨髄炎，AAV 以外の自己免疫性疾患が挙げられる．鑑別診断には，生検のみならず血液検査，臨床症状などを加味して総合的に判断する．

治療方針

耳鼻咽喉科を初診する上気道病変に限局した AAV では，ANCA 陰性例や，病理所見で血管炎を認めない症例も多く，現在の診断基準にあてはまらない症例が 40％ある．進行すれば全身型へ進展するので，早期に治療を開始する必要がある．また，OMAAV では，進行すると非可逆性の感音難聴を起こしたり，肥厚性硬膜炎を起こしたりすることから，特に早期の治療が必要である．

■ 保存的治療
① 寛解導入療法
　重篤な臓器合併症のない上気道限局型 AAV では，入院のうえで PSL(0.3〜1 mg/kg/日)と静注シクロホスファミドパルス(IVCY：15 mg/kg/回，4 週ごと)または経

口 CY（25〜75 mg/日）から投与開始する．局所所見，CRP 値，ANCA 値を指標に 2 か月間病勢が進行しない場合，完全寛解が得られたとみなし，1〜2 週間後から PSL は 5〜10 mg/1〜2 週間ずつ 15〜20 mg/日になるまで漸減し，2〜3 か月持続する．CY 以外の免疫抑制薬としてはメトトレキサート（MTX：AAV に保険適用外）も選択肢となる．感音難聴が進行する場合や初期から高度以上の感音難聴を認める場合，完全顔面神経麻痺の場合は PSL 大量投与を行う．感音難聴合併例では GC と免疫抑制薬の併用療法により 70% で聴力回復がみられる．しかし，聾では回復しない．したがって，聾に進行する以前に適切に治療することが重要である．難聴の予後不良因子として，顔面神経麻痺，肥厚性硬膜炎，GC 単独治療が挙げられる．肥厚性硬膜炎を合併した場合は，メチルプレドニゾロンパルス療法（500〜1,000 mg/body，3 日間）を行ってから，PSL 30〜40 mg/日，CY 25〜75 mg/日の寛解導入療法を行う．

② 維持療法

免疫抑制薬は，CY をアザチオプリン（AZP）に変更し，PSL は 10〜20 mg/日までは，10〜20% 量ずつ 4〜8 週間ごとに減量する．PSL は 10 mg/日程度でしばらく維持する．さらに 10 mg/日以下に減量する場合は 4〜8 週間ごとに 1 mg または 10% 量ずつ注意深く減量する．一般に AAV 患者では，治療開始から 12 か月以内に PSL 投与を中止した場合，再燃率が有意に上昇すると報告されている．

③ 補助療法

ST 合剤は，その作用機序は不明であるが GPA の寛解維持に有効であり，感染の予防と治療を兼ねるという点でも併用してよい薬剤である．漢方製剤である柴苓湯は内因性コルチゾールを誘導する作用があり，PSL の投与量をできるだけ減じる意味で寛解維持療法の補助として用いることもある．局所療法としては，鼻腔の感染予防，痂皮形成の抑制を目的に鼻腔洗浄を日に数回行う．GPA では黄色ブドウ球菌保有率が高率で，保有しない患者群より再燃率が高いと報告されており，また，黄色ブドウ球菌と PR3-ANCA 抗体産生との関連が報告されている．このような観点からも鼻腔洗浄は有効と思われる．

④ 支持療法

GC と免疫抑制薬の併用療法の副作用として最も留意すべきは感染症対策である．特に寛解導入療法時には真菌の日和見感染が生じやすく，その予防として抗真菌薬の含嗽や経口投与を行う．また，重篤な日和見感染としてサイトメガロウイルス感染症も生じうる．これらの日和見感染については，易感染状態にないかを定期的に採血し，白血球数，白血球分画，血清 IgG 量やウイルス・真菌抗原などをチェックしていく必要がある．CY の白血球減少に対する副作用の対策として，アデニン，セファランチンの投与も予防的には効果がある．PSL の長期投与では骨粗鬆症も併発しうる．定期的に骨塩量を測定し，活性化ビタミン D 製剤やカルシウム製剤，アレンドロン酸ナトリウムを予防的に投与する．

⑤ 再燃時の治療法

再燃した場合は，最初の寛解導入療法に用いた薬剤の用法・用量の適切性を検討し，再度寛解導入療法を実施する．また，聴力については，寛解導入後に他病変の再燃がみられないにもかかわらず悪化することがある．その際には，PSL を増量し，免疫抑制薬を終了しているときには再開して聴力悪化に対する効果をみる．効果があれば，寛解導入に準じて少量ずつ減量していく．両耳とも聾にまで進行した症例では，人工内耳も考慮する．

■ 患者説明のポイント

☆本疾患は，診断がつけば GC＋免疫抑制薬で治療開始することができる．しかし，耳鼻咽喉科領域に限局した症例では，診断が初診時にはつかないこともある．経過を追って，病変が進展し初めて診断がつくこともある．初診時に診断がつけられない症例には，その

ことを説明し，経過を追う必要がある．また，現状においては，このような症例に対しては診断的治療を目的としたPSL投与を行うことも考慮する．治療が始まれば，免疫抑制療法が長期にわたるため，日和見感染が起こりうることを十分に説明する．
☆本疾患は，再燃も高率に起こしうる．そのため，維持療法が終了したのちも，経過を追い，ANCAの採血を行うなど，定期的に病勢を把握する必要があることも説明する．

3. 好酸球性多発血管炎性肉芽腫症（チャーグ・ストラウス症候群）

eosinophilic granulomatosis with polyangiitis : EGPA (Churg-Strauss syndrome : CSS)

谷口正実　湘南鎌倉総合病院免疫・アレルギーセンター・センター長[神奈川県]

■ 概念・病態・病因

2012年CSSからEGPAに名称変更された．それに伴い邦訳名もアレルギー性肉芽腫性血管炎から好酸球性多発血管炎性肉芽腫症に変更となった．

多発血管炎性肉芽腫症（granulomatosis with polyangiitis : GPA, 旧ウェゲナー肉芽腫症）や顕微鏡的多発血管炎（microscopic polyangiitis : MPA）とともに，抗好中球細胞質抗体（antineutrophil cytoplasmic autoantibody : ANCA）関連全身性血管炎として1つの症候群（ANCA-associated vasculitis : AAV）でよばれる．

EGPAでは重度の腎障害例は少ないが肺病変は多く，アトピー素因の少ない好酸球増多の目立つ重症喘息と好酸球性副鼻腔炎が数年先行する．末梢血好酸球の著明増多とともに，全身諸臓器の好酸球性炎症と血管炎症状（臓器虚血）の2つの病態で発症するのが特徴であり，病理学的には好酸球やリンパ球浸潤を伴う肉芽腫性壊死性血管炎も呈する．すなわち，全身性の強い好酸球性炎症＋血管炎（主に小血管）＋軽度の肉芽腫形成の3病態を併せもつ．

■ 疫学

好発年齢は50歳代で，他の血管炎よりも中年層に多く，女性が2倍多い．

EGPAは重症喘息の約3％に合併し（自験成績），通院中の中年以降の喘息患者の約0.6％に認める．

■ 症状

血管炎発症前：成人発症の好酸球性副鼻腔炎を伴う重症喘息をほとんどで認める．3割で繰り返す慢性好酸球性肺炎の先行もある．

発症経過：EGPA発症の第1相が，喘息（ほぼ全例）および鼻茸を伴う好酸球性副鼻腔炎の時期であり，第2相が，好酸球増多，好酸球性肺炎そして喘息悪化（難治性喘息）の時期，さらに第3相が，全身性血管炎発症である．喘息発症から血管炎発症（＝EGPA発症）まで数年以内が典型的であるが，10～20年以上の長期の喘息歴から血管炎発症に至る症例も少なくない．

血管炎発症時：末梢血好酸球数が著明に増加し（通常30％以上），発熱，筋肉痛，急激な体重減少などの血管炎症状に加え，特に多発性単神経炎症状（四肢末梢のしびれや筋力低下）を90％以上の症例で認める．手足のしびれや箸が持てない症状，垂れ足などが出現する．ほかに皮膚症状（紫斑など），心障害（動悸，不整脈，心不全症状など）や消化管虚血症状（イレウス，腸管潰瘍などによる腹痛，嘔吐，下痢，消化管出血）などをそれぞれ半数程度伴う．

■ 先行する喘息と好酸球性副鼻腔炎の特徴

先行する喘息はほとんどが成人発症で，喘息発症時から重症で好酸球増多が目立つ症例が多く，ステロイド全身投与をしばしば要する．前述の第1相と第2相がほぼ同時期に生じる例も多い．アトピー素因は半数以下にし

か認めず，かつ強いアトピー素因を有する例は少ない．好酸球増多が目立つ同年齢発症の喘息例に比較すると，平均血清総IgE値は300 IU/mL台で同程度であるが，特異的IgE陽性率やアレルゲン皮膚テスト陽性率は，38%（対照は80%）と低い．

GPAのような鞍鼻や上気道の潰瘍，穿孔はない．ACR診断基準6項目のうちの1つが副鼻腔炎（副鼻腔画像異常）であり，鼻茸は本症の60〜80%程度に認め，それによる嗅覚障害を呈しやすい．また好酸球性中耳炎も認めやすい．血管炎発症後は，全身ステロイドやシクロホスファミドを使用するため，鼻茸サイズも改善しやすい．

■ 検査法と所見の把握

貧血，好酸球増多やCRP増加に加え，虚血の指標であるLDHやCKの上昇を認める．好酸球増多の程度はさまざまであるが，血管炎の発症時は30%（多くは50%）以上のことが多く，白血球増多も伴う．ただしすでに全身ステロイドが併用されていると，まれに好酸球増多が目立たないケースもある．さらに2/3の症例では，血清総IgE値の著増，RA因子陽性化，血小板数増加を認める．

抗好中球抗体であるMPO-ANCA（P-ANCA）の陽性率は，近年ではそれほど高くないことが判明し，30〜40%にとどまる．一方，PR3-ANCA（C-ANCA）は，陽性化する例は数%以下である．

心臓障害は特に予後に関連するため症状がなくても十分に精査する（心臓超音波検査，血清BNP，ホルター心電図，その他各種シンチグラフィ）．

■ 診断と鑑別診断

診断方法として厚生省難治性血管炎分科会の診断基準と，American College of Rheumatology（ACR）の分類基準が頻用される．ACRのものは，①喘息もしくはアレルギー疾患の既往（ただし薬剤アレルギーは除く），②末梢血で10%以上の好酸球増多，③単または多発神経炎，④固定しない肺浸潤影，⑤副鼻腔異常，⑥生検での血管外好酸球浸潤の証明，以上6項目中4項目以上満たしたものをCSS（EGPA）としている．ただしもともと好酸球増多や副鼻腔異常を伴うことが多い喘息患者からの診断が想定されていない．

EGPAの90%以上は，好酸球増多が目立つ重症喘息＋好酸球性副鼻腔炎患者から発症する．鼻茸合併は，好酸球増多症候群（HES）との鑑別に役立つ．

EGPAは，アスピリン喘息の上気道病変に近似しており，成人発症喘息患者で好酸球性副鼻腔炎があれば，まずアスピリン喘息とEGPAを疑い，さらに末梢血好酸球が20%以上のケースでは潜在的なEGPAの可能性が高い．

ただしアスピリン喘息の上気道病変ほどEGPAでは難治ではなく，繰り返し鼻茸手術をする例は多くない．

治療方針

■ 保存的治療
① 急性期治療

ステロイドとシクロホスファミド併用が基本．

a）内服薬（非重症例）：プレドニゾロン錠1 mg/kg/日（通常40〜60 mg/日）から開始し，症状の改善と末梢血好酸球数の正常化が得られれば，20 mg/日までは1〜2週ごとに投与量の10〜20%ずつ，もしくは5 mgずつ漸減する．ニューモシスチス肺炎予防目的でST合剤，また骨粗鬆症予防のため，ビスホスホネート併用．

b）注射薬1（重症例や進行が速い例）：メチルプレドニゾロン0.5〜1 gを3日間点滴静注投与する．これを2〜3クール繰り返してもよい．その後，a）につなげる．

c）注射薬2（中等症以上，妊娠希望例や高齢者は除外考慮）：シクロホスファミド（CY）は，経口（2 mg/kg/日）とIV月1回（500〜800 mgまたは0.6 g/m²）がある．IVのほう

が効果と副反応に優れ数クール繰り返す．骨髄抑制に注意．

② 安定期治療

プレドニゾロン2.5～10 mgを連日もしくは隔日で維持する．症状と好酸球数を参考に管理する．長期の安定が得られない場合は，CYよりも，メトトレキサート（MTX）もしくはアザチオプリンを考慮する．ただしこれら免疫抑制薬治療は保険適用が認められていない．喘息治療の吸入ステロイドや鼻茸には点鼻ステロイドを継続する．

③ 追加治療薬

a）γグロブリン大量療法（IVIG）併用：献血ベニロン-I 合計2 g/kgを5日間に分けて点滴投与する．IVIGは奏効することが多く，併用ステロイドも減量でき，再燃も減る．

b）抗 IL-5 療法（メポリズマブ）：ヌーカラ300 mg/月，皮下注射．好酸球は著減し，諸臓器の好酸球性炎症，喘息や鼻茸症状が改善するだけでなく，内服ステロイドが40%以下に減量でき再燃も減る．

■ 手術的治療

好酸球性副鼻腔炎は，ステロイド寛解維持治療＋メポリズマブにより改善することが多く，手術適応となる症例は多くない．

■ 予後，予後不良因子

EGPAは重度の腎障害も少なく，ステロイド反応性もよく，従来は予後良好な疾患と考えられてきたが，10年生存率は67%でMPAや結節性多発動脈炎（PAN）と同等である．ANCAの有無での予後の差はない．発症数か月以内の生命予後に特に関連するのは，消化管虚血による穿孔やイレウスと心室細動などの不整脈であり，脳血管障害も問題となる．中長期生命予後に強く関連するのは心障害である．高齢者もやや予後不良である．

■ 患者説明のポイント

☆重症喘息＋好酸球性副鼻腔炎患者が，末梢血好酸球著増や多発性単神経炎（四肢末梢のしびれ）を呈した場合本症を疑い，専門医を受診するよう指導する．

☆予後に最も影響する心臓障害は自覚症状に現れにくいため，定期的にBNP採血や心臓肥大，心電図，胸部X線を行う．

☆ステロイドは好酸球性気道炎症に奏効するが，心臓障害や末梢神経炎には効果が乏しいことを理解してもらい，それらが強度の症例では，早期にIVIGを勧める．

☆安定後の再燃は過労が原因であることが多い．

☆末梢血好酸球%を来院ごとに血液検査し，増加時（多くは10%以上）は，ステロイド増量もしくは短期増量を検討する．

4. シェーグレン症候群
Sjögren syndrome

吉原俊雄　東都文京病院・部長/東京医科大学・客員教授

■ 病態・病因

シェーグレン症候群は外分泌腺を系統的に侵す自己免疫疾患であり，女性に多く乾燥性角結膜炎や口腔乾燥症（sicca syndrome）などの症状を示す．乾燥症状のみを呈する場合を1次性シェーグレン症候群，関節リウマチ，全身性エリテマトーデス（SLE），強皮症などの膠原病を合併する場合を2次性シェーグレン症候群と称している．

耳下腺内に囊胞や硬い腫瘤形成をみることがあり，悪性転化として mucosal-associated lymphoid tissue（MALT）リンパ腫の発生がある．シェーグレン症候群は指定難病にされている．

■ 症状

口腔乾燥，反復する耳下腺腫脹，舌の亀裂などがみられ，時に痛みや味覚障害を伴う．また鼻腔の乾燥（ドライノーズ）**(図1)**，眼乾燥（ドライアイ）やう歯が多くみられる．

表1 シェーグレン症候群の改訂診断基準(1999)

1. 生検病理組織検査で次のいずれかの陽性所見を認めること
   A) 口唇腺組織で4 mm² あたり1 focus(導管周囲に50個以上のリンパ球浸潤)以上
   B) 涙腺組織で4 mm² あたり1 focus(導管周囲に50個以上のリンパ球浸潤)以上
2. 口腔検査で次のいずれかの陽性所見を認めること
   A) 唾液腺造影でStage 1(直径1 mm未満の小点状陰影)以上の異常所見
   B) 唾液分泌量低下〔ガム試験にて10分間で10 mL以下またはサクソン(Saxon)試験にて2分間で2 g以下〕があり,かつ唾液腺シンチグラフィーにて機能低下の所見
3. 眼科検査で次のいずれかの陽性所見を認めること
   A) シルマー試験で5分間に5 mm以下で,かつローズ・ベンガル試験(van Bijsterveld スコア)で3以上
   B) シルマー試験で5分間に5 mm以下で,かつ蛍光色素検査で陽性
4. 血清検査で次のいずれかの陽性所見を認めること
   A) 抗 Ro/SS-A 抗体陽性
   B) 抗 La/SS-B 抗体陽性

上記4項目のうち,いずれか2項目以上を満たせばシェーグレン症候群と診断する.
〔藤林孝司,他:厚生省特定疾患免疫疾患調査研究班 平成10年度研究報告書. p 135-138, 1999 より〕

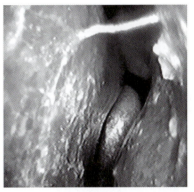

図1 シェーグレン症候群患者のドライノーズ
左鼻腔粘膜の著明な乾燥と痂皮付着がみられる.

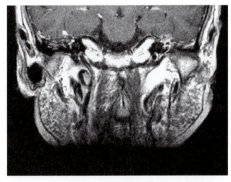

図2 耳下腺造影にて漏洩像が特徴的な症例

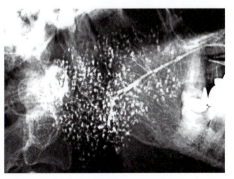

図3 シェーグレン症候群のMRI画像
耳下腺のsalt and pepper signを示す.

■ 検査法と所見の把握

　現在本邦で用いられている診断基準を表1に示す.世界的に統一されたものではなく欧米と若干異なることも銘記しておきたい.耳下腺造影は導管系の異常の程度を示し,さまざまな障害の程度に応じて造影剤の漏洩所見が認められる(apple-tree appearance)(図2).MRIは診断に必須ではないが腺実質の破壊を示す低信号と高信号領域の混在する所見(salt and pepper sign)を呈する(図3).

■ 鑑別診断

① 薬物連用による口腔乾燥

内服している薬物によって唾液分泌が抑制されている場合がある．向精神薬，抗てんかん薬，抗ヒスタミン薬，催眠薬，利尿薬，降圧薬などの副作用は著明である．処方された内科や精神科と相談のうえ，可能な薬物は削除か変更する．

② 放射線照射後口腔乾燥

口腔癌，上・中咽頭癌の放射線治療後，慢性的な唾液分泌低下を示す．照射後の唾液分泌能低下の可能性についてインフォームド・コンセントが必要である．

③ 加齢による唾液腺萎縮

加齢とともに口腔乾燥を訴える患者が増加する．特に閉経後の女性に多い．耳下腺組織は加齢とともに腺実質が脂肪変性し減少する．

治療方針

■ 保存的治療

唾液分泌を促進する食物摂取や人工唾液（サリベート）を用いるなど，対症療法的に下記の薬剤を用いる．

1) 麦門冬湯（バクモンドウトウ），白虎加人参湯（ビャッコカニンジントウ），滋陰降火湯（ジインコウカトウ）などの漢方．

2) ムスカリン作動薬：セビメリン塩酸塩水和物（エボザック，サリグレン），ピロカルピン塩酸塩（サラジェン）．

3) 抗AChE・胃潰瘍薬：ニザチジン（アシノン）．

4) 気道粘液分泌の改善：L-カルボシステイン（ムコダイン），アンブロキソール塩酸塩（ムコソルバン），ブロムヘキシン塩酸塩（ビソルボン）など．

■ 合併症

急性耳下腺炎として疼痛，腫脹を訴えることがある．原疾患の増悪と感染が合併することがあり，抗菌薬とステロイドの投与で対応する．耳下腺に硬い腫瘤として持続する場合は，悪性リンパ腫の可能性を考慮し画像検査とともに耳下腺の生検を行う．

■ 予後

1次性シェーグレン症候群の場合は緩徐に進行するが，日常生活におけるQOLについては，膠原病の合併の有無により差異がある．シェーグレン症候群患者はリンパ腫への悪性転化が有意に多いため，腫瘤形成など疑わしいときは積極的に生検する．

■ 患者説明のポイント

☆シェーグレン症候群の完治は難しい．唾液分泌を促進するような工夫，酸味のものを増やした食物摂取を励行すること，口腔環境を整備し常に清潔にしておくこと．眼科や歯科，膠原病内科との連携の大切さを説明しておく．特にムスカリン作動薬については1日服用量を副作用の程度をみながら徐々に増量するステップアップ法や，発汗など副作用が強い場合は水に溶解して，口腔内で数十秒間洗う口腔リンス法を説明する．

5. ベーチェット病
Behçet's disease

菊地弘敏　帝京大学・病院准教授（リウマチ・膠原病グループ）

■ 概念・定義

ベーチェット病は，再発性の口腔内アフタ性潰瘍，皮膚症状，外陰部潰瘍，そして眼症状を主症状とし，急性の炎症を繰り返して遷延した経過をとる疾患である．主症状以外に副症状として，関節炎や精巣上体炎（副睾丸炎），および特殊病型とされる消化器病変，血管病変，中枢神経病変が存在する．

■ 病態・病因

ベーチェット病の原因についてはいまだ不明ながら，Tリンパ球の過敏反応と好中球の機能亢進が中心的な役割を果たしている．

■疫学

発症頻度は，トルコ，中東，韓国・日本などを含む東アジア地域に多い．わが国の患者数は約2万人と推計され，発症年齢は30歳代に多く，男女比はほぼ同率であるが難治性病態は男性に多い傾向にある．

■症状

① 再発性口腔内アフタ性潰瘍

再発し多発するアフタ性潰瘍はほぼ必発で，本症の初発症状であることが多い．口唇，頬粘膜，舌，歯肉などに出現し，発症早期ではアフタ性潰瘍は大きく，多発し，強い疼痛を伴うことが多い（図1）．経過とともに発現頻度も減少し小型化する．他の主症状が消失後も長年にわたり患者を悩ませる．

② 皮膚症状

結節性紅斑と毛囊炎様皮疹または痤瘡様皮疹が皮膚症状としては最も多くみられる．皮下の血栓性静脈炎を合併した場合には索状の硬結を触知する．

③ 眼症状

前部ぶどう膜炎では充血・眼痛・羞明を伴い，重症化すると前房蓄膿（hypopyon）を呈する．点眼治療やステロイドの結膜下注射により視力は比較的保たれる．一方，後部ぶどう膜炎は発作を繰り返すと著しい視力障害や視野障害を生じる．

④ 外陰部潰瘍

陰茎・陰囊・小陰唇・腟壁などに口腔内アフタに類似した潰瘍を形成する．単純ヘルペスウイルス感染との鑑別が問題となる．

■検査法と所見の把握

活動期には末梢白血球の増加，赤沈の亢進，CRPの陽性化がみられる．補助的検査として，針反応（pathergy test）は特異性が高い．HLA-B51と関連がある．

■診断と鑑別診断

厚生労働省ベーチェット病研究班の診断基準を用いる．

診断上重要なのは，主症状や副症状を確認し，他疾患を確実に鑑別することにある．発

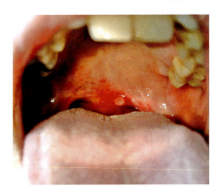

図1　口腔内所見
軟口蓋に深ぼれの口腔内潰瘍を認める．

症当初からすべての症状がそろうことはまれであり，慎重な病歴聴取と経過観察が重要である．

治療方針

ベーチェット病の治療の目標は，短期的には急性の炎症をすみやかに沈静化させること，長期的には炎症発作の再発を予防することにある．好中球機能亢進を抑制するコルヒチンが基本治療薬となる．難治性の病態には，免疫抑制薬や生物学的製剤を使用する．

粘膜皮膚病変の治療は，副腎皮質ステロイドの外用薬を中心とした局所療法が主体となる．一方，stage Ⅲ以上の重症例では，中〜大量の副腎皮質ステロイドや免疫抑制薬の併用が考慮される．

① 粘膜皮膚病変（stage Ⅰ）の治療

【処方例】　下記を症状に応じて適宜用いる．

1) ロキソニン錠（60 mg）　1回1錠　1日3回　毎食後（NSAIDs潰瘍予防にPPIを併用）
2) ムコスタ錠（100 mg）　1回1錠　1日3回　毎食後
3) コルヒチン錠（0.5 mg）　1回1錠　1日1〜2回　食後　保外
4) プレドニン錠（5 mg）　1回1錠　1日1〜3回　食後（短期間の使用にとどめる）

5) ケナログ軟膏　1日2〜3回　塗布　またはデキサルチン軟膏　1日2〜3回　塗布　またはアフタッチ口腔用貼付錠(25μg)　1日1錠　貼付(口内炎に対して)
6) リンデロン-VG軟膏　1日2〜3回　塗布（陰部潰瘍に対して）
7) リンデロン-V軟膏　1日2〜3回　塗布（結節性紅斑に対して）
8) モーラスパップ(30・60mg)　1日1〜2枚　貼付(関節炎に対して)

② 重症例の治療

難治性ぶどう膜炎や特殊病型を合併しているベーチェット病の場合，経過観察や対症療法とせずすみやかに専門病院または専門医に紹介する．

■ 合併症

関節炎や副睾丸炎，および特殊病型といわれている消化器病変，血管病変，中枢神経病変がある．

■ 予後

眼症状以外の主症状の多くは慢性的に経過し，徐々に軽症化するため予後は良好である．一方，眼症状と特殊病型では予後不良の病態も存在するため，早期診断と適切な治療介入が必要である．

■ 患者説明のポイント

☆ベーチェット病は，一般的に発症初期から数年間が最も活動性が高く，その後は徐々に発作の頻度や程度は軽くなる．しかし，特殊病型は生命予後に影響を及ぼすことがあり，長期にわたる経過観察と，合併症の早期発見，積極的治療が重要である．
☆日常生活での過労や過度のストレスは避けること．
☆口腔内は常に清潔に保ち，毎食後は歯磨きをすること．
☆喫煙は絶対に避けること．
☆ステロイドの急な中止は症状を悪化させることがあり，自己判断で中止しないこと．

6. 軟部好酸球肉芽腫症（木村病）

eosinophilic granuloma of soft tissue
（Kimura disease）

齊藤孝夫　同愛記念病院・部長［東京都］

■ 病態・病因

軟部好酸球肉芽腫症は，皮下軟部組織やリンパ節に無痛性で境界不明瞭な軟らかい腫瘤を形成し，慢性の経過をたどる良性肉芽腫性疾患である．病因はいまだ不明で，確立された治療法がなく，再燃しやすい．Th2様細胞の活性化に伴う種々のサイトカインの遊離により，IgE増加や好酸球増多・浸潤などの病態が形成されると推測されてきている．日本・東南アジアの青壮年(6〜45歳で87%)の男性に多い(男：女＝6.3：1)．

■ 症状

顔面・頸部の皮下軟部組織やリンパ節など，頭頸部領域が約70%を占め，特に耳下腺・耳下腺リンパ節，頸部皮下・頸部リンパ節，顎下腺・顎下リンパ節に発生することが多い．皮膚の色素沈着や瘙痒感を伴うこともある．

■ 検査法と所見の把握

血中好酸球数の増多や血清IgE値の高値が認められれば，本疾患を疑う．各種腫瘍性疾患との鑑別のために，MRI検査(造影)および穿刺吸引細胞診(FNAC)を行う．画像での特徴的所見はないが，造影効果を示す境界不明瞭な軟部腫瘤として同定される．細胞診では，異型のない多数のリンパ球とともに10〜15%に及ぶ好酸球の混在が認められる．これら検査で軟部好酸球肉芽腫症が強く疑われた際には，病理組織検査(生検)により確定診断する．膠原線維からなる結合組織中に大小さまざまなリンパ濾胞の著しい増生を認め，濾胞間には多数の好酸球浸潤を認める．リンパ濾胞内の胚中心には多核巨細胞(Warthin-Finkeldey型多核巨細胞)が出現することが

多い．

■ 鑑別診断

　唾液腺腫瘍（特にワルチン腫瘍），シェーグレン症候群，IgG4関連疾患（ミクリッツ病）や頸部リンパ節腫脹を示す悪性リンパ腫や結核性頸部リンパ節炎が挙げられる．血中好酸球数増多や血清IgE値高値を認めず，穿刺吸引細胞診や病理組織検査にて上皮性良性腫瘍，上皮性悪性腫瘍または異型リンパ球，ラングハンス型巨細胞を認めれば，軟部好酸球肉芽腫症は除外され，上記鑑別疾患を考慮する．

治療方針

　治療の第一選択はステロイドによる薬物療法である．薬物療法に抵抗性を示す場合や，ステロイド使用困難症例に対しては，手術療法や放射線療法を考慮する．

■ 保存的治療

【処方例】

> プレドニン錠（5 mg）　1回2～4錠　1日3回　毎食後　初回量30～60 mg/日から開始し，1～2週間隔で診察し，腫瘤の縮小，末梢好酸球数，血清IgE値の正常化を目安に5～10 mgずつ漸減し，1か月ほどの投与をめどとして5 mg/日隔日投与など漸減維持し，再燃した場合は再度投与量を増加させる

　副作用としての胃潰瘍や，継続維持の場合には骨粗鬆症に気をつける．

■ 手術的治療

　完全摘出が可能で形態・機能の温存が可能である場合に考慮する．

■ 放射線療法

　薬物療法，手術的治療に次ぐ第三選択．

■ 合併症

　腎疾患，特にネフローゼ症候群を約10％の割合で合併している．

■ 予後

　いまだ確立された治療法がなく再燃しやすい．ステロイド単独投与で70％，手術単独で50％，放射線療法単独で20％である．

■ 患者説明のポイント

☆軟部好酸球肉芽腫症は，原因がまだ確立されていない良性腫瘍であり，再発することも多く，治療は長期にわたることを説明する．
☆副腎皮質ステロイド使用中は骨粗鬆症や胃潰瘍の合併に配慮が必要となるが，急激な中断は病態の悪化を招くおそれがあるため，自己判断で中断・減量せず，医師に相談する．

7. IgG4関連疾患
IgG4-related disease

高野賢一　　札幌医科大学・教授

■ 病因・病態

　IgG4関連疾患は，血清IgG4高値および組織へのIgG4陽性形質細胞浸潤・線維化を主体とし，腫瘤性・肥厚性病変を呈する全身性の慢性炎症性疾患である．かつてのミクリッツ病やキュットナー腫瘍はIgG4関連涙腺・唾液腺炎として包含されている．臓器選択性と罹患臓器における共通の病理所見，そしてステロイドが著効することなどから，自己免疫機序の関与が推測されている．

■ 症状

　罹患臓器により症状が異なるが，頭頸部では唾液腺腫脹が多い．典型例では持続する無痛性の顎下腺や耳下腺，および涙腺の腫脹が対称性に認められる（図1）．片側のみの腫脹や，頸部リンパ節腫脹を主訴とする場合もある．60歳代を中心とする中高年での発症が多いが全年代でみられ，男女差はない．唾液量減少に伴う口内乾燥感，ドライアイ症状，嗅覚障害を伴うこともある．

　涙腺・唾液腺以外では罹患臓器によって，閉塞性黄疸，上腹部不快感，食欲不振，水腎症，喘息様症状，糖尿病に伴う口乾感などの症状を呈する．

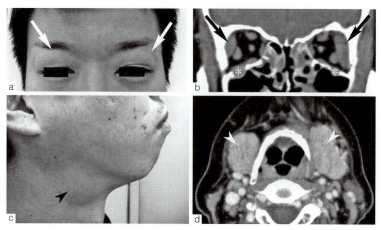

図1 ミクリッツ病症例
両側の涙腺(a, b矢印)および顎下腺(c, d矢頭)の腫脹を認め，眼窩下神経(b＊)の腫脹も認める．

表1 IgG4関連疾患包括診断基準の診断項目

(1) 臨床所見：単一または複数臓器に，びまん性あるいは限局性腫大，腫瘤，結節，肥厚性病変を認めること．
(2) 血液所見
　高IgG4血症(135 mg/dL以上)を認めること．
(3) 病理学的所見
　a．著明なリンパ球，形質細胞の浸潤と線維化．
　b．IgG4/IgG陽性細胞比40%以上かつIgG4陽性形質細胞が10/HPFを超えること

上記のうち，(1)＋(2)＋(3)を満たすものを確定診断群(definite)，(1)＋(3)を満たすものを準確診群(probable)，(1)＋(2)のみを満たすものを疑診群(possible)とする．
ただし，可能な限り組織診断を加えて，各臓器の悪性腫瘍(癌，悪性リンパ腫など)や類似疾患(シェーグレン症候群，原発性硬化性胆管炎，キャッスルマン病，二次性後腹膜線維症，多発血管炎性肉芽腫症，サルコイドーシス，チャーグ・ストラウス症候群など)と鑑別することが重要である．

[IgG4関連全身硬化性疾患の診断法の確立と治療方法の開発に関する研究班，他：IgG4関連疾患包括診断基準 2011．日内会誌 101：795-804，2012 より改変]

■ 検査法と所見の把握

診断は，「IgG4関連ミクリッツ病の診断基準」(➡ 386頁)もしくは「IgG4関連疾患の包括診断基準」(表1)に従って診断されること

が多い．診断フローチャートを図2に示す．

① **血清学的所見**

血清IgG4高値(135 mg/dL以上)はほぼ必発である．高ガンマグロブリン血症(特にIgG高値)，IgEの上昇，好酸球増多，可溶性IL-2レセプター値の上昇などを認めることがある．ただし，IgG4高値イコールIgG4関連疾患と即断してはならない．

② **画像所見**

造影CTやMRIにて，罹患臓器のびまん性・限局性腫大や結節性・肥厚性病変を認める．本疾患は全身性疾患であり，全身検査を行うのが望ましい．頭頸部領域では眼窩下神経など神経腫脹を認めることも多い(図1)．

③ **病理組織学的所見**

確定診断および悪性疾患除外のためには，組織学的診断が必要となる．IgG4陽性形質細胞浸潤は補助的所見で，むしろ特徴的な所見である花筵様線維化(storiform fibrosis)あるいは渦巻き様線維化(swirling fibrosis)，閉塞性静脈炎(obliterative phlebitis)(唾液腺では少ない)が主要な組織学的所見である．生検部位は腫脹・硬結部位が適切で，顎下腺または耳下腺が勧められる．

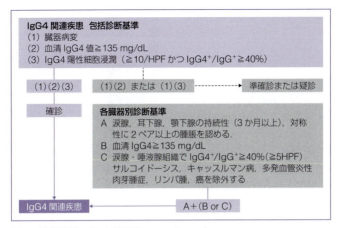

図2 診断基準に基づく診断フローチャート

■ 鑑別診断

除外すべき疾患を表2に示すが，悪性疾患と類似疾患が主な除外疾患として挙げられる．特に多中心性キャッスルマン病は診断基準を満たすが，IgG4関連疾患ではなく高IL-6症候群に属する疾患である．

治療方針

■ 保存的治療

ステロイド投与により，多くの場合はすみやかに腺腫脹が消退し，徐々に腺分泌能の改善もみられる．初期量（30～40 mg/日）を4週間程度継続し，2週間ごとに10%ずつの減量を行い，その後は5～10 mg/日前後の維持量を投与し，1～3年維持療法を継続してから再燃がないことを確認し，休薬に向けて減量する．寛解が維持されていれば休薬してもよい．再燃時の治療法は確立されていない．

近年，欧米を中心に抗B細胞抗体であるリツキシマブの効果が報告されているが，本邦では保険適用がなく通常使用されることはない．

■ 合併症

IgG4関連疾患は全身性疾患であり，他臓器病変の合併に注意する．高頻度に合併する臓器障害として後腹膜線維症，膵臓（I型自己免疫性膵炎），腎病変が挙げられ，そのほか前立腺炎，肺病変，気管・気管支病変，乳腺炎，神経周囲炎，肝病変，下垂体炎，甲状腺炎（リーデル甲状腺炎），皮膚病変が挙げら

表2 主な鑑別疾患

除外すべき疾患	
悪性腫瘍	癌，悪性リンパ腫
類似疾患	シェーグレン症候群，多中心性キャッスルマン病，ANCA関連血管炎，サルコイドーシス
血清IgG4高値となりうる非IgG4関連疾患	
シェーグレン症候群，多中心性キャッスルマン病，ベーチェット病，気管支喘息，ANCA関連血管炎，癌，健常者	
組織中にIgG4陽性細胞が増加しうる非IgG4関連疾患	
炎症性疾患	ANCA関連血管炎，慢性副鼻腔炎，乳突洞炎，EBウイルス関連リンパ増殖性疾患，組織球増殖性疾患
リンパ腫	粘膜関連リンパ組織型節外性辺縁帯リンパ腫（MALTリンパ腫），濾胞リンパ腫，血管免疫芽球性T細胞リンパ腫など
悪性疾患	悪性腫瘍組織および領域リンパ節へのIgG4陽性形質細胞浸潤が認められることがある

れる．初診時に認められなくとも，経過中に他臓器病変を発症することも少なくない．

■ 予後

多くの例でステロイド投与が奏効するが，減量や休薬により約半数で再燃があり，治療は期待できない．生命予後は良好であるが，悪性腫瘍の合併や罹患臓器の障害など不明な点が多い．

■ 患者説明のポイント

☆IgG4 関連疾患は全身性の疾患で，異時性・異所性に複数臓器が侵されることがある．
☆無症状であっても，放っておくと将来的に臓器障害が進行していく可能性がある．
☆治療はステロイドが著効するが，長期間の加療または経過観察が必要になることや，再発・再燃例が多いことを十分説明する．
☆病態として何らかの免疫異常が推測されるが，遺伝性疾患ではないと考えられている．

▌トピックス

本疾患は指定難病であり，重症度分類に基づき重症に対し医療費助成を行うこととなっている．IgG4 関連疾患の重症度分類は，軽症：治療介入不要例，中等症以上：要治療例，重症：ステロイド治療依存性あるいは抵抗例で，治療を行っても臓器障害が残る症例，と定義されている．重症度は基本的に治療開始 6 か月後に判断する．医療費助成は重症が対象であり，唾液腺障害は臓器障害に含まれていないため，唾液腺単独病変の場合はステロイド依存性・抵抗性の症例が重症として助成対象となる．

8. サルコイドーシス
sarcoidosis

波多野　篤　はたのクリニック・院長[東京都]

■ 病態・病因

サルコイドーシスは病理組織学的に非乾酪性類上皮細胞肉芽腫を呈する原因不明の全身性肉芽腫疾患であり，主に呼吸器，眼，皮膚，心臓に病変を生じる．

■ 症状

1) 呼吸器病変：肺胞病変および気管支血管周囲や肺門リンパ節病変を含み，咳，息切れを示すが，自覚症状なく（30～40%）検診での胸部 X 線異常で発見される例も多い．

2) 眼病変：飛蚊症，霧視などを示し，肉芽腫性前部ぶどう膜炎などを認める．

3) 心病変：めまい，動悸など不整脈に基づく症状を示し，高度房室ブロック，心室中隔基部の菲薄化などを主徴候とし心電図や心エコー図の異常といった副徴候を認める．

4) 皮膚病変：非特異的な結節性紅斑病変や特異的な結節型，局面型などの皮膚サルコイドなど多彩な症状を呈する．結節性皮膚サルコイドは鼻部に好発する．

5) 神経・筋病変：末梢神経症状（知覚，運動障害，脳神経症状），中枢神経症状（痙攣，尿崩症），筋症状（筋力低下，筋痛）などを呈する．脳神経は好発部位であり，時に多発脳神経麻痺を呈する．耳鼻咽喉科関連では顔面神経麻痺が最も多く両側症例では本疾患を念頭において鑑別診断を行う．その他内耳神経（難聴，めまい），舌咽・迷走神経障害（嗄声，嚥下障害）もきたす．

6) そのほかの臓器病変：肝臓，脾臓，腎臓など上記以外の病変を含む．耳鼻咽喉科関連では表在リンパ節腫脹，耳下腺腫脹，末梢神経障害，鼻咽腔などの粘膜病変を呈する．MaCaffrey らの報告では，2,319 例中 9% に頭頸部領域に病変を認め，その内訳は眼 40%，皮膚 26%，鼻 13%，神経系 6%，喉頭 6%，唾液腺 4%，頸部リンパ節 4%，中耳 1% であった．

7) ヘールフォルト症候群：耳下腺腫脹，顔面神経麻痺，ぶどう膜炎，発熱を伴う症候群である．前記 4 主徴を伴う完全型，前 3 症状のうち 2 つと発熱を伴う不完全型に分類される．

■検査法と所見の把握
① 診断基準に採用された全身反応を示す検査所見

1) 胸部 X 線，CT にて両側肺門リンパ節腫脹（BHL），2) Gallium-67 citrate シンチグラフィーにおける著明な集積，3) ツベルクリン反応；陰性，4) 血清アンジオテンシン変換酵素（ACE）活性高値，5) 血清あるいは尿中カルシウム高値，6) 気管支肺胞洗浄検査にてリンパ球増加または CD4/8 比高値

② 病理組織検査

組織学的に非乾酪性類上皮細胞肉芽腫を認める．

■診断および鑑別診断

診断基準（2006）では，一臓器に非乾酪性類上皮細胞肉芽腫を認めかつ，他臓器にも臨床所見があるか，上記 6 項目中 2 項目以上を認めるものは「組織診断群」とされ，類上皮肉芽腫を認めないが，2 つ以上の臓器に臨床所見があり，2 項目以上を認めるものを「臨床診断群」としている．結核，悪性腫瘍に伴うサルコイド反応との病理学的鑑別を要する．

治療方針

無症候にて無治療経過観察のみとなる場合も多いが，実害的な臓器障害が認められる場合にはステロイド治療を行う．

■予後

多くは自然治癒するが，潜行性発病，ことに多臓器に肺外病変のある例は慢性に進行し，線維化に発展し QOL 低下をきたす症例もみられる．死因の多くは心臓病変の進行による．

■患者説明のポイント

☆サルコイドーシスの診断に関連しては，頸部リンパ節腫脹を含めた肉芽性病変の組織検査を行うことが多い．組織学的に非乾酪性類上皮細胞肉芽腫を認めた場合，肺および心臓などを含めた全身臓器病変の評価として内科紹介とする．一般に予後良好であるが，死因に関する心臓病変については内科での経過観察の重要性を説明する．

9. 血管性浮腫（クインケ浮腫）
angioedema（Quincke's edema）

堀内孝彦 九州大学病院別府病院・教授（免疫・血液・代謝内科）

■病態・病因

血管性浮腫は限局性，突発性に皮膚や粘膜に浮腫を生じ，かつ数日後には完全に消失する一過性の浮腫である．クインケ浮腫ともよばれる．ヒスタミンやブラジキニンによって血管の透過性が亢進して水分が漏出する．ヒスタミンによる血管性浮腫にはかゆみやじん麻疹を伴う．欧米の報告では生涯を通じて一度でも血管性浮腫を呈する人の割合は 10～15% とされるがわが国での疫学調査はない．

血管性浮腫の原因は多彩である（表1）．アレルギー性血管性浮腫は，IgE を介した肥満細胞の活性化でありヒスタミンを介する．非アレルギー性薬剤性血管性浮腫は IgE の介在はない．それぞれの薬剤の薬効による副反応である．遺伝性血管性浮腫（HAE），後天性血管性浮腫（AAE）はブラジキニンを介しており，HAE は遺伝子変異で，AAE は後天的に C1 インヒビター（C1-INH）機能が障害されている．血管性浮腫の約半数は特発性（原因不明）とされる．

■症状

血管性浮腫の特徴を表2に示す．最も注意すべきは喉頭浮腫による窒息である．消化管の浮腫はしばしば激烈な腹痛を伴う．

■検査法と所見の把握

まず HAE，AAE であるかを診断する．補体 C4，C1-INH 活性はこれらで低下している．家族歴があれば HAE である．
アレルゲンの特定のためには，詳細な病歴

表1 血管性浮腫の分類

1) アレルギー性血管性浮腫[注1]：牛乳，卵，小麦などの食物，ペニシリンなどの薬物，ラテックスや虫刺症
2) 遺伝性血管性浮腫（hereditary angioedema：HAE）：C1-INH遺伝子の先天異常
3) 後天性血管性浮腫（acquired angioedema：AAE）
4) 非アレルギー性薬剤性血管性浮腫：アスピリン，非ステロイド系抗炎症薬（NSAID），アンジオテンシン変換酵素阻害薬（ACEi）など
5) 物理的刺激による血管性浮腫[注2]
6) 好酸球増多を伴う好酸球性血管性浮腫（Gleich's syndrome）[注2]：きわめてまれ
7) 特発性血管性浮腫[注2]

注1) じん麻疹を伴う．
注2) じん麻疹を伴う場合がある．

表2 血管性浮腫の特徴

1) 突然に起こる（数分から数時間で症状が完成）
2) 2，3日，最長1週間でほぼ消失する
3) 限局性，非対称性に生じる
4) 重力に関係のない場所に生じる
5) 眼瞼，口唇，喉頭や消化管に生じやすい[注]
6) 指圧痕を残さない

注) 嚥下困難，咽頭絞扼感，嗄声，発声不能，呼吸困難感などが出現した場合には喉頭浮腫を疑う．

聴取，特異的IgE抗体測定，プリックテストが有用である．

■ 鑑別診断

接触性皮膚炎，蜂窩織炎，皮膚筋炎などの自己免疫疾患，甲状腺機能低下症，上大静脈症候群などの限局性浮腫を呈しうる疾患が鑑別に挙がる．

治療方針

■ 急性発作時の治療

気道閉塞が疑われる場合には，すみやかに喉頭内視鏡検査を行って喉頭所見を確認する．必要であれば気管挿管あるいは気管切開を行う．

① HAE，AAE，ACEiによる血管性浮腫

【処方例】 基本は下記1)が望ましいが，入手困難な場合2)もありうる．

1) ベリナートP注 50kg以下：1回500単位，50kg以上：1回1,000～1,500単位 静注または点滴 数時間以内に効果が不十分であれば同量を追加投与する HAE以外は (保外) 適応症
2) トラネキサム酸注 1回15mg/kg 4時間ごと 静注または点滴 (保外) 適応症

② アレルギー性血管性浮腫，物理的刺激による血管性浮腫，特発性血管性浮腫

【処方例】
下記1)単独，あるいは1)3)併用，1)～3)を併用する．

1) アレロック錠（5mg） 1回1錠 1日2回
2) ガスター錠（20mg） 1回1錠 1日2回 (保外) 適応症
3) プレドニン錠（5mg） 1回6錠 1日1回

アナフィラキシー症状があるとき4)または5)を単独あるいは併用する．

4) エピペン注 1回0.3mg 体重30kg以上（体重15～30kgは0.15mg） 筋注
5) ソル・コーテフ注 1回100～200mg 6～8時間間隔で点滴静注

■ 発作予防

1か月に1回以上，1か月に5日以上の発作，喉頭浮腫の既往歴がある場合に検討する．
【処方例】 アレルギー性血管性浮腫において下記を処方する．

タリオン錠（10mg） 1回1錠 1日2回

■ 予後

喉頭浮腫による窒息，アナフィラキシー症状が生じなければ予後は良好である．

■ 患者説明のポイント

☆アレルギー性血管性浮腫では，外出時に抗ヒスタミン薬やステロイドを携帯し，アナフィラキシーへの対応が必要な患者ではエピペンを処方し使用法を教える．

10. 遺伝性血管性浮腫
hereditary angioedema : HAE

竹内万彦　三重大学・教授

■ 病態・病因

　遺伝性血管性浮腫は，補体成分C1インヒビター(C1-INH)の欠損によりブラジキニンが過剰に産生され血管透過性が亢進し血管性浮腫をきたす疾患と定義される．本症の明確な発生率や有病率は不明であるが，75%が常染色体優性遺伝で，25%が孤発例といわれている．発症は10〜20歳代が多いが，あらゆる年齢で発症しうる．

　常染色体優性遺伝するⅠ型(全体の85%)とⅡ型(全体の15%)がほとんどを占める．Ⅰ型では，C1-INH蛋白量低値，C1-INH活性低値であり，Ⅱ型ではC1-INH蛋白量は正常または上昇しているがC1-INH活性は低値となる．Ⅲ型はまれでエストロゲン依存性とされ，本邦では報告はない．

■ 症状

　遺伝性血管性浮腫を疑う症候として，痒みを伴わない皮下浮腫，粘膜下浮腫や腹痛，悪心，嘔吐，下痢などの消化器症状，喉頭浮腫などが挙げられる．発作は精神的ストレス，外傷や抜歯，過労などの肉体的ストレス，妊娠，月経，薬物などで誘発される．発作は通常24時間でピークとなり72時間でおさまるが，それ以上続くこともある．

■ 検査法と所見の把握

　スクリーニングとして，C1-INH活性(保険適用)とC4値を測定する．Ⅰ・Ⅱ型ではC1-INH活性は低値となり，C4は非発作時でも98%の症例で基準値以下となる．

■ 鑑別診断

　後天性血管性浮腫，薬剤性血管性浮腫，アレルギー性血管性浮腫などを鑑別する．

治療方針

■ 発作時の治療
【処方例】

> ベリナートP注(500単位)　体重50kg以下：1回500単位，体重50kg以上：1回1,000〜1,500単位　静注

　本剤は投与後30分〜1時間以内に症状を改善し始め，効果の持続も期待できる．一度投与すれば短期間での再発発作は少ない．
　喉頭浮腫の場合は，ベリナートP静注に加え，気管挿管，気管切開を行う．
【処方例】(ベリナートPが入手困難な場合)

> トランサミン注　1回15mg/kg　4時間ごと　静注

■ 短期予防
【処方例】　侵襲性が強い歯科治療や外科手術など大ストレス時には下記を用いる．

> ベリナートP注(500単位)　体重50kg以下：1回500単位，体重50kg以上：1回1,000〜1,500単位　術前1時間前に静注

　さらに2度目のC1-INH補充療法の準備をしておく．

■ 長期予防
　1か月に1回以上，1か月に5日以上の発作期間，喉頭浮腫の既往歴の場合検討する．
【処方例】　下記を併用する．

> 1) トランサミン散(50%)　1日30〜50mg/kg　1日2〜3回に分けて　(保外)適応症
> 2) ボンゾール錠(100mg)　1日2.5mg/kg(最大200mg/日)　1日2回に分けて　1か月間　(保外)適応症

■ 合併症
　喉頭浮腫を生じ，適切に治療をされない場合は30%の致死率である．

■ 患者説明のポイント

☆診断がつけば有効な治療を受けることができる．本症による腫れは，週単位，月単位，年単位で起こる人などさまざまで，腫れる場所も常に同じとは限らない．のどに腫れが起こると，気道がふさがれてしまうため，命にかかわる．

☆本症は国が指定した指定難病である原発性免疫不全症候群の先天性補体欠損症に含まれるため，患者は医療費の助成を受けることができる．

11. 内耳自己免疫病
autoimmune inner ear disease : AIED

柿木章伸　神戸大学・特命教授

■ 病態・病因

内耳自己免疫病，その罹患率は難聴もしくはめまい疾患の1％未満と推定される．本疾患は，20～50歳代の女性に多くみられ，数週～数か月の単位で急速に進行し，しばしば変動性の両側性感音難聴として発症する．免疫抑制薬治療が奏効する．この難聴は，加齢変化と比べると非常に急速に進行し，突発難聴として発症することもあるが，突発性難聴と診断するには難聴の進行が緩徐である．また，めまいは約半数にみられるが，一般的な平衡異常，運動失調，動揺病，頭位めまい，発作性回転性めまいなどである．

内耳自己免疫病も，自己を攻撃する炎症性T細胞や自己抗体の産生によって発症する．蝸牛に関して抗コクリン抗体の高値が報告されている．

治療方針

免疫機構が内耳障害の原因となっていることを支持する証拠は多数あるが，自己免疫異常を特異的に診断する検査はわずかしかない．また，コマーシャルベースの検査は開発されていない．しかし，ステロイド反応性は良好なことが多いので，早急な治療により内耳障害の回復が期待される．ステロイド抵抗例や再発を繰り返す場合は免疫抑制薬を使用するが，免疫抑制薬の副作用を考慮すると，ステロイド鼓室内投与の効果を検討したい．治療抵抗性の場合には補聴器，さらには人工内耳の適応となる．

■ 保存的治療

① 処方のポイント

血液学的検査はステロイド投与前に行わないと自己免疫反応が陰性化することがある．ステロイドの維持療法が必要な症例は副作用に気をつける．

シクロホスファミドには重大な副作用があるので，インフォームド・コンセントと長期経過観察が必要である．

② 急性高度感音難聴

【処方例】　まず下記1)～3)を併用し，1)終了後も2)3)を継続する．

> 1) 副腎皮質ステロイドを点滴にて漸減
> 　生理食塩液100 mL＋水溶性ハイドロコートン注500 mg　1日1回　3日間→生理食塩液100 mL＋サクシゾン注300 mg　1日1回　3日間→生理食塩液100 mL＋サクシゾン注100 mg　1日1回　3日間
> 2) 内耳循環改善薬を内服投与
> 　アデホス顆粒(10％)　1回100 mg(成分量として)　1日3回　毎食後
> 3) ビタミンB₁₂を内服投与
> 　メチコバール錠(500μg)　1回1錠　1日3回　毎食後

③ 急性中等度感音難聴

【処方例】　まず下記1)～3)を併用し，1)終了後も2)3)を継続する．

> 1) 副腎皮質ステロイドを内服にて漸減
> 　プレドニン錠(5 mg)　1日6錠　朝4錠，昼もしくは夕2錠　3日間→1日3錠　朝2錠，昼もしくは夕1錠　3日間→1日1

錠　1日1回　朝食後　3日間
2) 内耳循環改善薬を内服投与
アデホス顆粒(10%)　1回100 mg(成分量として)　1日3回　毎食後
3) ビタミンB_{12}を内服投与
メチコバール錠(500 μg)　1回1錠　1日3回　毎食後

④ 急性軽度感音難聴

【処方例】　下記1)～3)を併用する．

1) 浸透圧利尿薬を内服投与
イソバイドシロップ(70%)　1回30 mL　1日3回　毎食後
2) 内耳循環改善薬を内服投与
アデホス顆粒(10%)　1回100 mg(成分量として)　1日3回　毎食後
3) ビタミンB_{12}を内服投与
メチコバール錠(500 μg)　1回1錠　1日3回　毎食後

⑤ ステロイド抵抗例や再発を繰り返す場合

【処方例】　1)を用い，効果がない場合は2)を用いる．

1) ステロイド鼓室内投与
デカドロン注(1.65 mg)　1回1アンプル　1週間に1回　合計4回　鼓室内投与
2) 免疫抑制薬
エンドキサン錠(50 mg)　1回2錠　週2回　8週間内服．6か月休薬を1コースとする．治療効果が認められない場合には新しいコースには入らない

⑥ めまい合併例

【処方例】　まず1)にて急性期に対応し，2)，3)を併用する．頓用として4)を使用する．

1) メイロン注(7%)　1回250 mL　点滴静注
＋代用血漿剤　1回500～1,000 mL＋プリンペラン注　1回10 mg　筋注もしくは静注
不安が強いようであれば
セルシン注　1回5～10 mg　筋注もしくは静注を追加
2) 抗めまい薬：以下のいずれかもしくは併用

セファドール錠(25 mg)　1回1錠　1日3回　毎食後
メリスロン錠(6 mg)　1回1錠　1日3回　毎食後
3) 内耳循環改善薬：以下のいずれかもしくは併用
アデホス顆粒(10%)　1回100 mg(成分量として)　1日3回　毎食後
ユベラ錠(50 mg)　1回1錠　1日3回　毎食後
カルナクリン錠(50単位)　1回1錠　1日3回　毎食後
4) 鎮うん薬
トラベルミン配合錠　1回1錠　めまい時頓用　1日3回まで

■ 薬物療法(処方)の解説

めまいを合併する症例には，めまいの程度により点滴加療から開始し，内服へ移行する．

ステロイド抵抗性の場合には，免疫抑制薬の投与を検討するが，前述の副作用があるので，鼓室内ステロイド注入療法を検討する．

いずれの治療も無効果であれば，副作用に関して十分なインフォームド・コンセントをとり，免疫抑制薬による治療を開始する．

■ 予後

ステロイドの短期間投与は再発しやすく，徐々に治療効果が減弱するとの報告もあるが，約7割はステロイド治療に反応し，難聴改善率は約半数にみられる．免疫抑制薬の効果については，難聴改善率は約半数である．内耳自己免疫病は症状が反復することが特徴なので，悪化するたびにステロイドや免疫抑制薬などの治療が必要となる．

■ 患者説明のポイント

☆内耳自己免疫病の原因は内耳を攻撃する炎症性T細胞や自己抗体が産生されることであるが，これらを診断するための検査は研究レベルでしか行われていない．したがって，診断は臨床経過，聴力検査，前庭機能検査，血液検査，画像検査とステロイド治療の効果などから総合的に判断しなければならないことを説明し，治療を早期に始めることが重要

である．

☆治療によりいったん症状が軽快しても症状の再発があることを説明し，再発時には直ちに治療を開始しなければいけないことを理解させる．

☆ステロイド治療が無効な場合は免疫抑制薬の使用を検討するが，副作用に関して十分に説明し理解させ，治療を行うか否かを決定する．

☆治療抵抗性の場合には，聴力の程度により補聴器や人工内耳の適応となることを説明する．

表1 原発性免疫不全を疑う10の徴候

1. 乳児で呼吸器・消化器感染症を繰り返し，体重増加不良や発育不良がみられる．
2. 1年に2回以上肺炎にかかる．
3. 気管支拡張症を発症する．
4. 2回以上，髄膜炎，骨髄炎，蜂窩織炎，敗血症や，皮下膿瘍，臓器内膿瘍などの深部感染症にかかる．
5. 抗菌薬を服用しても2か月以上感染症が治癒しない．
6. 重症副鼻腔炎を繰り返す．
7. 1年に4回以上，中耳炎にかかる．
8. 1歳以降に，持続性の鵞口瘡，皮膚真菌症，重度・広範な疣贅(いぼ)がみられる．
9. BCGによる重症副反応(骨髄炎など)，単純ヘルペスウイルスによる脳炎，髄膜炎菌による髄膜炎，EBウイルスによる重症血球貪食症候群に罹患したことがある．
10. 家族が乳幼児期に感染症で死亡するなど，原発性免疫不全症候群を疑う家族歴がある．

12. 原発性免疫不全症候群
primary immunodeficiency syndrome

守本倫子　国立成育医療研究センター・診療部長

■病態・病因

先天性に免疫系のいずれかの部分に欠陥があり，感染の反復や易感染性，さらには悪性腫瘍の発生頻度が高い，などさまざまな症状を示す疾患である．免疫系のうち，抗体産生系，細胞性免疫系，食細胞系，補体系の異常など関連する免疫担当細胞の種類や部位によって180あまりに分類され，そのうち150以上で原因遺伝子が同定されている．一方，IgGサブクラス欠乏症や乳児一過性低ガンマグロブリン血症のように一次的に免疫が未熟な場合などが原因であることもある．

■症状

主にかぜが治らなかったり，何度も発熱を反復し，入院加療を繰り返すことが主症状である(表1)．

T細胞系免疫不全では生下時より，緑膿菌や大腸菌などの侵襲力の弱い細菌による日和見感染が多い．カンジダなどの真菌感染やサイトメガロウイルスなどのヘルペスウイルスによる重症感染，ニューモシスチス肺炎などを起こしやすい．

B細胞系免疫不全では母胎由来の抗体が消失する生後数か月頃より発症し，肺炎球菌やインフルエンザ桿菌などの侵襲力の強い細菌による感染を繰り返しやすい(表2)．

補体欠損ではナイセリア属による感染が多い．

■検査法と所見の把握

白血球数，血清免疫グロブリン量，T細胞数，B細胞数，ツベルクリン反応，血清補体値を測定し，免疫不全の鑑別を行う．血清IgGが正常であっても，肺炎球菌やインフルエンザ桿菌により肺炎や中耳炎を繰り返している場合，IgG2サブクラスを測定する．

■鑑別診断

毛細血管拡張性運動失調症，ウィスコット・オルドリッチ症候群などはリンパ腫などの悪性腫瘍の合併がみられることがある．また，ウィスコット・オルドリッチ症候群，高IgE症候群では湿疹が認められやすい(表3)．

治療方針

適切に診断されたのち，感染予防策が必要

表2　主に認められる症状

症状	免疫不全タイプ
① 慢性気道感染症（中耳炎，副鼻腔炎含む）	液性免疫不全
② 細菌感染症（肺炎，髄膜炎，敗血症など）	液性免疫不全
③ 気管支拡張症	液性免疫不全
④ 膿皮症	液性免疫不全
⑤ 化膿性リンパ節炎	液性免疫不全
⑥ 遷延性下痢	
⑦ 難治性口腔カンジダ症	細胞性免疫不全
⑧ ニューモシスチス肺炎	細胞性免疫不全
⑨ ウイルス感染の遷延，重症化（特に水痘）	細胞性免疫不全

表3　原発性免疫不全症に含まれる疾患

① 複合免疫不全症
② 免疫不全を伴う症候群
　　ウィスコット・オルドリッチ症候群
　　高IgE症候群
　　先天性角化不全症
③ 液性免疫不全を主とする疾患
　　X連鎖無ガンマグロブリン血症
　　高IgM症候群
　　乳児一過性低ガンマグロブリン血症
　　IgGサブクラス欠損症
④ 免疫調整障害
　　チェディアック・東症候群
⑤ 原発性食細胞機能不全および欠損症
　　重症先天性好中球減少症
　　周期性好中球減少症
　　慢性肉芽腫症
⑥ 自然免疫異常
　　無汗性外胚葉形成異常症
⑦ 先天性補体欠損症
　　遺伝性血管性浮腫

である．

① 軽症例

1) 抗菌薬，抗ウイルス薬，抗真菌薬などの予防内服は効果がある．T細胞機能異常や慢性肉芽腫症に対しては，ST合剤なども効果がある．

2) X連鎖無ガンマグロブリン血症などの抗体産生が困難な症例で3〜4週に1回ガンマグロブリンの点滴静注を行う．

3) 好中球減少症に対してG-CSF定期投与を行う．

4) 慢性肉芽腫症に対してインターフェロンγを行う．

② 重症例

1) 重症複合免疫不全症には造血幹細胞移植をすみやかに行う．

2) アデノシンデアミナーゼ欠損症，X連鎖重症複合免疫不全症には遺伝子治療が成功している．

■ 予後

軽症例では，上記の投与で通常の生活が送れる．しかし，慢性肉芽腫症などは，予防内服をしていても，30歳頃になると予後不良である．また，重症複合免疫不全症などは，造血幹細胞移植を行わないと2歳まで生きられないこともある．

■ 患者説明のポイント

☆何度も中耳炎などの感染を繰り返していたり，抗菌薬が効きにくい，重症化しやすい，などの場合には検査を行う重要性を説明する．

13. 後天性免疫不全症候群

acquired immunodeficiency syndrome : AIDS

霜村真一　　山梨県立中央病院・院長補佐

これまでAIDS患者に接する耳鼻咽喉科医は限られていたが，進んだ抗HIV(human immunodeficiency virus)治療(antiretroviral therapy : ART)により長期生存があたり前になった今日，HIV感染者が耳鼻咽喉科を訪れる機会が増した．そのため耳鼻咽喉科の専門治療にAIDSの基礎的な知識は不可欠である．

■ 病因・病態

後天性免疫不全症候群(AIDS)は免疫担当細胞であるCD4陽性Tリンパ球がHIVの感染で徐々に破壊され減少することで免疫不全に陥り日和見感染や悪性腫瘍を起こした病

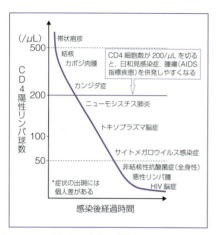

図1　HIV感染症の病状の経過
〔吉村和久：AIDS（後天性免疫不全症候群）とは．国立感染症研究所，2015（http:www.niid.go.jp/niid/ja/kansennohanashi/400-aids-intro.html）より〕

態をいう．HIVに感染しただけではAIDSではない，免疫機能の低下によりAIDS指標疾患として厚生労働省が指定した23疾患のどれかを発症した段階でAIDS発症と診断する．

HIV感染経路は性行為による感染，血液を介した感染，母子感染の3つである．日本でのHIV感染者は6割が男性同性愛者(men who have sex with men：MSM)であることが特徴で他は性風俗産業従事者(commercial sex worker：CSW)やその接触者，外国人などである．性行為感染率は0.1～1％だが梅毒，淋病，クラミジアなどの性感染症(sexually transmitted disease：STD)患者は粘膜損傷のため感染のリスクが数十倍高くなる．世界の新規感染者数は2000年以降減少しているのに対して日本では増加を続け2007年に1,000人/年を超えて以来高止まっている．また感染からAIDS発症まで数年かかるがその間放置されAIDSを発症して初めて受診する「いきなりエイズ」が毎年500件近く報告されている．

■ 症状

1) 感染初期(急性期)(2～4週)：HIVに感染すると2～3週間後にウイルス量がピークに達し発熱，咽頭炎，倦怠感，筋肉痛，皮疹，リンパ節腫脹，下痢，頭痛などインフルエンザや伝染性単核球症などのウイルス感染症の急性期にみられる症状が50～90％の患者に現れる．

2) 無症候期(数年～10数年)：ピークに達したウイルス量が6～8か月後に一定のレベルまで減少し定常状態(セットポイント)となり症状はなくなる．この段階で未治療だと徐々にCD4陽性Tリンパ球が破壊され，数年のうちに発熱，体重減少，リンパ節腫脹が現れ，さらに結核，繰り返す帯状疱疹，ウイルス性肝炎を起こしやすくついにはAIDS発症に至る．近年，発症までが3～5年に短縮したとの報告がある．

3) AIDS発症期：HIV量とCD4陽性Tリンパ球の増殖の均衡が破綻し急激にCD4陽性細胞が減り200/μLを切るとAIDS指標疾患の日和見感染症が起こり，AIDSと診断される．耳鼻咽喉科領域に関連するものとしては，カンジダ症(気管，食道)，口腔咽頭のカポジ肉腫，頸部リンパ節腫(悪性リンパ腫，非結核性抗酸菌症，キャッスルマン病)などがある(図1)．

■ 診断

血液でHIV抗体スクリーニング検査を行う．感染を疑う行為から4週間前後は体内にHIV抗体が現れず，陰性となる時期(ウィンドウ・ピリオド)がある．確実に感染を確認するには3か月以上経過してから検査をするが，MSMやCSW，薬物常習者，活動性のSTDなど感染リスクの高い患者が急性期ウイルス感染症状で受診した場合は数週間後の再検やHIV-RNA量の測定が推奨される．HIV感染が急性期ならびに6か月以内の早期に診断がつけば感染の拡大防止に非常に有効である．なぜならばこの時期は患者のウイルス量が極端に多く最も感染力が強いからで

ある．また早期の治療開始は免疫力の低下を予防し新たな感染を阻止できる．HIV 検査には患者の同意が必要であり医療機関では AIDS 指標疾患の鑑別，活動性のある性行為感染症，非加熱凝固因子製剤使用歴などがないと保険適用外なので，患者によっては保健所の匿名，無料の検査を勧める．AIDS は 5 類の届出感染症なので確定後は 7 日以内に保健所に届ける義務がある．

治療方針

HIV 感染症治療の 3 原則は，①治療目標は血中ウイルス量を検出限界以下に抑える，②治療は 3 剤以上からなる ART で開始する，③治療により免疫能が改善しても治療を中止しない，とある．CD4 陽性 T リンパ球数＞500/μL の HIV 感染者に ART を開始すれば，HIV 関連疾患の発症や死亡を減らせるので，リンパ球数が正常の早期から ART 開始が推奨される．また効果的な ART 治療は HIV 感染者から性的パートナーへの HIV 感染を防ぎ HIV 感染拡大の抑制に非常に有効である．

■ 耳鼻咽喉科関連疾患の治療

1) 急性期ウイルス症候群：伝染性単核球症に似た，急性ウイルス症状が主訴で背景に HIV 感染の高いリスクが疑われる患者には積極的に HIV 検査を勧める．感染があれば地域の AIDS 治療拠点病院へ紹介する．

2) 耳：滲出性中耳炎が多くアデノイド肥大に起因する．AIDS 発症者は高率にアデノイド，耳管扁桃，口蓋扁桃の肥大，咽頭後壁のリンパ組織増殖がある．繰り返す真菌性外耳炎も多い．治療は一般的な滲出中耳炎，外耳炎の治療で対応可能である．

3) 鼻：AIDS 患者にはしつこい慢性副鼻腔炎が多く，抗菌薬の内服，鼻洗浄で治療するが，耐性緑膿菌などには注意が必要である．

4) 口腔，咽頭：カンジダはミコナゾールなどを内服する．その他反復性単純ヘルペス，毛状白板，難治性潰瘍は対症療法．カポジ肉腫は AIDS 患者に特有で，舌，咽頭後壁，喉頭などどこにでも出る．免疫機能が回復するに従い退縮へ向かうが出現部位と大きさによっては，切除または，ビンクリスチンの局注を行う．口蓋扁桃炎を起こしやすく，肥大が高度だと睡眠時無呼吸になる．口蓋扁桃摘出，アデノイド切除が効果的である．

5) 頸部：頸部リンパ節腫脹が高率にみられ，鑑別診断にリンパ節生検が必要である．HIV 関連の唾液腺疾患で耳下腺，顎下腺の膿瘍は切開排膿，抗菌薬の投与．

■ 予後

AIDS を発症しなければ健常者との余命差は 10 年以内だとされている．

■ 患者説明のポイント

☆早期発見，早期治療開始ができれば有効な治療法があるので長期生存も期待できる疾患であることを説明し検査の同意を得る．

☆プライバシーに配慮し感染の可能性を伝え専門医への紹介，治療費の支援制度，電話相談窓口やカウンセリングなどの存在も伝える．

☆日常生活で他者へ感染させないよう注意し，自暴自棄な行動をとらないよう話す．

14. 成人 T 細胞性白血病・リンパ腫

adult T-cell leukemia/ lymphoma : ATL

永野広海 鹿児島大学・講師

■ 病態・病因

成人 T 細胞性白血病・リンパ腫（ATL）とは，レトロウイルスであるヒト T 細胞白血病ウイルス（human T-cell leukemia virus type Ⅰ：HTLV-1）が原因で発症し，その典型例では末梢血に花びら様の異常リンパ球が出現し，全身の各種臓器に浸潤する悪性の血

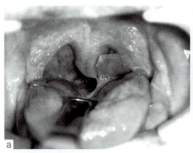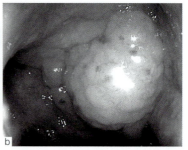

図1　ATL（症例1）
a：左扁桃に腫瘤形成を認め，硬結を触知する．b：上咽頭に腫瘤形成を認める．

液腫瘍である．疫学的には日本，カリブ海沿岸地域，アフリカ中央部，南アメリカ，さらに中南米やアフリカから移民の多い欧米の都市に多い．本邦では，約110万人のHTLV-1キャリアがいると推測されており，特に九州・沖縄地方での頻度が高い．しかし近年は首都圏や関西圏でのキャリア数が増加し，ATL発症の患者数は九州と首都圏では同等である．母乳・輸血・性行為により感染する．HTLV-1キャリアからATLの発症頻度は年間0.06〜0.1%前後で，生涯発症リスクは約5%と推定される．

■ 症状

ATLでは腫瘍化したT細胞は，各種臓器に浸潤するため多彩な症状をきたす．具体的には，発熱，全身倦怠感，体重減少などの全身症状，リンパ節腫脹，肝脾腫など白血病や悪性リンパ腫によくみられる症状，胸水貯留に伴う咳や呼吸苦などの呼吸器症状，腹水貯留に伴う腹部症状，結節や紅斑などの皮膚病変がみられる．

耳鼻咽喉科領域では，主に口内炎，頸部リンパ節腫脹，ワルダイエル咽頭輪に非特異的腫瘤や潰瘍形成を認め受診する．

■ 検査法と所見の把握

前述の症状よりATLを疑う場合，まずHTLV-1抗体検査を実施する．HTLV-1抗体検査，末梢血中の白血球数，異常リンパ球の割合，LDH値，補正Ca値，病理組織学的検査所見，合併する臓器病変によりATLと診断また病型分類する．

急性型では，血液検査で核の分葉や切れ込みなどの変形の強い特徴的な異常リンパ球が確認される．リンパ腫型は，リンパ節の免疫染色により腫瘍細胞がT細胞起源であることから悪性リンパ腫との鑑別がつけられる．また他のT細胞由来の腫瘍と鑑別するために，サザンブロット法によるHTLV-1プロウイルスのモノクローナルな組み込みの証明も必要である．PET検査は，病勢把握や浸潤臓器を特定するための重要な情報源となる．

診察時には，頸部の触診でリンパ節腫脹の有無，口腔内の視診で口腔内潰瘍や腫瘤の有無を確認する．特に口腔咽頭の触診も重要であり，自覚症状のない時期でも扁桃に硬結を触知し，左右差を認めることがある（図1a）．また内視鏡を用いてワルダイエル咽頭輪の全体像の観察も必要である（図1b）．

■ 病型分類

臨床病型分類が提唱されており，急性型，リンパ腫型，慢性型，くすぶり型の4つの病型に分類されている．

① 急性型

血液中のATL細胞が急速に増えている状態であり，短期間で感染症や血液中のCa値上昇がみられることがあり，早急な治療が必要である．

② リンパ腫型

ATL 細胞が主にリンパ節で増殖している状態であり，急性型と同様に早急な治療が必要である．耳鼻咽喉科医は，頸部リンパ節腫脹として診察する場合(図 2a)や血液内科よりリンパ節生検目的に紹介される機会がある．超音波検査や PET 検査(図 2b)を参考に生検する部位を決定する．

③ 慢性型

血液中の白血球数が増え，多数の ATL 細胞が出現するが，その速度はゆっくりである．皮膚に病変がある場合を除けば，症状は乏しい．

④ くすぶり型

血液中の白血球数は正常だが，血液，皮膚，または肺のみに ATL 細胞が存在するもので，ほとんどが無治療で経過を観察する．

■ 鑑別診断

他の血液系腫瘍が鑑別診断に挙げられる．

治療方針

■ 保存的治療

① 化学療法

「造血器腫瘍診療ガイドライン」では 8 つの抗癌剤を用いた VCAP〔ビンクリスチン，シクロホスファミド，ドキソルビシン，プレドニゾロン(VCR, CPA, DXR, PSL)〕-AMP〔ドキソルビシン，ラニムスチン，プレドニゾロン(DXR, MCNU, PSL)〕-VECP〔ビンデシン，エトポシド，カルボプラチン，プレドニゾロン(VDS, ETP, CBDCA, PSL)〕療法が最も推奨されている．

② 同種造血幹細胞移植

化学療法では得難い長期生存例が観察されており有効な治療法である．

③ 分子標的薬

白血球の遊走に関与するケモカインの受容体の 1 つである CCR4 は，ATL の約 90％ で発現しており予後不良因子である．ヒト化抗 CCR4 抗体(モガムリズマブ)を化学療法に併

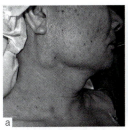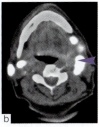

図 2 ATL(症例 2)
a：左耳下部の腫脹を認める．b：PET で集積を認める．

用する．2014 年 12 月に適応が拡大された．

■ 予後

予後不良因子として，年齢，全身状態(performance status：PS)，総病変数，高 Ca 血症，高 LDH 血症が同定されている．病型分類別では，急性型とリンパ腫型の生存期間中央値は，6 か月と 10 か月と予後不良である．一方でくすぶり型および上記の予後不良因子を有していない慢性型は比較的緩徐な経過をたどり，4 年生存割合は約 63％ と約 70％ である．

■ 患者説明のポイント

☆ATL と診断もしくは疑われる場合，治療の必要性の有無を判断するためにすみやかに ATL 専門の血液内科に紹介し指示を仰ぐように説明する．

☆耳鼻咽喉科医でなければ観察ができない部位(咽頭・鼻腔・頸部リンパ節)もあるため定期的な通院の必要性を説明する．

☆経過観察にあたり耳鼻咽喉科領域の病変が良好に制御されていても，急性型やリンパ腫型では他領域に急速に進行する病変が出現することがあるため安易に安心感を与える説明も留意が必要である．

> **トピックス**
>
> 本邦で開発された分子標的薬であるモガムリズマブが，2014 年 12 月より化学療法未治療の CCR4 陽性の ATL に保険適用となり，治療のパラダイムシフトが起きている．

化学療法が原因でHTLV-1キャリアがATLを発症する場合があることから，頭頸部癌の化学療法に際してHBV・HCV同様にスクリーニング検査をする必要がある．

15. 院内感染としてのMRSA感染症
hospital-associated MRSA infection

岩田　敏　国立がん研究センター中央病院・部長
　　　　　　（感染症部）

■病態・病因

　黄色ブドウ球菌は，ヒトや動物の皮膚，消化管内などに常在するグラム陽性球菌である．皮膚の傷などに伴う化膿症や膿痂疹，毛嚢炎，蜂窩織炎などの皮膚軟部組織感染症から，肺炎，腹腔内感染症，腸管感染症，菌血症・敗血症，髄膜炎などに至るまでさまざまな重症感染症の原因となる．メチシリン耐性黄色ブドウ球菌(methicillin resistant *Staphylococcus aureus* : MRSA)は，*mecA*遺伝子を有しβ-ラクタム系薬に対して親和性の低下したペニシリン結合蛋白(penicillin binding protein : PBP)であるPBP2′を産生することによりβ-ラクタム系薬に耐性化した黄色ブドウ球菌である．MRSAは医療関連感染を起こす代表的な細菌であり，院内で分離される耐性菌として最も分離頻度が高い．本邦では入院患者から分離される黄色ブドウ球菌のうち50〜70%をMRSAが占めていたが，近年は減少傾向が認められている．厚生労働省が推進する薬剤耐性(AMR)対策アクションプランのなかでは，2020年までに分離頻度を20%にすることが目標とされている．
　MRSAは従来から院内感染の原因菌として問題とされてきたが，近年は市中感染の原因菌や家畜関連感染症の原因菌としても注目されている．
　院内感染では，入院歴や透析，カテーテル挿入，抗菌薬の使用など院内感染に関連するリスクを有する人から分離される場合が多く，市中感染では小児の伝染性膿痂疹などの皮膚・軟部組織感染症で問題となる場合が多い．院内感染としてMRSAが分離される主な疾患には，人工呼吸器関連肺炎を含む院内肺炎，膿胸，肺膿瘍，カテーテル関連血流感染(catheter related blood stream infection : CRBSI)を含む菌血症・敗血症，感染性心内膜炎，骨・関節感染症，皮膚・軟部組織感染症，手術創感染症，尿路感染症などがある．小児ではこれらの感染症のほか，黄色ブドウ球菌の産生する外毒素であるtoxic shock syndrome toxin-1(TSST-1)が原因となって起きる新生児TSS様発疹症(neonatal TSS-like exanthematous disease : NTED)が知られている．

■症状

　感染部位に応じて臓器特異的な症状がみられるが，共通して認められる症状は発熱である．発熱に加えて，院内肺炎では膿性喀痰，CRBSIではカテーテル刺入部の発赤，疼痛，膿瘍形成，感染性心内膜炎では心雑音，皮膚の塞栓症状，骨・関節感染症や皮膚軟部組織感染症では感染局所の疼痛，発赤，腫脹，膿瘍形成，手術創感染症では創部の発赤や創部からの排膿，尿路感染症では膿尿などが認められる．人工関節置換術や脊椎矯正術など人工物を体内に残すような手術の場合，術後数か月経過してから感染症を発症する場合もある．NTEDは新生児でみられ，発熱，全身に及ぶ発疹(通常径2〜3 mmで始まり融合傾向のある紅斑)が特徴である．血小板減少を伴い，多くの場合鼻腔や体表からMRSAが分離される．

■検査法と所見の把握

　感染を疑う徴候が認められた場合は，臨床症状に応じて胸部X線検査，CT検査，MRI検査，超音波検査などの画像検査を行い，臨床症状・所見と合わせて，感染部位を推定する．感染部位が推定できたら，抗菌薬投与開

始前に必要な微生物学的検査を行う．具体的には，複数セットの血液培養および感染部位からの検体(喀痰・吸引痰，胸水，腹水，関節液，膿，尿など)の塗抹・鏡検・培養検査を行う．CRBSI が疑われる場合は，カテーテル血の培養，抜去したカテーテルの培養を行う．膿瘍形成が認められた場合は，可能な限り穿刺排膿を行い培養検査に提出する．

その他，血液一般検査，CRP 検査などの炎症性マーカーの検査は，重症度を把握する参考となる．

■ 鑑別診断

他の細菌感染症との鑑別には，微生物学的検査が最も重要である．

血液，関節液などの通常無菌部位からの検体や膿から MRSA が検出された場合の診断的価値は高いが，喀痰，尿などから検出された場合には，原因菌であるのか colonization であるのかについて，他の検査所見，臨床症状と合わせて総合的に評価する必要がある．

治療方針

■ 保存的治療

基本的には MRSA 感染症に対して有効な抗菌薬(抗 MRSA 薬)による抗菌化学療法が中心となる．わが国で使用可能な抗 MRSA 薬は，グリコペプチド系薬のバンコマイシン(VCM：塩酸バンコマイシン)およびテイコプラニン(TEIC：タゴシッド)，アミノグリコシド系薬のアルベカシン(ABK：ハベカシン)，オキサゾリジノン系薬のリネゾリド(LZD：ザイボックス)，環状リポペプチド系薬のダプトマイシン(DAP：キュビシン)の 4 系統 5 薬剤である．

抗 MRSA 薬の承認されている適応症と疾患別の抗 MRSA 薬の選択について**表 1** にまとめた．

【処方例】下記のいずれかを用いる．

1) 塩酸バンコマイシン注
    (成人)
    1 回 1g　1 日 2 回　60 分以上かけて点滴静注
    〔小児(7〜12歳)〕
    1 回 15mg/kg　1 日 4 回(6 時間ごと) 60 分以上かけて点滴静注
2) タゴシッド注
    (成人)
    初日 1 回 400mg　1 日 2 回，以後 1 回 400mg を 1 日 1 回　30 分以上かけて点滴静注
    (小児)
    1 回 10mg/kg を 12 時間ごとに 3 回，以後 1 日 1 回　30 分以上かけて点滴静注
3) ハベカシン注
    (成人)
    1 回 150〜200mg　1 日 1 回　30 分〜2 時間かけて点滴静注
    (小児)
    1 回 4〜6mg/kg　1 日 1 回　30 分かけて点滴静注
4) ザイボックス注
    (成人)
    1 回 600mg　1 日 2 回　点滴静注
    〔小児(12 歳未満)〕
    1 回 10mg/kg　1 日 3 回(8 時間ごと) 点滴静注
5) キュビシン注
    (成人)
    1 回 6mg/kg　1 日 1 回　点滴静注
    (小児)
    1 回 10mg/kg　1 日 1 回　点滴静注(小児適応は国内未承認)

バンコマイシン，テイコプラニン，アルベカシンでは，適切なタイミングで血中濃度を測定し，薬物治療モニタリング(therapeutic drug monitoring：TDM)を行って適切な薬物濃度が得られるように投与量を調節する．バンコマイシン，アルベカシンでは腎機能障害，リネゾリドでは骨髄抑制(特に血小板減少)，ダプトマイシンでは高 CK 血症の合併に注意する．

その他，敗血症性ショックや呼吸不全などを伴っているような場合は，昇圧薬や酸素吸入などの補助療法を行う．

表1 抗MRSA薬の承認されている適応症および疾患別抗MRSA薬の選択

●抗MRSA薬の承認されている適応症

適応症	VCM	TEIC	ABK	LZD	DAP
肺炎，肺膿瘍，膿胸	○	○	○	○	
慢性呼吸器病変の二次感染		○			
敗血症	○	○	○	○	○
感染性心内膜炎	○				○
深在性皮膚感染症，慢性膿皮症		○		○	
外傷・熱傷および手術創の二次感染	○	○	○	○	
びらん・潰瘍の二次感染				○	
骨髄炎・関節炎	○				
腹膜炎	○				
化膿性髄膜炎	○				
MRSA，またはMRCNS感染が疑われる発熱性好中球減少症		○			

●疾患別抗MRSA薬の選択

疾患		第一選択薬	代替薬
呼吸器感染症	(肺炎，肺膿瘍，膿胸)	LZD(A-I) VCM(A-I) TEIC(A-II)	ABK(B-II)
	(慢性呼吸器病変の二次感染)	TEIC(B-III) LZD(B-III)	VCM(C-III)
菌血症	(敗血症)	DAP(A-I) VCM(A-II)	ABK(B-II) TEIC(B-II) LZD(B-II)
感染性心内膜炎		DAP(A-I) VCM(A-II)	TEIC(B-II) ABK(B-III) LZD(B-III)
皮膚・軟部組織感染症	(深在性皮膚感染症，慢性膿皮症)	DAP(A-I) LZD(A-I) VCM(A-I)	TEIC(B-II) ABK(B-II)
	(外傷・熱傷および手術創の二次感染)	VCM(A-I) LZD(A-I) DAP(A-I)	TEIC(B-II) ABK(B-II)
	(びらん・潰瘍の二次感染)	DAP(A-I) VCM(A-II) LZD(A-II)	TEIC(B-II) ABK(B-II)
骨・関節感染症	(骨髄炎・関節炎)	VCM(B-II) DAP(B-II)	LZD(B-III) TEIC(B-III)
腹腔内感染症	(腹膜炎)	VCM(B-III)	TEIC(B-III) LZD(B-III) DAP(B-III) ABK(B-III)
中枢神経系感染症	(化膿性髄膜炎)	VCM(B-III) LZD(B-II)	TEIC(C-III) DAP(C-III)
尿路感染症		VCM(B-III)	TEIC(B-III) DAP(B-III) ABK(B-III) LZD(B-III)
好中球減少症患者の経験的治療	(発熱性好中球減少症)	VCM(B-III)	LZD(C-III) DAP(C-III)

色文字は保険適応を有するもの

【略語】
VCM : vancomycin バンコマイシン，TEIC : teicoplanin テイコプラニン，ABK : arbekacin アルベカシン，LZD : linezolid リネゾリド，DAP : daptomycin ダプトマイシン，MRCNS : methicillin-resistant coagulase-negative *Staphylococci* メチシリン耐性コアグラーゼ陰性ブドウ球菌

【推奨度の設定規準】
A：強く推奨する，B：一般的な推奨，C：主治医の任意

【エビデンスレベルの設定規準】
I：1件以上の適正なランダム化比較試験から得られたエビデンスが存在
II：ランダム化は行われていないがよく設計された臨床試験が存在，コホート解析研究または症例対照解析研究(複数施設が望ましい)，多重時系列，劇的な結果を示した非対照試験，のいずれかから得られたエビデンスが存在
III：権威者の意見，臨床経験，記述的研究，または専門家委員会の報告に基づくエビデンスが存在

〔MRSA感染症の治療ガイドライン作成委員会(編)：MRSA感染症の治療ガイドライン—改訂版—2017．p 21, 23．公益社団法人日本化学療法学会／一般社団法人日本感染症学会，2017より改変〕

■ 手術的治療
膿瘍形成を伴っている場合は可能な限りドレナージを行う．
CRBSI の場合，原則として血管内留置カテーテルは抜去する．
■ 合併症
黄色ブドウ球菌は膿瘍形成や血流を介し転移感染性病巣を作りやすいことに留意する．
■ 予後
MRSA は，病原性という点ではメチシリン感性菌と何ら変わることのない強毒菌なので，MRSA 感染症を疑った場合にはすみやかに抗 MRSA 薬の投与を開始することが，予後の改善に結びつくと考えられる．
■ 院内感染対策
MRSA 感染症の患者や MRSA の保菌者から他の患者に MRSA が伝播しないようにするためには，標準予防策を確実に行うとともに，MRSA 感染者や保菌者に対する接触予防策に努めることが重要である．標準予防策のなかでは，適切なタイミングで行われる手指衛生の遵守が最も重要で，入院患者における新規 MRSA 発生率が手指衛生遵守の指標となるといわれている．また患者自身の手指衛生遵守も感染対策上重要である．
■ 患者説明のポイント
☆MRSA は有効な抗菌薬の種類が少ない黄色ブドウ球菌の耐性菌であるが，抗 MRSA 薬による治療が可能である．
☆バンコマイシン，テイコプラニン，アルベカシンの使用にあたっては，適正使用のために血中濃度を測定して TDM を行う．
☆MRSA を他の患者に広げないようにするために，標準予防策のほかに，接触予防策を行うので，曝露の状況に応じて，医療関係者がガウン，ゴーグル，手袋を着用する．
☆隔離予防策を実施するために個室に入院を願う場合がある．

16. 頸部放線菌症
actinomycosis in the neck

石田正幸　富山大学・診療准教授

■ 病態・病因
放線菌は，口腔内の常在菌として存在するグラム陽性嫌気性菌である．う歯，歯石，歯肉，歯垢，扁桃陰窩などに生息している．抜歯などの口腔内損傷や他の感染，ステロイド長期内服症例や糖尿病合併例のような全身性の免疫力低下を契機に病原性を発揮する内因性感染といわれている．頸部放線菌症は，口腔内の放線菌がワルトン管やステノン管を通じて顎下腺や耳下腺に逆行性に侵入し，周囲組織に伝搬し発症するものと推定される．

ヒトに病原性のある嫌気性放線菌としては，*Actinomyces israelii*, *A. naeslundii*, *A. viscosus*, *A. odontolyticus*, *Arachnia propionica* の5種あるが，病原菌として問題になるのはほとんどが *A. israelii* といわれている．

■ 症状
放線菌症の臨床症状における特徴は，①境界不明瞭な板状硬結と腫脹を認め，患部の皮膚が紫紅色に変色する，②腫脹や硬結に比べて自発痛や圧痛は軽度で，多発性膿瘍を伴い瘻孔を形成する，③膿汁や肉芽組織内に灰白色・黄白色の硫黄顆粒（sulfur granule, druse）を認める．急性型と慢性型に分類され，急性型は疼痛・腫脹を伴い膿瘍を形成する．膿瘍が自壊あるいは切開により瘻孔が形成される．慢性型は緩徐に進行し腫脹・寛解を繰り返し次第に板状硬となる．

■ 検査法と所見の把握
CT で造影され，Ga シンチグラフィーや PET で集積を示し，蜂窩織炎，膿瘍，腫瘤などの像を認める．

培養検査では，培養初期にいわゆる"スパイダーフォーム"とされる特徴的な像を示す．細菌学的検査で菌が検出されない場合に

は，病理学的検査で確定診断を行う．HE染色で中心部にヘマトキシリン好性の顆粒状の菌体が分枝し，厚くもつれあって網状構造となり，エオジンに染まる放射状の棍棒状構造からなる．グロコット染色を行うと菌塊内に多数のフィラメント状の菌体や網状構造がより明瞭となる．

治療方針

■ 保存的治療

広域スペクトラムの抗菌薬にはある程度反応するといわれているが，ペニシリン系抗菌薬を用いる．ペニシリンアレルギーのある症例に対しては，テトラサイクリン，クリンダマイシン，リンコマイシン，エリスロマイシンなどの長期投与も有効とされる．

① 軽症
【処方例】

> アモキシシリンカプセル(250 mg)　1回1カプセル　1日3〜4回　2か月間

② 重症
【処方例】　1)の後，2)を用いる．

> 1) ペニシリンGカリウム注　1回300万〜400万単位　1日6回　点滴静注　4〜6週間
> 2) アモキシシリンカプセル(250 mg)　1回1カプセル　1日3〜4回　6〜12か月間
>   (保外)投与期間

■ 手術的治療

重症例においては，必要に応じて骨病変や壊死組織の除去，膿瘍のドレナージを行う．

■ 患者説明のポイント

☆培養検査の検出率が下がるため，安易な抗菌薬投与は控えるべきである．
☆慢性型においては抗菌薬の組織移行性が悪いために数か月〜1年程度投与するのが一般的である．
☆悪性腫瘍との鑑別が困難な場合には，病理検査が有用である．

17. 敗血症，播種性血管内凝固症候群

sepsis, disseminated intravascular coagulation : DIC

藤林哲男　公立丹南病院・部長(麻酔科)[福井県]

I．敗血症

■ 敗血症の新定義・診断基準

「感染症に対する制御不能な宿主反応に起因した生命を脅かす臓器障害」を定義とし，臓器障害を伴う病態のみを「敗血症」とする．
ICU患者とそれ以外(院外，ER，一般病棟)の患者で区別され，ICU患者は「感染症が疑われSequential Organ Failure Assessment(SOFA)スコアが2点以上増加」で診断，非ICU患者は「感染が疑われquick SOFAスコア(「呼吸数22回/分以上」,「意識障害(GCS<15)」,「収縮期血圧100 mmHg以下」が各1点ずつ)が2点以上で敗血症疑いとし，精査で「SOFAスコアが2点以上増加」ならば敗血症と診断する．この変更は，SIRSがあまりにも敗血症以外の患者を拾い上げたこと，SIRSを伴わない敗血症の存在，非ICU患者でSOFAの測定が容易でなかったことによる．
敗血症性ショックは，潜在的なショックまで察知できる「適切な輸液負荷でも平均血圧65 mmHg以上の維持に循環作動薬を必要としかつ血清乳酸値の2 mmol/L(18 mg/dL)超過」に新しく定義づけられた．

治療方針

Surviving Sepsis Campaign Guideline (SSCG)2016で掲載されている治療のプロトコルを略述する．初期蘇生(輸液負荷)，敗血症のスクリーニングと診療の質の改善，診断，抗菌薬治療，感染巣のコントロール，輸

液療法，血管作動薬，ステロイド，血液製剤，免疫グロブリン，血液浄化，抗凝固薬，人工呼吸，鎮痛と鎮静，血糖コントロール，腎代替療法，重炭酸ナトリウム，深部静脈血栓予防，ストレス潰瘍予防，栄養，治療の目標設定の順に述べられている．

■患者説明のポイント

☆敗血症では，早期の段階で意識障害を伴うことが多く，家族への説明が中心となる．
☆欧米において，不全臓器の数と死亡率は相関し，単臓器で20％，2臓器で40％，3臓器で60％，4臓器で70％以上との報告があり，重篤な状態であることを家族に説明する．

II．播種性血管内凝固症候群

■病態・病因

敗血症や多発外傷などの基礎疾患の存在下に全身的な凝固活性の亢進により，血管内でフィブリン塊を形成し，微小血管の閉塞をきたす病態である．臓器血流の減少に伴い，多臓器不全となり，また血小板と凝固因子の消費により出血傾向をきたす，致命率の高い症候群である．

線溶能によるDICの病型分類として（括弧内は代表的基礎疾患），線溶抑制型（敗血症），線溶均衡型（固形癌），線溶亢進型（前骨髄性白血病）の3つに分けられる．

DICを引き起こす基礎疾患として最も頻度が高いのが敗血症であり，敗血症患者の2～5割に合併し，炎症性サイトカインが，凝固の亢進と線溶の抑制に関与していると考えられる．

■診断

DICは基礎疾患の存在なしに発症するものではないため，基礎疾患の存在を明らかにするとともに，広範な凝固障害を示す検査所見にて診断する．DICは進行すると急激に死亡率が上昇するため，臨床の現場で簡便に評価可能な，SIRS（全身性炎症反応症候群）スコア，血小板，PT-INR，FDPの4項目からなる急性期DIC診断基準が用いられることが多い．

治療方針

進行したDICでは，死亡率が50％を超えるため，基礎疾患の治療にあたることが先決される．本邦ではDICを致命率の高い症候群として認識し，基礎疾患の治療以外に独特な治療を行ってきた経緯がある．敗血症に関した治療に限定されるが，SSCG 2016およびJ-SSCG 2016における各種治療の位置づけを略述するので参考にされたい．SSCG 2016では，DICに対する特別な治療項目はなく敗血症全般に対して，J-SSCG 2016では，敗血症性DICに限定して評価を行っている．

1) トロンボモジュリン：明確な推奨は提示しない（SSCG 2016, J-SSCG 2016），現在，多国籍間第III相試験が進行中で，近々その結果が明らかにされる予定．

2) アンチトロンビン：使用しないことを推奨（SSCG 2016），アンチトロンビン活性が70％以下で弱く推奨（J-SSCG 2016）．

3) 蛋白分解阻害薬（ナファモスタットメシル酸塩，ガベキサートメシル酸塩など）：記載なし（SSCG 2016），使用しないことを弱く推奨（J-SSCG 2016）．

4) ヘパリン，ヘパリン類：明確な推奨は提示しない（SSCG 2016），使用しないことを弱く推奨（J-SSCG 2016）．

5) 血液製剤，新鮮凍結血漿：出血や侵襲的な処置の予定がない限り，凝固障害の補正のために投与しないことを弱く推奨（SSCG 2016, J-SSCG 2016）．

6) 血小板：血小板が1万/μL未満となった場合は予防的に投与，出血リスクが高ければ2万/μL未満で投与，出血傾向や手術や侵襲的手術の際は例えば5万/μLより高い閾値を設定して血小板輸血を行うことを弱く推奨（SSCG 2016），出血傾向あるいは手術の際，日本の血液製剤の使用指針に沿って血小板輸

血を行うことを弱く推奨(J-SSCG 2016).

■ 患者説明のポイント

☆悪性腫瘍が基礎疾患である場合，化学療法や放射線療法がさらに DIC を悪化させる可能性があることを説明．

☆敗血症が基礎疾患で，敗血症の原因が外科的処置可能であれば早期に説明し遂行．

トピックス

SSCG 2016 があるのに，なぜ J-SSCG 2016 があるのか？ と疑問に思われた方もいるであろう．本邦では，エンドトキシン吸着などの特殊治療が開発され，保険収載されている経緯もあり，本邦独自の治療や診断に関し，世界基準に照らし合わせた評価が必要となり，前回(J-SSCG 2012)の 50 ページから，300 ページを超えるガイドラインとなっている．

18. インフルエンザ
influenza

岩﨑博道　福井大学・教授(感染症膠原病内科)

■ 病態・病因

インフルエンザはインフルエンザウイルスによる急性呼吸器感染症である．季節性インフルエンザは冬季に爆発的に流行する．11月頃より患者発生数が増え始め，翌年1月頃にピークを迎える．春先のアウトブレイク事例の報告もあり，黄金週間までは本症発症に留意する必要がある．季節性インフルエンザとして流行するのは A 型と B 型がある．A 型では，A 香港型(H3N2)亜型と，2009年に発生したパンデミックインフルエンザが季節性となった A(H1N1)2009 亜型が主流である．B 型では，山形系統とビクトリア系統が主たる株である．

■ 症状

上気道炎症状と突然の高熱(38～40℃)，悪寒，筋肉痛，関節痛および全身倦怠感などの全身症状を伴い発症する．いわゆる普通感冒(かぜ)よりは重症感がある．予防接種をしていても，インフルエンザ感染は起こりうるが，時に予防接種施行者のインフルエンザは比較的軽症の事例もあり，注意を要する．

■ 検査法と所見の把握

A 型および B 型インフルエンザウイルスを同時に検出する迅速抗原検出キットがある．約15分で結果を知ることができ，陽性の場合は診断をほぼ確定しうる．発症直後でウイルス量が少ない時期や，検体採取が不十分か，採取手技が不適切な場合には陰性になる場合がある．したがって，検査結果にはとらわれず流行期にはインフルエンザに典型的な症状が確認されたとき，臨床的診断のもと，適切な治療や管理を開始することが必要である．感染拡大を防止する意味でも，あまり検査結果に頼らないことも重要である．

■ 鑑別診断

同時期に多い普通感冒との鑑別は事実上困難である．感冒様症状を呈した場合，重篤感が強ければインフルエンザを想定することになる．

現在，鳥インフルエンザの人への感染事例の報告もあるが，まだ偶発的な感染である．今後，鳥インフルエンザ A(H5N1)および A(H7N9)が新型インフルエンザに移行する可能性が懸念されている．しかし，パンデミック情報が発せられていない状況では鑑別診断の上位には挙げる必要はない．

治療方針

以下の抗インフルエンザ薬(ノイラミニダーゼ阻害薬)の投与を行う．

■ 抗インフルエンザ薬

【処方例】
下記の1)〜4)のいずれかを用いる．

1) タミフルカプセル(75 mg)　1回1カプセル　1日2回　5日間(成人と37.5 kg 以上の小児)．小児(37.5 kg 未満)に対して

は，タミフルドライシロップ（3%）　1回 2 mg/kg，新生児・乳児の場合　1回 3 mg/kg（1回量は最大でもオセルタミビルとして 75 mg まで）　1日 2回　5日間

ただし，10歳以上の未成年患者には，異常行動の出現の可能性があるため原則として使用禁止である．小児に使用する場合は，異常行動出現の可能性を十分に説明し，少なくとも 2日間は家族や保護者による観察が必要であることを伝える．

2) リレンザ吸入（5 mg/ブリスター）　1回 2ブリスター　1日 2回　5日間　専用の吸入器を用いて行う．ただし，5歳以上
3) イナビル吸入粉末剤（20 mg）　1回 40 mg 単回吸入（10歳以上），1回 20 mg　単回吸入（10歳未満）
4) ラピアクタ注　1回 300 mg　15分以上かけて点滴静注　単回．合併症などにより重症化するおそれのある患者には，1回 600 mg を 1日 1回，15分以上かけて点滴静注するが，症状に応じて連日反復投与が可能
   小児に対しては，1回 10 mg/kg　1日 1回　15分以上かけて点滴静注するが，症状に応じて連日反復投与が可能．投与量の上限は，1回量として 600 mg まで

リレンザおよびイナビルは吸入薬であるため，吸入の優劣が薬効を左右する．使用する患者や家族に対して，添付されている使用説明書を用いて十分理解できるように説明および練習を行う必要がある．イナビルは単回投与の薬剤であるので，確実性を得るため薬剤師などが院内で使用法を説明しながら，その場で使用することが推奨される．

タミフルは腎排泄型薬剤のため，高度腎機能障害患者（10 < Ccr ≤ 30 mL/分）では用法・用量の調節（投与間隔の調整）が必要である．

■ 合併症

インフルエンザウイルスによるインフルエンザ脳症は小児において発症頻度が高い．高齢者では細菌性肺炎の合併に注意を要する．発熱や呼吸器症状が遷延する症例では肺炎球菌，ブドウ球菌，インフルエンザ桿菌による肺炎の合併を疑う．

■ 予防

予防の基本はインフルエンザワクチン接種で，流行期に入る前に実施すべきである．予防接種法に基づく定期接種として国内で用いられているワクチンは不活化ワクチンである．

インフルエンザ患者と濃厚接触があったハイリスク患者に対してはノイラミニダーゼ阻害薬（タミフル，リレンザ，イナビル）の予防的投与により発症抑止が期待できる．タミフル，イナビルは接触後 48時間以内に，リレンザは 36時間以内に投与する必要がある．ハイリスク群には，65歳以上の高齢者，慢性呼吸器疾患患者，慢性心疾患患者，糖尿病などの代謝性疾患患者，腎機能障害患者およびステロイド内服などによる免疫機能不全患者が含まれる．

インフルエンザは飛沫感染様式をとるため，症状のある患者の咳エチケット遵守はきわめて重要である．また飛沫の遮断がなされていない有症状者からは環境にウイルスが飛散しているため，手を介する感染経路も成り立つ（接触感染）．したがって，石鹸流水による手洗いや，アルコール製剤による手指消毒を実施することも大切である．

■ 予後

季節性インフルエンザの死亡率は 0.1% とされる．しかし高齢者や小児，基礎疾患を伴う患者は重篤な病態が引き起こされる可能性があるため，発症後 48時間以内に抗インフルエンザ薬を使用することが推奨される．

■ 患者説明のポイント

☆飛沫は環境に広がるため家族感染予防の意味で全員の食事前の手洗いなど手指衛生に配慮すべきであることを伝える．

☆患者に対して，出席や出勤を控えるよう指導する．家庭内では可能な限り個室隔離を実施し，家族との接触を避けるよう指導する．学校保健安全法施行規則では，発病後 5日を経過し，かつ解熱後 2日（幼児にあっては 3

日）を経過するまでを出席停止と規定されている．インフルエンザウイルスは発症1日前から，症状が消失しても発症後5日程度排泄されるとされ，その期間は周囲に感染させる可能性がある．職場への出勤もこれに準じて判断する．

☆高齢者では細菌性肺炎，小児ではインフルエンザ脳症の合併リスクを負うため，発症後5日以上発熱が持続するなど症状が改善しない場合，呼吸状態の悪化，膿性痰の出現，意識障害・痙攣などの精神神経症状が生じる場合は再度医療機関を受診するよう告げる．

トピックス

新型インフルエンザが発生した際には，ノイラミニダーゼ阻害薬の早期投与が推奨されるが，効果不十分と判断されれば，新型インフルエンザに対して承認されているRNAポリメラーゼ阻害薬であるファビピラビル（アビガン）を使用する．ただし，その判断は国に委ねられている．本薬は小児に対する安全性や有効性は未確認であり，胎児に対する催奇形性も懸念され，妊婦への投与はリスクがある．

19. アナフィラキシー
anaphylaxis

中村陽一　横浜市立みなと赤十字病院アレルギーセンター・センター長

アナフィラキシーとは，「アレルゲンなどの侵入により，複数臓器に全身性にアレルギー症状が惹起され，生命に危機を与えうる過敏反応」であり，診療科を問わずすべての医師が直面するかもしれない病態である．

■ 症状と診断

臨床的には，図1に示す3つの基準のうちのいずれかに該当すればアナフィラキシーと診断する．

■ 疫学

アナフィラキシーの発症率は，一般認知度や診断精度の低さ，および研究デザインの違いなどの理由により正確なものが存在しないが，本邦においてアナフィラキシーの既往を有する児童生徒の割合は，小学生0.6％，中学生0.4％，高校生0.3％である．米国では1.6％，ヨーロッパの10か国では0.3％との報告がある．本邦のアナフィラキシーによる死亡者は年間60人前後であり，2大原因は医薬品（増加傾向）とハチ刺傷（減少傾向）である．

■ 機序と原因

アナフィラキシーの多くはIgEが関与する免疫学的機序により発生し，最も多くみられる誘因は，食物，刺咬昆虫（ハチ，アリ）の毒，医薬品である．食物アレルギーの臨床病型のうち，代表的なものが即時型症状（じん麻疹，アナフィラキシーなど）であり，アナフィラキシーの特殊型として，食物依存性運動誘発アナフィラキシー（food-dependent exercise-induced anaphylaxis：FDEIA）がある．アナフィラキシーの誘発原因となる食物は，鶏卵，乳製品，小麦，ソバ，ピーナッツが多い．成人の食物アレルギーには小児期発症の持続例と成人発症の両者が存在するが，医療機関を受診する成人食物アレルギー患者の多くは後者である．FDEIAの原因食物は小麦製品と甲殻類が多く，これらの摂取から4時間以内の運動で発症することが多い．運動に加えて，NSAIDや食品添加物（サリチル酸化合物），飲酒，入浴などでも症状が増強する．昆虫毒によるアナフィラキシーの代表はハチ毒アレルギーであり，人口の0.4％がハチ毒過敏症状を呈する．報告の多い林業従事者については，1987年に営林署が全国営林局の職員について実施した調査では，67.5％の職員がハチ刺傷を経験しており，そのうち11.1％でショック症状が起こっている．薬物によるアナフィラキシーについては，後述する．

1. 皮膚症状(全身の発疹，瘙痒または紅潮)，または粘膜症状(口唇・舌・口蓋垂の腫脹など)のいずれかが存在し，急速に(数分〜数時間以内)発現する症状で，かつ下記 a，b の少なくとも1つを伴う．

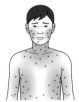 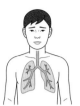 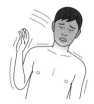

皮膚・粘膜症状　　さらに，少なくとも右の1つを伴う　　a．呼吸器症状（呼吸困難，気道狭窄，喘鳴，低酸素血症）　　b．循環器症状（血圧低下，意識障害）

2. 一般的にアレルゲンとなりうるものへの曝露の後，急速に(数分〜数時間以内)発現する以下の症状のうち，2つ以上を伴う．

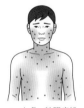 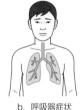 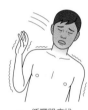 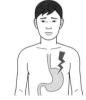

a．皮膚・粘膜症状（全身の発疹，瘙痒，紅潮，浮腫）　　b．呼吸器症状（呼吸困難，気道狭窄，喘鳴，低酸素血症）　　c．循環器症状（血圧低下，意識障害）　　d．持続する消化器症状（腹部疝痛，嘔吐）

3. 当該患者におけるアレルゲンへの曝露後の急速な(数分〜数時間以内)血圧低下．

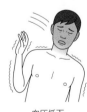

収縮期血圧低下の定義：平常時血圧の70%未満または下記

生後1か月〜11か月　<70 mmHg
1〜10歳　　　　　　<70 mmHg+(2 × 年齢)
11歳〜成人　　　　　<90 mmHg

血圧低下

図1　アナフィラキシーの診断基準
〔Simons FE, et al: World Allergy Organization Guidelines for the Assessment and Management of Anaphylaxis. World Allergy Organ J 4: 13-37, 2011 より改変〕

1. バイタルサインの確認	
循環,気道,呼吸,意識状態,皮膚,体重を評価する.	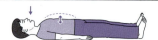
2. 救助の要請	
可能なら蘇生チーム(院内)または救急隊(地域).	
3. アドレナリンの筋肉注射	
成人 0.3 mg,小児 0.01 mg/kg(最大量:成人 0.5 mg,小児 0.3 mg),必要に応じて 5〜15 分ごとに再投与する.	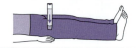
4. 仰臥位の保持	
仰向けにして 30 cm 程足を高くする. 呼吸が苦しいときは少し上体を起こす. 嘔吐しているときは顔を横向きにする. 突然立ち上がったり座ったりした場合, 数秒で急変することがある.	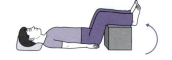
5. 酸素投与	
必要な場合,フェイスマスクか経鼻エアウェイで 高流量(6〜8 L/分)の酸素投与を行う.	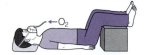
6. 静脈ルートの確保	
必要に応じて 0.9%(等張/生理)食塩液を 5〜10 分の間に 成人なら 5〜10 mL/kg,小児なら 10 mL/kg 投与する.	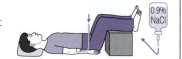
7. 心肺蘇生	
必要に応じて胸部圧迫法で心肺蘇生を行う.	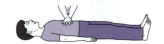
8. バイタル測定	
頻回かつ定期的に患者の血圧,脈拍,呼吸状態, 酸素化を評価する.	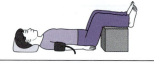

図2 アナフィラキシーの初期対応
〔Simons FE, et al:World Allergy Organization Guidelines for the Assessment and Management of Anaphylaxis. World Allergy Organ J 4:13-37, 2011 より改変〕

■ **初期対応**(図2)

　アナフィラキシーの疑いがある場合，アレルゲンと考えられる物質を除去して(例えば，医薬品を点滴注射中であればすぐに中止する)，下肢を挙上するとともに，直ちにアドレナリン注射，酸素吸入，補液投与を開始する．アナフィラキシーにおいてはアドレナリンの絶対的禁忌は存在しないとされるように，アナフィラキシーを疑った場合は同薬剤を投与すべきである．通常，成人は0.3 mg，小児は0.01 mg/kgを筋注するが，高齢者や心疾患を有する患者では0.1 mgに減量するなどの調節をしてもよい．すなわち，アナフィラキシーと見誤って他疾患にアドレナリンを使用するリスクよりも，アナフィラキシーを見逃してアドレナリン投与が遅れてしまうリスクのほうがはるかに大きい．通常は大腿部外側に筋注し，必要に応じて反復投与する．酸素は6〜8 L/分をマスクで開始し，補液は成人なら5〜10 mL/kg，小児なら10 mL/kgの等張食塩液を全開で点滴投与する．アドレナリンは上・下気道閉塞や血圧低下を抑制することにより生命の危機的な状況を是正する．

【処方例】
1) 成人の場合
　ボスミン注　1回0.3 mg　筋注
2) 小児の場合
　ボスミン注　1回0.01 mg/kg　筋注

　その他の第二選択薬として，H_1抗ヒスタミン薬は皮膚・粘膜症状を緩和するがそれ以外のアナフィラキシー症状には無効である．グルココルチコイドは作用発現に数時間を要するが，二相性アナフィラキシーの予防効果を期待して使用する．β_2刺激薬の吸入は喘息様の呼吸困難や喘鳴には有効だが喉頭閉塞には無効である．

■ **予防と管理**

　急性期を脱した後は，① 症状の重症度把握と改善傾向の確認，② 症状が重篤な場合や改善がみられない場合は救急施設あるいは適切な専門医への紹介，③ 当面の被疑アレルゲンなどの禁止，④ 危険因子(喘息ほか慢性疾患の有無)の有無確認，⑤ 原因アレルゲン特定のための適切な専門医への紹介，などを実施する．

　I型アレルギーの検査としては，即時型皮膚反応が実施されるが，アレルギー症状の直後はIgE抗体やヒスタミンの消費などによる不応期が存在するため，2週間〜1か月後に検査を実施することが望ましい．退院時には，誘因が不明の症例，小麦アレルギーのような誤食の可能性が高い症例，ハチ刺傷のように完全回避が不可能な症例に対しては，原則としてアドレナリン自己注射(エピペン)を処方する．アナフィラキシーの重症化因子としての気管支喘息や心疾患が存在すれば，それらのコントロールを徹底するよう指導する．アナフィラキシーの原因アレルゲンの確定はアレルギー専門医の手に委ねるべきであり，専門機関への紹介が望ましい．

■ **医薬品や手術関連のアナフィラキシー**

① **抗菌薬**

　β-ラクタム系抗菌薬(ペニシリン系，セフェム系，カルバペネム系)が最多であり，ニューキノロン系抗菌薬の症例も報告されている．投与前の問診が重要であり，抗菌薬によるアナフィラキシーの発生を確実に予知できる方法はない．

② **解熱鎮痛薬(NSAIDなど)**

　アスピリンなどのNSAIDによるアナフィラキシー症例の多くは非IgE依存性であり他のほとんどのNSAIDでも起こるが，1剤だけで起きるIgE依存性の症例も存在する．

③ **抗腫瘍薬**

　白金製剤やタキサン系(特に溶解剤としてポリオキシエチレンヒマシ油を含む薬剤)などの抗腫瘍薬による報告は比較的多い．

④ **局所麻酔薬**

　使用による訴えは多いが，アレルギー機序はまれであり心理要因または添加物や血管収

縮薬が原因であることが多い．

⑤ 筋弛緩薬
全身麻酔中に発症したアナフィラキシーの主な原因である(50〜70％)．

⑥ 造影剤
数千件に1件の率でアナフィラキシーが起こるといわれる．非イオン性，低浸透圧造影剤による重症副作用の割合は0.04％とされる．通常は非IgE依存性だが例外はありうる．気管支喘息は重症化因子であるが，造影剤の使用が不可欠の場合はステロイドの前投与とともに使用する．

⑦ 輸血など
アナフィラキシーショックは血小板製剤8,500例に1例，血漿製剤15,000例に1例，赤血球製剤87,000例に1例と比較的多く報告されている．

⑧ 生物学的製剤
投与直後または投与の数時間後，薬剤によっては24時間以降にアナフィラキシーの発生が報告されている．多くは機序不明で，初回投与でも複数回投与後でも起こりうる．

⑨ アレルゲン免疫療法
皮下注射では特に増量過程でアナフィラキシーが生じやすい．100万回に1回重篤な全身反応が生じ，2,300万回に1回の頻度で死亡例がある．維持期においても投与量の誤りや投与間隔の延長などにより生じることがある．舌下免疫療法でのアナフィラキシーはまれだが1億回に1回との報告がある．死亡例は報告がない．

⑩ 手術関連
全身麻酔中に生じるアナフィラキシーの誘因としては，麻酔に使用する薬剤(特に筋弛緩薬)，抗菌薬，ラテックスが重要である．

⑪ ラテックス
天然ゴムの原料であるゴムの木(学名：Hevea brasiliensis，トウダイグサ科)から得られる蛋白質成分に対するIgE依存性反応によって生じる．ハイリスクグループは医療従事者，アトピー体質，医療処置を繰り返している患者(二分脊椎患者など)，天然ゴム製手袋の使用頻度が高い職業従事者などである．ラテックスアレルギーの30〜50％は，クリやバナナ，アボカド，キウイフルーツなどの食品および加工品で，口腔アレルギー症候群(OAS)，じん麻疹，喘息のほか，アナフィラキシーも生じうる(ラテックス・フルーツ症候群)．

■ 専門医のコンサルト
前述のように，アナフィラキシーは「死に至ることのある重篤なアレルギー反応」であり，職業関連の有無にかかわらず可能であれば救急医や専門医が診ることが望ましい．ただし，急性期においては初期対応の是非が予後を左右するため，少なくとも初診の医師がアドレナリンの筋注を実施してバイタルの安定を確認したうえで専門医へ転送するべきである．

20. 金属アレルギー
metal allergy

三浦宏之　東京医科歯科大学・教授(摂食機能保存学分野)

■ 病態・病因
金属アレルギーは金属元素をアレルゲンとする接触皮膚炎の1つであり，遅延型アレルギー，細胞免疫型アレルギーなどと呼ばれるⅣ型アレルギー(細胞性免疫反応)である．

■ 症状
金属アレルギーの症状は，一般的にはかゆみを伴う発赤，腫脹，水疱形成など，いわゆる湿疹の症状を呈するが，その病態は金属元素や患者により一定ではない．また，口腔内にある歯科用金属にアレルゲンが含まれている場合でも，口腔内のみにその症状が限局することは少なく，離れた場所や全身性に発症することが多いため，原因検索は容易ではな

い．また，金属が原因のアレルギー性皮膚症状とそれ以外の原因で起こる疾患と症状が似通っているものもあるため，専門医による鑑別診断は非常に重要である．

■ 検査法と所見の把握

アレルギー検査の一環として，内科的一般生化学的検査やアレルギー血液検査のほか，金属元素のパッチテストなどを行う．パッチテストは，被検者の背中ないし腕に検査用絆創膏に付けた被検物質を2日間貼り，それをはがした後，皮膚に出現した反応について判定を行うもので，International Contact Dermatitis Research Group（ICDRG）基準に沿って熟練した判定者が行う必要がある．

パッチテストの反応を抑えてしまうおそれのある抗アレルギー薬やかゆみ止めなどの服用も場合によっては中断する必要があり，皮膚科・内科医に依頼することが望ましい．

■ 鑑別診断

パッチテストでアレルゲン金属が確定した場合，その患者にとって問題となっている金属がどこに存在するのかを検索しなければならない．口腔内に存在する金属修復物が問題の場合もある．口腔内の金属修復物にはさまざまな合金が用いられているため，一見しただけでは金属元素を特定することはできない．そこで，口腔内の修復物の表面を軽く削り，その削片（約0.1 mg）を試料として採取し，エネルギー分散型X線マイクロアナライザーや蛍光X線分析装置を用い，非破壊的に分析を行う．

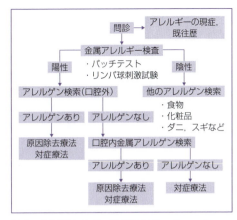

図1　金属アレルギー診療のフローチャート

治療方針

アレルゲンが発見された場合は，その金属の使用をやめ対症療法を行う（図1）．

■ 予後

口腔内からアレルゲン金属を含有する修復物を除去し，非金属材料にて修復後の経過を追跡した150症例では，交換治療2年後でも症状の改善がみられるのは約58％程度であった．

■ 患者説明のポイント

☆金属が原因のアレルギー症状を判定するのは容易なことではない．専門医の診察が必要である．

"菌トレ"本

これでわかる!
抗菌薬選択トレーニング

感受性検査を読み解けば処方が変わる

抗菌薬、なんとなく選んでいませんか?
的確な狭域化・処方変更を本書でマスター!

[編集] **藤田直久**
京都府立医科大学 感染制御・検査医学教室 病院教授

薬剤感受性検査結果の見かた、教えます! 抗菌薬を処方する際には、感染症と抗菌薬の知識はもちろんですが、**薬剤感受性検査結果を読み解く力**も大変重要です。ところが、今までこの部分にスポットをあてた書籍はほぼ皆無でした。本書では、約60問の精選問題に取り組んでいただくことで、**実践で役立つ基礎力**が身につくようにしました。抗菌薬適正処方とAMR対策に、医師のほか、ASTにかかわる薬剤師・臨床検査技師にもおすすめです。

[目次]
I 診療の原則編
　感染症診療の基本的なプロセス/薬剤感受性検査とは/感染臓器・部位からみる処方抗菌薬のポイント
II 実践編
　症例1〜56/カラー図譜 グラム染色・培養
III 検査知識編
　要チェック! 正しい検体採取と搬送のしかた/実は難しい細菌同定/薬剤感受性検査の落とし穴/あなたの施設は大丈夫!? 適切なアンチバイオグラムの作成法/薬剤耐性菌に強くなるための5つの基本/抗酸菌検査の概略をおさえよう/症例57〜61
付録　抗菌薬スペクトラム表/代表的な抗菌薬の特徴

● B5　頁194　2019年
定価:3,960円(本体3,600円+税10%)
[ISBN978-4-260-03891-1]

医学書院

〒113-8719　東京都文京区本郷1-28-23　[WEBサイト]https://www.igaku-shoin.co.jp
[販売・PR部]TEL:03-3817-5650　FAX:03-3815-7804　E-mail:sd@igaku-shoin.co.jp

全般篇

内科レジデントマニュアル
第9版

編 聖路加国際病院
　　内科研修専門委員会

**聖路加の内科研修がこの1冊に。
研修医に求められることがわかる**

研修医の定番「内科レジデントマニュアル」、渾身の大改訂！チーフレジデント、専門医、内科研修専門委員会がここに結集。聖路加内科が教える「研修医が行う、夜間の緊急処置や入院時の初期対応を、安全に実施するためのすべて」をまとめた、真のマニュアルが完成した。
改訂により実用性がアップし、すぐに役に立つだけでなく、さらに聖路加内科の標準化医療も示す手順書・指針。

目次

1. スタットコール（院内急変）
2. ショック
3. 意識障害
4. 失神
5. 頭痛
6. 脳血管障害
7. 痙攣
8. 胸痛
9. 急性冠症候群
10. 急性心不全（慢性心不全の急性増悪を含む）
11. 高血圧症（緊急対応中心）
12. 不整脈
13. 肺塞栓症
14. 呼吸不全
15. 気管支喘息, 慢性閉塞性肺疾患
16. 腹痛
17. 肝臓・膵臓の緊急
18. 消化管出血
19. 下痢・便秘
20. 関節痛
21. 膠原病のエマージェンシー
22. 病棟で経験するアレルギー
23. 脱水と輸液
24. 電解質異常
25. 急性腎障害
26. 慢性腎臓病と透析患者入院管理
27. 糖尿病, 血糖異常
28. 甲状腺中毒症・甲状腺機能低下症
29. 院内患者の発熱
30. 感染症治療
31. 貧血・DIC
32. 悪性腫瘍総論・Oncologic Emergency
33. がん患者の疼痛コントロール
34. せん妄・不眠
35. アルコール離脱症候群
36. 看取りの作法
37. 手技・その他
38. 腎障害時の薬剤投与量

●B6変　頁474　2019年　定価：3,740円（本体3,400円＋税10%）[ISBN978-4-260-03613-9]

医学書院　〒113-8719　東京都文京区本郷1-28-23　[WEBサイト]https://www.igaku-shoin.co.jp
[販売・PR部]TEL：03-3817-5650　FAX：03-3815-7804　E-mail：sd@igaku-shoin.co.jp

9

機能を代償する医療機器

1. 補聴器
hearing aid

杉内智子　昭和大学・客員教授

　補聴器は，軽度から重度のさまざまな難聴の老若男女に広く，そして買い替えながら長く用いられる医療機器である．1930年代後半，真空管補聴器時代に携帯可能となり，トランジスタ，IC回路の時代を経て，1990年代にデジタル方式が用いられるようになった．以後，種々の機能が開発され進化し，同時に小型化と機種の多様化も進み，現在ではほとんどがデジタル補聴器となっている．

■ 基本的構成
　デジタル補聴器は，マイクロホンから入ってきた音（入力音：アナログ信号）をアナログ・デジタル（A/D）変換器でデジタル信号に変換し，digital signal processor（DSP）で増幅などの信号処理を行い，再びD/A変換器でアナログ信号に戻してイヤホンから音として出力し伝導する．
　調整の主体はDSPの信号処理内容の設定であり，接続した外部プログラム装置（主にPC）で行い，調整結果を補聴器のメモリに書き込んで動作させる．

■ 種類
　補聴器は構成要因別に種々の分類がある（表1）．表2および図1に外観別の種類と特徴を示す．

■ 適応
　補聴器の適応については，まず耳鼻咽喉科で精査，診断，治療の経過を経てから検討されることが原則である．
　一般的には良聴耳の平均聴力レベルが40 dB以上であると補聴器の使用を考える．しかし，会話を正確に聴取する必要があるなど35 dB未満でも適応となる場合がある．広義には，難聴でコミュニケーションに何らかの支障がある場合には適応があるといえる．

■ フィッティングの概要
　標準純音聴力検査，語音弁別能検査，快適・不快適閾値検査，SISI検査などの結果と本人の事情などから，装用耳・機種・耳せんの形状などを選択する．イヤモールド（個人用オーダーメイド耳せん）や耳あな型補聴器の作製時は耳型採型を行うことになる．この耳型採型には耳鼻咽喉科医の指導が必要であり，特に術後耳などについては厳重な対応が求められている．
　音響利得と周波数特性は，主にオージオグラムから適切な処方式を選択して基本設定し，さらに個々に合わせて微調整を行う．また耳せん部分（音道やベントの設計など）でも調整を付加することができる．同時に過大音からの聴覚保護と不快感の回避のため，最大出力音圧レベルを制御する．
　仮選択した補聴器を1～2週間の試聴後，カウンセリングしながら再調整・選択を行う．この試聴と調整を繰り返し，補聴器適合検査で効果を確認し，本人の納得を得て適合決定となる．

■ デジタル補聴器の基本的な機能
　デジタル補聴器に主に搭載されている機能には以下のものがある．

① 多チャンネル信号処理
　入力音をいくつかの周波数帯域に分割し（多チャンネル），分割帯域ごとに信号処理を行い，再び合算して出力する．

② ノンリニア増幅
　小さい入力音は十分に増幅し，入力音が大きい場合は増幅を抑えてうるさすぎないように，と入力音圧に応じて増幅を加減する．

③ 雑音抑制
　1）雑音抑制機能：入力音について，音声，雑音の種類などを識別し，雑音と認識した成分を低減する．また音声が少なく雑音が多い分割帯域は増幅を抑えるなど，分割帯域別に増幅を加減する方法もある．
　2）指向性機能：話者は通常，正面と想定されるため，正面以外の方向からの雑音を，

表1 補聴器の分類

分類項目	種類
・外観	耳かけ型，耳あな型，ポケット型，眼鏡型
・信号処理法	デジタル，アナログ
・調整手法	デジタル，アナログ
・増幅法	ノンリニア(非線形増幅)，リニア(線形増幅)
・音伝導方式	気導式，骨導式，軟骨導式
・適応する難聴のレベル	軽度難聴用，中等度難聴用，高度難聴用，重度難聴用

表2 補聴器の種類別の特徴

種類 項目	ポケット型	耳かけ型	小型耳かけ型 (RIC)	オーダーメイド耳あな型
適応聴力レベルの範囲	◎	○	○	○〜△
操作の容易さ	◎	○	○〜△	○〜△
目立ちにくさ	△	○	◎	◎

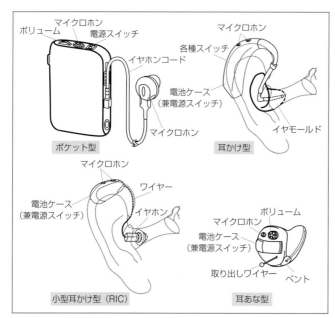

図1 外観別の補聴器の種類

2つ以上のマイクロホンを用いてその方向を定め，抑制する仕組みである．

雑音抑制として両機能を併用している場合が多く，高速処理機能や通信機能も活用し，音環境の変化に対処しているものもある．

④ ハウリング抑制機能

ハウリングは，耳せんから漏れた出力音がマイクロホンに戻り，再増幅され，即時に音響発振する現象である．このため補聴器装用には耳の密閉が必須であった．近年のこのデジタル機能によって，密閉の必要性が緩和され，オープンフィッティングも可能となり，装用感が改善してきた．そして，補聴器の小型化とともに，イヤホンを外耳道内に納めた小型耳かけ型(receiver in the canal：RIC, 図2)が普及するようになり，補聴器の形態や装用様式にも変化が生じている．

⑤ 無線通信機能

無線通信技術の補聴器への応用が進化している．リモコン，両耳補聴器間通信，スマートフォンとの連動，テレビや電話などとの連結，補聴援助用システムなどがあり，補聴器のいわゆる限界を補う優れた活用術として積極的に取り組むべき機能である．

⑥ その他

使用状態が記録されるデータロギングは調整や装用指導に有用である．また音声強調機能の開発も進み，防水機能の向上，福祉対応機器の充実傾向など，補聴器はより使いやすい機器となってきている．

■ 活用のポイント

現在の補聴器は進歩著しい．ただし，どのように優れた機能の補聴器であっても，適切に調整されトレーニングされなければ活用は難しい．補聴効果の基本は増幅状態と本人の意欲である．医学的な診断に基づいて補聴器の適応を見極め，機器の最新情報を常に入手しながらフィッティングを指示し，決定時には補聴器適合を評価・判定し，その後も指導していくことが重要である．

通常，補聴器フィッティングは認定補聴器技能者とかかわりながら進められる．補聴器適合には技能者への指導と適正な連携が重要である．この連絡書式が日本耳鼻咽喉科学会Webサイトに「補聴器適合に関する診療情報提供書(2014)」として掲載されており，活用が推奨されている．

2. 人工内耳
cochlear implant : CI

土井勝美　近畿大学・教授

■ 人工内耳の開発と臨床導入

1970年代から開発された人工内耳(CI)の導入は，それまでの高度感音難聴に対する治療の概念を根本的に変えるまさに革命的な医療の幕開けとなった．内耳障害を病因とする先天性および後天性の高度感音難聴に対して，蝸牛内に挿入された人工内耳電極からの聴神経への通電により，正確な聴覚情報が大脳皮質聴覚野に届けられるようになった．2014年末の時点で，人工内耳手術の症例数は世界全体で約320,000例，日本国内で約10,000例と推定されている．国内で成人例に対する人工内耳手術が保険適用となったのは1994年，小児例に対する人工内耳手術が保険適用となったのが1997年であり，成人例，小児例ともに手術数は順調に増加し，最近では年間約800～1,000例の人工内耳手術が国内で施行されている．

■ 人工内耳の仕組み

人工内耳は，体内装置(インプラント)と体外装置(オーディオプロセッサもしくはスピーチプロセッサ)とで構成される(図1)．人工内耳手術では，インプラントを側頭部皮下に埋め込み，インプラント先端の長さ20数mmの刺激電極アレイを内耳蝸牛内に挿入する．オーディオプロセッサのマイクロホンに入った音声情報はコード化信号としてインプラントに伝達され，インプラント先端から電流が流れて蝸牛神経を電気刺激することで音声情報は電気信号に変換される．

国内で最初の多チャンネル型人工内耳手術が施行されて30年余が経過し，現在の人工内耳システムは，ソフトおよびハードその両面で進化・発展を遂げてきた．インプラント，インプラント先端の電極アレイ，オーディオプロセッサのいずれも高性能化，小型化，そして多様化が進んだ．オーディオプロセッサの小型化，軽量化，防水化，防塵化により人工内耳の装用感は大きく改善し，さまざまな場面，環境下での装用機会を増加させるとともに，その故障率を大きく低下させた．音声情報の処理法(コード化法)の進歩，複数の指向性マイクロホンや雑音処理機構の採用などにより，静寂下および雑音下での聴

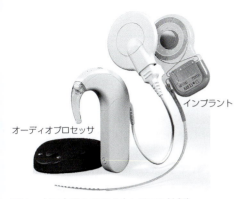

図1 人工内耳システム（メドエル社製）

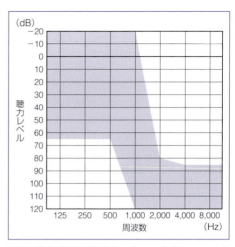

図2 残存聴力活用型人工内耳の適応となる聴力像（色網掛け部分）
〔日本耳鼻咽喉科学会：新医療機器使用要件等基準策定事業（残存聴力活用型人工内耳）報告書．2014 よりメドエル社作成の図を引用〕

取能は飛躍的に向上した．インプラントの小型化，薄型化は，手術時間の大幅な短縮につながり，また手術の安全性を向上させ，手術後合併症の発生は大幅に減少した．現在のインプラントでは 1.5 テスラ MRI の撮影が可能となり，3.0 テスラ MRI の撮影も可能になったインプラントも登場した．オーディオプロセッサとインプラントが一体化した全埋め込み型人工内耳の研究開発も進行中であり，プールでもシャワー・入浴中でも人工内耳の装用が可能となる日もそう遠くない．人工内耳システムの進化を総括すると，その有効性，安全性，利便性はいずれも大きく向上し，逆に，人工内耳に関する問題点，危険性は大幅に縮小したことになる．

■ 人工内耳手術の適応

成人人工内耳適応基準，小児人工内耳適応基準については付録（➡ 672 頁）を参照されたい．成人人工内耳適応基準に関しては，欧米における人工内耳手術の適応基準も参考にして，2017 年に新たな適応基準が策定された．小児人工内耳適応基準の改訂（2014 年）では，年齢が 1 歳（体重 8 kg 以上）に引き下げられ，また両側人工内耳の適応についても明記された．

■ 人工内耳手術の実際

手術は全身麻酔下で行い，耳後部の皮膚に約 7 cm の皮膚切開を加え，側頭骨表面にインプラントを埋め込むとともに，インプラントのリード線を中耳内に走らせ，インプラント先端の刺激電極アレイを内耳蝸牛内に 20 数 mm 挿入する．手術は 1 時間半〜2 時間で完了し，出血はごく少量で輸血の心配はない．入院期間も 7 日間と短く，手術後の痛みは軽度で，めまいがなければ翌日から歩行可能となる．退院時には皮膚切開した創部は元通りになり，入浴・洗髪も自宅に戻り次第可能である．退院後 10 日ほどして人工内耳を実際に装着することになる．最初にスイッチオンする日は「音入れ」とよばれ，コンピュータとインプラントを接続して刺激電極アレイから流す最適の電流量を決めて，オーディオプロセッサにプログラムとして保存する．

2014 年に国内でも保険適用になった残存聴力活用型人工内耳（electric acoustic stimulation : EAS）では，残存聴力のある高度難聴の患者にも人工内耳手術が行われるようになった．適応基準を図2および付録（➡ 673

頁)に示す．EAS 専用インプラントの電極先端はより細く，柔らかくなり，手術後も残存聴力と前庭機能の両者を保存できるようになった．確実に術前の内耳機能を保存するために，術前・術中・術後のステロイド投与，蝸牛をドリルで削開せずに電極を挿入する手術法(正円窓アプローチ)が採用されるようになり，手術症例の 90％ 以上で内耳機能の保存が可能になった．

■ 教育と人工内耳装用

2014 年に日本耳鼻咽喉科学会では小児人工内耳手術の適応基準を改訂し，手術時年齢は 1 歳半から 1 歳に引き下げられた．聴力レベルが両側 90 dB 以上で，補聴器装用を 6 か月以上継続しても十分な聴取能が得られない難聴児が手術の適応になる．両側人工内耳手術が有効と考えられる小児には保険診療で両側手術を行うことも認められた．補聴器装用で十分な言語発達が期待できない小児，適切な教育環境を維持できない小児については，聴力レベルを含め，さまざまな適応条件を慎重に判断したうえで人工内耳手術の決断に至ることになる．

人工内耳インプラントにはチタン製カバーが付いて耐久性が上がり，最近のインプラントの生存率(故障なしで機能を長期間維持できる割合)は 99.9％ 以上に維持されている．一方で，医学的理由あるいはインプラントの機能障害により，新しいインプラントへの入れ替え手術が必要になる症例もある一定の割合で存在する．小児例の 5～10％，成人症例でも 5％ 前後が，人工内耳の再埋め込み手術を受けることになる．再手術が必要になった症例の約 70％ は，インプラント自体の機能喪失または機能障害が原因であり，特に小児例では大部分がインプラントの故障を原因とする再手術である．保育所，幼稚園，小学校では，児童自身の不注意や転倒，あるいは他の児童との接触などに起因するインプラントの故障が生じやすいことを示唆している．教育の現場における指導者，管理者に社会的責任が問われる場合も実際にあるので注意を要する．オーディオプロセッサについても，特に古い世代のものでは，防水・防塵化が十分でないこともあり，プールや水回りでの装用，運動会や大掃除時の装用にやはり管理・指導を徹底させることが重要である．

教育現場での人工内耳装用はもちろん万能を意味しない．環境によっては人工内耳のみで十分な聴取能が得られない場合も想定され，FM や Roger，他の Wi-Fi などの補聴援助システムを積極的に学内に導入し，難聴児に適切に提供することが求められる．普通学級のみならず，聴覚支援学級や障害学級において，さらに課外活動中の補聴支援の体制構築について，教育現場は行政とも密接に連携をとりながらさらに環境整備に努めるべきである．

■ 活用のポイント

EAS が国内でも保険承認され，残存聴力の保存を目指した人工内耳手術が標準的な手術となった現在，術前・術中・術後のステロイド投与，正円窓アプローチの採用，内耳に優しい専用電極の挿入などの手術法の進化により，90％ 以上の症例では内耳機能の保存が可能になってきている．一方で，現時点でも残存聴力や前庭機能の喪失に至る症例が一部に存在する．人工内耳メーカー各社は，内耳機能の保存により適した新型電極の開発を進めていて，研究段階ではあるが，電極アレイからステロイドや神経栄養因子(NT-3，BDNF など)の放出機能を有する新型電極の発表がなされている．

インプラント，オーディオプロセッサともに，さらに小型化，高性能化，高耐久性化，完全防水化などの進化が継続して進められることは間違いなく，完全埋め込み型人工内耳の臨床導入に向けた研究開発もさらに加速化することが予測される．さらに，遺伝子医療や再生医療の新技術との融合により，従来想像することすらできなかった新たな戦略が人工内耳医療にもたらされることも期待される．

3. 人工中耳
middle ear implant

岩崎　聡　　国際医療福祉大学三田病院・教授

■背景

　1983年に日本で開発されたリオン型人工中耳をきっかけに，さまざまな人工中耳が開発されていった．リオン型人工中耳の適応は鼓室形成術を施行しても十分な聴力改善が得られない混合性難聴症例であった．しかし，海外では感音難聴を対象にした人工中耳として開発が進められた．人工中耳は耳小骨連鎖を振動駆動させる方式により，電磁式と圧電式の2種類がある．電磁式は電流による磁気の変化でマグネットが可動し，耳小骨連鎖を駆動させるもので，MED-EL社のVibrant Soundbridge (VSB)，SOUNDTEC社のSOUNDTEC Direct System, Otologics社のMiddle Ear Transducer(MET)の3機種がある．それに対し，圧電式はセラミックに電流を流すことでセラミックの形状を変化させ，耳小骨連鎖を駆動させるもので，Envoy Medical社のEsteemがある．

　海外で最も多く実施されているVSBは，2000年感音難聴に対して米国食品医薬局(FDA)の認可を取得，2007年伝音・混合性難聴に対する適応でCE-mark(基準適合マーク)の承認を得た．音声信号を振動に変換し，直接振動を内耳に伝えるため，ハウリングがなく長時間の装用も可能であり，補聴器に比べて周波数の歪みが少なく，過渡応答特性に優れている．本邦では正円窓に振動子であるFMTを設置する方法による伝音・混合性難聴に対する臨床治験が2014年1月に終了し，2016年に保険収載された．

■機器

　オーディオプロセッサーとよばれる外部装置を耳後部に埋め込んだ受信機へマグネットにより頭皮へ装着する．受信機から出ている

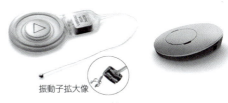

図1　人工中耳：VSB機器
左側が埋め込み装置で，右側が外部装置．

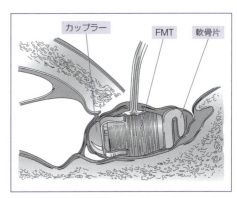

図2　カップラーを使用した正円窓アプローチ
FMTにカップラーを装着し，正円窓膜と接触させる．

導線の先端にFMTとよばれる振動子があり，感音難聴に対してはキヌタ骨長脚に，伝音・混合性難聴に対しては正円窓に設置し，音声情報が振動エネルギーとして直接内耳に伝わるシステムである(図1)．FMTは内部にマグネットがあり，周囲をコイルで巻いてあり，電流を流すとマグネットが可動する．海外では専用のカップラーとFMTを組み合わせ，正円窓骨化例(図2)や卵円窓経由で伝達する卵円窓アプローチも可能となる．

■適応

　適応は，既存の治療を行っても改善が困難である両側の難聴があり，気導補聴器および骨導補聴器が装用できない明らかな理由があるか，もしくは最善の気導補聴器または骨導補聴器を選択・調整するも適合不十分と判断できる場合である．埋め込み側耳は伝音・混合性難聴で，骨導聴力閾値500 Hzが45 dB，

1,000 Hz が 50 dB，2,000 Hz，4,000 Hz が 65 dB 以内となる．具体的な適応症例としては，伝音難聴・混合性難聴を伴う中耳疾患（中耳奇形を含む）で手術的治療では聴力改善が不十分な症例あるいは改善が困難と予想される症例，または，伝音難聴・混合性難聴を伴う外耳奇形（外耳道閉鎖症など）において従来の骨導補聴器の装用が困難あるいは補聴効果が不十分で満足が得られていない症例である．活動性の中耳炎がある場合や急速に進行する難聴がある場合は禁忌となる．また，埋め込み側の耳において顔面神経走行異常または高位頸静脈球症，耳管機能障害，中枢性聴覚障害が強く疑われる症例は慎重な適応判断が必要となる．

小児に関しては，2008年までにヨーロッパで18歳以下の小児60例に対してVSB手術が行われ，2009年にCE-markの承認を得ている．また，生後2か月から16歳までの小耳症＋先天外耳道閉鎖症の14例（5歳未満が9例，5歳以上が5例）に対しVSB手術（正円窓アプローチ）を実施し，長期経過観察（12〜65か月間）にて安全性，有効性ともに良好な成績が報告されている．

■ 手術方法

皮膚と側頭筋の切開は人工内耳同様，ダブルフラップ方式がよい．受信機固定用の溝作製と乳突削開も人工内耳同様である．後鼓室開放を行うが，人工内耳の正円窓アプローチよりはやや頭側に拡大する．正円窓膜にFMTを設置するためのワーキングスペースを確保するためである．正円窓膜とFMTの間に筋膜か軟骨膜を挟み，さらにFMTを固定するために筋膜か軟骨膜でカバーする．FMTの正円窓設置側と逆側にスペースが空くとずれることがあるため，その場合は軟骨片を挟み込む．中耳炎で正円窓膜周辺に骨化が生じている場合は正円窓膜とFMTの設置面積が小さくなるので，カップラーを使用する．術後8週で音入れを行う．

■ 骨導インプラント

人工中耳と同様の疾患による伝音・混合性難聴に対し，骨導インプラントの選択肢もある．音声情報を骨振動として側頭部の骨を直接振動し，中耳を介さず蝸牛に伝播し，聞き取る方法である．骨導インプラントには代表的な機器としてCochlear社の埋め込み型骨導補聴器（Bone Anchored Hearing Aid：Baha®）と，振動子自体も側頭部に埋め込み，外部装置を磁力で装着させるMED-EL社のBonebridge™がある．Bahaにはチタン性のスクリューを側頭骨に埋め込み，同部にサウンドプロセッサーを装着するタイプと，マグネットを側頭骨に埋め込み，磁力で振動子を装着させるタイプがある．前者のBahaは保険収載されているが，他のタイプはまだ臨床研究の段階である．人工中耳に比べて中耳腔への手術侵襲がない利点がある一方，出力が弱い欠点がある．症例によって人工中耳か骨導インプラントの選択が必要となるだろう．

4. 気管カニューレ（Tチューブを含む）

tracheotomy tube (including T tube)

平林秀樹　獨協医科大学・特任教授

■ 気管カニューレの種類

気管カニューレは気管内に挿入される部分のほかに，頸部に固定する紐をとめるフランジとカフ，パイロットバルーンからなっている（図1a）．またカフのないタイプもある（図1b）．カフとはカニューレの外側についている風船のようなもので，これを膨らますと気管内壁に密着し，人工換気中空気が漏れなくなり人工呼吸が可能となる．また分泌物などが肺内に落ち込むことを予防する．

カニューレは小児用や成人用でカフ付きやフランジの位置が調整できるタイプ，国産のカニューレなどさまざまなタイプが販売され

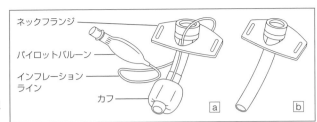

図1 気管カニューレの基本構成
(a：カフ付き，b：カフなし)

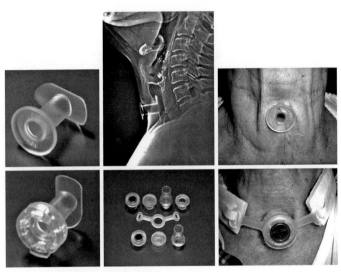

図2 カフスボタン型カニューレのレティナ

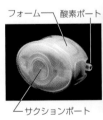

図3 人工鼻

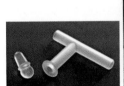
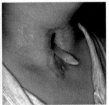

図4 シリコン製のTチューブ

ている．また長期に挿入するタイプとしてカフスボタン型のレティナとよばれるタイプもある(図2)．

　カニューレの先端には人工鼻(図3)とよばれる除塵，加湿を目的としたフィルターを用いると気管の乾燥の予防になる．

　特殊な形の気管チューブとしてシリコン製のTチューブ(図4)がある．これは主に声門，声門下および頸部気管狭窄の術後に気道再狭窄予防のため数か月挿入する．声門側を閉鎖し誤嚥を防ぐタイプもある．

　在宅で気管切開および人工呼吸器が装着さ

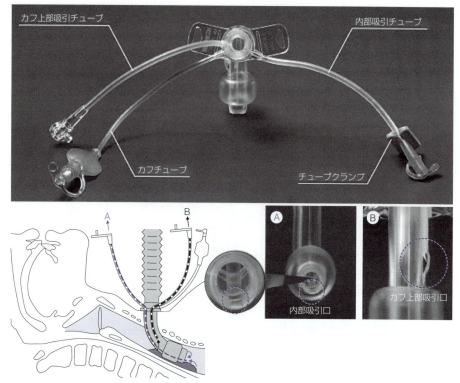

図5 コーケンネオブレスダブルサクションタイプ

れている患者の介護のなかで最も家族の負担が大きいのが夜間の気管吸引である．この問題を解決するために自動的に吸引を行うシステムが開発され実際に応用されている．気管カニューレにカフの上端とカニューレの先端に痰を吸引するためのラインを増設した製品が開発され認可された（高研製のコーケンネオブレスダブルサクションタイプ，図5）．トクソー技研製の低量持続吸引器アモレSU1に装着し使用する．完全に自動化されたわけではなく，体位変換やタッピングなどのケアは変わりなく行わなければならないが，夜間の家族の負担軽減につながっている．

■ 気管切開患者の管理
① 気管切開部の管理

気管孔は痰などが付きやすく放置すると感染を起こし肉芽の発生の原因となるのでこまめに清掃する必要がある．また，気管カニューレを長期にわたって使用する場合に，気管壁にも肉芽が生じることがある．肉芽はカニューレの先端が気管壁に接触し刺激を与えることで大きくなるので，時に出血の原因となったり，カニューレ先端を閉塞するため切除が必要となる．

② 気管カニューレの固定

人工呼吸器が装着されている例では，カニューレが蛇管に引っ張られ抜去されることがあり注意が必要である．固定のためのホルダーがパッケージされている機種もあるが，多くは綿テープで固定する．しかしどのような固定法を行ってもカニューレが抜ける危険性はなくならない．

③ 気管吸引

気管吸引は気管から気道分泌物，唾液などをカテーテルを用いてとり除く方法である．

気管吸引の実施者は咽喉頭・肺の解剖，患者の病態，使用器具の名称を理解する．

吸引器・接続チューブ，滅菌済みのカテーテルでその外径が人工気道の内径の1/2以下のものを使用する．形状については先端が鈍的に処理されたカテーテルを使用する．

滅菌カップには滅菌精製水または生理食塩液を入れて，1回吸引ごとにカテーテル内を洗浄する．カテーテルは1連吸引ごとに破棄し再使用しない．

吸引中の患者が低酸素になることもあり経皮酸素飽和度をモニタしながら気管吸引することが望ましい．

手洗いまたは擦り込み式アルコール製剤で手指消毒する．使い捨ての手袋，マスクを着用する．

吸気時にタイミングを合わせてゆっくり挿入し，吸引は止めてカテーテル先端が気管分岐部に当たらない位置まで挿入する．分泌物がある場所では吸引音が変化するので引き戻す操作を少しの間止める．1回の吸引操作で10秒ほどとし，1回の挿入開始から終了までの時間は20秒以内にする．吸引圧は最大で20 kPa（150 mmHg）でありこれを超えないように設定する．

1回吸引ごとにカテーテル外側をアルコール綿でふき取り，内腔は滅菌水を吸引させて内腔の分泌物をできる限り除去してから次の吸引を行う．洗浄水は滅菌水を使用する．洗浄水は滅菌コップに入れて使用し再利用しない．滅菌コップも廃棄し再利用しない．

5. CPAP：経鼻的持続陽圧加圧装置

continuous positive airway pressure

中山明峰　名古屋市立大学睡眠医療センター・センター長

例えば心不全による呼吸障害は，呼吸機能自体が障害され，呼気時も吸気時もサポートが必要となるため人工呼吸器の適応となる．呼吸不全が改善する際，人工呼吸管理から離脱する目的として吸気時のみ陽圧を加えてサポートする機能がある．この機能のみを取り出して，陽圧だけをかける機器がCPAPである（図1）．

CPAPはクラスⅢの医療機器（厚生労働省告示第478号：平成27年12月24日），いわゆる心臓ペースメーカーと同レベルで慎重に取り扱わなければいけない医療機器である．不適切なCPAP治療は患者にとっては睡眠妨害となり，呼吸機能に障害を与える．必ず医師の管理下で処方し，管理する必要がある．

■ 管理・調整

CPAPはさまざまな機種（図2）があり，海外からの輸入機器が多く，2017年時点で国産は1種類だけである．通常は4〜20 cmH$_2$Oまで圧を変えることができ，睡眠中装着する．圧の設定として固定圧でずっと陽圧をかける場合と，オート（自動装置）に任せて無呼吸のパターンに応じて圧を変える方法がある．固定がいいのか，自動がいいのか，賛否両論あり，専門施設でも意見が分かれている（表1）．最善の方法は両方ともタイトレーション〔ポリソムノグラフィ（polysomnography：PSG）下で圧調整〕を行うことである．

患者に心地よくCPAPを使用してもらうには工夫が必要である．症状に適切な設定の変更（設定圧，圧がやさしく立ち上がるランプ機能，呼気時の圧リリーフなど）のほか，マスク自体が患者の顔にフィットしているか（ベルトの調整，サイズの見直し，マスクの

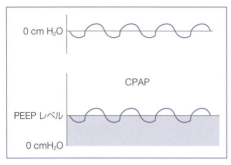

図1 CPAP
もともと，人工呼吸器の一換気モード（自発呼吸モードともいう）．一般的に，人工呼吸管理の過程のなかでは，終盤の回復期・離脱直前に使用される．
上：装置未使用時，下：圧をかけた際の呼吸．

表1 CPAP 圧設定

	メリット	デメリット
固定圧	ほぼ最強に合わせるため，ほとんどのイベントが消失し，残AHIが少ない	圧が強すぎて覚醒を引き起こしやすい
オート（自動装置）	イベントの強さに合わせて強弱をつけるため，やさしく感じる	イベントの変動が強い際，自動装置が追いつかず，覚醒を起こしてしまう

表2 CPAP の医療保険診療報酬

C107-2	在宅持続陽圧呼吸療法指導管理料 2 在宅持続陽圧呼吸療法指導管理料2	250 点
C165	在宅持続陽圧呼吸療法用治療器加算 2 CPAP を使用した場合 3月に3回に限り算定できる	1,000 点
C171-2	在宅持続陽圧呼吸療法材料加算 3月に3回に限り算定できる	100 点
合計		1,350 点

〔平成30年厚生労働省告示第43号より〕

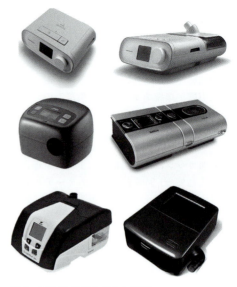

図2 CPAP のさまざまな機種
〔2017年に各社より掲載許可をいただいた〕

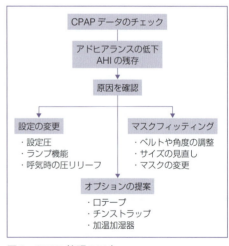

図3 CPAP 管理の工夫

変更など），また，うまく使えない患者の原因に対応したオプション追加（口テープ，チンストラップ，加温加湿器など）などの調整をする必要がある（図3）．

■ 診療報酬請求

2017年4月より CPAP 保険医療において，CPAP を処方した初回時は睡眠検査結果〔PSG で無呼吸低呼吸指数（apnea hypopnea index：AHI）が20以上，携帯型睡眠検査で呼吸障害指数（respiratory disturbance index：RDI）が40以上〕を提示し，その月から診療報酬を算定できる．翌月から毎月CPAP管理状況を報告する義務があるのだが，患者が何かの理由でその月に受診できなかった場合，翌月，最長翌々月まで，受診できなかった月の診療報酬を請求することができる（表2）．

患者が適切に使用できているかどうか，治療によって症状が改善しているかどうかをカルテに記載し，さらにその情報を患者に提示，指導をして，そしてそのすべてを診療報酬明細書に記載する必要がある．

6. 顎顔面補綴装置
maxillofacial prostheses

前田芳信 大阪大学・特任教授（歯学研究科）

■ 顎顔面補綴装置の役割

頭頸部ならびに顎顔面部において腫瘍を外科的に摘出した場合には，皮膚，軟組織ならびに骨に大きな欠損が生じる場合が多く，食事（咀嚼，嚥下），会話などの日常生活に支障をきたす場合が多い．さらに顔面領域では社会生活にも支障をきたすことがある．

このような場合には，皮膚，軟組織，骨を再建することが必要になるが，外科的な再建が困難である場合には人工材料による再建を考慮することになる．これらの組織の欠損を再建する装置を補綴装置とよぶが，顎顔面領域に用いる場合には顎顔面補綴装置，または顎義歯と呼称している．

■ 顎顔面補綴装置の要件

補綴装置がその目的をはたすうえで必要な条件には以下のようなものがある．その装置がその部位に留まり脱離しないための「維持（いじ）」，咀嚼時などに筋力，咬合力が作用した場合にその力を支えるための「支持(しじ)」，咀嚼，会話時などに装置が側方に移動しないための「把持(はじ)」などである．さらに補綴装置が十分な機能をはたすためには，周囲組織と緊密に接触していること「適合(てきごう)」，周囲組織の動きを阻害しない形であること「外形(がいけい)」，そして残存している歯あるいは既存の義歯などと適切に噛み合わせること「咬合(こうごう)」がそれぞれ適切でなければならない．顎顔面補綴の場合には，通常の義歯などとくらべ，残された顎骨ならびに軟組織に維持，支持を求めることが多いが，条件が許せばインプラントを骨内に埋入して維持を求めることもある．

■ 上顎の顎補綴装置

上顎欠損は片側のもの，正中を越えるもの，後方の軟組織に及ぶものなど状態はさまざまである．歯を失ったことによる咀嚼障害だけでなく，鼻腔，上顎洞と交通することによる，鼻への水漏れ，構音障害が生じる．装置の維持，支持は残存した歯あるいは軟組織に求める．鼻腔，上顎洞と交通している場合にはその中に挿入する栓塞子（オブチュレーター）を製作し義歯と連結させることが多い（図1）．術後は，顎義歯の維持に重要な役割をはたす欠損周囲組織の状態が安定しないことが多く，残存歯がない場合，顎欠損が大きい場合は難症例となる（図2）．

① 顎補綴の予後

顎義歯の機能性の予測因子は，軟口蓋欠損の大きさが1/3以下か，硬口蓋欠損の大きさが1/4以下で，顎欠損が大きくなり，残存歯が少なくなると問題点が多くなる傾向がみられる．顎義歯は硬口蓋，歯槽片側欠損以下で残存歯があれば有効である（顎顔面補綴診療ガイドライン2009年度版）．

■ 下顎の顎補綴装置

下顎では大きく分けて下顎骨切除症例，舌切除症例が対象となる．下顎骨切除症例では，辺縁骨切除などでは，一般的な部分床義歯と同じように治療が行えるが，部分切除な

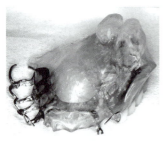

図1 残存歯に維持を求めた顎義歯 栓塞子が連結されている.

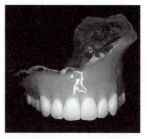

図2 総義歯形態の顎義歯と栓塞子

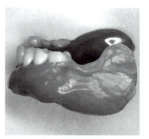

図3 部位を限定し噛めるようにした顎義歯

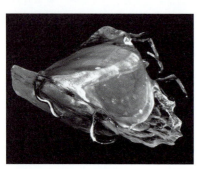

図4 上顎に装着するPAP

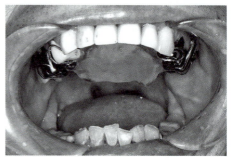

図5 PAPを口腔内に装着した状態

どにより，顎位が偏位した場合は，その顎位での咬合を考えた顎義歯を製作しなければいけない．このため上顎義歯にオクルーザルテーブルを付与し，偏位した顎位に対応することがある．

チタンプレート再建や，骨再建などでは大きな咬合力を与えられないこともあるが，その場合でも軟らかいものが噛める程度に，全体で負担できる顎義歯製作を行う(図3).

舌切除症例では，主に口腔期における嚥下障害が生じるが，咽頭への送り込みが困難な症例が多く見受けられ，同時に構音障害も生じる．この場合，舌の可動範囲に合わせた形態を補償する舌接触補助床(palatal augmentation prosthesis：PAP)を上顎の口蓋に製作し，言語聴覚士(ST)との連携をはかりながら嚥下障害，構音障害のリハビリテーションを行うことが有効な場合が多い(図4，5).

■ 顔面欠損

欠損が口腔領域にとどまらず，顔面の皮膚までも含む場合には顔面欠損部の皮膚や組織を再建する補綴装置(エピテーゼ)が必要になる．その維持には顎義歯やインプラントあるいは粘着テープなどを用いるが，欧米に比べて利用できるシリコーンや材料，顔料に制限があり，テクスチャーや色調の再現性には限界があるものの，術後に社会復帰を行うためには不可欠な装置となっている(図6，7).

■ 歯科との連携においての考慮点

顎顔面補綴装置の製作は歯科が担当することになるが，その際には次のような配慮が重要となる

1) 術前に歯科受診を勧める．

2) 入院による処置が必要となった場合，可能な限り，放射線治療前に口腔環境の改善をはかる．入院中は本人へ口腔ケアの徹底を

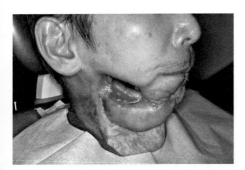

図6 エピテーゼ未装着の状態

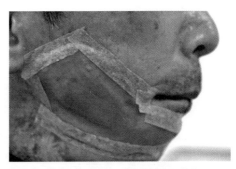

図7 エピテーゼをテープで装着した状態

促し,術後早期からの口腔ケアを開始する.それによって感染の防止,モチベーションの向上,入院期間の短縮がはかれる.

3) 術前に口腔内の印象(型どり)などを行い,術直後に装着するシーネを製作する.同時に,退院時に装着できる早期顎義歯(歯がついたもの)も製作し,社会復帰を早める.

4) 術後の開口量の減少は,義歯製作に必要な印象が困難となる.開口量の減少には注意するとともに,開口訓練を行う.

［多くの指導医・臨床医から賛辞を集める
身体診察の名著、待望の日本語改訂版！］

サパイラ
Sapira's Art & Science of Bedside Diagnosis

身体診察の
アートとサイエンス

第2版

[原著] Jane M. Orient

[監訳] **須藤　博**
大船中央病院 院長

藤田 芳郎
中部ろうさい病院腎臓・リウマチ・膠原病科 部長

徳田 安春
群星沖縄臨床研修センター センター長

岩田 健太郎
神戸大学大学院 医学研究科
微生物感染症学講座 感染症治療学分野 教授

身体診察という知的興奮に満ちた旅への船出に際して、本書は羅針盤や道しるべの地図を、そしておそらくは少しばかりの楽しみを提供するためにある。最も重要な教師、すなわち患者とともに──。身体診察は文化の違いや時代を超えた臨床医学のアート。本書にはこれらを賢く経験するための英知、箴言がぎっしり詰まっている。「記述の広さと深さは類書を圧倒している」と賛辞を集める名著を、当代きってのエキスパートたちが翻訳。

「定例の集会もないけれど、時間の次元で連綿と続いているクラブ」へようこそ。

目次 CONTENTS

- 01章 序論
- 02章 医療面接
- 03章 病歴
- 04章 記録
- 05章 全身状態
- 06章 バイタルサイン
- 07章 皮膚，毛，爪
- 08章 リンパ節
- 09章 頭部
- 10章 眼
- 11章 耳
- 12章 鼻
- 13章 口腔（中咽頭）
- 14章 頸部
- 15章 乳房
- 16章 胸部
- 17章 心臓
- 18章 動脈
- 19章 静脈
- 20章 腹部
- 21章 男性器
- 22章 女性器
- 23章 直腸
- 24章 四肢
- 25章 筋骨格系
- 26章 神経
- 27章 臨床推論
- 28章 臨床検査のコツ
- 29章 文献

● B5　頁998　2019年　定価：13,200円(本体12,000円+税10%)
[ISBN978-4-260-03934-5]

医学書院

〒113-8719　東京都文京区本郷1-28-23　[WEBサイト]https://www.igaku-shoin.co.jp
[販売・PR部]TEL:03-3817-5650　FAX:03-3815-7804　E-mail:sd@igaku-shoin.co.jp

10 リハビリテーション

1. 聴能訓練，聴覚学習
auditory training, auditory learning

高木　明　静岡県立総合病院・副院長

　聴能訓練，聴覚学習ということばは，いうまでもなく教育界のことばであって，耳鼻咽喉科医師は一般には直接かかわることのない分野であるが，聴覚，音声言語障害にかかわる医師にとってそのことばの意味を正確に知って療育担当者と意見交換できることが望ましい．ただ，これらの用語は新生児聴覚スクリーニング（以下，新スク）が広く行われる以前によく使われた用語であって，今日的な音声言語獲得のありようからは，難聴の早期発見，早期介入（療育）による自然な流れのなかで十分な音声言語獲得を小学校に上がるまでになされることを期待するのが一般的になりつつあるので，聴能訓練という用語，行為は徐々にすたれていくかと思われる．

■ **聴能訓練とは**

　聴能訓練とは聴覚障害があるなかで残された聴力を最大限に活用して音を認知し，音声言語を理解する能力を向上させる訓練と定義される．併せて発音，構音の訓練の意味合いも含まれることが多い．つまり，その内容も単なる音の気づきから音の意味理解，聴覚模倣（構音），言語理解とさまざまな段階がある．具体的には音の弁別，単語の聞き取り，聴覚・音声のfeedback，自由会話などから構成される．

■ **聴能訓練の目的**

　聴能訓練の目的は高度・重度聴覚障害児の音声言語の獲得を目指すことである．小型の実用的な補聴器のない時代において高度聴覚障害児の言語は，手話言語が当然とされ，聴能訓練はごく限られたものであった．音声言語の獲得は生来，人間の発達にプログラムされたものであり，単なるコミュニケーション手段というだけでなく，学習，認知・判断，抽象的概念の構築に不可欠のものであり，社会的情動の根源をなすものである．それゆえ，高度聴覚障害であったとしても高性能な補聴器，人工内耳という機器の恩恵で音声言語獲得が劇的に容易になった現在，あえてそれらの機器を排除して手話を選択する理由はないように思える．人間は元来，社会的存在であるので，聴覚障害者の教育目標として，広く健聴者と音声言語によるコミュニケーションをとることで自らの世界を広げることを目指しつつ，自立した社会人に育てることが肝要と思われる．

■ **聴能訓練の変遷**

　聴能訓練の本格的な普及は補聴器の小型化，高性能化の始まった1960年代以降であり，たかだか，50年程度の歴史である．小型化された音声増幅器（補聴器）によって高度難聴であっても音感が得られ，少なからぬ難聴児が読話併用で音声言語の理解ができるようになり，「聴能訓練」が聾学校などで盛んとなった．なかには100 dB HL前後の難聴児であっても補聴器で音声を理解し，構音も良好な児もみられ，教育界では適切に訓練すれば多くの児がそのレベルに達するはずと大きな期待がもたれるようになり，精力的に補聴器と読話による聴能訓練が行われた．しかしながら，その懸命な努力にもかかわらず，補聴器によって音は感じるが音声言語の獲得に至らない児も少なからず存在して音声言語，視覚言語（手話）の両者とも不満足のまま成人となるケースも散見されるようになった．彼らは聾学校卒業後，改めて聾者のコミュニティから手話を習得し，コミュニケーションができる喜びを得，それまでの音声言語獲得の訓練の苦労を恨んだりもした．そして聾者のコミュニティは教育現場において手話教育を組み入れることを強く要求するようにもなった．

■ **聴覚学習**

　前述の流れに呼応するかのように聴能訓練（training）がほかからの強制の意味合いが強

いことの反省を込めて，主体的に聴覚活用を促すという意味で聴覚学習（learning）ということばが用いられるようになった．実際，文部科学省の特殊教育に関する文書には2001年までは聴能訓練ということばがみられるが，その後は自立支援の流れにそって聴覚学習ということばに置き換わった．結局，聴能訓練と聴覚学習も目的とするところは同じだと考えられる．

ただ，この間にも聴覚障害児を医師，言語聴覚士，保健師などと連携して育てようとする動きはなく，聾学校という閉じた場で連綿とオージオグラムのみを頼りに補聴器適合，聴覚学習が行われてきた．また，その聴覚学習方法も聾学校ごと，教師ごとに異なり，結局は有力な先輩教師の経験則に従う教育がなされることが多かった．しかし，その教育方法による成果に対する科学的検証は一向になされずにきた．オージオグラムで同じ高度難聴であっても内耳の感覚細胞の残存状況はさまざまであり，その結果，語音明瞭度に大きな差が生じるという医学的知識があれば，聴覚の複数のパラメーターから個々の難聴児に応じた聴覚学習方法を検討でき，不必要な訓練を強いることもなかったかもしれない．

■ 聴覚学習から介入（intervention）へ

これらの状況は人工内耳の出現，新スクの普及によって一変した．つまり，新スクによって難聴の早期発見が可能になり，聴覚補償が早期にできるようになったことで聴覚障害児へのかかわり方の考え方が変わったのである．そして，聴能訓練，聴覚学習ということばから，むしろ介入（intervention）ということばが適切という時代になった．新スクが普及するまでは補聴器装用も2，3歳になってからのことが通常であったが，生後6か月までの装用が世界的にも推奨されるようになった．また，人工内耳に関しても，日本では小児人工内耳手術が1998年に保険収載され，遅ればせながら2014年に1歳からの人工内耳も認められるようになった．この流れのなかで，音声言語獲得には臨界期があることが明確になるとともに，生後6か月までに適切に聴覚補償ができれば健聴児と同等の音声言語発達の経過をたどることもわかってきた．さらにその後，補聴器が有効でないと判断された場合であっても，生後1歳半までに人工内耳を装用すれば3歳時にはほぼ健聴児と同様となり，5歳までに96%の児が健聴児と同様の発達を示すことも明らかとなった．ちなみに豪州のThe Shepherd Centreでは親の理解があれば6か月での人工内耳手術を行うことで，12か月以上での人工内耳手術症例より良好な音声言語獲得ができるとの結果を出している．この事実は生後の脳のシナプスの発達（増減）過程（図1）と一致した事実であることが興味深い．つまり脳内のシナプス数は生後2〜4か月時に急速に増加し，8か月でピークに達する．その後，刺激を受けなかったシナプスは刈り込まれて減少に転ずるとされるので，シナプスの刈り込みが起こる生後8か月以前に適切な刺激を脳に与えることが重要であると理解できる．

■ 難聴児への多職種，チームによる介入

難聴が新スクによってほぼ生後3か月までに確定するようになった現在，聴能訓練，聴覚学習の実践はその年齢の児を対象とすることは不可能である．代わって保護者に対する難聴の理解，児への日常的な音声言語を伸ばす介入の方法などの教育，指導が重要となる．欧米，豪州ではこのための多職種で構成される「聴覚センター」が国家主導で機能している．つまり，聴覚障害に関係する職種として，中心的役割を果たす言語聴覚士（audiologist）のほか，新スクスクリーナー，耳鼻咽喉科医，小児科医，家庭医，心理士，カウンセラー，看護師，OT，聾学校教員，MSWなどがチームとして児，および保護者に対して総合的に対応する体制が整っている．換言すれば，脳の可塑性に富む乳児期，つまり言語習得の臨界期までに補聴器，人工内耳で音刺激を与えることが可能となったことより，

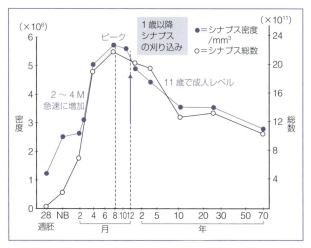

図1　ヒトの視覚野のシナプス密度とシナプス数の年齢変化
〔Huttenlocher PR : Morphometric study of human cerebral cortex development. Neuropsycholoqia 28 : 517-527, 1990 より改変〕

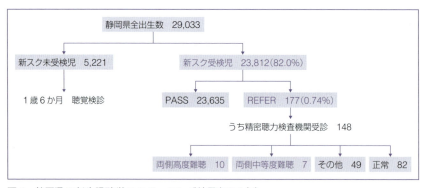

図2　静岡県の新生児聴覚スクリーニング結果（2015年）

従来の聴覚学習という作業は児の音声言語学習の環境を整えるということにとって替わられた．そして，小学校入学時には健聴児と同様の音声言語を獲得し通常校に通うことが期待されるようになった．諸外国がこれほどまでに国を挙げて聴覚障害児の音声言語獲得に力をいれるのはその障害の解消によって社会的必要経費も削減されるという事実を考慮にいれての結果でもある．

■日本の新生児聴覚スクリーニングの現状

日本ではいまだ新生児聴覚スクリーニングの体制はその公費負担も限られたものであり，データの集約も未整備である．スクリーナーである産科との連携も不十分である．ちなみに米国では公費補助もあって95％の新生児が新スクを受検する．しかし，referとなった児の約半数しか，精密検査を受けていない現状がある．また乳幼児難聴の取り組みの先進国である豪州では近年の新スクの受検

率は99%であり，その分のとりこぼしも1%以下といわれている．日本にはこれらのデータはない．ちなみに筆者の施設がある静岡県の2015年の新スクの結果を図2に示す．新スクの受検率は82%であり，refer児の84%の結果が把握できている．両側高度難聴，中等度難聴は17名（受検児の0.07%）と早期介入を要する児が発見されている．2017年度には県下の全出産機関に新スク機器が整備されることになり，併せて新スク受検の公費負担も始まるので今後受検率は大幅に向上し，かつ，refer児の全数把握が可能になるものと期待している．

■ 今後の日本の乳幼児難聴への取り組みの課題

1) 全国的に新生児聴覚スクリーニング体制の管理が未整備である．

2) いまだ人工内耳手術年齢が諸外国に比べて高く，2，3歳児も多い．

3) 厚生労働省，文部科学省とも聴覚障害児を取り巻く技術的な環境の激変に対応していない．

4) 聴覚活用を促す専門家が不足している．

5) 人工内耳装用児の全数把握とその経過が把握されていない．

6) 特別聴覚支援学校在籍者の3割が人工内耳装用者であるにもかかわらずその教育内容は一般に視覚優先の旧態のままである．

7) 通常校に在籍する聴覚障害児（人工内耳あるいは補聴器装用児）に対するケアの体制がない．

8) 保護者への継続的な多職種による指導，サポートがない．

9) 聴覚障害児へ聴覚活用指導，介入の成果の科学的評価の体制がない．

早期の人工内耳装用による高度聴覚障害児の音声言語獲得はひとり耳鼻咽喉科医だけで達成できるものではなく，広く教育界，福祉関係者などとの連携において可能となる．今後，多くの関係する職能団体，専門家を交えた国を挙げての取り組みが急務である．

2. 補聴器のリハビリテーション

auditory rehabilitation with hearing aid

馬場陽子　　ばばクリニック・副院長［福島県］

成人の中途失聴者の補聴器を用いた聴覚のリハビリテーションに際し，担当医師が理解しておく必要がある指導内容や説明について述べる．

■ 補聴器装用前の準備
① 本人の装用意欲

成人の場合，自分の難聴についての理解と難聴によってもたらされているコミュニケーション障害についての自覚，補聴器装用により問題の解決につなげようとする意欲が必要である．

② 装用訓練の必要性についての認識

眼鏡のように装用した瞬間から効果が出るものではないことを本人および家族が認識する必要がある．十分な調整と装用訓練ののちに効果が実感できるようになることを理解してもらう．

■ 補聴器のフィッティング

実際のフィッティングは言語聴覚士や補聴器技能者が行う場合が多いが，主治医として装用者に適した補聴器が選択されているかの確認が必要である．フィッティングを受ける患者の聴力，能力，生活環境に応じた器種を選定する．軽〜中等度難聴で両耳とも補聴器の装用が可能な聴力の場合にはなるべく両耳装用を選択する．患者の好みや経済的な面も考慮して器種選択を行う．

■ 装用指導
① 初回

補聴器の利得は最終的な目標値よりも低めに設定する．高度難聴なら70〜80%，軽度難聴なら40〜50%がよいのではないかと考える．補充現象の影響は患者によって差が大きい．特に軽度難聴の場合はうるさいとつけていられなくなり装用をあきらめてしまうこ

とが多くなるため無理をしない．装用初日から可能であれば入浴と就寝中以外は終日装用を行ってもらう．長時間装用が必要な医学的な理由は医師による説明が重要である．

(説明内容)「補聴器を初めて装用すると補聴器の近くにある音が一番大きく聞こえてきます．自分が聞きたくない音(環境音・雑音)があればその音も聞こえてきます．生活のなかに存在する雑音(環境音)を健聴者は普通に聞いていますが，難聴者は長期にわたり聞いていなかったので最初はとてもうるさく感じます．しかし，我慢して聞いていると音の情報を処理する脳の働きが改善され雑音を聞くことに慣れてきます．ここを乗り越えないと補聴器のボリュームを上げることができないので自分が聞きたい音を大きくはっきり聞き取ることができません．装用開始から1，2週間は大変ですが，努力して長時間補聴器を装用するようにしてください」

装着・操作指導，管理指導も重要で，特に高齢者には繰り返し行う必要がある．家族への説明も同時に行う．

・装用効果の検査：音場でのワーブルトーンを用いた検査のほかに語音明瞭度の確認も行う．補聴器装用時に50～60 dB程度の入力で裸耳の最高語音明瞭度と一致すれば，おおむねフィッティングは良好であると判定する．

② 2回目

2週間程度の試聴期間ののち再受診してもらい，よく聞こえた場面，聞き取りにくかった場面，不快な音の種類などの聞き取りを行い再調整する．

1) 高音に対するうるささを訴えた場合：高音とは食器，紙，水が流れる音，レジ袋の音，子どもの声，金属音などで対策としては高音域の利得を下げる．

2) 低音に対するうるささを訴えた場合：低音とはエアコンや換気扇の音，エンジン音などで低音域の利得を下げる．

3) 言葉がはっきり聞き取れないと訴えた場合：特性図や補聴器装用閾値から利得が不足している部分の出力を上げる．低音の利得が上がらない場合は耳栓をイヤモールドに変更する．デジタル補聴器の圧縮率を下げる．

4) 全体的に音が小さいと訴えた場合：特性図や補聴器装用閾値を確認し，利得が不足している音域を中心に全体の利得・出力を上げる．

5) こもり感が強いと訴えた場合：高音障害型の場合には耳栓の密閉によってこもり感が生じることが多いので，耳栓にベントをあける，オープン型へ変更するなどで対応する．低音障害型の場合には低音の利得不足でこもり感が生じることが多いため耳栓を密閉型にして，低音の利得・出力を十分上げる．

6) 問題ないと訴えた場合：初回のフィッティングに問題がなければそのまま使用を継続するか目標の利得に近づくようやや利得を上げる．

最後に，音場でファンクショナルゲイン，語音明瞭度検査を行い装用効果を確認しておく．

③ 3回目以降

1か月後に再受診してもらい2回目と同様にフィッティング状態を確認する．利得が上げられれば少しずつ理想の利得に近づける．本人が満足であればそのまま経過観察を行う．装着や操作ができないなどの問題点があればさらに2週から1か月後に受診してもらい繰り返し装用指導を行う．問題ない患者の場合は3か月後に受診してもらう．

装用機種が決定し問題なく使用できる場合は6か月に1回程度受診してもらい，聴力の経過観察，補聴器の点検を行っていく．加齢の影響などにより聴力が低下すればそれに伴いフィッティングを変更し，補聴器の故障があれば修理などの対応を行っていく．

■ 家族指導

先にも述べたが初回相談日に説明しておく．家庭内の円滑なコミュニケーションの成立のためには家族の理解と協力は不可欠である．家族には患者の裸耳の場合の聞こえの状況，補聴器装用時の聞こえの状態，補聴器を

装用していても正常聴力なときと同様には聞こえないことについて具体的に説明する．
(説明内容)「補聴器を使用しても聴力が正常であったときと同程度に聞こえるわけではなく内緒話程度の音量の会話は聞くことはできません．補聴器の近くの音が一番大きく補聴器に入ってくるため大事な話をする場合は周囲を静かにする必要があります．テレビをつけたままでは聞き取りにくい状況になります．補聴器使用者は耳で聞くことだけではなく口型を見たり表情や身振りなどをコミュニケーションに自然に取り入れています．補聴器装用者の正面で，口型を見せながらゆっくりはっきり話してあげてください．マスクをしていたり後方から話しかけても聞き取れないということです．声を大きくする必要はありません．適切な調整がされている補聴器は普通の大きさの声がちょうどよく聞こえるように設定されているため大きな声ではガンガンと響きすぎてしまいます」

高齢者や発達遅滞など難聴以外の問題を抱えている場合は補聴器の取り扱いについても説明する必要がある．

■ 高度・重度難聴者に対する指導

身体障害者に該当する聴力の場合はその旨を患者・家族へ説明する．希望があれば診断書を作成し，障害認定後に身体障害者福祉法で支給される補聴器のフィッティングを行う．どのようなサービスが受けられるのか，身体障害者福祉法についての知識も必要である(表1)．90 dB 以上の重度難聴者や語音明瞭度が著しく障害されている場合については，補聴器のみの使用ではコミュニケーションは困難で，読話や筆談を併用する必要がある．また人工内耳の適応になる場合もあるため，患者に対しての情報提供が必要となる．

・18歳以下の難聴児に対する補聴器購入費助成：2017年度以降，ほぼ全都道府県で 30 dB 以上 70 dB 未満の難聴児に対し補聴器購入費を補助している．しかし，実施主体は市区町村であるため，地域によって制度に違い

表1 身体障害者福祉法による聴覚障害程度等級表(4分法聴力レベルにて算出)と支給される補聴器

等級	難聴の程度	支給補聴器
2級	両耳の聴力が 100 dB 以上	重度難聴用
3級	両耳の聴力が 90 dB 以上	重度難聴用
4級	1. 両耳の聴力が 80 dB 以上 2. 両耳による最高語音明瞭度が 50% 以下	高度難聴用
6級	1. 両耳の聴力が 70 dB 以上 2. 一側耳の聴力が 90 dB 以上，他側耳が 50 dB 以上	高度難聴用

がみられる．助成を行っていない場合もあり，各地域で行われているサービスに対する情報を確認する必要がある．

■ リハビリテーションのポイント

補聴器を用いた聴覚のリハビリテーションの際には補聴器技能者や言語聴覚士の適切なフィッティングが不可欠である．加えて医師から患者やその家族に補聴器の装用指導を行うことで補聴器に関する正しい知識を身に付けてもらう必要がある．また，他の障害のリハビリテーションと同様，フィッティング初日には装用できなかった患者も装用可能となるような上手な医療スタッフの声掛け，励ましが重要だと考える．

3. 人工内耳のリハビリテーション

rehabilitation for the patients with cochlear implant

神田幸彦　神田 E・N・T 医院・院長［長崎県］

■ 成人のリハビリテーション

① 言語習得後難聴による失聴で難聴期間が短い場合

言語中枢が肉声により正常聴力で完成されたあとの難聴であるので，人工内耳装用後最

初のスイッチオンから聴取可能な場合がある．マッピング（人工内耳機器調整）は早めに目標レベルへ達することが可能であるが，あまり無理をしない程度に，騒音環境で働いている人には音が響かないように，長時間装用を目指して適合していく．補聴器適合検査「人工内耳装用のための語音聴取評価検査」を交えながら評価，微調整していく．

② **言語習得後難聴による失聴で難聴期間が長い場合**

失聴・難聴期間が長い場合は，うるさくない程度に弱めのマッピングからスタートして徐々に段階的に適合していく．なるべく装用するよう指導しながら徐々に機器調整レベルを上げていき，ダイナミックレンジも広げていく．語音明瞭度，単語了解度など補聴器適合検査も加えていき，できるだけ聴取能がよくなるように調整していく．

③ **言語習得前難聴で補聴器により言語を獲得し，その後難聴が進行あるいは失聴した成人の場合**

言語習得前難聴の成人症例でも必ずしも適応禁忌ではない．早く発見され補聴器を装用し聴覚活用教育を受け音声言語を獲得し，大学生や一般社会で働いて生活している成人で，人工内耳の適応となる場合がある．また軽度・中等度難聴で補聴器を装用し，その後進行し重度難聴となり適応となることもある．その場合，該当症例の聴覚の歴史，使用してきた補聴器の特性，左右両耳の語音明瞭度検査の結果，療育や教育の種類，原因や奇形の有無，遺伝子変異などにより達成度や期待値はさまざまで，左右どちらにするかもきわめて難しいため慎重な配慮が必要である．日常生活における聴覚活用の必要性の程度により術後のリハビリテーションは大きく左右される．経験に富んだマッピングテクニックや徐々に聞こえを上げていく方法などが推奨されるが，うまく長時間装用できるように患者が装用意欲を高めるような指導や助言を行い，closed set や open set からスタートし，

読話に頼らない聴能訓練（auditory training）や電話聴取リハビリテーションも推奨される．最終的には 30 dB HL 前後に閾値をもってくるようにし，語音明瞭度，単語了解度など補聴器適合検査を行い聴取能が最大限によくなるように調整していく．

④ **成人の場合の注意点**

成人の場合どのくらい聞き取れるようになるのか，会話に困らなくなるのか，など生活や職場での満足度を期待する人が多い．知人と比較したり自分の期待通りでないと思う場合もあり，それぞれの聴力や補聴歴などで経過が違うことなどを十分に説明したり励ましたりして寄り添うことが大事である．すぐに聞き取れるようにならないと知識としては知っていても焦ったり不安になったりすることが多いため，聞き取りや検査や語音聴取能の結果をもとによくなっていることや聴取能を維持できていることを確認してもらう機会も必要である．

日常生活で人と会話を楽しむことが一番のリハビリテーションだが，そのような機会のない人や家庭環境によっては，定期的に通院を促し会話や聞き取りの機会を設ける．聞き取りのトレーニングは装用者の身近な話題や関心のあることからはじめ，単語，単音，文中の一部の単語，文章，会話，電話など聞こえの段階に応じて実施していく．反対側の補聴聴力がよく人工内耳での聞き取りがなかなか上がらない場合は，人工内耳のみでのトレーニングを行うことも必要である．

■ 小児のリハビリテーション

① **幼児期の場合**

理解言語や発語の有無にかかわらず人工内耳の音入れ後は適切な機器調整のうえ，まず終日装用できるように工夫して音のある世界に慣れさせることが大事である．定期的な調整を行いながら，機器の手入れやチェックを怠らず，いつもよく聞こえる状態にしておく必要がある．そのうえでよく聴覚を活用してことばが育っていくようにかかわっていく．

病院やクリニックなどでのリハビリテーションだけでことばを育てるのではなく、どのようにことばを使った生活やかかわり方をしていけばよいかを両親に理解してもらい家庭で実践してもらうことが大事である．また専門家も家族も子どものことばが育っていくにはそれなりの時間が必要であることを知っておく必要がある．遊びを通して子どもの様子を確認したり、検査の結果や家庭での生活記録を参考にし、どのくらい聞こえているのかを把握してかかわることも必要である．

1) 具体的方法の例：人工内耳機器を通していろいろな音や声の入力があっても最初はまだ音や声の意味とつながっていない．生活や遊びの場面のなかでいろいろな音へ傾聴できるよう促したり、必要なことばかけをしていく．またテレビや音楽などがつけっぱなしの状態では雑音のなかでことばをかけたり音を聞かせたりすることになるので、特に装用を開始した初期の段階ではかかわる場面の環境も考慮が必要である．スマートフォン・携帯端末を見ながらあるいは見せながら子どもにかかわるのもよくない．音声でのやりとりを繰り返し経験していくことで音だけ聞いて意味がわかるようになる．周囲の音や声にあれ？と気づいたときは音や声の意味とつながるようなことばかけをする．おもちゃや楽器などの音を聴かせたいときは、まず見せないで何度か聴かせる、それから見せたり実際に自分で音を出させたりするとよい．育児のなかで子どもとかかわる場面では、ことばをかけながら対応する．リズムのよい擬音語なども使っていく．歌を歌ってあげたり手遊び歌で遊んだりすることも必要である．子どもからの要求は、代わりにことばにして聞かせる．おしゃべりができるようになってからは少し詳しく言ったり、子どもがまだ使っていないことばを含めてもう一度言ってあげる．単にことばのシャワーをかけるのではなく、どのようにかけていくかが大事である．場面や気持ちにあったことばをかける、子どもに気持ちを向かせる、年齢や発達段階に合ったことばを使う、なども肝要である．ことばを区切ったり一音ずつを強調するのではなく、きれいな発音でできるだけ自然な話し方や感情をこめた語りかけがよい．

② **学童期の場合**

ことばが育ってきた学童期の子どもの場合、発音をきれいにさせようと思い強調した言い方をしてしまうことがあるが、より自然にきれいに聞かせていく、きれいな入力を何度も経験させていくことが必要である．

1) 会話の力を高める：子どもの言語力に応じて会話の内容を複雑にしたり、新しいことばや表現の仕方を経験させる．聞こえがよい状態で何度か言ってあげること、詳しく話してあげることを通して、聞き取りの力や会話の力を育てていくことが必要である．

2) 学習につなげる：学習で使うことばは学年が上がるにつれて難しく聞き取りにくい熟語も増えてくる．予習や復習をして授業で聴いたことばや内容を定着させることも大事である．話しことばだけではなく正しく読み書きできるようにすることも重要である．語彙力を育てるためにいろいろな体験を通して人より多めに学習するとともに早期から読書の習慣を身につけさせることも肝要である．

3) 聞き取りの力を高める：自然な会話のスピードが上がってくると、聞き取りの力もかなりついてきている．口元を見ることなく聞き取っていることも増えてくる．聴覚のみでの聞き取り練習を行う場合は、必ず復唱をする機会が必要である．間違えたときや発音が曖昧な場合は、もう一度きれいに聞かせて模倣してもらうようにする．

小児のリハビリテーションは音韻→喃語→単語→語彙→構音→会話力→コミュニケーション力への発達・獲得過程で家族や患児に寄り添い、励まし指導しながら進んで行く．リハビリテーションは日々日常にある．語彙力を限りなく育てるための戦略や学校訪問し教職員への指導、ワイヤレス補聴援助システ

ムの活用，そして高めた聴覚を活用すべく音楽療法なども有用である．

4. めまいのリハビリテーション
vestibular rehabilitation

鈴木　衞　東京医科大学・前学長

　急性期を脱した慢性期のめまいや回復困難例，永続的平衡障害症例が適応となる．目的は，前庭機能，深部知覚，視覚など平衡機能に直接関係する3種類の感覚器を反復して刺激し，中枢性代償を促進し，前庭系，視覚系，深部固有知覚系の相互作用と中枢神経系の運動学習能を改善することである．それには，まず病因と現在の機能障害，能力低下の程度をよく把握することが必要となる．機能障害は平衡機能検査によるが，能力低下の程度はADLの障害程度で判断する．例えば，床から起き上がる，いすから立ち上がる，上を向いて物をとる，歩く，階段の昇降，体の向きを変える，などである．リハビリテーションは，安静時のめまいが消失したのちなるべく早期に開始する．

　末梢性めまいで一側障害の場合，多くは中枢の代償機構により数か月でめまいは消失す

るが，なかには長期間浮遊感が続くことがある．これに対してはリハビリテーションが適応となる．両側性の前庭障害は，メニエール病や内耳毒性薬物中毒にみられるが，いったん消失した前庭感覚細胞は再生しがたく，基本的にリハビリテーションが治療の中心となる．リハビリテーションの実際については，日本めまい平衡医学会の平衡訓練の基準に詳しいが，眼球・頭部・体幹運動，直立，歩行，足踏みなどについて毎日訓練を行う(表1)．訓練前の平衡障害の評価→訓練実施→訓練効果の判定→効果の維持，の順に行う．体調がよいときに1日15～30分，1日3回以内で自分のペースで行う．各運動を初期は緩徐に行い，慣れたら1秒1回程度の速さで行えるよう訓練していく．1～2週に1度，経過観察と訓練指導の目的で受診させる．短期間で効果が出現する場合は少ないので，無理のない訓練時間と量を設定し，段階的に増やしていく．また家族の支援も必要である．

　効果の判定は，日常動作の改善度をスコア化するとともに，一般の平衡機能検査によって行う．日常動作の面で訓練の効果が現れてくる期間は，個人差もあり病態や年齢にもよるが，3～6か月を要することが多い．平衡機能検査上改善がみられるようになるにはさらに長期間を要する．しかしながら，ほぼ全例において少なくともある程度は改善していく．効果の判定は，4週に1度行う．自覚的評価方法(運動訓練進行表，自覚症状評価表，日常生活動作評価表)，他覚的評価方法(基本は重心動揺検査，直立検査，足踏み検査，歩行検査などの平衡機能検査)があり，必要に応じ眼振検査，シェロング試験，ENG検査などを追加する．

　訓練の種類によっては開始後一時的にめまい感や悪心が増強することがある．特に頭部や眼を運動させた際に多い．症状軽快のための一過程であること，めまいは前庭機能の不均衡によって起こるので安静のみでは軽快が遅れることを説明する．万一の転倒に備えて

表1　平衡訓練の方法

1. 眼球運動(注視，固視，追従)
2. 頭部運動(回転，傾斜)
3. 軀幹運動(回転，傾斜)
4. 直立(両脚，単脚，マン)，傾斜台上直立
5. 歩行，足踏み
6. 自動回転運動，円周歩行
7. 昇降運動
8. 視性眼球運動(追従・衝動眼球運動，視運動性眼振)
9. 共同運動(眼と頭部，頭部と軀幹など)
10. 応用動作，遊戯的訓練，リズム体操など

〔日本めまい平衡医学会：平衡訓練の基準．Equilibrium Res Suppl 11：72-79, 1995 より改変〕

周囲の環境を整え，介助者が傍らにつくなどの配慮も必要である．また，運動が禁止されている心疾患，脳血管障害，疲労，睡眠不足のある例や発作の再発が予想される時期では訓練は禁忌とされる．

5. 耳鳴のリハビリテーション
rehabilitation for tinnitus

小川 郁　慶應義塾大学・教授

耳鳴の発生機序がまったく推測の域を出ていないことや耳鳴の他覚的検査法が確立されていないことなどから，耳鳴診療に関してはいまだ大きな課題が残されている．しかし，近年，耳鳴診療に関する考え方に変化がみられ，耳鳴の認知のメカニズムとその考え方に立脚した治療戦略が注目されている．それが耳鳴のリハビリテーションである．

■ 耳鳴認知のメカニズム

耳鳴とは「明らかな体外音源がない状態で感じる音覚」と定義できる．耳鳴の認知には個人差が大きく，耳鳴があっても全く気にしない人から，その苦痛のためにドクターショッピングを繰り返したり，うつを併発し自殺をはかったりする人まできわめて多様である．耳鳴は聴覚路のいずれかの部位に生じた異常興奮であると考えられるが，近年，蝸牛や蝸牛神経障害により求心性信号が途絶えることによって中枢聴覚路に過剰興奮が生じるとする中枢発生説が注目されている．何らかの原因による耳鳴を感じても，多くの場合，中枢性順応が生じ，耳鳴を認知しないようになる．しかし，この過程で不安や焦燥，緊張などのネガティブな情動反応が生じると耳鳴を持続的に認知するようになる．この経路にはさまざまな自律神経反応も関与し，悪循環の形成を促進する．このように，耳鳴の発生を中枢聴覚路における耳鳴の認知と情動反応，自律神経反応とによる悪循環の形成から説明しようとする説であり，この考えから耳鳴の順応療法または再訓練療法（Tinnitus Retraining Therapy : TRT）という耳鳴のリハビリテーションが提唱された．

大脳における認知機能はある特定の時間にある特定の1つの作業だけに集中することが可能であり，その際に重要ではない他の感覚刺激は自動的に認知されないようになっている．この大脳の認知機能の原理は耳鳴の認知にも当てはめることができる．耳鳴に対する反応の強さは単に耳鳴の大きさによって決まるのではなく，同時に提示されている他の感覚刺激にも依存する．音が豊富な環境で耳鳴の苦痛が軽減することもこの原理と関連している．難聴による聴覚中枢への入力の減少は聴覚中枢の感度を増幅するため，通常は認知しないような耳鳴も苦痛に感じるようになる．多くの感覚刺激があるなかで日常的に耳鳴を苦痛に感じるためには耳鳴に集中するような悪循環の形成が不可欠である．聴覚中枢で耳鳴を音として認知するが，多くの場合は学習と記憶と慣れの現象がポジティブに働き，耳鳴を苦痛に感じることはない．しかし学習と記憶と慣れの現象がネガティブに働き，不安や恐れなどの大脳辺縁系の情動反応や睡眠障害などの自律神経系の反応を含めた悪循環が形成されると，耳鳴を持続的に苦痛に感じるようになる．耳鳴に関係する条件反射を含めた悪循環を絶つためには聴覚系と大脳辺縁系および自律神経系間の神経活動を変えることが必要である．この悪循環を絶つことができれば，耳鳴認知の慣れが生じ，通常は認知しない苦痛のない背景音の一部になる．

■ TRT の原理

TRT は耳鳴の神経生理学モデルを耳鳴の新しい治療に臨床応用したものである．このモデルでは耳鳴は phantom auditory perception，すなわち聴覚系の音響的または機械的な刺激とは対応しない音の認知である．TRT は指示的カウンセリング（directive counseling）と音響療法（sound therapy）とを組み合わせて行う耳鳴の治療法である．TRTは耳鳴の消失ではなく，耳鳴による苦痛や生活障害を軽減させるのが第一の目的であるため，ほとんど苦痛や生活障害がない場合は適応にはならない．また，病院を受診する耳鳴患者は，耳鳴を消失させることを期待している場合が多いため，治療前に治療目的を十分に説明し理解を得る必要がある．

指示的カウンセリングでは耳鳴の基本的な概念や原因，予後，治療法の概要を説明する．指示的カウンセリングの最初のセッションでは耳鳴の認知がごく一般的で，生命にかかわるような，あるいは聴覚を失うような疾患とは関係ないと説明することによって，耳鳴から生じる漠然とした不安を解消する．実際に問題となるのは耳鳴の信号そのものではなく，耳鳴の悪循環によって誘発されるさまざまな反応である．これらの反応の一部は，「耳鳴は治らない」，「一生つきあっていくしかない」，「起こってからすぐ来れば治ったかもしれない」，「気にしないように」といった日常診療における何気ない説明によって生じることも多く，耳鳴診療における最初の対応が重要であることを意味している．指示的カウンセリングのみで耳鳴による苦痛から解放される場合も少なくないが，これで不十分な場合は音響療法の適応となる．

すべての感覚系はその感度を環境信号の平均レベルに合わせる機能（auto-gain control）がある．無響室に2～3分いることによって誘発される一過性の無響室性耳鳴もauto-gain controlが機能していることを示す一例である．このことは聴覚路における音響信号の過度な増幅が耳鳴の原因となることを意味している．難聴による聴覚入力の減少や環境音を減らすことによる静寂が聴覚路の感度を増幅し，その結果耳鳴が増強する．

■ **TRTの実際**

耳鳴の軽減の基本は静寂を回避することである．テレビやラジオ，音楽の聴取などの手段によって環境音を豊かにすることであり，これが音響療法の基本である．環境音による音響療法では不十分な場合はサウンド・ジェネレータまたは補聴器を用いる．難聴が合併している場合は補聴器の装用が推奨される．就労時や就学時など日常生活中も装用する必要があるため，日常的に着用できるサウンド・ジェネレータや補聴器が必要となる．サウンド・ジェネレータでは通常は約1～4kHzの周波数域の広帯域ノイズが選択されるが，基本的には各耳鳴患者の好みや過去の経験によって設定する．はじめにサウンド・ジェネレータや補聴器を装用し，聞いていて不快とならないような出力を設定する．

1日6～8時間装用することが望ましい．約6か月の装用で耳鳴の苦痛度が軽減することが多いため，根気強く装用を続けるように指導する．音響療法施行後の最初の変化としてはまず「安心感」が生じる．これは，非常に気になる耳鳴に対し比較的聞きやすい雑音を入れることで，相対的に耳鳴を小さくして楽にする効果と，一生このまま苦しむかもしれない絶望感から脱して，治療を施行しているという心理的に前向きになる効果が考えられる．最終的には1～2年程度で，静かなところにいると耳鳴を感じるが苦痛を感じるほどのものではなく，普段生活しているときは耳鳴を感じない状態となる．

このような状態になれば治療目的をほぼ達成したといえる．しかし，これらの効果はTRTとして行った音響療法によるものであり，音響療法単独での有効性は証明されていない．最近のTRTにおける音響療法の効果としてもほぼ同様の効果が報告されているが，音響療法単独での有用性についてはさらに検討が必要である．TRT単独で満足できる効果が得られない場合も多く，うつや不安傾向が強い場合は精神神経科と協力して適切な抗うつ薬，抗不安薬を併用し，ストレスに対する否定的評価傾向が強い場合には認知行動療法を，緊張や疲労感，不眠が強い場合は

自律訓練法などのリラクゼーション法を併用すべきである.

6. 口蓋裂による言語障害
cleft palate speech

藤原百合　大阪保健医療大学・客員教授

　口唇口蓋裂は約500人に1人の割合で出現する先天的な疾患である．口唇や口蓋の形態・機能の異常による哺乳障害，咬合や歯列の異常による摂食機能障害，さまざまな要因による構音障害，中耳疾患による聴覚障害などをきたす．また，話し方の特異性や顔面の形態異常のため，社会適応に問題を生じる場合もある．

　明らかな口蓋裂は伴わないが，同様な機能障害をきたす粘膜下口蓋裂や先天性鼻咽腔閉鎖機能不全症にも注意を要す．

　口唇口蓋裂に対する治療は，生後間もない時期から青年期まで長期にわたり，小児科，外科(形成外科，耳鼻科，口腔外科)，歯科(小児歯科，矯正歯科，補綴歯科)，言語聴覚士など多くの専門職がかかわる．口蓋裂治療チームにおける言語聴覚士の役割は，哺乳・摂食障害に対するアプローチ，心身の発達評価および援助，聴覚管理，発声・発語器官の評価，構音障害の評価・訓練など多岐にわたる(表1)．

■ 口蓋裂に伴う言語障害

　口蓋裂に伴う特徴的な問題は，①共鳴の異常，②呼気鼻漏出，③構音操作の誤り，

表1　口蓋裂治療の流れ

	出生前	乳児期	幼児期	学童期	思春期
産科	胎児診断 カウンセリング				
外科的治療	情報提供	口唇手術 口蓋手術	口唇・鼻修正 口蓋二次手術	顎裂部骨移植 上下顎骨延長	上下顎骨切り
歯科的治療		Hotz床作製 術前顎矯正 う蝕予防・管理 ─	補綴治療 　瘻孔閉鎖床 　PLP，スピーチエイド 歯列・咬合・矯正管理 骨移植判定評価		術前　術後 矯正　矯正
言語治療		哺乳・摂食指導 発達評価(問題あり)→訓練 聴力管理(低下)→耳鼻科 家族指導 ─	鼻咽腔閉鎖機能評価 ─ 構音評価・訓練 ─ 言語評価・訓練 ─		
耳鼻咽喉科		耳鼻疾患の管理・治療 ─			
小児科		合併症診断 発育評価・診断・治療 ─			
福祉・教育			自立支援制度(育成医療・更生医療)の提供 発達促進 構音訓練		

〔藤原百合，他：口蓋裂の構音障害．藤田郁代(監修)：標準言語聴覚障害学　発声発語障害学．第2版，p148-172，医学書院，2015より〕

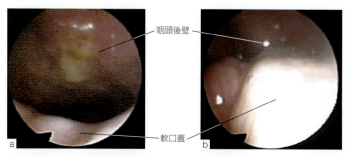

図1 内視鏡による発話時の鼻咽腔閉鎖動態観察
a：安静呼吸時，b：/a/発声時
〔藤原百合，他：口蓋裂の構音障害．藤田郁代（監修）：標準言語聴覚障害学　発声発語障害学．第2版，p 148-172，医学書院，2015 より〕

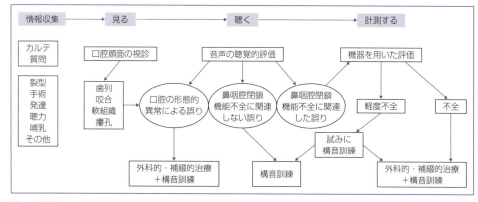

図2　診療のフローチャート
〔藤原百合，他：口蓋裂の構音障害．藤田郁代（監修）：標準言語聴覚障害学　発声発語障害学．第2版，p 148-172，医学書院，2015 より〕

④音声障害である．いずれも鼻咽腔閉鎖機能不全が要因となるが，構音操作の誤りのなかには関連が少ないものもある．

①共鳴の異常

主に母音「イ，ウ」で過度に鼻腔共鳴し「鼻にかかった印象」を受ける開鼻声と，副鼻腔炎やアデノイド肥大によってマ行やナ行がバ行・ダ行に近い歪み音に聞こえる閉鼻声がある．鼻咽腔閉鎖機能の改善を目的とした咽頭弁形成術や歯科補綴的装置が過度に鼻咽腔を狭くしている場合も後者をきたすことがある．

②呼気鼻漏出

高い口腔内圧を要する子音（パ行，タ行，サ行など）の産生時に，呼気が鼻咽腔や口蓋瘻孔から鼻腔に漏れる現象で，聴覚的に摩擦性の音が聞こえる場合と聞こえない場合がある．鼻息鏡を鼻孔の下にあてて確認できる．

③構音操作の誤り

鼻咽腔閉鎖機能不全に関連して咽喉頭で代償的な音を作る声門破裂音などと，関連は少ないが口腔内で構音場所や呼気操作の誤りが習慣化している場合がある．いずれも誤った構音操作を取り除き正常な操作を獲得するた

めの構音訓練が必要である．一方，構音操作を正しく行っているが，鼻咽腔閉鎖機能不全によって破裂音・摩擦音の弱音化・鼻音化をきたしていることがある．この場合は，外科的・歯科補綴的治療によって鼻咽腔閉鎖機能を改善すれば音の明瞭度が上がるので，特に構音訓練は必要としない．

④ 音声障害

　嗄声も口蓋裂のある人に多くみられる．鼻咽腔閉鎖機能不全を補うための過緊張発声や，咽喉頭での異常な構音操作が，声帯結節などの誘因になるという説もある．

■ 評価方法（図1）

　音声の聴覚的評価で開鼻声，呼気鼻漏出，鼻咽腔閉鎖機能不全に関連する構音操作の誤りが認められる場合，詳細な鼻咽腔閉鎖機能の評価を行って治療方針を立てる．鼻咽腔内視鏡検査は鼻腔側から発話時の鼻咽腔閉鎖動態を観察できるが，内視鏡の先端の位置や角度によって見え方が異なるので注意を要する．また，発話サンプルによっても閉鎖動態は変化するので，言語聴覚士とともに実施することが望ましい．

■ 治療（図2）

　ことばの不明瞭さの要因が，歯列・咬合・口蓋瘻孔など口腔の形態的異常によるのか，鼻咽腔閉鎖機能不全によるのか，あるいは誤った学習の結果なのかによって，その後の治療内容は異なる．また年齢や発達，患者・家族の要望も考慮して，治療にかかわる専門職が協議して方針を立てるチーム医療が求められる．

■ 合併症

　口蓋裂のある児は中耳疾患，なかでも滲出性中耳炎に罹患しやすく，軽度から中等度の伝音難聴をきたすことがある．乳幼児期には60〜80％の発現がみられ，ことばの発達や構音にも影響を及ぼすので配慮を要する．

7. 知的障害の言語障害

language disorders in patients with intellectual disabilitis（mental retardation）

加我牧子　東京都立東部療育センター・院長

■ ことばの遅れと対応

　知的障害ではことばのみではなく認知機能全般に発達の遅れがあり，脳の高次機能である言語については遅れが最も目立ちやすい．ことばの発達と使用への影響は多大であり，知的障害児は幼児期にことばの遅れで気づかれることが多い．ことばの遅れは，新しい情報の認識や理解，記憶や学習の障害に直結し，経験したことのない新しい事態への対応が困難となり，意欲や抽象的思考にも影響する．無理やり理解させようとしたり，ただだ繰り返すことで理解させようとしても問題は解決しない．知的障害では本人が理解しやすくするための育児支援，長じては教育的配慮や生活面での支援，職業を含む社会生活上の支援が必要となる．

　ことばの遅れについては，発語の時期の遅れだけでなく，発語の内容の遅れ，語彙の増加の遅れ，ことばの意味の理解の遅れを伴う．したがってことばの発達は量・質ともに遅れることになり，結果として抽象的思考や理論的な考察には極端な困難が生じる．逆に知的発達の程度にもよるが，具体的な事物の名称や状況の把握は獲得しやすいので経験に根ざした具体的な繰り返しての指導は効果が期待できる．もちろんあらかじめ聴覚障害を否定しておく必要がある．

　障害程度が重いほど早期から気づかれるが，軽い場合は社会に出てから気づかれることもある．

■ 知的障害児

　知的障害児では発音が悪く，特に家族から構音障害の治療を求められることがある．現実には構音障害の治療は本人の直したいという強い意志が必要であり，本人が直す必要を

感じていないときに構音訓練をしてもまず改善しない．これは定型発達児でも同様であり，治す必要を感じていないあるいはその意義がわからない状態で訓練を無理強いすると，効果が上がらないだけではなく，話すこと自体が嫌いになったり，吃音発症のきっかけになったりしがちである．発音が悪くても，コミュニケーションを楽しむことに重点をおき，発音を訂正して発音し直させたりするのではなく，正しい発音で「○○なのね」，「△△がほしいのね」，「こうしたいのね」などと言って正しい発音を聞かせつつ，意思や感情を共有することが大切である．知的障害児では発音の練習は，効果が得られないだけでなく副反応が生じる可能性も高いので避けるほうがよいことが多い．また内言語としてのことば自体を治療する方法はなく，具体的な物と物事の理解が進むよう，実地での楽しい体験を増やし，経験を積むことで結果としてことばを増やしていくことが最も大切である．

■ 自閉症スペクトラム

自閉症と知的障害は別の概念であるが，合併することはよくある．この場合，ことばの遅れのみでなく，基底に社会性，コミュニケーションの障害があり，視覚的理解はよくても，話しことばの理解は難しい．家族や療育者とのかかわりを確立し，ことばの理解を進められるよう，とにかくわかりやすく伝える工夫，つまり絵や写真なども使用し，簡潔に伝えるための工夫が必要である．

■ 精神遅滞と知的障害

2009 年，米国知的・発達障害協会発行の「知的障害 定義，分類および支援体系 第 11 版」では，知的障害を「知的機能および適応行動の双方の明らかな制約によって特徴づけられる能力障害であり，18 歳までに生じる」と定義した．精神遅滞は診断名あるいは症状名として長く用いられてきたが，用語に差別のニュアンスが含まれているのではないかとの批判があり，知的機能の障害名である「知的障害」が用いられるようになった．

8. 言語発達遅滞
delayed language development

前川圭子　神戸市立医療センター中央市民病院

言語発達遅滞とは，生活年齢から期待される水準まで言語が発達していない状態を指す．3 歳児健診でことばの問題を指摘された場合，精密健診は耳鼻咽喉科医が担当する．言語発達の阻害要因と発達水準の見極めが重要である．

■ 言語発達の阻害要因

① 聴覚障害

初期の言語は音声言語の聴取と表出によって発達する．そのため言語の健常な発達には十分な聴覚刺激入力が必要になる．軽〜中等度難聴や高音域・低音域に限局した聴力低下は発見が難しく，言語発達遅滞につながることがあり注意を要する．

② 知的能力障害（知的発達症/知的発達障害）

認知発達の遅れに伴い言語発達も遅れる．

③ 発達障害

自閉症スペクトラムや注意欠如・多動症なども言語発達の遅れの原因となる．知的能力障害は必ずしも伴わないが，社会性や相互関係の構築が困難なため，言語発達にも影響が及ぶ．

④ 脳性麻痺

知的能力障害や視覚認知障害，難聴などの合併症により言語発達が遅れることがある．運動障害や音声発語障害による経験不足が言語発達を阻害する場合もある．

⑤ 不適切な言語環境

育児放棄など，極端な言語刺激の不足でも言語発達が遅れる．知的能力障害や発達障害があると，能動的に周囲に働きかける力が弱く，結果的に不適切な言語環境におかれることもある．

⑥ 後天性脳損傷

生後発症した急性脳炎，頭部外傷などによ

り，小児失語症や発達障害をきたす．

⑦ 特異的言語発達遅滞

上述のような明らかな要因がないにもかかわらず言語発達が遅れる．言語理解に比して表出言語が乏しい，ことばの不明瞭さなどを主訴とする場合もある．一般に言語理解がよければ表出言語も追いつくことが多いが，音韻認知や文法障害などのため，書きことばの習得や教科学習に困難をきたす場合もある．

■ 評価と治療・指導

言語聴覚士や公認心理師，通級指導教室の教諭などが担当する．

まず聴覚や構音器官の器質的疾患を除外する．器質的疾患に対してはすみやかに治療を行う．治療が不可能な場合は補装具による機能の改善をはかる．

そのうえで発達検査や知能検査を行い，遅滞の有無と程度を確認する．運動発達や認知・動作性知能，社会性など言語以外の領域にも着目し，発達の偏りやゆがみの有無を調べる．また言語機能も，理解と表出の差，情報の入力・出力のモダリティによる差(例えば，視覚経由と聴覚経由，ジェスチャーやシンボルと音声言語による差)などを評価する．

言語聴覚療法では，評価結果を基に，苦手な領域を克服し，コミュニケーション技術の向上をはかる訓練や指導を行う．しかし苦手な領域を単独で伸ばす訓練は，時間も労力も要するわりに成果が上がりにくく，本人も家族も自信を失いやすい．そこで発達が比較的よい領域を活用し，苦手な領域を補い伸ばす指導が推奨される．例えば聴覚情報処理が難しい児に写真や文字を併用し情報を視覚的に構造化して理解を促す，音声言語表出が苦手な児にジェスチャーやシンボルなど音声以外の表出を併用する，などである．得意分野は生活で活用しやすく，自尊感情の低下など2次的な障害を防ぎつつ社会適応力やQOLの向上をはかることができる．

訓練を行っても言語発達が年齢相応の水準に達しない場合もある．順調に進まない発達

に挫折しないよう家族を支え，その児なりの発達を促すことが大切である．そのためには，発達の小さな変化を見逃さず努力をねぎらう，地域支援システムを紹介するなど，長期にわたる支援が必要である．

9. 構音障害
articulation disorders

堀口利之　北里大学・教授(医療衛生学部)

■ 構音障害とは

話しことばの生成と表出にあたって，思考過程と言語学的過程には異常がない(内言語が正しく構成されている)にもかかわらず，話し手が所属している言語社会の音韻体系のなかで，話し手の年齢や社会的環境などからみて正常とされている語音とは異なった語音を産生し，習慣化している状態である．

具体的な音の誤りとしては，ハッパ/happa/→アッパ/appa/，テレビ/terebi/→テエビ/teebi/などという"省略"，サカナ/sakana/→タカナ/takana/，カメ/kame/→タメ/tame/などという"置換"，異常な構音動作や動作の誤りにより本来の日本語に存在しない音を作る"歪み"がある．

■ 原因，発症時期による分類

一般的には以下の①～③に分類される．① 器質性構音障害(dysglossia)：構音器官の器質的な疾患や形態異常によって起こるもの，② 運動障害性構音障害(dysarthria)：構音器官の麻痺や不随意運動によって起こるもの，③ 機能性構音障害(dyslalia)：器質的な疾患や運動障害などがなく，一部は構音動作における癖とも考えられる場合もあるが，基本的に原因の特定ができないもの，である．

発症時期による分類では，構音の習得過程で生じる発達性のものと，いったん正常な構音動作を習得したあとに生じる後天性(獲得

性)構音障害に分けられる．小児では健常な精神運動発達や構音動作の発達を考慮する必要がある．また言語習得時の家庭環境などが要因となる場合もある．難聴の可能性も常に考える．高度難聴でなくとも，高音急墜型の難聴でサ行やシャ行などの高音成分に富む子音の弁別や構音習得に障害をきたすこともあり，可能な限り早期に高音域の聴力も確認しておく．

■ 診断と評価

耳鼻咽喉科・頭頸部外科領域の機能障害・形態異常は病因の診断とその後の治療方針の決定に重要であるため，確実に把握しておく．個々の語音の誤りなど，単音節や単語などを用いた構音の詳細な評価は言語聴覚士に委ねるとしても，/p/，/b/は口唇，/t/，/d/は舌尖，/k/，/g/は舌背の動きを反映すること，破裂音よりも摩擦音のほうが難しく，母音のなかでは[i]が軽度の鼻咽腔閉鎖不全でも鼻音化しやすいので異常を検出しやすいことなどは記憶しておくとよい．簡便かつ実用的な評価に発話明瞭度がある．会話や音読からその内容が「1：完全にわかる」，「2：時々わからないことがある」，「3：内容を知っていればわかる」，「4：時々わかることがある」，「5：全くわからない」の5段階で評価する．構音機能の厳密な評価ではないが生活支援の判断などにはきわめて有用である．

■ 治療

器質性構音障害では，器質的な変化に対して手術や適切な補綴をまず考慮し，その後必要に応じた構音訓練を行う．頭頸部悪性腫瘍では，病巣の広範切除ののち，舌，口腔，咽頭の形態が理想的に再建されていても，正常な構音動作は困難な場合もあり，健常な構音器官の機能を利用した代償構音の獲得により発話明瞭度の改善を目指すこともある．運動障害性構音障害では，原因疾患の治療により構音障害の改善が期待できるものに対しては原因疾患の治療を，後遺症に対しては必要に応じて対症的な手術や補綴を併用し，構音訓練を行う．進行性・難治性の神経・筋疾患による構音障害に対しては，その病勢・予後も考慮し，場合によっては積極的に音声言語以外のコミュニケーション手段の導入も検討する．機能性構音障害に対しては構音訓練が中心となるが，発達や心理面の影響にも配慮が必要な場合がある．

構音訓練に関しては言語聴覚士に委ねることになるが，最低限，構音器官に関する医学的な情報は耳鼻咽喉科・頭頸部外科医が提供しなければならない．

10. 吃音(どもり)
stuttering, stammering

森　浩一　国立障害者リハビリテーションセンター・局長(自立支援局)

■ 病態・病因

吃音は症状の変動と強い場面依存性がある．幼児の8%程度に発症する．学齢中期以降は2次的にさまざまな心理的・行動的異常を生じる．成人では1%近くの有病率となる．

発達性吃音は幼児期に好発するが，遺伝要因が7割以上で，親の育て方にはよらない．後天性には心因性と神経原性がある．

■ 症状

吃音に特徴的な中核症状として，語の部分の繰り返し，引き伸ばし，阻止(難発，ブロック)がある．発話に伴い顔面や身体の動きや緊張が出ることがある(随伴症状)．学齢中期以降，吃る予期不安と阻止が増える．症状を避けるため，間投詞などを多用し，別の単語や表現で言い換え(迂言)，発話を控え，発話場面の回避も生じる．これらがあると中核症状は目立ちにくくなるが，学業や就労など社会参加が困難になることがある．

■ 検査法と所見

① 視診・触診，機能検査で発声・発話器

官に異常がない．②吃音検査(小澤恵美，他：吃音検査法．第2版，2016)で中核症状が100文節当たり3以上ある．③必要に応じて構音検査，脳画像検査，失語症検査，知能検査などで合併症を検索する．

■ 鑑別診断

早口言語症，痙攣性発声障害，機能性発声障害，音声振戦，構音障害，チック，場面緘黙症，言語発達遅滞，失語症，パーキンソン病，薬剤副作用などがある．

治療方針

治療は主に言語聴覚士が担当するが，学童にはことばの教室で通級指導が行われる．治療には言語面と心理面に加え，環境調整も必要なことが多い．訓練方法は年齢と症状や治療への反応性によって選択する．

■ 環境調整

吃っても話しやすい環境や，吃りにくくなる環境を周囲がつくる．すなわち，聞き手が吃音に着目せず，発話内容を聞く態度を示すようにする．本人が周囲に吃ることを開示すると心理的負担が減り，会話が楽になることが多い．からかいやいじめには患者の味方になって対策する．

■ 幼児期

環境調整を保護者に指導しながら数か月ごとに経過を追い，悪化がみられるか，発吃後2年以上経過した場合，ないし就学1年前までに改善しない場合に介入を行う．児への言語要求水準を下げて話しやすくする方法，オペラント応答を用いたリッカムプログラム，ゆったりと話して楽な発話を誘導する方法，ぬいぐるみなどを使ってリズムを教える方法などがある．

■ 学齢期

リズムに合わせた朗読や斉読で流暢性を誘導する訓練を行う．過度な情緒反応を減らすため，ロールプレイや吃音緩和法を使う．発話意欲や自尊感情を毀損しないよう，授業の進め方にも配慮が必要である．困難例には遅延聴覚フィードバック(delayed auditory feedback：DAF)も選択肢になる．

■ 青年期・成人

吃音緩和法で過度な情緒反応を減らす．「苦手な音を，直前の音に重ねるつもりで言う」などの指示やシャドーイング訓練で自然な発話を誘導し，その能力に気づかせる．面接や電話などの困難場面はロールプレイを行う．改善困難例にはDAFを考慮する．吃音にかかわらず仕事ができることを自覚させることも重要である．

■ 合併症

吃音成人の約半数が社交不安障害を合併し，薬物も使われるが，認知行動療法(cognitive behavioral therapy：CBT)が著効する．うつには薬物投与とCBTを併用する．2割程度に早口言語症が合併し，話速調整訓練を優先的に行う．

■ 予後

幼児期の吃音は，7割以上が自然治癒する．治療への反応もよい．学齢期後半からは自然治癒が減り，治療への応答も悪く，言語訓練のみでは再発が多くなる．からかいやいじめの対象になりやすく，周囲を含めた対応が必要である．

■ 社会的対応

「吃音症」は「言語障害」に含まれるので，言語訓練の保険適用がある．発達性吃音は発達障害に分類されるので，精神障害者保健福祉手帳の意見書を書くことができる．手帳がない場合は，障害者差別解消法で対応する．

11. 失語症
aphasia

下竹昭寛　京都大学（てんかん・運動異常生理学講座）

■ 失語症の定義

　発話の障害には，構音障害と失語の2つがある．構音障害は発話構音器官の運動を司る神経機構の障害によって喋りにくくなる病態である．失語症は，大脳半球の言語中枢とそれら連絡領域の器質的損傷による，後天性の言語機能の障害である．原因としては，脳出血や脳梗塞などの脳血管障害，頭部外傷などで大脳の言語領域が損傷されて生じる．病巣部位については，右手利き者の95.5%，左手利き者の61.4%は左半球に言語中枢が存在する．言語に関する神経解剖は，古典的な言語中枢としてブローカ野，ウェルニッケ野の存在が示されてきた．脳血管障害では，おもに中大脳動脈領域脳梗塞，被殻出血，視床出血により，言語野・関連領域に機能障害が生じて失語症が起こる．近年は，言語解剖機能部位は，左半球のより広範囲の皮質・白質のネットワーク構成が考えられるようになっている．特に音声言語処理モデルとして，音韻処理の背側経路と意味処理を示す腹側経路の言語二重経路が提唱されている．

■ 分類・検査

　失語型分類は，病巣部位の推定およびコミュニケーションのとり方の方針決定に重要である．失語症は，まず，おおまかに流暢性，非流暢性に分けられる．さらに，復唱の可否，言語理解からタイプ分類ができる（図1）．喚語障害は，目標語を表出することができない現象で，呼称・自発話で認めるが，失語症ではほぼ必発の症状となる．

　流暢性は，構音の歪み，プロソディ（韻律），会話の速度，努力性，句の長さ，休止，などの要素で決まる．典型的な非流暢性失語の発話は，全体として発話量は低下し，構音やプロソディが障害され，発話努力性の増大，句の長さの低下がみられる．逆に流暢性

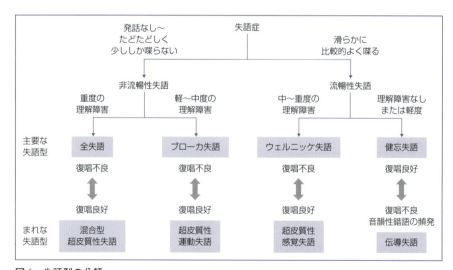

図1　失語型の分類
〔石合純夫：失語症．石合純夫（編著）：言語聴覚障害学　基礎・臨床．p 240-253, 新興医学出版社, 2001より改変〕

失語の発話は，構音やプロソディは正常で，発話に努力を要さず，句の長さは正常で，発話量は低下しない．病変としては，非流暢性失語は中心溝より前方領域が，流暢性失語は中心溝より後方領域が想定される．非流暢性失語の代表はブローカ失語であり，流暢性失語の代表はウェルニッケ失語，超皮質性感覚失語である．復唱の可否は，音韻情報の保持，表出できるということを意味している．古典的には，傍シルビウス裂周辺の言語領域が復唱を担うとわれる．ブローカ失語，ウェルニッケ失語，伝導失語では，復唱は障害される．超皮質性失語では復唱は保たれる．

失語症の主な検査としては，標準失語症検査（Standard Language Test of Aphasia：SLTA），WAB（Western Aphasia Battery）失語症検査が挙げられる．ベッドサイドで実施可能な失語症の簡易スクリーニングには，①自発話：流暢性，構音，文法構造，錯語の有無，発話内容の検討，②呼称，③単語の理解，④会話の理解（従命），⑤復唱：単音節→単語→文章，⑥簡単な読字，⑦簡単な書き取り，が挙げられる．

■ 失語症に対する言語聴覚療法

脳卒中治療ガイドライン2015では，言語障害に対する言語聴覚療法は行うことが強く勧められている（グレードA）．失語症に対する訓練プログラムはさまざまなものが考案されている．言語機能の改善を目的としたアプローチとしては，刺激法，遮断除去法，機能再編成が挙げられる．実用的なコミュニケーション能力の改善を目的とした訓練としてPromoting Aphasics' Communicative Effectiveness（PACE）が行われる．このほか，家族・周囲の人の支援などの環境面の調整や，心理面に対してもサポートが必要となる．

12. 音声治療（ボイスセラピー）
voice therapy

田口亜紀 県立広島大学・准教授（保健福祉学部）

音声治療（ボイスセラピー）とは，音声障害の患者に対し声の衛生指導や訓練を通じて発声の習慣や方法を変えることによって，音声の改善をはかる保存的な治療法である．

■ 音声治療の適応

音声治療の適応は，①何らかの音声障害がある，②音声治療により音声の改善が期待できる，③患者自身が音声治療に取り組む意志があり，訓練可能な環境〔患者が定期的な訓練を受ける環境にある，定期的に喉頭所見を観察できる，音声治療に従事している言語聴覚士（ST）がいる，など〕にある，④手術適応であるが，高齢や基礎疾患などの事情で手術が受けられない，である．音声治療の対象となる主な疾患を挙げる（**表1**）．

■ 声の衛生指導

音声訓練を行う前に，まず声の衛生指導を行う．声の衛生指導の目的は，よい声を保つために日常生活において配慮すべき事項を患者自身に理解させることである．まず，日常生活において注意すべき事項を記載したプリントを患者に配布して，守るべき事項を具体的に指導する．生活環境，声の使用状況，生活習慣を把握し，守られていない項目を重点的に指導する．これに加えて，部屋の加湿，水分補給など，のどの乾燥予防に対する指導も行う．声の衛生指導の際，発声のメカニズムと現状についても説明しておくことも大切である．

■ 音声治療

声の衛生指導を行ったのち，音声治療（音声訓練）を開始する．訓練頻度は高いほうが治療効果は高い．外来での訓練は1〜4週間ごとに，1回20〜30分間程度行う．自宅での課題を与え，毎日15〜20分間実施するよ

表1 音声治療の対象疾患

器質的疾患	機能的疾患
● 隆起性病変 　・声帯結節 　・声帯小ポリープ 　・ポリープ様声帯 　・喉頭肉芽腫 ● 声門閉鎖不全 　・一側性声帯麻痺 　・声帯萎縮 　・声帯溝症	・心因性発声障害 ・機能性発声障害 ・本態性振戦症 　（痙攣性発声障害） 音声外科手術前後の音声ケア

うに指導する．

音声治療法は，声質の異常，声の高さの異常，声の強さの異常などの音声症状に応じた訓練を行う症状対処的音声治療と，総合的に音声をつくりだす過程（呼吸・発声・共鳴）の訓練能力を高めることで音声の異常を改善させる包括的音声治療の2つに分類される．

① 症状対処的音声治療

1）声の緊張を変える訓練：声帯の過緊張を軽減するには，喉頭マッサージ，リラクゼーション法などを中心に行う．喉頭マッサージにて喉頭筋のリラクゼーションを行ったのち，あくび法，ため息法，軟起声，ハミング，チューブ法，トリルなどのリラクゼーション法を行う．声帯結節などの音声酷使例や喉頭肉芽腫，過緊張性発声障害例に用いられる．

一方，声帯の緊張を高める訓練には，プッシング法，硬起声，ピッチの調整，指圧法などがある．声帯萎縮，声帯溝症，一側性喉頭麻痺などが適応である．過度に緊張を高める訓練は，声門閉鎖促進訓練のみを行うと，発声時の過緊張や声帯の炎症をもたらすため，声帯の状態を定期的に内視鏡で確認しながら訓練を進めるのが望ましい．

2）声の高さを変える訓練：声の高さを低くする訓練には指圧法や硬起声を用いる．この訓練の最もよい適応は変声障害である．声の高さを高くする訓練には裏声発声や吸気時発声を用いる．

3）声を強くする訓練：声を強くする訓練は，声門閉鎖を強くする目的でプッシング法や硬起声を用いる．また，呼吸力を高めるために腹式呼吸などの訓練を行う．低緊張性発声障害や呼吸器疾患に対して用いる．

② 包括的音声治療

包括的音声治療は，系統的にプログラム化された音声治療法で，日常生活への般化が目的である．適応はすべての音声障害である．

1）vocal function exercise（VFE）：発声機能の拡張をはかる目的のもと，まず声の安静を行い，次に喉頭筋の筋力アップと筋相互のバランス調整をはかることで効率よく声質のよい音声を誘導する訓練で，声帯萎縮や声帯麻痺など声門閉鎖不全症例に有効である．

2）resonant voice therapy：呼吸・発声・共鳴がうまく協調した効率のよい声（響きのよい声：resonant voice）を誘導する訓練で，響きや振動感覚を意識したプログラムになっている．原理としてはトリル，ハミング，声の配置法などと同じである．声帯結節や過緊張性発声障害に有効である．

3）アクセント法：腹式呼吸とアクセントのついたリズムを用いて，小さい呼気で効率よく声の高さや強さを調節する訓練である．

■ クリニカル・ポイント

☆音声治療を施行した全症例が治療に著効するわけではなく，音声治療を3か月継続しても治療効果が現れない症例，音声治療に消極的な症例，音声外来への通院や継続が困難な症例に対しては，医師とSTが相談のうえ，手術的加療もしくは音声治療の終了を考慮する必要がある．

☆音声治療で大切なことは，患者の病態とニーズを把握し，常に医師とSTが情報を共有し，連携を保ちながら治療を進めて行くことである．そのためには医師，STともに音声治療に対する理解と協力が必要である．

13. 喉頭摘出後の代用音声
alternative voice following laryngectomy

加藤孝邦 東京慈恵会医科大学・客員教授

　一般的に進行喉頭癌や下咽頭癌など頭頸部癌の根治手術に際して喉頭を全摘出する術式が行われたとき喉頭を失い無喉頭者となる．近年喉頭の摘出は頭頸部癌治療ばかりでなく誤嚥性肺炎の反復や嚥下障害のための誤嚥防止手術として選択される場合も増えている．基本的に喉頭機能の喪失は音声機能を喪失することであり，構音機能は保存される．したがって音源を口腔内で共鳴させればコミュニケーションは成り立つ．一方，舌喉頭全摘のような術式では舌と同時に切除されるので構音機能も同時に喪失することになりコミュニケーション能力が著しく障害される．

　代用音声の基本は構音形態を口腔で形作りそこに音源を入れることにより共鳴させて発声することであり，代用音声は音源により3つに大別することができる．ゲップの原理を利用した①食道発声法，外部からの振動で音源を入れる②人工喉頭発声法，③発声機能再建術による発声法がある．また人工喉頭発声法には電気喉頭（エレクトロラリンクス）による方法とタピアの笛による方法がある．また発声機能再建術による発声法には喉頭形成術や気管から咽頭や頸部食道にシャントを作成するシャント法，人工的なチューブを挿入して発声する方法がある．これらの方法には利点欠点があり，それを熟知のうえ選択して患者の性格やADLを考慮し指導する必要がある．

　無喉頭者でつくるNPO法人日本喉摘者団体連合会（日喉連）には現在56団体が加入している．日本喉摘者団体連合会は1970年に創立されたが，古くはそれぞれの地域での無喉頭者の発声教室として大阪の阪喉会（1949年），名古屋の蛙声会（1950年），福岡の喉笛会（1950年），仙台の立声会（1953年），東京の銀鈴会（1954年）などがあった．その後それぞれの地域で発声教室ができ自ら食道発声法を中心とした発声法の獲得を目指し教育，指導，練習を行っている．一部の地域には発声教室がないが，1997年に制定された言語聴覚士法により各病院で言語聴覚士により発声訓練指導が行われるようになってきている．したがって発声教室のない地域であっても言語聴覚士により発声訓練が行われている．

■ 食道発声法(図1)

　喉頭摘出後の代用音声獲得法の基本である．この方法は下咽頭，食道に空気を飲み込んで人為的にゲップを行い，その際新声門（仮声門）の粘膜を振動させて口腔内で共鳴させて音声を発する方法である．このとき主に喉頭全摘で残った甲状咽頭筋が隆起して下咽頭腔を狭くすることにより粘膜振動が形成される．自分の肉声で人工の器具を使用しないので両手を使用して会話をすることも可能であり，器具の購入や交換，メンテナンスなどもなく無喉頭者にとって最もよい方法であり，費用の点からも優れている．また誤嚥の危険もない．しかし，近年喉頭全摘術で喉頭を失う人より咽喉食摘術により喉頭を失う人の数が増加していて，その際の再建方法により同じ食道発声でも状態は異なる．したがって喉頭全摘を受けた人より再建食道で食道発声を習得するのはやや困難な場合もあり，習得までの時間がかかるので電気喉頭やボイス・プロステーシスが好まれる傾向にある．

　空気を食道に取り込む方法としては「飲み込み法」，「注入法」，「吸引法」の3つがあり，自然でなめらかな発声には吸引法が優れているが，初心者は飲み込み法から習得するのが容易で，上達すると注入法と吸引法を使い分けるようになる．

■ 人工喉頭発声法
① 電気喉頭を用いた発声法(図2)

　電池を電源として振動板を振動させる電気喉頭を使用して発声させる方法．振動板を顎

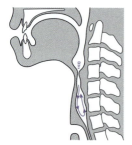
図1 食道発声法

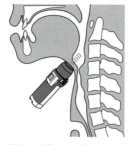
図2 電気喉頭発声法

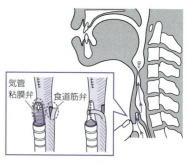
図3 天津式シャント手術発声法

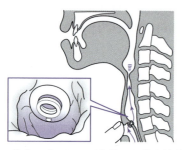
図4 ボイスプロテーゼを用いた発声法（プロボックス®）

下部やオトガイ部に当て振動が口腔内でよく響くように頸部の位置と方向，当てる強さを探す必要がある．術後すぐに使用できるメリットはあるが顎下部などが術後の浮腫で腫れているときは大きな音が入らず効果が出ないことがある．また容易に習得することができて，音量を調節すれば比較的大きな声を出すことができる反面ささやくような会話は難しい．また抑揚のない単調な音質である．手で持って使用しなければならないので両手で何かをすることはできないし，電池が切れたら使用できないなどの欠点がある．

② **タピアの笛を用いた発声法**

タピアの笛という器具があり，笛としての振動板のついたパイプの一方を気管孔に当て反対側を口にくわえて肺の呼気で笛を振動させて口腔内に音源を入れて発声させる方法．肺の空気を使えるので長く話すことができる．最近はあまり使用されていない．

■ **発声機能再建術による発声法**
① **天津式シャント手術発声法**（図3）

喉頭形成術はアメリカではConleyにより始まったが，日本では浅井良三教授（神戸大）により始まり，改良を加えた天津睦郎教授（神戸大）により完成された優れた再建術である．気管膜様部を用いて細い管を作成する．その際先端部の管腔内粘膜に切開を加え食道に交通させて膜様部粘膜と食道粘膜の縫合を行う．その管を通して気道から咽頭に空気を通して発声するが，食物の流入を防止するため食道の外層の筋を用いて逆流防止の括約筋をも作成する術式である．

肺からの呼気を利用して発声するので通常の発声と同様に1回の息継ぎで長く発声でき，大きい声も出せる．抑揚はやや乏しいが食道発声と同程度である．発声時に気管孔を指で押さえなくてはならないので片手がとられてしまうが人工喉頭発声のように器具を持ち歩く必要はない．またメンテナンスも容易である．しかし，手術はやや難しく，シャント径が太ければ咽頭の唾液や食物が流入してしまうし，細ければ発声時に大きな圧をかけなければならない．ちょうどよい太さに作成しなければならない点が手術的にやや難しい．

② **ボイスプロテーゼを用いた発声法**（図4）

ボイスプロテーゼを用いた食道発声法は米国製のブロムシンガーシャントチューブ®が古く，柔らかくて細いので自分でも挿入が可

能であったが日本での発売が中止となった．その後ボイスボタン®とプロボックス®が使用されたがボイスボタン®も輸入されなくなり，現在使用できるボイスプロテーゼはプロボックス®のみとなった．

永久気管孔の入り口の気管膜様部と食道の間に切開を行いシャントチューブを挿入する．手術は同時に行う方法と二期的にシャント作成術を行う方法とがある．したがって他の代用音声の獲得ができないときにあとから行うことも可能である．

ボイスプロテーゼを用いる発声は肺の呼気を利用して発声するので長く発声でき，大きな声を出すことや抑揚をつけることもある程度可能である．発声練習の期間は短く比較的早くに発声を習得できる点などはメリットだが，手術が必要で定期的に器具を交換しなくてはならず，器具は高価である．また毎日のメンテナンスが必要で，これを行わないと食道から飲食物が流入して誤嚥を生じる．基本的に指で気管孔を塞いで発声するが，ハンズフリーの装具などもある．高齢になり定期的な通院が困難になると装具の交換に難渋することもある．

14. 嚥下障害の リハビリテーション
rehabilitation for dysphagia

横山秀二　宮下病院・院長

　嚥下障害は，器質的疾患や機能的疾患，心理的要因のほか，加齢による嚥下機能の低下でも起こりうる．さらに，これらの要因が重なった場合，嚥下障害はより重症化しやすい．そのため，個々の嚥下障害患者に対して嚥下機能評価に基づいた適切な嚥下リハビリテーション計画を立案し，早期に介入することが大切である．

■ リハビリテーションに向けて

　嚥下リハビリテーションは，嚥下状態の改善・維持を目的に行われるが，対象となる患者を選択する必要がある．具体的な基準として，意識レベルが良好，意思疎通が可能，経口摂取の希望，自力で咳払いが可能，全身状態が安定し嚥下リハビリテーションに支障がない，を満たすことが推奨される．また，日頃から口腔ケアを入念に行い，口腔内細菌を減少させることで，誤嚥性肺炎のリスクをできるだけ少なくする．さらに，栄養状態を評価し，経口摂取量の減少による低栄養を認めた場合には，必要に応じて静脈・経管栄養による代替栄養法を検討する．低栄養状態が遷延すると，嚥下機能のさらなる悪化を引き起こすため，適切な栄養管理のもとで嚥下リハビリテーションを行うことが重要である．このほか，身体機能について評価を行い，頸部や体幹の姿勢保持や移動能力の低下，呼吸機能の低下があれば，これらに対する治療や理学療法を行うことで，身体機能の改善とともに嚥下機能にも好影響をもたらすことが多い．

■ 嚥下リハビリテーションの種類とアプローチ法

　嚥下リハビリテーションは，間接訓練（基礎訓練：食物を用いない場合）と直接訓練（摂食訓練：食物を用いる場合）に分けられる．個々の嚥下障害患者に対する嚥下機能評価をもとに，どの部位にどのようなリハビリテーションを施行するかを十分検討する．的外れの訓練は，患者に不要な負担を強いるばかりでなく，時に誤嚥性肺炎により生命に影響をきたす危険性があることを念頭におくべきである．また，嚥下リハビリテーションに対する患者のモチベーションを維持できるよう，心理的サポートも併せて行う．これらを踏まえながら無理のない治療目標を設定したうえで，患者の状況に合わせた嚥下リハビリテーションを行うことが重要である．具体的なアプローチ法は，以下の2つに大別される．

① 代償的アプローチ法

残存する嚥下機能を最大限に活用し，誤嚥のリスクを最小限にする方法で，嚥下時の姿勢や食事環境の調整が代表的である．嚥下時の姿勢として，頸部前屈位（顎引き頭位，chin down）は嚥下反射の惹起遅延や喉頭閉鎖不全に対して効果的であり，頸部回旋位（麻痺側へ頸部を回旋させた状態で嚥下する）は，片側性の咽頭・喉頭麻痺に有効である．一方，食事環境の調整としては，食形態の工夫や1口量の調整がある．嚥下反射の惹起遅延に対してはとろみ食などの粘性のある食形態がふさわしく，食塊の咽頭残留が多い場合にはスプーンを用いて安全な1口量を決定し，嚥下を促すよう指導する．

② 治療的アプローチ法

嚥下障害に起因する神経や筋に対して直接働きかけることで機能改善をはかる方法であり，さまざまな訓練法がある．嚥下反射の惹起遅延に対しては，咽頭冷却刺激や氷なめ，スプーンによる舌への圧刺激を行う．鼻咽腔閉鎖不全にはブローイング法が，食道入口部開大不全には頭部挙上訓練〔シャキア（Shaker）法〕や嚥下おでこ体操，食道バルーン法がそれぞれ効果的である．喉頭閉鎖不全があれば，息止め嚥下により喉頭流入・誤嚥のリスクを減らすことが可能である．喉頭挙上運動の低下に対しては，嚥下時に喉頭挙上を意識化させ喉頭挙上時間を延長させるメンデルソン手技が有効である．このほか，嚥下機能改善手術である喉頭挙上・輪状咽頭筋切断術後の嚥下障害患者には，顎突出嚥下法を指導する．これは，嚥下時に顎（オトガイ）を前方に突き出すことにより喉頭が前方に移動し食道入口部が開大することを狙った方法である．

■ 食形態と嚥下機能について

嚥下障害の重症度が低い場合には，1口量の調整や食形態の工夫のみで誤嚥のリスクを軽減させることが十分可能である．一般に嚥下しにくい食物として，サラサラした液体（水やお茶），繊維の多いもの，パサパサしているもの，粘性が強く咽頭にはりつきやすいもの，味がわかりにくいもの，などが挙げられる．これらの食材に対する対策としては，嚥下しやすい調理法（例：とろみ付けやあんかけ，細かく刻むなど）や食べ方（例：食事に集中させる，食べにくいものと食べやすいものを交互に摂取するなど）について，患者やその家族（あるいは介護者）に指導することで，より安全な経口摂取につながるよう配慮する．現在は，数多くの嚥下調整食が市販されており，費用はかかるもののこれらを活用するのもよい．

■ 気管切開例への対応

気管切開は，呼吸状態の改善のために行われるが，一方で嚥下機能に悪影響を及ぼす．気管切開例の多くはカフ付カニューレが装着されるため，喉頭挙上制限や声門下圧の低下，喉頭気管の知覚低下による咳反射の低下，過度のカフ圧による食道の圧排などが原因で，唾液などの誤嚥を生じやすくなる．したがって，意識レベルや呼吸状態が改善し，痰の自己喀出が可能になれば，カフ付カニューレからカフなしカニューレ，あるいは側孔付カニューレ（スピーチカニューレ）への変更を検討し，最終的にはカニューレからの離脱（気管孔閉鎖）を目指すことが嚥下機能の改善につながる．この間，呼吸・排痰訓練などの理学療法を併行しつつ気道管理を行いながら，嚥下リハビリテーションを段階的に進めていくことが重要である．

■ 多職種との連携

嚥下リハビリテーションにおいては，チームアプローチが重要となる．医師（主に耳鼻科医やリハビリテーション医）が嚥下機能評価やリハビリテーション内容，治療方針などの統括的役割を行い，言語聴覚士（ST）は間接・直接訓練，理学療法士（PT）は肺理学療法や頸部・体幹機能訓練，作業療法士（OT）は食器などの自助具の工夫を担う．また，管理栄養士は嚥下調整食の作製や栄養指導を，歯科医師・歯科衛生士は義歯の調整や口腔ケ

ア を，看護師はバイタルサインの確認や点滴，経腸栄養の実施を行う．加えて，薬剤師は嚥下しやすい薬剤の調整を，医療ソーシャルワーカーは在宅での嚥下リハビリテーション施設の紹介など，それぞれが嚥下に関連した専門性を発揮しつつ，お互いに緊密な連携をとることがリハビリテーションを効果的に進めるポイントとなる．また，患者の病態に合わせた栄養管理を行うための多職種からなる栄養サポートチーム (NST) と連携することも有用である．さらに，患者やその家族（あるいは介護者）からの十分な協力体制が得られるか否かにより，リハビリテーションの進行度が大きく左右される．

■ サルコペニア（筋肉量減少症）と嚥下障害

サルコペニアによる嚥下障害は，加齢や廃用，飢餓状態，疾患によって生じる．そのため，誤嚥性肺炎をきたした高齢者においては，絶飲食管理による低栄養状態や，長期臥床による嚥下筋を含む全身の筋肉量低下が原因で，さらなる嚥下機能の悪化を引き起こしかねない．したがって，高齢者の嚥下障害に対しては，経口摂取が不十分であれば，静脈栄養や経管栄養の導入を検討する．適切な栄養管理のもとで筋肉量増加と筋力改善を目的に嚥下リハビリテーションを行うことにより，嚥下機能の改善が期待できる．

15. 頸部郭清術後の QOL とリハビリテーション

rehabilitation after neck dissection

丹生健一　神戸大学・教授

1906 年に Crile が発表して以来 110 余年，根治的頸部郭清術 (radical neck dissection：RND) は頭頸部癌の頸部リンパ節転移に対する術式として綿々と行われている．その基本コンセプトは下顎下縁・僧帽筋前縁・鎖骨上縁に囲まれた領域のリンパ節を胸鎖乳突筋・内頸静脈・副神経を含めて脂肪組織とともに一塊に切除するというものだが，本術式が普及し適応が拡大されるにつれ，頸部の疼痛や上肢の挙上障害などさまざまな後遺症が問題となってきた．

■ レベル分類

1991 年に米国耳鼻咽喉科頭頸部外科学会から提唱された頸部郭清術の標準的分類法 (standardized classification system for neck dissection) は，頸部リンパ節を 6 つのレベル (level) に分けて頸部郭清の術式を分類するもので，実用性の高さから発表以来急速に世界中に普及し，本邦においてもリンパ節転移や頸部郭清術の記載法として用いられている．2002 年の改定で level Ⅱ が副神経の走行を境界にその内側の ⅡA と外側の ⅡB とに，level Ⅴ が輪状軟骨下縁を境に level ⅤA (spinal accessory nodes) と level ⅤB (transverse cervical and supraclavicular nodes) の 2 つの sublevel に分けられた．level Ⅱ/Ⅲ/Ⅳ は胸鎖乳突筋後縁までの範囲で，横隔神経から分枝する頸神経で構成される平面よりも深層（後方）の軟部組織に含まれるリンパ節は level Ⅴ に分類される．

■ 頸部郭清術の分類

1966 年に Bocca が機能的頸部郭清術 (functional neck dissection) を紹介して以来，非リンパ臓器を温存し郭清範囲を縮小するさまざまな術式が提唱されてきた．顎下腺，耳下腺下極，胸鎖乳突筋，肩甲舌骨筋，内頸静脈，頸皮神経，副神経などを合併切除して level Ⅰ～Ⅴ まですべて郭清する術式は原著通り RND と定義される．RND と同じ範囲のリンパ節群を非リンパ組織である副神経・内頸静脈・胸鎖乳突筋のいずれか 1 つ以上を温存して郭清する術式を modified radical neck dissection (MND) とし，保存した臓器を併記して記載する（例：MND with preservation of the SAN）．level Ⅰ～Ⅴ までのうちいずれかの範囲のリンパ節群の郭清を省略し

表1 頸部郭清術の新分類

郭清タイプ	郭清レベル	切除組織
radical neck dissection (RND)	I, II, III, IV, V	SAN, IJV, SCM
modified radical neck dissection (MND)	I, II, III, IV, V	SAN, IJV, SCM*
selective neck dissection (SND)		
supraomohyoid neck dissection	I, II, III	
extended supraomohyoid neck dissection	I, II, III, IV	
anterior neck dissection	VI	
central compartment neck dissection	(上縦隔LN)	
posterolateral neck dissection	II, III, IV, V	
lateral neck dissection	II, III, IV or IIA, III, IV (後咽頭LN), (VI)	
extended radical neck dissection	後咽頭LN 上縦隔LN	CN X, CN XII 頸動脈 傍脊柱筋群

SAN：副神経，IJV：内頸静脈，SCM：胸鎖乳突筋，LN：リンパ節，CN：脳神経．
＊：1つ以上の非リンパ組織が温存されている．
〔Robbins KT, et al：Neck dissection classification update. Arch Otolaryngol Head Neck Surg 128：751-758, 2002 より〕

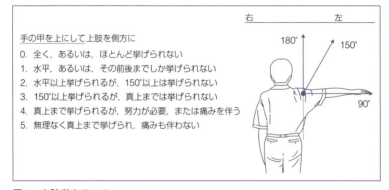

図1 上肢挙上テスト
〔Inoue H, et al：Quality of Life After Neck Dissection. Arch Otolaryngol Head Neck Surg 132：662-666, 2006 より〕

た場合は選択的頸部郭清術（selective neck dissection：SND）とよび，SND（I-III）やSND（II-IV）などのように郭清した範囲を記載するよう推奨されている（表1）．

■ 頸部郭清術後の障害

頸部郭清の術後には肩や首が硬くなり，痛みや痺れ，絞扼感などがみられる．副神経を切除した場合は上肢の挙上障害が生じ，経過とともに肩が下がり（drop shoulder），衣服の着脱や洗髪などの日常生活，仕事や趣味に制限が生じる．内頸静脈を合併切除した場合，一時的に顔面の浮腫が生じるが経過とともに軽減する．著者らが開発した質問表（表2）と上肢挙上テスト（図1）を用いた多施設共同研究により以下のことが明らかとなった．

1）level IIIまで郭清した場合とlevel IVまで郭清した場合とでは，頸部の硬さや絞扼感・痛み・肩の下がりなどの悩みに有意な差

表2 頸部郭清術後質問表

下記の質問について，手術を受ける前と比べて現在の状態に当てはまる答えを○で囲んでください(質問1〜7までは左右別々にお答えください).

1. 肩や首が硬くなりましたか？
   全くない　ほとんどない　少し硬くなった　かなり硬くなった　大変硬くなった
2. 肩や首が締めつけられますか？(首が重く感じられますか？)
   全くない　ほとんどない　少しある　かなり締め付けられる　大変締め付けられる
3. 肩や首が痛みますか？　頭痛を感じることが増えましたか？
   全く痛まない　ほとんど痛まない　少し痛む　かなり痛む　とても痛む
4. 首のしびれを感じますか？
   全く感じない　ほとんど感じない　少ししびれる　かなりしびれる　大変しびれる
5. 肩が下がったと感じますか？
   全く感じない　ほとんど感じない　少し下がった　かなり下がった　大変下がった
6. 高い所のものが取りにくくなりましたか？
   問題ない　ほとんど問題ない　すこし取りにくい　かなり取りにくい　大変取りにくい
7. 首や肩の外観の変化が気になりますか？
   気にならない　ほとんど気にならない　少し気になる　かなり気になる　大変気になる
8. 寝ていて起きあがるときに不自由を感じますか？
   全くない　ほとんどない　少し不自由　かなり不自由　大変不自由
9. 衣服の着脱に不自由を感じますか？
   感じない　ほとんど感じない　少し不自由　かなり不自由　大変不自由
10. 術後，髪の毛を洗うのが困るようになりましたか？
    問題ない　ほとんど問題ない　すこし困る　かなり困る　自分で洗えない
11. 顔のむくみが気になりますか？
    気にならない　ほとんど気にならない　少し気になる　かなり気になる　大変気になる
12. 首や肩の症状により日常生活に不自由を感じますか？
    問題ない　ほとんど問題ない　すこし不自由　かなり不自由　大変不自由
13. 首や肩の症状により今までのお仕事が制限されますか？
    全く問題ない　ほとんど問題ない　少し制限　かなり制限　非常に制限
14. 首や肩の症状により趣味やスポーツが制限されますか？
    全く問題ない　ほとんど問題ない　少し制限　かなり制限　非常に制限
15. 現在の日常生活に満足していますか？
    大変満足　かなり満足　まあまあ満足　少し不満　非常に不満

〔丹生健一，他：術後機能と後遺症からみた頸部郭清術—頸部郭清術の後遺症に関する実態調査より．頭頸部癌 31：391-395, 2005 より〕

はみられず，これらの症状は経過とともに有意に改善する．

2) 副神経を温存していれば胸鎖乳突筋を切除してlevel Vを郭清しても，経過とともに上肢の挙上障害は有意に改善する．

3) 副神経を温存しても胸鎖乳突筋を切除すると経過とともに肩が下がっていく．

非リンパ組織の温存や郭清範囲の縮小が術後QOLの向上に役立っていることに疑いはないが，頸部郭清術の目的はあくまでもリンパ節転移の制御であり，腫瘍の進展範囲や患者の希望，術者の技量などさまざまな要素を考え合わせて術式を選択すべきである．

■ 頸部郭清術後のリハビリテーション

頸部郭清術後に積極的にリハビリテーションを行うと長期的にみた上肢挙上機能によい傾向が認められた．特にlevel Vを郭清した群ではその傾向が強く，副神経切除例では有

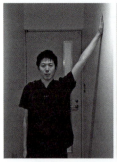
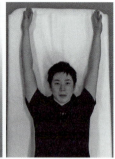

図2 肩関節の拘縮予防

意な差がみられた．頸部郭清術後の上肢挙上障害は，副神経切除による僧帽筋の機能低下そのものよりも，その結果使われなくなった肩関節の拘縮によるところが大きい．副神経を切除した症例に対しては，筋力の強化ではなく，肩関節の拘縮予防に主眼を置き，「壁に指を沿わせて腕を挙げる」，「仰臥位または伏臥位で上肢を外転する」(図2)など負荷の少ないメニューを指導すべきである．

16. 頭頸部癌術後の嚥下障害とリハビリテーション

swallowing rehabilitation after surgery for head and neck cancer

梅野博仁　久留米大学・主任教授

頭頸部癌術後の嚥下障害は，術前に計画される切除範囲により術後の嚥下障害の病態，重症度の想定が可能である．しかしながら，患者の年齢，併存疾患，既往歴，術前後の化学放射線療法の有無などにより嚥下障害の病態が複雑となる．頭頸部癌術後の嚥下障害に対するリハビリテーションは，嚥下関連器官の器質的変化に対する食塊の安全な搬送を目指した代償的アプローチと残存能力の向上を目的とした治療的アプローチが主体となる．患者の多くが原疾患の治療を理解していても，癌や癌治療を境に急激に生じた器質的機能的変化に直ちに適応することは困難である．術後の嚥下を再学習，再獲得する必要がある．嚥下障害を受容し，リハビリテーションを進んで行う意欲がもてるよう援助する．医療従事者は，患者は癌患者であり癌による嚥下障害者であることをふまえて対応する．

Ⅰ．頭頸部癌術後の嚥下障害

■腫瘍の部位と切除範囲，神経の切断と温存

切除部位とその切除範囲により嚥下障害の病態は大きく変わる．舌の切除範囲が1/2を越えると舌による食塊の咽頭への送り込みは著しく低下し，舌根部の切除範囲が1/2を越えると食塊は大量に誤嚥されることが多い．下位脳神経の温存ないしは切断の有無は機能的予後に大きく影響する．

■化学放射線療法併用の有無

化学放射線療法により，味覚や知覚の低下，嚥下反射や咳反射の減弱などの機能的障害や筋の瘢痕化などの器質的障害が生じるだけでなく，悪心や嘔吐，疼痛，下痢などにより経口摂取の意欲が奪われる．栄養管理に留意する．

■併存する嚥下障害

治療対象の多くは中高齢者で，加齢に伴う嚥下障害が治療前から存在している可能性がある．また，脳血管障害や神経筋疾患など併存する疾患が嚥下障害を引き起こしていることもある．術前の嚥下評価が重要であり，術後出現する嚥下障害を考慮して治療計画を立てなければならない．

Ⅱ．リハビリテーション（→657頁）

リハビリテーションは嚥下障害の病態に沿って計画を立て実施する．ゴールの設定は病態だけでなく本人の食べる意欲，生活環境によっても変化する．

嚥下内視鏡検査や嚥下造影検査では，嚥下障害の病態や重症度を評価後，安全に経口摂取可能な食形態や1口量，姿勢を同時に評価しリハビリテーションに応用する．検査動画を患者，家族に供覧し説明するとリハビリテーションの意欲が向上することが多い．

■ 気管切開への対応

痰の喀出を促す．カニューレ装着例では早期のカニューレ抜去を目指す．唾液の不顕性誤嚥が顕著な時期は，ワンウェイバルブが装着可能なカフ付きカニューレを装着する．カフ上の唾液を頻回に吸引し，本来の生理的な呼気の流れを確保することで下咽頭・喉頭の衛生に努める．同時に口腔への痰の喀出訓練を行う．

■ 代償的アプローチ

① 姿勢の調整（図1）

1）一側嚥下：頭部と体幹を健側に傾斜させることで重力を利用し，食塊を健側咽頭に送り込む．

2）頸部回旋：患側へ頸部を回旋することで，咽頭内圧がより上昇しやすくなることを利用する．例外もあるので，評価の際に両側とも確認するほうがよい．一側の咽頭，喉頭疾患症例への使用が特に有効である．喉頭蓋谷や下咽頭に食塊が残留する症例には，残留側と反対側へ頸部回旋後に空嚥下することで残留を除去できることが多い．

3）顎引き嚥下：頭部を前屈することで，舌根が咽頭後壁に近づき咽頭腔が狭くなり咽頭内圧が高まることを利用する．咽頭残留を減少させることを目的とする．舌による食塊の咽頭への送り込みがある程度保たれていなければならない．咽頭・喉頭癌症例に頸部回旋と顎引き嚥下を組み合わせると咽頭残留がさらに減少することがある．

② 補綴装置（図2）

切除部位が広範囲に及んだ際に，器質的な欠損を補い残存機能を有効に活用するために補綴装置を作製することもある．舌の欠損に対して咀嚼，食塊形成，咽頭への送り込みを

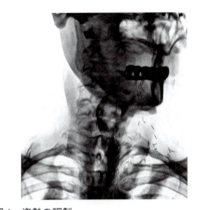

図1　姿勢の調製
左頸部回旋にて食塊が右 lateral channel を通過している．

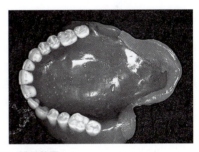

図2　補綴装置

代償する舌接触補助装置や，軟口蓋の切除により生じる嚥下圧低下を補う栓塞子型鼻咽腔補綴装置などがある．

■ 治療的アプローチ

① 間接訓練

嚥下関連器官の残存機能を高める筋力増強訓練や瘢痕・拘縮を予防あるいは軽減するストレッチや可動域訓練などの運動訓練がある．また，感覚入力を高める温度刺激や圧刺激などの感覚訓練を指導する．

② 直接訓練

1）嚥下方法：声門閉鎖を強化し喉頭流入を防ぐ息こらえ嚥下などがある．病態に合わせて指導する．嚥下方法はまず食物を用いずに動作を行い，患者が方法を十分に理解した

あとで実際の食物を用いて訓練する．嚥下造影検査中に指導することも有効である．

　2）不適切な嚥下姿勢，方法の修正：手術による突然の器質的変化に対して誤った嚥下姿勢や方法で経口摂取を行う患者がいる．例えば過度に後屈する，嚥下関連筋を過度に緊張させるなどである．適切な方法，代償的アプローチを訓練指導する．

　3）段階的摂食訓練：手術直後の再建筋皮弁のボリュームが大きい時期や顎間固定が必要な症例には，柄が長く平たいフィーディングスプーンや細いチューブを使用して歯列の間隙から口峡や咽頭腔へ直接食塊を送り込み，嚥下反射や反射による不随意運動に慣れるよう指導する．本格的に経口摂取を行う前段階の訓練として行う．誤嚥性肺炎の危険を回避し，安全な経口摂取を進めるために段階的に食形態を上げながら嚥下の再学習，再獲得を狙う．特に咽頭期の病態と喀出能力が食形態を決定する．嚥下反射の惹起遅延が生じる場合は咽頭への流入速度が遅い食形態，咽頭収縮が不良で咽頭残留や下降期型誤嚥が生じる場合は押しつぶしが容易でねばつきのない食形態を選択する．安全に時間を費やさず経口摂取ができていることを確認しながら食形態を上げる．段階的摂食訓練の開始時に訓練で用いる食形態の変化を患者に説明すると訓練意欲の向上につながる．食べること自体が嚥下訓練となっていることも理解させる．食形態の制限は栄養の偏りや不足を招くことがある．特に外来患者の栄養管理に留意する．患者と調理者への栄養指導が有効である．

■ 口腔内の衛生

　化学放射線療法中や治療後，手術後，患者は疼痛や器質的変化から口腔ケアに消極的になることがある．あるいは，知覚の低下により口腔内の不衛生に気がつかないことも多い．口腔内の不衛生は嚥下性肺炎の原因となりうる．放射線治療後は唾液の分泌低下などが原因となりう歯をきたしやすい．口腔内の衛生の重要性や口腔内のケア，義歯の管理方法を指導する．口腔ケア商品を紹介する．

■ 頸部郭清術後の運動訓練

　頸部郭清術後に副神経麻痺をきたすと上肢の運動障害，肩こりや摂取中の食器の保持に疲労を訴えることが多い．肩周囲関節の拘縮予防と肩関節の可動域訓練，代償の筋力増強訓練を行う．

Ⅲ．チーム医療

　上記リハビリテーションを達成するためにはさまざまな他職種との連携が必要となる．それぞれの専門領域の知識や経験を提供することは，患者の嚥下障害への不安を軽減し，リハビリテーションへのさらなる励みとなり，嚥下障害のより早い改善へとつながる．

付録

A. 耳鼻咽喉科研修カリキュラム*

■ 理念・使命

耳鼻咽喉科・頭頸部外科医師としての人格の涵養につとめ，耳，鼻・副鼻腔，口腔咽喉頭，頭頸部の疾患を外科的・内科的視点と技術をもって治療する．他科と協力し，国民に良質で安全な標準的医療を提供するとともに，さらなる医療の発展にも寄与することを耳鼻咽喉科専門医の使命とする．

■ 到達目標

① 医師としてのプロフェッショナリズムをもち，全人的な医療を行うとともに社会的な視点も併せもち，医療チームをリードすることができる能力をもつ．
② 耳，鼻・副鼻腔，口腔咽喉頭，頭頸部領域に及ぶ疾患の標準的な診断，外科的・内科的治療を行うことができる．
③ 小児から高齢者に及ぶ患者を扱うことができる．

(1) 以下の領域の疾患について，外来・入院患者の検査，診断，治療を担当医として実際に経験し指導医の指導監督を受ける．

難聴・中耳炎	25 例以上	喉頭腫瘍	10 例以上
めまい・平衡障害	20 例以上	音声・言語障害	10 例以上
顔面神経麻痺	5 例以上	呼吸障害	10 例以上
アレルギー性鼻炎	10 例以上	頭頸部良性腫瘍	10 例以上
副鼻腔炎	10 例以上	頭頸部悪性腫瘍	20 例以上
外傷，鼻出血	10 例以上	リハビリテーション（難聴，めまい・平衡障害，顔面神経麻痺，音声・言語，嚥下）	10 例以上
扁桃感染症	10 例以上		
嚥下障害	10 例以上		
口腔，咽頭腫瘍	10 例以上	緩和医療	5 例以上

(2) 基本的手術手技の経験：術者あるいは助手として経験する〔(1)の症例との重複は認める〕．

耳科手術	20 例以上	鼓膜形成術，鼓室形成術，乳突削開術，人工内耳，アブミ骨手術，顔面神経減荷術	
鼻科手術	40 例以上	内視鏡下鼻副鼻腔手術	
口腔咽喉頭手術	40 例以上	扁桃摘出術	15 例以上
		舌，口腔，咽頭腫瘍摘出術	5 例以上
		喉頭微細手術，嚥下機能改善，誤嚥防止，音声機能改善手術	20 例以上
頭頸部腫瘍手術	30 例以上	頸部郭清術	10 例以上
		頭頸部腫瘍摘出術（唾液腺，甲状腺，喉頭，頸部腫瘤等）	20 例以上

(3) 個々の手術経験：術者として経験する〔(1)，(2)との重複は認める〕．

扁桃摘出術	術者として 10 例以上	気管切開術	術者として 5 例以上
鼓膜チューブ挿入術	術者として 10 例以上		
喉頭微細手術	術者として 10 例以上	良性腫瘍摘出術（リンパ節生検を含む）	術者として 10 例以上
内視鏡下鼻副鼻腔手術	術者として 20 例以上		

*日本耳鼻咽喉科学会耳鼻咽喉科領域研修委員会：耳鼻咽喉科研修カリキュラム，2014（2018年一部変更）より抜粋

④ 高度急性期病院から地域の医療活動まで幅広い重症度の疾患に対応できる．
⑤ 耳鼻咽喉科・頭頸部外科領域の臨床研究，学術発表を行い，医学・医療のさらなる発展に貢献することができる．

■ 症例経験基準数
専攻医は4年間の研修期間中に以下の疾患について，外来あるいは入院患者を担当医として実際に診療経験しなければならない．なお，手術や検査症例との重複は可能である．

難聴・中耳炎25例以上，めまい・平衡障害20例以上，顔面神経麻痺5例以上，アレルギー性鼻炎10例以上，鼻・副鼻腔炎10例以上，外傷・鼻出血10例以上，扁桃感染症10例以上，嚥下障害10例以上，口腔・咽頭腫瘍10例以上，喉頭腫瘍10例以上，音声・言語障害10例以上，呼吸障害10例以上，頭頸部良性腫瘍10例以上，頭頸部悪性腫瘍20例以上，リハビリテーション(難聴，めまい・平衡障害，顔面神経麻痺，音声・言語，嚥下)10例以上，緩和医療5例以上

B. 用語・手引き・診断基準など

1 日本耳科学会用語委員会報告

■ 耳小骨再建法の分類と名称[*1]

鼓室形成術Ⅰ型，Ⅱ型，Ⅲ型(Ⅲc，Ⅲi，Ⅲr)，Ⅳ型(Ⅳc，Ⅳi)とする2000年案を踏襲する．ただし，アブミ骨・アブミ骨底上に鼓膜を形成する"Wullsteinの原法"で処理された例は，2000年案では鼓室形成術Ⅲ・Ⅳと表記されたが，Ⅲ型やⅣ型を総称する表現と区別するためにⅢo・Ⅳo(original Wullstein's classification)と表記する．なお，すでにⅢc，Ⅲi，Ⅲrなどと，ハイフンなしの表記も広く使用されている現状から，2000年案でⅢ-○，Ⅳ-○と表記されたハイフンは省いた．そのうえで，interposition法における連結耳小骨を区別して表記する場合には，ツチ骨(Malleus)の場合がⅢi-M，Ⅳi-M，キヌタ骨(Incus)の場合がⅢi-I，Ⅳi-Iと表記することを提案する．Ⅲi-Mには incus interposition，Ⅲi-I には incudostapediopexyと称される術式が含まれ，それぞれ頻度の高い再建手技である．

- Ⅰ型：3耳小骨ならびにツチ・キヌタ関節，キヌタ・アブミ関節の形態が保たれる(生理的な伝音機構)．WullsteinⅠ型に相当(図1)．
- Ⅱ型：キヌタ骨上に鼓膜を形成する．WullsteinⅡ型に相当(図2)．
- Ⅲ型：アブミ骨上部構造に連鎖再建する．すなわちアブミ骨の上部構造を利用し，この上に連鎖を再建し伝音効果の増大をはかる．形成の仕方により，以下のように分類される．
- Ⅲc〔Ⅲ型コルメラ；type Ⅲ with columella (columella on stapes)〕：アブミ骨上部構造の上にコルメラcolumellaをたて，ツチ骨，キヌタ骨を経由せず鼓膜から直接アブミ骨上部構造に伝音させる(図3)．
- Ⅲi〔Ⅲ型インターポジション；type Ⅲ with interposition〕：アブミ骨とツチ骨との間またはアブミ骨とキヌタ骨の間に挿入(interposition)して連鎖を再建する．両者を区別する場合には以下のような亜分類を用いる．
  Ⅲi-M (interposition between stapes and malleus)：アブミ骨-ツチ骨間(図4)．
  Ⅲi-I (interposition between stapes and incus)：アブミ骨-キヌタ骨間(図5)．
- Ⅲr〔Ⅲ型レポジション；type Ⅲ with reposition (reposition on stapes)〕：キヌタ骨をreposition しアブミ骨(頭)に連鎖を形成する(図6)．

[*1] 日本耳科学会用語委員会(東野哲也，他)：伝音再建法の分類と名称について(2010)．日本耳科学会，2010 より抜粋

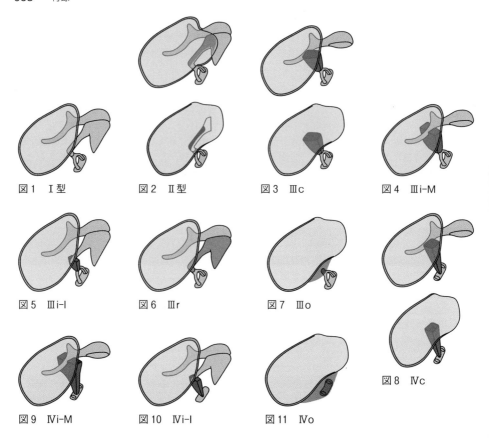

図1 I型　図2 II型　図3 IIIc　図4 IIIi-M
図5 IIIi-I　図6 IIIr　図7 IIIo　図8 IVc
図9 IVi-M　図10 IVi-I　図11 IVo

- IIIo（III型オリジナル）アブミ骨上に鼓膜を形成する．いわゆる Wullstein III型原法に相当する（図7）．
- IV型；アブミ骨底板上に連鎖の再建を行う．たとえアブミ骨脚が部分的に残存している例でも底板上に再建すればIV型となる．形成の仕方により，以下のように分類される．
- IVc〔IV型コルメラ；type IV with columella (columella on footplate)〕：アブミ骨底板の上にコルメラをたてた例．TM (tympanic membrane)-footplate columella などと呼称されるのがこれに相当する（図8）．
- IVi〔IV型インターポジション；type IV with interposition〕：アブミ底板とツチ骨あるいはアブミ底板とキヌタ骨との間に挿入(interposition)した例．両者を区別する場合には以下のような亜分類を用いる．

IVi-M (interposition between footplate and malleus)：アブミ骨底板-ツチ骨間（図9）
IVi-I (interposition between footplate and incus)：アブミ骨底板-キヌタ骨間（図10）

- IVo：アブミ骨底板上に鼓膜を形成する．いわゆる Wullstein IV型原法に相当（図11）する．
- wo (without ossiculoplasty)：意図的に伝音再建を行なわない鼓室形成術（段階的手術・聾耳など）

アブミ骨手術 (stapes surgery) については以下のとおり．

- stapedectomy（アブミ骨摘出術）：アブミ骨底を全摘出すれば total stapedectomy (TS)，部分摘出すれば partial stapedectomy (PS)．代用アブミ骨をキヌタ骨長脚と異なる部位に

連結した場合，ツチ骨(M)に連結する場合をstapedectomy-M，鼓膜(TM)に連結した場合をstapedectomy-TMと表記する．
- stapedotomy（アブミ骨底開窓術）：上述のように代用アブミ骨の連結部位を区別する場合には，stapedotomy-M（ツチ骨），stapedotomy-TM（鼓膜）と表記とする．
- stapes mobilization（アブミ骨可動術）
- vestibulotomy（前庭開窓術）：アブミ骨奇形などに伴う底板無形成例に対する開窓術．必要に応じて上述と同様，vestibulotomy-Mおよびvestibulotomy-TMと表記する．

■ 伝音再建後の術後聴力成績判定基準（2010）[*2]

①気骨導差15 dB以内，②聴力改善15 dB以上，③聴力レベル30 dB以内のいずれか1つ以上を満たすものを成功例とするという現行の基準（2000年案）は，特に慢性中耳炎に対する鼓室形成術の術後聴力判定には大変優れており，本邦ではすでに聴力成績判定法として定着しているため，このままの形で踏襲することにした．平均聴力レベルの算出法には0.5, 1, 2 kHzの3分法を採用し，気骨導差の算定に術後気導閾値と術前骨導閾値の差を用いることも従来通りである．ただし，判定時期については最短術後6か月とされてきたわが国の基準を改め，海外のガイドラインの多くが推奨する「1年以上経過観察したものが望ましい」を付け加えることにした．

■ 上鼓室・乳突腔病巣処理を伴う鼓室形成術の術式名称[*3]

① 乳突非削開鼓室形成術

乳突洞を開放しない術式．ただしコントロールホールによる乳突洞の観察のみの場合や経外耳道的上鼓室開放術（TCA）はここに分類される．→記載例：経外耳道的上鼓室開放・鼓室形成術Ⅲi

上鼓室側壁再建の材料を明記する場合には，経外耳道的上鼓室開放に続けて（再建材料）側壁再建を加える．→記載例：経外耳道的上鼓室開放・（軟骨）側壁再建・鼓室形成術

② 乳突削開鼓室形成術

経外耳道的または経（骨皮質）乳突的に乳突洞が開放される術式．外耳道後壁の骨および皮膚の処理方法の組み合わせにより下記の3つに大別される．

A) 外耳道後壁削除・乳突開放型鼓室形成術：外耳道後壁削除乳突削開術(canal wall down mastoidectomy)後の乳突腔を外耳道に開放する術式．

B) 外耳道後壁削除・乳突非開放型鼓室形成術：外耳道後壁削除乳突削開術(canal wall down mastoidectomy)や経外耳道的上鼓室・乳突洞開放術(transcanal atticoantrotomy)後の乳突腔を外耳道に開放しない術式．外耳道後壁皮膚を温存するだけのものから積極的に外耳道後壁を再建するまで多彩な手技が含まれる．外耳道後壁再建手技を講じた場合は，外耳道後壁削除・再建型鼓室形成術としてここに含めるが，再建材料による分類や乳突充塡型，soft wall techniqueなどとの区分については今後の検討に委ねたい．

C) 外耳道後壁保存型鼓室形成術(canal wall up tympanoplasty)：外耳道後壁保存乳突削開術(canal wall up mastoidectomy)，すなわち外耳道後壁の骨，皮膚ともに保存したまま乳突洞を開放する術式．

③ 併記すべき事項

1) 付帯手技—削開乳突腔の充塡処理
- 乳突腔充塡術：B)またはC)の付帯手技として削開した（されている）乳突腔を充塡する術式．ただしA)の付帯手技として乳突尖端部などを部分的に充塡し，開放乳突腔を縮小する目的で行なわれる場合は乳突腔部分充塡術とする．→記載例：外耳道後壁削除再建型鼓室形成術Ⅲc・乳突腔充塡（皮質骨片・アパセラム顆粒）

2) 複数回手術の分類
- 段階的鼓室形成術：二期的な耳小骨再建が計画された術式．第1次手術では病巣の清掃，

[*2] 日本耳科学会用語委員会（東野哲也，他）：伝音再建後の術後聴力成績判定基準（2010）．日本耳科学会，2011より抜粋

[*3] 日本耳科学会用語委員会（東野哲也，他）：上鼓室・乳突腔病巣処理を伴う鼓室形成術の術式名称について（2010）．日本耳科学会，2010より抜粋

鼓膜，含気性鼓室の形成を意図した手術を行い，耳小骨連鎖の再建は行わない．第2次手術で耳小骨連鎖の再建が行われる．→記載例：外耳道後壁削除・乳突非開放型鼓室形成術 wo・段階的手術(第1次)；外耳道後壁保存型鼓室形成術Ⅲc・段階的手術(第2次)

- 再手術(reoperation)：手術不成功例あるいは再発例に初回手術とは独立して行なわれる手術．→記載例：外耳道後壁削除・乳突開放型鼓室形成術Ⅳc・再手術
- 修正手術(revision operation)：術後の治癒過程や聴力経過など初回手術の不備を修正するために行なわれる手術．→記載例：外耳道後壁保存型鼓室形成術Ⅲi・乳突腔充塡・修正手術
- 点検手術(second look operation)：一期的鼓室形成術を行い経過も順調であるが，真珠腫の遺残，再発や含気腔の確保の点検の意味で行われる手術．

2 突発性難聴診断基準

主症状
1. 突然発症
2. 高度感音難聴
3. 原因不明

参考事項
1. 難聴(純音聴力検査での隣り合う3周波数で各30 dB以上の難聴が72時間以内に生じた)
   (1) 急性低音障害型感音難聴と診断される例を除外する
   (2) 他覚的聴力検査またはそれに相当する検査で機能性難聴を除外する
   (3) 文字どおり即時的な難聴，または朝，目が覚めて気づくような難聴が多いが，数日をかけて悪化する例もある
   (4) 難聴の改善・悪化の繰り返しはない
   (5) 一側性の場合が多いが，両側性に同時罹患する例もある
2. 耳鳴
   難聴の発生と前後して耳鳴を生じることがある
3. めまい，および吐気・嘔吐
   難聴の発生と前後してめまい，および吐気・嘔吐を伴うことがあるが，めまい発作を繰り返すことはない
4. 第Ⅷ脳神経以外に顕著な神経症状を伴うことはない

診断の基準：主症状の全事項をみたすもの

〔厚生省特定疾患突発性難聴調査研究班，1973/厚生労働省難治性聴覚障害に関する研究班，2015より〕

3 突発性難聴・聴力回復の判定基準

治癒(全治)
1. 250，500，1,000，2,000，4,000 Hzの聴力レベルが20 dB以内に戻ったもの
2. 健側聴力が安定と考えられれば，患側がそれと同程度まで改善したとき

著明回復
上記5周波数の算術平均が30 dB以上改善したとき

回復(軽度回復)
上記5周波数の算術平均が10〜30 dB未満改善したとき

不変(悪化を含む)
上記5周波数の算術平均が10 dB未満の変化

〔厚生省特定疾患急性高度難聴調査研究班会議，1984より〕

4 突発性難聴の重症度分類

重症度	初診時聴力レベル
Grade 1	40 dB未満
Grade 2	40 dB以上，60 dB未満
Grade 3	60 dB以上，90 dB未満
Grade 4	90 dB以上

注1　純音聴力検査における0.25 kHz，0.5 kHz，1 kHz，2 kHz，4 kHzの5周波数の閾値の平均とする．
注2　この分類は発症後2週間までの症例に適用する．
注3　初診時めまいのあるものではaを，ないものではbを付けて区分する(例：Grade 3a, Grade 4b)

〔厚生省特定疾患急性高度難聴調査研究班会議，1998/厚生労働省特定疾患急性高度難聴調査研究班，2015より〕

5 特発性両側性感音難聴診断基準

次の条件を満たす感音難聴のことである.
1. 進行性である
2. 両側性である
3. 原因不明である
4. 若年発症型両側性感音難聴を除く

解説
1. 進行性について
   進行性はオージオグラムによって追跡確認されたものである.進行の速度は問わないが,かなり急速に進行するもの,またはその時期をもったものを対象とする.また,時期によって多少の変動を繰り返すものでも全体として悪化の傾向を示すものは含まれる.年齢変化によると思われるものは除く.
2. 両側性について
   両側性とは常に両側が同様な病像を示すという意味ではなく,両側罹患という意味である.したがって両側性感音難聴で一側のみが進行するという例も含まれる.
3. 原因不明について
   原因不明とはその発症に明らかな時期的因果関係をもって難聴原因としての既知の外的因子(例えば騒音,外傷,中毒など,発現機構の明らかなもの)および内的因子(難聴原因遺伝子など)が関与していないという意味である.他疾患に合併したと思われるものでも,その因果関係が明瞭でないものは含まれる.
4. 若年発症型両側性感音難聴を除く
   40歳までに発症し原因遺伝子が明らかになった若年発症型両側性感音難聴は別の診断基準で診断されるので除外する.

〔厚生省特発性両側性感音難聴調査研究班,1977/厚生労働省特定疾患急性高度難聴調査研究班,2015より〕

6 ムンプス難聴診断基準

1. 確実例
   1) 耳下腺・顎下腺腫脹など臨床的に明らかなムンプス症例で,腫脹出現4日前より出現後18日以内に発症した急性高度難聴の症例(この場合,必ずしも血清学的検査は必要ではない).
   2) 臨床的にはムンプスは明らかでない症例で,急性高度難聴発症直後から2〜3週間後にかけて血清ムンプス抗体が有意の上昇を示した症例.
   注1:1)においては,はじめの腫脹側からの日をいう.
   注2:2)において有意とは,同時に,同一キットを用いて測定して4倍以上になったものをいう.
   注3:難聴の程度は必ずしも高度でない症例もある.
2. 準確実例
   急性高度難聴発症後3か月以内にムンプスIgM抗体が検出された症例.
3. 参考例
   臨床的にムンプスによる難聴と考えられた症例.
   注1:家族・友人にムンプス罹患があった症例など.
   注2:確実例1)における日数と差のあった症例.

〔厚生省特定疾患急性高度難聴調査研究班,1987年度改訂〕

7 成人人工内耳適応基準(2017)

1. 聴力および補聴器の装用効果
   各種聴力検査のうえ，以下のいずれかに該当する場合．
   ⅰ．裸耳での聴力検査で平均聴力レベル(500 Hz, 1,000 Hz, 2,000 Hz)が 90 dB 以上の重度感音難聴．
   ⅱ．平均聴力レベルが 70 dB 以上，90 dB 未満で，なおかつ適切な補聴器装用を行ったうえで，装用下の最高語音明瞭度が 50% 以下の高度感音難聴．
2. 慎重な適応判断が必要なもの
   A) 画像診断で蝸牛に人工内耳を挿入できる部位が確認できない場合．
   B) 中耳の活動性炎症がある場合．
   C) 後迷路性病変や中枢性聴覚障害を合併する場合．
   D) 認知症や精神障害の合併が疑われる場合．
   E) 言語習得前あるいは言語習得中の失聴例の場合．
   F) その他重篤な合併症などがある場合．
3. その他考慮すべき事項
   A) 両耳聴の実現のため人工内耳の両耳装用が有用な場合にはこれを否定しない．
   B) 上記以外の場合でも患者の背景を考慮し，適応を総合的に判断することがある．
   C) 高音障害型感音難聴に関しては別途定める残存聴力活用型人工内耳ガイドライン(日本耳鼻咽喉科学会 2014)を参照とすること．
4. 人工内耳医療技術等の進歩により，今後も適応基準の変更がありうる．海外の適応基準も考慮し，3年後に適応基準を見直すことが望ましい．

本適応基準は，成人例の難聴患者を対象とする．上記適応条件を満たしたうえで，本人の意思および家族の意向を確認して手術適応を決定する．
〔日本耳鼻咽喉科学会福祉医療委員会，2017 より〕

8 小児人工内耳適応基準(2014)

Ⅰ．人工内耳適応条件
小児の人工内耳では，手術前から術後の療育に至るまで，家族および医療施設内外の専門職種との一貫した協力態勢がとれていることを前提条件とする．

1. 医療機関における必要事項
   A) 乳幼児の聴覚障害について熟知し，その聴力検査，補聴器適合について熟練していること．
   B) 地域における療育の状況，特にコミュニケーション指導法などについて把握していること．
   C) 言語発達全般および難聴との鑑別に必要な他疾患に関する知識を有していること．
2. 療育機関に関する必要事項
   聴覚を主体として療育を行う機関との連携が確保されていること．
3. 家族からの支援
   幼児期からの人工内耳の装用には長期にわたる支援が必要であり，継続的な家族の協力が見込まれること．
4. 適応に関する見解
   Ⅱに示す医学的条件を満たし，人工内耳実施の判断について当事者(家族および本人)，医師，療育担当者の意見が一致していること．

Ⅱ．医学的条件
1. 手術年齢
   A) 適応年齢は原則 1 歳以上(体重 8 kg 以上)とする．上記適応条件を満たしたうえで，症例によって適切な手術時期を決定する．
   B) 言語習得期以後の失聴例では，補聴器の効果が十分でない高度難聴であることが確認されたのちには，獲得した言語を保持し失わないために早期に人工内耳を検討することが望ましい．

(つづく)

[8] (つづき)

2. 聴力，補聴効果と療育
   A) 各種の聴力検査のうえ，以下のいずれかに該当する場合．
      ⅰ．裸耳での聴力検査で平均聴力レベルが 90 dB 以上．
      ⅱ．上記の条件が確認できない場合，6 か月以上の最適な補聴器装用を行ったうえで，装用下の平均聴力レベルが 45 dB よりも改善しない場合．
      ⅲ．上記の条件が確認できない場合，6 か月以上の最適な補聴器装用を行ったうえで，装用下の最高語音明瞭度が 50% 未満の場合．
   B) 音声を用いてさまざまな学習を行う小児に対する補聴の基本は両耳聴であり，両耳聴の実現のために人工内耳の両耳装用が有用な場合にはこれを否定しない．
3. 例外的適応条件
   A) 手術年齢
      ⅰ．髄膜炎後の蝸牛骨化の進行が想定される場合．
   B) 聴力，補聴効果と療育
      ⅰ．既知の，高度難聴をきたしうる難聴遺伝子変異を有しており，かつ ABR などの聴性誘発反応および聴性行動反応検査にて音に対する反応が認められない場合．
      ⅱ．低音部に残聴があるが 1～2 kHz 以上が聴取不能であるように子音の構音獲得に困難が予想される場合．
4. 禁忌
   中耳炎などの感染症の活動期
5. 慎重な適応判断が必要なもの
   A) 画像診断で蝸牛に人工内耳が挿入できる部位が確認できない場合．
   B) 反復性の急性中耳炎が存在する場合．
   C) 制御困難な髄液の噴出が見込まれる場合など，高度な内耳奇形を伴う場合．
   D) 重複障害および中枢性聴覚障害では慎重な判断が求められ，人工内耳による聴覚補償が有効であるとする予測がなければならない．

本適応基準では，言語習得期前および言語習得期の聴覚障害児を対象とする．
〔日本耳鼻咽喉科学会福祉医療委員会，2014 より〕

[9] 残存聴力活用型人工内耳 EAS(electric acoustic stimulation)ガイドライン(2014)

下記の 4 条件すべてを満たす感音難聴患者を適応とする．
1)-1 純音による左右気導聴力閾値が下記のすべてを満たす(621 頁の図 2)．
   125 Hz，250 Hz，500 Hz の聴力閾値が 65 dB 以下/2,000 Hz の聴力閾値が 80 dB 以上/4,000 Hz，8,000 Hz の聴力閾値が 85 dB 以上．
   ※ただし，上記に示す周波数のうち，1 か所で 10 dB 以内の範囲で外れる場合も対象とする．
1)-2 聴力検査，語音聴力検査で判定できない場合は，聴性行動反応や聴性定常反応検査(ASSR)などの 2 種類以上の検査において，1)-1 に相当する低音域の残存聴力を有することが確認できた場合に限る．
2) 補聴器装用下において静寂下での語音弁別能が 65 dB SPL で 60% 未満である．
   ※ただし，評価は補聴器の十分なフィッティング後に行う．
3) 適応年齢は通常の小児人工内耳適応基準と同じ生後 12 か月以上とする．
4) 手術により残存聴力が悪化する(EAS での補聴器装用が困難になる)可能性を十分理解し受容している．

禁忌・慎重な適応判断が必要なもの
一般社団法人日本耳鼻咽喉科学会が定めた人工内耳適応基準および小児人工内耳適応基準 2014 の「禁忌」「慎重な適応診断」に準ずる．さらに，禁忌事項に急速に進行する難聴を加える．
具体的には

(つづく)

⑨ 残存聴力活用型人工内耳 EAS(electric acoustic stimulation)ガイドライン(2014)
（つづき）

禁忌
1) 中耳炎などの感染症の活動期（小児人工内耳適応基準2014と同じ）
2) 急速に進行する難聴

慎重な適応判断が必要なもの
1) 画像診断で蝸牛に人工内耳を挿入できる部位が確認できない場合（小児人工内耳適応基準2014と同じ）．
2) 反復性の急性中耳炎が存在する場合（小児人工内耳適応基準2014と同じ）．
3) 制御困難な髄液の噴出が見込まれる場合など高度な内耳奇形を伴う場合（小児人工内耳適応基準2014と同じ）．
4) 重複障害および中枢性聴覚障害では慎重な判断が求められ，人工内耳による聴覚補償が有効であるとする予測がなければならない（小児人工内耳適応基準2014と同じ）．

〔日本耳鼻咽喉科学会：新医療機器使用要件等基準策定事業（残存聴力活用型人工内耳）報告書，2014より〕

⑩ メニエール病診断基準（簡易版）

Ⅰ．メニエール病確実例
　難聴，耳鳴，耳閉感などの聴覚症状を伴うめまい発作を反復する．
Ⅱ．メニエール病非定型例
　下記の症候を示す症例をメニエール病非定型例と診断する．
　①メニエール病非定型例（蝸牛型）
　　聴覚症状の増悪・軽快を反復するが，めまい発作を伴わない．
　②メニエール病非定型例（前庭型）
　　メニエール病確実例に類似しためまい発作を反復する．一側または両側の難聴などの聴覚症状を合併している場合があるが，この聴覚症状は固定性で，めまい発作に関連して変動することはない．
　　この病型の診断には，めまい発作の反復の状況を慎重に評価し，内リンパ水腫による反復性めまいの可能性が高いと判断された場合にメニエール病非定型例（前庭型）と診断すべきである．
○原因既知の疾患の除外
　メニエール病確実例，非定型例の診断にあたっては，メニエール病と同様の症状を呈する外リンパ瘻，内耳梅毒，聴神経腫瘍，神経血管圧迫症候群などの内耳・後迷路性疾患，小脳，脳幹を中心とした中枢性疾患など原因既知の疾患を除外する必要がある．

この簡易版は，著述などの際に簡略に記載できるように，メニエール病診断基準の解説部分を省略したものである．簡易版を利用する場合は，必ず診断基準の全文を参照し，内容を十分理解する必要がある．
〔厚生労働省難治性疾患克服研究事業前庭機能異常に関する調査研究班（2008年～2010年度）（編）：メニエール病診療ガイドライン．p10，金原出版，2011より〕

⑪ 外リンパ瘻の診断基準

1. 確実例
　手術（鼓室開放術）により蝸牛窓，前庭窓のいずれかまたは両者の破裂を確認できたもの．
2. 疑い例
　1) 髄液圧，鼓室圧の急激な変動を起こすような誘因の後に，耳閉感，難聴，耳鳴，めまい，平衡障害などが生じた．
　2) 外耳，中耳の加圧，減圧などでめまいを訴える．
　3) 高度感音難聴が，数日かけて生じた．
　4) "水の流れるような耳鳴" あるいは "流れる感じ" がある．
　5) パチッという音（pop音）の後，耳閉感，難聴，耳鳴，めまい，平衡障害などが生じた．
　以上の症状のいずれか1つでもある場合，外リンパ瘻を疑う．

〔厚生省特定疾患急性高度難聴調査研究班，1990より〕

12 顔面神経麻痺の評価法──顔面運動採点法(40点法：日本顔面神経研究会制定)

	ほぼ正常(4点)	軽度麻痺(2点)	高度麻痺(0点)
1. 安静時対称性			
2. 額のしわ寄せ			
3. 軽い閉眼			
4. 強い閉眼			
5. 片目つぶり			
6. 鼻根のしわ寄せ			
7. 頰を膨らます			
8. イーと歯を見せる			
9. 口笛			
10. 口をへの字に曲げる			
小計			
合計			点/40点

病的共同運動	なし	軽度	中等度	高度
拘縮	なし	軽度	中等度	高度
顔面痙攣	なし	軽度	中等度	高度
ワニの涙	なし	軽度	中等度	高度

〔青柳 優：顔面神経麻痺の診断・検査. 森山 寛(編)：新図説耳鼻咽喉科・頭頸部外科講座　第2巻. 中耳・外耳, p 225, メジカルビュー社, 2000 より〕

13 顔面神経麻痺の評価法──House-Brackmann's grading systems

	grade	安静時	額のしわ寄せ	閉眼	口角の運動	後遺症	全体的印象
I	正常	正常	正常	正常	正常	なし	正常
II	軽度麻痺	対称性 緊張正常	軽度〜正常	軽く閉眼可能 軽度非対称	力を入れれば動くが軽度非対称	なし	注意して見ないとわからない
III	中等度麻痺	対称性 緊張ほぼ正常	軽度〜高度	力を入れれば閉眼可能 非対称明瞭	力を入れれば動くが非対称明瞭	中等度	明らかな麻痺だが左右差は著明でない
IV	やや高度麻痺	非対称性 緊張ほぼ正常	不能	力を入れても閉眼不可	力を入れても非対称明瞭	高度	明らかな麻痺左右差も著明
V	高度麻痺	非対称性 口角下垂 鼻唇溝消失	不能	閉眼不可能	力を入れてもほとんど動かず	高度	わずかな動きを認める程度
VI	完全麻痺	非対称性緊張なし	動かず	動かず	動かず	高度	緊張の完全消失

〔青柳 優：顔面神経麻痺の診断・検査. 森山 寛(編)：新図説耳鼻咽喉科・頭頸部外科講座　第2巻. 中耳・外耳, p 225, メジカルビュー社, 2000 より〕

14 Hunt 症候群による難聴の診断の手引き

1. 確実例
難聴発症の前後4週間以内に同側に下記3項目のうち2項目以上が認められる．
 1) 帯状疱疹
 2) 顔面神経麻痺
 3) 水痘・帯状疱疹ウイルス抗体価陽性

2. 疑い例
難聴発症の前後4週間以内に同側に下記2項目のうちいずれかが認められる．
 1) 帯状疱疹
 2) 顔面神経麻痺

3. 参考例
難聴発症の前後4週間以内に水痘・帯状疱疹ウイルス抗体価陽性

註1 帯状疱疹，顔面神経麻痺の1主徴のみがあり自覚的に難聴がない場合でも必ず聴力検査を実施し，健側に比し1周波数以上で有意の閾値上昇がある場合は難聴ありと判定する．
註2 3主徴のいずれか，またはそれに関連する症状の1つでも発現したときを本症の発症とする．
註3 水痘・帯状疱疹ウイルス抗体価陽性とは発症直後から2〜3週にかけて有意の抗体価上昇がある場合をいう．

〔厚生省特定疾患急性高度難聴調査研究班，1990より〕

15 ESS の術式分類

ESS 分類	手術術式	手術技術度 (外保連手術試案第8版に準拠)
副鼻腔炎を対象とした内視鏡手術の分類		
I	副鼻腔自然口開窓術	B 卒3〜4年（後期レジデント）
II	副鼻腔単洞手術 （前篩骨洞，後篩骨洞，前頭洞，上顎洞，蝶形骨洞）	B 卒3〜4年（後期レジデント）
III	選択的(複数洞)副鼻腔手術 （IIの括弧内の2つ以上の洞）	C 卒5〜7年（専門医習得前後）
IV	汎副鼻腔手術 （一側すべての洞）	D 卒8〜10年
V	拡大副鼻腔手術 　両側前頭洞単洞化手術 　頭蓋底手術（副鼻腔炎に伴う） 　眼窩手術（副鼻腔炎に伴う）	E 限られた施設で実施される
鼻外手術	上顎洞（充填を含む）	B 卒3〜4年（後期レジデント）
	前頭洞（充填を含む）	C 卒5〜7年（専門医習得前後）

ESS I型：中鼻道あるいは嗅裂に存在する鼻茸を摘出し，自然口を開大する．
ESS II型：単一の副鼻腔を開放し洞内の病的粘膜を処置する．
ESS III型：複数の副鼻腔を開放し洞内の病的粘膜を処置する．
ESS IV型：すべての副鼻腔を開放し洞内の病的粘膜を処置する．
ESS V型：前頭洞炎に対する前頭洞単洞化手術（Draf IIIあるいはmodified Lothrop procedure），また副鼻腔炎が頭蓋底および眼窩内に波及した場合に鼻副鼻腔経由にアプローチする方法．
手術技術度：IおよびII型は技術度B〔卒3〜4年（後期レジデント）〕，III型は技術度C〔卒5〜7年（専門医習得前後）〕，IV型は技術度D（卒8〜10年）として，V型は限られた施設で実施（技術度E）とした．
鼻外手術：従来より行われている上顎洞根治術（コールドウェル・ルック手術）や鼻外前頭洞根治術の頻度は少なくなっているが，内視鏡を併用する例もあるため分類の項目として追加した．

〔日本鼻科学会副鼻腔炎手術技術機能評価委員会：慢性副鼻腔炎に対する内視鏡下副鼻腔手術—新たな手術分類とその評価．日鼻科会誌52：143-157, 2013より〕

16 頭頸部癌の UICC 臨床病期分類要約

■ TN 分類要約

口唇および口腔

T1	最大径≤2 cm かつ深達度≤5 mm
T2	最大径≤2 cm かつ 5 mm<深達度≤10 mm または 2 cm<最大径≤4 cm かつ深達度≤10 mm
T3	最大径>4 cm または深達度>10 mm
T4a	口唇：下顎骨皮質を貫通，下歯槽神経，口腔底，オトガイ部または外鼻の皮膚に浸潤 口腔：下顎もしくは上顎洞の骨皮質を貫通，または顔面皮膚に浸潤
T4b	咀嚼筋間隙，翼状突起，頭蓋底に浸潤，または内頸動脈を全周性に取り囲む
N1	同側単発≤3 cm かつ節外浸潤なし
N2	(a) 3 cm<同側単発≤6 cm かつ節外浸潤なし (b) 同側多発≤6 cm かつ節外浸潤なし (c) 両側または対側≤6 cm かつ節外浸潤なし
N3	(a) 最大径>6 cm かつ節外浸潤なし (b) 単発または多発かつ臨床的節外浸潤あり

鼻腔および副鼻腔

上顎洞

T1	上顎洞粘膜に限局，骨吸収または骨破壊を認めない
T2	骨吸収または骨破壊のある，硬口蓋および/または中鼻道に進展する腫瘍を含むが，上顎洞後壁および翼状突起に進展する腫瘍を除く
T3	次のいずれかに浸潤：上顎洞後壁の骨，皮下組織，眼窩底または眼窩内側壁，翼突窩，篩骨洞
T4a	次のいずれかに浸潤：眼窩内容前部，頬部皮膚，翼状突起，側頭下窩，篩板，蝶形洞，前頭洞
T4b	次のいずれかに浸潤：眼窩尖端，硬膜，脳，中頭蓋窩，三叉神経第二枝(V2)以外の脳神経，上咽頭，斜台

鼻腔・篩骨洞

T1	骨浸潤の有無に関係なく，鼻腔または篩骨洞の1亜部位に限局
T2	骨浸潤の有無に関係なく，鼻腔もしくは篩骨洞の2つの亜部位に浸潤，または鼻腔および篩骨洞の両方に浸潤
T3	次のいずれかに浸潤：眼窩内側壁または眼窩底，上顎洞，口蓋，篩板

T4a	次のいずれかに浸潤：眼窩内容前部，外鼻の皮膚，頬部皮膚，前頭蓋窩(軽度進展)，翼状突起，蝶形洞，前頭洞
T4b	次のいずれかに浸潤：眼窩尖端，硬膜，脳，中頭蓋窩，三叉神経第二枝(V2)以外の脳神経，上咽頭，斜台
N1	同側単発≤3 cm かつ節外浸潤なし
N2	(a) 3 cm<同側単発≤6 cm かつ節外浸潤なし (b) 同側多発≤6 cm かつ節外浸潤なし (c) 両側もしくは対側≤6 cm かつ節外浸潤なし
N3	(a) 最大径>6 cm かつ節外浸潤なし (b) 単発または多発かつ臨床的節外浸潤あり

上咽頭

T1	上咽頭に限局，または中咽頭および/または鼻腔に進展するが傍咽頭間隙への浸潤を伴わない
T2	傍咽頭間隙へ進展，および/または内側翼突筋，外側翼突筋および/または椎前筋に浸潤
T3	頭蓋底骨構造，頸椎，翼状突起，および/または副鼻腔に浸潤
T4	頭蓋内に進展，および/または脳神経，下咽頭，眼窩，耳下腺に浸潤，および/または外側翼突筋の外側表面をこえて浸潤
N1	輪状軟骨の尾側縁より上方，一側頸部および/または一側/両側咽頭後≤6 cm
N2	輪状軟骨の尾側縁より上方，両側頸部≤6 cm
N3	最大径>6 cm および/または輪状軟骨の尾側縁より下方に進展

中咽頭-p16 陰性または不明

T1	最大径≤2 cm
T2	2 cm<最大径≤4 cm
T3	最大径>4 cm または喉頭蓋舌面へ進展
T4a	次のいずれかに浸潤：喉頭，舌深層の筋肉/外舌筋(オトガイ舌筋，舌骨舌筋，口蓋舌筋，茎突舌筋)，内側翼突筋，硬口蓋，または下顎骨
T4b	次のいずれかに浸潤：外側翼突筋，翼状突起，上咽頭側壁，頭蓋底，または頸動脈を全周性に取り囲む腫瘍

(つづく)

■ TN 分類要約(つづき)

中咽頭-p16 陰性または不明

N1	同側単発≦3 cm かつ節外浸潤なし
N2	(a) 3 cm<同側単発≦6 cm かつ節外浸潤なし
	(b) 同側多発≦6 cm かつ節外浸潤なし
	(c) 両側または対側≦6 cm かつ節外浸潤なし
N3	(a) 最大径>6 cm かつ節外浸潤なし
	(b) 単発または多発かつ臨床的節外浸潤あり

中咽頭-p16 陽性

T1	最大径≦2 cm
T2	2 cm<最大径≦4 cm
T3	最大径>4 cm または喉頭蓋舌面へ進展
T4	次のいずれかに浸潤:喉頭,舌深層の筋肉/外舌筋(オトガイ舌筋,舌骨舌筋,口蓋舌筋,茎突舌筋),内側翼突筋,硬口蓋,下顎骨,外側翼突筋,翼状突起,上咽頭側壁,頭蓋底,または頸動脈を全周性に取り囲む
N1	一側≦6 cm
N2	対側または両側≦6 cm
N3	最大径>6 cm

下咽頭

T1	下咽頭の1亜部位に限局,および/または最大径≦2 cm
T2	片側喉頭の固定がなく,下咽頭の1亜部位をこえるか,隣接部位に浸潤,または2 cm<最大径≦4 cm で片側喉頭の固定がない
T3	最大径>4 cm,または片側喉頭の固定,または食道粘膜に進展
T4a	次のいずれかに浸潤:甲状軟骨,輪状軟骨,舌骨,甲状腺,食道頸部正中軟部組織
T4b	椎前筋膜に浸潤,頸動脈を全周性に取り囲む,または縦隔に浸潤
N1	同側単発≦3 cm かつ節外浸潤なし
N2	(a) 3 cm<同側単発≦6 cm かつ節外浸潤なし
	(b) 同側多発≦6 cm かつ節外浸潤なし
	(c) 両側または対側≦6 cm かつ節外浸潤なし
N3	(a) 最大径>6 cm かつ節外浸潤なし
	(b) 単発または多発かつ臨床的節外浸潤あり

(↗)

喉頭

声門上部

T1	声帯運動が正常で,声門上部の1亜部位に限局
T2	喉頭の固定がなく,声門上部に隣接する2亜部位以上,または,声門もしくは声門上部の外側域(例えば舌根粘膜,喉頭蓋谷,梨状陥凹の内壁など)の粘膜に浸潤
T3	声帯の固定があり喉頭に限局,および/または次のいずれかに浸潤:輪状後部,喉頭蓋前間隙,傍声帯間隙,および/または甲状軟骨の内側皮質
T4a	甲状軟骨を貫通し浸潤,および/または喉頭外組織,例えば気管,舌深層の筋肉/外舌筋(オトガイ舌筋,舌骨舌筋,口蓋舌筋,茎突舌筋)を含む頸部軟部組織,前頸筋群,甲状腺,もしくは食道に浸潤
T4b	椎前間隙に浸潤,頸動脈を全周性に取り囲む,または縦隔に浸潤

声門

T1	声帯運動が正常で,声帯に限局(前または後連合に達してもよい)
T1a	一側声帯に限局
T1b	両側声帯に浸潤
T2	声門上部および/または声門下部に進展,および/または声帯運動の制限を伴う
T3	声帯の固定があり喉頭に限局,および/または傍声帯間隙および/または甲状軟骨の内側皮質に浸潤
T4a	甲状軟骨の外側皮質を破って浸潤,および/または喉頭外組織,例えば気管,舌深層の筋肉/外舌筋(オトガイ舌筋,舌骨舌筋,口蓋舌筋,茎突舌筋)を含む頸部軟部組織,前頸筋群,甲状腺,食道に浸潤
T4b	椎前間隙に浸潤,頸動脈を全周性に取り囲む,または縦隔に浸潤

声門下部

T1	声門下部に限局
T2	声帯に進展し,その運動が正常か制限されている
T3	声帯の固定があり,喉頭に限局
T4a	輪状軟骨もしくは甲状軟骨に浸潤,および/または喉頭外組織,例えば気管,舌深層の筋肉/外舌筋(オトガイ舌筋,舌骨舌筋,口蓋舌筋,茎突舌筋)を含む頸部軟部組織,前頸筋群,甲状腺,食道に浸潤
T4b	椎前間隙に浸潤,頸動脈を全周性に取り囲む,縦隔に浸潤

(つづく)

B. 用語・手引き・診断基準など

■（つづき）

	すべての部位
N1	同側単発≦3 cm かつ節外浸潤なし
N2	(a) 3 cm<同側単発≦6 cm かつ節外浸潤なし
	(b) 同側多発≦6 cm かつ節外浸潤なし
	(c) 両側または対側≦6 cm かつ節外浸潤なし
N3	(a) 最大径>6 cm かつ節外浸潤なし
	(b) 単発または多発かつ臨床的節外浸潤あり

	大唾液腺
T1	最大径≦2 cm，実質外展進なし
T2	2 cm<最大径≦4 cm，実質外展進なし
T3	最大径>4 cm，および/または実質外進展を伴う
T4a	皮膚，下顎骨，外耳道，および/または顔面神経に浸潤
T4b	頭蓋底および/または翼状突起に浸潤，および/または頸動脈を全周性に取り囲む
N1	同側単発≦3 cm かつ節外浸潤なし
N2	(a) 3 cm<同側単発≦6 cm かつ節外浸潤なし
	(b) 同側多発≦6 cm かつ節外浸潤なし
	(c) 両側あるいは対側≦6 cm かつ節外浸潤なし
N3	(a) 最大径>6 cm かつ節外浸潤なし
	(b) 単発または多発かつ臨床的節外浸潤あり

	甲状腺
T1	最大径≦2 cm，甲状腺に限局
T1a	最大径≦1 cm，甲状腺に限局
T1b	1 cm<最大径≦2 cm，甲状腺に限局
T2	2 cm<最大径≦4 cm，甲状腺に限局
T3	最大径>4 cm，甲状腺に限局または前頸筋群（胸骨舌骨筋，胸骨甲状筋，もしくは肩甲舌骨筋）にのみ浸潤する甲状腺外進展を認める
T3a	最大径>4 cm，甲状腺に限局
T3b	大きさに関係なく，前頸筋群（胸骨舌骨筋，胸骨甲状筋，または肩甲舌骨筋）に浸潤
T4a	甲状腺の被膜をこえて進展し，次のいずれかに浸潤：皮下軟部組織，喉頭，気管，食道，反回神経
T4b	椎前筋膜，縦隔内の血管に浸潤，または頸動脈を全周性に取り囲む

（↗）

N1	領域リンパ節転移あり
	(a) レベルⅥ（気管前および気管傍，喉頭前/Delphian），または上縦隔
	(b) その他の同側，両側もしくは対側（レベルⅠ，Ⅱ，Ⅲ，Ⅳ，Ⅴ）または咽頭後

	上気道消化管の悪性黒色腫
T3	上皮および/または粘膜下（粘膜病変）に限局
T4a	軟部組織深部，軟骨，骨，または皮膚に浸潤
T4b	以下のいずれかに浸潤：脳，硬膜，頭蓋底，下位脳神経（Ⅸ，Ⅹ，Ⅺ，Ⅻ），咀嚼筋間隙，頸動脈，椎前間隙，縦隔
N1	領域リンパ節転移あり

	原発不明-頸部リンパ節
	すべての組織型
T0	原発腫瘍を認めない
	EBV および HPV/p16 陰性または不明
N1	一側単発≦3 cm かつ節外浸潤なし
N2	(a) 3 cm<一側単発≦6 cm かつ節外浸潤なし
	(b) 一側多発≦6 cm かつ節外浸潤なし
	(c) 両側または対側≦6 cm かつ節外浸潤なし
N3	(a) 最大径>6 cm かつ節外浸潤なし
	(b) 単発または多発かつ臨床的節外浸潤あり
	HPV/p16 陽性
N1	一側≦6 cm
N2	対側または両側≦6 cm
N3	最大径>6 cm
	EBV 陽性
N1	輪状軟骨の尾側縁より上方の一側，および/または一側/両側咽頭後≦6 cm
N2	輪状軟骨の尾側縁より上方の両側≦6 cm
N3	最大径>6 cm および/または輪状軟骨の尾側縁より下方に進展

〔日本頭頸部癌学会（編）：頭頸部癌取扱い規約，第6版．p 57-62，金原出版，2018 より〕

17 悪性腫瘍患者の performance status(PS) score

score	定義
0	全く問題なく活動できる．発病前と同じ日常生活が制限なく行える．
1	肉体的に激しい活動は制限されるが，歩行可能で，軽作業や座っての作業は行うことができる（例：軽い家事，事務作業）．
2	歩行可能で自分の身の回りのことはすべて可能だが作業はできない．日中の 50% 以上はベッド外で過ごす．
3	限られた自分の身の回りのことしかできない．日中の 50% 以上をベッドか椅子で過ごす．
4	全く動けない．自分の身の回りのことは全くできない．完全にベッドか椅子で過ごす．

〔Performance Status Scales/Scores. Common Toxicity Criteria, Version2.0 Publish Date April 30, 1999(http://ctep.cancer.gov/protocolDevelopment/electronic_applications/docs/ctcv20_4-30-992.pdf)/JCOG Web サイト(http://www.jcog.jp/doctor/tool/C_150_0050.pdf) より〕

18 頸部リンパ節のレベル分類

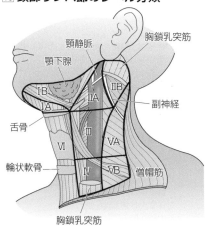

- レベルⅠA：オトガイ下リンパ節．舌骨と顎二腹筋前腹で囲まれる領域．
- レベルⅠB：顎下リンパ節．上縁が下顎骨，顎二腹筋前腹と後腹とで囲まれる領域．
- レベルⅡ：上内深頸リンパ節．頸静脈沿いのリンパ節群のうち上 1/3 の領域．レベルⅢとは舌骨で境界される．副神経より前方がⅡA，後方がⅡB．
- レベルⅢ：中内深頸リンパ節．頸静脈沿いのリンパ節群のうち真ん中 1/3．レベルⅣとは輪状軟骨で境される．
- レベルⅣ：下内深頸リンパ節．頸静脈沿いのリンパ節群のうち下 1/3 の領域．
- レベルⅤ：副神経リンパ節．胸鎖乳突筋より後方，僧帽筋までの領域．輪状軟骨より上方がⅤA，下方がⅤB．
- レベルⅥ：前頸部リンパ節．舌骨，胸骨柄，頸動脈内側で囲まれる領域．気管前，気管傍，喉頭前(Delphian)リンパ節を含む．

〔平野 滋：頸部郭清術．伊藤壽一，他(監修)：耳鼻咽喉科・頭頸部外科レジデントマニュアル．p 326-328，医学書院，2016 より〕

19 耳鼻咽喉科・頭頸部外科に関連する主なガイドラインなど

■ 耳

ガイドライン名	発表年	作成者	掲載雑誌/書籍/URL
良性発作性頭位めまい症診療ガイドライン(医師用)	2009	日本めまい平衡医学会診断基準化委員会(編)	Equilibrium Res 68:218-225, 2009
顔面神経麻痺診療の手引—Bell 麻痺と Hunt 症候群 2011 年版	2011	日本顔面神経研究会(編)	同タイトルの書籍(金原出版)
メニエール病診療ガイドライン 2011 年版	2011	厚生労働省難治性疾患克服研究事業/前庭機能異常に関する調査研究班(2008〜2010 年度)(編)	同タイトルの書籍(金原出版)
Clinical practice guideline: sudden hearing loss.	2012	米国耳鼻咽喉科頭頸部外科学会	Otolaryngol Head Neck Surg 146 (3 Suppl):S1-35, 2012
骨固定型補聴器(BAHA)の診療指針	2012	日本耳科学会	日本耳科学会の Web サイト(http://www.otology.gr.jp/guideline/img/guideline_BAHA.pdf)
小児急性中耳炎診療ガイドライン 2013 年版	2013	日本耳科学会, 他(編)	同タイトルの書籍(金原出版)および日本耳科学会の Web サイト(http://www.otology.gr.jp/guideline/img/guideline_otitis2013.pdf)
Clinical practice guideline: Bell's palsy	2013	Baugh RF, et al	Otolaryngol Head Neck Surg 149 (3 Suppl):S1-27, 2013
小児人工内耳適応基準(2014)	2014	日本耳鼻咽喉科学会	日本耳鼻咽喉科学会の Web サイト(http://www.jibika.or.jp/members/iinkaikara/pdf/artificial_inner_ear-child.pdf)
残存聴力活用型人工内耳 EAS (electric acoustic stimulation)ガイドライン	2014	日本耳鼻咽喉科学会	日本耳鼻咽喉科学会の Web サイト(http://www.jibika.or.jp/members/jynews/info_naiji.pdf の p1-2)
小児滲出性中耳炎診療ガイドライン 2015 年版	2015	日本耳科学会, 他(編)	同タイトルの書籍(金原出版)および日本耳科学会の Web サイト(http://www.otology.gr.jp/guideline/img/guideline_otitis2015.pdf)
人工中耳 VSB(Vibrant Soundbridge®)マニュアル	2015	日本耳科学会国内学術委員会人工聴覚器ワーキンググループ	日本耳科学会の Web サイト(http://www.otology.gr.jp/guideline/img/vsb_manual.pdf)
耳管開放症診断基準案 2016	2016	日本耳科学会	日本耳科学会の Web サイト(http://www.otology.gr.jp/guideline/img/guideline_jikan2016.pdf)
遺伝性難聴の診療の手引き 2016 年版	2016	日本聴覚医学会(編)	同タイトルの書籍(金原出版)
ANCA 関連血管炎性中耳炎(OMAAV)の診療の手引き 2016 年版	2016	日本耳科学会(編)	同タイトルの書籍(金原出版)
成人人工内耳適応基準(2017)	2017	日本耳鼻咽喉科学会	日本耳鼻咽喉科学会の Web サイト(http://www.jibika.or.jp/members/iinkaikara/pdf/artificial_inner_ear-adult.pdf)

(つづく)

■ 鼻

ガイドライン名	発表年	作成者	掲載雑誌/書籍/URL
急性鼻副鼻腔炎診療ガイドライン2010年版(追補版)	2014	日本鼻科学会(編)	日鼻科会誌53：103-160, 2014
好酸球性副鼻腔炎 診断ガイドライン (JESREC Study)	2015	藤枝重治, 他	日耳鼻118：728-735, 2015
鼻アレルギー診療ガイドライン―通年性鼻炎と花粉症2016年版	2015	鼻アレルギー診療ガイドライン作成委員会(編)	同タイトルの書籍(ライフ・サイエンス)
急性鼻副鼻腔炎に対するネブライザー療法の手引き2016年版	2016	日本耳鼻咽喉科感染症・エアロゾル学会(編)	同タイトルの書籍(金原出版)

■ 口腔・咽頭

ガイドライン名	発表年	作成者	掲載雑誌/書籍/URL
「呼吸器感染症に関するガイドライン」成人気道感染症診療の基本的考え方	2003	日本呼吸器学会呼吸器感染症に関するガイドライン作成委員会(編)	同タイトルの書籍(日本呼吸器学会)
成人の睡眠時無呼吸症候群 診断と治療のためのガイドライン	2005	睡眠呼吸障害研究会(編)	同タイトルの書籍(メディカルレビュー社)
循環器領域における睡眠呼吸障害の診断・治療に関するガイドライン	2012	日本循環器学会, 他	日本循環器学会のWebサイト(http://www.j-circ.or.jp/guideline/pdf/JCS2010_momomura.h.pdf)
嚥下障害診療ガイドライン2012年版	2012	日本耳鼻咽喉科学会(編)	同タイトルの書籍(金原出版)
咳嗽に関するガイドライン 第2版	2012	日本呼吸器学会咳嗽に関するガイドライン第2版作成委員会(編)	同タイトルの書籍(日本呼吸器学会)および日本呼吸器学会のWebサイト(http://www.jrs.or.jp/uploads/uploads/files/photos/1048.pdf)
Clinical practice guideline: Diagnosis and management of childhood obstructive sleep apnea syndrome	2012	米国小児科学会	米国小児科学会のWebサイト(http://pediatrics.aappublications.org/content/pediatrics/130/3/576.full.pdf)
臨床睡眠検査マニュアル 改訂版	2015	日本睡眠学会(編)	同タイトルの書籍(ライフ・サイエンス)

■ 喉頭

ガイドライン名	発表年	作成者	掲載雑誌/書籍/URL
外科的気道確保マニュアル	2009	日本気管食道科学会(編)	同タイトルの書籍(金原出版)
気道食道異物摘出マニュアル	2015	日本気管食道科学会(編)	同タイトルの書籍(金原出版)
音声障害診療ガイドライン2018年版	2018	日本音声言語医学会, 他(編)	同タイトルの書籍(金原出版)

■ 頸部

ガイドライン名	発表年	作成者	掲載雑誌/書籍/URL
透析患者における二次性副甲状腺機能亢進症治療ガイドライン	2006	日本透析医学会	透析会誌39：1435-1455, 2006および日本透析医学会のWebサイト(http://www.jsdt.or.jp/tools/file/download.cgi/7/pdf6.pdf)
原発不明がん診療ガイドライン2010年版	2010	日本臨床腫瘍学会(編)	同タイトルの書籍(メディカルレビュー社)
甲状腺腫瘍診療ガイドライン2010年版	2010	日本内分泌外科学会, 他(編)	同タイトルの書籍(金原出版)

(つづく)

■ （つづき）

苦痛緩和のための鎮静に関するガイドライン	2010	日本緩和医療学会緩和医療ガイドライン作成委員会（編）	同タイトルの書籍（金原出版）
バセドウ病治療ガイドライン 2011	2011	日本甲状腺学会（編）	同タイトルの書籍（南江堂）
甲状腺結節取扱い診療ガイドライン 2013	2013	日本甲状腺学会	同タイトルの書籍（南江堂）
バセドウ病の診断ガイドライン（甲状腺疾患診断ガイドライン 2013 内）	2013	日本甲状腺学会	日本甲状腺学会の Web サイト（http://www.japanthyroid.jp/doctor/guideline/japanese.html#basedou）
慢性甲状腺炎（橋本病）の診断ガイドライン（甲状腺疾患診断ガイドライン 2013 内）	2013	日本甲状腺学会	日本甲状腺学会の Web サイト（http://www.japanthyroid.jp/doctor/guideline/japanese.html#mansei）
多発性内分泌腫瘍症診療ガイドブック	2013	多発性内分泌腫瘍症診療ガイドブック編集委員会（編）	同タイトルの書籍（金原出版）
終末期がん患者の輸液療法に関するガイドライン 2013 年版	2013	日本緩和医療学会緩和医療ガイドライン委員会（編）	同タイトルの書籍（金原出版）
がんのリハビリテーションガイドライン	2013	日本リハビリテーション医学会がんのリハビリテーションガイドライン策定委員会（編）	同タイトルの書籍（金原出版）
がん疼痛の薬物療法に関するガイドライン 2014 年版	2014	日本緩和医療学会緩和医療ガイドライン委員会（編）	同タイトルの書籍（金原出版）
頭頸部がん薬物療法ガイダンス	2015	日本臨床腫瘍学会（編）	同タイトルの書籍（金原出版）の p 11-38
甲状腺癌取扱い規約 第 7 版	2015	日本甲状腺外科学会（編）	同タイトルの書籍（金原出版）
骨転移診療ガイドライン	2015	日本臨床腫瘍学会（編）	同タイトルの書籍（南江堂）
制吐薬適正使用ガイドライン 2015 年 10 月，第 2 版	2015	日本癌治療学会（編）	同タイトルの書籍（金原出版）
がん免疫療法ガイドライン	2016	日本臨床腫瘍学会（編）	同タイトルの書籍（金原出版）
NCCN Guidelines : Head and Neck Cancers	2017	NCCN	NCCN の Web サイト（http://www.nccn.org/professionals/physician_gls/pdf/head-and-neck.pdf）
TNM 悪性腫瘍の分類 第 8 版（日本語版）	2017	UICC 日本委員会 TNM 委員会（訳）	同タイトルの書籍（金原出版）
がん患者の消化器症状の緩和に関するガイドライン 2017 年版，第 2 版	2017	日本緩和医療学会ガイドライン統括委員会（編）	同タイトルの書籍（金原出版）
発熱性好中球減少症（FN）診療ガイドライン 改訂第 2 版	2017	日本臨床腫瘍学会（編）	同タイトルの書籍（南江堂）
血管腫・血管奇形・リンパ管奇形診療ガイドライン 2017，第 2 版	2017	平成 26-28 年度厚生労働科学研究費補助金難治性疾患等政策研究事業（難治性疾患政策研究事業）「難治性血管腫・血管奇形・リンパ管腫・リンパ管腫症および関連疾患についての調査研究」班	左研究班の Web サイト（https://www.marianna-u.ac.jp/va/files/vascular%20anomalies%20practice%20guideline%202017.pdf#view=FitV）
頭頸部癌診療ガイドライン 2018 年版	2017	日本頭頸部癌学会（編）	同タイトルの書籍（金原出版）
頭頸部癌取扱い規約 第 6 版	2018	日本頭頸部癌学会（編）	同タイトルの書籍（金原出版）

（つづく）

■ 用語

ガイドライン名	発表年	作成者	掲載雑誌/書籍/URL
気管食道科学用語解説集	2003	日本気管食道科学会(編)	同タイトルの書籍(金原出版)
耳鼻咽喉科学用語集	2008	日本耳鼻咽喉科学会(編)	同タイトルの書籍(金芳堂)および日本耳鼻咽喉科学会のWebサイト(http://www.jibika.or.jp/members/publish/yougo/index.html)
耳鼻咽喉科学用語解説集	2010	日本耳鼻咽喉科学会(編)	同タイトルの書籍(金芳堂)
伝音再建法の分類と名称について(2010)	2010	日本耳科学会用語委員会	日本耳科学会のWebサイト(http://www.otology.gr.jp/guideline/img/ossicular_chain2010.pdf)
上鼓室・乳突腔病巣処理を伴う鼓室形成術の術式名称について(2010)	2010	日本耳科学会用語委員会	日本耳科学会のWebサイト(http://www.otology.gr.jp/guideline/img/attic2010.pdf)
伝音再建後の術後聴力成績判定基準(2010)	2011	日本耳科学会用語委員会	日本耳科学会のWebサイト(http://www.otology.gr.jp/guideline/img/mastoid2010.pdf)
鼻科学用語集	2011	日本鼻科学会	日本鼻科学会のWebサイト(http://www.jrs.umin.jp/pdf/jrs-yougo201107.pdf)
日本聴覚医学会用語集	2014	日本聴覚医学会(編)	日本聴覚医学会のWebサイト(http://audiology-japan.jp/audi/wp-content/uploads/2012/03/AudiologyJapanYougo_20140417.pdf)
中耳真珠腫進展度分類2015改訂案	2015	日本耳科学会用語委員会	Otol Jpn 25:845-850, 2015 および日本耳科学会のWebサイト(http://www.otology.gr.jp/guideline/img/chole2015.pdf)

■ その他

ガイドライン名	発表年	作成者	掲載雑誌/書籍/URL
病院感染対策ガイドライン 改訂第2版	2015	国公立大学附属病院感染対策協議会(編)	同タイトルの書籍(じほう)のp170-182
がん薬物療法における曝露対策合同ガイドライン2015年版	2015	日本がん看護学会,他(編)	同タイトルの書籍(金原出版)
外傷初期診療ガイドラインJATEC,改訂第5版	2016	日本外傷学会,他(監修)	同タイトルの書籍(へるす出版)
耳鼻咽喉科内視鏡の感染制御に関する手引き	2016	日本耳鼻咽喉科学会	日本耳鼻咽喉科学会のWebサイト(http://www.jibika.or.jp/members/news/kansen_seigyo.pdf)

20 耳鼻咽喉科・頭頸部外科に関連する指定難病

IgA腎症	顕微鏡的多発血管炎	若年発症型両側性感音難聴	多発血管炎性肉芽腫症
IgG4関連疾患	好酸球性多発血管炎性肉芽腫症		遅発性内リンパ水腫
アッシャー症候群	肉芽腫症	シェーグレン症候群	チャージ症候群
オスラー病	好酸球性副鼻腔炎	神経線維腫症	ベーチェット病
巨大リンパ管奇形(頸部顔面病変)	鰓耳腎症候群	先天性気管狭窄症/先天性声門下狭窄症	ミトコンドリア病
	再発性多発軟骨炎		

〔厚生労働省:難病の患者に対する医療等に関する法律第5条第1項に規定する指定難病, 2018 より抜粋〕

C. 予防接種*

予防接種とは，特定の疾病に対する免疫効果を獲得させるために，その疾病の予防に有効であることが確認されているワクチンを注射または接種することをいう．予防接種の目的は，ヒトからヒトに伝染するおそれのある疾病の発生や蔓延を予防するため，またはその疾病にかかった場合に病状の程度が重篤になりうる疾病を予防することにある．

予防接種は，その実施方法により，予防接種法に基づいて市町村長が行う定期の予防接種と，任意の予防接種とに分けられる．これらのほか，HBs抗原陽性の妊婦から出生した乳児へのB型肝炎ワクチン接種（抗HBsヒト免疫グロブリンとの併用）が行われており，この場合にのみ健康保険が適用される．

定期の予防接種の種類，対象年齢，1回の接種量，接種回数などについては予防接種法施行規則と予防接種実施規則とに定められている．

定期接種の対象年齢を外れた時期に予防接種を受けること〔例えば，1歳児へのBCGワクチンの接種や，10歳児への麻しん風しん混合（MR）ワクチンの接種など〕はできるが，その場合には任意接種の扱いとなり公費補助は受けられない．予防接種法施行規則では，予防接種の対象者から除かれる者として，①明らかな発熱を呈している者，②重篤な急性疾患にかかっている者，③接種液の成分によってアナフィラキシーを呈したことがある者，④麻しん・風しんの予防接種対象者では妊娠している者，⑤BCG予防接種対象者では，予防接種や外傷などによるケロイドのある者，などが挙げられている．

予防接種を受ける者と保護者は，現在と過去の健康状態に関する問診票の各項目の質問に答え，計測した体温の数値を記入する．次に，医師による診察では問診票の内容に基づいて，接種において注意を要する基礎疾患（心血管疾患，

予防接種の種類と標準的な接種回数

	ワクチンの種類	接種回数
予防接種法に基づくA類疾病の定期予防接種	○ジフテリア百日せき破傷風不活化ポリオ混合ワクチン（四種混合ワクチン，DPT-IPV）1期	4回
	○ジフテリア破傷風混合トキソイド（DT）2期	1回
	○BCG	1回
	○麻しん風しん混合（MR）ワクチン	2回
	○日本脳炎ワクチン	4回
	○インフルエンザ菌b型（Hib）ワクチン	4回*
	○13価肺炎球菌結合型ワクチン	4回*
	○ヒトパピローマウイルス（HPV）ワクチン	3回
	○水痘ワクチン	2回
	○B型肝炎ワクチン	3回
主な任意接種	○インフルエンザワクチン	毎年2回
	○おたふくかぜワクチン	2回
	○A型肝炎ワクチン	3回
	○ロタウイルスワクチン	2回（1価ワクチン） 3回（5価ワクチン）
	○4価髄膜炎菌ワクチン	1回

2018年4月現在
D：ジフテリア，P：百日せき，T：破傷風，IPV：不活化ポリオワクチン，M：麻しん，R：風しんを表す．
*Hibワクチンと肺炎球菌ワクチンの接種回数は，接種開始した月齢や年齢によって異なる．

---

* 高橋孝雄：小児保健．内山 聖（監修）：標準小児科学，第8版．p38-47，医学書院，2013より改変

腎疾患，肝疾患，発育障害，血液疾患，免疫抑制治療を必要とする疾患，免疫不全，けいれん性疾患)はないか，過去の予防接種で発熱や皮疹などアレルギーを疑う症状を呈したことはないか，接種液の成分によりアナフィラキシーを起こすおそれはないか，過去1か月以内の感染症者との接触状況や周囲での流行状況などが確認され，接種の可否が判定される．

医師は，予防接種を希望する者と保護者に対して，接種による有効性と，接種による副反応が生じるリスクとを説明する必要がある．副反応の発現頻度はワクチンの種類によって異なるが，副反応には一定の頻度で起こる，比較的軽度の副反応(注射部の痛みや腫れ，発熱など)と，まれに起こりうる重篤な副反応(アナフィラキシーやギラン・バレー症候群など)とがある．ワクチン接種後は30分間程度，医療機関内にとどまるよう伝え，副反応発現のないことを確認してから帰宅させる．ワクチン接種の記録として，接種年月日，ワクチンの種類と製造番号，接種量，接種者名を問診票と母子健康手帳とに記入する．

次のワクチンとの接種の間隔は，不活化ワクチンの接種後は6日以上，生ワクチンの接種後は27日以上空ける．不活化ワクチンには，ジフテリア・百日せき・破傷風・不活化ポリオ混合ワクチン，インフルエンザ菌 b 型(Hib)ワクチン，13価肺炎球菌結合型ワクチン，日本脳炎ワクチン，B 型肝炎ワクチン，A 型肝炎ワクチン，ヒトパピローマウイルスワクチン，インフルエンザワクチンなどがある．一方，生ワクチンには，BCG ワクチン，ロタウイルスワクチン，MR ワクチン，水痘ワクチン，おたふくかぜワクチンが含まれる．

D. 公的文書

1 身体障害者障害程度等級表─聴覚・平衡・音声言語・そしゃく機能障害

（身体障害者福祉法第15条に基づく）

級別	聴覚障害	平衡機能障害	音声機能・言語機能又はそしゃく機能の障害
1級			
2級	両耳の聴力レベルがそれぞれ 100 dB 以上のもの(両耳全ろう)		
3級	両耳の聴力レベルが 90 dB 以上のもの (耳介に接しなければ大声語を理解し得ないもの)	平衡機能の極めて著しい障害	音声機能，言語機能又はそしゃく機能の喪失
4級	1 両耳の聴力レベルが 80 dB 以上のもの (耳介に接しなければ話声語を理解し得ないもの) 2 両耳による普通話声の最良の語音明瞭度が 50% 以下のもの		音声機能，言語機能又はそしゃく機能の著しい障害
5級		平衡機能の著しい障害	
6級	1 両耳の聴力レベルが 70 dB 以上のもの (40 cm 以上の距離で発声され会話語を理解し得ないもの) 2 一側耳の聴力レベルが 90 dB 以上，他側耳の聴力レベルが 50 dB 以上のもの		

〔身体障害者福祉法施行規則別表第5号より抜粋〕

■ 身体障害者障害程度等級表の解説(身体障害認定基準)について(抜粋)

● 聴覚又は平衡機能の障害

1 聴覚障害

(1) 聴力測定には純音による方法と言語による方法とがあるが,聴力障害を表すにはオージオメータによる方法を主体とする.

(2) 聴力測定は,補聴器を装着しない状態で行う.

(3) 検査は防音室で行うことを原則とする.

(4) 純音オージオメータ検査

ア 純音オージオメータはJIS規格を用いる.

イ 聴力レベルは会話音域の平均聴力レベルとし,周波数500,1,000,2,000ヘルツの純音に対する聴力レベル(dB値)をそれぞれa, b, cとした場合,次の算式により算定した数値とする.

$$(a+2b+c)/4$$

周波数500,1,000,2,000ヘルツの純音のうち,いずれか1又は2において100 dBの音が聴取できない場合は,当該部分のdBを105 dBとし,上記算式を計上し,聴力レベルを算定する.

なお,前述の検査方法にて短期間中に数回聴力測定を行った場合は,最小の聴力レベル(dB値)をもって被検査者の聴力レベルとする.

(5) 言語による検査

ア 語音明瞭度の検査語は,次に定める語集による.検査に当たっては,通常の会話音の強さでマイク又は録音機により発声し,その音量を適度に調節し,被検査者に最も適した状態で行う.

検査語はその配列を適宜変更しながら2秒から3秒に1語の割合で発声し,それを被検査者に書きとらせ,その結果,正答した語数を検査語の総数で除して,求められた値を普通話声の最良の語音明瞭度とする.

語音明瞭度検査語集

イ	シ	タ	オ	ノ	マ	ナ	カ	ト	テ
ニ	ク	コ	ワ	デ	ガ	ス	キ	サ	ウ
ラ	モ	ル	ア	ツ	リ	ダ	ヨ	チ	ハ
ミ	レ	エ	ソ	ヤ	ネ	ケ	セ	ロ	
バ	ジ	メ	ヒ	フ	ム	ゴ	ホ	ユ	

イ 聴取距離測定の検査語は良聴単語を用いる.大声又は話声にて発声し,遠方より次第に接近し,正しく聴こえた距離をその被検査者の聴取距離とする.

ウ 両検査とも詐病には十分注意すべきである.

2 平衡機能障害

(1) 「平衡機能の極めて著しい障害」とは,四肢体幹に器質的異常がなく,他覚的に平衡機能障害を認め,閉眼にて起立不能,又は開眼で直線を歩行中10 m以内に転倒若しくは著しくよろめいて歩行を中断せざるを得ないものをいう.

(2) 「平衡機能の著しい障害」とは,閉眼で直線を歩行中10 m以内に転倒又は著しくよろめいて歩行を中断せざるを得ないものをいう.

具体的な例は次のとおりである.
 a 末梢迷路性平衡失調
 b 後迷路性及び小脳性平衡失調
 c 外傷又は薬物による平衡失調
 d 中枢性平衡失調

● 音声機能,言語機能又はそしゃく機能の障害

(1) 「音声機能又は言語機能の喪失」(3級)とは,音声を全く発することができないか,発声しても言語機能を喪失したものをいう.

なお,この「喪失」には,先天性のものも含まれる.

具体的な例は次のとおりである.
 a 音声機能喪失:無喉頭,喉頭部外傷による喪失,発声筋麻痺による音声機能喪失
 b 言語機能喪失:ろうあ,聴あ,失語症

(2) 「音声機能又は言語機能の著しい障害」(4級)とは,音声又は言語機能の障害のため,音声,言語のみを用いて意思を疎通することが困難なものをいう.

具体的な例は次のとおりである.
 a 喉頭の障害又は形態異常によるもの
 b 構音器官の障害又は形態異常によるもの(唇顎口蓋裂の後遺症によるものを含む)
 c 中枢性疾患によるもの

(3) 「そしゃく機能の喪失(注1)」(3級)とは,経管栄養以外に方法のないそしゃく・嚥下機能の障害をいう.

具体的な例は次のとおりである.
 a 重症筋無力症等の神経・筋疾患によるもの
 b 延髄機能障害(仮性球麻痺,血管障害を含む)及び末梢神経障害によるもの

c 外傷，腫瘍切除等による顎(顎関節を含む)，口腔(舌，口唇，口蓋，頬，そしゃく筋等)，咽頭，喉頭の欠損等によるもの
(4)「そしゃく機能の著しい障害(注2)」(4級)とは，著しいそしゃく・嚥下機能または，咬合異常によるそしゃく機能の著しい障害をいう．
　具体的な例は次のとおりである．
　a 重症筋無力症等の神経・筋疾患によるもの
　b 延髄機能障害(仮性球麻痺，血管障害を含む)及び末梢神経障害によるもの
　c 外傷・腫瘍切除等による顎(顎関節を含む)，口腔(舌，口唇，口蓋，頬，そしゃく筋等)，咽頭，喉頭の欠損等によるもの
　d 口唇・口蓋裂等の先天異常の後遺症による咬合異常によるもの
(注1)「そしゃく機能の喪失」と判断する状態について
　そしゃく・嚥下機能の低下に起因して，経口的に食物等を摂取することができないため，経管栄養〔口腔，鼻腔，胃瘻より胃内に管(チューブ)を挿入して流動食を注入して栄養を補給する方法〕以外に方法がない状態をいう．
(注2)「そしゃく機能の著しい障害」と判断する状態について
　「そしゃく・嚥下機能の低下に起因して，経口摂取のみでは十分な栄養摂取ができないために，経管栄養〔口腔，鼻腔，胃瘻より胃内に管(チューブ)を挿入して流動食を注入して栄養を補給する方法〕の併用が必要あるいは摂取できる食物の内容，摂取方法に著しい制限がある(注3)状態」又は「口唇・口蓋裂等の先天異常の後遺症による著しい咬合異常があるため，歯科矯正治療等を必要とする状態」をいう．
(注3)「摂取できる食物の内容，摂取方法に著しい制限がある」と判断する状態について
　開口不能のため流動食以外は摂取できない状態又は誤嚥の危険が大きいため，摂取が半固形物(ゼラチン，寒天，増粘剤添加物等)に，極度に限られる状態をいう．

〔厚生労働省通知；障発第0110001号，2003年1月10日〕

■ 口唇・口蓋裂後遺症等によるそしゃく機能の障害に関する歯科医師の診断及び意見の取扱いについて

　口唇・口蓋裂後遺症等によるそしゃく機能の障害のある者が，身体障害者福祉法第15条に基づき身体障害者手帳の交付を申請するに際し，医師が「身体障害者診断書・意見書」を作成するときは，あらかじめ都道府県知事等の定める歯科医師の「歯科医師による診断書・意見書」の提出を求めるものとすること．

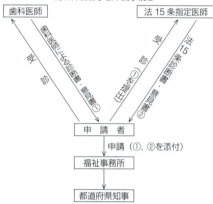

〔厚生労働省通知；障発第0110002号，2003年1月10日〕

■ 身体障害認定基準等の取扱いに関する疑義について(抜粋)

● 聴覚・平衡機能障害

【質疑1】
　満3歳未満の乳幼児に係る認定で，ABR(聴性脳幹反応検査)等の検査結果を添えて両側耳感音性難聴として申請した場合であっても，純音検査が可能となる概ね満3歳時以降を待って認定することになるのか．

【回答1】
　乳幼児の認定においては，慎重な対応が必要である．聴力についてはオージオメータによる測定方法を主体としているが，それができず，ABR等による客観的な判定が可能な場合については，純音聴力検査が可能となる年齢になった時点で将来再認定することを指導した上で，

現時点で将来的に残存すると予想される障害の程度をもって認定することが可能である.

【質疑2】
老人性難聴のある高齢者に対する認定については，どのように考えるべきか．

【回答2】
高齢者の難聴については，単に聴力レベルの問題以外に，言葉が聞き分けられないなどの要因が関与している可能性があり，こうした場合は認定に際して困難を伴うことから，初度の認定を厳密に行う必要がある．また，必要に応じて将来再認定の指導をする場合もあり得る．

【質疑3】
聴覚障害の認定において，気導聴力の測定は必須であるが，骨導聴力の測定も実施する必要があるのか．

【回答3】
聴力レベルの測定には，一般的には気導聴力の測定をもって足りるが，診断書の内容には障害の種類を記入するのが通例であり，障害の種類によっては骨導聴力の測定が必要不可欠となる場合もある．

【質疑4】
人工内耳埋め込み術後の一定の訓練によって，ある程度のコミュニケーション能力が獲得された場合，補聴器と同様に人工内耳の電源を切った状態で認定できると考えてよいか．

【回答4】
認定可能であるが，人工内耳の埋め込み術前の聴力レベルが明らかであれば，その検査データをもって認定することも可能である．

【質疑5】
オージオメータによる検査では，100 dB の音が聞き取れないものは，105 dB として算定することとなっている．一方，平成12年改正の JIS 規格に適合するオージオメータでは 120 dB まで測定可能であるが，この場合，120 dB の音が聞き取れないものについては，当該値を125 dB として算定することになるのか．

【回答5】
平均聴力レベルの算式において，a, b, c のいずれの周波数においても，100 dB 以上の音が聞き取れないものについては，120 dB まで測定できたとしてもすべて 105 dB として計算することとなる．
使用する検査機器等によって，等級判定に差が生じないよう配慮する必要がある．

【質疑6】
語音明瞭度の測定においては，両耳による普通話声の最良の語音明瞭度をもって測定することとなっているが，具体的にはどのように取り扱うのか．

【回答6】
純音による平均聴力レベルの測定においては，左右別々に測定し，低い方の値をもって認定することが適当である．
語音明瞭度の測定においても，左右別々に測定した後，高い方の値をもって認定するのが一般的である．

【質疑7】
「ろうあ」は，重複する障害として1級になると考えてよいか．

【回答7】
先天性ろうあ等の場合で，聴覚障害2級（両耳全ろう）と言語機能障害3級（音声言語による意思疎通ができないもの）に該当する場合は，合計指数により1級として認定することが適当である．

【質疑8】
脊髄性小脳変性症など，基本的に四肢体幹に器質的な異常がないにもかかわらず，歩行機能障害を伴う障害の場合は，平衡機能障害として認定することとされているが，脳梗塞，脳血栓等を原因とした小脳部位に起因する運動失調障害についても，その障害が永続する場合には同様の取扱いとすべきか．

【回答8】
同様に取り扱うことが適当である．
脊髄小脳変性症に限らず，脳梗塞等による運動失調障害による場合であっても，平衡機能障害よりも重度の四肢体幹の機能障害が生じた場合は，肢体不自由の認定基準をもって認定することはあり得る．

【質疑9】
小脳全摘術後の平衡機能障害（3級）で手帳を所持している者が，その後脳梗塞で著しい片麻痺となった．基本的に平衡機能障害と肢体不自由は重複認定できないため，このように後発の障害によって明らかに障害が重度化した場合，どちらか一方の障害のみでは適切な等級判定をすることができない．
このような場合は両障害を肢体不自由の中で

総合的に判断して等級決定し，手帳再交付時には手帳名を「上下肢機能障害」と記載して，「平衡機能障害」は削除すべきと考えるがいかがか．

【回答9】
　平衡機能障害は，器質的な四肢体幹の機能障害では認定しきれない他覚的な歩行障害を対象としていることから，肢体不自由との重複認定はしないのが原則である．
　しかしながらこのような事例においては，歩行機能の障害の基礎にある「平衡機能障害＋下肢機能障害」の状態を，「下肢機能障害（肢体不自由）」として総合的に等級を判定し，「上肢機能障害（肢体不自由）」の等級指数との合計指数によって総合等級を決定することはあり得る．
　このように総合的な等級判定がなされる場合には，手帳の障害名には「平衡機能障害」と「上下肢機能障害」の両方を併記することが適当である．

● 音声・言語・そしゃく機能障害
【質疑1】
　「ろうあ」に関する認定で，聴覚障害としては100 dBの全ろうで，言語機能としては「手話，口話又は筆談では意思の疎通が図れるが，音声言語での会話では家族や肉親でさえ通じないもの」に該当する場合，どのように認定するのか．

【回答1】
　聴覚障害2級と言語機能障害3級（喪失）との重複障害により，指数合算して1級と認定することが適当である．

【質疑2】
　アルツハイマー病で，疾病の進行により神経学的所見がないにも係わらず，日常生活動作が全部不能となっているケースを身体障害者として認定してよいか．
　又，アルツハイマー病による脳萎縮が著明で，音声・言語による意思疎通ができないものは，脳血管障害による失語症と同等と見なし，音声・言語機能障害として認定してよいか．

【回答2】
　アルツハイマー病に限らず，老人性痴呆症候群は，精神機能の全般的衰退によるものであって，言語中枢神経又は発声・発語器官の障害ではないことから，これらに起因する日常生活動作の不能の状態や意思疎通のできない状態を

もって，音声・言語機能障害と認定することは適当ではない．

【質疑3】
　音声・言語機能障害に関して，
　ア．筋萎縮性側索硬化症あるいは進行性筋ジストロフィー等の疾病により気管切開し，人工呼吸器を常時装着しているために発声不能となっている者について，音声機能の喪失としても認定できるか．（本症例はすでに呼吸器機能障害として認定されている．）
　イ．事故により肺活量が低下し，気管切開してカニューレ挿入している者で，将来とも閉鎖できないと予想される場合については，音声機能の喪失等として認定できるか．

【回答3】
　ア．筋萎縮性側索硬化症の患者の場合，呼吸筋の麻痺が完全なものであれば，喉頭筋麻痺の有無にかかわらず，発声の基礎になる呼気の発生ができないので，喉頭は無機能に等しい．したがって，音声機能障害の3級として認定することも可能である．
　イ．喉頭や構音器官の障害又は形態異常が認められず，中枢性疾患によるものでもないため，気管切開の状態のみをもって音声機能障害又は呼吸器機能障害として認定することは適当ではない．

【質疑4】
　食道閉鎖症により，食道再建術・噴門形成術を行ったもので，経管栄養は行っていないが，誤嚥による肺炎を頻発している場合は，著しいそしゃく・嚥下機能障害として認定できるか．

【回答4】
　本症例は，食道の機能障害であることから，そしゃく・嚥下機能障害として認定することは適当ではない．

【質疑5】
　認定基準及び認定要領中，音声機能障害，言語機能障害，そしゃく機能障害については，各障害が重複する場合は指数合算による等級決定（重複認定）はしないこととなっているが，
　ア．手帳における障害名の記載に関しては，障害名の併記は可能と考えてよいか．
　イ．また，下顎腫瘍切除術後による「そしゃく機能の著しい障害」（4級）と大脳言語野の病変による「言語機能障害（失語症）」（3級）の合併などの場合は，障害部位が同一ではないこ

とから，指数合算して重複認定（2級）することが必要となる場合もあり得ると考えるが，このような取扱いは可能か．

【回答5】
いずれも可能と考えられる．

認定基準等においては，舌切除等に伴う舌機能廃絶によって構音障害及びそしゃく・嚥下機能障害を同時にきたす場合など，同一疾患，同一障害部位に対して，異なる障害区分から判定したそれぞれの指数を合算して重複認定することは適当ではないとの原則を示したもので，一般的にはより重度と判定された障害区分の等級をもって認定することを意味している．

しかしながら，この事例のように障害部位や疾患が異なり（そしゃく嚥下器官の障害と言語中枢の障害），どちらか一方の障害をもって等級決定することが明らかに本人の不利益となる場合には，指数合算を要する重複障害として総合的に等級決定することはあり得る．

【質疑6】
3歳時に知的障害の診断を受けている．音声模倣は明瞭な発声で行うことができるが，意味のある言語を発する事はできない．したがって，家族との音声言語による意志疎通が著しく困難である．この場合，言語機能の喪失として認定してよいか．

【回答6】
言語機能の障害について，明らかに知的障害に起因した言語発達遅滞と認められる場合は，言語機能の障害として認定することは適当ではない．

このため，必要に応じて発達上の障害の判定に十分な経験を有する医師に対し，これが知的障害に起因する言語発達遅滞によるものか，また，失語症や構音機能の障害等によるものと考えられるかの診断を求め，それに基づき適切に判断されたい．

〔厚生労働省通知；障企発第0227001号，2003年2月27日/障企発0129第3号，2015年1月29日〕

2 要介護認定基準

区分		要介護認定判定基準	状態の目安
要支援	1	要介護認定等基準時間*が25分以上32分未満またはこれに相当すると認められる状態	日常生活の能力はあるが，身のまわりの世話に一部介助が必要
	2	要介護認定等基準時間が32分以上50分未満またはこれに相当すると認められる状態	立ち上がり，歩行がやや不安定で身のまわりの世話に一部介助が必要
要介護	1		立ち上がり，歩行が不安定で，部分的な介助が必要
	2	要介護認定等基準時間が50分以上70分未満またはこれに相当すると認められる状態	移動，排泄などが困難で，入浴などの介助が必要
	3	要介護認定等基準時間が70分以上90分未満またはこれに相当すると認められる状態	日常生活のすべてにおいて介助が必要
	4	要介護認定等基準時間が90分以上110分未満またはこれに相当すると認められる状態	理解力の低下があり，日常生活に全面的に介助が必要
	5	要介護認定等基準時間が110分以上またはこれに相当すると認められる状態	意思の伝達能力の低下，寝たきり状態で最重度の介護が必要

*要介護認定等基準時間とは，直接生活介助，間接生活介助，BPSD（行動・心理症状）関連行為，機能訓練関連行為，医療関連行為，以上5分野の時間を算出することであり，認知症加算の合計で判定する．

③ 身体障害者診断書・意見書の例

身体障害者診断書・意見書(聴覚・平衡機能，音声・言語又はそしゃく機能障害用)
総括表

氏　名	○○○○	昭和30年　2月19日生　男・女

住　所　○○○○○○○

① 障害名(部位を明記)　聴　覚　障　害　(両側内耳性難聴)

② 原因となった疾病・外傷名　不明　　　外傷・疾病　先天性・その他(　　　)

③ 疾病・外傷発生年月日　　年　　月　　日　37歳ごろ

④ 参考となる経過・現症(画像診断及び検査所見を含む)
　　37歳頃より，両耳難聴出現
　　平成19年4月めまい発作あり　左＞右の耳鳴あり
　　この頃より，歩行時ふらつきあり

　　　　　　　　　障害固定又は障害確定(推定)　平成28年　1月　5日

⑤ 総合所見(再認定の項目も記入)
　両耳感音性難聴(70dB)
　語音明瞭度　50％以下(4級)

　　〔将来再認定　要(軽度化・重度化)・不要〕
　　〔再認定の時期　1年後・3年後・5年後〕

⑥ その他参考となる合併症状

上記のとおり診断する．併せて以下の意見を付す．〒○○○-○○○○
　平成28年　1月　5日　　　　　○○区○○○○○○　○○病院
　病院又は診療所の名称　　　　　電話○○(○○○○)○○○○
　所　在　地
　診療担当科名　　耳鼻咽喉科　医師氏名　○○○○　

身体障害者福祉法第15条第3項の意見

障害の程度は、身体障害者福祉法別表に掲げる障害に　該当する・該当しない．	障害程度等級についての参考意見 　　　　4　級相当

注　1　口唇・口蓋裂後遺症等によるそしゃく障害に関しては，咬合異常による歯科矯正が必要であるか否かなどについて，歯科医師による診断書・意見書を添付してください．
　　2　障害区分や等級決定のため，東京都心身障害者福祉センターから改めて問い合わせする場合があります．

〔東京都心身障害者福祉センター(編)：平成28年度東京都身体障害者福祉法第15条指定医講習会資料；聴覚，平衡機能，音声・言語機能又はそしゃく機能障害編．p 20．東京都心身障害者福祉センター，2017より〕

和文索引

1. 配列は初字は電話帳式，2字目以降は五十音順とした．英字で始まる語は，次の欧文索引を参照されたい（外来語などは和文，欧文両方の索引で検索されたい）．
2. 太字のページ数は主要説明箇所を示す．

■ 数字 ■

1-3-6 ルール　250
1次性頭痛　39
2次性真珠腫　184
2次性頭痛　39
9方向眼位検査　43
40点法　23,118,209,265,269,675
^{131}I 内用療法　473,531

■ あ ■

アクセント法　654
アクティブ・アンテリオール法　122
アスピリン過敏症　274
アッシャー症候群　251,254
アデノイド　177
アデノイド切除術　176
アデノイド増殖症　27,302
アデノイド肥大　394
アデノシンデアミナーゼ欠損症　595
アトピー性皮膚炎　286
アナフィラキシー　608
アフタ性潰瘍　583
アフタ性口内炎　376
アブミ骨外傷　211
アブミ骨筋反射検査　97,205,265
アブミ骨手術　206,208
アブレーション　534
アペール症候群　205
アミロイドーシス　512
アリナミンテスト　127
アルツハイマー病　36
アルテプラーゼ(t-PA)静注療法　237
アルポート症候群　254,264
アレルギー検査　123
アレルギー性気管支肺アスペルギルス症　308

アレルギー性血管性浮腫　589,591
アレルギー性真菌性鼻副鼻腔炎　27,306
アレルギー性鼻炎　27,28,30,32,35,36,68,123,178,274,278,279,283,286,302,307,332
アレルギー性副鼻腔真菌症　299
あくびため息発声　435
亜鉛欠乏　55
亜急性壊死性リンパ節炎　477
亜急性甲状腺炎　470,472
悪性外耳道炎　20,151,167,172,481
悪性黒色腫　554
悪性線維性組織球腫　542
悪性リンパ腫　27,38,88,355,357,362,369,474,477,480,503,519,529,537,539,540,585,596,598
足踏み検査　108,642
天津式シャント手術発声法　656
鞍鼻　327,331,333

■ い ■

イピリムマブ　563
インピーダンスオージオメトリー　15,97
インフルエンザ　606
インフルエンザ脳症　607
インベーダー法　254
いびき　64,394
胃食道逆流症　30,59,68,79,138,411,413,449,455
異嗅症　36
異所性甲状腺　468
異物
　──, 気管・気管支　442,446
　──, 喉頭　82,403,442
　──, 鼻腔　29,290
萎縮性カンジダ症　371
萎縮性鼻炎　274,285,288
遺伝カウンセリング　255

遺伝性感音難聴　253
遺伝性血管性浮腫　38,403,589,591
遺伝性難聴　9
遺伝性傍神経節腫・褐色細胞腫症候群　548
息こらえ嚥下　658,663
一過性吃逆発作　453
一過性脳虚血発作　228
一側性前庭麻痺　225
一定音圧　106
咽喉頭異常感症　67,409
咽喉頭酸逆流症　400,420,456
咽喉頭内視鏡検査　127
咽後膿瘍　403,446,465
咽頭炎　82,354,464
咽頭癌　536,554
咽頭クリアランス　138
咽頭結核　370
咽頭喉頭神経症　411
咽頭ジフテリア　370
咽頭痛　58
咽頭の異常感　67
咽頭の運動障害　60
咽頭梅毒　354
咽頭浮腫　446
咽頭良性腫瘍　499
咽頭冷圧刺激　658
院内感染対策　603
陰圧性肺水腫　405
陰影聴取　93,96

■ う ■

ウィスコット・オルドリッチ症候群　594
ウイルス検査　144
ウイルス抗原測定法　146
ウイルス性内耳炎　219,238
ウイルス性扁桃炎　355
ウイルス分離　144
ウィルヒョウ転移　536
ウェーバー検査　92

ウェーバー症候群 42
ウェゲナー肉芽腫症 27,29,263,289,328,332,409,419,541,**574**,578
ウェルナー症候群 425
ウェルニッケ失語 653
ウォータース法 28,39,124
う歯 305,384,664
う蝕 322
うつ病 451
埋め込み型骨導補聴器 624
渦巻き様線維化 586
運動障害性嚥下障害 84
運動障害性構音障害 69,649

■ え ■

エアーカロリック検査 116
エーネル手術 432
エタノール注入療法 531
エナメル上皮腫 38,484,493
エピテーゼ 489,630
エプスタイン・バー（EB）ウイルス 367,502,540
壊死性筋膜炎 464
栄養サポートチーム 659
液状化細胞診 142
円柱上皮性乳頭腫 482
遠位尿細管性アシドーシス 257
嚥下圧検査 85
嚥下おでこ体操 658
嚥下訓練 664
嚥下障害 84,135,458,507,532,539,549,560,662
──，頭頸部癌術後の 662
── リハビリテーション 657
嚥下性肺炎 31
嚥下造影検査 85,135,**136**
嚥下痛 58
嚥下内視鏡検査 85,**135**

■ お ■

オウム病 477
オージオグラム 93
オージオメータ 93
オーディオプロセッサ 620
オーディトリーニューロパチー 100
オーバーマスキング 94
オクトパス視野計 47
オスラー病 324

オブチュレーター 629
オルソパントモグラフィー 39
おたふくかぜ 392
横紋筋肉腫 480,542
荻野分類 162
音響外傷 239
音響耳管法 106
音響性聴器障害 239
音響分析 75,**131**
音響療法 13,644
音叉検査 92
音場聴覚検査 101
音声訓練 419
音声障害 516,647
音声治療 416,419,433,**653**
温度刺激検査 116,218

■ か ■

カーテン徴候 61
カニューレ 624
カニューレ抜去困難症 513
カフ 624
カポジ肉腫 596
カリフラワー耳 154
カルタゲナー症候群 350,351
カロリックテスト 116,218,229,242
カンジダ性白板症 371
ガマ腫 389,529,550
かぜ症候群 400
下位脳神経障害 167
下咽頭癌 67,73,82,413,458,**509**,553,655
下咽頭再建 566
下咽頭内視鏡検査 128
下咽頭梨状陥凹瘻 469
下顎骨骨折 344
下顎再建 567
下垂体手術 348
下鼻甲介手術 275,278,282,285
下部脳神経麻痺 479,481
化学損傷 437,439
化学放射線療法 478,503,508,510,520,538,552,**558**
化学療法 491,510,543
化膿性耳下腺炎 392
化膿性内耳炎 219
化膿性肉芽腫 484
加圧・減圧法 107
仮性クループ 403,**405**,446
仮性口臭症 49

花筵様線維化 586
花粉症 281,382
貨幣状湿疹 360
過換気症候群 436,**451**
過緊張性発声障害 433,654
過形成 535
蝸牛球形嚢変性 222
蝸牛循環障害 238
蝸牛神経障害 229
顆粒球減少性アンギナ 366
介達性外傷 150
回転性めまい 4,217,225
海綿状血管腫 514
海綿静脈洞血栓症 287
開口障害 62,342,346
外因性甲状腺中毒症 472
外眼筋ミオパチー 42
外骨腫 158
外耳癌 18,151,**478**
外耳瘙痒症 152
外耳道異物 157
外耳道炎 18,151,158,167,170,478
外耳道外骨腫 158
外耳道癌 158,478
外耳道骨腫 159
外耳道削除型鼓室形成術 187
外耳道湿疹 20
外耳道真菌症 20,21,151,**163**
外耳道真珠腫 18,20,151,160,**165**
外耳道腺様嚢胞癌 18
外耳道造設術 156
外耳道損傷 150
外耳道閉鎖症 155
外耳道保存型鼓室形成術 187
外傷性外リンパ瘻 211
外傷性顔面神経麻痺 209
外傷性嗅覚障害 36
外傷性鼓膜穿孔 20,208
外傷性耳小骨損傷 209
外傷性耳小骨離断 209
外傷性鼻中隔骨折 338
外側半規管型 BPPV 224
外反性乳頭腫 482
外鼻形成術 275
外鼻変形 327,331,333,336
外リンパ瘻 4,9,20,178,**210**,239,241,242
── 診断基準 674
咳嗽 79
角膜反射法 43

核下性眼球運動障害 42
核間性眼筋麻痺 42
核上性眼球運動障害 42
顎下腺癌 528
顎下腺唾石 387
顎間固定 343, 344, 664
顎関節症 17, 18, 64, 397
顎顔面補綴装置 629
顎義歯 629
顎骨壊死 520
顎突出嚥下法 658
滑膜肉腫 542
川崎病 57, 467
乾性咳嗽 80
乾燥性角結膜炎 580
感音難聴
　　　8, 89, 93, 189, 214, 592, 620
感作の成立 279
感冒後嗅覚障害 36
関節リウマチ 541, 572, 580
緩和医療 558
──, 頭頸部癌の 568
緩和再建 567
含歯性嚢胞 322
眼圧検査 47
眼窩炎症偽腫瘍 46
眼窩底骨折 42
眼窩吹き抜け骨折 340
眼窩壁骨折 340, 346
眼窩蜂窩織炎 316
眼球運動障害 41, 44
眼球周囲組織の障害 42
眼球上転障害 340
眼球突出 44
眼瞼下垂 42
眼瞼痙攣 271
眼振検査 109
眼底検査 48
癌免疫療法 563
癌ワクチン 565
顔面運動採点法 675
顔面外傷 330
顔面痙攣 270
顔面欠損 630
顔面神経機能検査 117
顔面神経減荷術 214, 267, 268
顔面神経鞘腫 188, 191, 199, 232,
　　　265, 268, 271, 481
顔面神経麻痺 14, 22, 117, 167,
　　　171, 188, 189, 192, 194, 209, 214,
　　　231, 265, 267, 268, 271, 478-480,
　　　524, 576

顔面多発骨折 338
顔面痛 25
顔面のしびれ 26
顔面の知覚異常 25

■ き ■

キメラ型抗原受容体 565
キャッスルマン病 474, 596
キュードスピーチ 252
キュットナー腫瘍 386, 529, 585
キュラソー基準 324
ギラン・バレー症候群 69, 368
木村病 88, 584
気管外傷 436
気管開窓術 77
気管カニューレ 137, 521, 624
気管カニューレ抜去困難症 79
気管・気管支異物 442
気管吸引 627
気管狭窄 445
気管支拡張症 349, 351
気管支痙攣 436
気管支喘息 515
気管・食道の奇形 448
気管食道瘻 448
気管切開 77, 404, 438, 439, 465,
　　　467, 513, 516, 534, 626, 658, 663
気管挿管 439
気管軟化症 292, 446, 449
気管軟弱症 414
気息性嗄声 418, 425, 429, 434
気道異物 407
気道狭窄 465, 466
気導性嗅覚障害 36
気導聴力検査 93
気道閉塞 75
気流阻止法 134
奇形腫 492, 550
季節性アレルギー性鼻炎 282
季節性インフルエンザ 606
季節性喉頭アレルギー 412
起立性調節障害 115
基準嗅力検査 126
基底細胞腺腫 522
器質性嚥下障害 84
器質性構音障害 69, 649
機能性嚥下障害 84
機能性構音障害 69, 649
機能性難聴 9, 260
機能性発声障害 74, 432, 434
機能的頸部郭清術 659

偽膜性カンジダ症 371
偽膜性扁桃炎 475
義歯 137
義歯性線維腫 492
菊池病 477
吃音 69, 433, 650
吃逆 453
逆生歯牙 290
逆流性食道炎 350, 455
急性一側性前庭障害 225
急性咽頭炎 354, 466
急性壊死性潰瘍性歯肉炎 373
急性音響性聴器障害 239
急性化膿性甲状腺炎 469, 471
急性化膿性耳下腺炎 88, 385
急性化膿性リンパ節炎 477
急性感染性じん麻疹 360
急性限局性外耳道炎 151
急性喉頭アレルギー 412
急性喉頭炎 73, 400
急性喉頭蓋炎 59, 76, 355, 400,
　　　401, 407, 408, 446
急性硬膜下血腫 214
急性鼓膜炎 164
急性耳下腺炎 582
急性小脳失調症 226
急性浸潤性副鼻腔真菌症 310
急性錐体炎 173
急性錐体尖端炎 171
急性声門下喉頭炎 400, 403, 405
急性中耳炎 14, 18, 20, 22, 169,
　　　171, 174, 175, 183, 302
急性低音障害型感音難聴 16
急性乳様突起炎 171
急性鼻炎 27, 28, 32, 35, 274, 286
急性鼻副鼻腔炎 286, 295
急性鼻副鼻腔炎スコアリングシステム 296
急性副鼻腔炎 27, 29, 38, 302, 316
急性扁桃炎
　　　355, 356, 363, 366, 369
急性緑内障発作 46
球状上顎嚢胞 33
嗅覚過敏 36
嗅覚検査 126
嗅覚障害
　　　35, 56, 274, 294, 331, 579, 585
嗅神経芽細胞腫 295, 490, 554
嗅神経性嗅覚障害 36
嗅盲 36
魚骨 82
狭帯域光観察 86

強直性脊椎骨化過剰症　138
強度変調放射線治療
　　　　　　　491,503,551
強皮症　580
頬骨骨折　346
頬部腫脹　37
餃子耳　154
局所アレルギー性鼻炎　284
局所性ジストニア　432
金属アレルギー　612
菌血症　405
筋萎縮性側索硬化症　69
筋性耳鳴　12
筋肉量減少症　659
緊張型頭痛　39
緊張部型真珠腫　184

■く■

クインケ浮腫　38,**589**
クプラ結石症　224
クラミジア　379,596
クラミジア感染症　477
クリーピング現象　471
クループ症候群　405
グラデニーゴ症候群　172,174
グラム染色　143
グルバス尺度　75,418,430
グロムス腫瘍　**198**,481
くしゃみ　34
くも膜下出血　40,44,214
空気力学的検査　134
群発頭痛　40

■け■

ケプストラム　132
経外耳道内視鏡下耳科手術　196
経口的下咽頭喉頭部分切除　520
経口的中咽頭観察方法　127
経口的ビデオ喉頭鏡下手術
　　　　　　　　　510,513
経口的ロボット支援手術　512
経鼻的持続陽圧加圧装置
　　　　　　　　　329,**627**
経迷路法　230,234
痙性クループ　405,407
痙攣性発声障害　74,**432**,435
頸静脈孔症候群　61,480
頸動脈小体腫瘍　548,**548**
頸部郭清　487,528,**536**,540,659
頸部腫脹　532

頸部腫瘍
　　86,502,536,539,541,547,549
頸部神経鞘腫　547
頸部超音波検査　139
頸部嚢胞　539
頸部蜂窩織炎　464,469
頸部放線菌症　603
頸部リンパ節炎　172,475
頸部リンパ節結核　**473**,537
頸部リンパ節腫脹　509,548
頸部リンパ節転移　487,488,494,
　　502,507,509,511,519,528,532,
　　536,554
――, 原発不明　539
頸部リンパ節のレベル分類　680
血液疾患を伴うアンギナ　365
血瘤腫　**326**,484
血管運動性鼻炎
　　　27,28,30,35,274,**283**
血管外皮細胞腫　484
血管奇形　514
血管腫　88,387,468,484,492,
　　500,513,514
血管性耳鳴　12
血管性浮腫　38,403,**589**
血管内皮成長因子受容体　561
血管内腫　542
血管平滑筋腫　484
血行性内耳炎　219
血清学的診断法　146
血性耳漏　21
血清特異的IgE抗体検査　123
血性鼻漏　27,29
血痰　82
結核　370,**386**,407,419,473,475
結核性中耳炎
　　　　　172,197,**200**,481,576
結核性リンパ節炎　477,585
結節性紅斑　360
牽引試験　43
検査施設外睡眠検査　362
顕微鏡的多発血管炎　263,578
幻影感覚　16
言語習得期前難聴　249
言語障害　69,647
――, 口蓋裂に伴う　645
言語聴覚療法, 失語症の　653
言語発達遅滞　648
原始性嚢胞　323
原発性萎縮性鼻炎　289
原発性線毛運動不全症候群　350
原発性免疫不全症候群　594

原発不明頸部リンパ節転移　539
減感作療法　308

■こ■

コイロサイトーシス　515
コールドウェル法　39
コールドウェル・ルック手術
　　　　　　　　　　　　483
コプリック斑　382
コミュニケーション障害, 終末期
　　の　569
コレステリン肉芽腫
　　20,174,191,**197**,199,576
ゴールドマン圧平眼圧計　47
ゴールドマン視野計　47
ことばの遅れ　72,647
呼吸困難　75,569
呼吸障害指数　629
呼吸性嗅覚障害　37
固視抑制検査　116
固定斜視　42
鼓室形成術
　　　150,187,194,205,214,669
鼓室硬化症　183,188,**195**
鼓室炎　164
鼓膜換気チューブ留置
　　　　　　171,175,193,221
鼓膜形成術　151,183
鼓膜切開　171,183
鼓膜穿孔　150,183,208
鼓膜穿孔閉鎖術　204
鼓膜チューブ留置　179,351
鼓膜の外傷　150
誤嚥性肺炎　657,664
語音聴力検査　94,185,245,261
語音弁別能　95
語音明瞭度　102
語音明瞭度曲線　95
語音明瞭度検査　259
語音了解閾値検査　94
口蓋乳頭嚢胞　335
口蓋扁桃肥大　394
口蓋裂　69,177,330
―― による言語障害　645
口角炎　458
口腔アレルギー症候群　382
口腔咽頭潰瘍　377
口腔咽頭の性感染症　379
口腔癌　82,495,**497**,528,536
口腔カンジダ症　371,374
口腔乾燥　52,371,560,580

和文索引　697

口腔機能訓練　65
口腔ケア
　　137, 374, 520, 560, 630, 657, 664
口腔清掃　374
口腔底蜂窩織炎　384, 385
口腔内真菌症　371
口腔内装置　65
口腔内の囊胞性疾患　389
口腔粘膜炎　373
口腔白斑症　495
口腔良性腫瘍　492
口臭　49
口臭恐怖症　49
口唇口蓋裂　645
口内炎　373, 381
甲状舌管囊胞　468
甲状腺癌　82, 532, 546, 562
甲状腺眼症　42
甲状腺機能亢進症　472
甲状腺機能低下症　471, 472
甲状腺腫　257
甲状腺腫瘍　473
甲状腺髄様癌　562
甲状腺中毒症　471, 530
甲状腺乳頭癌　468
甲状腺ホルモン合成障害　531
甲状腺未分化癌　562
甲状腺良性結節　530
甲状軟骨形成術Ⅰ型　431
甲状軟骨形成術Ⅱ型　434
甲状披裂筋切除術　434
交叉聴取　93
交代プリズム遮蔽試験　43
好酸球性多発血管炎性肉芽腫症
　　　　　　　　　263, 578
好酸球性中耳炎
　　20, 196, 197, 201, 202, 576, 579
好酸球性肉芽腫　481
好酸球性副鼻腔炎
　　27, 203, 295, 297, 299, 307, 578
好酸球増多性鼻炎　28, 274, 283
抗体測定法　146
咬合異常　342
咬合障害　346
後迷路性難聴　244
後迷路法　230
後天性血管性浮腫　589, 591
後天性真珠腫　121, 184, 188
後天性内耳梅毒　264
後天性脳損傷　648
後天性免疫不全症候群　223, 595
後頭蓋窩法　231, 234

後鼻前頭撮影法　28
後半規管型BPPV　224
後鼻孔閉鎖症　292
後鼻孔ポリープ　30
後鼻神経切断術　275, 282, 285
後鼻漏　30, 296, 350, 354
紅斑性カンジダ症　371
高IgE症候群　594
高圧酸素療法　243
高次脳機能障害　69
降下性壊死性縦隔炎　465
降下性縦隔炎　466
硬化療法　550
硬性下咽　379
硬性内視鏡　119, 130
硬膜下膿瘍　320
喉頭アレルギー　68, 400, 411, 412
喉頭異物　403, 442
喉頭横隔膜症　427
喉頭温存手術　511, 520
喉頭外傷　436
喉頭蓋囊胞　403
喉頭癌　67, 82, 400, 407, 413, 515,
　　518, 536
喉頭気管食道裂　448
喉頭狭窄　439
喉頭挙上術　439
喉頭筋電図　75
喉頭痙攣　435
喉頭結核　73, 407, 474, 519
喉頭血管腫　514
喉頭顕微鏡下手術　416, 422
喉頭雑音　131
喉頭サルコイドーシス　408
喉頭ジフテリア　403, 446
喉頭腫瘍　420
喉頭ストロボスコピー　74, 129
喉頭全摘出術　520, 521
喉頭内視鏡検査　74, 128, 433,
　　437, 440, 459, 513, 514, 517
喉頭内視鏡手術　416
喉頭軟化症　446
喉頭軟弱症　293, 413
喉頭肉芽腫
　　　73, 407, 416, 419, 515, 654
喉頭乳頭腫　73, 400, 416, 422, 515
喉頭囊胞　407, 420
喉頭の化学損傷　437
喉頭の特殊炎症　407
喉頭梅毒　407, 408
喉頭白板症　409, 517
喉頭ファイバースコピー　68, 364

喉頭浮腫　408, 446, 538, 589, 591
喉頭マイクロ手術　517
喉頭麻痺　654
喉頭良性腫瘍　512, 519
絞扼型眼窩壁骨折　340
構音障害
　　69, 375, 629, 645, 647, 649
酵素抗体法　146
酵素免疫測定法　144
膠原病　384
声の衛生指導
　　　　　401, 416, 419, 420, 653
声の周期　131
心のケア　570
骨外型周辺型エナメル上皮腫
　　　　　　　　　　　　493
骨腫　484
骨髄異形成症候群　572
骨粗鬆症　223
骨導インプラント　624
骨導聴力検査　93
骨肉腫　542
根尖性歯周炎　373
根治的頸部郭清術　537, 659
混合性喉頭麻痺　429
混合性歯牙腫　494
混合難聴　8, 93, 624

■さ■

サーファーズイヤ　152, 158
サイトメガロウイルス　221
サウンド・ジェネレータ　644
サウンドスペクトログラム　131
サニーブルック法　118
サルコイドーシス
　　　　88, 407, 419, 477, 588
サルコペニア　659
詐聴　260
嗄声　73, 133, 418, 532
再建手術，頭頸部の　566
再生不良性貧血性アンギナ　366
再発性多発軟骨炎　153, 572
細気管支炎　351
細菌性髄膜炎　174, 264
細菌培養検査　142
細隙灯顕微鏡検査　48
細胞免疫型アレルギー　612
細胞療法　565
最小発育阻止濃度　143
最長発声持続時間　74, 134
鰓耳腎症候群　155, 251, 257

鰓性癌 468, 507
三脚骨折 346
三叉神経痛 25
残存聴力活用型人工内耳 621
── ガイドライン 673

■ し ■

シアロ CT 388
シェーグレン症候群 53, 56, 88, 177, 385, 526, 541, 580, 585
シェロング試験 115, 218, 642
シストランクの方法 469
シャキア法 658
シャント発声 512
シュランゲの方法 469
ジェルベル・ランゲニールセン症候群 251
ジフテリア 366, 367, 370
ジャンプリング現象 264
しゃっくり 453
じん麻疹 360
支持療法 560
弛緩部型真珠腫 184
刺激性異臭症 36
指示的カウンセリング 13, 643
指定難病 684
脂肪腫 468
脂肪肉腫 542
視運動性眼振検査 6, 112
視運動性眼振パターン 112
視運動性後眼振検査 112
視覚性めまい 218
視覚的アナログ尺度 15
視神経膠腫 46
視標追跡検査 6
視野障害 46
視力障害 45, 46
歯牙腫 494
歯原性角化囊胞 323
歯原性腫瘍 492
歯原性粘液腫 494
歯原性囊胞 33, 322
歯根肉芽腫 322
歯根囊胞 322
歯周炎 373
歯髄炎 322
歯性上顎洞炎 29, 305, 309
歯性上顎囊胞 38
歯槽骨骨折 342
歯槽膿漏 82, 373
歯肉エプーリス 492

歯肉炎 373
歯肉癌 38
歯肉出血 82
篩骨洞炎 316
篩骨洞囊胞 314
自音共鳴 14
自覚的耳鳴 12
自記オージオグラム 233
自記オージオメトリー 261
自己免疫性感音難聴 263
自殺企図 462
自声強聴 13
自動聴性脳幹反応 99
自発性異臭症 36
自閉症スペクトラム 648
自律性機能性甲状腺結節 530
自励振動 64
耳音響放射 99, 100, 104, 250
耳介癌 478
耳介奇形 161
耳介血腫 153
耳介聳立 172
耳介帯状疱疹 23
耳介軟骨膜炎 18, 153
耳下腺癌 88, 158, 524
耳下腺結核 526
耳下腺腫脹 88
耳下腺腫瘍 25, 38, 522
耳下腺唾石 387
耳管開放症 14, 71, 178, 181, 193, 202, 207, 227
耳管カテーテル 179
耳管機能検査 105, 178, 181, 193
耳管機能不全 16
耳管狭窄症 14, 177
耳管鼓室気流動態法 106
耳管鼓膜チューブ手術 179
耳管通気検査 177
耳管ピン 182
耳管閉鎖不全症 181
耳管レーザー手術 180
耳型採型 618
耳硬化症 8, 195, 206, 227
耳垢栓塞 157
耳小骨奇形 204, 207
耳小骨筋反射 17, 261
耳小骨再健法 667
耳性髄液漏 210, 212, 214
耳性帯状疱疹 19, 222, 267
耳石 223
耳癤 (せつ) 18, 151, 172
耳痛 17

耳閉塞感 15
耳鳴 11, 40
── リハビリテーション 643
耳鳴検査 102
耳鳴再訓練療法 12, 15
耳漏 19, 143, 160
児童虐待 336, 346
持続性吃逆 453
持続性自覚性姿勢誘発ふらつき 218
持続陽圧呼吸療法 362, 396
軸索反射 34
舌の痛み 56
舌の運動障害 60
失語症 69, 652
質の嗅覚障害 36
失声 73
湿性咳嗽 80
社交不安障害 651
斜視鏡 119
斜視特殊型 42
斜鼻 327, 338
遮蔽-遮蔽除去試験 43
若年性鼻咽腔血管線維腫 501
若年発症型両側性感音難聴 253, 256
手話 252
腫大リンパ節 469
腫瘍浸潤リンパ球 565
腫瘍性病変 530
周期変動指数 131
習慣性扁桃炎 362
終末期 568
終夜睡眠ポリグラフ 65, 362
集合性歯牙腫 494
重症筋無力症 42, 69
重症複合免疫不全症 595
重心動揺検査 108, 642
重粒子線治療 551
縦隔膿瘍 405, 465
術後甲状腺機能低下症 531
術後鼻上顎囊胞 38, 312
術中迅速診断 522
瞬時変動 131
純音聴力検査 92
小耳症 155, 161
小唾液腺癌 528
小児急性鼻副鼻腔炎 296
小児人工内耳適応基準 621, 672
小児滲出性中耳炎 175
小児副鼻腔炎 301
小脳炎 226

小脳橋角部腫瘍　17,229,**232**,264
少量注水法　116
症候群性難聴　254
症候性顔面痙攣　271
症状対処的音声治療　654
掌蹠膿疱症　358
漿液性耳漏　20
漿液性鼻漏　27,28
上咽頭癌　67,82,175,**502**,553
上顎癌
　　29,38,82,305,326,**486**,536
上顎欠損　629
上顎骨下顎骨切離・前方移動術
　　　　　　　　　　　　　396
上顎骨骨髄炎　304,489
上顎骨骨折　342
上顎再建　566
上顎洞炎　305
上顎洞癌　309
上顎洞後鼻孔ポリープ　294
上顎洞乳頭腫　326
上顎嚢胞　312,314
上気道炎　169
上肢挙上テスト　660
上半規管裂隙症候群　182,**226**
上皮成長因子受容体　561
上皮内癌　517
上部消化管内視鏡検査　456
条件詮索反応聴力検査
　　　　　　　　　99,104,250
静脈奇形　514,550
静脈性嗅覚検査　37,127
食道異物　459
食道癌　462
食道発声　512,521,655
食道バルーン法　658
食道閉鎖症　448
食物依存性運動誘発アナフィラキシー　608
職業性鼻炎　274
心因性難聴　260
心因性発声障害　74,433,**434**
身体障害者程度等級表　686
神経筋接合部障害　42
神経血管圧迫症候群　271
神経原性腫瘍　490
神経興奮性検査　118
神経鞘腫
　　268,484,546,547,549,550
神経線維腫症1型　46
神経内分泌腫瘍　490
神経迷路炎　225

真菌塊　308
真菌感染症　371
真菌性外耳炎　597
真菌性副鼻腔炎　305
真珠腫　172,174,184,265,481
真珠腫性中耳炎
　　　4,20,22,164,175,178,197
真珠腫瘻孔　211
真性口臭症　49
浸潤性副鼻腔真菌症　310,318
振幅のゆらぎ　131
振幅変動指数　131
深頸部膿瘍　363,465,469
新生児TSS様発疹症　600
新生児聴覚スクリーニング
　　　　　99,248,250,634,636
滲出性中耳炎　14,**175**,183,188,
　　213,302,351,480,597,647
人工喉頭　521
人工喉頭発声法　655
人工中耳　156,**623**
人工内耳　230,252,255,258,264,
　　　　　271,592,**620**,635
──リハビリテーション　639
人工内耳手術　248
人工鼻　625
尋常性乾癬　360
尋常性天疱瘡　59,381

■す■

スクラッチテスト　123
スティーブンス・ジョンソン症候
　　群　382
ステロイドパルス療法　266
ステンゲル法　111,261
ステント留置　439
スピーチオージオグラム　95
スピーチノイズ　96
頭蓋外法　349
頭蓋底骨壊死　504
頭蓋底骨髄炎　20,167,172
頭蓋底骨折　342
頭蓋底手術　312
頭蓋底腫瘍　554
頭蓋内合併症　214,479,481
頭蓋内気腫　340
頭蓋内法　349
頭重感　39
頭痛　39
水頭症　351,475

水痘・帯状疱疹ウイルス
　　　　　222,265,267,382,429
水疱性鼓膜炎　164
水様性耳漏　21,213
垂直骨折　342
睡眠時無呼吸症候群
　　　　　　64,302,329,**394**
錐体炎　173
錐体部真珠腫　190
髄液鼻漏　213,342,**347**
髄液漏閉鎖手術　213
髄膜炎　40,320,479,600
髄膜炎性内耳炎　219
髄膜腫　229,232
髄膜脳瘤　334,481
髄様癌　532

■せ■

セツキシマブ　561
セメント質関連腫瘍　494
セルジンガー法　559
センチネルリンパ節生検　536
正円窓アプローチ　622
正中頸嚢胞　468
正中頸瘻　468
正中鼻瘻孔　334
正中菱形舌炎　373
生理の声域　133
成人T細胞性白血病・リンパ腫
　　　　　　　　　　　　　597
成人人工内耳適応基準　621,**672**
声区　133
声帯萎縮　425,654
声帯炎　418
声帯癌　416,418,422
声帯結節
　　73,400,416,**417**,422,515,654
声帯溝症　73,400,**424**,654
声帯内自家筋膜移植術　425
声帯内注入術　431
声帯内方移動術　431
声帯肉芽腫　418
声帯乳頭腫　418
声帯嚢胞　416,418,422,**424**
声帯白板症　400,519
声帯ポリープ
　　73,**416**,418,420,422,515
声帯麻痺　133,414,446
声帯癒着症　440
声門下圧　134
声門下狭窄　414,**439**,446

声門下血管腫　407
声門下喉頭炎　515
声門癌　73,518
声門上癌　518
声門浮腫　461
声門閉鎖不全　424
性感染症　379,409,596
精神遅滞　648
咳喘息　80
切開排膿　465,467
切歯管嚢胞　335
石灰化上皮性歯原性腫瘍　493
摂食訓練　664
摂食障害　375
舌咽神経痛　59
舌炎　373,458
舌癌　56,69,494,497,536
舌再建　566
舌小帯短縮症　375
舌神経麻痺　529
舌接触補助床　630
舌下腺癌　528
舌下免疫療法　282,332,612
舌痛症　58
先天性外耳道閉鎖症　155
先天性気管狭窄　445
先天性頸部腫瘤　468
先天性食道閉鎖症　448
先天性耳瘻孔　161
先天性真珠腫　121,155,174,184,
　　188,203,205,207
先天性正中鼻嚢胞　334
先天性喘鳴　413
先天性トキソプラズマ症　475
先天性難聴　72,253,257
先天性梅毒　205
先天性鼻嚢胞　334
先天性風疹症候群
　　205,222,251,476
穿孔性中耳炎　21
穿刺吸引細胞診　141
栓塞子　629
腺腫　535
腺腫様結節　530
腺腫様甲状腺腫　530
腺様嚢胞癌　554
線維性骨異形成症　484
線維素性唾液管炎　88,385
線維肉腫　542
線毛機能運動不全　351
遷延性中耳炎　169
選択的頸部郭清術　660

全身疾患と難聴　263
全身性アミロイドーシス　513
全身性エリテマトーデス
　　　　　　　　　　572,580
前頸部腫瘤　532
前置レンズ　48
前庭機能検査　227
前庭血管性半側麻痺　225
前庭神経炎　224,225,226
前庭神経鞘腫　232,269
前庭水管拡大症　9,257
前庭性片頭痛　218
前庭半規管障害　235
前庭誘発筋電位　113,218,227
前頭洞炎　320
前頭洞撮影法　28
前頭洞嚢胞　314
前鼻鏡検査　123
前房蓄膿　583
喘息　295,307,436

■そ■

ソラフェニブ　562
咀嚼障害　84,629
組織球性壊死性リンパ節炎　474
粗糙性嗄声　418
相対的入力瞳孔反射異常　47
騒音性難聴　9,239
即時扁摘　365
側頭嚢胞　467,506,536,537,548
側頭瘻　467
側頭骨グロムス腫瘍　198
側頭骨骨折
　　　　23,208,209,211,213,265
側頭骨内神経鞘腫　269
側鼻切開　483
側方歯周嚢胞　324

■た■

ターナー症候群　205
タピアの笛　656
ダウン症候群　205
他覚的耳鳴　12,14
他覚的聴力検査　248
多形腺腫　88,484,500,522,546
多職種連携　568,658
多中心性キャッスルマン病　587
多発血管炎性肉芽腫症　27,29,
　　263,289,328,332,409,419,541,
　　574,578

多分割照射法　551
唾液腺良性腫瘍　522,529
唾液流量検査　54
唾石症　38,88,385,387,529
代謝性アシドーシス　451
体平衡検査　108
対光反応検査　47
帯状疱疹　23,267
大唾液腺の急性・慢性炎症　385
代償性構音　376
代用音声　512,521,655
丹毒　38
単眼複視　42
単脚直立検査　108
単純ヘルペスウイルス
　　　　　222,265,382,429
炭素イオン線治療　545
男性化音声　74

■ち■

チームアプローチ　658
チャーグ・ストラウス症候群
　　　　　　　　　　263,578
チューブ発声　435
知的障害　647,648
遅延型アレルギー　612
遅延側音検査　261
遅延聴覚フィードバック　651
遅発性内リンパ水腫　5,9,217
窒息　444
中咽頭癌　59,67,82,355,505,
　　528,536,539,553
中咽頭再建　566
中耳炎　169,175,192,200,202
中耳炎性内耳炎　219
中耳外傷　208
中耳癌　18,191,480
中耳気圧外傷　242
中耳結核　21,474
中耳腫瘍　197,576
中耳真珠腫　18,184,212,271
中耳真珠腫進展度分類　184
中耳先天性奇形　8
中耳内視鏡検査　119
中耳肉芽腫症　183
中枢感作　35
中枢性嗅覚障害　36
中枢性耳鳴　12
中枢性無呼吸症候群　394
中枢性めまい　237
中頭蓋窩法　231,234

中毒性前庭障害　5
中毒性多結節性甲状腺腫
　　　　　　　　472,530
中毒性内耳障害　235
中毒性表皮壊死症　382
中和反応　146
注意欠如・多動症　648
注視眼振検査　109
貯留嚢胞　424
超音波エコー検査　537
超皮質性感覚失語　653
調節子付きルーツェ音叉　92
調波雑音比　132
聴覚異常感　13
聴覚印象評価　430
聴覚学習　634
聴覚過敏　13
聴覚失認　245
聴覚心理検査　261
聴覚心理の評価　75,418
聴器癌　20
聴神経腫瘍
　　　11,25,**229**,232,239,269
聴性行動反応聴力検査
　　　　　　　99,248,250
聴性定常反応
　　　　99,**104**,205,250,261
聴性脳幹反応
　　　　99,**104**,205,233,250,261
聴能訓練　**634**,640
聴放線障害　245
聴力障害　231
直視鏡　119
直接観察下短期化学療法　474
直像鏡　48
直達性外傷　150
直立検査　108,642
沈黙療法　419

▪つ▪

追跡眼球運動検査　111
椎骨脳底動脈循環不全　228
通過性テスト　107
通年性アレルギー性鼻炎　282
通年性喉頭アレルギー　412

▪て▪

ティチューブ　441,447,**624**
ティンパノメトリー　97,205,242
テタニー症状　532

ディジョージ症候群　205
ディックス・ホールパイク法
　　　　　　　　111,224
デジタル補聴器　618
デュアン症候群　42
デンケル法　489
手足口病　59,382
手足症候群　563
低酸素脳症　444
滴状乾癬　360
鉄欠乏症候群　457
鉄欠乏性貧血　371,457
点鼻薬性鼻炎　275
伝音再建後の術後聴力成績判定基
　準　669
伝音難聴　7,93,150,153,160,
　　　　　214,624,647
伝染性単核球症
　　　59,355,366,**367**,475,477,597
伝導失語　653
電気眼振図　6,**111**
電気喉頭　655
電気式人工喉頭　512
電気味覚検査　56,124
電子顕微鏡法　146
電子内視鏡　119,127,129

▪と▪

トゥリオ現象　227
トータルコミュニケーション
　　　　　　　　　　　252
トキソプラズマ感染症　475
トラフ法　441
トリアージ10点法　118
トレチャー・コリンズ症候群
　　　　　　　　155,205
トロサ・ハント症候群　46
ドメスティックバイオレンス
　　　　　　　　336,346
ドライアイ　580,585
ドライノーズ　285,580
ドライマウス　52,371
ドラフ手術　314
どもり　650
倒像鏡　48
疼痛管理　560
疼痛コントロール　568
頭位眼振検査　109,224
頭位変換眼振検査　109,224
頭頸部食道癌　509
頭部外傷　36

頭部外傷性難聴　246
頭部挙上訓練　658
頭部軸位撮影法　39
撓性内視鏡　127
糖尿病　263,384,466
同側刺激　97
導入化学療法　556,558
特異的IgE抗体検査　30
特異的言語発達遅滞　649
特殊炎症による頸部リンパ節炎
　　　　　　　　　　　475
特発性眼窩炎症　46
特発性顔面神経麻痺　265
特発性耳性髄液漏　212
特発性難聴　9
特発性両側性感音難聴　**256**,260
　―― 診断基準　671
突発性難聴
　　　　178,222,**238**,241,393,592
　―― 重症度分類　670
　―― 診断基準　670
　――・聴力回復の判定基準　670
鳥インフルエンザ　606

▪な▪

ナビゲーションシステム
　　　　　　　　313,319
内頸静脈血栓　465,466
内頸動脈海綿静脈洞瘻　46
内頸瘻　467
内視鏡下鼻中隔手術I型　339
内視鏡下鼻内副鼻腔手術　300,
　306,307,309,313,314,319,326,
　348,350-352,491
内視鏡的咽喉頭手術　510,513
内視鏡的粘膜下層剥離術
　　　　　　　　510,520
内視鏡的粘膜切除　510
内耳炎　171,219
内耳型減圧症　242
内耳気圧外傷　241
内耳奇形　171,212,**247**,257
内耳自己免疫病　592
内耳障害　194,**235**
内耳振盪症　246
内耳窓閉鎖術　211,243
内耳梅毒　9
内臓逆位　351
内側縦束症候群　42
内反性乳頭腫　295,482,486,488
内分泌性鼻炎　274

内リンパ水腫　215
内リンパ嚢開放術　216
軟口蓋形成術　396
軟骨肉腫　542
軟骨膜下血腫　338
軟性内視鏡　119, 129
軟部好酸球性肉芽腫症　584
難治性吃逆　453
難治性口腔咽頭潰瘍　59, 377
難治性中耳炎　169
難聴　7, 12, 23, 639, 644, 650
——, 流行性耳下腺炎　393
難聴カウンセリング　255

■ に ■

ニボルマブ　563
肉芽腫性壊死性血管炎　578
肉芽性鼓膜炎　164
肉腫　542
乳頭癌　532, 562
乳頭腫　305, 481, 482, 492, 500, 513
乳突削開術　174
乳突蜂巣炎　16
乳幼児上顎骨骨髄炎　304
乳幼児聴力検査　99
乳様突起炎　171, 265
認知行動療法　435, 651

■ ね ■

ネコひっかき病　474, 475, 477
粘液性耳漏　20
粘液性鼻漏　27, 28
粘液嚢胞　391
粘膿性鼻漏　27
粘膜下下鼻甲介手術　285
粘膜神経腫　533
粘膜メラノーマ　544

■ の ■

脳壊死　504
脳梗塞　46, 237, 451, 479
脳髄膜瘤　212
脳性麻痺　648
脳膿瘍　321
脳浮腫　320, 479
膿性耳漏　21
膿性鼻漏　27, 28, 143
嚢胞周囲炎　471

嚢胞状リンパ管腫　468
嚢胞性線維症　350

■ は ■

ハーディ法　348
ハイムリック法　445
ハウス-ブラックマン法　118
ハビリテーション　252
ハミング　435
ハングリーボーン症候群　536
ハンター舌炎　373
ハント症候群　20, 22, 164, 222, 229, 239, 265, 267
ハンフリー視野計　47
バセドウ病　44, 472, 473, 531
バルサルバ法　106, 128, 227
バンデタニブ　562
パーキンソン病　36, 69
パターソン・ケリー症候群　457
パッチテスト　612
パニック障害　451
破壊性甲状腺炎　472
播種性血管内凝固症候群　604
肺結核　474, 519
敗血症　465, 466, 604
梅毒　379, 408, 419, 596
培養検査　143
白板症　372, 374
橋本病　471, 572
白血病　264, 357, 367, 369, 480
白血病性アンギナ　366
発声機能検査　75, 133
発声機能再建術　656
発声訓練　416
発声指導　401
発声時平均呼気流率　134
発達性言語障害　72
発語失行　70
発話明瞭度　650
鼻深呼吸法　107
鼻すすり　193
鼻すすり型耳管開放症　181
鼻すすり法　107
鼻ほじり　285
鼻ポリープ　293
針生検　526
反回神経麻痺　73, 134, 138, 429, 470, 532, 536, 549
反対側刺激　98
反応性濾胞過形成　474
反復性耳下腺炎　88, 385, 392

反復性中耳炎　169, 351
反復性扁桃炎　356
半埋込型骨導補聴器　156
半規管結石症　224
半規管瘻孔　4, 211

■ ひ ■

ヒトパピローマウイルス　482, 500, 505, 515, 539
ヒト免疫不全ウイルス　223
ピープショウテスト　99
ピエールロバン症候群　205
ピッチ・マッチ検査　102
ピンドボルグ腫瘍　493
びまん性外耳道炎　20
びまん性甲状腺腫　471
びまん性汎細気管支炎　349
びらん性口内炎　376
びらん性鼓膜炎　164
皮下気腫　79
皮下免疫療法　282
皮質聾　245
皮内テスト　123
皮膚メラノーマ　544
皮様嚢胞　468
非アレルギー性薬剤性血管性浮腫　589
非観血的徒手整復術　337
非乾酪性類上皮細胞肉芽腫　588
非器質性難聴　260
非歯原性腫瘍　492
非接触式眼圧計　47
非ホジキンリンパ腫　540
非流暢性失語　652
肥厚性カンジダ症　371
肥厚性硬膜炎　576
肥厚性鼻炎　274
披裂軟骨摘出術　432
披裂軟骨内転術　431
歪成分耳音響放射　101, 238, 242, 261
微小血管減荷術　271
鼻咽腔閉鎖不全　71, 647, 650
鼻炎　274
鼻外法　483
鼻過敏症　28, 283
鼻腔通気度検査　122
鼻腔異物　29, 290
鼻口唇嚢胞　335
鼻骨骨折　330, 336, 338

和文索引　703

鼻出血　32, 82
——, オスラー病に伴う　324
鼻汁　28
鼻汁好酸球染色　30
鼻汁中好酸球検査　123
鼻茸（じょう）
　　32, 203, **293**, 298, 352, 482, 579
鼻神経膠腫　334
鼻性 NK/T 細胞リンパ腫
　　　　　　　　328, 540, 576
鼻性眼窩内合併症　316
鼻性髄液漏　28
鼻性頭蓋内合併症　319
鼻癤（せつ）　285, 335, **286**
鼻前庭湿疹　285
鼻前庭嚢胞　335
鼻中隔外鼻形成術　329
鼻中隔矯正術
　　　　275, 282, 330, 332, 339
鼻中隔血腫　331, **333**, 338
鼻中隔骨折　338
鼻中隔手術　328
鼻中隔穿孔　331, **332**
鼻中隔膿瘍　**333**, 339
鼻中隔弯曲症
　　27, 32, 36, 328, **330**, 338, 352
鼻痛　40
鼻粘膜凝固術　278
鼻副鼻腔癌　299, **488**, 554
鼻副鼻腔乳頭腫　482
鼻副鼻腔良性腫瘍　484
鼻閉　**26**, 276, 489
鼻誘発テスト　124
鼻涙管閉塞症　351
鼻漏　27, **28**
光干渉断層撮影　48
光くしゃみ反射　34
標準失語症検査　653
標準純音聴力検査　8
病巣感染が関与する疾患　358

■ ふ ■

ファーストバイト症候群　547
フィッシャー症候群　42
フィッティング，補聴器の　637
フェロン療法　545
フォレスティア病　138
フライ症候群　524
フラッター現象　64
フランジ　624
プラグピーク　545, **554**

ブルンス眼振　229
ブローイング法　658
ブローカ失語　653
ブッシング法　426, 431
ブラマー・ヴィンソン症候群
　　　　　　　　59, **457**, 509
ブランマー病　472
プリズム眼鏡　44
プロトンポンプ阻害薬テスト
　　　　　　　　　　　　456
不全型ハント症候群　24
不同視性弱視　352
不妊症　351
浮動性めまい　217
浮遊耳石置換法　224
腐食性食道炎　461
風疹ウイルス感染症　476
副咽頭間隙腫瘍　546
副咽頭間隙膿瘍　465
副甲状腺機能亢進症　533
副甲状腺腫瘍　535
副甲状腺ホルモン　535
副耳　162
副腎褐色細胞腫　533
副鼻腔炎
　　25, 40, 286, 293, **297**, 302, 489
副鼻腔気管支症候群
　　　　　　31, 80, 300, **349**
副鼻腔真菌症　27, 29, 38, 308, 310
副鼻腔乳頭腫　299
副鼻腔嚢胞　314
複合筋活動電位　119
複視　42, 44
袋耳　162
分化型甲状腺癌　562
分子標的薬　510, 534, **561**

■ へ ■

ヘールフォルト症候群　588
ヘルパンギーナ　59, 382
ベーチェット病　56, 57, 59, **582**
ベセスダシステム　142
ベツォルト膿瘍　172
ベル麻痺　22, **265**
ペムブロリズマブ　564
ペンドレッド症候群
　　　　　　　　254, 257, 530
平滑筋肉腫　542
平衡機能検査　642
平衡障害　231
閉鎖型眼窩壁骨折　340

閉塞性角化症　165
閉塞性静脈炎　586
閉塞性睡眠時無呼吸症候群
　　　　　　　64, 362, 394
片頭痛　39
片側性反回神経麻痺　429
片側性鼻閉　27
変声障害　654
変調周波数追随反応　104
扁桃炎　355, 356, 368, 464
扁桃癌　357
扁桃周囲炎　59, **363**
扁桃周囲膿瘍
　　　　59, 355, **363**, 464, 465
扁桃摘出　357, 360, 361, 363
扁桃肥大　362
扁平苔癬　374, 381

■ ほ ■

ホジキンリンパ腫　540
ホルツクネヒト徴候　442
ホルネル症候群　549
ホルモン音声障害　74
ボイスセラピー　653
ボイスプロテーゼ　512, 521, 656
ボトックス　267, 271, 433
ボルスター固定　154
ポリープ様声帯　73, 133, 416, **422**
ポリソムノグラフィ　627
ポリメラーゼ連鎖反応法　144
歩行検査　109, 642
保存的頸部郭清術　538
哺乳障害　645
補助薬物療法　557
補聴器　252, 255, 260, 264, 592,
　　618, 634, 640, 644
——リハビリテーション　637
補聴器適合検査　101, 618, 640
補綴装置　629, 663
包括的な音声治療　654
放射性ヨード療法　534, 562
放射線皮膚粘膜炎　504
放射線療法
　　490, 510, 520, 541, 543, 545, **551**
放線菌症　386, 603
萌出嚢胞　323
蜂窩織炎
　　25, 287, 341, 384, 464, 600
傍神経節腫　548
本態性音声振戦症　74, 433
本態性鼻炎　28, 35, 274, **283**

■ま■

マイクロフラップ法　516, 517
マカフィー切開　538
マスキング　93, 96
マタステスト　549
マルファン様体形　533
マン検査　108
麻疹　382
麻疹ウイルス　222
埋没耳　162
末梢性耳鳴　12
末梢性めまい　4, 642
慢性咽頭炎　354
慢性音響性聴器障害　240
慢性化膿性中耳炎　163
慢性気管支炎　80, 349
慢性甲状腺炎
　　68, **470**, 473, 531, 541
慢性喉頭アレルギー　412
慢性喉頭炎　73, **400**
慢性鼓膜炎　20, 164
慢性根尖性歯周炎　322
慢性歯髄炎　322
慢性進行性外眼筋麻痺　42
慢性浸潤性副鼻腔真菌症　310
慢性穿孔性中耳炎　**183**, 213
慢性中耳炎　5, 14, 120, 164, 171,
　　174, 197, 219, 351
慢性肉芽腫症　595
慢性鼻炎　27, **274**
慢性非浸潤性副鼻腔真菌症　308
慢性副鼻腔炎　29, 30, 35, 178,
　　293, **297**, 302, 316, 349, 351
慢性閉塞性肺疾患　31
慢性辺縁性歯周炎　373
慢性扁桃炎　356

■み■

ミクリッツ病　386, 526, 585
ミトコンドリア異常症　263
未分化癌　532
味覚検査　124
味覚障害　**55**, 529
味覚性鼻炎　274
三日はしか　476

■む■

ムンプス　88, 222, 385, 391

ムンプス難聴　238
　　——　診断基準　671
無顆粒球症　366
無呼吸低呼吸指数　362, 394, 628
無耳症　161
無症候性誤嚥　138
無痛性甲状腺炎　472
無難聴性耳鳴　12

■め■

メニエール病
　　4, 9, 178, **215**, 225, 238, 256, 642
　　——　診断基準　674
メラノーマ　544
メンデルソン手技　658
めまい　4, 23, 40, 112, 189, 192
　　——　リハビリテーション　642
めまい症　217
めまい頭位　223
免疫関連有害事象　564
免疫チェックポイント阻害薬
　　564
免疫療法　282, 308, 545, **563**
面疔（ちょう）　288

■も■

毛細血管拡張性運動失調症　594
毛嚢炎　285, 286
網膜中心動脈閉塞症　46
網膜剥離　46

■や■

薬剤性血管性浮腫　591
薬剤性口内炎　382
薬剤性内耳障害　236
薬物性嗅覚障害　36
薬物性鼻炎　27, 274, **276**, 283
薬物治療モニタリング　601
薬物療法，頭頸部癌の　554
柳原法　23, 118, 209, 265, 267, 269

■ゆ■

ユーイング肉腫　542
癒着性中耳炎　21, 175, 178, **192**
有意語音　95
遊戯聴力検査　99, 250
遊離空腸　511, 566
遊離皮弁移植　566

■よ■

誘発筋電図検査　23, 119
誘発耳音響放射　100
予防接種　685
要介護認定基準　691
陽子線治療　545, 551
抑うつ　570

■ら■

ラインケ浮腫　422
ラウドネス・バランス検査　102
ラテックス・フルーツ症候群
　　382, 612
ラヌラ　389
ランドー・クレフナー症候群　72

■り■

リハビリテーション　567
　　——，嚥下障害　657
　　——，頸部郭清術後　659
　　——，耳鳴　643
　　——，人工内耳　639
　　——，頭頸部癌術後　662
　　——，補聴器　637
　　——，めまい　642
リンネ検査　92
リンパ管奇形　469, **549**
リンパ管腫　88, 391, 492, **549**
リンパ上皮腫　502
リンパ漏　538
離開咬合　342
流行性耳下腺炎　88, 222, 385, **391**
流暢性失語　652
流涙　45, 489
粒子線治療　545, 546, 554
両眼複視　42
両脚直立検査　108
両側性反回神経麻痺　430
両側性鼻閉　27
両側聴皮質　245
良性発作性頭位めまい症
　　4, 215, **223**, 225
淋菌　379
淋病　596
輪状咽頭筋切断術　439
輪状甲状靭帯穿刺・切開術　404
輪状甲状膜切開　77
輪状軟骨上喉頭摘出術　521

臨床現場即時検査　146

■ る ■

ルーツェ音叉　92
ルフォールによる分類　342
涙嚢炎　352
涙嚢鼻腔吻合術　352
類上皮腫　229
類皮嚢腫　232
類表皮嚢胞　424

■ れ ■

レティナ　625
レンバチニブ　562
冷温交互刺激検査　116

■ ろ ■

ロールオーバー現象　96, 259
ロサンゼルス分類　456
ロンバールテスト　261
ロンベルグ徴候　108
濾紙ディスク検査　56, 125

濾胞癌　530, 532, 562
濾胞性腫瘍　531
濾胞性嚢胞　322
濾胞腺腫　530
老視　46
老人性難聴　259
老人性白内障　46

■ わ ■

ワルチン腫瘍　88, 385, 522, 585
ワレンベルグ症候群　226, **237**
ワンサン・アンギナ　365
話声位　133

欧文索引

■ A ■

A 型ボツリヌス毒素　271
A 群 β 溶連菌による扁桃炎　355
AABR　99
ABR　99,104,250,261
abscess of nasal septum　333
acoustic analysis of voice　131
acoustic neurinoma　229
acoustic trauma　239
acquired immunodeficiency syndrome(AIDS)　223, **595**
actinomycosis in the neck　603
acute attack　453
acute epiglottitis　401
acute inflammation of major salivary gland　385
acute laryngitis　400
acute low-tone sensorineural hearing loss(ALHL)　16
acute mastoiditis　171
acute otitis media　169
acute petrositis　173
acute pharyngitis　354
acute rhinitis　274
acute rhinosinusitis　295
acute subglottic laryngitis　405
acute tonsillitis　355
adenomatous goiter　530
adenomatous nodule　530
adhesive otitis media　192
adult T-cell leukemia/lymphoma(ATL)　597
agranulocytic angina　366
AHI　362,394,628
AIDS　223, **595**
airway obstruction　75
allergic fungal rhinosinusitis　306
allergic rhinitis　279
allergy test　123
alternate binaural loudness balance(ABLB)検査　240

alternate prism cover test(APCT)　43
alternating chemoradiotherapy　558
alternative voice　655
Altmann-Cremers の分類　155
amplitude modulation following response(AMFR)　104
amplitude perturbation quotient(APQ)　131
amyloidosis　512
anaphylaxis　608
ANCA 関連血管炎性中耳炎　20, 172,196,197,201,203,263,574
ANCA-associated vasculitis(AAV)　578
angina with hematodyscrasia　365
angioedema　589
ankyloglossia　375
antineutrophil cytoplasmic antibody(ANCA)　574
aphasia　652
aphonia　73
aphthous stomatitis　376
apnea hypopnea index(AHI)　362,394,628
apple-tree appearance　581
articulation disorders　649
ATL　597
atrophic rhinitis　288
auditory brainstem response(ABR)　99,104,250,261
auditory learning　634
auditory neuropathy　100
auditory neuropathy spectrum disorder(ANSD)　250
auditory steady state response(ASSR)　99,104,251,261
auditory training　634,640
aural atresia　155
auricular deformity　161
auricular hematoma　153

auricular perichondritis　153
autoimmune inner ear disease(AIED)　592
autologous transplantation of fascia into the vocal folds(ATFV)　425
automated auditory brainstem response(AABR)　99
autonomously functioning thyroid nodule(AFTN)　530
autophony　13
axon reflex　34

■ B ■

bacteriological examination　142
bad breath　49
balloon dilation　180
Basedow disease　472
baseline sound level(BSL)　106
bath plug 法　349
behavioral observation audiometry(BOA)　99,250
Behçet disease　582
Bell's palsy　265
benign paroxysmal positional vertigo(BPPV)　4, **223**
benign thyroid nodules　530
benign tumor(s)
　―― in oral region　492
　―― of larynx　512
　―― of nasal cavity and paranasal sinus　484
　―― of pharynx　499
　―― of salivary gland　522
Bezold 膿瘍　172
Bielschowsky 頭部傾斜試験　43
bimaxillary mandibular advancement(BMA)　396
blind sac 手術　192
blood boil　326
blowout fracture　340
body balance test　108

Bone Anchored Hearing Aid
  (Baha®) 624
BPPV **4**,**223**
branchio-oto-renal(BOR)症候群
  155,251,254,257
butterfly appearance 354,380

■ C ■

c^5 dip 240
caloric test 116
canal wall down 法 187
canal wall up 法 187
carcinoid 490
carcinoma
  —— in situ(CIS) 517
  —— of cervical esophagus 509
  —— of external ear 478
  —— of hypopharynx 509
  —— of maxillary sinus 486
  —— of middle ear 480
  —— of minor salivary gland 528
  —— of nasopharynx 502
  —— of oral cavity 497
  —— of parotid gland 524
  —— of sublingual gland 528
  —— of submandibular gland 528
  —— of thyroid gland 532
  —— of tongue 494
carotid body tumor 548
CDDP 554
cellulitis of mouth floor 384
central sensitization 35
cepstral peak prominence(CPP) 132
cepstrum 132
cerebellopontine angle tumor 232
cerebrospinal otorrhea 212
cerebrospinal rhinorrhea 347
cervical lymph node metastasis 536
cervical lymph node tuberculosis 473
cervical metastasis from unknown primary 539
cervical VEMP(cVEMP) 113
Chandler 分類 317
Chapel-Hill の分類 360
CHARGE 症候群 292

chemoradiotherapy(CRT) 538,558
chemotherapy 554
chimeric antigen receptor(CAR) 565
choanal atresia 292
cholesterol granuloma(CG) 197
chronic inflammation of the major salivary gland 385
chronic laryngitis 400
chronic non-invasive fungal sinusitis 308
chronic obstructive pulmonary disease(COPD) 31
chronic perforative otitis media 183
chronic pharyngitis 354
chronic rhinitis 274
chronic suppurative otitis media 219
chronic thyroiditis 470
chronic tonsillitis 356
Churg-Strauss syndrome(CSS) 578
classical OH 115
cleft palate speech 645
Cmab 555
CO_2 レーザー 516
cochlear implant(CI) 620
cochlin-tomoprotein(CTP) 211
cocholeo-saccular degeneration 222
cognitive behavioral therapy (CBT) 651
coil-up 448
compound muscle action potential(CMAP) 119
concurrent chemoradiotherapy (CCRT) 558
conditioned orientation response audiometry(COR) 99,104,250
congenital aural fistel 161
congenital cholesteatoma 188
congenital cyst of nose 334
congenital rubella syndrome (CRS) 222
congenital stridor 413
coniotmy 77
continuous positive airway pressure(CPAP) 329,362,396,**627**
contralateral stimulation 98
core needle biopsy(CNB) 526

corrective saccade 113
corrosive esophagitis 461
cough 79
cover-uncover test 43
covert saccade 113
craniofacial resection(CFR) 491
cross hearing 93
croup syndrome 405
Curaçao criteria 324
cVEMP 113
cytomegalovirus(CMV) 221

■ D ■

dacryocystorhinostomy(DCR) 352
DAV-Feron 療法 545
deflected nasal septum 330
delayed auditory feedback(DAF) 651
delayed feedback speech test 261
delayed language development 648
delayed OH 115
delayed speech 72
Denker 法 489
Derlacki の診断基準 188
DeVIC 療法 541
diphtheria 370
directive counseling 13,643
directly observed treatment, short-course(DOTS) 474
disorder of eye movement 41
disorder of pharyngeal movement 60
disorder of tongue movement 60
disseminated intravascular coagulation(DIC) 604
distortion product otoacoustic emission(DPOAE) 101,238,242,261
Dizziness Handicap Inventory (DHI) 218
dizziness **4**,**217**
Draf 手術 314
drop shoulder 660
drug-induced ototoxicity 235
dry mouth 52
Duane 症候群 42
Dulguerov 分類 490

dull headache 39
Dumon ステント 447
DV 336,346
dysarthria 649
dysglossia 649
dyslalia 649
dysphagia 84
dyspnea 75

■ E ■

ear fullness 15
earache 17
early hearing detection and intervention(EHDI) 249
EB ウイルス(EBV) 368,502,540
EB ウイルス感染症 474
eczema of nasal vestibulum 285
Ejnell 手術 432
electric acoustic stimulation(EAS) 621
―― ガイドライン 673
electroneurography(ENoG) 23,119
electronystagmography(ENG) 6,111,642
empty nose syndrome 285
endoscopic endonasal sinus surgery(ESS) 300,306,309,319, 326,348,350,491
endoscopic examination 127
endoscopic laryngopharyngeal surgery(ELPS) 510,513
endoscopic modified Lothrop procedure(EMLP) 321
endoscopic modified medial maxillectomy(EMMM) 314,327
endoscopic mucosal resection(EMR) 510
endoscopic submucosal dissection(ESD) 510,520
enzyme immunoassay(EIA) 144
eosinophilic granuloma of soft tissue 584
eosinophilic granulomatosis with polyangiitis(EGPA) 578
eosinophilic otitis media 202
epidemic parotiditis 222
epidemic parotitis 391

epidermal growth factor receptor(EGFR) 561
epistaxis 32,324
Epley 法 224
Epworth Sleepiness Scale(ESS) 394
ESD 510,520
ESS 300,306,309,319,326,348, 350,491
―― 術式分類 677
eustachian tube function test 105
evaluation of hearing aid fitting 101
ex-utero intrapartum treatment(EXIT) 446
exophthalmos 44
exostoses of external auditory canal 158
expandable metallic stent(EMS) 447
external auditory canal cholesteatoma 165
external otitis 167
eye tracking test(ETT) 6,111

■ F ■

facial nerve paralysis 22
facial nerve schwannoma 268
facial spasm 270
fiberoptic endoscopic evaluation of swallowing 135
fine needle aspiration cytology(FNAC) 87,90,141,506,522, 526,530,537,539
Fisch の分類 200
Fisher 症候群 42
fissura ante fenestram 206
fistula ante fenestram 212
flexible endoscope 127
fluid-attenuated inversion recovery(FLAIR)法 41
focal dystonia 432
focal infection-related skin disease 358
follicular adenoma 530
follicular tumor 531
food-dependent exercise-induced anaphylaxis(FDEIA) 608
forced duction test 43

forced prolonged position(FPP) 224
foreign body
―― in esophagus 459
―― in larynx, trachea and bronchus 442
―― in nasal cavity 290
―― in external auditory canal 157
frozen section biopsy(FSB) 522
functional examination of facial disorder 117
functional hearing loss 260
functional neck dissection 659
fungal infection in oral cavity 371
fungus ball 308
furuncle of nose 286

■ G ■

gastroesophageal reflux disease(GERD) 30,59,68,79,138,449,455
gaze nystagmus test 109
Gehanno 法 566
gentle chest compression 436
gingivitis 373
globus pharyngeus 67
globus sensation of the throat 409
glomus tumor in the temporal bone 198
glossitis 373
glottic Valsalva maneuver 227
granulomatosis with polyangiitis(GPA) 29,263,574,578
GRBAS 尺度 75,418,430
Gross の分類 448
Gufoni 法 224

■ H ■

HAE 38,403,591
Hardy 法 348
harmonics to noise ratio(HNR) 132
head and neck reconstruction 566
head and neck ultrasonography 139
head impulse test(HIT) 6,112

headache 39
hearing aid 618
hearing loss 7
―― due to head injury 246
hemangioma of larynx 514
hematoma of nasal septum 333
hemosputum 82
hereditary angioedema(HAE)
　　　　　　　　38,403,**591**
hereditary hemorrhagic telan-
　giectasia 324
hereditary paraganglioma-
　pheochromocytoma
　syndrome(HPPS) 548
hereditary sensorineural hearing
　impairment 253
herpes simplex virus(HSV)
　　　　　　　222,265,382,429
herpes zoster 267
Hess 赤緑試験 43
hiccups 453
high PEEP 療法 450
Hirschberg 法 43
HIT 6,112
hoarseness 73
Hospital Anxiety and Depression
　Scale(HADS) 218
hot potato voice 402,518
House-Brackmann 法 118,675
HSV 222,265,382,429
human immunodeficiency virus
　(HIV) 223,409,595
human papillomavirus(HPV)
　　　　　　482,500,505,515,539
―― 関連中咽頭癌 505
Hunt syndrome 267,676
Hyams 分類 490
hyperacusis 13
hyperthyroidism 472
hypertrophic rhinitis 274
hyperventilation syndrome(HVS)
　　　　　　　　　　　　　451
hypopyon 583
hypothyroidism 472

■ I ■

idiopathic bilateral sensorineural
　hearing loss 256
idiopathic rhinitis 283
IgA 血管炎 360

IgA 腎症(IgA nephropathy)
　　　　　　　　　　　　　361
IgG2 欠乏症 171
IgG4 関連疾患(IgG4-related dis-
　ease) 46,88,526,576,585,**585**
IgG4 関連唾液腺病変 386
immune-related adverse events
　(irAE) 564
immunotherapy 563
impacted cerumen 157
impedance audiometry 97
in situ hybridization
　　　　　　　　503,506,541
induction chemotherapy(ICT)
　　　　　　　　　　　　　556
infectious mononucleosis 367
inflation-deflation test 106
influenza 606
initial OH 115
inner ear barotrauma 241
inner ear malformation 247
intellectual disabilitis 647
intensity-modulated radiation
　therapy(IMRT) 491,503,551
intractable hiccups 453
invasive fungal sinusitis 310
inverted papilloma 486
ipsilateral stimulation 98

■ J ■

JESREC スコア 299
jitter 131
juvenile nasopharyngeal angiofi-
　broma 501

■ K ■

Kartagener 症候群 350,351
keratin debris 184
keratosis obturans 165
Khalfa Hyperacusis Question-
　naire(KHQ) 15
Khalfa の聴覚過敏質問票 15
Kimura disease 584
Knight & North 分類 346
KTP レーザー 516

■ L ■

LA 分類 456
LA-SCCHN 554

laboratory tests for viral infec-
　tions 144
Landau-Kleffner 症候群 72
language disorder **69**,647
large vestibular aqueduct syn-
　drome 257
Larson maneuver 436
laryngeal allergy 412
laryngeal cancer 518
laryngeal granuloma 419
laryngeal mask airway 445
laryngeal microsurgery 416
laryngeal spasm 435
laryngeal stenosis 439
laryngeal stroboscopy 129
laryngeal trauma 436
laryngeal web 427
laryngismus 435
laryngomalacia 413
laryngopharyngeal reflux disease
　(LPRD) 456
laryngospasm 435
laryngotracheoesophageal cleft
　(LTEC) 448
lateral cervical cyst 467
lateral cervical fistula 467
Lempert 法 224
Levent らの分類 248
light cupula 225
linear-quadratic model 551
liquid-based cytology(LBC) 142
liquorrhea 212
local allergic rhinitis(LAR) 284
loudness balance test 102
low T₃ 症候群 473
Ludwig's angina 384
lymphangioma 391,**549**
lymphatic malformation 549

■ M ■

MacFee 切開 538
Mackenzie の 3 段階分類 362
malformation of trachea and
　esophagus 448
malignant external otitis 167
malignant fibrous histiocytoma
　(MFH) 542
malignant lymphoma 540
malignant tumor of nasal cavity
　and paranasal sinus 488
MALT リンパ腫 89,540,580

mandibular fracture 344
mastoiditis 171
maternally-inherited diabetes and deafness(MIDD) 264
maxillary fracture 342
maxillary osteomyelitis in infants 304
maxillofacial prostheses 629
measles 222
median cervical cyst 468
median cervical fistula 468
melanoma 544
mental retardation 647
metal allergy 612
microscopic polyangiitis(MPA) 263,578
microvascular decompression (MVD) 271
middle ear cholesteatoma 184
middle ear implant 623
middle ear trauma 208
minimum inhibitory concentration(MIC) 143
mitochondrial encephalopathy, lactic acidosis, and stroke-like episodes(MELAS) 264
Ménière's disease 215
modified Kadish 分類 490
modified Killian 法(modified Killian's method) 129,459,537
modified radical neck dissection (MND) 659
Moffat らの分類 191
molecular-targeted agents 561
MR 血管造影(MR angiography：MRA) 87
MRI sialography 389
MRSA infection 600
MTX 関連リンパ増殖性疾患 541
mucosal-associated lymphoid tissue(MALT)リンパ腫 89,540,580
mucous cyst 391
muffled voice 402
mumps 222,**391**
myofunctional therapy(MFT) 65
myringitis 164

■ N ■

NARES 274
narrow band imaging(NBI) 86,127,506,509,515,518,539
nasal bleeding 32
nasal deformity 327
nasal discharge 28
nasal fracture 336
nasal furuncle 286
nasal obstruction 26
nasal polyp 293
nasolacrimal obstruction 351
neck cellulitis 464
neck dissection **536**,659
neck mass 86
necrotizing fasciitis 464
negative pressure pulmonary edema(NPPE) 405
neonatal TSS-like exanthematous disease(NTED) 600
nerve excitability test(NET) 118
neuroblastoma 490
neuroendocrine carcinoma 490
neurofibromatosis type 1(NF-1) 46
neurovascular compression (NVC) 271
neutralization test(NT) 146
noise-induced hearing loss 239
noise to harmonics ratio(NHR) 132
non-erosive reflux disease (NERD) 455
nose-pinched Valsalva maneuver 227
nutrition support team(NST) 659

■ O ■

OAE 99,**100**,104,250
obliterative phlebitis 586
obstructive sleep apnea(OSA) 64,362
obstructive sleep apnea syndrome(OSAS) 394
ocular VEMP(oVEMP) 113
odontogenic cyst 322

odontogenic maxillary sinusitis 305
odontogenic tumor 492
odynophagia 58
OK-432 154,468,550
olfactory dysfunction 35
olfactory neuroblastoma 490
olfactory test 126
optokinetic after nystagmus (OKAN) 112
optokinetic nystagmus(OKN) 6,112
optokinetic nystagmus pattern (OKP) 112
oral allergy syndrome 382
oral appliance(OA) 65
oral cystic disease 389
orbital cellulitis 316
orbital wall fracture 340
organizing hematoma 326
orofacial myofunctional disorders (OMD) 65
oropharyngeal manifestations of sexually transmitted infections 379
OSA 64,362
ossicular malformation 204
osteoma of external auditory canal 159
otalgia 17
otitis externa 151
otitis media 169,175,192,200,202
otitis media tuberculosa 200
otitis media with ANCA-associated vasculitis(OMAAV) 263,574
otitis media with effusion(OME) 175
otoacoustic emission(OAE) 99,**100**,104,250
otoconia 223
otoendoscopy 119
otofuruncle 151
otomycosis 163
otorrhea 19
otosclerosis 206
out of center sleep testing (OCST) 362
oVEMP 113
overlay 法 349
overt saccade 113

■P■

p16 陽性中咽頭癌　506
pain of tongue　56
palatal augmentation prosthesis (PAP)　630
palliative medicine　568
palliative reconstructive surgery　567
papilloma of larynx　515
paraganglioma　490
parapharyngeal abscess　465
paresthesia　25
partial stapedectomy　208
Patterson-Kelly 症候群　457
patulous eustachian tube syndrome　181
PCR 法　144, 506
pediatric audiometry　99
pediatric sinusitis　301
pencil sign　406
percutaneous ethanol injection therapy (PEIT)　531
perforation of nasal septum　332
performance status (PS)　558
―― score　680
perilymph fistula　210
periodontitis　373
peritonsillar abscess　363
peritonsillitis　363
persistent hiccups　453
persistent postural-perceptual dizziness　218
PET　88, 494, 506, 519, 528, 530, 537, 539, 541, 544, 549, 566
petrositis　173
petrous bone cholesteatoma　190
PF 療法　554
phantom auditory perception　643
phantom sensation　16
pharyngodynia　58
phlegmon of mouth floor　384
phonatory function test　133
Pindborg 腫瘍　493
pitch match test　102
pitch period perturbation quotient (PPQ)　131
play audiometry　251
Plummer-Vinson syndrome　457
point of care testing (POCT)　146
polymerase chain reaction (PCR) 法　144, 506
polypoid vocal fold　422
polysomnography (PSG)　65, 362, 394, 627
positional nystagmus test　109
positioning nystagmus test　109
postnasal drip　30
postoperative maxillary cyst　312
PPI テスト　456
prelingual deafness　249
presbycusis　259
presbyphagia　84
primary ciliary dyskinesia (PCD)　350
primary immunodeficiency syndrome　594
Promoting Aphasics' Communicative Effectiveness (PACE)　653
prosthetic mandibular advancement (PMA)　65
pruritus of external ear　152
pseudocroup　405
PSG　65, 362, 394, 627
psychogenic dysphonia　434
PTH　535
pull-through 法　496
pure tone audiometry　92
purulent labyrinthitis　219
pyriform sinus fistula　469

■Q・R■

Quincke's edema　589
R-CHOP 療法　541
radical neck dissection (RND)　537, 659
radiotherapy　551
Radkowski の病期分類　501
ranula　389
real-time PCR 法　145
reconstruction, head and neck　566
recurrent nerve paralysis　429
recurrent tonsillitis　356
Reflex Decay　233
refractory oropharyngeal ulcer　377
rehabilitation for the patients with cochlear implant　639
rehabilitation for tinnitus　643
Reinke's edema　422
relapsing polychondritis (RP)　153, 572
relative afferent pupillary defect (RAPD)　47
resonant voice therapy　654
respiratory disturbance index (RDI)　629
retrocochlear hearing loss　244
retropharyngeal abscess　465
reversed reflex　98
rhinitis medicamentosa　276
rhinogenic orbital complication　316
rhinogenous intracranial complication　319
rhinomanometry　122
rhinorrhea　28
R/M-SCCHN　557
RND　537, 659
round window reinforcement　212
rubella　476

■S■

S 状静脈洞血栓症　167, 171
sarcoidosis　588
sarcoma　542
SAS　64, 394
SBS　300, 349
Schellong test　115
Schuknecht 分類　248
schwannoma　268
―― of neck　547
Schwartze 徴候　8
selective neck dissection (SND)　660
Self-rating Depression Score (SDS)　218
Semont 法　224
sensorineural hearing loss related to the systemic disease　263
sepsis　604
septorhinoplasty　329
sequential chemoradiotherapy　558
sexually transmitted disease (STD)　596

sexually transmitted infections 379
shadow hearing 93
Shaker 法 658
Shamblin 分類 549
shimmer 131
short increment sensitivity index (SISI) 検査 240
sialolithiasis 387
sicca syndrome 580
silent aspiration 138
sinobronchial syndrome (SBS) 300, 349
sinonasal papilloma 482
sinus cysts 314
sinusitis in children 301
Sjögren syndrome 580
sleep apnea syndrome (SAS) 64, 394
small cell carcinoma 490
sneezing 34
sniffing posture 402
snoring 64
sonotubometry 106
sound therapy 13, 644
spasmodic croup 405
spasmodic dysphonia 432
specific cervical lymphadenitis 475
specific inflammation 407
speech audiometry 94
speech disorder 69
stammering 650
Standard Language Test of Aphasia (SLTA) 653
stapedectomy 208
stapedius reflex (SR) 97
stapedotomy 208
steeple sign 403, 406
Stevens-Johnson syndrome (SJS) 382
stomatitis 381
striform fibrosis 586
stuttering 650
subacute necrotizing lymphadenitis 477
subacute thyroiditis 470
subcutaneous immunotherapy (SCIT) 282
subglottic stenosis 439
sublingualimmunotherapy (SLIT) 282

sudden deafness 238
sulcus vocalis 424
Sunnybrook 法 118
superior canal dehiscence syndrome 226
supracricoid laryngectomy with cricohyoidoepiglottopexy (SCL-CHEP) 521
surfer's ear 158
swelling of buccal region 37
swelling of parotid gland 88
swirling fibrosis 586
systemic lupus erythematosus (SLE) 580

■ T ■

T 細胞リンパ腫 289
T チューブ (T tube) 441, 447, 624
taste disorder 55
taste test 124
temporal bone fracture 213
temporomandibular disorders 397
temporoparotid fascia 527
therapeutic drug monitoring (TDM) 601
thumb print sign 402
tinnitus 11
tinnitus examination 102
Tinnitus Handicap Inventory (THI) 13, 102
Tinnitus Retraining Therapy (TRT) 12, 15, 643
tongue retaining device (TRD) 65
tongue-tie 375
tonsillar hypertrophy 362
TOVS 510, 513, 520
toxic epidermal necrolysis (TEN) 382
toxic multinodular goiter (TMNG) 530
t-PA 静注療法 237
TPF 療法 554
tracheoesophageal fistula (TEF) 448
tracheomalacia 449
tracheostenosis 445
tracheotomy tube 624

transcanal endoscopic ear surgery (TEES) 196
transient evoked otoacoustic emission (TEOAE) 100
transient ischemic attack (TIA) 228
transoral NBI 128
transoral robotic surgery (TORS) 512
transoral videolaryngoscopic surgery (TOVS) 510, 513, 520
trapdoor fracture 340
trauma to tympanic membrane 150
traumatic facial palsy 209
traumatic fracture of nasal septum 338
trench mouth 365
tripod posture 402
trismus 62
TRT 12, 15, 643
TSH 産生下垂体腫瘍 472
TSH 抑制療法 534
tubal dysfunction 177
tuberculosis 370
tubo-tympano-aerodynamic graphy (TTAG) 106, 178, 181
tumor-infiltrating lymphocytes (TIL) 565
tumor-like lesions 530
tumor of parapharyngeal space 546
tumor of parathyroid gland 535
tuning fork tests 92
tympanometry 97
tympanosclerosis 195

■ U ■

UICC 臨床病期分類 677
underlay 法 349
uvulo-palato-pharyngo plasty (UPPP) 396

■ V ■

Vannucchi-Asprella 法 224
varicella zoster virus (VZV) 222, 265, 267, 382, 429
vascular endothelial growth factor receptor (VEGFR) 561
vasomotor rhinitis 283

VATER 連合　448
VDC 療法　543
vertebro-basilar insufficiency（VBI）　228
vertigo　4, 217
vestibular evoked myogenic potential（VEMP）　113, 218, 227
vestibular migraine　218
vestibular neuritis　225
vestibular neuronitis　225
vestibular rehabilitation　642
vestibular schwannoma　229
VHI　430, 433
video head impulse test（vHIT）　113, 218
video nystagmography（VNG）　111
videofluorography（VF）　136
Vincent angina　365
viral labyrinthitis　219

Virchow 転移　536
Visual Analogue Scale（VAS）　15
visual field defect　46
visual impairment　46
visual suppression（VS）　116
visual vertigo　218
vocal fold cyst　424
vocal fold nodules　417
vocal fold polyp　416
vocal function exercise（VFE）　654
Voice Handicap Index（VHI）　430, 433
Voice-Related Quality of Life（V-RQOL）　430
voice therapy　653
VZV　222, 265, 267, 382, 429

■ W ■

WAB 失語症検査　653
Wallenberg syndrome　237
Weber 症候群　42
Wegener granulomatosis　574
white lesion of larynx　517
wine bottle appearance　406

■ X ■

X 線治療　545
X 連鎖重症複合免疫不全症　595
xerostomia　52

■ Z ■

zoster sine herpete（ZSH）　24
zygomatic fracture　346

膨大な原典資料の解読による
画期的な医学史

図説 The History of Medicine with Numerous Illustrations
医学の歴史

著 坂井建雄　順天堂大学保健医療学部特任教授

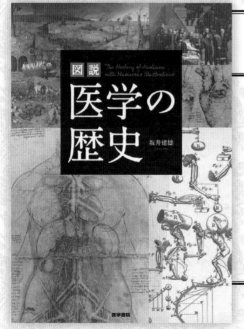

650点を超す図版を収載して堂々刊行！

膨大な原典資料を精読し，比較検討する**「証拠に基づく医学史」**。特定の時代・領域を掘り下げる各論的医学史ではなく，幅広い視野で現代の高度医療が生み出された理由を解明する**「比較医学史」**。現代医学のルーツやパラダイムシフトのみを探求する遡及的医学史ではなく，知見の積み重ねにより発展する過程を描く**「進化論的医学史」**。解剖学者であり医史学研究の泰斗である著者がこれらの視点を縦横に駆使して描き出す渾身の書。

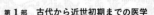

contents
- 第1部　古代から近世初期までの医学
- 第2部　19世紀における近代医学への変革
- 第3部　20世紀からの近代医学の発展
- 第4部　医史学について

● B5　頁656　2019年　定価：6,380円（本体5,800円＋税10%）
[ISBN978-4-260-03436-4]

医学書院
〒113-8719　東京都文京区本郷1-28-23　[WEBサイト]https://www.igaku-shoin.co.jp
[販売・PR部]TEL：03-3817-5650　FAX：03-3815-7804　E-mail：sd@igaku-shoin.co.jp